TRAITÉ

DE

DIAGNOSTIC MÉDICAL

PAR

LE Dᴿ HERMANN EICHHORST

PROFESSEUR DE PATHOLOGIE INTERNE ET DE THÉRAPEUTIQUE
DIRECTEUR DE LA CLINIQUE MÉDICALE DE L'UNIVERSITÉ DE ZURICH

Troisième édition française

ANNOTÉE SUR LA QUATRIÈME ÉDITION ALLEMANDE

PAR LES DOCTEURS

A.-B. MARFAN   ET   Léon **BERNARD**

AGRÉGÉ DE LA FACULTÉ DE PARIS   MÉDECIN DES HÔPITAUX
MÉDECIN DE L'HOPITAL DES ENFANTS-MALADES

Avec 288 figures en noir et en couleurs
et 4 planches en couleurs

PARIS

G. STEINHEIL, ÉDITEUR

2, RUE CASIMIR-DELAVIGNE, 2

1905

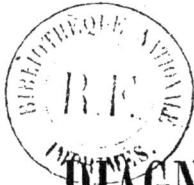

TRAITÉ

DE

DIAGNOSTIC MÉDICAL

TOURS. — IMPRIMERIE E. ARRAULT ET Cie

TRAITÉ

DE

DIAGNOSTIC MÉDICAL

PAR

LE Dʳ HERMANN EICHHORST

PROFESSEUR DE PATHOLOGIE INTERNE ET DE THÉRAPEUTIQUE
DIRECTEUR DE LA CLINIQUE MÉDICALE DE L'UNIVERSITÉ DE ZURICH

Troisième édition française

ANNOTÉE SUR LA QUATRIÈME ÉDITION ALLEMANDE

PAR LES DOCTEURS

A.-B. MARFAN   ET   Léon **BERNARD**

AGRÉGÉ DE LA FACULTÉ DE PARIS
MÉDECIN DE L'HOPITAL DES ENFANTS-MALADES   MÉDECIN DES HÔPITAUX

Avec **288** figures en noir et en couleurs
et 4 planches en couleurs

PARIS

G. STEINHEIL, ÉDITEUR

2, RUE CASIMIR-DELAVIGNE, 2

1905

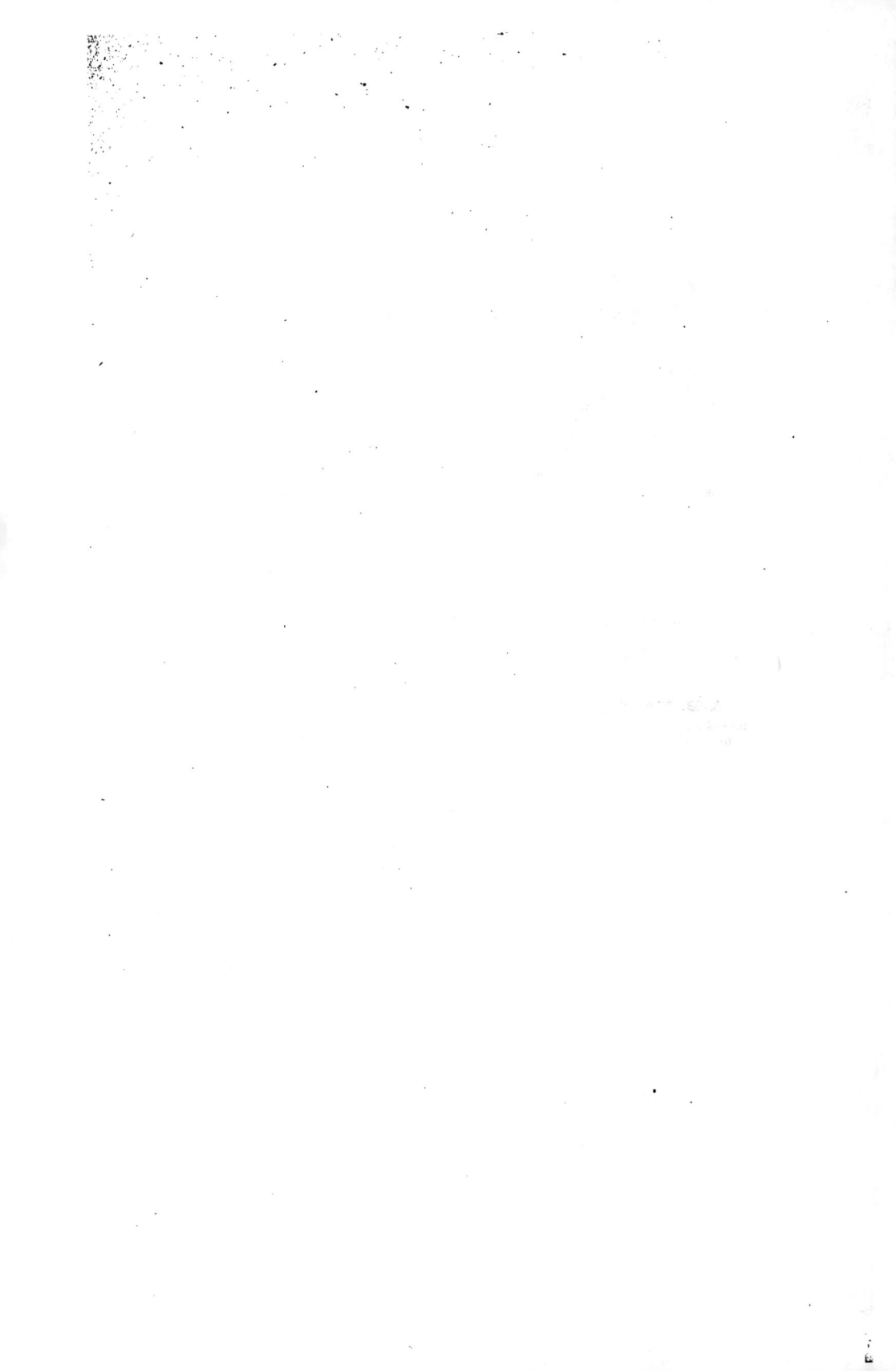

PRÉFACE

DE LA DEUXIÈME ET DE LA TROISIÈME ÉDITION ALLEMANDE

La voie que doivent suivre les méthodes physiques d'exploration leur est tracée par leur objet même : l'interprétation d'un signe physique doit être conforme aux lois de la physique ; plus cette conformité est grande, plus les résultats obtenus sont clairs et certains.

Sur ce point, il reste évidemment bien des progrès à faire. Mais si, après avoir parcouru les pages qui suivent, le lecteur a l'impression que je me suis efforcé, plus que mes prédécesseurs, d'expliquer par les lois de la physique les phénomènes qui se passent dans l'organisme sain et malade, mes vœux seront comblés.

Les troubles fonctionnels qui relèvent surtout de la séméiotique n'ont pas été étudiés dans ce livre ; c'est de propos délibéré que j'ai consacré celui-ci à l'étude exclusive des signes révélés par les méthodes d'investigation strictement physique, qui peuvent être utilisées pour le diagnostic.

Zurich, 1ᵉʳ janvier 1886 et 1889.

HERMANN EICHHÖRST.

PRÉFACE

DE LA QUATRIÈME ÉDITION ALLEMANDE

Comparée aux précédentes, la quatrième édition de ce livre comprend un nombre plus grand de matières. En effet, autrefois nous nous sommes contenté de traiter seulement les *méthodes d'investigation physique* ; dans cette édition, au contraire, nous avons tâché de décrire *toutes les méthodes d'investigation clinique* qui servent au diagnostic des maladies internes.

Le changement du titre (1) découle naturellement des modifications des matières traitées dans ce livre.

Le but que nous nous sommes assigné est demeuré invariable. Comme par le passé, nous nous efforçons de fournir au médecin un guide éprouvé qui lui rappelle sans cesse que les méthodes d'exploration employées dans la clinique médicale ne sont autre chose que des applications à un but spécial des sciences physiques et naturelles.

D'aucuns reprocheront peut-être à ce livre de donner plus qu'on ne demande en général à un recueil d'aphorismes concis et de moyens mnémotechniques destiné à des candidats aux examens ou à des médecins très occupés ; ce reproche nous remplira d'aise.

HERMANN EICHHORST.

---

(1) La 4e édition allemande porte pour titre : *Lehrbuch der klinischen Untersuchungen innerer Krankheiten.*

AVIS DE L'ÉDITEUR

La deuxième édition française du *Traité de Diagnostic médical* du professeur Eichhorst, parue en 1902, a rencontré un succès encore plus marqué que la première. Aussi les retouches qu'ont pu y apporter les annotateurs sont-elles de peu d'importance, quant à leur nombre du moins.

Comme dans la première édition française, les notes peu nombreuses d'Eichhorst sont indiquées par des *astérisques*. Celles qui portent des *numéros* sont dues à MM. A.-B. Marfan et Léon Bernard. Certains appendices, que les annotateurs ont cru devoir ajouter, sont signés de leurs initiales.

M. F. Weiss (de Cousanges-aux-Forges) avait mis au service de la première édition française sa parfaite connaissance de la langue allemande ; sa traduction forme encore la base de la troisième édition.

INTRODUCTION

Le devoir du praticien appelé au chevet du malade consiste essentiellement à bien déterminer l'affection dont ce dernier est atteint et à la combattre par des moyens appropriés. Ces deux éléments principaux de l'activité médicale, le *diagnostic* et le *traitement*, se trouvent, vis-à-vis l'un de l'autre, dans des rapports très intimes. En effet, chaque état morbide réclamant une thérapeutique spéciale, il va de soi que le traitement fera fausse route si le diagnostic est erroné. Donc, le premier soin du médecin sera d'employer tout son pouvoir et son savoir à poser un diagnostic certain. Rien ne devra être négligé pour établir ce dernier, et lui donner, dans chaque cas particulier, une certitude absolue et complète.

Il est de toute évidence que ce but ne pourra être atteint que par le praticien qui connaîtra à fond toutes les ressources de l'art du diagnostic et qui saura les mettre en œuvre. Aussi le débutant ne devra-t-il reculer devant aucun effort, devant aucune difficulté pour apprendre à manier les différents procédés d'exploration. Ce ne sont pas les diagnostics « fins » qu'il a entendu formuler jusque-là par le professeur qui lui donneront, une fois en face de lui-même, de la sûreté et de la confiance en soi; mais seulement la conviction de se sentir maître, lui aussi, des méthodes d'investigation qu'il a vues jusqu'alors appliquées par d'autres avec succès. Celui qui ne se sera pas assimilé ces méthodes « in succum et sanguinem », ne sera jamais qu'un apprenti, car aujourd'hui plus que jamais il faut proclamer la justesse de cet axiome hippocratique :

Μέγα δὲ μέρος ἡγεῦμαι τῆς τέχνης εἶναι τὸ δύνασθαι σκοπεῖν.

« Pouvoir explorer est, à mon avis, une grande partie de l'art » (1).

Les éléments de diagnostic sur lesquels s'appuie le praticien sont empruntés en partie à la physique, en partie à la chimie, en partie enfin à l'expérience médicale.

Ce serait une grosse erreur de croire que le médecin qui se sert d'appareils nombreux et compliqués soit celui qui parvienne le plus rapidement et le plus sûrement au but poursuivi.

Pour établir un diagnostic, il n'est besoin que de deux choses : finesse et dextérité des sens. Et ces deux qualités s'acquièrent facilement, si l'on s'habitue dès le début à entreprendre la recherche des signes physiques

(1) Cette proposition sert d'épigraphe au *Traité de l'auscultation médiate* de **Laënnec**.

d'une façon méthodique. Celui-là seul risque de devenir un pédant ou de rester un manœuvre, qui ne sait penser ni juger par lui-même. D'ailleurs l'exploration méthodique n'exclut en aucune façon l'individualisation et la spécialisation du cas en litige. Mais un médecin instruit ne doit pas se contenter d'atteindre son but par des moyens quelconques : il doit choisir la voie qui l'y mène. L'examen d'un sujet pratiqué sans méthode donne souvent des résultats incomplets, ce qui peut nuire au malade.

Au contraire, une exploration systématique a cela de particulier qu'ordinairement d'un procédé antérieur, il en dérive un autre, qui se trouve confirmer ou éclairer le premier.

Il va presque sans dire que, avant d'aborder l'examen objectif du malade, le médecin l'approche avec la question suivante : de quoi souffrez-vous ? ou de quoi vous plaignez-vous ? Le malade se mettra alors à énumérer une plus ou moins longue série de maux, que l'on désigne sous le nom de symptômes (συμπίπτω, coïncider). A parler plus exactement, l'objet de ces plaintes constitue l'ensemble des *symptômes subjectifs.* Il importe au plus haut degré que, dans son entretien avec le malade, le médecin se mette, d'une manière aussi complète que possible, au courant des symptômes subjectifs : ces malaises ayant amené le patient chez le médecin, il est tout naturel que ce qu'il attend en premier lieu de l'art du praticien, c'est d'en être délivré. De même il ne faut pas perdre de vue que, dans bien des cas, le caractère des symptômes subjectifs permet de se former une opinion provisoire sur la nature de l'affection en question.

Cela n'est nullement en contradiction avec ce fait, qui frappe rapidement tous les débutants dans leur pratique, à savoir que, dans des circonstances à peu près identiques, les malades racontent de diverses manières les malaises ressentis par eux. S'il s'agit d'un sujet robuste, endurci, de caractère tranquille et posé, il se contente d'énumérer, en quelques mots, les souffrances principales, sans s'appesantir sur beaucoup de choses peu importantes; au contraire, si l'on a affaire à un sujet délicat, excité, geignant, il se répand en jérémiades interminables. Monosyllabisme d'un côté, loquacité de l'autre, voilà les écueils qu'un médecin expérimenté saura tourner et éviter le cas échéant.

On appelle *anamnèse, commémoratifs* (ἀνάμνησις, souvenir) cette partie de l'exploration méthodique du malade, qui recherche les symptômes subjectifs ressentis par le patient; c'est elle qui, pour ainsi dire, ouvre l'examen.

L'anamnèse ou, pour parler le langage technique, les commémoratifs apportent ordinairement au médecin une notion du plus haut intérêt, pour l'interprétation adéquate de l'affection, je veux parler des causes de la maladie, de son *étiologie* (ἡ αἰτία, cause ; ὁ λόγος, science).

En résumé, il résulte de tout ce qui précède que, *tout examen scientifique du malade doit toujours commencer par l'anamnèse, qui a pour but de fournir une image aussi claire et complète que possible des symptômes subjectifs et de l'étiologie.*

Il est à peine nécessaire de rappeler que l'on ne réussit pas toujours à recueillir les antécédents de chaque malade. Les sujets ayant perdu connaissance et usage du langage sont, il est aisé de le comprendre, dans l'impossibilité absolue de donner un renseignement quelconque sur leurs antécédents, et il ne reste alors qu'à s'informer auprès de l'entourage des malades. De même aussi l'anamnèse n'a qu'une valeur relative quand il s'agit d'aliénés ; et encore n'est-il pas toujours possible d'obtenir les antécédents de ces malades !

Les renseignements sur les antécédents des malades seront pris avec plus ou moins de détails, suivant la nature de l'affection en question ; le médecin doit agir avec tact et discernement, sinon il incommodera le malade, lui apparaîtra pédantesque et pourra même, dans certaines circonstances, en devenir la risée. C'est ainsi, par exemple, qu'ayant affaire à une maladie nerveuse, il peut être du plus haut intérêt de faire attention à n'importe quel antécédent, même s'il semble dépourvu au premier abord de toute signification ; mais quel effet comique ne produirait pas le médecin qui, à propos d'une plaie accidentelle, mettrait de l'insistance à se renseigner sur l'état de santé des parents, des grands-parents et même des arrière-grands-parents ?

Après avoir mené à bonne fin la première partie de toute exploration méthodique, à savoir l'anamnèse, le médecin s'attaquera à la deuxième partie de l'examen du malade ; c'est alors qu'il trouvera bien des occasions d'appliquer pratiquement les méthodes cliniques d'exploration. Les antécédents seront suivis de l'*état actuel*. Le médecin soumet tous les organes, l'un après l'autre, à une exploration méthodique et examine chacun d'eux au point de vue de sa constitution physique et de son activité fonctionnelle. Les altérations des organes constatées à l'examen sont désignées également sous le terme de symptômes, mais par opposition aux symptômes subjectifs, dont il était question plus haut, elles sont qualifiées de symptômes objectifs. Comme nous l'avons dit, *l'anamnèse avait pour but de nous renseigner sur les symptômes subjectifs d'une manière aussi complète que possible*; à son tour, *la recherche de l'état actuel consiste dans l'énumération aussi complète que possible de tous les symptômes objectifs*. En consignant l'état actuel du malade, le médecin doit se considérer comme un homme adonné à l'étude de la nature ; il ne perdra pas de vue que la médecine pratique n'est autre chose qu'une branche de l'histoire naturelle appliquée à l'homme. Plus le médecin s'appliquera à rester de sang-froid et à examiner le malade d'une façon objective, et mieux il servira les intérêts de celui-ci.

Le médecin ne courra aucun risque d'être paralysé et obnubilé par la crainte de paraître un manœuvre, s'il éprouve le sentiment, à chaque examen de malade, de se trouver en face d'un nouvel objet de recherches scientifiques ; ce sentiment, au contraire, élève l'âme et encourage au travail. Celui-là seul éprouvera une satisfaction constante à accomplir le devoir médical, et la monotonie apparente des affections se révélera à lui comme une variété infinie des phénomènes naturels dignes de provoquer l'étonnement.

Il va sans dire que l'anamnèse et l'état actuel ne constituent pas encore tout l'examen d'un malade. Grâce aux symptômes subjectifs et surtout aux symptômes objectifs, le médecin est à même de reconnaître la maladie ou, pour employer le terme technique, d'établir le *diagnostic* (γιγνώσκω, reconnaître ; ἡ διάγνοσις, différenciation). Mais pour cela il importe, d'une part, de dépister les organes atteints, et, d'autre part, de reconnaître les lésions anatomiques et les troubles fonctionnels de ces organes.

A côté des antécédents, de l'état actuel et du diagnostic, se place la prédiction ou le *pronostic* (προγιγνωσκώ, reconnaître d'avance). En effet, le malade d'abord et surtout son entourage désirent tout naturellement connaître le danger qui menace le malade, l'issue qu'il faut attendre et la durée de l'affection. En outre, le médecin lui-même a grand intérêt à se rendre, sur chacun de ses malades, un compte aussi exact que possible de l'étendue de son action. Suivant que l'issue à prévoir est favorable, mauvaise ou douteuse, le pronostic de l'affection en question sera dit bon, mauvais ou douteux. Le pronostic est dit *prognosis dubia vergens ad bonum*, toutes les fois que, dans un cas douteux, l'issue favorable de l'affection présente plus de probabilités que la terminaison fatale ; dans le cas contraire, on parle de *prognosis dubia vergens ad malum*.

C'est le traitement ou la *thérapeutique* (ἡ θεραπεία, guérison) qui termine toute exploration du malade. Le médecin prescrit les remèdes appropriés pour parer au danger menaçant et combattre l'affection.

C'est seulement dans les cas où ont été pris en considération les antécédents, l'état actuel, le diagnostic, le pronostic et le traitement de l'affection que l'on a le droit de parler d'un examen scientifique et complet.

Le praticien se trouvera bien de suivre l'exemple donné par les cliniques bien installées, de prendre par écrit les observations de tous ses malades, avec les ordonnances prescrites par lui. Dans la plupart des cas, il ne s'agit pas d'un seul et unique examen, mais, suivant la nature de la maladie, le médecin aura à visiter et à traiter le malade tous les jours ou à des intervalles plus espacés. L'examen du malade sera, à chaque visite, calqué sur la première exploration. Mais, le médecin connaissant déjà le malade, les examens ultérieurs exigeront ordinairement un temps notablement plus court. On ne négligera pas de noter sur le papier toute modification dans l'état de santé, toute nouvelle ordonnance : c'est de la sorte que se constitue petit à petit ce qu'on appelle l'*histoire de la maladie*.

Dans tout ce qui va suivre, nous laisserons de côté le diagnostic, le pronostic et le traitement des maladies; nous nous attacherons exclusivement à l'étude des procédés cliniques d'exploration. L'anamnèse ne rentre pas non plus dans le cadre de notre étude; néanmoins, vu l'intérêt pratique se rattachant à ce sujet, nous croyons utile de faire précéder l'objet même de notre étude de quelques remarques préalables sur l'anamnèse.

Anamnèse.

Règle importante : pour être renseigné sur les antécédents d'un malade, on écoutera ses doléances sans parti pris, sans l'interrompre. Mais cette règle souffre tout de même des exceptions. Si l'on a affaire à des sujets bavards, ressassant sans cesse des détails sans importance aucune, on sera forcé d'endiguer de temps en temps le flux intarissable de leurs paroles. En revanche, chez des personnes peu loquaces, le médecin peut être obligé de soutirer, pour ainsi dire, au malade l'aveu de ses malaises avec beaucoup de peine et par lambeaux. Dans ce dernier cas, il faut prendre garde de ne pas souffler au malade la réponse désirée. En effet, il peut arriver que, orienté par un symptôme réel vers le diagnostic d'une maladie bien déterminée, on pose au malade des questions sur l'existence de tel ou tel symptôme morbide pathognomonique ou caractéristique de l'affection supposée. Or, certains malades, soit par nonchalance et indifférence, soit par complaisance envers le médecin, ne tardent pas à admettre l'existence de symptômes morbides qui n'avaient jamais existé ; il est aisé de comprendre que le diagnostic est, de la sorte, lancé sur une fausse piste.

Entrons maintenant dans le détail des *circonstances étiologiques* qui devront être prises en considération dans l'anamnèse : nous verrons alors que, jusqu'à un certain degré, on peut les ranger sous divers chefs. En effet, la clinique nous apprend que certaines maladies sont *héréditaires*, tandis que d'autres sont *congénitales* ou *familiales.* Telles maladies sont en rapport avec le développement ou, ce qui revient au même, avec l'*âge* ; la cause d'autres réside dans la *profession* (maladies professionnelles) ; d'autres encore ont des *causes occasionnelles* (refroidissement, blessures, empoisonnements) ; ce sont surtout les infections qui jouent un rôle important dans la genèse des maladies. Reprenons plus en détail chacune de ces divisions. Nous commencerons par les maladies héréditaires.

a) **Maladies héréditaires.** — Aucun doute ne peut s'élever sur l'hérédité de certaines affections et leur transmission de génération en génération dans certaines familles. Nous nous contenterons de rapporter quelques-uns des faits que l'on trouve en si grand nombre dans la littérature médicale.

Nous ne mentionnerons qu'en passant des faits de second ordre, à savoir : l'hérédité des anomalies dans certaines familles, par exemple doigts surnuméraires, taches pigmentées de la peau (envies, nævus). En revanche, il importe d'attirer l'attention sur le rôle très notable joué par l'hérédité dans la genèse des *maladies nerveuses* ; les maladies nerveuses, transmises héréditairement, sont surtout celles dont on n'a pas encore réussi à découvrir le substratum anatomique et qui, à cause de cela, sont désignées sous le nom de *maladies nerveuses fonctionnelles* (*névroses*). Nous citerons le mal caduc (épilepsie), la danse de Saint-Guy (chorée), la neurasthénie, l'hystérie, l'hypocondrie et les maladies mentales de tout ordre. Dejerine a étudié cette question d'une manière magistrale dans son excellente thèse d'agrégation (Paris, 1884).

Certaines *maladies musculaires* (myopathies) peuvent, elles aussi, se transmettre par hérédité. Il existe des familles où l'atrophie musculaire d'origine myopathique est héréditaire. Un autre exemple bien frappant d'une affection héréditaire est fournie par la *maladie de Thomsen* (myotonie).

Les *affections cutanées* héréditaires ne sont nullement rares. Pour s'en convaincre, il suffira de rappeler le psoriasis. Il en est de même, à n'en pas douter, de l'ichtyose, beaucoup plus rare. Il faut y ranger aussi la tendance que présente la peau de former des bulles dès qu'elle est soumise à des irritations mécaniques même minimes ; cette tendance se transmet héréditairement dans certaines familles, d'où son nom d'*épidermolyse bulleuse héréditaire*.

Une notion datant de longtemps, c'est que quelques *maladies de la nutrition* sont héréditaires dans certaines familles. Rappelons seulement la goutte, le diabète sucré, le diabète insipide et l'obésité (polysarcie).

Terminons l'énumération des maladies héréditaires en mentionnant l'*hémophilie*. Cette affection nous fournit l'occasion d'étudier quelques particularités de la transmission héréditaire des maladies. En effet, en étudiant la généalogie des familles où sévit l'hémophilie, nous constaterons que ce sont ordinairement les hommes qui sont atteints de cette maladie, tandis que les femmes sont épargnées. Or, ce sont justement les femmes qui sont cause de la transmission héréditaire de l'hémophilie. Toutes les fois qu'un homme atteint d'hémophilie épouse une femme bien portante, les enfants, dans la plupart des cas, ne présentent aucun symptôme de cette affection ; mais qu'une femme, issue d'une famille d'hémophiles, contracte alliance avec un homme sain, ses descendants masculins, même si elle-même n'est nullement hémophile, seront tous hémophiles, à quelques exceptions près. Aussi les femmes issues d'une famille d'hémophiles sont-elles qualifiées de conductrices de cette affection.

Du reste, c'est un fait très fréquent observé aussi dans d'autres maladies héréditaires, à savoir : que l'affection n'atteint pas toutes les générations sans exception, mais en saute quelques-unes, ou qu'une affection ayant épargné les parents, a sévi sur leurs frères et sœurs ou les aïeux (1). Ces derniers cas présentent des exemples de ce que l'on est convenu d'appeler *hérédité indirecte*.

Tandis que quelques maladies héréditaires surgissent sans cesse dans certaines familles, où l'on peut les suivre parfois pendant des siècles, il en est d'autres qui, transmises par hérédité des parents aux enfants, ne vont pas plus loin. Comme exemple bien net de ce mode d'hérédité nous pouvons citer la *syphilis héréditaire* (*hérédo-syphilis*). Si les parents sont atteints de syphilis, ils engendrent souvent des enfants venant au monde

(1) On appelle *hérédité atavique* l'influence d'un ancêtre plus ou moins éloigné ayant épargné une ou plusieurs générations.

déjà infectés ou présentant des phénomènes morbides spécifiques peu de temps après la naissance. Mais l'hérédité de cette affection terrible est heureusement épuisée par cet effort, elle ne se transmet plus aux générations suivantes (1).

Il nous reste encore à étudier en détail une particularité des maladies héréditaires qui se manifeste surtout avec une fréquence extrême dans les maladies nerveuses fonctionnelles. Nous voulons parler du changement que subit la forme de l'affection dans les diverses générations (hérédité dissemblable). C'est ainsi que souvent, par exemple, dans une même famille, une génération est surtout atteinte de maladies mentales, tandis que l'hystérie sévit de préférence dans la deuxième et la neurasthénie dans la troisième génération. Il arrive aussi que les membres d'une seule et même génération sont atteints de diverses névroses. Mais l'hérédité dissemblable se manifeste parfois d'une façon plus frappante encore. C'est ainsi que dans une famille où les maladies nerveuses fonctionnelles se transmettent héréditairement, quelques membres qui en sont épargnés, sont en revanche atteints de diabète sucré.

Il ne faut pas s'imaginer qu'il est toujours facile d'établir l'hérédité d'une affection ; en effet, les causes de certaines maladies sont si répandues que l'apparition de la même affection dans plusieurs générations consécutives peut être l'effet du hasard, sans que l'hérédité y joue aucun rôle. Les affections cancéreuses et la tuberculose peuvent se ranger parmi ces maladies. Le cancer, affirme-t-on, est héréditaire dans certaines familles ; la famille de Napoléon Ier a été souvent citée en faveur de cette opinion. Mais des médecins circonspects ne considèrent point cette affirmation comme établie d'une manière irréfutable. D'autre part, jusqu'à ces derniers temps, la tuberculose, notamment la phtisie pulmonaire, était considérée comme une maladie se transmettant souvent par hérédité. Mais à l'heure qu'il est, où, grâce à la découverte de R. Koch et à de nombreuses recherches ultérieures, nous savons que le bacille tuberculeux, qui est le germe pathogène de la tuberculose, est répandu presque partout, les partisans de l'hérédité de la tuberculose s'éclaircissent de plus en plus ; en tout cas, il est permis d'affirmer, sans contestation possible, que les cas de tuberculose héréditaire sont tout à fait exceptionnels (2).

(1) La justesse de cette proposition n'est pas prouvée sans conteste. MM. Lannelongue, E. Besnier, Fournier (cités par Le Gendre) se déclarent persuadés de l'existence de l'hérédo-syphilis de seconde génération. Au congrès international de Paris, M. Edmond Fournier a cité 45 observations d'hérédo-syphilis de 2e génération, recueillies dans les notes de M. le professeur Fournier. Mais il s'agit de dystrophiques, manifestant leur hérédité spécifique par des accidents de parasyphilis. D'autres cas en ont été cités encore par MM. Hallopeau, Bœck, Troisfontaines.

(2) Dans son rapport au XIIIe Congr. intern. de méd. de Paris, le professeur Hutinel distingue trois modes d'hérédité tuberculeuse : 1° la transmission du germe ; 2° la transmission d'une prédisposition ; 3° l'existence de troubles dystrophiques. Pour le premier mode, aucun fait connu n'établit péremptoirement l'existence de la tuberculose conceptionnelle (Küss). Les faits de tuberculose congénitale, d'ailleurs très rares, ressortissent à l'hérédo-contagion, contagion in utero à travers le placenta. Quant à l'hérédo-prédisposition, elle est encore aidée par la facilité de la contagion familiale.

b) **Maladies congénitales.** — Elles se différencient facilement d'avec les maladies héréditaires. Il s'agit, dans ces cas, d'affections dont les enfants sont déjà atteints en venant au monde, sans que ces maladies ou des maladies semblables aient été observées chez les ancêtres. Sans nous arrêter à la description des malformations congénitales, nous passons tout de suite à l'étude d'un groupe d'affections de beaucoup plus importantes pour la pathologie interne, à savoir : les *anomalies congénitales du cœur*. Les lésions valvulaires du cœur se rencontrent avec une fréquence extrême ; mais l'observation clinique nous enseigne que leurs localisations diffèrent du tout au tout, suivant que la lésion valvulaire est acquise après la naissance ou existe déjà à la naissance. A quelques rares exceptions près, les lésions valvulaires acquises concernent toujours les valvules du cœur gauche (mitrale, orifice aortique) ; quant aux lésions valvulaires congénitales du cœur, elles occupent tout au contraire les orifices du cœur droit, notamment l'orifice pulmonaire : on a alors affaire à un rétrécissement de l'orifice pulmonaire.

Un fait digne d'attirer l'attention, c'est que la *prédisposition à certaines maladies* peut être congénitale. Insistons surtout sur l'influence nocive des mariages entre proches parents. Les enfants issus de ces alliances sont souvent atteints d'imbécillité, de surdi-mutité, d'épilepsie. Les oculistes n'ignorent point que les sujets atteints de rétinite pigmentaire sont assez souvent issus de mariages entre consanguins.

L'alcoolisme des parents prédispose, lui aussi, les enfants à certaines affections, parmi lesquelles il faut ranger en premier lieu l'épilepsie et les maladies mentales. On rencontre souvent des combinaisons entre les affections héréditaires et congénitales ; c'est ainsi, par exemple, qu'un épileptique, fils d'un alcoolique, peut devenir le chef d'une famille où l'épilepsie et d'autres maladies nerveuses fonctionnelles seront, à partir de ce jour, transmises héréditairement. Du reste, dans beaucoup de cas, il est difficile de tracer une ligne de démarcation bien nette entre les maladies congénitales et héréditaires. C'est ainsi que, par exemple, les lésions congénitales du cœur se transmettent héréditairement dans certaines familles.

c) **Maladies familiales.** — Cette dénomination sert plutôt pour l'orientation, elle ne donne aucune notion sur l'étiologie des affections ainsi groupées. On parle d'affections familiales toutes les fois qu'une maladie, n'ayant pas été jusqu'alors observée chez les parents, se déclare simultanément chez plusieurs des sœurs ou frères. Assez souvent on rencontre ici des maladies qui, ailleurs, sont, à n'en pas douter, héréditaires. Citons comme exemples l'atrophie musculaire d'origine myopathique et le diabète sucré (1). Des rapports plus intimes encore existent entre les mala-

---

(1) Notons, à ce propos, à côté des affections familiales, les cas qui ont été cités d'affections conjugales, telles que le diabète, sans que l'on possède de notions sur ce mode de relations morbides, établies indépendamment d'un contage infectieux connu actuellement.

dies congénitales et familiales ; en effet, en cas d'affections familiales, il s'agit toujours d'une prédisposition morbide congénitale. En parlant d'affections familiales, on n'a jamais en vue l'apparition dans une même famille de plusieurs cas de maladies infectieuses (rougeole, scarlatine, coqueluche, etc.) dont les germes pathogènes peuvent se transmettre d'un membre de la famille à un autre. Mais, en revanche, si plusieurs sœurs ou frères sont atteints de tabes dorsal ou de sclérose en plaques, on aura alors affaire à la propagation familiale des maladies que nous venons d'énumérer.

d) **Age.** — Un grand nombre d'affections ne se déclarent qu'à un âge déterminé. L'accouchement peut déjà provoquer certaines affections.

A la suite de difficultés du travail, l'enfant naît souvent avec de la dyspnée : les poumons atélectasiés, et ne contenant pas d'air pendant la vie fœtale, n'en reçoivent pas en quantité suffisante et ne se distendent pas convenablement. Aussi restent-ils plus ou moins atélectasiés, d'où menace d'asphyxie (*asphyxie des nouveau-nés*). L'application du forceps peut à son tour exercer une influence nuisible sur la santé du nouveau-né. Elle peut être suivie de mort à bref délai par suite de la pression excessive soutenue par le crâne et le cerveau ; elle peut amener une paralysie faciale périphérique par suite de la pression subie par le facial ; en outre, ses effets nocifs sur le cerveau se manifestent souvent après plusieurs années ; en effet, l'expérience clinique nous apprend que les sujets venus au monde à l'aide du forceps sont atteints avec une fréquence extrême d'affections nerveuses de tout ordre, par exemple d'épilepsie, d'idiotie, de psychopathies et d'autres maladies encore (1).

Les *enfants à la mamelle*, comme l'on sait, sont prédisposés à certaines affections. Les gastro-entérites aiguës sévissent avec une fréquence effrayante parmi les nourrissons ; c'est surtout dans les grandes villes que la mort s'ensuit très souvent.

En effet, d'une part, le lait, qui constitue, dans la majorité des cas, le seul et unique aliment des nourrissons, est une substance facilement altérable ; d'autre part, on a vu que la muqueuse gastro-intestinale des nourrissons est très fragile et s'irrite sous les moindres causes. La dentition s'accompagne assez souvent de troubles morbides, parmi lesquels nous mentionnerons les accès de convulsions cloniques avec perte de connaissance (connus dans le monde sous le nom de convulsions dentaires). Certains jeunes médecins se sont efforcés de représenter tous ces phénomènes comme chimériques ; je pense qu'ils n'en ont pas fait la démonstration.

Certaines maladies surviennent pendant le jeune âge avec une si grande fréquence qu'elles sont désignées sous la dénomination de *maladies de l'enfance*. A les considérer de plus près, il est aisé de se convaincre que les

(1) V. à ce sujet la thèse de Paul Tissier : *De l'influence de l'accouchement anormal sur le développement des troubles cérébraux de l'enfant*. Paris, 1899, G. Steinheil, éditeur.

maladies de l'enfance doivent être groupées sous plusieurs chefs. En effet, il existe des maladies ne survenant que chez des enfants : ce sont donc des maladies de l'enfance au sens strict du mot. Mais à côté d'elles se trouvent des maladies pour lesquelles les enfants présentent seulement une prédisposition indéniable. Enfin, il y a tout un groupe d'affections dont la fréquence plus grande dans le bas âge est un pur effet du hasard. C'est ce que nous allons essayer de montrer par des exemples.

Le rachitisme est une maladie exclusivement infantile : il n'atteint jamais les adultes. En revanche, la coqueluche et la dipthérie laryngée (croup), tout en étant de beaucoup plus fréquentes chez les enfants, attaquent parfois des adultes. Quant à la rougeole, elle fournit un exemple pour notre troisième groupe. L'expansion si énorme de la rougeole chez les enfants est due à ce que la plupart des hommes sont exposés pendant l'enfance à l'infection, notamment dans les écoles et les préaux. Les enfants ne sont pas plus prédisposés à contracter la rougeole que les adultes. C'est dans les îles isolées, où de mémoire d'homme aucun cas de rougeole n'était survenu, que l'on a pu se convaincre de la justesse de cette assertion. Un navire ayant à bord des rougeoleux y accostant et infectant les insulaires, la maladie frappait également les adultes et les enfants. L'épidémie de l'archipel de Féroë (1846), décrite par Panum, jouit sous ce rapport d'une certaine notoriété.

Nous grouperons ensemble sous le nom de *maladies scolaires* toutes les affections dont la cause réside dans le séjour à l'école. Les oculistes ont depuis longtemps déjà attiré l'attention sur ce que la myopie s'acquiert à l'école, dans un très grand nombre de cas. Plus le travail demandé aux élèves est considérable, plus s'accroît le nombre des myopes. C'est pourquoi le chiffre des myopes est notablement moins grand à l'école primaire que dans les écoles supérieures ; dans les lycées, leur nombre augmente de classe en classe. Les déviations de la colonne vertébrale sont aussi souvent dues aux conditions de la vie scolaire : elles sont notamment provoquées par le défaut de surveillance de la position des élèves, assis sur des bancs et devant des tables, qui sont les uns et les autres mal compris. Heureusement, les autorités ont, paraît-il, fini par être pénétrées de la nécessité d'assainir la vie à l'école et elles ont mis les élèves sous la surveillance permanente de médecins scolaires spéciaux.

Ce sont surtout les femmes qui sont atteintes des affections dont la cause réside dans les troubles apportés au *développement de la puberté*. Nous nous contenterons de rappeler que c'est vers cette époque que la chlorose commence souvent à se déclarer.

Certaines maladies surviennent quelquefois en raison de la *grossesse* et de l'*accouchement*. Qu'il nous suffise d'indiquer, en premier lieu, que la grossesse peut donner naissance à certaines maladies des reins ; on a même parlé sans détour d'un *rein gravidique* (1). De même aussi ce sont

(1) Actuellement on tend, d'après les derniers travaux, à penser que l'auto-intoxication gravidique frappe au moins autant le foie que le rein.

surtout les femmes enceintes qui présentent de l'ostéomalacie; enfin, l'atrophie jaune, aiguë, du foie survient avec une fréquence extrême chez les femmes grosses. Les processus évoluant au cours du travail constituent une cause très répandue des affections utérines et annexielles.

En terminant le coup d'œil jeté sur les maladies en rapport avec l'âge des sujets atteints, nous croyons utile d'attirer l'attention sur les affections qui sévissent avec prédilection chez les *vieillards*. Il faut y ranger en premier lieu le cancer des divers organes. De même les affections des artères (artério-sclérose) et leurs suites surviennent de préférence chez les sujets âgés. La filiation exacte de ces phénomènes demeure encore obscure; jusqu'à nouvel ordre, force nous est de nous reporter exclusivement à l'observation clinique (1).

e) **Maladies professionnelles.** — Avant d'aborder cette question, nous ferons ressortir que ces affections n'ont attiré l'attention que dans les derniers temps, grâce à l'essor pris par l'industrie et au rôle joué par ses branches les plus diverses.

Passant à l'étude des maladies professionnelles proprement dites, nous devons insister tout d'abord sur ce que les *orateurs* et les *chanteurs* sont de préférence exposés à contracter des affections bien déterminées. C'est ainsi que les maîtres d'école, les prédicateurs, les officiers, les orateurs publics, les acteurs, les chanteurs, sont très souvent atteints d'affections de l'arrière-gorge et du larynx, ce qui tient au surmenage mécanique de ces organes. On voit, en outre, survenir assez souvent, chez ces sujets, de la bronchite chronique et de la distension persistante des poumons (emphysème alvéolaire des poumons). Les mêmes processus se rencontrent fréquemment chez des sujets obligés de faire des efforts violents, comme les souffleurs de verre, ou chez les personnes qui gravissent les montagnes, etc.

Le *surmenage* peut parfois amener la dilatation et l'hypertrophie du

(1) A côté des maladies en rapport avec l'âge des sujets, il serait intéressant de montrer le rapport qui unit certaines maladies avec *le sexe* des individus atteints. Ce rapport, dont le mécanisme est extrêmement obscur, n'en est pas moins établi par la clinique, qui permettrait de constituer ainsi une étude de pathologie générale curieuse : on sait que les polypes naso-pharyngiens n'évoluent guère que chez l'homme ; mais c'est surtout la femme qui fournit un contingent abondant d'affections, auxquelles elle est particulièrement exposée ; nous nous contenterons de citer ici la chlorose, le rétrécissement mitral pur, le rhumatisme chronique déformant, l'ostéomalacie, la lithiase biliaire, la maladie de Basedow, l'ulcère de Cruveilhier, le rein mobile. Ces différentes affections se présentent, les unes exclusivement, les autres avec prédilection, chez la femme ; c'est d'ailleurs leur seul trait commun, et il est jusqu'à présent inexplicable ; au contraire, il est facile de comprendre les rapports de certaines affections, telles que les intoxications professionnelles, par exemple, avec le sexe, qui y est le plus soumis par les conditions sociales. Enfin, il conviendrait d'insister sur les différences physiologiques de la constitution de l'homme et de la femme, expliquant les différences réactionnelles de l'un et l'autre sexe aux mêmes offenses morbifiques ; ce n'est pas ici le lieu de développer cet intéressant chapitre de médecine étiologique, que nous n'avons voulu qu'indiquer sommairement.

cœur, qui, à la faveur de la diminution de puissance du muscle cardiaque, peuvent être suivies de troubles circulatoires graves. Des altérations semblables sont observées chez les maréchaux, les serruriers, les maçons les vignerons et les ouvriers des manufactures.

Parmi les maladies introduites par l'industrie moderne, il faut distinguer celles qui sont provoquées par des irritations mécaniques et celles qui sont consécutives à des influences toxiques. Dans le premier groupe nous rangerons en premier lieu les maladies dues à l'inhalation des poussières (pneumo-konioses). C'est un fait connu depuis très longtemps que les personnes obligées de vivre et de travailler dans une atmosphère poussiéreuse sont souvent atteintes d'affections chroniques des voies aériennes et des poumons. Mais c'est Traube qui, le premier, a démontré (1860) que la poussière inspirée, après avoir pénétré dans les alvéoles pulmonaires, est de là transportée dans le tissu interstitiel des poumons et même jusque dans les ganglions bronchiques. De nombreuses recherches expérimentales ont été instituées dans le but d'étudier les phénomènes intimes de ce processus. Aussi les autorités, dans les États bien policés, tiennent-elles la main à ce que l'air dans les usines contienne aussi peu de poussières que possible et à ce que, grâce à des dispositifs protecteurs appropriés, les ouvriers puissent se mettre à l'abri de l'inhalation de ces poussières.

De toutes les affections provoquées par des influences toxiques, c'est le *saturnisme* qui est connu de plus longue date. Chez les sujets qui s'exposent sans précautions suffisantes à l'action du plomb et des sels plombiques, on voit apparaître certains troubles bien déterminés, tels que le liséré des gencives, les coliques (coliques saturnines), des douleurs articulaires (arthralgie saturnine), la paralysie (paralysie saturnine), des troubles cérébraux (encéphalopathie saturnine) et une pâleur extrême (anémie saturnine), sans parler d'autres symptômes morbides moins fréquents (1). Ce sont surtout les tisserands, les potiers, les typographes, les ouvriers employés dans les mines de plomb et les cérusiers qui sont le plus exposés à l'intoxication par le plomb.

D'autres métaux, par exemple l'arsenic, le cuivre et le zinc, peuvent donner naissance à des phénomènes analogues à ceux que provoque le plomb (2).

Les ravages du phospore peuvent être étudiés, même à l'heure qu'il est, partout où la fabrication des allumettes phosphorées continue à se

---

(1) La néphrite saturnine s'observe avec une fréquence aussi grande que les autres accidents cités.

(2) Parmi les phénomènes communs aux intoxications, il convient de faire une large place à certaines manifestations de l'hystérie. On sait que la plupart de ces intoxications, et notamment l'hydrargyrisme, ne font souvent qu'éveiller une hystérie latente, véritable, responsable des accidents observés (hystérie toxique). Ces accidents, assez spéciaux, consistent surtout en hémiplégie incomplète avec hémianesthésie sensitivo-sensorielle, accompagnés de quelques stigmates de la grande névrose. M. Letulle a également mis au compte de l'hystérie le tremblement mercuriel.

pratiquer au domicile des ouvriers. L'empoisonnement professionnel chronique par le phosphore se manifeste notamment par l'inflammation grave du maxillaire inférieur (nécrose phosphorique) (1).

Chez les chimistes et les ouvriers des usines de produits chimiques on voit très souvent survenir des affections aiguës et chroniques des organes respiratoires attribuables aux inhalations de vapeurs irritantes (vapeurs d'acides chlorhydrique, azotique, sulfurique). J'ai aussi eu à traiter plusieurs sujets atteints d'asthme bronchique survenu à la suite d'inhalation de chlore.

f) **Maladies de causes occasionnelles** (refroidissement, traumatismes, intoxications). — Il est évident qu'il nous est impossible d'entrer dans la description détaillée de ces affections : nous sommes absolument hors d'état de classer toutes les combinaisons que l'imagination ou le hasard peuvent créer. Il y a seulement quelques dizaines d'années, le *refroidissement* (le *rheuma*) était considéré comme la cause la plus fréquente des maladies ; mais dans ces derniers temps les avis à ce sujet ont changé du tout au tout. Ce qui était autrefois attribué au refroidissement est, dans la majorité des cas, regardé maintenant comme consécutif à des infections dans lesquelles le refroidissement ne joue tout au plus qu'un rôle adjuvant. Il faut avouer néanmoins que le refroidissement domine la genèse de certaines maladies, probablement par l'intermédiaire des modifications circulatoires survenant dans les parties du corps exposées à des changements brusques de la température. Quant à l'influence causale des *traumatismes*, il ne faut pas perdre de vue que leurs suites peuvent ne se manifester qu'après des années. Cela est surtout vrai pour ce qui concerne leur influence sur le système nerveux central.

Pour ce qui a trait aux intoxications, nous insisterons surtout sur l'influence nocive exercée par l'usage prolongé de l'alcool. C'est d'abord la cirrhose du foie qui doit être rangée parmi les affections dont les alcooliques sont atteints. Mais l'alcoolisme peut provoquer aussi des maladies de l'estomac, de l'intestin, des reins, du cerveau et des nerfs périphériques (névrite alcoolique).

Les anomalies de la nutrition se rapprochent beaucoup des empoisonnements. La suralimentation en général et l'abus des hydrates de carbone en particulier peuvent donner la première impulsion au développement de l'obésité généralisée (polysarcie). Quelques cas de diabète sucré sont probablement imputables également à l'ingestion excessive des hydrates

(1) M. Courtois-Suffit a montré dans une étude récente que la gravité, la fréquence, la multiplicité des accidents du phosphorisme avaient été bien exagérées : le seul accident sérieux qu'il ait observé dans l'usine de Pantin-Aubervilliers est la nécrose phosphorée ; encore la prophylaxie en est-elle facile à établir et son existence peu fréquente. Mais il n'a pu vérifier la réalité des troubles généraux (troubles de la nutrition, néphrite, cystite, bronchite, tuberculose) imputés à cette intoxication par Magitot et la plupart des auteurs. D'ailleurs, le remplacement du phosphore blanc par le sesquisulfure de phosphore dans les usines françaises d'allumettes supprimera cette intoxication chez les ouvriers qui en étaient atteints.

de carbone ; quelques auteurs ont même voulu, non sans raison, expliquer la fréquence plus grande de cette maladie chez les méridionaux (par exemple, les Italiens) par le goût national pour les plats sucrés et les sucreries. La fréquence extrême de certaines affections (ulcère rond de l'estomac, calculs uratiques, goutte, etc.), constatée dans des régions géographiques circonscrites, est peut-être, elle aussi, due à des fautes diététiques en usage dans ces pays.

g) **Maladies infectieuses.** — Nous terminerons notre exposé sur l'anamnèse en indiquant en quelques mots l'importance de ces affections. Au point de vue clinique, sont dites maladies infectieuses toutes les maladies transmissibles d'un homme à l'autre ; elles sont aussi appelées maladies contagieuses. Qu'est-ce qui est transmis en cas de contagion ? C'est ce qui était ignoré il y a seulement quelques dizaines d'années. Avait-on affaire dans ces cas à des poisons chimiques ? S'agissait-il de la transmission d'organismes vivants ou aptes à vivre ? d'un contage animé (*contagium animatum*), pour employer le terme technique usuel ? Grâce surtout aux recherches de Pasteur, de R. Koch et de leurs élèves, nous savons à présent qu'un grand nombre de maladies infectieuses sont engendrées par des organismes inférieurs bien déterminés. Nous avons dans la majorité des cas affaire à des schizomycètes, mais quelquefois il s'agit d'organismes plus développés (plasmodies de la malaria, amœbies de la dysenterie). Les germes pathogènes d'un grand nombre de maladies infectieuses, il est vrai, nous sont encore inconnus ; pour quelques autres, nous sommes encore dans le doute ; mais, vu le caractère de ces affections, nous avons le droit d'affirmer qu'elles sont aussi provoquées par des êtres organisés. Du reste, en raison des recherches nombreuses entreprises actuellement avec ardeur dans cette branche de la science, nous pouvons espérer que les voiles qui cachent à nos yeux la genèse de ces maladies, ne tarderont pas à être déchirés.

En interrogeant les antécédents des malades, il importe souvent au plus haut degré de savoir si les malades furent autrefois atteints ou non de maladies infectieuses, ces dernières donnant parfois naissance à des affections d'autres organes dont les effets nuisibles ne se manifestent que des années après. Voici une observation personnelle pouvant servir d'exemple à ce qui vient d'être dit. Il y a quelques années, je fus appelé en consultation auprès d'une fille de 15 ans qui présentait depuis quelques jours des phénomènes de méningite tuberculeuse. Cette jeune personne, considérée jusqu'à ce moment, et avec raison, comme douée d'une santé florissante et à toute épreuve, finit par succomber en peu de jours. L'autopsie révéla que l'origine de l'infection tuberculeuse des méninges résidait dans des ganglions caséeux situés à la bifurcation de la trachée. Or, cette fille n'eut à traverser dans toute sa vie qu'une seule maladie : il y a dix ans, elle fut atteinte de rougeole suivie, pendant quelques semaines, de toux opiniâtre. A n'en pas douter, la rougeole fut le point de départ d'une affection n'ayant emporté la malade que dix ans plus tard.

En terminant ces considérations, nous attirerons l'attention sur la fréquence extrême avec laquelle le rhumatisme articulaire aigu est suivi d'endocardite et de lésions valvulaires du cœur ; quand on a à traiter des sujets atteints de lésions valvulaires du cœur, on trouve souvent la cause de ces affections dans le renseignement fourni par les malades, qui ont, quelques années auparavant, subi une attaque de rhumatisme articulaire aigu.

État actuel.

Nous avons mentionné plus haut que le but que l'on poursuit en étudiant l'état actuel, c'est d'établir, d'une façon aussi complète que possible, toutes les altérations objectives (symptômes objectifs). Cela ne devient évidemment possible que si l'on se donne la peine d'examiner en détail tous les organes, quel que soit le malade auquel on a affaire. Lorsqu'on se contente de n'examiner attentivement que l'organe dont le malade se plaint, on s'expose à commettre de grosses erreurs de diagnostic et des confusions. N'est-il pas fréquent de voir des sujets se plaindre de céphalée persistante ou de vomissements tenaces et n'être nullement atteints d'affections cérébrale ou stomacale autonomes : ces troubles sont simplement attribuables à l'intoxication urémique par suite d'atrophie chronique du rein ; mais pour dépister celle-ci, il était nécessaire d'examiner l'urine. J'ai examiné à plusieurs reprises des sujets chez lesquels fut posé le diagnostic d'ulcère rond de l'estomac, en raison des douleurs violentes à l'épigastre et des accès de vomissements. On avait beau les envoyer à Carlsbad, ils n'en retiraient aucun bénéfice, ce qui est tout à fait dans l'ordre, puisqu'il ne s'agissait pas chez eux d'une affection gastrique autonome : les soi-disant signes de l'ulcère de l'estomac n'étaient rien autre chose que des crises gastriques méconnues d'un tabes non diagnostiqué. Qui de nous n'a pas eu à traiter des cardiaques se plaignant de troubles respiratoires intenses ? De quelle gravité ne seraient pas les erreurs de diagnostic si l'on se bornait à n'examiner que les organes respiratoires ! Il nous serait aisé de multiplier à l'infini les exemples qui nous mettront en garde contre cette faute.

Tout ce qui précède n'est nullement dit dans l'intention de nier que, dans certaines circonstances favorables, un coup d'œil rapide jeté sur le malade peut nous mettre à même d'établir un diagnostic sûr et certain. L'altération des traits du visage, consécutive à la paralysie du facial, s'impose à nous avec une force telle que, même à un examen superficiel du malade, il est extrêmement difficile de méconnaître cette lésion. Mais même dans des cas semblables il faut prendre garde et ne se passer jamais d'un examen approfondi du malade, l'affection que nous venons de mentionner dépendant assez souvent des lésions du rocher qui, elles, ne peuvent être diagnostiquées qu'à la suite d'un examen soigné. Les diagnostics momentanés faits sur l'aspect seul du malade, les *diagnostics éclairs*, ne valent pas grand'chose ; ils ne contentent et ne remplissent de vanité que les médecins qui sont peu familiarisés avec les procédés d'exploration scientifiques modernes.

Les *procédés d'exploration* dont on se sert pour l'examen de l'état actuel sont empruntés aux diverses branches des sciences naturelles exactes. Ce sont toujours les procédés d'exploration physiques qui jouent un rôle prépondérant. Ils comprennent l'inspection, la palpation, la percussion et l'auscultation, qui sont employées pour l'établissement du diagnostic des affections si répandues des organes respiratoires et circulatoires. Mais le médecin ne peut non plus se passer d'avoir recours, au lit du malade, à des procédés d'exploration chimiques. Ils sont employés toutes les fois que l'on a affaire à des troubles de la nutrition. C'est ainsi que le diagnostic du diabète sucré ne peut être posé qu'à la suite d'un examen chimique de l'urine. Dans ces derniers temps les procédés d'exploration bactériologiques ont acquis une grande importance au point de vue du diagnostic ; aussi le praticien doit-il, jusqu'à un certain degré, être à même de s'en servir s'il veut être à la hauteur de ce que l'on est maintenant en droit de lui demander en matière de diagnostic (1).

Quiconque se bercerait de la croyance d'être devenu un excellent clinicien dès qu'il s'est familiarisé avec les procédés cliniques d'exploration se laisserait entraîner par une vaine illusion : en fait, pour poser un diagnostic, il importe non seulement d'établir des modifications physiques et chimiques survenues dans l'organisme, mais il est encore nécessaire d'apprécier la valeur clinique de ces symptômes. Pour ce faire, il faut posséder, dans une certaine mesure, de l'expérience clinique et du jugement. Les faux diagnostics sont moins souvent attribuables à des explorations scientifiques inexactes qu'à une interprétation erronée des données qu'elles fournissent. Un médecin d'intelligence bornée et d'esprit nuageux ne deviendra jamais bon clinicien.

Il va sans dire qu'en étudiant l'état actuel du malade, on dirigera l'attention la plus soutenue sur l'organe reconnu pour être atteint tout seul ou d'une manière prépondérante. Aussi bien est-il clair qu'il est d'usage de placer la description de cet organe en tête ou à la fin de l'état actuel.

De tout ce qui précède, il résulte qu'il est difficile de présenter un schéma général pour l'état actuel ; en effet, il n'y a jamais deux malades absolument identiques. Si, malgré les difficultés inhérentes à un essai semblable, nous allons tout de même l'entreprendre, c'est qu'il reproduira en même temps le plan d'étude que nous avons l'intention de suivre pour la description des procédés chimiques d'exploration. Nous diviserons

(1) On pourrait distinguer, parmi les procédés d'exploration physiques ou chimiques, ceux qui cherchent à reconnaître l'état anatomique des organes de ceux qui visent à déterminer leur état fonctionnel. L'étude de ces derniers a surtout été l'objet des travaux de ces dernières années.

donc l'examen objectif du malade en plusieurs chapitres, que nous étudierons dans l'ordre que voici :

1) Constitution du malade,
2) Position du malade,
3) Facies,
4) Conscience,
5) Température du corps,
6) Examen du pouls,
7) Examen de la peau,
8) Examen des organes de la respiration,
9) Examen de l'appareil de la circulation et du sang,
10) Examen de l'appareil digestif,
11) Examen de l'appareil urinaire,
12) Examen de l'appareil génital,
13) Examen du système nerveux.

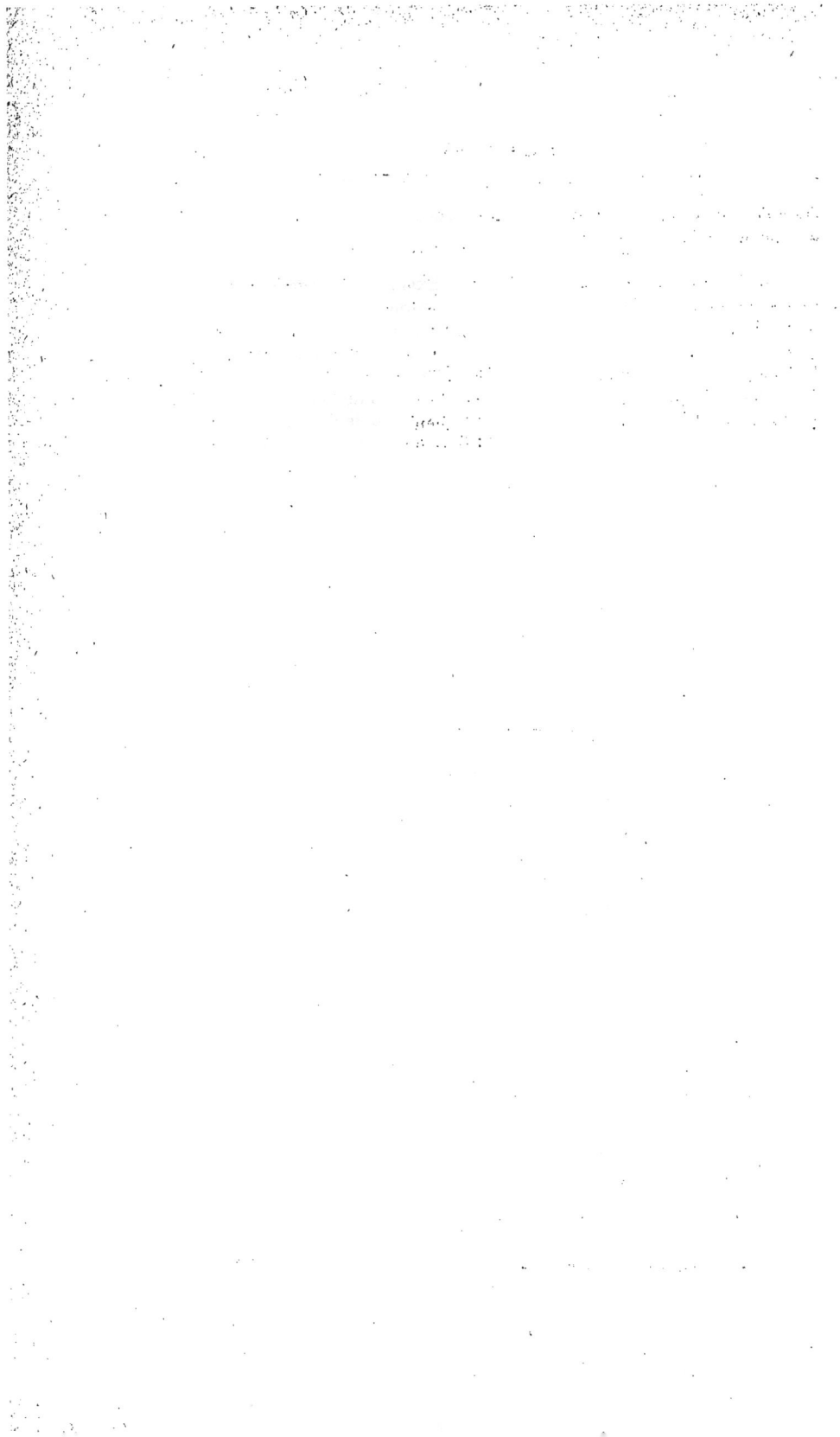

CHAPITRE PREMIER

CONSTITUTION DU MALADE

En abordant l'examen d'un malade, il sera utile de commencer par tirer au clair la constitution ou les habitudes du patient, qui constituent, pour ainsi dire, le terrain sur lequel s'est développée la maladie. En règle générale, on est autorisé à conclure qu'un sujet a d'autant plus de chances de résister aux atteintes morbifiques que sa constitution est plus robuste. A vrai dire, il y a des exceptions à cette règle, et il n'est pas rare de rencontrer des ivrognes d'apparence robuste et pléthorique ainsi que des personnes obèses qui deviennent extrêmement pusillanimes dès qu'une maladie les attaque. Or, ainsi qu'il résulte de l'expérience des médecins et des chirurgiens, l'état d'âme du malade ne laisse pas que d'exercer une influence notable sur la marche d'une maladie.

La constitution d'un malade dépend *grosso modo* de trois facteurs, à savoir : de l'état de la structure osseuse, de la musculature et du panniculé adipeux. Suivant le développement de ces trois tissus, on parle même dans la vie courante de constitution robuste, faible et moyenne. La constitution des sujets les rend évidemment aptes à s'adonner à telle ou telle profession ; aussi est-il aisé de comprendre que les personnes qui sont obligées d'accomplir des travaux exigeant des exercices musculaires violents (agriculteurs, serruriers, forgerons, bouchers, maçons, etc.), présentent, dans la majorité des cas, une constitution extrêmement robuste, tandis que les sujets qui ne sont pas astreints à des travaux pénibles et mènent une vie sédentaire (tailleurs) sont d'un habitus frêle ou gracile.

Commençons par rappeler les modifications de la constitution tellement accusées que, en raison de l'aspect frappant qu'offrent les sujets en question, il suffit d'un seul coup d'œil pour en conclure à l'existence de telle ou telle affection. C'est ce que l'on qualifie ordinairement d'*habitus*. Nous nous contenterons de décrire les habitus scrofuleux, phtisique et apoplectique.

L'*habitus scrofuleux*, qui se rencontre de préférence chez les enfants, est surtout caractérisé par la physionomie étrange des petits malades. Ce qui attire du premier coup le regard, ce sont les lèvres retroussées et le nez massif, qui rappellent par leur aspect une poire renversée. La partie inférieure du nez a été aussi comparée à une pomme de terre, d'où la dénomination de nez en pomme de terre. Les enfants qui présentent l'habitus scrofuleux, portent ordinairement d'autres signes de scrofulose ; c'est ainsi que l'on rencontre chez eux souvent des adénites cervicales et sous-maxillaires. Chez les sujets dont l'habitus scrofuleux persiste même à l'âge adulte, il importe parfois au plus haut degré, pour l'interprétation et le diagnostic de l'affection dont ils sont atteints, de savoir que pendant leur enfance ils ont subi les atteintes de la scrofulose.

Les sujets à l'*habitus phtisique* sont plus exposés à contracter la tuberculose pulmonaire. Spécifions maintenant les traits caractéristiques de cette constitution anormale. Les sujets ont le corps grêle, la face amaigrie, les yeux d'un brillant particulier, les dents d'un blanc bleuâtre, presque transparentes ; de plus, les malades se tiennent le corps penché en avant, le thorax est plat et peu profond, les omoplates se détachent du dos en forme d'ailes (scapulæ alatæ) ; quant à l'hyperexcitabilité des vaso-moteurs, elle se manifeste par la rougeur subite du visage alternant rapidement avec de la pâleur non moins brusque.

Les sujets à l'*habitus apoplectique* sont ce que l'on appelle ordinairement, dans la vie courante, des trapus, des carrés d'épaule (homines quadrati). Il s'agit généralement de personnes plutôt de taille au-dessous de la moyenne, au cou court, de sorte que la tête semble reposer directement sur les épaules, au pannicule adipeux épais, au visage coloré ; l'anhélation survient chez eux au moindre effort. Comme l'apprend l'observation clinique, conforme ici à la tradition populaire, ces sujets succombent souvent à une hémorragie cérébrale (apoplexie).

L'amaigrissement entraîne assez souvent à sa suite un changement de la constitution. C'est ce qui arrive à la suite du cancer, du rétrécissement de l'œsophage, des maladies gastro-intestinales et en général des affections chroniques de nature quelconque. Ce sont surtout la musculature et le pannicule adipeux qui souffrent le plus dans ces cas ; quant aux os, leur aspect extérieur se modifie à peine, mais la moelle osseuse subit des altérations. Les muscles diminuent de volume et, à la palpation, on les sent mous et flétris. Le pannipule adipeux cutané disparaît, les plis cutanés interdigitaux, soulevés, semblent moins épais et prennent un aspect granuleux particulier. L'atrophie du pannicule adipeux est parfois si accusée que les plis cutanés soulevés en deviennent transparents ou, comme l'on dit en exagérant la chose, sont minces comme du papier à lettres. On désigne sous le terme d'*émaciation* tout amaigrissement non compliqué, tandis que la dénomination de *cachexie* ou de *marasme* s'applique à tout amaigrissement accompagné d'asthénie. C'est ainsi que l'on parle de cachexie cancéreuse, syphilitique, malarique, etc. L'absence ou la présence d'amaigrissement peut devenir de la plus haute importance au point de vue du diagnostic. Ainsi, dans des cas douteux, il est peu probable que des sujets de nutrition normale soient atteints de cancer ou de phtisie pulmonaire. C'est ici le lieu de rappeler une observation ingénieuse de Traube. Dans quelques cas, il est très difficile de se prononcer entre la dilatation des bronches (bronchectasie) ou la phtisie pulmonaire. Or, Traube attire l'attention sur ce fait que l'amaigrissement, en cas de phtisie, survient ordinairement en très peu de temps, tandis que dans la bronchectasie l'amaigrissement peut faire défaut pendant longtemps. Il en résulte que, dans les cas douteux, l'embonpoint plaide en faveur d'une bronchectasie (1).

Point important à noter : les altérations du pannicule adipeux et l'état de la musculature ne vont pas toujours de pair : dans certaines conditions c'est tantôt l'un, tantôt l'autre qui subit des modifications.

Comme phénomène presque physiologique, le *développement excessif du pannicule adipeux* a lieu chez les femmes après la ménopause. En revanche, la surcharge graisseuse chez les hommes adultes robustes ne se rencontre qu'en cas d'obésité ou chez les *ivrognes*. Or, il arrive presque toujours (ce qui est tout à fait naturel) que les ivrognes tâchent de cacher au médecin leur penchant pour l'alcool ; il est donc très heureux que le développement excessif du pannicule adipeux nous fournisse un signe positif d'alcoolisme. A plusieurs points de vue le médecin est très intéressé à savoir si le malade traité par lui s'est adonné ou non à l'abus de l'alcool ; en effet, d'une part, les maladies fébriles sont, chez les alcooliques, accompagnées très souvent de délires violents et de signes menaçants de faiblesse cardiaque ; de plus, en raison de la paralysie cardiaque menaçante, le pronostic est toujours plus grave chez les alcooliques ; enfin, pour prévenir les délires et le collapsus, le médecin devra administrer aux alcooliques l'alcool à doses élevées, et cela même s'il est nécessaire de recourir à la force.

L'atrophie unilatérale ou *l'hypertrophie des muscles* est, dans la majorité des cas, d'origine myopathique. La paralysie des muscles consécutive à une lésion des nerfs périphériques amène très rapidement l'atrophie des muscles atteints. En cas d'*hypertrophie musculaire vraie* (affection très rare), le volume des muscles est augmenté. Ce même phénomène a lieu dans l'*atrophie pseudo-hypertrophique* ; mais, dans ce cas, on a affaire à l'atrophie de la substance musculaire proprement dite, et l'augmentation de volume est attribuable au développement excessif du tissu adipeux intramusculaire. Les muscles qui ne travaillent pas ou ne fonctionnent que d'une manière défectueuse, par exemple, en cas de paralysie, de raideur articulaire (ankylose), subissent une émaciation progressive (atrophie par défaut d'activité) ; au contraire, les muscles travaillant avec excès s'hypertrophient (hypertrophie par excès d'activité).

Les paralysies musculaires sont-elles causées par des altérations des cellules ganglionnaires des cornes antérieures de la moelle (*poliomyélite antérieure*), les muscles paralysés peuvent maigrir en peu de temps (atrophie musculaire dégénérative), tandis que le pannicule adipeux augmente de volume. Ce phénomène se rencontre assez souvent dans la paralysie infantile.

_____

(1) Pour très exacte que soit cette règle dans la majorité des cas, il ne faut pas oublier que la tuberculose peut quelquefois ne pas déterminer d'amaigrissement, et s'accompagner d'un état général d'apparence satisfaisante (*tuberculose floride*).

La constitution du corps est en relation intime avec le *poids du corps* ;
il est superflu d'insister sur le fait que, chez une personne robuste, celui-
ci présente des chiffres plus élevés que chez les sujets débiles. Aussi,
dans chaque examen détaillé, n'oubliera-t-on pas de peser le malade.
Dans les cliniques bien installées les malades sont habituellement pesés
toutes les semaines.

Pour que ces pesées aient de la valeur, il faut prendre quelques mesures de précaution. Même avec une balance juste, il n'est évidemment
pas indifférent que les malades soient pesés, à jeun ou après un repas
copieux, avant ou après être allés à la garde-robe, nus ou habillés et
ainsi de suite. On fera bien de pratiquer la pesée le malade étant à jeun,
après miction et défécation préalables. Si possible, le malade n'aura
qu'une chemise pour tout habillement. Si, pour une cause ou une autre,
le malade ne peut être pesé que complètement habillé, on tiendra la
main à ce que, en cas de pesées répétées, il porte à chaque pesée les
mêmes vêtements : c'est seulement de la sorte que l'on sera à même de
se faire une idée claire sur les changements de poids au cours de la maladie.
Le poids d'un costume complet s'élève en moyenne à 3-4 kilogrammes pour
les vêtements d'été et à 6-7 kilogrammes pour les vêtements d'hiver ; pour
avoir au juste le poids du corps, il sera nécessaire de défalquer ces
chiffres de celui donné par la balance.

La détermination du poids du corps importe aussi bien au point de vue
du diagnostic qu'à celui du pronostic.

Ainsi, par exemple, l'expérience clinique nous apprend que, en cas de
cancer, le poids du corps diminue rapidement et d'une manière continue. Si donc, dans un cas douteux, on ne constate aucune diminution du
poids ou si, par un traitement convenable, on réussit à obtenir une augmentation persistante du poids, il est très improbable que l'on ait affaire
à un cancer.

A-t-on à traiter des sujets atteints d'une affection ayant entraîné une
diminution du poids du corps, on peut considérer comme d'un pronostic
favorable l'arrêt de la diminution du poids, et, plus encore, l'augmentation du poids du corps, obtenue par les moyens mis en œuvre.

Le propre de toute maladie est de provoquer presque toujours la *diminution du poids du corps*. Les maladies ne diffèrent entre elles que par le
degré de cette diminution. C'est ainsi, par exemple, que le cancer a pour
conséquence une diminution de poids très rapide et considérable. Le
même phénomène s'observe dans le rétrécissement de l'œsophage et les
maladies de l'appareil digestif. Lorsque les sujets atteints de choléra
asiatique présentent des évacuations alvines profuses, le poids du corps
s'abaisse parfois chez eux de 19 p. 100 dans la durée d'une seule heure.
Les diminutions quotidiennes du poids du corps sont plus élevées dans la
pneumonie que dans la fièvre typhoïde : en moyenne de 500 à 1.000 gr.
dans celle-là et seulement de 450 grammes dans celle-ci (Cohin). J'ai
observé dans la fièvre intermittente la diminution très rapide du poids
du corps ; c'est ainsi qu'un de mes malades, à la suite de cinq accès de

fièvre intermittente, a perdu 3 kg. 25. Détail très caractéristique pour le diabète sucré : malgré la quantité énorme des aliments ingérés, le poids du corps diminue d'une façon ininterrompue.

L'*augmentation morbide du poids du corps* survient en cas d'obésité. Les chiffres rapportés sont parfois fantastiques : c'est ainsi que d'après Wadd, un Américain obèse aurait pesé 1.100 livres.

Dans le cours d'affections ayant jusqu'alors amené de l'amaigrissement et la diminution du poids du corps, il arrive assez souvent de voir le poids des malades s'élever par suite du développement de l'œdème sous la peau et dans les cavités séreuses. Réussit-on à faire disparaître rapidement l'œdème, on note alors l'abaissement parallèle du poids du corps. Il est tout à fait superflu d'insister sur ce que, immédiatement après la ponction d'une ascite, le poids du corps est diminué exactement de celui du liquide retiré par la ponction de la cavité abdominale.

Les données sur le poids moyen du corps suivant l'âge et la taille ne sont que d'une valeur limitée pour la clinique, le nombre des écarts individuels étant par trop considérable. Mais pour que le lecteur ne soit pas obligé de chercher ces données dans d'autres livres, nous rapportons ci-dessous un tableau de Quetelet, emprunté au *Traité de physiologie* de Landois :

AGE	TAILLE EN CENTIMÈTRES		POIDS DU CORPS EN KILOGRAMMES	
EN ANNÉES	HOMMES	FEMMES	HOMMES	FEMMES
Nouveau-né	— 49,6 —	— 48,3 —	— 3,20 —	— 2,91
1 —	— 69,6 —	— 69,0 —	— 10,00 —	— 9,13
2 —	— 79,6 —	— 78,0 —	— 12,00 —	— 11,40
3 —	— 86,0 —	— 85,0 —	— 13,21 —	— 12,45
4 —	— 93,2 —	— 91,0 —	— 15,07 —	— 14.18
5 —	— 99,0 —	— 97,0 —	— 16,70 —	— 15,50
6 —	— 104,6 —	— 103,2 —	— 18,04 —	— 16,74
7 —	— 111,2 —	— 109,6 —	— 20,16 —	— 18,45
8 —	— 117,0 —	— 113,9 —	— 22,26 —	— 19,82
9 —	— 122,7 —	— 120,0 —	— 24,09 —	— 22,44
10 —	— 128,2 —	— 124,8 —	— 26,19 —	— 24,24
11 —	— 132,7 —	— 127,5 —	— 27,85 —	— 26,25
12 —	— 135,9 —	— 132,7 —	— 31,00 —	— 30,54
13 —	— 140,3 —	— 138,6 —	— 35,32 —	— 34,65
14 —	— 148,7 —	— 144,7 —	— 48,50 —	— 38,10
15 —	— 155,9 —	— 147,5 —	— 46,41 —	— 41,30
16 —	— 161,0 —	— 150,0 —	— 53,39 —	— 44,44
17 —	— 167,0 —	— 154,4 —	— 57,40 —	— 49,08
18 —	— 170,0 —	— 156,2 —	— 61,26 —	— 53,10
19 —	— 170,6 —	— — —	— 63,32 —	— —
20 —	— 171,1 —	— 157,0 —	— 65,00 —	— 54,46
25 —	— 172,2 —	— 157,7 —	— 68,29 —	— 55,08
30 —	— 172,2 —	— 157,9 —	— 68,90 —	— 55,14
40 —	— 171,3 —	— 156,5 —	— 68,81 —	— 56,65
50 —	— 167,4 —	— 153,6 —	— 67,45 —	— 58,45
60 —	— 163,9 —	— 154,6 —	— 65,50 —	— 56,73
70 —	— 162,3 —	— 151,4 —	— 63,03 —	— 53,72
80 —	— 161,3 —	— 150,6 —	— 61,22 —	— 51,52

CHAPITRE II

POSITION DU MALADE

L'examen de la position et de l'attitude du malade peut assez souvent suggérer à un médecin expérimenté des conclusions étendues et importantes, aux points de vue du diagnostic et du pronostic. Quiconque aura considéré cet examen comme secondaire et indifférent, ne tardera pas à se convaincre par son expérience personnelle qu'il a, de gaieté de cœur, négligé des ressources d'exploration clinique absolument dignes d'attention. Commençons par la *position au lit d'une personne bien portante.* Un homme sain (chacun le sait par soi-même) occupe ordinairement au lit une position dorsale ou latérale. On n'oubliera pas que, couché sur le dos, on a les membres inférieurs en extension et en adduction, tandis que, en position latérale, on tient ordinairement les cuisses fléchies sur l'abdomen et les jambes sur les cuisses. La plupart des sujets ont l'habitude de dormir couchés sur le côté ; beaucoup d'entre eux évitent la position dorsale de peur de ronfler, ce qui ne laisserait pas de troubler le sommeil de leur entourage.

Chacun a, dans la majorité des cas, sa position latérale préférée, surtout en se mettant au lit pour dormir. Les malades vous raconteront assez souvent qu'ils évitent de se coucher sur le côté gauche : les battements du cœur deviennent alors perceptibles, ce qui les empêche de s'endormir. On voit de temps en temps se développer des subtilités pédantesques chez des sujets d'ailleurs sains de corps et d'esprit : certains s'imaginent ne pouvoir s'endormir que s'ils occupent tout d'abord la position latérale gauche pour ne se retourner à droite que quand ils sont fatigués de la position latérale gauche, et ainsi de suite. Que l'on vienne à troubler leurs habitudes, et le sommeil les fuit (1).

Dans beaucoup de cas, la position du malade ne diffère guère de celle qu'occupe un homme bien portant. Même malades, un grand nombre de personnes occupent au lit la position qu'ils ont l'habitude de prendre à l'état de santé. Cette *position* est alors dite *active* ou *librement choisie.* A ce propos je rappellerai qu'on voit assez souvent, dans nos salles, des malades dont le lit est tourné vers le mur occuper avec une persistance et

(1) Les enfants adoptent plus volontiers le décubitus latéral, et les personnes âgées le décubitus dorsal.

une prédilection incontestables la position latérale du côté opposé, par la raison bien simple qu'ils sont mieux à même d'observer tout ce qui se passe dans la salle et de s'entretenir d'une manière plus commode avec leurs voisins de lit. Observe-t-on des exceptions à cette règle, on est alors en droit d'en conclure soit que l'on a affaire à des personnes apathiques, maussades, et peut-être même à des misanthropes, soit que la position occupée par les malades n'est plus active, n'est pas choisie librement.

On parle de *position forcée ou passive* toutes les fois que le malade est obligé d'occuper une certaine position bien déterminée, soit par suite de sa débilité, soit parce qu'il veut se préserver de certains malaises que peut lui causer la maladie dont il est atteint. Les positions passives se divisent habituellement en dorsale, latérale, assise et abdominale ; quant aux autres positions, elles sont exceptionnelles.

Parmi les positions passives, c'est à la *position collabée* qu'il faut assigner une signification pronostique défavorable, car elle nous avertit impérieusement de l'existence ou de la menace d'un état adynamique (collapsus virium). Cette position se présente sous deux formes. Dans bien des cas tout le corps du malade a glissé vers le bas du lit jusqu'à ce que les pieds soient retenus par la résistance qu'ils y rencontrent. N'ayant pas la force suffisante pour résister à la loi de la pesanteur, comme il le faisait pendant la santé, le corps se déplace vers le bas comme s'il s'agissait d'une masse inerte. Dans ces cas les cuisses sont ordinairement en flexion et abduction et les jambes fléchies sur les cuisses : cette attitude des membres inférieurs est commandée par le poids du tronc qu'ils supportent. Dans une autre forme de position collabée, les malades ayant, pour ainsi dire, creusé avec leurs fesses une fosse profonde dans le matelas du lit, s'affaissent vers cette excavation où convergent d'en haut le tronc et d'en bas les jambes.

Dans quelques cas, l'adynamie se manifeste aussi par la conservation persistante de la même position, même quand, à n'en pas douter, elle doit incommoder le malade ou qu'elle est extraordinaire, presque contre nature, en raison du défaut de force nécessaire pour la changer. On pourra en même temps observer encore d'autres signes de collapsus : nous attirerons surtout l'attention sur un signe très fréquent et important, l'abaissement de la température coïncidant avec l'accélération du pouls.

Les positions forcées sont très souvent observées au cours des maladies des organes respiratoires.

Nous commencerons par mentionner la *position forcée en cas de pleurésie*. La position du malade dans cette affection est différente suivant que la pleurésie est sèche ou avec épanchement : dans le premier cas, le malade persiste à rester couché sur le côté sain, tandis qu'il s'efforce de rester couché sur le côté malade toutes les fois qu'il s'agit d'une pleurésie avec épanchement, que celui-ci soit séreux, purulent, hémorragique ou putride. Les douleurs thoraciques ressenties par le malade, en cas de pleurésie sèche, du côté atteint par l'affection, sont en effet exagérées par la pression exercée sur ce côté. Aussi le malade cherche-t-il à éviter toute pression sur le côté malade : voilà la raison instinctive qui le fait rester invariablement couché sur le côté sain. La pleurésie avec épanchement ne donne pas naissance à des douleurs, de sorte que, à ce point de vue, le malade pourrait très bien garder longtemps la position sur le côté malade. Mais le malade a encore une autre raison de rechercher cette position : c'est que la position sur le côté sain ne tarde pas à provoquer une dyspnée intense. En effet, il ne faut pas oublier que, en raison de la compression exercée sur le poumon du côté malade par l'épanchement pleural, l'entrée de l'air dans ce poumon est plus ou moins entravée. Que le malade repose sur le côté sain, le thorax de ce côté ayant à supporter le poids du corps, le poumon sain, lui aussi, aurait de la difficulté à aspirer l'air, ce qui en diminuerait la ventilation. Aussi le malade ne tarde pas à occuper la position sur le côté malade : de la sorte, le poumon sain tourné vers le haut est libre et ne supporte aucune charge, d'où son aptitude à prendre une part considérable aux processus respiratoires.

Il arrive assez souvent qu'une pleurésie primitivement sèche se transforme en pleurésie avec épanchement. Les processus qui évoluent dans la cavité pleurale se reflètent sur la position du malade : au début de l'affection, il repose sur le côté sain, mais au fur et à mesure qu'augmente l'épanchement, il tend de plus en plus à se mettre en position sur le côté malade.

Le décubitus abdominal forcé ne se rencontre que rarement dans la pleurésie ; on l'a noté dans le cas de pleurésie diaphragmatique.

Lorsque la cavité pleurale est remplie d'air (*pneumothorax*), ou, ce qui se rencontre plus souvent, contient de l'air et du liquide (*hydro-pneumothorax*) ; lorsqu'il s'y développe de grosses *tumeurs* (par exemple, des carcinomes ou des *kystes hydatiques* volumineux), dans tous ces cas les malades sont couchés sur le côté malade : les raisons en sont absolument identiques à celles que j'ai exposées à propos de la pleurésie avec épanchement.

On observe souvent des attitudes forcées dans toutes les affections bronchiques et pulmonaires qui s'accompagnent de *cavités* (cavernes, vomiques). Ce que l'on rencontre le plus souvent, ce sont des cavernes tuberculeuses formées aux dépens des masses tuberculeuses caséeuses expulsées par expectoration. Les cavernes pulmonaires consécutives à des abcès pulmonaires et à de la gangrène des poumons sont déjà beaucoup plus rares. Quant aux cavernes dues à des kystes hydatiques expectorés, elles constituent des exceptions. Ce sont les cavernes bronchectasiques qui, par leur fréquence, se rapprochent le plus des cavernes tuberculeuses des poumons.

Dans tous les cas que nous venons d'énumérer, la position qu'occupent les malades au lit dépend de l'abondance, mais surtout de la consistance des sécrétions qui séjournent dans les cavernes ou, ce qui revient au même, de l'abondance et de la consistance des crachats (expectoration). En cas de cavernes avec sécrétion peu abondante et visqueuse, les malades sont couchés sur le côté sain (cavernes tuberculeuses) ; au contraire, ils se couchent sur le côté malade toutes les fois que les cavernes sont remplies de sécrétion abondante et fluide (abcès pulmonaires, gangrène pulmonaire, bronchectasie).

La façon dont les malades se comportent dans ces cas est aisée à expliquer. On sait que la toux et l'expectoration sont provoquées par l'arrivée des sécrétions des cavernes sur la muqueuse bronchique, dont la suscep-

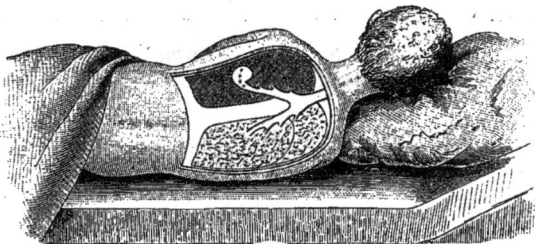

FIG. 1. — Malade couché sur le côté sain.

tibilité et l'irritabilité très grandes déterminent ce phénomène. Le malade n'a pas de quintes de toux tant que les sécrétions séjournent dans la caverne même. Représentons-nous maintenant un malade atteint d'une caverne avec sécrétion abondante et fluide ; contrairement à la règle énoncée plus haut, il est couché sur le côté sain. Que va-t-il se passer ? Il suffit de regarder la figure schématique ci-jointe (fig. 1), pour que les

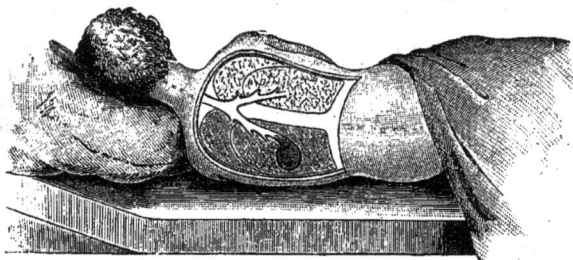

FIG. 2. — Malade couché sur le côté du poumon caverneux.

conséquences de cette position sautent aux yeux : la sécrétion formée dans la caverne va s'écouler sans cesse dans la bronche afférente, d'où des quintes de toux ininterrompues. En revanche, le malade est-il couché sur le côté malade, la sécrétion peut s'accumuler jusqu'à ce que la cavité en soit complètement ou presque complètement remplie. C'est alors seulement qu'elle viendra en contact avec la muqueuse de la bronche afférente (fig. 2). Aussi le malade choisit-il d'une manière inconsciente la position sur le côté malade, car il s'est aperçu qu'elle l'expose moins aux quintes de toux que l'autre. La même explication s'offre aussi à l'observation suivante : les sujets atteints d'abcès pulmonaires et de gangrène pulmonaire ou de bronchectasie ne toussent et ne crachent que quelques fois dans une journée entière ; mais en revanche les masses expectorées chaque fois sont en quantité considérable et affluent simultanément par la bouche et le nez. Wintrich l'a dénommée justement expectoration à pleine bouche. Voici un exemple qui démontre clairement l'importance que présente, pour le diagnostic des cavernes, l'examen de la position que le malade occupe au lit : il n'est pas très rare de voir des cavernes si profondément enfouies dans le parenchyme pulmonaire que les procédés physiques d'exploration sont incapables de les déceler. Quelquefois seule la nature des crachats permettra de soupçonner leur existence.

Il convient, dans des cas semblables, de faire attention à la position du malade. Si, en cas de sécrétion fluide et abondante, le malade reste couché en permanence sur un seul et même côté, on est alors autorisé à penser que la caverne présumée est logée dans le poumon correspondant.

Dans les cavernes avec sécrétion visqueuse (cavernes tuberculeuses des poumons), celle-ci adhère à la paroi de la caverne et ne pénètre pas facilement dans la bronche afférente, aussi les malades peuvent-ils garder le décubitus latéral sur le côté sain. Il y a encore une autre raison qui porte les malades à préférer le décubitus sur le côté sain : c'est qu'une pleurésie sèche se développe assez souvent au niveau de la caverne.

On a observé, dans quelques cas rares de cavernes avec sécrétion fluide et abondante, les positions étranges suivantes : décubitus abdominal, position verticale (dénommée pseudo-orthopnée) et décubitus dorsal forcé. Lorsque la caverne est logée dans les portions antérieures du poumon et que sa bronche principale s'abouche dans la paroi postérieure de la caverne, c'est seulement en décubitus abdominal que le malade pourra se reposer pendant un temps prolongé ; s'il se met en décubitus dorsal ou latéral, la sécrétion ne tarde pas à atteindre la muqueuse bronchique. Le malade est assis sur le lit (position pseudo-orthopnéique) toutes les fois que la caverne se trouve dans les parties inféro-antérieures du poumon et que sa configuration et l'abouchement de sa bronche principale sont conformés de telle sorte que les sécrétions ne peuvent s'y accumuler en grande quantité que si le malade occupe cette position. Quant au décubitus dorsal forcé, on le constate toutes les fois que les cavernes occupent les parties postéro-inférieures des deux lobes inférieurs des poumons.

Les mêmes positions qu'en cas de cavernes avec sécrétion fluide sont occupées par les malades atteints de *pleurésie purulente enkystée* (*empyème*) et de *pyo-pneumothorax*, quand le pus s'est frayé une voie dans les poumons et les bronches. On a parfois rencontré dans ces cas des attitudes tout à fait extraordinaires. Henoch, par exemple, a observé un homme avec pyo-pneumothorax perforé qui se mettait de temps en temps en décubitus dorsal et, la tête fortement penchée en bas, expectorait du pus en abondance. Grâce au soulagement que lui procurait l'expectoration du pus, il pouvait se reposer pendant un certain temps ; puis, le pus s'accumulait à nouveau en grande quantité, et le malade était pris de nouveaux malaises.

Une attitude morbide extrêmement fréquente chez les sujets atteints d'affections des voies respiratoires, c'est la *position orthopnéique*, dénommée aussi *orthopnée* tout court. Les malades s'y mettent dès qu'ils souffrent de dyspnée et, suivant le degré de la dyspnée, elle va du décubitus dorsal avec le tronc fortement élevé jusqu'à la position assise et même avec le tronc penché en avant. Les malades prennent cette attitude parce qu'ils s'aperçoivent que les excursions respiratoires du thorax qui, dans la position assise, n'a pas à supporter le poids du corps, s'accomplissent plus librement et avec moins de difficulté. Il faut y ajouter que dans cette attitude les muscles respiratoires, par exemple le grand pectoral, peuvent agir avec plus d'énergie. La position orthopnéique s'accompagne ordinairement d'autres signes indiquant des troubles de l'hématose ; qu'il nous suffise de rappeler pour mémoire, parmi les plus habituels et les plus importants, la cyanose de la peau et la mise en action des muscles respiratoires auxiliaires.

Il va sans dire que la position orthopnéique présente de l'importance non seulement au point de vue du diagnostic, mais encore à celui du pronostic ; en effet, les troubles de la respiration peuvent, le cas échéant, amener l'asphyxie.

C'est Traube qui a le premier attiré l'attention sur la différence à établir entre l'orthopnée et la pseudo-orthopnée. Le *primum movens* dans l'orthopnée, c'est le défaut d'air, tandis que dans la pseudo-orthopnée le malade a surtout en vue de se mettre à l'abri de certains autres malaises. En d'autres termes, dans la pseudo-orthopnée il peut même ne pas y avoir de cyanose, ni mouvements respiratoires plus pénibles à exécuter.

Lorsque les malades prennent l'attitude passive commandée par l'affection dont ils sont atteints, le pronostic est, sous certains rapports, plus favorable que s'ils gardent une attitude qui n'est pas en conformité avec la nature de la maladie. En effet, dans les derniers cas, nous avons affaire soit à des sujets si débilités qu'ils ne peuvent plus garder l'attitude passive, soit à des personnes à conscience si obnubilée qu'elles ne ressentent plus les malaises déterminant l'attitude anormale ; or, il est évident que ces deux éventualités commandent un pronostic défavorable.

Disons quelques mots de l'influence exercée par les *affections cardiaques* sur la position des malades. Notons que ce sont surtout les cardiaques qui se gardent bien, autant que possible, de prendre le décubitus latéral gauche : eux surtout sont sujets à des sensations désagréables, en raison des battements cardiaques perçus dès qu'ils se couchent sur le côté gauche. Par suite des troubles fréquents de la circulation pulmonaire les cardiaques présentent de la dyspnée ; aussi n'est-il pas étonnant de voir beaucoup d'entre eux occuper au lit la position orthopnéique (1).

Le décubitus abdominal se rencontre de temps en temps dans la *périnite* chronique, presque toujours *tuberculeuse*. Les malades prétendent que, grâce à cette attitude, ils éprouvent dans la cavité abdominale des sensations moins pénibles et qu'ils respirent plus librement.

Les sujets atteints d'*affections douloureuses du foie* prennent habituellement le décubitus latéral gauche, et le décubitus latéral droit en cas d'*affections semblables de la rate* : la raison en doit être cherchée dans les efforts qu'ils font pour prévenir toute pression sur l'organe sensible. En revanche, si ces organes sont augmentés de volume et indolores, les malades affectent habituellement le décubitus latéral droit dans les affections du foie, et le décubitus latéral gauche dans celles de la rate ; dans la position contraire les viscères hypertrophiés et très alourdis tireraient sur les ligaments suspenseurs, ce qui aurait pour résultat des sensations douloureuses et pénibles.

L'attitude des malades peut devenir d'importance capitale pour le diagnostic des *calculs néphrétiques*. En faisant lever les malades on s'apercevra que l'épaule du côté malade est abaissée ; en d'autres termes, la colonne vertébrale décrit une courbe à convexité tournée vers le côté sain ; le corps est penché en avant. Détail aisé à noter dès que l'on fait marcher les malades : le membre inférieur du côté malade n'est posé sur le sol qu'avec beaucoup de précautions, et les malades le font avancer avec grande prudence en faisant exécuter plutôt au bassin un mouvement de rotation. Cette attitude caractéristique peut persister des semaines et même des mois, en l'absence même de tout autre signe de calculs rénaux.

D'après Leube, il serait très important, au point de vue du diagnostic de l'*ulcère rond de l'estomac*, de constater que les douleurs épigastriques se déclarent ou s'exagèrent quand le malade se met en décubitus latéral gauche. En cas d'inflammation du cæcum, de l'appendice et des tissus environnants (typhlite, appendicite, péri et para-typhlite), les malades gardent d'une manière persistante le décubitus latéral droit avec la cuisse droite fléchie sur le bassin et la jambe fléchie sur la cuisse : de la sorte ils font relâcher autant que possible les parois abdominales et préviennent toute tension dans le voisinage des foyers inflammatoires.

Les sujets atteints d'affections nerveuses prennent des attitudes très caractéristiques. En cas de *paralysie unilatérale* (*hémiplégie*), les malades ont l'habitude de coucher sur le côté affecté : ils présentent, pour ainsi dire, une position collabée unilatérale. Pour changer de position, ils ont besoin qu'on vienne à leur aide. Un coup d'œil jeté sur ces malades suffit déjà pour porter le diagnostic d'hémiplégie.

---

(1) Ce sont surtout les malades atteints de lésions mitrales qui présentent la position orthopnéique ; on les désigne communément sous le nom de *cardiaques assis*, par opposition aux *cardiaques couchés*, appellation appliquée aux aortiques, qui se préservent par le décubitus des vertiges et autres signes d'anémie cérébrale.

L'attitude que prennent les *méningitiques* est on ne peut plus frappante. La tête est en extension forcée, l'occiput vient presque en contact avec la nuque et s'enfonce profondément dans l'oreiller. Toute tentative de flexion de la tête échoue invariablement : les muscles de la nuque, en contracture tonique, y opposent une résistance invincible (raideur de la nuque si redoutée des médecins).

Le *tétanos*, lui aussi, provoque des attitudes particulières et facilement reconnaissables. Ce qui frappe dès le premier abord, c'est la raideur et la rigidité généralisées. Les malades ne s'appuient parfois que sur l'occiput et les talons; le dos, en raison de la contracture des muscles dorsaux, décrit une courbe à convexité antérieure (opisthotonos), de sorte que l'on peut sans difficulté aucune interposer la main entre le dos et le matelas (1).

Dans la *tétanie*, les membres supérieurs prennent par accès des attitudes très étranges : les mains et les doigts sont en flexion forcée, les doigts sont en outre en adduction les uns par rapport aux autres; cette attitude rappelle celle de l'accoucheur qui s'apprête à introduire sa main dans le vagin d'une parturiente. Nous nous contenterons de ces quelques exemples, force nous est de renoncer à décrire en détail les attitudes caractéristiques que prennent les malades par suite de l'atrophie, des paralysies et des contractures des muscles isolés.

Nous ne pouvons non plus nous arrêter à décrire les attitudes anormales provoquées par les différentes *affections articulaires*. En terminant ces considérations sur l'attitude des malades, nous attirerons l'attention sur une affection musculaire que l'on peut reconnaître au premier coup d'œil. Nous voulons parler de la *trichinose*. Il est assez fréquent de voir la flexion permanente des avant-bras sur les bras, en raison de la contracture persistante du biceps traversé de part en part par les trichines.

(1) On décrit aussi l'emprosthotonos, déterminé par la contracture généralisée des muscles fléchisseurs, et le pleurosthotonos, provoqué par la contracture des muscles d'un seul côté du corps.

CHAPITRE III

FACIES DU MALADE

On sait que, de tous les êtres vivants, c'est l'homme qui possède la musculature de la face la mieux développée, et qu'il est en état de s'en servir absolumenr à sa guise. C'est ce qui explique que la physionomie reflète très souvent les états psychiques. Aussi importe-t-il beaucoup au médecin de prendre en considération l'expression du visage du malade. Une *physionomie exprimant la douleur*, chez des enfants qui ne parlent pas encore, indique au médecin qu'il a affaire à une affection douloureuse. Le facies douloureux persiste parfois même chez des sujets engourdis. Il arrive quelquefois que les malades commencent par ne se plaindre d'aucune douleur, mais quand on les examine à fond, les traits de leur visage se contractent douloureusement dès que l'on touche à telle ou telle partie de leur corps, parfois même peu étendue. Il ne faut pas perdre de vue que les altérations des traits sont plus ou moins vives selon les individus. Tel sujet trahit par l'expression de son visage une douleur très disproportionnée à la réalité, tandis que l'autre, stoïque ou hébété, reste impassible malgré la violence de la douleur.

En dehors des muscles de la face, c'est à l'*œil* surtout que revient un rôle important dans le jeu de la physionomie; l'expression poétique, d'après laquelle l'œil servirait de miroir à l'âme, n'est pas dépourvue de valeur pratique pour le médecin. C'est une notion courante que les yeux des phtisiques frappent par leur brillant particulier. Dans le délire, le regard est généralement vague, comme perdu dans l'espace. Le regard atone témoigne souvent d'une affection grave ayant amené de l'adynamie. Indiquons enfin que l'alcoolisme se reconnaît assez souvent au regard noyé et inquiet.

Les moribonds présentent une expression du visage toute spéciale, dénommée *facies hippocratique;* ici aussi l'œil — le regard voilé — joue un rôle important. Les maladies des viscères abdominaux donnent quelquefois naissance à un masque frappant dénommé par les auteurs *facies abdominal.* Dans la péritonite, surtout dans la forme septique, la face se creuse rapidement, d'où la proéminence marquée du menton, du nez effilé, des os malaires; les yeux sont profondément excavés, les paupières sont entourées à la périphérie d'un halo rouge ou rouge bleuâtre; le regard est atone et tout le facies exprime une violente douleur. Des

altérations semblables des traits sont notées au cours du choléra asiatique. Le *facies cholérique*, lui aussi, est remarquable par les joues
creuses, la proéminence très accusée du menton, du nez, des os
malaires, etc., les yeux excavés, les paupières entourées d'un halo; ces
dernières sont souvent à demi-ouvertes (lagophtalmos cholérique) et les
globes oculaires fortement déviés vers le haut. Les sujets atteints de

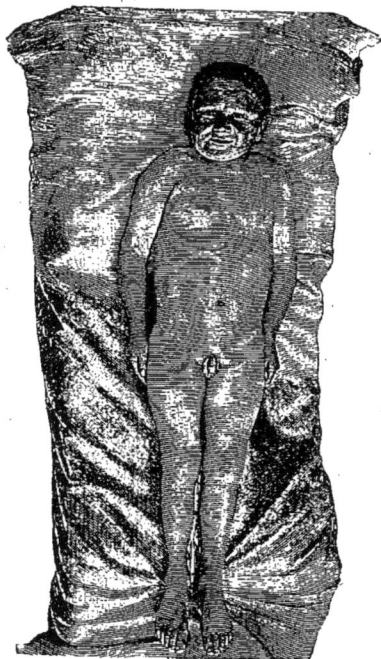

Fig. 3. — Facies et attitude dans le tétanos. Garçon de 13 ans. D'après une photographie
(Obs. personnelle).

dilatation de l'estomac présentent quelquefois un facies spécial, surtout
si l'affection s'accompagne de vomissements abondants. La face, le plus
souvent d'un gris jaunâtre, se creuse, se dessèche et est sillonnée
de rides profondes. Spencer Wells a attiré l'attention sur le facies
des femmes atteintes de kystes de l'ovaire (*facies ovarien*). Il est caractérisé par les joues creuses, la proéminence très accusée du menton, du
nez, des os malaires, etc., le front parcouru de rides profondes, les lèvres
pincées, les angles de la bouche tombants et les sillons cutanés qui en
partent.

L'expression du visage dans le *tétanos* est d'une importance diagnostique telle que certains auteurs parlent d'un *facies tétanique*. Il résulte de la contracture tonique des muscles de la face. Suivant la partie de la face que l'on a en vue, l'expression du visage semble refléter des sensations bien différentes les unes des autres. Le front, parcouru de rides profondes dans la majorité des cas, donne au visage une expression pleine de chagrin. En raison des fentes palpébrales rétrécies, le malade présente l'aspect fatigué. Les lèvres tirées de côté, les rides nasales extrêmement accusées et les plis aux angles externes des yeux le font ressembler à un homme qui rit. La figure ci-contre (fig. 3), ayant trait à un garçon de 13 ans entré, il y a deux ans, dans mon service pour du tétanos traumatique, permet de reconnaître facilement l'attitude rigide décrite plus haut et le facies que nous venons de détailler (1).

(1) Les modifications du facies peuvent être dues à des altérations portant sur la peau, le tissu conjonctif, la vascularisation, la musculature, ou sur les différents systèmes à la fois. Il en résulte que, en dehors de l'expression de purs états subjectifs, le facies peut encore révéler l'existence d'altérations objectives éloignées, et que les maladies des systèmes impriment leur marque sur lui. Nous renvoyons aux ouvrages spéciaux pour l'étude détaillée des différents facies, que peuvent déterminer les pigmentations cutanées, les œdèmes, le myxœdème, certaines altérations osseuses (acromégalie, hérédo-syphilis), les insuffisances cardio-vasculaires (facies cardiaque, facies de l'angiosclérose), certaines altérations du sang (facies chlorotique), et surtout les affections organiques ou dynamiques du système nerveux (facies parkinsonien, facies d'Hutchinson, facies myopathique, etc.). Ce qui est particulièrement intéressant, c'est la traduction expressive, toujours identique, de certaines affections locales éloignées, qui a permis de reconnaître, non seulement un facies ovarien, mais un facies hépatique, un facies adénoïdien, etc. Enfin, les maladies générales impriment un cachet particulier au visage ; les infections aiguës déterminent le facies vultueux ou le facies typhique ; le facies septicémique en est encore différent. Le cancer, la tuberculose, le paludisme s'expriment aussi, mais d'une manière moins constante, par des modifications assez spéciales de la physionomie. Les altérations du visage propres à ces diverses maladies sont décrites dans les *Traités de pathologie*.

CHAPITRE IV

CONSCIENCE DU MALADE

Les troubles de la conscience se rencontrent assez souvent dans le cours des maladies internes. Ils se manifestent de deux façons : l'activité psychique du cerveau est soit exagérée, soit fortement diminuée.

Les altérations de la conscience, appartenant au premier groupe, sont aussi communément appelées *délires*. A les considérer de plus près, il devient nécessaire de spécifier si les délires s'accompagnent d'*illusions* ou d'*hallucinations*, ou si enfin les deux coexistent.

Les *illusions* consistent en ce que les malades n'identifient point les personnes et les situations qui leur étaient familières quand ils étaient bien portants. Les malades qui, par exemple, prennent pour leur patron le médecin qu'ils connaissent bien, pour un frère l'infirmier qui les soigne, et ainsi de suite, sont en proie à des illusions.

Par *hallucinations*, on désigne cet état du malade qui s'imagine voir des personnes et des objets qui n'existent point dans la réalité. Il s'agit souvent d'images et d'animaux terrifiants, qui le menacent et dont il a peur.

Les délires ont, dans la majorité des cas, leur origine dans des *influences toxiques*. L'ingestion de la *belladone* provoque des délires violents. Ils ont été observés à plusieurs reprises chez des enfants auxquels la belladone était administrée dans le traitement de la coqueluche ; mais il est à remarquer que dans tous ces cas, les pharmaciens s'étaient servis, pour la préparation du médicament, de doses de belladone trop élevées. Les délires surviennent parfois sans que les médicaments aient été administrés à des doses trop élevées, à la suite de l'usage de l'*acide salicylique* et du *salicylate de soude*, plus rarement après l'administration de la *quinine*. Il est tout naturel de voir des délires très violents éclater parfois au cours d'affections où l'on a affaire à des auto-intoxications ; dans ces cas, l'organisme est empoisonné par des substances formées dans son intérieur même. Doivent y être rangées, les intoxications *urémique, cholémique* et *diabétique*. Les délires des *cancéreux* sont peut-être du même ordre.

Ce sont les *délires fébriles* qui constituent la forme la plus fréquente dans les maladies internes. Comme l'indique leur nom, on les voit apparaître au cours des pyrexies, donc, presque toujours, au cours des maladies infectieuses. On était jusqu'à ces derniers temps enclin à les faire dépendre des troubles de la circulation cérébrale qui donnent naissance à la fièvre. Il est permis d'émettre des doutes sur la justesse de cette explication. Il est très vraisemblable qu'ici il s'agit aussi d'influences toxiques exercées sur le cerveau ; cette manière de voir est corroborée par ce fait que les délires surviennent parfois même au cours des maladies infectieuses apyrétiques.

L'expérience clinique nous apprend que l'apparition des délires fébriles dépend en partie de l'âge des malades ; en effet, c'est un fait d'observation courante que les *enfants* et les *vieillards* présentent une tendance très accusée aux délires. De plus, dès que les *alcooliques* sont atteints d'une maladie fébrile, on peut s'attendre à voir éclater chez eux des délires qui se présenteront sous forme de délire alcoolique aigu (delirium tremens). C'est surtout dans le cours de la pneumonie que cela arrive. Le pronostic grave de cette complication est dû à ce que les alcooliques n'opposent guère de résistance prolongée à l'infection et à la fièvre, et qu'ils succombent en peu de temps au collapsus.

Outre les intoxications, les troubles circulatoires du cerveau, à n'en pas douter, peuvent eux aussi donner naissance à des délires. Aussi ne doit-on pas s'étonner que les *maladies du cerveau*, quelle qu'en soit la nature, s'accompagnent souvent de délire, les délires surviennent parfois dans les cas d'épuisement extrême (*délires d'inanition*) ; ils sont alors, pour une grande part, dus à l'anémie et à la nutrition défectueuse du cerveau. A la même cause sont probablement attribuables les délires survenant pendant l'agonie (*délires agoniques*).

Les malades se comportent diversement au cours des délires. Les uns sont excités, brisent les objets se trouvant à leur portée, se répandent en injures et crachent sans cesse (*délires furieux*) ; d'autres restent couchés tranquillement et discourent à voix basse (*délires mussitants*, de *mussitare*, murmurer).

Ce sont aussi les influences toxiques qui peuvent surtout provoquer des états de dépression de l'activité cérébrale. Il suffit d'indiquer l'influence exercée par les narcotiques. Aussi ces troubles éclatent-ils le plus souvent dans le cours des auto-intoxications ; nous n'aurons qu'à rappeler de nouveau les mêmes causes (urémie, cholémie, coma diabétique, carcinose) dont il était déjà question un peu plus haut. Quant à dire pourquoi, dans certains cas, éclatent des délires, tandis que, dans d'autres cas, c'est à des états dépressifs que nous avons affaire, nous ne sommes pas à même de le faire actuellement.

Comme les délires, la dépression de l'activité cérébrale peut aussi être due à des troubles de la circulation cérébrale. Elle dépend aussi souvent des changements dans la pression intra-cranienne, qui sont à leur tour causés par diverses affections du cerveau et des méninges.

On décrit ordinairement plusieurs degrés de dépression de l'activité cérébrale. La forme la plus légère est dénommée *somnolence*. Les malades ont alors de la tendance à s'endormir avec la plus grande facilité, même pendant que l'on s'entretient avec eux, et à dormir très longtemps. Les formes plus graves étaient autrefois appelées *stupeur*, laquelle, suivant l'intensité, se divisait en *coma*, *léthargie* et *carus*. Dans le coma il est encore possible de tirer pour un certain temps les malades de l'engourdissement profond, ce qui n'a plus lieu dans les autres formes.

Il va sans dire que tous ces états dépressifs sont d'un pronostic grave, et que plus l'engourdissement est accusé, plus il y a de danger de voir la diminution de l'activité cérébrale aboutir à sa cessation complète et amener l'issue falale. Les délires et les états de somnolence et de stupeur ne s'excluent nullement ; au contraire, on voit souvent des délires éclater chez des sujets en état de dépression mentale. Ne sait-on pas que les phénomènes de suractivité et de dépression coexistent aussi dans le cours d'autres affections du système nerveux ?

CHAPITRE V

EXAMEN DE LA TEMPÉRATURE DU CORPS

L'homme, comme presque tous les animaux à sang chaud, présente cette particularité propre qu'indépendamment de toutes les conditions extérieures il conserve, à l'état normal, une température constante. Cette température, prise sous l'aisselle, est d'environ 37° C. chez l'homme. Toute variation de plus de 1° au-dessus ou au-dessous de cette normale, à moins qu'elle ne soit passagère, indique, avec la plus grande certitude, un état pathologique. En songeant maintenant qu'il se développe souvent des modifications de la température à un moment où toutes les autres méthodes d'investigation n'ont encore donné aucun résultat, on comprendra l'importance très grande qu'il faut accorder, au point de vue diagnostique, à la détermination de la température du corps.

Les troubles morbides qui sont en connexion avec l'élévation de la température sont d'autant plus importants qu'ils sont très fréquents. A ces troubles on donne le nom de *fièvre*. Ici, les résultats de l'exploration ont d'autant plus de valeur qu'on les exprime mathématiquement par des chiffres. Comme, en outre, il est une série de maladies fébriles qui présentent une marche bien établie et toujours identique de la fièvre, la détermination de la température a dès lors une importance diagnostique non plus générale, mais absolument spéciale, parce qu'on peut établir la nature du mal, et cela d'une façon irréfutable, rien que par la marche de la fièvre et sans avoir vu le malade.

Il ne faut pas négliger de dire que la valeur de la détermination de la température est considérable, même en dehors et bien au delà du domaine du diagnostic. L'expérimentation et la clinique nous apprennent que la vie animale n'est possible qu'entre certaines limites de température ; le pronostic devient donc très défavorable dès que la température du corps atteint ces limites ou s'en rapproche ; aussi, tous les efforts du traitement devront-ils, dans ces cas, tendre à ramener la chaleur à son niveau normal. Si dans les temps actuels le traitement des maladies fébriles enregistre de très grands succès, ce n'est qu'à l'examen méthodique de la température du corps qu'il le doit.

La valeur de la détermination de la température dépend, comme dans toute exploration physique, de la fidélité de l'instrument. Les fabricants commettent, dans la confection du thermomètre, les erreurs les plus

grossières ; aussi, tout patricien doit-il être capable d'éprouver l'exactitude de l'instrument qu'il emploie.

Nous aurons donc à parler :
1° Du procédé d'exploration ;
2° De l'état normal de la température ;
3° De la valeur diagnostique de l'élévation de température ;
4° De la valeur diagnostique de l'hypothermie.

Historique. — L'essor qu'a pris la thermométrie méthodique est dû
spécialement à l'importance clinique qui revient au processus fébrile lui-
même, en dehors de tout rapport étiologique. Les anciens furent obligés,
cela se comprend, de se contenter de l'application de la main pour juger
de l'existence de la fièvre. Ce mode d'exploration donnait forcément des
résultats inexacts, non seulement parce qu'il est impossible d'apprécier
avec la main le degré de température, mais encore parce que fréquemment la peau n'est pas chaude au toucher, alors que la température intérieure dépasse le niveau normal. La fraîcheur de la main de l'explorateur
est encore *une cause* d'erreur dans la détermination par la palpation de
la température du corps. A ce point de vue, il est vraiment remarquable
que, dès l'époque d'Hippocrate, les médecins savaient que le symptôme
capital de la fièvre consiste en une augmentation de la chaleur du corps.

Les premières mensurations thermométriques entreprises sur les
malades datent de Sanctorius (1561 à 1636). Ce dernier, regardé fausse-
ment comme l'inventeur du thermomètre, se servait d'une espèce de
thermomètre à air, sans cependant obtenir avec ce nouveau procédé
d'investigation des résultats sérieux. Malgré ce premier pas très important, le thermomètre demeura étranger à la pratique médicale pendant
plus d'un siècle, probablement parce que la construction de ces sortes
d'appareils laissait encore beaucoup à désirer ; car les points de repère,
les points fondamentaux de l'échelle thermométrique (le 0° et le point
d'ébullition) ne furent déterminés que dans la première moitié du siècle
dernier. A Leyde, Boerhaave (1668 à 1738) et ses élèves ont appelé le
thermomètre bien des fois à leur aide au chevet du malade ; il était même
réservé à l'un des plus brillants de ses disciples, Haën, de Vienne, de
poser certaines lois fondamentales de la thermonomie. Haën savait déjà
que la température au moment du frisson dans la fièvre intermittente
était excessivement élevée, et que la marche *quotidienne* d'une température fébrile présentait habituellement des rémissions matinales et des
exacerbations vespérales.

En dépit de tous ces faits, l'emploi du thermomètre dans les cliniques
demeura exceptionnel ; il n'était pas le moins du monde question d'une
méthode d'investigation thermométrique. Et rien ne fut changé à l'état
de choses existant même après que J. Currie (1797) eut montré que des
mensurations thermométriques continues pouvaient être d'un grand
secours à l'intervention thérapeutique.

Les années qui suivent ne sont pas absolument pauvres, il est vrai, en travaux sur la température pathologique du corps, mais ce ne sont là après tout que des essais isolés et sans cohésion, auxquels on ne prêta qu'une médiocre attention. Il était réservé à la médecine allemande d'élever à la hauteur d'une méthode d'exploration clinique les mensurations de la température du corps ; le fait eut lieu vers 1850.

Les publications préparatoires de Gierse, à Halle (1842), de Hallmann (1844) et de Zimmermann, à Hamm (1851), furent suivies de l'apparition presque simultanée des relations expérimentales de Traube et de Barensprung (1850 et 1851), auxquelles vinrent se joindre bientôt après les travaux de Wunderlich (1).

Tandis que le mérite de Barensprung et de Traube consiste essentiellement à avoir établi les lois auxquelles est soumise la température du corps chez l'homme sain ou malade, il faut accorder à Wunderlich la gloire d'avoir démontré la valeur pratique de la thermométrie par une longue série de recherches qui sont vraiment des modèles, et d'avoir ainsi contribué pour la plus grosse part à l'introduction en clinique de cette méthode d'exploration.

Aujourd'hui ce n'est pas seulement le médecin, mais aussi le malade qui a conscience de l'importance extrême des mensurations thermométriques ; aussi le praticien perdrait-il en considération s'il ne suivait pas méthodiquement avec le thermomètre la marche d'une maladie fébrile. Dans quelques familles le thermomètre est considéré comme un objet indispensable dans le ménage, et il est consulté même avant l'arrivée du médecin.

(1) En France, dès 1844-45, M. H. Roger publiait dans les *Archives de médecine* un mémoire intitulé : « De la température chez les enfants à l'état physiologique et pathologique. » Citons ensuite M. Jaccoud, qui a beaucoup contribué aux progrès de la pyrétologie par l'emploi du thermomètre, et Lorain, dont le livre a été publié en 1877 par les soins de M. Brouardel : *De la température du corps humain et de ses variations dans les diverses maladies.*

En 1878, Peter a montré le parti qu'on pouvait tirer, dans certains cas, de la recherche des températures locales.

Enfin, deux monographies ont paru en France dans ces dernières années : Redard, *Traité de thermométrie clinique*, 1885 ; A. Mossè, Thermométrie médicale, in *Dict. encyclopédique des sciences médicales.*

1. — Procédés d'exploration.

Pour déterminer la température du corps on se sert, en pratique médicale, d'un *thermomètre à mercure portant la division centigrade de Celsius* (thermomètre centigrade). Il peut se faire que pour la solution de certaines questions théoriques on soit obligé de recourir à des appareils thermo-électriques ; en tout cas, pour un but pratique, on pourra toujours se passer de ce genre d'instruments.

Il est très regrettable que toutes les nations n'aient pas adopté les procédés des médecins allemands. Les Anglais et en partie aussi les Américains du Nord se servent de thermomètres Fahrenheit. De cette façon on est exposé, pendant la lecture d'ouvrages étrangers, à entreprendre des calculs assez fastidieux. D'après les principes qui servent de base à la graduation des différents thermomètres, on pourra faire la transposition d'après la formule suivante :

$$\text{n}^o \text{ centigrade} = \tfrac{4}{5}\, \text{n}^o \text{ Réaumur} = (\tfrac{9}{5}\, \text{n}^o + 32^o)\ \text{Fahrenheit.}$$

Donc :

$$35^o\ \text{C.} = 95^o,0\ \text{F.}$$
$$36^o\ \text{C.} = 96^o,8\ \text{F.}$$
$$37^o\ \text{C.} = 98^o,6\ \text{F.}$$
$$38^o\ \text{C.} = 100^o,4\ \text{F.}$$
$$39^o\ \text{C.} = 102^o,2\ \text{F.}$$
$$40^o\ \text{C.} = 104^o,0\ \text{F.}$$
$$41^o\ \text{C.} = 105^o,8\ \text{F.}$$

Un thermomètre médical doit être muni d'une graduation par dixièmes facile à lire ; autant que possible même, on doit pouvoir évaluer de petites distances entre les dixièmes. Mais pour que les traits de graduation partielle se suivent à des intervalles suffisamment distants l'un de l'autre, et que malgré cela le thermomètre ne soit pas trop long et par conséquent incommode, on se sert d'instruments à *échelle fractionnée* où se trouvent indiqués seulement les degrés qui sont en rapport ordinairement avec la température chez l'homme. Les extrémités de cette échelle varient sui les fabricants ; en général, on commence avec 30° C. pour cesser à 45° C. Cela ne veut pas dire que la température chez l'homme ne peut descendre au-dessous de 30° C., aussi le praticien pourra-t-il tirer quelque utilité d'un second thermomètre possédant une graduation de 15° à 30° C.

Pour la lecture des degrés, il faut être prévenu que, grâce aux phénomènes de réfraction, la colonne mercurielle paraît pour ainsi dire brisée dans le tube capillaire qui la renferme. L'œil devra donc monter et descendre le long de l'instrument jusqu'à ce qu'il aperçoive la graduation qui se trouve le plus près du niveau de la colonne mercurique : c'est ce degré qui servira de point de mensuration.

Le plus commode des thermomètres médicaux est celui qui possède un *réservoir à mercure*, non pas sphérique, mais *cylindrique*, parce qu'il peut être introduit dans n'importe quelle cavité du corps (voyez fig. 4). Jadis on s'imaginait qu'en construisant les thermomètres avec du verre très mince ces instruments se mettaient plus promptement au niveau de la température du corps. On est revenu aujourd'hui de cette manière de voir ; car, sans compter la fragilité extrême et dangereuse d'appareils ainsi construits, ils présentent encore un autre inconvénient : c'est qu'on peut par une pression continue artificielle faire monter la colonne de mercure jusqu'à 2°,0, ce qui n'augmente pas précisément la certitude des données fournies par l'instrument.

Dans ces derniers temps, l'emploi en médecine des *thermomètres à maxima* s'est répandu un peu partout. Ces instruments sont construits, en règle générale, de manière que le tube capillaire conserve d'une façon durable la mensuration obtenue à chaque cas particulier. Il faut avoir soin, avant de ranger l'instrument, de faire redescendre le mercure par des secousses courtes, mais vigoureuses, de façon à le mettre à un niveau inférieur tel que toute mensuration ultérieure demeure exempte d'erreur. Disons en passant que la colonne mercurielle des thermomètres à *maxima* indique, tant que l'instrument est dans une cavité naturelle, une température un peu supérieure à celle que l'on constate après sa sortie ; cela tient évidemment à la dilatation que subit le métal lui-même sous l'influence de la chaleur. Mais cette erreur, qui atteint à peine un demi-dixième de degré, peut être négligée en pratique.

Les thermomètres à *maxima* sont d'un emploi très commode, cela est incontestable ; toutefois leur usage demande des précautions. Ce sont eux surtout qui présentent les vices de construction les plus considérables, car leur fabrication et leur vente sont soumises, plus encore que celles des instruments ordinaires, à cette devise : pas chers et mauvais.

D'ailleurs, le thermomètre à *maxima* ne convient que lorsqu'il s'agit de déterminer le maximum de chaleur pendant un espace de temps bien limité. S'agit-il, au contraire, de suivre d'une façon continue les variations ou la marche de la température, il ne faut pas choisir dans

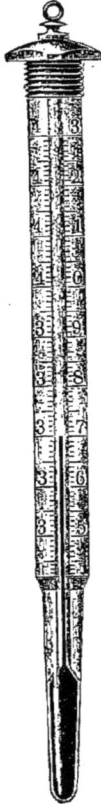

Fig. 4. — Thermomètre à maxima avec renflement cylindrique pour le mercure. (Grandeur naturelle.)

ce but un appareil qui est fait précisément pour des états de stabilité.

Que l'on emploie un thermomètre *à maxima* ou un thermomètre ordinaire, il faut que le praticien soit assuré que son instrument ne présente pas *d'erreur grossière de graduation*. Les constructeurs vendent souvent des thermomètres où la division présente des erreurs de un à deux degrés et même au delà. Cela tient fréquemment aux différences de calibre du tube capillaire. Il faudrait en tout cas répudier *a priori* un instrument qui, placé sous l'aisselle d'un individu bien portant, indiquerait une température s'éloignant de plusieurs dixièmes de la moyenne de 37° à 37°,5 C. Les thermomètres dûment vérifiés coûtent un prix un peu plus élevé ; mais chaque médecin doit être sûr de l'instrument dont il se sert, et la dépense supplémentaire est compensée, et au delà, par le sentiment de sécurité auquel le praticien peut se livrer.

Pour vérifier soi-même la graduation d'un thermomètre, il faut le comparer avec un thermomètre étalon, c'est-à-dire avec un instrument dont la justesse soit certaine. On trouve ces sortes de thermomètres dans les cabinets de physique et dans les instituts météorologiques. La comparaison se fait en suspendant les deux instruments à hauteur égale dans un vase rempli d'eau, en ajoutant de l'eau chaude et en remuant soigneusement le liquide jusqu'à ce que les deux colonnes mercuriques restent fixes. En ajoutant alternativement de l'eau chaude et de l'eau froide, on vérifie les différentes divisions de l'échelle et on note les différences sur une petite languette de papier que l'on colle sur le thermomètre à essayer. Les instruments où l'erreur ne se répartit pas également sur toute la longueur du tube, mais n'existe qu'en certains endroits, sont d'un usage fort incommode. Il faudrait dans ces cas rédiger tout un tableau donnant la valeur réelle de chaque degré, ce qui nuirait évidemment à la facilité de l'emploi.

Les physiciens savent depuis très longtemps que des thermomètres justes, au début, donnent au bout de quelque temps une température trop élevée et sont soumis à ce que l'on appelle l'*erreur de Bellani*. Cela tient probablement à certaines altérations moléculaires du tube en verre qui amènent progressivement un petit rétrécissement du calibre. Pour ce motif, les thermomètres devront être revisés tous les ans ou tous les deux ans. Traube a montré qu'on pouvait reculer le développement de cette erreur en plongeant de temps en temps les thermomètres dans l'eau chaude.

Dans ces derniers temps, on a fabriqué des thermomètres pour lesquels on se sert de verre appelé *verre de Jenenser pour thermomètre normal* ; ils présenteraient l'avantage que le zéro reste presque immuable.

On trouve dans le commerce des instruments appelés *thermomètres à la minute* qu'il suffirait de laisser en place pendant une à deux minutes pour qu'ils marquassent la température maxima du sujet examiné. On fera bien de vérifier soi-même la rapidité avec laquelle se fait l'ascension de la colonne mercurique dans un instrument semblable. En règle générale, tout médecin qui prétend à une éducation scientifique, doit connaître à fond, grâce à des vérifications personnelles, la nature de l'instrument physique dont il fait usage.

Disons encore quelques mots du *thermomètre métallique d'Immisch*. De par son aspect extérieur, il ressemble à un baromètre anéroïde (fig. 5). L'ascension se fait en peu de temps, et la température se lit à l'aide d'un indicateur que l'on peut fixer en place en faisant remonter un stylet. Vu son prix élevé, il est douteux qu'il entre dans la pratique courante, d'autant plus qu'il ne l'emporte pas beaucoup sur un bon thermomètre à mercure.

Prendre une seule fois la température n'apprend évidemment qu'une chose : la chaleur du corps est normale, élevée ou basse. La connaissance de ce fait peut devenir, il est vrai, fort importante pour le pronostic et le traitement ; mais, pour le diagnostic, elle n'est que d'un intérêt général. On ne pourra poser de conclusions diagnostiques spéciales que quand la température aura été prise d'une façon méthodique et répétée.

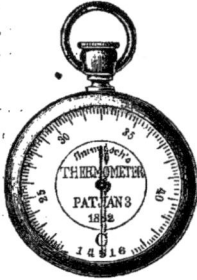

FIG. 5. — Thermomètre métallique d'Immisch. (Grandeur naturelle.)

La *fréquence des mensurations thermométriques* devrait être en rapport avec la nature de la maladie. Dans les cas ordinaires, on y procédera au moins tous les matins et tous les soirs, le matin de préférence entre 7 et 9 heures, et le soir de 4 à 6 heures. Dans les affections à température très élevée (au-dessus de 39°,5 C.) on placera le thermomètre toutes les deux heures, quelquefois toutes les heures.

On a cru jusque dans ces dernières années que le médecin devait prendre la température lui-même. Cela est à peu près inutile aujourd'hui, car les profanes sont tellement pénétrés de l'importance de la thermométrie qu'ils se mettent très vite au courant du maniement de l'instrument. Il est évident que le médecin devra donner des indications claires et précises sur l'emploi de l'instrument et contrôler par une mensuration personnelle les températures qui lui semblent douteuses.

Le résultat fourni par le thermomètre introduit dans certaines cavités du corps répond à ce que l'on appelle en langage médical la température du corps. En réalité, ce que l'on désigne sous ce nom est une chose éminemment mobile et variable, parce que la chaleur n'est pas la même dans tous les points et dans toutes les cavités de l'organisme. Le point qui, chez l'animal, donne la température la plus élevée est, d'après les recherches de Claude Bernard, le domaine des veines hépatiques. Malgré les différences suivant les diverses régions, on obtient cependant, dans toutes les cavités accessibles au thermomètre, une température s'approchant beaucoup de la température moyenne du liquide sanguin.

L'aisselle est l'endroit le plus commode pour prendre la température. On place le thermomètre dans le creux axillaire, immédiatement derrière le grand pectoral ; on fait rapprocher le bras du thorax, l'avant-bras en flexion et formant un angle aigu avec le bras reposant sur la paroi thoracique antérieure du côté opposé. Chez les malades débilités, on soutiendra le bras par un coussin résistant que l'on glisse sous le coude. Lorsque le creux axillaire est couvert de sueur, il faut avoir soin de l'essuyer et de le sécher avant de placer l'instrument.

Il n'y a pas de règle pour la durée pendant laquelle le thermomètre doit demeurer en place : elle dépend tout entière de la rapidité avec laquelle se fait l'ascension de la colonne mercurique. En général, quinze minutes suffisent. Traube a recommandé de ne pas s'occuper de l'instrument pendant les dix premières minutes, mais de ne pas le quitter de l'œil pendant les cinq suivantes ; si pendant ces cinq minutes la colonne thermométrique reste stationnaire, on peut, celles-ci une fois écoulées, considérer la mensuration comme terminée. Chez les individus plongés dans le collapsus, notamment chez les cholériques, le thermomètre exige parfois une demi-heure pour arriver au summum de la température. Les recherches de Liebermeister ont montré qu'en tenant le creux axillaire fermé cinq minutes avant la mise en place du thermomètre, le thermomètre indique la température maximum au bout de quatre à six minutes, dans les conditions ordinaires, bien entendu. Il sera sage de se servir toujours du même instrument pour le même malade, car, dans ce cas, un vice de construction deviendra absolument indifférent. On recommande encore de placer le thermomètre toujours du même côté, parce qu'il arrive fréquemment que la température n'est pas la même dans les deux aisselles et varie dans des proportions allant jusqu'à $0°,5$ C.

En dehors du creux axillaire, nous n'avons à mentionner comme régions destinées en pratique aux mensurations thermométriques que le vagin et le rectum. Tous deux seraient préférables à l'aisselle, parce que la chaleur s'y rapproche le plus de la chaleur moyenne du corps. Malheureusement on se heurte à des difficultés dues en partie à des questions de convenance. Chez les individus très déprimés et très émaciés, le placement du thermomètre dans le creux axillaire peut devenir complètement impossible, ce qui oblige à l'introduire dans le rectum. Dans ce cas, il ne faut pas oublier de nettoyer soigneusement le thermomètre en le plongeant, chaque fois qu'on s'en est servi, dans de l'eau phéniquée à 5 p. 100 ; l'omission de cette précaution pourrait devenir une cause de propagation virulente dans le cours des maladies infectieuses. Après avoir enduit d'un corps gras le segment inférieur du thermomètre, on l'introduit dans la cavité naturelle à une profondeur d'environ 5 centimètres. Les chiffres fournis seront un peu trop faibles, si la partie inférieure du rectum est remplie de matières fécales dans lesquelles pénètre le réservoir de l'instrument. En ces cas, il faudra chercher à faire pénétrer le thermomètre sur le côté, en suivant de près la muqueuse.

Les *mensurations thermométriques intra-buccales*, pour l'exécution desquelles on place l'instrument sous la langue, immédiatement à côté du frein ou encore entre la joue et la gencive, sont extrêmement incommodes pour les malades, surtout lorsqu'on a affaire à des affections des voies aériennes. Il faut nécessairement que les voies naso-pharyngiennes soient intactes. Il arrive en outre qu'en cas de mouvements respiratoires profonds et difficiles, l'air inspiré refroidit la cavité buccale et entache d'erreur les données thermométriques.

Mendel, dans ses mensurations thermométriques de la cavité cranienne chez l'homme bien portant et chez le malade, introduisait son instrument dans le *conduit auditif externe*. Tout récemment, Galezowski s'est fait construire des thermomètres tellement minces qu'il peut les introduire dans le sac conjonctival, entre la paupière et le globe oculaire. Quelle que soit l'importance de ces essais pour la solution de questions scientifiques, ils n'offrent aucun intérêt pour la pratique journalière. Il en est de même des expériences plus anciennes de Hunter (1778), qui plaçait des thermomètres dans le *canal de l'urèthre*. Enfin, Quincke a pris la température de l'*estomac* sur un garçon de 10 ans atteint de fistule stomacale : il l'a trouvée de 0°,12 C. supérieure à la température rectale prise simultanément.

Dans ces derniers temps on a proposé — et Mantegazza est le premier qui ait mis cette proposition en pratique — de déterminer la température du corps à l'aide de l'*urine* fraîchement émise. Il n'est pas nécessaire de montrer que cette idée est peu pratique, rien que parce que sa mise à exécution est sous l'entière dépendance du malade, sans compter les obstacles qu'on rencontrerait chez les malades affaiblis ou plongés dans la stupeur.

Nous avons indiqué plus haut que la température varie de quelques dixièmes de degré selon la région où elle a été prise. En partant de la température axillaire considérée comme mensuration habituelle, on trouve qu'elle est inférieure de 0°,1 à 0°,4 C. à celles du vagin et du rectum (1).

La différence varie selon les individus et se trouve être, d'après Ziemssen, plus considérable chez les enfants que chez les adultes. Dans certains cas très rares, il peut arriver que la température axillaire dépasse de 1° C. celle du rectum. Celle de la cavité buccale tient le milieu entre celle de l'aisselle et celles du vagin et du rectum. Dans le conduit auditif externe, au contraire, le thermomètre marque en moyenne 0°,2 de moins que dans le creux axillaire (Mendel) ; il en est de même pour la température sous-palpébrale (Galezowski). Enfin, la température de l'urine sortant de la vessie diffère habituellement de 0°,1 à 0°,2 C. de celle du rectum.

Dans ce qui suit, les données thermométriques sont toutes le résultat

---

(1) Nos observations personnelles fournissent une différence plus grande entre la température rectale et la température axillaire sur un même sujet. Nous avons observé assez souvent des différences de 5 et 6 dixièmes de degré. Les variations individuelles sont d'ailleurs très grandes, ce qui enlève beaucoup de sûreté à l'appréciation de la température axillaire ; aussi conviendra-t-il de prendre la température rectale, chaque fois que cela sera possible.

de mensurations axillaires. Dans les cas d'observations non personnelles et indiquant des températures rectales, ces dernières ont été transformées en températures axillaires en diminuant de 0°,2 C. les désignations indiquées.

N'oublions pas surtout de nous mettre en garde, dans les mensurations de ce genre, contre les *fraudes* que commettent très souvent et sciemment certains malades, surtout les hystériques. Une température très élevée, sans fréquence correspondante du pouls et de la respiration et sans autres altérations objectives, devra toujours éveiller les soupçons. Sellerberck a publié une très intéressante observation à ce sujet ; sa malade pouvait même augmenter à volonté la fréquence du pouls en accélérant les mouvements respiratoires. Quant à l'hyperthermie, elle la produisait artificiellement en frottant en cachette, avec un pli de sa chemise, le thermomètre placé dans l'aisselle. Sellerbeck constata que ce procédé permettait de faire monter le thermomètre, en l'espace de deux minutes, jusqu'à 46° C. On a publié plus tard une observation analogue en Angleterre. Tacke a décrit également un cas remarquable de simulation fébrile, où la malade provoquait l'ascension artificielle de la colonne mercurique par le renversement de l'instrument et la remise en place, par un relèvement habile, de l'extrémité renversée. La fraude fut découverte grâce à la fréquence normale du pouls.

La marche de la température est d'autant plus facile à saisir que l'on se sert de la méthode graphique pour les inscriptions. Dans ces conditions on fait, d'un coup d'œil et avec la plus grande certitude, une vérification qui exigerait autrement du travail et une perte de temps. On se sert, dans ce but, de tableaux où les lignes horizontales correspondent aux différents degrés de l'échelle thermométrique et les verticales aux jours et aux segments de jours de la maladie (voyez les courbes de la p. 49). En marquant les différentes données thermométriques sur les lignes horizontales par des points, et en réunissant chaque point à son voisin par une ligne droite, la marche de la température prend la forme d'une ligne brisée, que l'on désigne sous le nom de *courbe thermométrique ou de la température*.

2. — De la température normale du corps.

La température axillaire, chez l'homme bien portant, est en moyenne de 37° C. et ne varie que dans des limites très étroites, car des recherches aussi nombreuses qu'exactes de Wunderlich il ressort que toute température au-dessus de 37° et demi C. ou au-dessous de 36°,25 C. doit paraître suspecte. Les variations possibles pendant l'état de santé ne dépassent donc que de bien peu 1° C.

Les écarts de la normale dépendent de circonstances très diverses, parmi lesquelles l'influence de l'âge, du moment de la journée et des mouvements sont d'une importance considérable.

Les observations de Bärensprung sur *les rapports de l'âge avec la température du corps* ont montré que le maximum est atteint par le nouveau-né, immédiatement après la naissance. Ce niveau dépasse même un peu la température vaginale et utérine de la mère, d'où l'on peut conclure que le fœtus possède des sources de calorique propres. Aussitôt après le bain où l'on plonge l'enfant dès sa naissance, la température descend presque d'un degré. Mais bientôt elle remonte, et environ vers le dixième jour elle atteint un niveau qu'elle conservera d'une façon constante pendant toute l'enfance jusqu'à l'époque de la puberté. A ce moment, elle diminue de 0°,2 C., pour augmenter de nouveau pendant la vieillesse et se rapprocher de celle de l'enfant. Voici le tableau de Bärensprung (après réduction de la température rectale en température axillaire) des variations de la température aux divers âges de la vie :

A la naissance.	37°,6-37°,7 C.
Immédiatement après la naissance.	36°,75 C.
Dans les dix premiers jours de la vie.	37°,75 C.
Jusqu'à la puberté.	37°,43 C.
De 15-20 ans.	37°,19 C.
De 21-30 ans.	36°,88 C.
De 31-40 ans.	36°,91 C.
De 41-50 ans.	36°,74 C.
De 60-70 ans.	35°,89 C.
A partir de 80 ans.	37°,26 C.

Graphiquement, la courbe de la température serait la suivante :

L'*influence du moment de la journée sur la température du corps* se

révèle par les variations ou fluctuations régulières qui se produisent pendant les vingt-quatre heures ; le maximum est atteint deux fois : dans
les premières heures du jour et tard dans la soirée. Pendant la nuit (de
6-8 heures du soir jusqu'à 6 heures du matin), la température est plus
basse que dans la journée ; elle est au degré minimum dans les premières heures après minuit. Avant même le déjeuner du matin, la tempé-

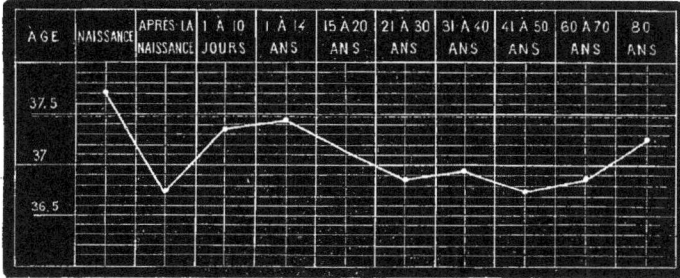

FIG. 6. — Courbe de la température d'après l'âge.

rature a commencé à monter de quelques dixièmes pour atteindre dans
la matinée, entre 9-11 heures, son premier maximum ; elle redescend un
peu quelque temps avant le repas de midi, mais subit un mouvement
ascensionnel continu dans l'après-midi, pour atteindre son second maximum diurne, plus élevé, vers 4-6 heures, ou plus rarement entre 6 et
8 heures. A partir de ce moment elle baisse progressivement jusqu'aux
premières heures après minuit. Les recherches très nombreuses de Jür-

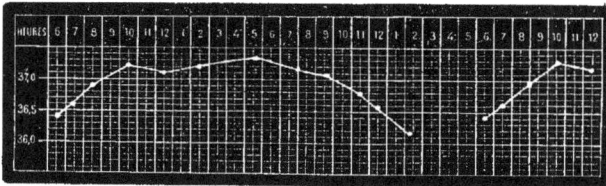

FIG. 7. — Courbe de la température aux diverses heures de la journée, d'après LIEBERMEISTER
(Pathologie et traitement des fièvres).

gensen ont d'ailleurs montré que le léger abaissement d'avant midi
peut manquer, de sorte que la courbe thermométrique présente une
ligne ascensionnelle ininterrompue depuis le matin jusqu'au soir. La
différence entre le maximum et le minimum des variations quotidiennes
dépasse à peine 1° C. ; elle peut cependant aller jusqu'à 2° C., même
chez des individus bien portants. Le degré de la température aux
diverses heures du jour varie avec les individus ; mais les différences

sont minimes. Comme exemple, nous citerons la courbe que Liebermeister a construite d'après les mensurations faites sur lui-même (fig. 7).

Les conditions qui régissent les fluctuations quotidiennes de la température de l'homme sain sont inconnues. Dans tous les cas, celles-ci ne
dépendent pas seulement de l'exercice et de l'alimentation, puisqu'elles
existent également chez des individus qui gardent un repos absolu et
une abstinence complète. Si l'opinion de Krieger est juste, c'est-à-dire si
l'on peut renverser la marche des fluctuations de la température en
dormant le jour, et au contraire en veillant, en mangeant et en travaillant la nuit, ce serait là un premier pas dans la voie des explications.

Tous les autres facteurs exerçant quelque influence sur la température
de l'homme bien portant comparés à ceux dont nous venons de parler,
ne présentent qu'un médiocre intérêt. C'est ainsi que les *bains chauds*
élèvent artificiellement, d'une manière passagère, la température des
sujets bien portants. L'*ingestion des aliments après une abstinence pro-*
longée, élève aussi la température. Disons en passant que l'*effort phy-*
sique peut faire monter la température passagèrement de plus de 2° C.
Obernier a trouvé une température rectale de 39°,6 C. chez un coureur
qui fit deux lieues et demie en l'espace d'une·heure. Chez d'autres individus, au bout de marches accélérées ayant duré une demi-heure, il
trouva une augmentation de 0°,4 à 0°,5 C. de la température rectale, et
après des marches d'une heure et demie une augmentation de 1°,2 C.

3. — Valeur diagnostique de l'hyperthermie.

L'élévation permanente de la température est désignée sous le nom de fièvre. Les anciens avaient déjà vu dans l'augmentation de la chaleur du corps le symptôme cardinal de la fièvre. Quoique sous l'influence de Boerhaave et de son école, on fût d'avis, au siècle passé, que l'existence de la fièvre reposait surtout sur l'accélération du pouls d'après laquelle elle devait être évaluée, on est revenu dans les temps modernes, et à juste titre, à l'interprétation des anciens. Au lit du malade, on est habitué à identifier l'hyperthermie avec la fièvre.

En revanche, il faut se garder de chercher la fièvre uniquement dans l'élévation de la température. La fièvre répond à un ensemble de symptômes parmi lesquels l'hyperthermie est, il est vrai, le plus constant et en même temps le plus dangereux, mais dont la réunion seule constitue l'état fébrile. Ce sont l'accélération des mouvements respiratoires, l'augmentation de fréquence du pouls, les modifications de la composition chimique des urines (et notamment l'augmentation considérable de l'urée, de l'acide urique, de la créatinine et des sels de potassium, en opposition avec la disparition de chlorures dont il ne reste que des traces), l'anorexie et les troubles digestifs produits en partie par les altérations des sucs gastrique et intestinal, la polydipsie, la lassitude et la faiblesse musculaire générales, parfois des troubles dans les fonctions cérébrales. Quoique l'hyperthermie favorise le développement des autres phénomènes fébriles, ceux-ci conservent cependant une certaine autonomie qui se révèle soit par l'absence de l'un ou l'autre de ces symptômes, soit par le défaut de proportion entre leur acuité et la hauteur de la température.

Le degré qu'atteint la température dans son mouvement d'ascension est ce que l'on appelle la *hauteur de la température*. Wunderlich a établi le tableau suivant, qui contient une échelle fébrile éprouvée par la pratique et adoptée presque partout :

I. Température normale : $37°$ à $37°,4$ C.
II. Température subfébrile : $37°,5$ à $38°$ C.
III. Température fébrile :
    a) Fièvre légère : $38°$ à $38°,4$ C.
    b) Fièvre modérée : $38°,5$ à $39°$ C. le matin.
    —   —   — à $39°,5$ le soir.

c) Fièvre notable :   39°,5 C. le matin et jusqu'à
—   —   40°,5 C. le soir.
d) Forte fièvre : plus de 39°,5 C. le matin.
—   — plus de 40°,5 C. le soir.

L'hyperthermie constitue un grand danger, car l'observation clinique et les expérimentations faites sur les animaux, apprennent que la vie n'est possible que jusqu'à une certaine limite de température (1). Le danger se révèle surtout, mais non exclusivement, par certaines altérations moléculaires que l'élévation exagérée de la température provoque dans les différents tissus. Ces altérations consistent en une dégénérescence granulo-graisseuse qui atteint très rapidement les organes essentiels de la vie. Certes, à côté de cela, on trouve encore en jeu certaines substances nocives qui sont le produit, soit de l'affection fondamentale elle-même, soit des modifications intra-organiques anormales créées par l'état fébrile. Le pronostic d'une maladie devient fâcheux lorsque, pendant plusieurs jours, la température dépasse 41°,75 C. ; enfin, l'on ne peut plus conserver d'espoir lorsque le thermomètre se maintient d'une façon continue à 42°,5 C. Ces températures excessives portent le nom de *températures hyperpyrétiques.*

Eu égard à l'importance pronostique considérable qui revient aux températures dépassant 40° C., on comprend la valeur de chaque dixième de degré ; tandis que dans les températures inférieures à ce niveau, un dixième de plus ou de moins ne signifie pas grand'chose.

Ce n'est que dans les cas où l'exagération de la température est de très peu de durée que la vie est compatible avec une augmentation plus considérable encore de la chaleur du corps. Tels sont les phénomènes qu'on observe notamment dans la fièvre intermittente et la fièvre récurrente, dans cette dernière presque toujours peu de temps avant la production de la crise. Hirtz (de Strasbourg) a publié une observation de fièvre intermittente tierce où la température atteignait passagèrement, au moment de l'accès, 44° C. Dans une observation de J. W. Teale (*Lancet*, 1875) qui a trait à une jeune femme qui fut atteinte, à la suite d'une chute de cheval, de fracture avec des 5e et 6e côtes gauches avec contusion de la 6e vertèbre cervicale, et qui présenta durant cinq mois des élévations considérables de la température, on nota à plusieurs reprises des exacerbations vespérales allant jusqu'à 50° C. (122° F.). C'est la température la plus forte que l'on ait jamais observée d'une façon certaine chez l'homme. Malgré cela, la malade guérit.

Lorsque l'on suit la *marche de la fièvre* pendant une journée, on trouve, dans le plus grand nombre des cas, la température matinale plus basse

---

(1) Cette idée que, dans une maladie fébrile, ce qui fait le danger, c'est l'élévation excessive de la température, est très discutable. Quand la température devient très élevée, cela est évidemment un mauvais signe, mais n'est qu'un mauvais signe. Il n'en résulte pas que le meilleur moyen de guérir le malade, c'est de le refroidir. Du reste, les médicaments dits antipyrétiques ne font peut-être tomber la fièvre que parce qu'ils s'adressent à la cause même qui la produit.

que la température du soir. Comme à l'état normal, il se produit une
ascension graduelle vers le soir. On désigne sous le nom de *rémission* le
moment de la journée où la température fébrile est relativement peu élevée, et sous le nom d'*exacerbation* le moment où la température monte.

Le point le plus bas qu'atteint, au moment de la rémission, une température observée d'une façon continue, se nomme minimum diurne; le
maximum diurne correspond au niveau le plus élevé de l'exacerbation
fébrile. La différence des deux constitue la différence thermométrique de
la journée. Ordinairement la rémission cesse vers 9 heures du matin.
Elle est suivie du stade d'exacerbation, qui atteint la plupart du temps
son summum entre 3 et 6 heures du soir. Du reste, l'ascension et
la chute de la fièvre peuvent se produire soit d'une façon ininterrompue,
continue, soit par poussées et élévations et descentes secondaires.

La marche de la fièvre présente rarement des exacerbations matinales
et des rémissions vespérales. Traube a proposé de donner à ce genre de
processus fébrile le nom bien choisi de *type inverse*. Il l'a observé spécialement dans la phtisie pulmonaire; d'autres auteurs ont confirmé plus
tard ses observations (Brunnicke, Debcynski) (1). J'ai rencontré fréquemment la fièvre à type renversé dans le stade de guérison de la fièvre
typhoïde, le processus fébrile ayant présenté dans les septénaires précédents sa marche quotidienne ordinaire, cette particularité ne pouvait être
imputée à des complications particulières de la maladie.

Un fait important à connaître en pratique, c'est que l'exacerbation survient, dans quelques rares cas, à midi ou vers minuit, la fièvre étant peu
prononcée ou même nulle le matin et le soir. En ne procédant, en ce cas,
qu'à des mensurations biquotidiennes, on s'expose naturellement à considérer comme apyrétique un état pathologique qui ne l'est pas en réalité (2). Il y a déjà longtemps que Griesinger a décrit un cas de typhus
abdominal où le maximum de la température se produisait à midi. Moi-
même j'ai fait des remarques semblables chez des typhoïdiques de la clinique de Zurich, dont on prenait quotidiennement la température toutes
les deux heures. Alvarenga a publié le fait intéressant d'une femme
atteinte de faiblesse générale et d'anorexie, qui paraissait absolument
apyrétique et ne présentait aucune altération organique. Le cas ne fut
éclairci qu'à l'aide de la recherche continue et même nocturne de la tem-

(1) D'après Brunnicke (de Copenhague), la constatation du type inverse aurait une grande
importance au point de vue du diagnoslic. On ne l'observerait guère que dans la phtisie aiguë
à forme typhoïde et dans la pyohémie. La pyohémie est généralement facile à diagnostiquer.
Mais il n'en est pas de même de la phtisie aiguë qu'on confond souvent avec la fièvre typhoïde.
Dans les cas douteux, la constatation du type inverse devrait faire pencher le diagnostic vers
la phtisie aiguë. Mais la plupart des auteurs, et Eichhorst lui-même dans le passage qui suit,
ont apporté des faits qui diminuent beaucoup la valeur de ce signe. M. Jaccoud (*Clinique de
la Pitié*, t. III) a rapporté un cas de fièvre à type inverse dans la dothiénentérie.

(2) C'est ce qui est parfois arrivé pour la fièvre typhoïde, dont on a décrit des cas apyrétiques qui n'étaient peut-être que des faits où l'hyperthermie, fugace et irrégulière, n'était pas
reconnue. (V. la discussion de la *Soc. méd. hôp.*, janvier 1900.)

pérature; tous les quatre jours, à 11 heures du soir, il se produisait une violente fièvre qui cependant n'empêchait pas la malade de dormir. Celle-ci n'avait aucune conscience de son état; cependant le thermomètre monta jusqu'à 40°,2 C. Il s'agissait donc là d'un cas de fièvre quarte, où les accès se produisaient, contre la règle, pendant la nuit. J'ai traité, il y a quelque temps, une dame atteinte de pleurésie séreuse gauche, qui ne présentait des températures fébriles allant jusqu'à 39° C. que de 11 heures du matin à 2 heures du soir.

La variation diurne d'une fièvre constitue ce que l'on appelle le *type fébrile*. On distingue quatre types de fièvre : la fièvre continue, la fièvre rémittente, la fièvre intermittente et la fièvre récurrente.

La *fièvre continue* existe lorsque la variation diurne ne dépasse pas 1° C. En général, les fièvres ne possèdent que le type continu que lorsque le thermomètre indique au minimum 39° C. (fig. 8).

Certains auteurs divisent la fièvre continue en fièvre continue vraie, alors que la variation diurne n'atteint que 5 dixièmes de degré, et en fièvre subcontinue, lorsque la variation oscille entre 0°,5 et 1° C. La fièvre continue dure-t-elle plusieurs jours, on la désigne sous le nom de fièvre continue synoque ou continente (1).

Dans la *fièvre rémittente*, il se produit des différences diurnes qui dépassent 1°C. Vu la hauteur de la température normale et le maximum ordinaire de la température fébrile, il est aisé de comprendre pourquoi les oscillations de cette fièvre ont lieu ordinairement entre 1° et 3° C.

Certains auteurs désignent sous le nom de *fièvre hectique* une forme de fièvre rémittente où l'exacerbation est exagérée, alors que pendant le stade de rémission la température tombe quelquefois de plusieurs dixièmes au-dessous de la normale (2). On observe la fièvre hectique principalement dans les suppurations et les processus septicémiques et pyohémiques. Dans certains cas, l'existence d'un état fébrile de ce genre peut appeler l'attention sur le développement d'un abcès profond ou d'une affection septique ou pyohémique. On observe encore très souvent le type hectique dans le stade de convalescence de la fièvre typhoïde, de sorte que Traube a proposé pour cette période de la maladie le nom très significatif de stade hectique (fig. 9).

La fièvre intermittente et la fièvre rémittente ne sont, en règle générale, causées que par des organismes bien définis ou, plus exactement, par leurs produits de sécrétion (toxines). Dans la fièvre intermittente nous avons affaire aux plasmodies malariques, dans la fièvre récurrente il s'agit de spirilles de la récurrente (spirochètes) habitant le sang.

Ce n'est que dans des cas extrêmement rares que la marche de la fièvre

(1) M. Jaccoud fait observer avec raison que cette forme serait mieux dénommée subcontinue; car la fièvre continue devrait avoir pour tracé idéal une ligne horizontale que l'on ne constate jamais en clinique. La fièvre est continue quant à sa persistance; elle ne l'est pas quant à son degré.

(2) Ainsi qu'on le verra plus loin, la fièvre hectique serait mieux dénommée *fièvre intermittente symptomatique*, dénomination qui prévaut actuellement en France.

dans d'autres maladies simule celle de la fièvre intermittente ou récurrente. C'est ainsi que, au point de vue de la fièvre, la *tuberculose miliaire*, l'*endocardite ulcéreuse* et la *pyohémie* ressemblent d'une manière
si frappante à la fièvre intermittente, que le diagnostic ne peut être
établi que consécutivement à la recherche des plasmodies malariques
dans le sang. Quant à la *pseudo-leucémie*, la marche de la température
dans cette affection peut ressembler du tout au tout à celle de la fièvre
récurrente. Dans des cas douteux, c'est encore à la recherche dans le
sang des microorganismes pathogènes (ici il s'agit de spirochètes d'Ober-
mayer) que l'on aura recours pour asseoir un diagnostic ferme.

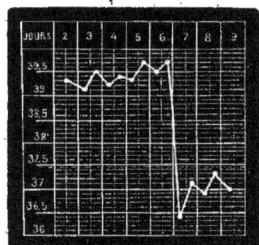

Fig. 8. — Fièvre continue dans la pneumonie fibrineuse. (Obs. personnelle.)

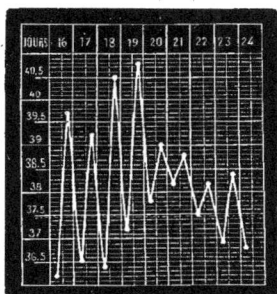

Fig. 9. — Fièvre rémittente hectique. 3e septénaire d'une fièvre typhoïde. (Obs. personnelle.)

La *fièvre intermittente* est caractérisée par de violents accès de fièvre
durant plusieurs heures, débutant le plus souvent par un frisson et se
terminant par d'abondantes sueurs (1). L'intervalle apyrétique a été
nommé période d'apyrexie; le temps de l'accès porte le nom de pyrexie
ou de paroxysme fébrile. Ce paroxysme se produit-il tous les jours, la
fièvre est dite quotidienne (fig. 10); les deux accès sont-ils séparés par
un repos de 48 heures, on a affaire à une fièvre tierce (fig. 11). Une
apyrexie de 72 heures crée la fièvre quarte, etc. (2).

Dans la plupart des cas, les paroxysmes fébriles surviennent toujours
à la même heure. Si, au contraire, l'accès consécutif se produit d'une
façon permanente un peu plus tôt que le précédent, il s'agit d'une fièvre
intermittente antéponente; le contraire a-t-il lieu, la fièvre est dite post-
ponente (3).

(1) Chaque accès de fièvre intermittente se partage en trois temps, que l'on nomme *stades*
ou *périodes*, qui se succèdent dans le même ordre : d'abord le stade du frisson, du froid, puis
le stade de chaleur, enfin le stade de sueur.

(2) Les types indiqués par Eichhorst offrent quelques variétés qu'il importe de connaître. On
appelle *double quotidienne* la fièvre qui présente deux accès par jour, *double tierce* celle qui
a un accès tous les jours, mais un jour l'accès est atténué. Les autres types (*double
quarte*, etc...) sont de rares exceptions.

(3) Ce qui précède a trait à la fièvre intermittente causée par la malaria. A côté de ce type,

Le type de la *fièvre récurrente* consiste dans l'apparition, après un frisson, d'une fièvre violente et généralement continue, durant cinq à sept jours, fièvre qui cesse très rapidement pour faire place à l'état normal en s'accompagnant de phénomènes critiques qui nous restent encore à décrire. Cet état normal, apyrétique, dure de cinq à huit jours. Puis la fièvre reparaît avec le même cortège de symptômes, pour s'évanouir encore au bout de cinq à sept jours en donnant lieu à des phénomènes critiques. Il arrive que ces alternatives de fièvre et d'apyrexie se renou-

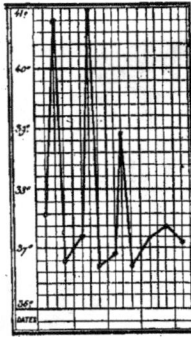

FIG. 10. — Fièvre intermittente quotidienne. (Obs. personnelle.)

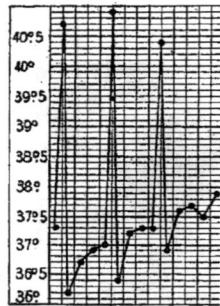

FIG. 11. — Fièvre intermittente tierce.
(Observation personnelle.)

vellent encore plusieurs fois, en perdant cependant de plus en plus le type initial grâce à la diminution de durée et de netteté des symptômes (fig. 12).

On a divisé les maladies fébriles, selon la *durée de la fièvre*, en maladies fébriles aiguës, subaiguës et chroniques. Cette division nous vient des

qu'on peut appeler *fièvre intermittente simple* ou *vraie*, il faut placer le groupe des *fièvres symptomatiques intermittentes*. Toutes les suppurations, surtout les suppurations profondes, les suppurations viscérales, peuvent donner lieu à des accès intermittents, qui diffèrent des accès impaludiques en ce qu'ils sont vespéraux et surviennent vers quatre heures de l'après-midi. Cette fièvre intermitente symptomatique s'observe dans les suppurations tuberculeuses, la dilatation bronchique, la pyélo-néphrite, l'angiocholite suppurative. Celle-ci, qui a été bien étudiée par Frerichs, Monneret, Charcot, Magnin, Regnard, est le propre des vieux calculeux ; elle s'accompagne ordinairement d'ictère chronique, et diffère de l'intermittente vraie par l'horaire (l'accès vient le soir), par l'absence de tuméfaction de la rate, l'inefficacité du sulfate de quinine, et surtout par le caractère des urines. Au lieu que dans l'accès impaludique l'urée est augmentée, dans l'accès hépatique elle diminue énormément (Regnard). Enfin, la fièvre intermittente hépatique peut ne revenir qu'à de longs intervalles. D'après Charcot, la plupart des fièvres septanes, octanes, décrites par les vieux auteurs, pourraient bien n'être que des fièvres intermittentes hépatiques. Charcot a aussi insisté sur ce fait que la migration vulgaire d'un calcul peut être accompagnée par un accès de fièvre (fièvre hépatalgique) qui remplace en quelque sorte la colique hépatique. On tend à admettre actuellement que ce n'est pas là un phénomène nerveux, réflexe, mais la marque d'une petite infection biliaire atténuée et transitoire.

anciens. Une affection fébrile qui a des tendances à guérir avant la fin du second septénaire est une pyrexie aiguë. La fièvre traîne-t-elle plus longtemps, jusqu'à la fin de la sixième semaine environ, l'on a affaire à une pyrexie subaiguë; la durée de l'état fébrile est-elle plus longue encore, on se trouve en présence d'une pyrexie chronique. Toutefois, comme pour tout phénomène clinique, il ne faut pas oublier qu'alors même que la plupart des cas obéissent aux règles données, la nature offre des variations extrêmement nombreuses et s'écarte très fréquemment des schémas construits à grand renfort de soins et de patience.

La fièvre *éphémère* est une pyrexie — le plus souvent violente — qui dure de un à trois jours, la plupart du temps sans cause objective connue.

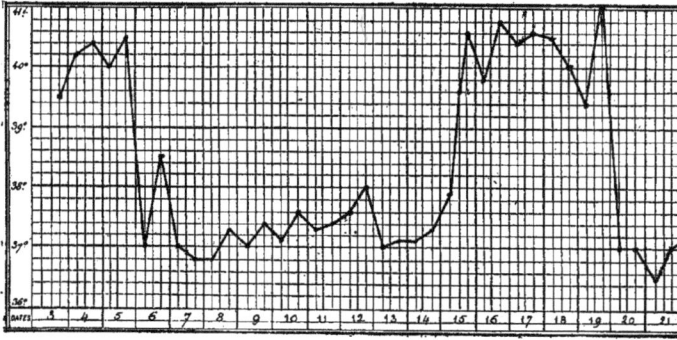

FIG. 12. — Fièvre récurrente. — Crise incomplète après le premier accès, perturbation critique après le second. (Obs. personnelle.)

On la rencontre surtout chez les enfants, probablement parce que leur organisme délicat répond, par des troubles graves de la régulation thermique, à des influences même légères.

Dans le développement d'une affection fébrile, il ne faut évidemment pas supposer que les modifications de la température se produisent tout à coup pour disparaître avec la même soudaineté : il faudra donc distinguer dans la durée totale de la maladie des *stades* ou *périodes fébriles* (cycle thermique).

Le stade pendant lequel les phénomènes fébriles se développent d'une façon plus ou moins rapide est appelé *stade pyrétogène, ou période initiale, ou période d'augment* (1). Le *temps pendant lequel la fièvre reste à*

_____

(1) L'augment est brusque ou lent. Il est *brusque* dans l'accès de fièvre intermittente, l'érysipèle, le typhus pétéchial, la variole, la scarlatine, la pneumonie franche, la méningite. Il est *lent et régulier* dans la fièvre typhoïde, la pneumonie lobulaire, la rougeole. Il est *lent et irrégulier* dans les affections dites catarrhales, le rhumatisme articulaire aigu, certaines pleurésies, certaines péricardites.

sa hauteur maxima constitue la *période d'état*, *l'acmé* ou *le fastigium* de la fièvre (1). Dans beaucoup de pyrexies, on trouve à la fin de cette période un espace de temps, précédant la 'crise finale, pendant lequel se produisent de fortes fluctuations de la température et que l'on nomme *stade amphibole*. Lorsqu'une maladie fébrile approche de son terme, son issue même donnera lieu à la distinction d'une période de guérison ou d'un stade à tournure fatale. En cas de terminaison favorable, l'hyper-thermie prend fin d'une façon tantôt rapide, tantôt progressive. La température fébrile tombe-t-elle dans l'espace de 12 à 36 heures, on désigne cette chute du nom de *crise* (*défervescence rapide*) (2) ; ne tombe-t-elle que graduellement, pendant plusieurs jours, la chute prend le nom de *lysis* (*défervescence lente*) (3). Le dernier stade de la maladie se rattachant à la défervescence est celui de la *convalescence*, où, au début, la température s'abaisse de quelques dixièmes au-dessous de la normale. Cela n'empêche pas qu'au commencement de cette période la moindre influence peut provoquer une nouvelle ascension de la température, le plus souvent passagère. Les excitations psychiques, la première sortie du lit, les premiers aliments solides, surtout la viande (*febris carnis*), la constipation, peuvent donner lieu à l'élévation de la température. Si cette élévation persiste, il faudra songer à une rechute (récidive) de la maladie ou à une complication fébrile ; d'où la nécessité de continuer les mensurations thermométriques pendant un certain temps encore après l'entrée en convalescence.

Lorsque la marche de la pyrexie prend une tournure fatale, il se produit des irrégularités de la température tout à fait insolites et n'obéissant à aucune règle (stade préagonique) ; dans certains cas, la température prend le caractère hyperpyrétique si justement redouté (*issue fatale à type ascendant*) ; dans d'autres, elle baisse subitement et d'une façon anormale elle devient hyponormale, tandis qu'au contraire le pouls devient extrêmement fréquent et mou (*issue fatale à type descendant*, ou *collapsus*) ; dans d'autres, enfin, l'on voit survenir des variations thermométriques s'écartant complètement de la marche typique de la fièvre (*issue fatale à type irrégulier*). Ces modifications de la courbe de chaleur se réalisent même pendant l'agonie.

La température *post mortem* n'est pas la même pour tous les cas : elle est en rapport partiel avec la température préagonique et agonique. Si la mort a été précédée d'un fort abaissement de la chaleur, cet abaissement persiste ordinairement sans interruption après la cessation de la vie. De

(1) Le fastigium est *court* dans la fièvre intermittente, l'éphémère, l'érysipèle simple, parfois dans la pneumonie (de quelques heures à deux ou trois jours). Il est *long et à oscillations régulières ou irrégulières* dans la fièvre typhoïde, le typhus exanthématique, la variole, la scarlatine.

(2) La défervescence est brusque ou critique dans la pneumonie, la varioloïde, la rougeole régulière, l'accès de fièvre intermittente, le typhus exanthématique, l'érysipèle.

(3) La défervescence est lente (lysis) dans la fièvre typhoïde, la scarlatine, le rhumatisme articulaire aigu.

même dans les maladies hyperpyrétiques, la température peut encore augmenter durant les premières heures qui suivent la mort : le cadavre ne se refroidit que lentement et peut présenter douze heures après une température plus élevée encore que celle de l'homme bien portant. Ce fait se produit surtout dans les affections du système nerveux central, et notamment dans le tétanos. Enfin, l'on a fait la même observation sur des cadavres de cholériques.

A propos du stade initial des pyrexies, il faut ajouter que beaucoup d'entre elles débutent par un *frisson*. Les malades frissonnent, claquent des dents et deviennent la proie de mouvements musculaires convulsifs tellement violents, que le corps se trouve plus ou moins fortement ébranlé. La peau prend une teinte pâle, bleuâtre ; elle est fraîche au toucher ; la figure est décomposée. Contrairement aux sensations subjectives des malades et à l'abaissement objectif de la température cutanée, la température interne du corps, comme de Haen l'a montré le premier, est considérablement augmentée. Habituellement le frisson cesse lorsque les températures interne et cutanée sont arrivées au même degré. En général, on peut s'attendre d'autant plus à un frisson initial dans une maladie fébrile, que la température du corps monte plus haut et plus rapidement, ce qui est surtout le cas des affections aiguës. On n'a pas encore éclairci la question de la relation causale existant entre le frisson et le développement de la fièvre ; quoi qu'il en soit, la fièvre n'est pas la condition unique sous l'influence de laquelle on observe la production du frisson. Le cathétérisme de l'urètre est fréquemment suivi de frisson, sans qu'il existe une élévation de température ; cet exemple chirurgical a du reste été étudié avec beaucoup de soin par Roser, de Marburg.

Plus le début d'une pyrexie est aigu et plus sa durée est courte, plus il y a de chances pour qu'elle se termine par des *phénomènes critiques*. Comme prototype d'une affection débutant par un frisson, ne durant que rarement plus d'un septénaire et se terminant par une crise, il convient de citer la *pneumonie fibrineuse*, qui offre en même temps les occasions les plus nombreuses d'étudier la crise dans toutes ses modalités (1).

La rapidité avec laquelle survient la crise, c'est-à-dire avec laquelle la température descend au niveau de la normale, varie considérablement suivant la nature de la maladie et suivant le cas spécial pour une même affection. Pour la fièvre récurrente, Fraentzel a prouvé que la crise est terminée au bout de 6 à 8 heures ; la durée est moindre encore pour un accès isolé de fièvre intermittente. Dans le plus grand nombre de cas, la crise commence dans la soirée et suit sa marche pendant la nuit. Il n'est pas rare de voir la température, dans les premiers jours qui succèdent à la crise, tomber au-dessous de la normale (fig. 13).

(1) On trouvera dans la thèse d'agrégation de A. CHAUFFARD (*Des crises dans les maladies*, Paris, 1886) un excellent tableau de la crise pneumonique.

Dans beaucoup de cas, la chute critique de la température se produit dans l'espace non pas de 12, mais seulement de 24 à 36 heures. La crise est alors dite traînante (fig. 14).

Parfois il se produit, peu avant l'apparition de la crise, une ascension

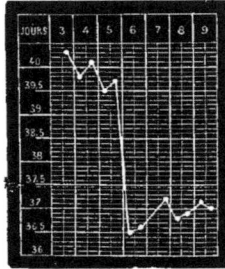

FIG. 13. — Crise parfaite dans la pneumonie fibrineuse d'un garçon de 7 ans. (Obs. personnelle.)

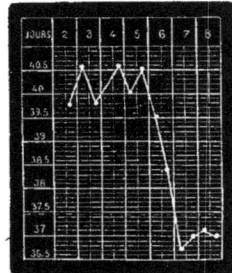

FIG. 14 — Crise traînante dans la pneumonie fibrineuse. (Obs. personnelle.)

subite et extrêmement considérable de la température, accompagnée de symptômes qui paraissent fort graves. Les malades se mettent fréquemment à délirer, tombent facilement dans la stupeur ou sont pris de frisson, comme je l'ai observé souvent dans la fièvre récurrente. Mais

FIG. 15. — Perturbation critique et crise interrompue dans un cas de typhus exanthématique.

quelques heures après, déjà la température baisse, et la crise a lieu. Ces phénomènes étaient connus des anciens, qui les désignaient sous le nom de *perturbation critique* (fig. 15). La crise est dite interrompue, lorsque la chute de la température n'est pas régulière, lorsqu'un premier abaissement est suivi d'une légère élévation, antérieure encore à la terminaison de la crise (fig. 16).

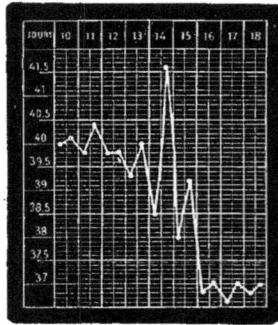

Si, après une chute critique de la température, on observe une ascension nouvelle et durable du thermomètre, la crise est désignée sous le nom de crise incomplète ; si la température atteint le niveau qu'elle occupait précédemment, il ne s'agit que d'une pseudo-crise (fig. 17).

L'apparition de la crise parfaite et vraie se reconnaît fréquemment par les fortes *sueurs* qui prennent les malades. Ceux-ci tombent le plus souvent dans un profond sommeil, pour en sortir avec une sensation de soulagement marqué. En même temps que la température tombe, le pouls devient plus lent et plus fort. Très souvent les *urines* laissent déposer un sédiment abondant d'urates qui forment au fond du vase une couche pulvérulente rougeâtre appelée *sedimentum lateritium*. Si l'on a suivi l'élimination de l'urée pendant la fièvre, l'on trouve souvent qu'un jour avant la genèse de la crise le chiffre de l'urée augmente ; que le jour même de la crise et la plupart du temps encore le lendemain, il est minime, puis qu'il revient de nouveau temporairement à une hauteur très anormale. Ce sont ces phénomènes qui portent le nom d'élimination post-épicritique de l'urée, et que Fraenkel, d'après des observations recueillies à la clinique de Leyden, a essayé d'expliquer par un

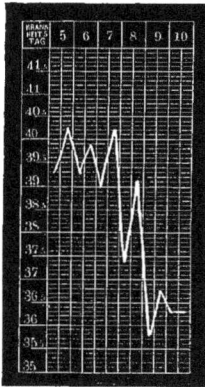

FIG. 16. — Crise interrompue dans la pneumonie fibrineuse chez un homme de 29 ans. (Obs. personnelle.)

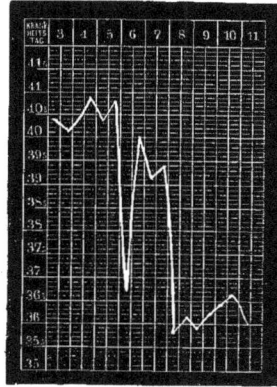

FIG. 17. — Pseudo-crise dans la pneumonie fibrineuse chez un homme de 26 ans. (Obs. personnelle.)

processus anormal d'excrétion, accompagné de rétention passagère de l'urée.

Dans les ouvrages d'Hippocrate, il est dit que la crise ne se produirait que les jours impairs. De nos jours, Traube s'est attaché à maintenir cette opinion par des mensurations thermométriques exactes et continues ; mais des observations plus minutieuses ont prouvé qu'il n'existe pas de lois certaines et décisives à ce sujet, quoique, à vrai dire, la crise survienne effectivement plus souvent les jours impairs. Néanmoins, dans mon service, sur 188 cas de pneumonie fibrineuse, j'ai vu la crise se déclarer 121 fois (64,4 p. 100) les jours pairs et seulement 67 fois (35,6 p. 100) les jours impairs.

Dans ce qui précède, nous avons répété à plusieurs reprises que la détermination de la température était d'une importance diagnostique non seulement générale, mais aussi absolument spéciale. Cela est vrai en ce sens que pour un grand nombre de maladies, la marche seule de la fièvre suffit pour poser le diagnostic ; de sorte que, dans les cas douteux, il peut arriver que le diagnostic différentiel puisse être édifié par la marche du cycle thermique. Toutes les affections caractérisées par une marche déterminée et toujours identique de la fièvre portent le nom de *pyrexies typiques* ; telles sont la pneumonie fibrineuse, le typhus exanthématique, le relapsing fever, les fièvres intermittente et typhoïde, la rougeole, la scarlatine et la variole. Les affections fébriles *atypiques* sont celles où les conditions thermométriques sont tellement variées et irrégulières qu'elles ne peuvent servir pour l'établissement d'un diagnostic spécial. Entre ces deux catégories de maladies, sont rangées celles qui, ainsi que le montrent une foule de documents, présentent un type fébrile déterminé, mais qui, dans certains cas, ont une marche entrecoupée d'irrégularités et d'anomalies ; nous voulons parler de l'érysipèle, de l'angine, du rhumatisme articulaire aigu, etc. Wunderlich les a appelés *pyrexies presque typiques.*

Parfois certaines formes de maladies offrent plusieurs types pyrétiques, de sorte qu'on parle de pyrexies *monotypiques* ou *pléiotypiques.* Ce qui a une importance pratique capitale, c'est que dans les maladies typiques toute anomalie, toute complication de l'affection, se manifeste aussi par de l'irrégularité dans ce cycle fébrile.

L'*élévation locale de la température* est un fait plus rare et de moindre valeur pratique que celle de la température générale. Celle qui intéresse le plus le praticien est l'augmentation de chaleur qui se produit au niveau des *foyers inflammatoires.* Les anciens avaient compté déjà l'augmentation de chaleur au nombre des symptômes cardinaux de l'inflammation. Certaines recherches, notamment celles de O. Weber, ont fait croire qu'il s'agissait d'une hypercalorification due à la phlogose ; mais cette opinion a été combattue par Henri Jacobson et ses élèves, qui ont montré que l'augmentation de chaleur doit être rapportée uniquement à une exagération de l'afflux sanguin, à l'hyperhémie (1).

On a voulu appliquer ce dernier fait, emprunté à la chirurgie, à l'inflammation des organes internes. Il existe plusieurs documents au sujet de l'élévation plus grande de la température axillaire du côté malade dans la pleurésie, la pneumonie et la phtisie pulmonaire unilatérale ; bien des auteurs ont même essayé d'utiliser cette particularité en vue de l'édification du diagnostic. Cependant on s'est élevé de divers côtés, et assez fréquemment, contre ces affirmations, et il est arrivé qu'un seul et même auteur a trouvé tantôt une différence en faveur du côté malade, tantôt une égalité de température des deux côtés, tantôt enfin une hypothermie du côté atteint. Quoi qu'il en soit, il faut déduire de tout cela qu'il y a des circonstances capables de compenser, et au delà, la différence entre la température locale du côté malade et celle du côté sain (2).

(1) Peter admettait aussi que c'est l'*hyperhémie* qui est la cause de l'élévation de la température locale.
(2) Cette question des *températures locales* a été surtout élucidée en France. Le 10 sep-

Il est évident que la répartition du liquide sanguin joue le rôle capital dans toute modification locale de la température. Or, cette répartition

tembre 1878, Peter annonça à l'Académie de médecine qu'il existait une surélévation locale de la température au niveau des lésions pulmonaires tuberculeuses. Huit jours après, M. Vidal (d'Hyères) écrivit qu'il avait observé des faits analogues.

Pour prendre les températures locales, M. Peter se sert d'un thermomètre à cuvette sphérique ou conoïde (la cuvette conoïde est surtout utile pour les espaces intercostaux). La cuvette du thermomètre est fortement appliquée sur les téguments, recouverte de ouate et maintenue avec la main ou avec un bandage assez serré.

Constantin Paul a imaginé un dispositif plus commode (voyez la figure ci-dessous, 17 *bis*) : L'instrument se compose d'un thermomètre, qui peut être à *maxima*, dont la tige se recourbe à angle droit pour aller, après une nouvelle courbure, former une spirale qui s'applique sur la

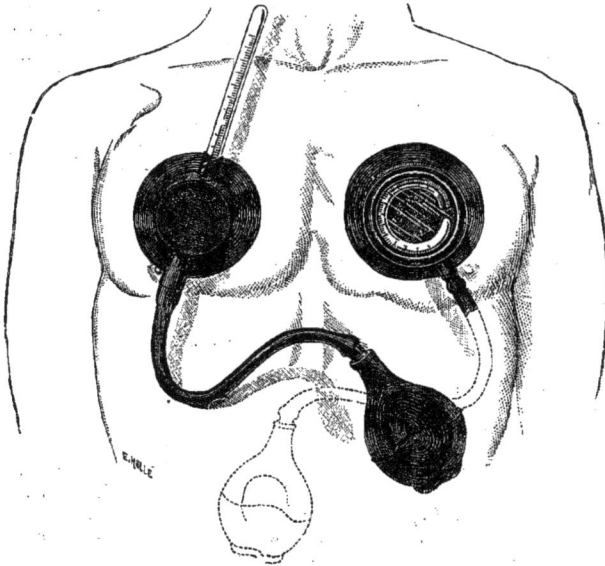

FIG. 17 *bis*. — Thermomètre de Constantin Paul pour les températures locales.

peau. Ce thermomètre passe au travers d'une ventouse en caoutchouc qui a la forme d'un petit chapeau. Un tube de caoutchouc terminé par une poire permet de faire le vide dans la ventouse et de fixer ainsi le thermomètre. Quand on retire l'instrument, on est assuré de l'application exacte du thermomètre par la légère empreinte de la spirale qui persiste après qu'on a retiré l'instrument (*Société de thérapeutique*, 1884).

Dans la recherche des températures locales, il faut avoir soin de prendre la température non seulement au point supposé malade, mais encore au point symétrique, de façon à pouvoir établir la comparaison.

La recherche de la température locale est notamment utile dans le *diagnostic de la tuberculose commençante*, surtout lorsque celle-ci prend le masque de la chlorose ou de la dyspepsie. Il résulte en effet des recherches de Peter que dès qu'il existe des tubercules en un point,

dépend de l'activité vaso-motrice. D'où les changements de calorification dans les *membres paralysés* dans la plupart des paralysies. Ces changements ont été soigneusement étudiés par Folet. Naturellement il ne faudra pas s'attendre toujours aux mêmes modifications, car tout dépend du sens de la participation des vaso-moteurs à la paralysie. Le plus souvent, l'on trouve la température augmentée du côté paralysé. L'absence de différence entre les deux côtés est rare, et plus rare encore la diminution thermique du côté malade. La paralysie marche-t-elle vers la guérison, les variations de température disparaissent peu à peu ; si elle persiste et s'il survient de l'atrophie musculaire, l'élévation thermique initiale fait place à un abaissement de la température.

L'élévation unilatérale de la température sans paralysie concomitante s'observe parfois chez les *hystériques*. Chez ces dernières, le côté atteint présente habituellement de la rougeur et une grande tendance à la transpiration. L'élévation unilatérale de la température est permanente ou passagère ; dans ce dernier cas, ainsi que l'a récemment démontré Lombard à l'aide d'une excellente observation, elle peut se produire par accès et à des heures déterminées.

Mentionnons encore, pour terminer, les affections unilatérales du sympathique cervical, qui, en rapport avec l'étendue dudit nerf et en concordance parfaite avec ce qui se passe chez l'animal après la section du grand sympathique, amènent de la rougeur, de la transpiration et de l'augmentation de température à la face, au cou et à la moitié supérieure de la poitrine (1).

la température locale s'y élève. Par exemple, lorsqu'on ne perçoit, à l'aide de l'investigation la plus minutieuse et la plus persistante, qu'une légère différence dans la tonalité et l'élasticité de la région, que de la sécheresse du murmure vésiculaire avec saccade respiratoire, le thermomètre révèle déjà une élévation de température qui peut aller de 3 dixièmes de degré à 1°. Peter a remarqué aussi que la température locale s'élève pendant les hémoptysies, reste plus élevée pendant leur durée, puis s'abaisse après leur terminaison.

Dans la *pleurésie avec épanchement*, la température s'élève à la suite de la ponction ; mais elle ne tarde pas à revenir au chiffre normal au cas où la phlegmasie est éteinte ou amoindrie et où, par suite, la reproduction du liquide n'a pas lieu (Peter).

Parmi les affections du cœur, seules la *myocardite aiguë et la péricardite aiguë* donnent lieu à une élévation locale de la température.

Après l'*accouchement*, la température de la région hypogastrique ne dépasse pas 34°,5 s'il n'y a pas de complications. Elle dépasse sûrement ce chiffre s'il y a infection (C. Paul).

(1) La température dans les *maladies du système nerveux* a été étudiée en France par Charcot et ses élèves, particulièrement par M. Bourneville. M. Bourneville a déterminé les variations de la *température centrale* dans les principales affections nerveuses.

Dans l'*hémorragie cérébrale*, il y a abaissement initial de la température centrale ; si l'hémorragie est foudroyante, la mort survient sans que la température se soit relevée. Si le malade ne meurt qu'au bout de 10 à 20 heures, l'abaissement initial est suivi d'une élévation rapide et considérable de la température, et le malade meurt en hyperthermie. Quand le malade doit guérir, la température oscille quelques jours entre 37°,5 et 38°, puis revient au chiffre normal.

Dans le *ramollissement cérébral*, il n'y a pas d'abaissement initial ; après l'ictus, la température peut s'élever à 39° ; puis elle baisse et revient au chiffre normal.

Dans l'*éclampsie urémique*, la température serait, d'après M. Bourneville, constamment

abaissée. Cette loi n'est pas absolue ; dans quelques cas on observe, en effet, de l'hyperthermie. Dans l'*éclampsie puerpérale*, la température est toujours surélevée.

Dans l'*accès épileptique* et *dans l'état de mal épileptique*, la température est plus élevée
qu'à l'état normal ; elle ne serait pas modifiée au contraire dans l'hystérie.

Divers auteurs, parmi lesquels il faut citer Broca, et MM. Grasset et Blaise (voy. GRASSET,
Traité des maladies du système nerveux), ont étudié les températures locales péri-craniennes
ou céphaliques à l'état normal et à l'état morbide. Ces études n'ont pas abouti encore à des
résultats utilisables pour le médecin.

4. — Valeur diagnostique de l'abaissement anormal de la température du corps.

La température de l'homme bien portant, la moyenne étant de 37°, ne peut s'abaisser de plus de 1°. D'après les recherches de Wunderlich, confirmées depuis, une température au-dessous de 36°,25 C. doit paraître suspecte et pathologique. Les températures les plus basses ont été observées dans le sclérème des nouveau-nés, car, si l'affirmation de Hardy est exacte, on y constate des hypothermies allant jusqu'à 22° C.

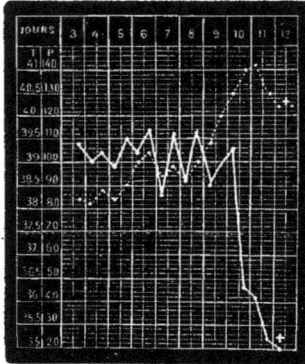

Fig. 18. — Température de collapsus dans un cas de typhus exanthématique. — La ligne ponctuée figure le pouls. (Obs. personnelle.)

L'abaissement thermique coïncide le plus fréquemment avec des symptômes de dépression des forces ; c'est pour cela qu'on a coutume de désigner une température extrêmement basse sous le nom de *température de collapsus*.

Cette hypothermie de collapsus est d'autant plus apparente qu'elle se produit en même temps qu'une exagération de fréquence du pouls. Si on a adopté pour le pouls aussi la méthode graphique, les deux courbes n'ont plus la marche parallèle ordinaire, mais elles se croisent et s'éloignent l'une de l'autre (fig. 18). La marche d'une température hyponormale varie selon la nature de la maladie et selon le cas pathologique en particulier. Le phénomène est surtout frappant lorsque cette hypothermie interrompt brusquement et d'une façon le plus souvent imprévue la marche de la fièvre jusque-là typique.

De l'hypothermie à *collapsus* se rapprochent les *températures d'inanition*, qui se développent chez les individus mourant de faim, comme ceux qui sont atteints de rétrécissements cicatriciels ou de tumeurs de l'œsophage et du cardia ; mais on l'a constaté aussi en cas de cirrhose du foie, de l'amyloïdose, de la syphilis, du diabète sucré et d'autres affections entraînant la cachexie.

On a observé de très basses températures chez des *sujets en état d'ébriété*, qui sont demeurés exposés pendant quelque temps, sans connaissance, au froid extérieur. Magnan déjà avait relaté une observation de ce genre ; d'autres ont été publiées depuis, notamment par Reinecke, Peter, Fraentzel et Lemeck et Thierfelder, Glaser et Janssen. On a trouvé dans ces cas des températures rectales de 23° C. Les deux derniers auteurs trouvèrent chez leurs sujets des hémorragies récentes dans la région du pont de Varole et dans la moelle allongée, ce qui leur fait supposer que, dans tous les cas de ce genre, il s'agit de troubles fonctionnels des centres de calorification.

Chez les *aliénés*, Reinhard prétend avoir observé quelquefois des températures rectales plus basses encore et allant jusqu'à 22°,5. Avant lui, Loewenhardt publia des faits du même genre : des aliénés, qui, il est vrai, avaient été presque déshabillés ou qui avaient pris un bain froid, présentèrent une température de 23°,75. Des températures subnormales peuvent aussi survenir en cas d'*affections organiques du système nerveux*, par exemple, en cas de méningite, d'apoplexie cérébrale (encéphalorrhagie), de ramollissement cérébral (encéphalomalacie), de tumeurs cérébrales, etc. L'abaissement considérable de la température a lieu parfois à la suite d'*affections douloureuses* ; nous avons en vue la lithiase biliaire et néphrétique, la péritonite par perforation, les blessures et les opérations chirurgicales.

La température baisse également à la suite de grosses *pertes de sang*, alors même que les autres symptômes de collapsus font défaut ; les diarrhées profuses sont suivies du même effet. Il arrive fréquemment aussi qu'on rencontre de l'hypothermie chez les cardiaques, aussitôt que la circulation subit un ralentissement. Inutile d'ajouter qu'hypothermie et cyanose sont ici des phénomènes corrélatifs. Les mêmes effets résultent souvent d'*affections respiratoires chroniques*, notamment lorsqu'au ralentissement de la circulation vient s'associer un rétrécissement du champ de la respiration. L'*urémie* s'accompagne fréquemment d'hypothermie excessive ; il en est de même pour d'autres états pathologiques qui s'opposent à l'élimination de l'urée par les urines et provoquent ainsi sa rétention et son accumulation dans le sang (1). L'*intoxication diabétique* (*coma diabétique*) provoque aussi souvent la chute de la température au-dessous de la normale. Il peut en être de même dans l'*ictère*. Ce qui viendra ici en premier lieu à l'esprit, ce sont les influences toxiques, d'autant plus que bien des observations militent en faveur de l'action hypothermique exercée par certains *poisons*. Nous rappellerons seulement les alcooliques, le phosphore, les préparations mercurielles et les fébrifuges (antipyrétiques).

Parmi les *abaissements hypothermiques locaux*, les plus importants

---

(1) Il n'est pas prouvé, pas même probable que l'hypothermie urémique relève de cette pathogénie ; elle est soumise plus vraisemblablement aux mêmes causes auto-toxiques que l'hyperthermie du coma diabétique ; on sait qu'elle a été reproduite expérimentalement avec les poisons de l'urine (Bouchard).

sont ceux où la température cutanée et la température interne forment un contraste absolu. Nous avons déjà appelé l'attention sur les dangers auxquels on s'expose en voulant juger toujours de la température du corps par la simple application de la main sur les téguments. Dans les explorations faites à la policlinique ou dans le cabinet, on aura assez souvent l'occasion de constater que la peau, par suite de son contact avec l'air, offre une température normale ou hyponormale, alors que la température interne est très élevée. Cela est même vrai quelquefois pour ces malades qui ne quittent pas le lit, particulièrement pour les cholériques.

La circulation cutanée exerce une grande influence sur la température de la peau; parce qu'ici comme ailleurs les vaisseaux sanguins sont considérés comme des voies de répartition aussi régulière que possible de la chaleur animale. C'est ce qui explique pourquoi tous les états pathologiques où il existe du ralentissement de la circulation dans les vaisseaux cutanés, s'accompagnent d'abaissement de température.

Telle est la réfrigération considérable de la peau, que l'on observe pendant le *frisson fébrile*, en opposition avec l'augmentation de la température interne ; en effet, pendant le frisson, ainsi que l'a fait ressortir Traube, il se produit une contracture de la tunique musculaire des petits vaisseaux cutanés. Tout récemment, Schülein et un autre de mes élèves et assistants, E. Schwarz, ont poursuivi l'étude de ces phénomènes sous ma surveillance directe.

Chez les individus dont la circulation sanguine est ralentie d'une façon purement mécanique, par exemple les *cardiaques* et les personnes présentant des désordres graves de la respiration, on rencontre, pour ainsi dire indépendamment de la température du corps, un abaissement de la chaleur cutanée, et cela en même temps souvent que la cyanose. Dans les troubles de la circulation locale, tels que les engendre, dans le domaine d'une veine isolée, la *thrombose marastique* ou la *compression par des tumeurs*, l'hypothermie cutanée n'est également que locale.

Lorsque la circulation est supprimée d'une manière absolue dans un segment du corps, la température de ce segment s'abaisse aussi : c'est ce que l'on observe parfois sur des *membres atteints de gangrène* (1).

(1) On complétera ce chapitre en lisant la thèse d'agrégation de M. HUTINEL, *Des températures basses centrales*, 1880, Paris.

CHAPITRE VI

EXAMEN DU POULS

Chaque contraction du muscle cardiaque chasse une certaine quantité de sang dans l'aorte et de là dans les artères périphériques. Cette propulsion a pour effet une modification de volume des artères qui se révèle de deux façons, par la dilatation transversale et par l'augmentation de longueur de ces vaisseaux. Mais comme l'artère ne peut se mouvoir librement dans aucun sens fixée qu'elle est aux couches sus et sous-jacentes par du tissu cellulaire plus ou moins lâche, l'élongation se manifeste par une augmentation de la flexuosité, que l'on peut voir facilement aux artères situées superficiellement, comme la temporale, et même chez les gens maigres, aux artères radiale et cubitale.

Lorsqu'on applique l'indicateur et le médius de la main droite sur une artère superficielle, on sent la propulsion systolique intra-vasculaire sous forme d'un léger soulèvement, d'un battement, que l'on désigne sous le nom de *pouls*. Il y a autant de pouls que d'artères accessibles au doigt ; pour la plupart des cas cependant, l'examen du pouls radial est suffisant ; c'est seulement du pouls radial qu'il sera question dans ce qui suit. Pourquoi a-t-on choisi l'artère radiale pour l'exploration du pouls ? parce que sa situation est commode, que l'examen n'en est pas pénible au malade et que, même pour une exploration instrumentale, cette artère est celle qui offre le plus de facilités.

La simple réflexion indique que les qualités du pouls dépendent de trois facteurs : l'énergie cardiaque, la quantité de sang et la structure du tube artériel. Quelle que soit la simplicité apparente de ces conditions physiques, elles présentent réellement une complexité telle qu'une exploration exacte du pouls n'est pas une tâche facile, car il est bien souvent impossible de faire la part de tel ou tel facteur.

D'après ce qui précède, il va de soi que l'examen du pouls présente un intérêt tantôt local, tantôt général, et que pour le premier cas les causes résident dans un état pathologique du canal artériel lui-même.

La littérature fournit des exemples de modifications locales du pouls. Knecht a prouvé que dans une inflammation apyrétique de la main les propriétés du pouls changent notablement dans l'artère radiale correspondante. Cet auteur a essayé de prouver que cela résultait de la diminution d'élasticité de la paroi artérielle consécutive à l'œdème et des entraves apportées à l'afférence du sang artériel. Dans l'hémiplégie, on a observé bien des fois des altérations du pouls du côté malade, par suite de la participation de la musculature des vaisseaux à la paralysie.

Dans l'énorme majorité des cas, il faut considérer la signification diagnostique du pouls au point de vue général ; cette signification a une importance extrême ; elle nous occupera exclusivement dans ce qui va suivre.

Quant aux *procédés d'exploration du pouls*, l'on se contente, dans la pratique courante, de la *palpation du pouls (sphygmopalpation)*. Mais s'il s'agit de déceler des modifications moins grossières dans la forme du pouls, le doigt palpeur se montre un instrument bien peu sûr. Aussi se sert-on dans ce but d'appareils enregistreurs, appelés *sphygmographes ;* c'est à eux que tout ce procédé d'exploration est redevable d'être désigné sous le nom de *sphygmographie*. Enfin, dans ces derniers temps, on a essayé de déterminer la pression du pouls à l'aide de certains instruments appelés sphygmomanomètres. De tout ce qui précède, il résulte que pour l'étude complète du pouls on aura recours non seulement aux deux procédés d'exploration sus-mentionnés, mais aussi à la *sphygmomanométrie*.

1. — **Palpation du pouls.**

Pour étudier avec les doigts palpeurs les propriétés du pouls radial, on placera les second et troisième doigts de la main droite, légèrement, sur l'artère radiale, que l'on sent avec facilité, immédiatement au-dessus de l'apophyse styloïde. Il faut éviter toute pression qui entacherait l'examen d'erreurs considérables.

Dans la palpation du pouls, il faut rechercher trois choses : la fréquence, le rythme et la qualité.

A. — **De la fréquence du pouls.** — Le nombre de pulsations varie chez un adulte bien portant — Albert de Haller le professait déjà — entre 6o et 8o à la minute. D'après les nombreuses statistiques de Volkmann, la moyenne serait d'environ 7o par minute.

On détermine le nombre des pulsations à l'aide d'une montre à secondes. On se rapprochera le plus du chiffre exact en comptant les pulsations pendant une minute entière. En tous cas, on doit éviter de se contenter de compter pendant un quart de minute, parce que la simple réflexion montre que de cette façon on peut commettre de notables erreurs. On remarquera fréquemment aussi qu'au début de l'exploration, les malades, émus ou embarrassés, présentent de l'accélération et souvent de l'irrégularité du pouls ; on fera donc bien d'attendre un peu avant de procéder à cet examen.

A l'état normal, le chiffre des pulsations dépend de l'*âge*, du *sexe*, de la *taille*, du *moment de la journée*, des *repas*, des *excitations physiques* et *psychiques*, de la *profondeur de la respiration*, de la *température extérieure*, de la *pression atmosphérique*, de l'*excitation du pneumogastrique* et de l'action de certains *poisons*.

Le chiffre des pulsations atteint son maximum dans les premières semaines qui suivent la naissance ; puis il tombe d'une façon progressive jusqu'à l'âge de 25 ans, se maintient à un niveau à peu près égal de 25 à 5o ans, pour augmenter de quelques unités pendant la vieillesse. Les tableaux numériques que l'on a établis suivant les différents âges ne sont malheureusement pas exempts de toute erreur ; en particulier, et sans compter que l'on ne s'est pas toujours mis à l'abri de toutes les sources d'inexactitude, le nombre des observations est souvent trop minime. Nous pouvons accepter les chiffres suivants comme des moyennes :

A la fin de la vie fœtale . . . . . . 135 à 140 pulsations.

0-1 an	13 .	—
1-2 ans.	110	—•
2-3 —	108	—
3-4 —	108	—
4-5 —	103	—
5-6 —	98	—•
6-7 —	92	— •
7-8 —	94 (?)	—
8-9 —	89	—
9-10 —	92 (?)	—
10-11 —	88	—•
11-12 —	90 (?)	—
12-13 —	88	—
13-14 —	87	—•
14-15 —	83	—
15-20 —	72	—
20-25 —	71	—
25-50 —	70	—
60 —	74	—
80 —	79	—

L'influence du *sexe* sur la fréquence du pouls se reconnaît à ce que, toutes choses égales d'ailleurs, le nombre des pulsations est un peu plus considérable chez la femme que chez l'homme. Et cette différence existe dès la naissance, ce qui a fait faire à Frankenhäuser une tentative assez risquée, je veux parler du diagnostic anticipé du sexe du fœtus en se fondant sur la plus grande fréquence du pouls dans le sexe féminin. En consultant les divers tableaux statistiques, on peut donner comme moyennes les chiffres suivants :

	POULS	
AGE	SEXE MASCULIN	SEXE FÉMININ
1	100	110
6	84	90
13	76	84
15-20	70	78
20-25	70	77
25-30	71	72
30-35	70	75

La *taille* n'est pas indifférente pour la fréquence du pouls. Bryan Robinson a fait remarquer le premier que, dans des conditions identiques, le chiffre des pulsations est d'autant moins considérable que la taille est plus élevée. Cette assertion a été confirmée depuis. Volkmann, Rameaux ont cherché à traduire ces proportions par des formules mathématiques.

De même que la température, le pouls offre des *variations dans la même journée* ; les écarts peuvent aller jusqu'à 20 pulsations par minute. La première augmentation diurne commence dès les premières heures du jour, entre 3-6 heures du matin, et atteint son maximum vers 11 heures. De 11 heures à 2 heures, la fréquence diminue pour augmenter à nouveau et atteindre entre 6-8 heures du soir son second maximum, moins élevé que le premier. De 8 heures du soir à minuit, le nombre des pulsations baisse, remonte jusque vers 2 heures du matin et, à partir de ce moment, diminue jusqu'à l'heure où le pouls s'achemine de nouveau vers son premier maximum diurne. D'après les observations récentes de Hann et Corte, le chiffre des pulsations présenterait encore 'des *périodes annuelles*.

Le pouls s'accélère après le *repas* et se ralentit pendant le *jeûne*. La nature elle-même des aliments a une certaine influence. Une nourriture difficilement digestible, des aliments chauds, et notamment les boissons échauffantes, excitantes, sont tout particulièrement propres à amener une augmentation de fréquence du pouls.

De violents *mouvements musculaires* élèvent très notablement le chiffre des pulsations, qui peut monter à 140 par minute après une course un peu longue. Le simple changement de position du corps produit des modifications dans la fréquence du pouls ; on constate le chiffre minimum dans la position horizontale ; dans la station assise, le pouls s'accélère, il atteint le chiffre maximum dans la station debout. Et ces différences selon les positions sont surtout sensibles chez les malades et les convalescents, de sorte que, pour éviter des erreurs, il faut toujours tâter le pouls, le malade étant couché. D'ailleurs, Salisbury a trouvé que les mouvements musculaires passifs peuvent augmenter la fréquence du pouls comme les mouvements actifs.

D'après Graves et Mantegazza, ces variations de fréquence du pouls suivant les diverses positions du corps n'existent pas, ou, si elles existent, elles se produisent en sens inverse chez les individus atteints de lésions valvulaires du cœur. Cette modification atypique du pouls présente, d'après mon expérience personnelle, un élément de diagnostic important dans les cas douteux de lésion valvulaire du cœur.

On a voulu expliquer l'influence de la position sur la fréquence du pouls par les changements de résistance que rencontre le courant sanguin dans les diverses attitudes. Mais Landois et Mantegazza ont prouvé récemment que l'accélération du pouls pendant la station verticale était sous la dépendance du centre vaso-moteur de la moelle allongée, centre dont la richesse vasculaire pourrait, dans les changements d'attitude, subir des modifications menaçant la vie, si certaines dispositions régulatrices ne venaient à l'encontre du danger.

On sait que le système nerveux vaso-moteur se trouve en partie sous la dépendance du cerveau ; on n'a qu'à se rappeler que certaines émotions amènent de la rougeur ou de la pâleur de la peau. Comme les mo-

difications du calibre des vaisseaux ne sont pas sans influence sur le
nombre des battements cardiaques, il est clair que les *excitations psychi-*
ques changeront la fréquence du pouls et le plus souvent l'augmenteront.
L'accélération du pouls peut être produite à volonté par de *profondes*
inspiràtions (Knoll).

Pour que la *température extérieure* exerce quelque influence sur la
fréquence du pouls, il faut ordinairement dès variations considérables de
cette température. Si celle-ci est élevée, le pouls s'accélère ; il se ralentit
si elle est basse. On peut se convaincre de la justesse de cette loi en
comparant les modifications de fréquence du pouls chez une seule et
même personne pendant un bain froid et un bain chaud.

D'après les expériences de Viyenot, l'augmentation de la *pression*
atmosphérique dans les cabines pneumatiques diminue la fréquence du
pouls ; le séjour dans l'air raréfié au contraire élève le chiffre des pulsations.

Parmi les nerfs qui règlent les mouvements du cœur et la fréquence
du pouls, le pneumogastrique joue un rôle important. Depuis les recherches de Lower, d'Edouard Weber et de Budge, on sait que l'*irritation du*
nerf vague chez les animaux ralentit le pouls, tandis que sa section et sa
paralysie l'accélèrent considérablement. La loi est la même pour l'homme
bien portant, comme l'on a pu s'en convaincre. Les premiers essais
datent de 1865 et ont été faits par Czermak. Ils furent confirmés par Con-
cato, de la Harpe et de Cérenville, mais considérés par tous comme un
phénomène pathologique, jusqu'à ce que Quincke (1875) en eût démontré
le caractère physiologique.

Lorsque, chez un individu en bonne santé, on comprime de dedans en
dehors la carotide ou un point situé immédiatement contre elle, on provoque la plupart du temps le ralentissement ou la suppression complète
du travail cardiaque et du pouls. La suppression peut durer jusqu'à sept
secondes. En continuant la compression, les contractions du cœur repren-
nent progressivement. Le ralentissement des mouvements cardiaques ne
se produit du reste pas immédiatement après le début de la compression,
mais il s'écoule entre les deux phénomènes une sorte de stade latent qui
atteint environ la durée d'une ou de deux pulsations. Les individus qu'on
soumet à ces expériences ont de la photopsie et éprouvent des vertiges ;
on constate même quelquefois des syncopes fort dangereuses. Czermak
observa sur lui-même une anxiété intrathoracique spéciale, associée à un
ralentissement et à une augmentation de profondeur des mouvements
respiratoires.

Quincke a démontré nettement que le phénomène n'est pas produit par
la compression de la carotide ou des jugulaires et une modification consécutive de la distribution du sang dans le cerveau, mais par l'irritation
du pneumogastrique engendrée par la compression. L'expérience réussit
surtout avec les individus maigres, à long cou, chez qui l'on atteint le
nerf plus sûrement et plus commodément. Tantôt il faut, pour que le
phénomène se produise, une compression des deux nerfs vagues, tantôt
de l'un seulement des troncs nerveux; dans ce cas, celui du côté droit

l'emporte sur son congénère. Wasylewsky a fait ressòrtir un fait sur lequel Quincke avait déjà insisté, c'est l'irritabilité plus grande du nerf vague chez les malades et les convalescents ; les tentatives réussiront donc encore mieux chez ces derniers. Récemment, Tarchanoff a appelé l'attention sur la particularité suivante : certains individus peuvent varier *à volonté* le nombre de leurs contractions cardiaques et par conséquent de leurs pulsations. Il vit un étudiant capable de faire monter son pouls, en l'espace d'une minute, de 70 à 105. Les individus de cette catégorie peuvent ordinairement contracter volontairement les muscles auriculaires et selon toute probabilité la volonté a chez eux une certaine influence sur les centres accélérateurs du cœur, situés dans la moelle cervicale.

On peut encore modifier à dessein la fréquence du pouls par l'*administration de certains poisons*. De fortes doses de digitale et d'extrait de fève de Calabar ralentissent le pouls, ainsi que la vératrine et la nicotine à petites doses ; de fortes doses de ces deux derniers alcaloïdes augmentent, au contraire, le nombre des pulsations. Parmi les poisons qui accélèrent le pouls, il faut citer au premier rang l'atropine.

Les *variations pathologiques de la fréquence du pouls* se manifestent dans deux sens différents : dans le sens du ralentissement (pouls rare); dans le sens de l'accélération (pouls fréquent).

Le *pouls ralenti* ou *pouls rare* s'observe dans les circonstances suivantes (1) :

1. — Dans l'*ictère*. Dans le cours de l'ictère, le ralentissement du pouls n'est pas constant, mais il est très fréquent. Le chiffre des pulsations tombe jusqu'à 50-40 par minute, même à 21 : Frerichs, Feltz et Ritter, plus récemment encore Wickham Legg, ont montré que le ralentissement était dû à l'action sur le muscle cardiaque des acides biliaires contenus dans le sang, et en particulier à une action directe sur les ganglions du cœur.

2. — Dans les *dégénérescences du muscle cardiaque*. La surcharge graisseuse du cœur — Stokes l'avait déjà fait ressortir — la sclérose artérielle des coronaires, ainsi que les lésions myocardiques, s'accompagnent de ralentissement du pouls. Il existe à ce sujet des documents de date ancienne, d'après lesquels le chiffre des pulsations serait tombé à 8 par minute après une syncope. Russel a fait ressortir que les causes dernières de la plupart des ralentissements du pouls devaient être recherchées dans le muscle cardiaque lui-même ; peut-être, en se plaçant à ce point de vue, peut-on expliquer pourquoi, à un âge avancé, on observe, contrairement à la règle, un ralentissement frappant du pouls. Dans la

---

(1) Le pouls peut être rare chez des sujets jouissant d'une bonne santé. On en a cité beaucoup d'exemples. Napoléon Ier n'avait que 40 pulsations à la minute. Les individus qui ont le pouls lent permanent présentent parfois des accidents nerveux que M. Debove a rattachés à l'urémie (*Soc. méd. des hôpitaux*, 1888).

discussion qui eut lieu à la Clinical Society de Londres, le docteur Hewan a rapporté que son pouls était tombé petit à petit de 72 à 24, niveau qu'il conservait depuis quatre ans, sans qu'il fût survenu aucun incident inquiétant. Des faits analogues ne manquent pas (1).

3. — Dans la *sténose de l'orifice aortique*, le pouls est généralement ralenti. Traube prétend que c'est là le résultat de l'anémie des artères coronaires et, par conséquent, du muscle cardiaque.

4. — Le nombre des pulsations diminue souvent d'une manière frappante dans les *affections du système nerveux central*. L'augmentation de pression intra-cérébrale qui résulte de tumeurs, d'épanchements sanguins et d'accumulations de liquide hydrocéphalique, est une cause fréquente de ralentissement du pouls. Dans la période initiale de la méningite basilaire le pouls est rare également, mais s'accélère énormément dans la période finale. (2). Traube a expliqué ce phénomène par l'irritation du début, provoquée par l'inflammation, et la paralysie terminale du pneumogastrique.

5. — Les *diminutions brusques de la pression intra-artérielle*, les fortes saignées et les pertes sanguines soudaines et abondantes diminuent la fréquence du pouls. L'évacuation brusque des liquides pleural et péritonéal produit absolument le même effet.

6. — Après la *crise des pyrexies aiguës*, on observe fréquemment, ainsi que Traube l'a montré en premier lieu, un ralentissement évident du pouls pendant plusieurs jours ; on a sans doute affaire, dans ces cas, à l'influence sur le muscle cardiaque de substances toxiques créées pendant l'état fébrile.

7. — Dans l'*inanition*, telle qu'on l'observe, par exemple, dans les cas de sténose ou d'oblitération œsophagienne, le pouls est souvent diminué de fréquence. Le même fait se rencontre dans les affections chroniques de l'estomac et de l'intestin.

8. — Parfois il se produit du ralentissement du pouls pendant le cours d'un *rhumatisme articulaire*, sans que le cœur paraisse malade.

9. — On observe fréquemment le pouls rare dans l'*état puerpéral*. Quelques auteurs en accusent l'irritation réflexe née sur la surface interne de la matrice en involution, tandis qu'Olshausen a des tendances à expliquer le fait par la lipémie à laquelle sont soumises les femmes enceintes.

L'*accélération du pouls*, le *pouls fréquent*, s'observe dans les conditions pathologiques suivantes :

(1) M. Cornil a rapporté à la *Société de biologie* l'observation d'un malade atteint de dégénérescence graisseuse du cœur, chez lequel le pouls ne donnait que 15 battements à la minute.

(2) Le ralentissement du pouls est un des phénomènes les plus caractéristiques de la méningite tuberculeuse, disent Rilliet et Barthez : l'artère vibre sous le doigt comme une corde de basse et détache une série de coups parfaitement isolés les uns des autres. Ce ralentissement du pouls coïncide alors fréquemment avec de l'hyperthermie (pouls dissocié). Ce signe est plus rare dans les autres méningites aiguës, non tuberculeuses.

1. — Dans la *fièvre*. L'augmentation de fréquence du pouls est un des symptômes les plus constants de la fièvre, aussi devra-t-on s'attendre à quelque complication lorsque dans une pyrexie ce symptôme fait défaut. Dans la plupart des cas, la fréquence du pouls est en rapport avec la violence de la fièvre, ce qui permet d'apprécier approximativement l'importance de cette dernière à l'aide de la première. En règle générale, le pouls augmente de 8 pulsations par minute pour chaque degré au-dessus de 37° (V. Liebermeister). Cependant les exceptions à cette règle ne sont pas rares, et cela se comprend, car outre la fièvre il existe généralement encore d'autres facteurs qui influencent la fréquence du pouls.

En tout cas, le pronostic d'une affection fébrile devient très fâcheux quand le chiffre des pulsations dépasse 160 à la minute.

Lorsqu'une affection pyrétique se développe chez des individus déjà affaiblis antérieurement, le pouls est généralement plus fréquent que ne le comporterait la température.

Il en est de même pour les enfants et pour les cardiaques qui sont atteints de maladies fébriles. Au contraire, dans la fièvre typhoïde, il n'est pas rare de constater un chiffre de pulsations au-dessous de celui qui correspond à la fièvre.

Les causes de l'accélération pyrétique du pouls sont vraisemblablement à chercher du côté du cœur. Déjà, Alexandre de Humboldt savait qu'un cœur mis à nu et plongé dans du lait tiède se met à battre plus vite, de façon à se contracter dans le même intervalle de temps quarante fois au lieu de douze. Cette remarque a été confirmée depuis par d'autres auteurs, et Landois a montré que c'est notamment l'endocarde qui est accessible à l'irritation thermique. De là à appliquer ces résultats aux phénomènes fébriles, il n'y a qu'un pas.

2. — Dans le *collapsus*. Lorsque dans le cours d'une maladie, la température tombe au-dessous de 37°, et devient par conséquent hyponormale, tandis qu'au contraire le pouls augmente de fréquence et atteint un chiffre excessif, il faut y voir un symptôme certain de dépression des forces. Le pronostic est très grave dans ces cas-là ; quant au traitement, il ne doit poursuivre qu'un but unique, relever l'état des forces avec des moyens excitants et toniques. Le pouls peut devenir tellement fréquent qu'il dépasse 200 et qu'il ne peut plus être compté. Quelquefois encore, il est si peu plein que certaines pulsations ou toute une série sont supprimées ou ne sont pas appréciées. Dans ces cas, on fait bien de déterminer le nombre des contractions cardiaques par l'auscultation. Pour pouvoir mieux suivre les pulsations très rapides, on les comptera de cinq en cinq et on additionnera le tout, le temps de l'observation écoulé.

3. — Dans la *paralysie du pneumogastrique*. La paralysie du pneumogastrique peut être engendrée par des altérations du système nerveux central ayant envahi le point d'origine du nerf ou par des lésions phériphériques du tronc lui-même. Dans le premier cas, le tableau symptomatique est voilé, parce que la paralysie atteint, outre le pneumogastrique, d'autres nerfs cérébranx qui attirent toute l'attention. La paralysie du

pneumogastrique d'origine périphérique est produite le plus souvent par des ganglions lymphatiques hypertrophiés, qui compriment le tronc nerveux et le paralysent. Ajoutons que le phénomène se produit alors même qu'un seul des pneumogastriques a perdu ses propriétés fonctionnelles (1).

4. — Dans *certaines névroses du cœur*, notamment dans les palpitations nerveuses, dans la sténocardie (angine de poitrine) et dans la maladie de Basedow. Dans toutes ces affections, la fréquence du pouls survient par accès (2). Les causes ne sont probablement pas les mêmes pour tous ces états pathologiques. Friedreich a expliqué l'accélération du pouls dans la maladie de Basedow par la paralysie des nerfs vasculaires provenant du sympathique cervical, paralysie qui crée une dilatation des artères coronaires et par conséquent un apport de sang plus considérable au muscle cardiaque, lequel engendre une irritabilité plus forte des ganglions du cœur. Quant à Traube, il donne comme cause de l'accélération du pouls, dans la sténocardie, une excitabilité exagérée du centre nerveux vaso-moteur dans la moelle allongée.

On rencontre, du reste, l'augmentation de fréquence du pouls dans presque toutes les lésions valvulaires à la période d'asystolie, peut-être parce que les troubles circulatoires accumulent l'acide carbonique dans le sang, ce qui augmente l'irritabilité du centre vaso-moteur.

5. — *Dans le cas d'obstacles trop considérables à la circulation dans les voies artérielles.* C'est ainsi, comme nous l'avons indiqué plus haut, que l'on voit le pouls augmenter de fréquence dans les épanchements pleurétiques et dans les collections liquides de la cavité péritonéale. Les affections pulmonaires qui entravent le dégorgement des artères pulmonaires s'accompagnent presque sans exception d'accélération du pouls.

6. — La *douleur* peut augmenter la fréquence du pouls, par excitation réflexe des vaso-moteurs et contraction consécutive des vaisseaux. Martin et Mauer ont démontré que le chiffre des pulsations s'élevait sous l'influence des douleurs de l'accouchement. Le phénomène n'est pas constant, parce qu'il faut que la douleur, pour agir sur le pouls, ait une intensité déterminée et variable suivant l'individu (3).

B. — **Du rythme du pouls.** — Au point de vue du rythme, on distingue trois sortes de pouls : le pouls rythmique, le pouls allorythmique et le pouls arythmique ou irrégulier.

Chez l'homme bien portant, les pulsations se suivent à des intervalles

---

(1) M. Merklen a cité, à la *Société médicale des hôpitaux*, un cas de tachycardie due à l'adénopathie trachéo-bronchique.

(2) Il faut encore ranger ici la *tachycardie paroxystique essentielle*, qui ne relève d'aucun de ces états, et dont la cause réside sans doute dans une névrose du système nerveux cardiaque, central ou périphérique.

(3) M. Faisans a signalé l'accélération du pouls comme signe précoce de tuberculose pulmonaire ; ce signe, d'une grande valeur diagnostique, aurait encore une signification pronostique importante, indiquant une forme éréthique, grave, à évolution rapide.

réguliers et constituent le *pouls rythmique*. Celui qui est quelque peu habile à palper le pouls reconnaîtra facilement que, chez la plupart des individus, on sent le pouls, non pas comme un battement unique, mais comme un battement double. Le dicrotisme du pouls est apparent surtout chez les fébricitants, les convalescents et les anémiques ; chez eux, il n'est pas rare de constater entre le premier battement, fort, et le second, beaucoup plus faible, une pause parfois assez notable. Dans certains cas même, on observe avec un peu d'attention, non pas un, mais plusieurs battements secondaires.

Tandis que, la plupart du temps, le pouls donne la sensation d'un choc principal suivi d'un choc secondaire, il peut arriver, chez les fébricitants, qu'au contraire le pouls semble constitué par un premier battement faible suivi d'un second battement plus fort. Les anciens appelaient ce genre de pouls *pulsus capricans*. Nous le rencontrerons plus tard en traitant de la courbe du pouls dans la fièvre et nous apprendrons à le connaître plus exactement sous le nom de pouls hyperdicrote.

La désignation d'*allorythmie du pouls* a été introduite dans le langage médical par Sommerbrodt. On désigne ainsi le pouls qui, tout en ne possédant pas le rythme normal, présente cependant une certaine périodicité dans ses battements. C'est dans ce groupe qu'il faut ranger le pouls paradoxal, le pouls bigéminé et le pouls alternant. Pour que l'allorythmie devienne perceptible au doigt, il faut qu'elle soit extrêmement nette ; aussi peut-il arriver au plus adroit et plus habile observateur de ne pas reconnaître ces caractères du pouls, qui sont au contraire très faciles à constater par la méthode graphique.

Le *pouls paradoxal* est celui qui diminue ou disparaît quelquefois complètement à chaque inspiration. C'est pour cela qu'on lui a donné aussi le nom de *pulsus inspiratione intermittens* (1).

Le *pouls bigéminé* présente ceci de caractéristique que deux pulsations consécutives constituent une entité séparée de la précédente et de la suivante par une pause plus ou moins longue.

Dans le *pouls alternant*, on remarque une alternance régulière entre un battement fort et un battement faible. Pour de plus amples détails, nous renvoyons au chapitre de la sphygmographie.

Le *pouls myure* (en queue de rat) est celui qui débute par une pulsation normale suivie de pulsations progressivement plus faibles jusqu'à ce qu'un nouveau battement normal recommence une série nouvelle. Le *pouls myure récurrent* est celui qui augmente successivement d'intensité, après avoir été en diminuant de façon à produire la sensation d'une ascension et d'une descente continues du pouls.

En opposition avec le pouls myure, nous observons le *pouls incident*, où le battement sphygmique normal est suivi d'une série de pulsations de plus en plus fortes.

---

(1) Kussmaul avait donné ce signe comme indiquant la péricardo-médiastinite calleuse ; mais on a reconnu depuis que d'autres états physiologiques ou pathologiques pouvaient lui donner naissance.

Lorsque de temps en temps en temps deux pulsations égales se trouvent séparées par une pulsation plus faible, le pouls est dit *intercurrent* ou *intercident*.

Enfin, on parle de *pouls coturnisant* (pouls analogue au cri de la caille) lorsque les pulsations se suivent rapidement par séries de trois.

Le *pouls arythmique* ou *irrégulier* est celui dont les pulsations ne présentent aucune succession régulière. Les pauses plus ou moins considérables qui séparent ces dernières peuvent être engendrées de deux façons, soit par un défaut d'énergie de certaines contractions cardiaques qui ne peuvent plus chasser à chaque systole le sang jusque dans les artères radiales (*pouls intermittent*), soit par une suppression réelle de certaines de ces contractions (*pouls déficient*). En auscultant le cœur pendant la palpation du pouls, on reconnaît facilement si l'on a affaire à l'un ou l'autre de ces facteurs étiologiques (1).

C. — **De la qualité du pouls.** — Ce que jadis on appelait qualité du pouls répond à trois propriétés différentes : l'expansion, la force ou la tension, enfin l'ampleur du pouls.

Au point de vue de l'*expansion* de la paroi artérielle, on distingue le pouls rapide ou bondissant, du pouls tardif ou à expansion lente et progressive, *pulsus celer, pulsus tardus*. Le premier est caractérisé par la promptitude avec laquelle le tube artériel atteint son maximum d'expansion pour revenir aussi vite à l'état de contraction. A la palpation, cette propriété se manifeste par un battement extrêmement rapide et bondissant. Au contraire, dans le pouls tardif, la dilatation et la contraction du vaisseau s'exécutent avec une certaine lenteur. Entre ces deux sortes de pouls, on observe naturellement des groupes de transition multiples.

C'est dans les lésions de l'orifice aortique qu'on observe le plus nettement ces deux caractères du pouls : le caractère bondissant dans l'insuffisance ; dans le rétrécissement, au contraire, la lenteur de l'expansion. Dans la plupart des cas, le pouls bondissant est en même temps un pouls fréquent.

Le caractère bondissant du pouls est d'autant plus prononcé que les contractions cardiaques sont plus brèves, que la sortie du sang des capillaires et des veines rencontre moins d'obstacles et que l'artère opère plus rapidement sa contraction active, c'est-à-dire la contraction due à sa tunique musculaire. En appliquant ces principes à la pathologie, on devra s'attendre à rencontrer un pouls à expansion lente dans l'emphysème pulmonaire, la sclérose artérielle, la colique de plomb et dans beaucoup d'affections douloureuses.

Au point de vue de la *force*, de la *tension* du pouls, on distingue un pouls dur et un pouls mou, *pulsus durus* et *pulsus mollis*. La dureté du pouls se mesure d'après le degré de pression nécessaire à la suppression

---

(1) Le pouls intermittent vrai, ou pouls déficient, serait presque toujours le symptôme d'une affection gastrique (Lasègue).

du battement artériel. La violence de la pression dépend évidemment de la structure et des qualités de résistance des tissus sus et sous-jacents à l'artère, de la structure de la paroi vasculaire et de la pression sanguine. Or, comme les deux premiers facteurs sont d'une variabilité individuelle considérable et d'une valeur difficile à déterminer, il en résulte que la dureté du pouls n'acquiert de signification diagnostique que lorsqu'elle offre des différences chez un même individu, chez lequel on peut considérer comme généralement inaltérable la résistance des tissus et des parois vasculaires. Toute augmentation de dureté dans ce cas équivaut à une augmentation de la pression sanguine, et inversement.

Le pouls est particulièrement dur lorsque le ventricule gauche est hypertrophié et par conséquent travaille plus énergiquement. Aussi rencontre-t-on souvent la dureté du pouls dans l'insuffisance des valvules aortiques et dans l'atrophie rénale. Il en est de même dans les accès de colique saturnine et les affections fébriles douloureuses, telles que la péritonite. Chez les individus amaigris, dont l'artère radiale est accessible à la palpation sur une grande étendue, il semble, en tâtant le pouls, qu'on touche une corde tendue en vibration ; c'est pourquoi dans ces cas l'on a qualifié le pouls de *tendu, pulsus tensus.*

Le pouls dur, engendré par les modifications de la pression sanguine, doit être séparé complètement de celui dont la dureté est le résultat de la *rigidité du canal artériel.* Cette dernière s'observe presque exclusivement chez les vieillards, et est produite par la calcification par places de la paroi des vaisseaux. Ordinairement, dans ces cas, les battements coïncidant avec l'expansion et la contraction qui révèlent la systole et la diastole artérielles sont peu prononcés, parce que les régions des parois artérielles atteintes par la calcification circulaire demeurent dans un certain état de rigidité et d'immobilité. Cette espèce de pouls dur se reconnaît facilement en suivant l'artère du doigt ; les régions calcifiées donnent la sensation de proéminences dures. Lorsque les anneaux de calcification sont peu distants les uns des autres, il semble qu'on passe le doigt sur la trachée-artère d'un animal de petite taille.

Par rapport *au volume de l'onde vasculaire,* on distingue le *pouls égal* du *pouls inégal (pulsus æqualis — p. inæqualis),* le *pouls plein* du *pouls vide (pulsus plenus — p. vacuus),* et le *pouls ample* du *pouls petit (pulsus magnus — p. parvus).*

a) Le *pouls égal* du *pouls inégal.* Dans le pouls inégal, le volume des différentes ondes sanguines est variable ; si, en ce cas, il existe une certaine périodicité, de façon qu'un battement fort alterne régulièrement avec un battement faible, le pouls inégal, comme nous l'avons vu plus haut, devient pouls alternant. Très souvent un pouls inégal est en même temps irrégulier (1).

b) Le *pouls plein* du *pouls vide.* La plénitude du pouls se juge d'après le diamètre, ou, ce qui revient au même, d'après la dimension du calibre

(1) Un pouls faible, irrégulier, inégal et intermittent est caractéristique de l'asystolie.

vasculaire. Même chez l'homme bien portant, la plénitude du pouls offre
certaines variations. Le matin le pouls est ordinairement moins plein qu'au
moment de la digestion du repas principal ; la plénitude du pouls est aussi
augmentée par les efforts musculaires.

Naturellement, la plénitude du pouls est régie par les agents qui président à l'afflux et à l'efflux (1) du sang artériel, car plus l'afflux l'empor-
tera sur l'efflux, plus le pouls sera plein. En ne tenant pas compte de
certains états complexes, trois facteurs peuvent produire le pouls plein :

Augmentation de la force d'impulsion du cœur, l'élasticité et la contractilité de la paroi artérielle, les résistances au cours du sang au delà
de l'artère radiale restant les mêmes ;

Diminution de la contractilité et de l'élasticité de l'artère, la résistance
à l'efflux du sang artériel et la force d'impulsion du cœur restant les
mêmes ; enfin :

Obstacles à l'efflux du sang artériel, la force d'impulsion du cœur,
l'élasticité et la contractilité des parois artérielles demeurant les mêmes.

Ces différentes éventualités devront être dans chaque cas particulier
pesées et étudiées soigneusement, afin que la plénitude du pouls puisse
être utilisée pour le diagnostic. Dans le premier cas, on devra s'attendre
à ce que le pouls plein soit en même temps un pouls dur.

c) Le *pouls ample* du *pouls petit*. L'ampleur du pouls est évaluée
d'après les flexuosités et les développements latéraux que présente l'artère par suite de sa réplétion.

A l'état normal, le pouls est plus ample dans l'âge adulte que dans l'enfance et la vieillesse, chez l'homme que chez la femme. Enfin, l'amplitude
du pouls augmente après les repas.

Dans l'état pathologique, on observe généralement que le pouls rare
est plus ample que le pouls fréquent ; cela explique la plus grande amplitude du pouls rare et la diminution d'amplitude du pouls fébrile. De
même le pouls tardif est habituellement plus ample aussi que le pouls
plus rapide. Si dans l'insuffisance aortique le pouls, malgré son caractère bondissant, est presque sans exception un pouls ample, cela tient à
ce que l'hypertrophie du ventricule gauche augmente la force d'impulsion du cœur, qu'à chaque systole de ce ventricule, l'aorte reçoit une
quantité de sang plus considérable qu'à l'état normal, à savoir la quantité normale plus celle qui a reflué à la précédente diastole.

L'ampleur du pouls est tout d'abord sous la dépendance de la masse
sanguine chassée dans le système artériel. Mais la masse du sang n'est
pas l'unique facteur qui règle l'amplitude du pouls : celle-ci varie encore
suivant la rapidité et l'intégrité des contractions cardiaques, suivant
l'élasticité, la contractilité et l'intégrité anatomique des parois artérielles,
suivant la fixité plus ou moins considérable de l'artère elle-même, suivant
les résistances plus ou moins fortes, enfin, que rencontre l'écoulement du

(1) L'afflux, c'est le cours du sang du cœur à l'artère radiale ; l'efflux, c'est le cours du
sang de la radiale aux capillaires.

sang artériel. Dans un cas donné, il peut être très difficile de rapporter à chacun de ces facteurs la part qui lui revient.

L'importance de l'examen du pouls n'avait pas échappé à nos pères, et dans les documents anciens nous trouvons un grand nombre d'observations et de remarques diagnostiques à ce sujet. Comme jadis tout se bornait exclusivement à la palpation du pouls, il n'est pas étonnant que les explications soient parsemées d'erreurs, d'exagérations et de subtilités sans aucune valeur. Dans le langage moderne on peut conserver et utiliser encore des expressions anciennes destinées à résumer dans un mot unique plusieurs des qualités du pouls citées ci-dessus. Telles sont les suivantes :

a) Pouls fort et pouls faible (pulsus fortis, pulsus debilis). Le pouls fort est dur, plein et ample, le pouls faible est mou, vide, petit ;

b) Pouls contracté (pulsus contractus). Ce pouls est dur, vide, petit ;

c) Pouls filiforme (pulsus filiformis). Ce pouls est mou et vide.

Il existe encore un grand nombre d'autres expressions techniques dans la sphygmologie des anciens ; toutefois, on doit éviter de s'en servir, parce qu'elles sont en partie représentatives et par cela même difficiles à analyser au point de vue étiologique. Ainsi l'on a parlé d'un *pouls onduleux*, lorsque les pulsations donnaient au doigt la sensation de vagues douces et légères. Lorsque l'ondée sanguine ne provoquait qu'une légère trépidation des parois artérielles, le pouls était appelé *pulsus tremulus* (vermiculaire, formicant). Enfin, lorsque le pouls, la plupart du temps petit et dur, donnait l'impression d'ondes se frayant chacune un passage vers l'artère après avoir vaincu une certaine résistance, on lui donnait le nom de *pouls oppressé*, etc. (1).

(1) On ne doit pas oublier, en explorant le pouls, de faire la palpation comparative des deux radiales ; on constatera parfois que l'un des deux pouls est en retard ou plus faible, ce qui prouve l'existence d'athérome aortique avec ou sans anévrisme. Le signe de ces modifications à droite ou à gauche, la recherche de modifications analogues sur la carotide, permettront souvent de préciser le siège de la lésion.

2. — Représentation graphique du pouls. Sphygmographie.

L'idée de donner une représentation graphique de la circulation artérielle normale de l'homme vivant a été réalisée avec succès pour la première fois par Vierordt. Au début, la nouvelle méthode d'exploration
offrait plutôt un intérêt physiologique; mais elle obtint bientôt une importance réellement pratique grâce à Marey. La construction de son sphygmographe explique la portée pratique de la nouvelle découverte, dont
son ouvrage, daté de 1863, fournit de nombreux exemples convaincants.
La sphygmographie fit de notables progrès avec les expériences minutieuses et persévérantes de O. J. B. Wolff, quoique cet auteur ne se fût
pas mis à l'abri de toute erreur. Enfin, mentionnons les essais de Landois,
qui sont de grande valeur et appuyés sur l'expérimentation.

Parmi les divers *instruments* qui ont été recommandés pour les tracés

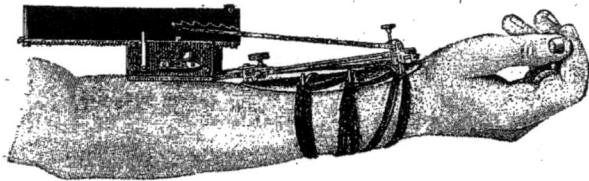

Fig. 19. — Sphygmographe de Marey.

sphygmographiques, le sphygmographe de Marey (fig. 19) est celui que
l'on emploie le plus souvent. Cet appareil a gagné en délicatesse par les
améliorations qu'y ont apportées Mach et Béhier. Un concurrent sérieux
semble lui être suscité dans le *sphygmographe de Dudgeon* (fig. 20), qui,
tout en fournissant des graphiques aussi exacts des pulsations, est meilleur marché et moins encombrant ; mais ce qui le distingue surtout, à son
avantage, c'est qu'il permet de prolonger la durée de l'observation et
partant d'allonger d'autant les courbes des pulsations. Dans ces dernières
années, nous nous sommes presque exclusivement servi du sphygmographe de Dudgeon.

Ces deux sphygmographes sont construits d'après le même principe.
Celui-ci consiste dans la transmission du mouvement sanguin intra-arté-
riel à un levier reposant sur l'artère ; le mouvement transmis au levier, il
l'inscrit avec sa pointe sur une bande de papier noirci à une lampe à pé-

trole fumeuse ; la bande de papier est mise en mouvement, à l'autre
extrémité de l'instrument, par un mécanisme d'horlogerie. On fixe la
courbe en la couvrant d'une couche d'une solution alcoolique de colo-
phane (5 p. 100). Les notices que l'on veut coucher sur la bande de
papier (nom du malade, de l'affection, etc.) y sont dessinées à la plume
avant que la courbe soit fixée. Au début, l'appareil était destiné à l'exploration exclusive de l'artère radiale ; cependant, avec un peu d'adresse, on
peut l'appliquer à d'autres artères superficielles, telles que la cubitale et
la brachiale.

On a cherché encore à remplacer le sphygmographe de Marey par un
certain nombre d'autres appareils. Parmi les appareils allemands, citons
l'angiographe de Landois et les sphygmographes de Sommerbrodt et
de Frey.

N'omettons pas les essais entrepris pour la reproduction photogra-

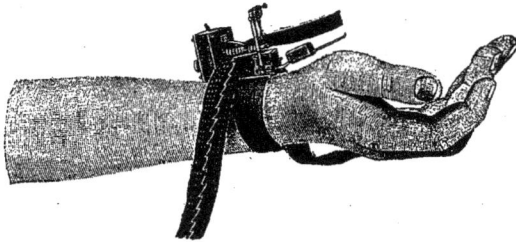

FIG. 20. — Sphygmographe de Dudgeon.

phique du pouls radial. Ce genre de sphygmoscopie s'appelle *sphygmo-
photographie*. La première idée en est due à Czermak (1864), et son
exécution a été poursuivie depuis par Ozanam, Landois et, plus récemment encore, par Stein (de Francfort-sur-Mein). Il est évident que cette
méthode d'investigation a trouvé moins d'accès encore dans la pratique
médicale que sa congénère. Par l'identité des tracés photographiques et
sphygmographiques, elle a du reste montré que le sphygmographe est
un instrument aussi commode que sûr.

Dans ce qui va suivre, nous utiliserons exclusivement des tracés sphygmographiques obtenus avec l'appareil de Marey appliqué sur l'artère
radiale. Car, comme tous les instruments sont sujets à quelques erreurs,
erreurs exagérées jadis, on ne se met à l'abri de ces dernières qu'en utilisant un seul et même instrument pour tous les cas ; comme, en outre,
les tracés artériels diffèrent entre eux, quoique à des points de vue absolument secondaires, il est bon également de se servir toujours de tracés
pris sur le même vaisseau.

Le pouls radial de l'homme sain présente au sphygmographe une série
d'ascensions et de descentes, que l'on désigne sous le nom de *tracé sphygmographique*, courbe du pouls. Chaque ascension correspond évidem-

ment à l'arrivée du sang dans l'artère, chaque descente au repos de cette
même artère (fig. 21). Toute pulsation isolée présente donc une ligne
d'ascension et une ligne de descente (fig. 21, al, dl). Le point de transition entre les deux porte le nom de sommet (cg) de la courbe ; le point
terminal celui de base (b).

Les deux lignes de la courbe offrent de notables différences ; car, tandis
que la ligne d'ascension est presque verticale, la ligne de descente tombe
d'une façon oblique et progressive. En outre, la première est représentée
par un trait continu, tandis que l'autre présente plusieurs interruptions
des élévations ou ascensions secondaires.

Les expériences précédemment citées de Landois ont montré qu'il fallait distinguer deux formes d'ascensions secondaires, qu'on désigne,
suivant leur mode de production, l'une sous le nom d'élévation de
recul (r), l'autre sous celui d'élévation par élasticité (e', e").

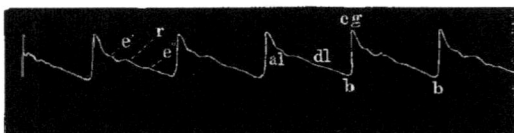

FIG. 21. — Sphygmogramme normal. Homme de 25 ans. (Obs. personnelle.)

L'élévation de recul (r) est remarquable par ses dimensions et se trouve
à peu près vers le milieu de la ligne de descente. Les élévations d'élasticité (e', e") sont plus petites. La pulsation normale a généralement deux
élévations d'élasticité très apparentes, la première située au-dessus de
l'ascension de recul, la seconde au-dessous. Cette dernière est parfois peu
prononcée.

D'après Landois, qui a fait avancer beaucoup la sphygmographie,
l'élévation de recul est produite par une onde sanguine positive qui provient de l'occlusion des valvules semi-lunaires. Quant aux élévations
d'élasticité, elles sont, d'après le même auteur, le résultat d'ondulations
secondaires du canal artériel distendu par la colonne sanguine. Toutefois
cette manière de voir a subi, jusqu'à ces derniers temps, des assauts très
vifs de la part d'un grand nombre de physiologistes, et les opinions émises par les auteurs sont encore loin de concorder entre elles.

Le caractère d'interruption multiple de la ligne de descente que présente le tracé sphygmographique normal porte le nom de catacrotisme.
Existe-t-il sur la ligne de descente une seule élévation qui la divise en
deux segments, le pouls est dit catadicrote ; en existe-t-il deux, et la
ligne est-elle par conséquent divisée en trois segments, il est dit catatri-
crote ; il y a de même un pouls cataquadricrote, etc.. On résumera la
caractéristique du pouls normal en disant qu'il est toujours catapoly-
crote.

En opposition avec le catacrotisme, l'anacrotisme du pouls existe

lorsque la ligne d'ascension présente des élévations secondaires (fig. 22).
Ce phénomène indique toujours des troubles morbides du côté de la circulation. Les recherches de Landois ont prouvé que dans ces cas il ne
s'agissait jamais que d'une seule forme d'élévations, d'élévations d'élasticité. On observe le pouls anacrote surtout dans la maladie de Bright, la
sclérose artérielle, sur les membres paralysés, s'il y a en même temps
paralysie des vaso-moteurs, et, en cas de compression des artères, en
prenant le pouls au-dessous du niveau de la compression. Le développement de ce genre de pouls est favorisé par la prolongation de l'afflux

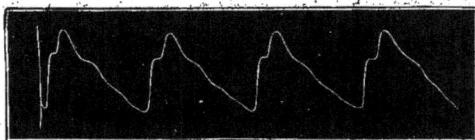

Fig. 22. — Pouls anacrote chez un homme atteint d'anévrisme de l'aorte. (Obs. personnelle.)

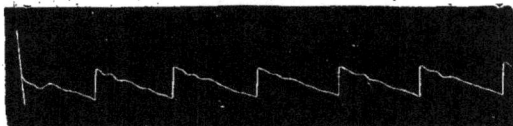

Fig. 23. — Courbe du pouls d'un homme de 25 ans bien portant.

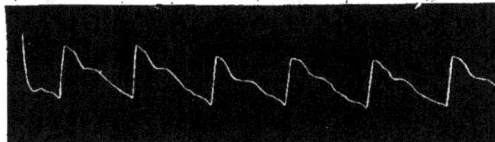

Fig. 24. — Le même, après cinq inspirations de nitrite d'amyle. (Obs. personnelle.)

intra-aortique, du sang et par la diminution de l'élasticité du canal
artériel.

Les lois auxquelles obéit le catacrotisme du pouls, ont été établies
expérimentalement par Landois. On a vu que le développement de l'élévation du recul était, dans une certaine mesure, opposé à celui des élévations d'élasticité, puisque tous les facteurs aptes à favoriser la première
diminuent l'intensité des secondes, et vice versà.

Il y a deux de ces lois surtout qui ont une certaine valeur pratique :

1. — L'élévation de recul est d'autant plus marquée que la tension des
parois artérielles est moins considérable, et dans ce cas les élévations
d'élasticité disparaissent parfois complètement ; au contraire, en cas
d'augmentation de cette tension, non seulement les élévations d'élasticité

sont plus apparentes, mais la première d'entre elles se trouve plus rapprochée du sommet de la courbe.

2. — Dans les affections vasculaires qui compromettent l'élasticité des

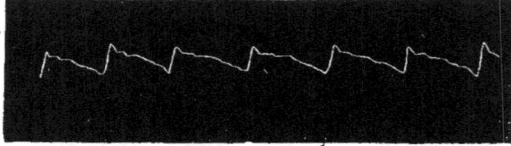

FIG. 25. — Courbe du pouls d'un homme âgé de 18 ans.

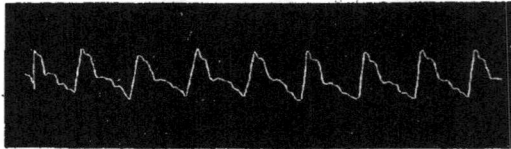

FIG. 26. — Courbe du pouls de ce même jeune homme après injections sous-cutanées de 0 gr. 15
de chlorhydrate de pilocarpine. (Obs. personnelle.)

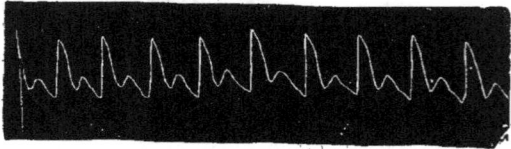

FIG. 27. — Pouls hypodicrote. Température, 37°,2.

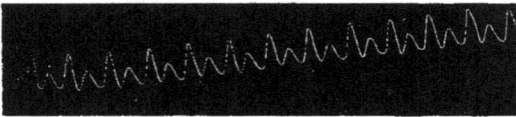

FIG. 28. — Pouls dicrote complet. Température, 39°,5.

parois artérielles, les élévations d'élasticité peuvent manquer complètement.

Au lit du malade, on peut facilement se convaincre de la vérité de ces
deux propositions. Ainsi l'on sait que les inhalations de nitrite d'amyle
dilatent les artères et diminuent par conséquent la tension vasculaire.
Aussi voit-on l'élévation de recul augmenter notablement sous leur
influence, alors que les élévations d'élasticité disparaissent (fig. 23 et 24).
L'action du chlorhydrate de pilocarpine est la même (fig. 25 et 26).

Mais il faut surtout attirer l'attention sur l'influence exercée par la fièvre sur le tracé sphygmographique.

Dans les pyrexies aussi, l'élévation de recul se prononce davantage, tandis que les élévations d'élasticité disparaissent. De cette façon, l'on a un pouls nettement *dicrote*, qui est précisément caractéristique de la fièvre. On a distingué plusieurs formes de pouls dicrote. Quand l'élévation de recul se produit avant que la ligne de descente ait atteint la base de la courbe, le pouls est dit *hypodicrote* (fig. 27); au contraire, l'élévation de recul apparaît-elle seulement quand la ligne de descente est arrivée à la base, de façon à s'insinuer en quelque sorte entre deux pulsations consécutives, le pouls est dit *dicrote complet* (fig. 28). Si, enfin, cette élévation est tellement tardive qu'elle tombe au début de la ligne d'ascension de la pulsation suivante, elle donne lieu à ce que l'on appelle le pouls *hyperdicrote ou pouls capricant* (fig. 29).

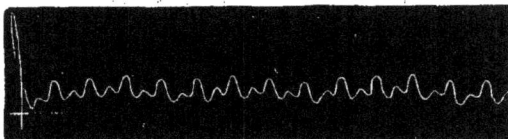

FIG. 29. — Pouls hyperdicrote. Température, 39°,5. (Obs. personnelle).

Le pouls est *monocrote*, lorsque l'élévation de recul et les élévations d'élasticité manquent également. Le pouls monocrote a été interprété par Riegel comme un symptôme de fatigue, qui survient notamment lorsque la fièvre a duré un certain temps.

Wolff a prétendu qu'il était possible d'évaluer l'intensité de la fièvre d'après l'état de dicrotisme du pouls. Mais c'est faux, et cela se comprend aisément si l'on réfléchit que dans la fièvre le pouls est soumis à bien des influences, qui agissent parfois à l'encontre l'une de l'autre. Quoi qu'il en soit, le dicrotisme accentué du pouls indique que, dans la fièvre, il y a, dans l'immense majorité des cas, une diminution de la tension vasculaire.

L'élévation de la température, envisagée comme le signe le plus constant de la fièvre, s'accompagne ordinairement d'une série d'autres phénomènes, comme l'accélération du pouls, dont quelques-uns sont propres à favoriser la genèse du dicrotisme. Il importe donc de se rendre compte si cette élévation thermique est à elle seule suffisante pour engendrer le pouls dicrote dans ses diverses manifestations. Les observations de Riegel, et celles publiées plus tard sous ses auspices par Bardenheuer, se prononcent en faveur de cette dernière hypothèse. Ainsi Riegel a pu suivre le développement du dicrotisme bien nettement accentué chez un individu atteint de fièvre intermittente, chez lequel l'ensemble symptomatique se produisait en l'espace de quelques heures, moins l'accélération du pouls. Quant à Bardenheuer, il a essayé de démontrer que le dicrotisme, dans la pneumonie fibrineuse, dépendait de l'élévation de la température et non pas des phénomènes issus de la fièvre ou du processus pneumonique.

Le pouls dicrote peut se développer, ainsi que Marey l'avait montré, à la suite d'une abondante *saignée*; les effets des *hémorragies* subites, considérables ou répétées, des *pertes d'humeurs* en général et des *maladies de longue durée* sont identiquement les mêmes.

Parmi les états pathologiques où la tension vasculaire est augmentée et où il faut s'attendre à une élévation de recul peu prononcée et à une

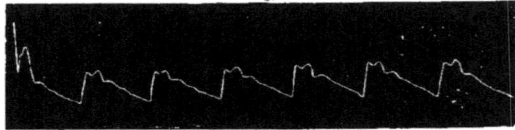

FIG. 30. — Courbe du pouls d'un peintre en bâtiments, âgé de 45 ans, à l'acmé d'une colique saturnine. (Obs. personnelle.)

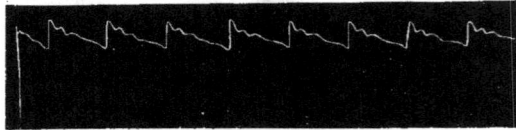

FIG. 31. — La courbe, le lendemain, lorsque les douleurs se sont amendées notablement.

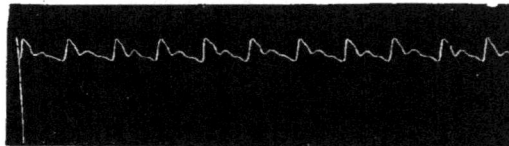

FIG. 32. — La courbe, deux jours plus tard, après guérison complète.

élévation d'élasticité très accusée, nous citerons ici la colique saturnine et la maladie de Bright.

Dans la colique saturnine, il se produit une élévation de tension vasculaire ; les anciens connaissaient déjà la dureté extrême du pouls pendant un accès douloureux de coliques de plomb. Franck et Riegel ont étudié avec soin les modifications de la courbe du pouls pendant les accès. Ils concluent que la tension vasculaire augmente avec l'intensité de la douleur et que la courbe du pouls subit des modifications correspondantes. Au summum de l'accès, l'élévation de recul diminue, tandis que les élévations d'élasticité se prononcent davantage et que la première d'entre elles se rapproche du sommet de la courbe. En même temps, le pouls devient lent. Les modifications du tracé sphygmographique sont, en ce cas, tellement caractéristiques qu'à la lecture l'on peut diagnostiquer et suivre la marche de l'accès de la colique (fig. 30, 31 et 32). Pour la maladie de Bright, Riegel a montré que la modification sphygmique ne se produisait pas seulement dans l'atrophie rénale, où l'on pouvait s'y attendre *a priori* en raison de l'hypertrophie concomitante du ventricule gauche, mais encore dans la néphrite parenchymateuse aiguë. Témoins les tracés sphygmographiques représentés par les figures 33, 34 et 35,

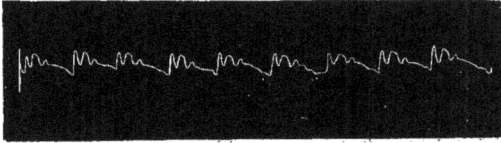

FIG. 33. — Courbe du pouls d'un garçon âgé de 11 ans, atteint de néphrite hémorragique aiguë. (Obs. personnelle.)

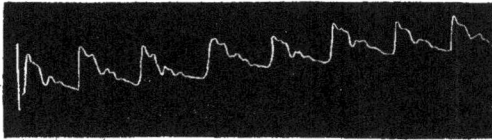

FIG. 34. — Courbe du pouls de ce même garçon après guérison accomplie.

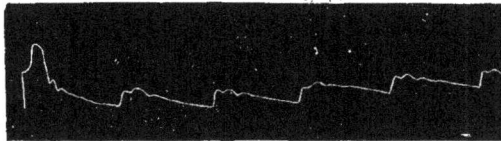

FIG. 35. — Courbe du pouls d'un homme de 35 ans atteint d'atrophie rénale primitive (Obs. personnelle.)

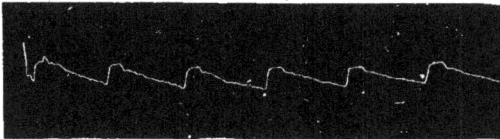

FIG. 36. — Pouls dans l'athérome artériel. (Obs. personnelle.)

dont les deux premiers sont ceux d'un garçon atteint de néphrite parenchymateuse aiguë et le dernier celui d'un homme atteint d'atrophie rénale.

Enfin, pour montrer l'influence de la paroi vasculaire sur la genèse des élévations d'élasticité, on peut citer, comme exemple, la courbe du pouls des vieillards porteurs d'altérations artério-scléreuses (fig. 36). Lorsque ces altérations sont prononcées, les élévations d'élasticité peuvent disparaître complètement et la transition entre la ligne d'ascension et la ligne de descente est figurée par un *plateau*; le pouls est donc nettement lent, phénomène dont il faut accuser la perte de l'élasticité et de la contractilité du canal artériel. Lorsque les altérations de la paroi vasculaire sont extrêmes, le pouls devient fréquemment anacrote.

En parlant de la palpation du pouls, nous avons dit à diverses reprises

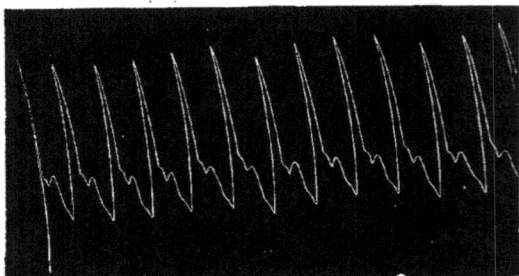

Fig. 37. — Pouls bondissant chez un homme de 24 ans atteint de maladie de Basedow. (Obs. personnelle.)

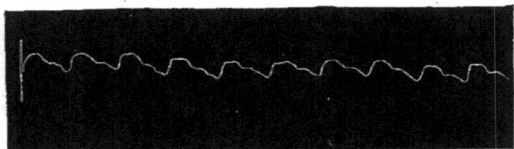

Fig. 38. — Pouls retardé d'une femme de 35 ans atteinte de rétrécissement aortique. (Obs. personnelle.)

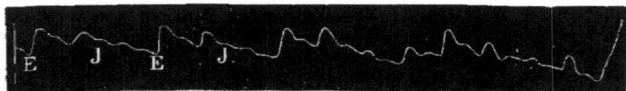

Fig. 39. — Pouls paradoxal, d'après Kussmaul.

que le tracé graphique l'emportait de beaucoup en délicatesse, en netteté, par conséquent en importance sur cette palpation. Cela résulte déjà suffisamment de ce qui précède; mais à plus forte raison cela devient-il évident lorsqu'il s'agit d'apprécier la célérité (1) du pouls et les phénomènes de l'allorythmie sphygmique.

La courbe normale du pouls présente les qualités du pouls bondissant

(1) Le mot célérité s'applique surtout à ce qu'en France nous appelons le caractère *bondissant*.

ou rapide (célérité du pouls), en ce sens que la transition entre les deux lignes d'ascension et de descente est constituée par un sommet très aigu. Lorsque ce sommet est large et a l'aspect d'un plateau, le pouls est dit *tardif*; dans ce cas aussi, la ligne de descente s'abaisse progressivement vers la base.

La représentation graphique offre en plus l'avantage de pouvoir mesurer mathématiquement la célérité du pouls, c'est-à-dire l'intervalle de temps compris entre l'ascension et la descente, par la mensuration de la courbe sphygmique. La figure 37 donne un exemple de pouls bondissant ; la figure 38, un pouls tardif obtenu chez une femme atteinte de rétrécissement aortique. La pathogénie de la célérité et de la lenteur du pouls a été étudiée à propos de la palpation du pouls ; il est donc inutile d'y revenir.

Parmi les différentes sortes de pouls allorythmique, nous mentionnerons le *pouls paradoxal*, le *pouls bigéminé* et le *pouls alternant*.

Le pouls paradoxal, décrit pour la première fois par Griesinger et Widemann (1856), fut ensuite étudié par Kussmaul avec plus de soin. Ce pouls est caractérisé par ce fait qu'à chaque inspiration la pulsation diminue d'ampleur pour se supprimer parfois complètement (fig. 39), ce qui lui a fait donner, nous l'avons dit, le nom de *pulsus inspiratione intermittens*. Les observations de Griesinger et ses documents personnels semblèrent donner à Kussmaul le droit de considérer l'existence du pouls paradoxal comme la preuve du développement d'une médiastino-péricardite fibreuse. En effet, lorsqu'à la suite de phlegmasies chroniques, le péricarde s'épaissit et s'oblitère partiellement, lorsqu'en même temps il se crée des brides fibreuses qui, partant de la face externe du péricarde, traversent le médiastin et soudent les gros troncs vasculaires, notamment la crosse de l'aorte et les veines innominées au sternum, on a un ensemble de conditions qui oblige l'aorte à s'allonger et à se rétrécir à chaque inspiration, ce qui se manifeste par la diminution et la suppression du pouls. La modification inspiratoire du pouls est associée à un autre symptôme encore, à la congestion inspiratoire des veines du cou. La tuméfaction de ces veines résulte évidemment de ce que les veines innominées, entourées de brides dues à la néoformation fibreuse, sont tiraillées et rétrécies par l'inspiration, et de ce que, par conséquent, il se produit une stase du sang veineux au-dessus de la portion sténosée. Des observations nombreuses ont démontré que le pouls paradoxal n'est nullement pathognomonique d'une médiastino-péricardite fibreuse, mais qu'il se produit aussi en cas de pleurésie et de péricardite fibreuse dans la pneumonie et l'anévrisme de l'aorte. On l'a observé d'un côté, dans un cas de soudure de l'artère sous-clavière avec le sommet du poumon. Riegel, et plus tard Sommerbrodt, ont démontré que l'on observe également chez l'homme bien portant des altérations sphygmiques très nettes d'origine respiratoire, altérations qui sont d'autant plus prononcées que l'on fait faire à dessein au sujet des inspirations très profondes. L'influence de la respiration sur le tracé sphygmographique se manifeste tout d'abord par ce

fait que la courbe descend pendant l'inspiration et s'élève pendant l'expiration (fig. 40). Chacune des pulsations présente, elle aussi, des modifications de même nature : à l'inspiration, la hauteur du pouls diminue

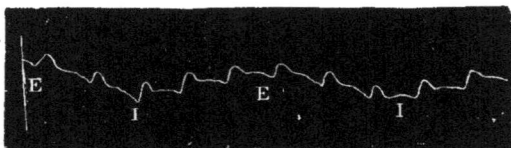

Fig. 40. — Influence de la respiration sur la courbe du pouls. (Obs. personnelle.)

d'une façon assez notable, les élévations d'élasticité deviennent moins
apparentes ; l'élévation de recul, au contraire, se prononce davantage.

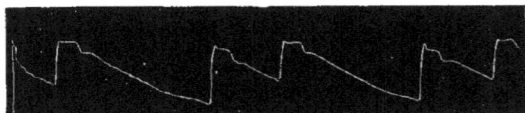

Fig. 41. — Pouls bigéminé à sommets égaux chez une hystérique. (Obs. personnelle

L'expiration agit dans un sens absolument opposé. Les modifications des
élévations dépendent évidemment de variations de la pression sanguine,

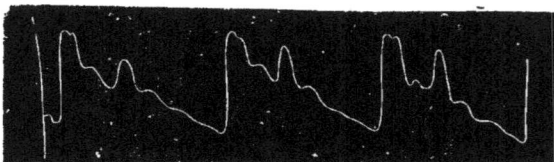

Fig. 42. — Pouls bigéminé à sommets inégaux. (Obs. personnelle.)

qui se produisent à chaque inspiration et à chaque expiration. Sommerbrodt, à l'aide de son sphygmographe, a trouvé que, chez beaucoup de

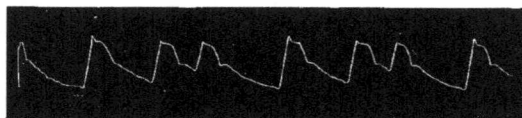

Fig. 43. — Pouls trigéminé à sommets égaux, chez un homme de 61 ans, atteint d'artériosclérose
généralisée. (Obs. personnelle.)

gens bien portants de profondes inspirations peuvent amener la suppression du pouls. Dans ces cas, il est vrai, il faut, comme l'a fait voir Knoll,

se mettre en garde contre une erreur. En effet, si le sujet à examiner se
penche, pendant l'exploration sphygmographique, du côté correspondant
à la radiale qui supporte l'instrument, il se produit une suppression du
pouls, d'origine inspiratoire, que l'on n'observe pas dans le décubitus

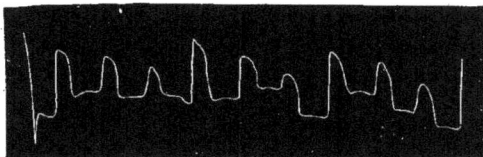

Fig. 44. — Pouls trigéminé à sommets inégaux chez un ictérique. (Obs. personnelle.)

dorsal. Knoll est d'avis qu'il s'agit là d'une compression de l'artère axillaire par le thorax en ampliation.

Les pouls *bigéminé* et *alternant* ont été observés et étudiés avec soin
d'abord par Traube, qui définit ainsi le pouls bigéminé : « un pouls qui

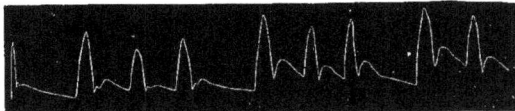

Fig. 45. — Pouls trigéminé chez un homme de 44 ans, atteint d'insuffisance mitrale et de pleuro-
pneumonie fibrineuse. Température, 38°,4 C. (Obs. personnelle.)

présente, après deux pulsations à peu près normales, une pause plus ou
moins longue ». Il ne faut pas oublier cependant qu'il est deux formes de
pouls bigéminé, qui peuvent être appelées : pouls bigéminé à sommets
égaux et pouls bigéminé à sommets inégaux (fig. 41 et 42). Des observa-

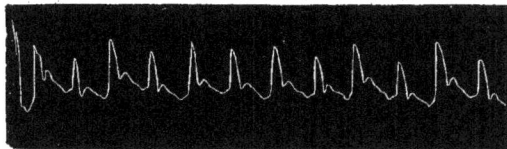

Fig. 46. — Pouls alternant. (Obs. personnelle.)

teurs plus récents ont constaté que la pause se produisait fréquemment,
non pas toutes les deux, mais toutes les trois ou quatre pulsations. Sommerbrodt l'a même vue intercalée entre chaque série de neuf pulsations,
de sorte qu'on a un pouls non plus seulement trigéminé, mais même
novigéminé (fig. 43, 44 et 45).

La figure 45 représente une forme rare de pouls trigéminé où la pulsation du milieu est moins élevée que celle qui la précède et que celle qui la suit.

Sous le nom de *pouls alternant*, Traube a décrit un sous-genre du pouls bigéminé qui, selon lui, est caractérisé par la succession régulière de pulsations fortes et faibles, chaque pulsation forte étant suivie d'une pause plus considérable. Le pouls alternant de Traube est donc en quelque sorte l'inverse du pouls bigéminé à sommets inégaux.

Dans ces derniers temps, Sommerbrodt et Riegel ont essayé de définir le pouls alternant d'une autre façon. Ils laissent de côté la pose et considèrent comme pouls alternant celui où chaque pulsation forte alterne avec une pulsation faible et où cependant chaque élément sphygmique a pour point de départ la même base (fig. 46).

Sous le nom de *pouls alternant double*, Riegel a décrit une variété du

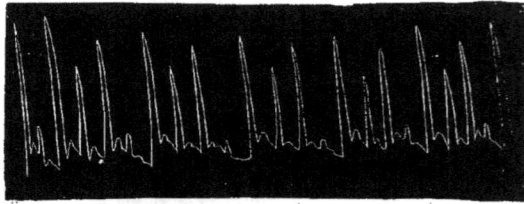

FIG. 47. — Pouls alternant double, d'après RIEGEL.

pouls alternant qui présente des séries de quatre pulsations, séries formant deux groupes distincts par rapport à l'élévation des pulsations (fig. 47).

Traube a cru devoir considérer le pouls bigéminé comme un phénomène de mauvais augure. Cependant de nombreuses observations plus

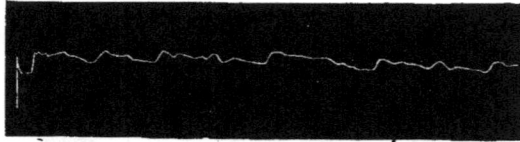

FIG. 48. — Pouls irrégulier et inégal.

récentes ont montré que, ni le pouls bigéminé, ni le pouls alternant, n'impliquent un pronostic particulièrement défavorable, et que, somme toute, ils ne doivent être considérés que comme de simples irrégularités du pouls. Cela se comprend lorsqu'on voit à de très courts intervalles, et même dans une seule expérience sphygmographique, les pouls bigéminé, trigéminé, alternant et irrégulier, alterner entre eux, et cela chez des personnes se trouvant relativement en bonne santé. Ainsi que l'a montré

Knoll par voie expérimentale, la condition pathogénique du pouls bigéminé est l'augmentation de la pression sanguine intra-cardiaque. Dans tous les cas où il y a disproportion entre la force du muscle cardiaque et le travail qui lui incombe, que les causes premières consistent en altérations valvulaires, myocardites ou irritations du centre vaso-moteur, on peut constater le pouls bigéminé. De cette façon, on devra considérer ce dernier comme un signe d'insuffisance de travail du cœur, les résistances étant augmentées.

Autant le pouls allorythmique se rapproche au point de vue étiologique du pouls arythmique ou irrégulier, autant ils diffèrent l'un de l'autre lorsqu'ils sont représentés graphiquement. Et cela se comprend, car dans le *pouls irrégulier*, tout caractère périodique du courant sanguin fait défaut. Fréquemment, le pouls irrégulier possède en même temps les propriétés du pouls inégal ; exemple : la figure 48.

Les affections où il faut s'attendre à l'apparition d'un pouls irrégulier et fréquemment aussi, d'après ce qui vient d'être dit, d'un pouls allorythmique, sont évidemment de nature très variable. L'émotion seule, telle que la provoque un examen médical, suffit dans bien des cas pour déranger le rythme du pouls. L'irrégularité et l'allorythmie du pouls sont fréquentes dans les lésions cardiaques de tous genres, notamment dans les lésions valvulaires, lorsqu'il y a asystolie. Parfois, il s'agit également de maladies du système nerveux central ou d'altérations du pneumogastrique. On observe encore ces caractères du pouls dans les pyrexies, et plus spécialement un peu avant ou un peu après la crise, chez les améniques et pendant la convalescence. Une irritation intense de la peau, telle que celle produite par les bains froids, peut rendre le pouls irrégulier, de même que certains poisons, le café, le thé ou le tabac, par exemple. Enfin, l'irrégularité du pouls peut encore être engendrée par de la gêne de la respiration, le simple arrêt des mouvements respiratoires et les phénomènes d'involution propres à la sénilité.

Il est évident que tous ces cas ne reconnaissent pas la même pathogénie ; il s'agit tantôt de troubles de l'innervation centrale, tantôt de désordres de l'innervation périphérique.

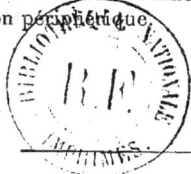

3. — Mensuration de la pression sanguine.
Sphygmomanométrie.

Waldenburg a déjà essayé de mesurer la pression sanguine intra-artérielle, mais sa *Pulsuhr* n'a jamais joui d'une vogue bien grande. Le
sphygmomanomètre de v. Basch a reçu un accueil plus favorable, mais il
est presque exclusivement employé dans les cliniques. La raison en est
dans le prix élevé de cet instrument. De plus, il n'a pas encore fourni de
résultats diagnostiques ignorés auparavant : tout ce qu'il est permis
d'obtenir à l'aide de. cet instrument, c'est la détermination mathématique
de valeurs déjà connues.

Le sphygmomanomètre de v. Basch ressemble à un baromètre anéroïde : à l'aide d'un tube en caoutchouc il est relié à une pelote en caoutchouc que l'on fait reposer sur l'artère dont il s'agit de mesurer la ten-

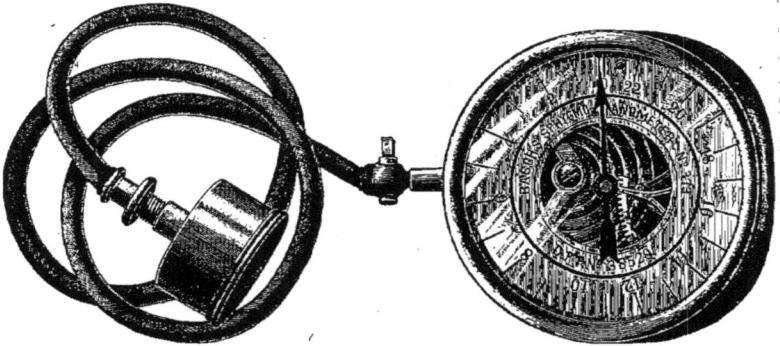

FIG. 49. — Sphygmomanomètre de v. Basch. (demi-grandeur naturelle.)

sion (fig. 49). Tout l'espace creux de l'instrument est rempli d'eau. L'aiguille du baromètre anéroïde exprime en millimètres de mercure la pression que supporte la pelote ; il est prudent de bien vérifier, à l'aide d'un
manomètre à mercure, une fois pour toutes et avant de se servir de l'instrument, si les divisions portées sur le cadran sont bien exactes.

Les artères superficielles reposant sur un os et recouvertes de téguments minces, par exemple les artères temporale et radiale, permettent
surtout d'évaluer exactement la pression sanguine. La pression exercée

sur la pelote est augmentée jusqu'à ce que, en aval du point supportant
la pression, le doigt reposant sur l'artère ne ressente plus les battements
du pouls et que l'aiguille de l'instrument ne soit plus agitée d'oscillations
isochrones aux pulsations. Un coup d'œil jeté sur le cadran permet de
compter la pression nécessaire pour obtenir cet effet.

Il va sans dire que les chiffres obtenus de la sorte sont entachés de bien
des erreurs ; en effet, la pression trouvée dépend non seulement de la
tension sanguine intra-artérielle, mais encore de l'épaisseur et de la
résistance des téguments recouvrant l'artère, ainsi que de la constitution
anatomique du canal artériel. Il en résulte que l'avantage du sphygmomanomètre ne consiste pas tant en ce qu'il fournit des évaluations numériques absolues, qu'en ce qu'il permet d'obtenir chez une seule et même
personne des chiffres comparatifs relativement à la tension sanguine à
l'état sain et à l'état pathologique.

Chez les *personnes bien portantes*, Zadok a vu la pression sanguine
osciller entre 73 et 150 millimètres de mercure ; c'est le chiffre de
100-130 millimètres qui a été le plus souvent constaté. Ce chiffre concorde assez bien avec celui trouvé par Albert (100-160 mm.), qui avait
déterminé la pression sanguine en introduisant un manomètre à mercure
directement dans l'artère poplitée d'un sujet qui allait subir l'amputation
de la jambe. La pression sanguine des sujets sains présente des variations
diurnes ; elle s'élève dans le courant de l'après-midi pour s'abaisser vers
le soir. Les repas, les exercices physiques et le séjour dans l'air comprimé
sont suivis d'une élévation de la pression sanguine.

Quant à la pression sanguine pendant les *pyrexies*, les avis des auteurs
sont divisés à ce sujet : pour Reichmann, il y aurait toujours un abaissement de la tension, tandis que, suivant Sée, elle, s'élèverait. Mosen enfin
vient de démontrer que, dans la fièvre, la pression sanguine est tantôt
abaissée, tantôt élevée, ce qui se comprend aisément, la pression sanguine
ne dépendant pas exclusivement de l'élévation de la température, mais
encore d'autres facteurs.

L'*élévation de la pression sanguine* fut constatée dans l'hypertrophie
cardiaque (Christeller), l'artériosclérose, la néphrite chronique et la
période asystolique des lésions valvulaires du cœur (Sée) ; en revanche,
les lésions valvulaires compensées provoqueraient, en règle générale,
l'abaissement de la pression sanguine (Sée) (1).

Dans un cas de *péricardite*, Eurén a vu la pression sanguine monter
de 60 à 115 millimètres au fur et à mesure de la résorption de l'exsudat ;
de même aussi, chez une *chlorotique*, la pression sanguine s'est élevée
de 50 à 120 millimètres parallèlement avec les progrès constatés dans
l'état de sa santé (2).

(1) Cette double assertion, prêtée à Sée, nous paraît être un lapsus échappé à l'auteur ; c'est
le contraire qui a été dit et confirmé par tous les observateurs.

(2) En France, on se sert plus communément de l'appareil de M. Potain, basé d'ailleurs sur
le même principe que celui de V. Basch, à savoir qu'on peut mesurer la pression d'un courant

liquide par l'évaluation de l'effort nécessaire pour l'annihiler. Il se compose d'un manomètre métallique relié par un tube de caoutchouc à une petite poire de même substance; sur le trajet de ce tube aboutit perpendiculairement un autre tube fermé à son extrémité par un robinet; la poire présente ceci de particulier qu'une région de sa surface est d'un caoutchouc plus fin et plus souple. Pour se servir de l'appareil, on commence par y insuffler une certaine quantité d'air en adaptant au tube à robinet une seconde petite poire destinée à cet effet ; on obtient ainsi une pression légère, marquant 5 au cadran du manomètre, par exemple. Puis on applique sur la gouttière de la radiale la surface souple de la poire du sphygmomanomètre. Avec le médius de la main droite on appuie sur la poire, jusqu'à ce que l'index, appliqué en aval de la poire sur la radiale, n'en perçoive plus les battements. A ce moment, la pression artérielle est contrebalancée par la pression de l'air de l'appareil ; on lit le chiffre du manomètre, qui donne la mesure de la tension artérielle : pendant tout le temps de l'opération, l'index gauche a été placé en aval de l'index droit, pour arrêter le flux de la récurrence.

Cette méthode est, on le voit, très simple ; mais elle ne donne que des résultats très approximatifs, variant sous des influences multiples, indépendantes de l'état réel de la tension artérielle, et imputables à l'appareil, à l'observateur et aux conditions anatomiques ou physiologiques du sujet observé. Aussi certains auteurs ne leur attribuent-ils pas une très grande valeur, et s'en tiennent-ils à une appréciation subjective par la simple palpation de l'artère. Malgré toutes les imperfections de la sphygmomanométrie, son usage nous paraît cependant plus sûr que cette dernière pratique, et ses résultats, obtenus avec un même instrument vérifié et par un même observateur exercé, nous semblent être comparables entre eux.

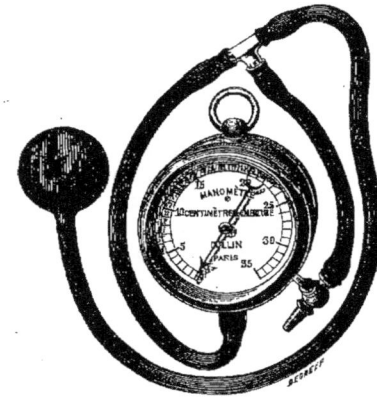

FIG. 49 bis. — Sphygmomanomètre du prof. Potain.

On a étudié les variations de la pression artérielle dans une multitude d'états pathologiques; ces recherches, d'un grand intérêt scientifique, ne présentent pas, il faut le dire, une importance pratique bien grande. En dehors des néphropathies, des cardiopathies et des modalités diverses de l'angiosclérose, il importe en général assez peu au clinicien de connaître l'état de la tension artérielle.

Actuellement on peut classer les faits connus ; les principales maladies qui déterminent l'*hypotension artérielle* sont :

1° La tuberculose ; ce fait, reconnu d'abord par M. Marfan (*Soc. biol.*, 22 mai 1891), a appelé récemment de nouveau l'attention. Papillon y attache une grande importance pour le diagnostic de la maladie (Th. Paris, 1897) ;

2° Les fièvres, principalement la fièvre typhoïde (Alezais et Arnaud), au cours de laquelle l'hypertension indiquerait une complication grave (TEISSIER, *Congrès Paris*, 1900) ;

3° Les cardiopathies, à la période asystolique et même à la période de compensation, pour les affections mitrales (MARFAN, *in* Th. Cazes, Paris, 1890) ;

4° Certaines affections du système nerveux : la neurasthénie, l'hémiplégie organique ou hystérique pour le côté paralysé (Cazes, Féré, Sicard et Guillain), l'épilepsie (Féré, Broadbent), les formes ou les phases dépressives de l'aliénation mentale et de la paralysie générale (Craig, Dumas), la maladie de Parkinson (Sicard et Guillain, *Soc. méd. hôp.*, 5 mai 1899), la maladie de Basedow sans hypertrophie cardiaque (Cazes) ;

5° La cirrhose alcoolique du foie (Gilbert et Garnier).

On note l'*hypertension artérielle* dans les hypertrophies cardiaques : hypertrophie de croissance, hypertrophie basedowienne (Cazes), hypertrophie des myocardites scléreuses, hypertrophie des néphrites interstitielles.

L'angiosclérose s'accompagne donc, en général, d'hypertension artérielle, par les détermina-tions isolées ou associées qu'elle comporte sur le rein, les vaisseaux ou sur le myocarde. Il en résulte que dans l'athérome aortique, avec ou sans insuffisance aortique, il existe de l'hyper-tension.

Lorsque dans l'artériosclérose rénale on note l'hypotension, il faut redouter l'apparition de l'asystolie qui, diminuant la quantité d'urine excrétée, provoque une exacerbation des phéno-mènes toxiques. Il faut encore noter que la digitale relève la tension artérielle, et que l'iodure de potassium n'a aucune action sur elle (Cazes).

CHAPITRE VII

EXAMEN DE LA PEAU

Bien des maladies des organes internes sont en rapport avec des altérations physiques grossières et facilement reconnaissables de la peau. Ces altérations sont parfois tellement caractéristiques qu'à elles seules et sans autre exploration sérieuse, elles permettent jusqu'à un certain degré d'établir le diagnostic. Ce fait met en lumière l'importance extrême d'un examen minutieux de la peau. Les *méthodes d'exploration*, grâce auxquelles sont mises en lumière les altérations de la peau, sont extrêmement simples : en effet, il suffit pour cela d'un œil attentif et d'une main sensible, c'est-à-dire de l'inspection et de la palpation.

En examinant la peau, nous aurons à prendre en considération les altérations suivantes :

1° Les changements de coloration de la peau ;

2° Quelques éruptions cutanées ;

3° Les modifications de la transpiration cutanée ;

4° L'œdème de la peau ; ·

5° L'emphysème de la peau.

Liebreich et Unna ont récemment proposé, pour l'examen des altérations cutanées plus fines, d'appliquer sur la peau des plaques de verre. Liebreich a désigné son instrument sous le nom de *phanéroscope*.

Les vieux praticiens avaient coutume d'accorder une grande valeur diagnostique aux *anomalies d'odeur* de la transpiration cutanée. C'est ainsi que l'on compara l'odeur des varioleux à l'odeur dégagée par des oies nouvellement plumées, celle des scarlatineux avec celle de fromages moisis ou encore avec celle des cages de fauves des ménageries, etc. Ces signes ont perdu leur intérêt aujourd'hui. Bien plus, il semble que la finesse de notre odorat se soit tellement émoussée que, la plupart du temps, nous sommes incapables de nous rendre un compte exact des changements survenus dans l'odeur de la perspiration cutanée. Ces changements n'en sont pas moins réels. Ainsi l'on a observé que certaines hystériques dégagent parfois une odeur particulière de violettes ou de musc ; et à plusieurs reprises on a constaté que des malades atteints de leucémie ou d'anémie pernicieuse progressive répandaient, plusieurs jours avant de succomber, des émanations cadavériques (1).

---

(1) On continue à noter l'odeur aigre que dégage la sueur acide des individus atteints de rhumatisme articulaire aigu.

1. — Changements de coloration de la peau.

La coloration de la peau, même chez l'homme bien portant, est soumise à maintes variations. L'âge, la profession, le climat, la race sont les facteurs principaux qui influent sur cette coloration. Tous ceux qui sont habitués à saisir d'un coup d'œil les conditions extérieures et les phénomènes physiques possèdent, pour ainsi dire, à l'état inné, la compréhension de ce qu'est la coloration de la peau à l'état sain.

Parmi les altérations morbides de cette coloration qui sont caractéristiques de certaines affections internes, nous avons à noter :

a) La coloration pâle ;
b) — rouge ;
c) — cyanotique ;
d) — ictérique ;
e) — bronzée ;
f) — grise ou terreuse.

A. — **Pâleur de la peau.** — Dans les conditions physiologiques, la coloration de la peau est déjà soumise à des variations très remarquables. L'expérience quotidienne nous apprend que les personnes vivant peu à l'air libre offrent de la pâleur de la peau. Les savants et les ouvriers des fabriques qui passent leur journée dans des cabinets étroits ou des ateliers encombrés, présentent ordinairement une pâleur très marquée.

La pâleur de l'enveloppe cutanée se rencontre très fréquemment dans les états pathologiques. On la reconnaîtra aisément dans les régions où à l'état sain, la peau, en raison de sa minceur et de sa richesse en vaisseaux, est habituellement colorée en rouge, par exemple aux joues, aux lèvres, au pavillon de l'oreille et aux conjonctives.

Le degré de pâleur peut varier dans des proportions considérables. Lorsqu'elle est très marquée, les téguments prennent la couleur de l'albâtre, ou ils deviennent jaunâtres, d'un jaune cireux ou d'un jaune verdâtre ; les muqueuses de la face présentent à peine une coloration rosée. Le ton général donne parfois l'impression de la coloration cadavérique.

L'état de nutrition des malades n'a aucun rapport avec le degré de pâleur, et on rencontre souvent dans la pratique des personnes très pâles et qui, malgré cela, offrent un pannicule adipeux et une musculature très développés. La durée de la pâleur et surtout ses causes ont seules des connexions, selon le cas particulier, avec l'état de la nutrition.

Quoi qu'il en soit, la pâleur de la peau dépend de la *quantité* et de la *composition* du sang qui circule dans les vaisseaux cutanés. La rougeur normale des téguments diminuera évidemment lorsqu'il se produira un rétrécissement notable des artères de la peau ; de même, il se produira de la pâleur lorsque la masse totale du sang aura été réduite, ou que le sang, tout en restant en quantité normale, sera devenu plus pauvre en globules rouges, ou enfin lorsque, malgré le nombre normal des hématies, ces dernières sont pauvres en matière colorante. Il n'est pas toujours possible, au lit du malade, d'établir d'une façon certaine les causes de la pâleur, d'autant plus que généralement ces causes se combinent entre elles.

On peut considérer comme une transition entre les phénomènes physiologiques et les altérations morbides cette pâleur, passagère le plus souvent, qu'on observe fréquemment comme le résultat de la frayeur, de la syncope ou d'irritations énergiques de la peau, comme celles qui sont causées par le froid ou les agents chimiques. Cette pâleur est en même temps un bel exemple d'une modification produite par le *rétrécissement actif des vaisseaux cutanés.*

C'est également la contraction de ces derniers qui, pendant le frisson fébrile, produit la coloration pâle de la peau.

On doit rapprocher de ce dernier groupe la pâleur des sujets qui sont atteints de *stéatose cardiaque avancée* (1). Il est évident qu'un muscle cardiaque tombé en dégénérescence graisseuse perd plus ou moins de sa tonicité ; il peut alors arriver qu'il devienne impuissant à lancer le liquide sanguin en quantité normale dans toutes les régions du corps, et notamment dans les vaisseaux de fin calibre. Dès que la peau participe à ce processus pathologique, la pâleur se produit, et cette pâleur est consécutive *à la faiblesse cardiaque et au défaut de réplétion des vaisseaux cutanés.*

La pâleur survient encore à la suite de *grosses pertes sanguines* ou de *petites hémorragies répétées*, et alors elle a toujours une très longue durée. Les causes occasionnelles de ces hémorragies sont extrêmement nombreuses. Sans tenir compte de l'intervention chirurgicale et des bles-

---

(1) Le mot *stéatose cardiaque* signifie exactement transformation graisseuse de la fibre musculaire du cœur ; le mot *adipose* répond à l'infiltration graisseuse du tissu conjonctif qui sépare les faisceaux musculaires sans altération de la fibre contractile. Or, les recherches récentes ont montré que si l'adipose est fréquente (comme la polysarcie dont elle n'est qu'un cas particulier), la stéatose est au contraire très rare, beaucoup plus rare qu'on ne le croyait il y a peu de temps. La stéatose ne s'observe guère que dans certains empoisonnements (phosphore, arsenic), ou dans certaines infections (variole, fièvre typhoïde). Il est probable que le tableau clinique que l'on rapportait à la stéatose du cœur doit être attribué à cet ensemble de lésions du myocarde qui semblent sous la dépendance de la sclérose des coronaires (sclérose, dégénérescence granuleuse, amyloïde, infarctus, plaques atrophiques, adipose).

sures accidentelles, nous citerons les hémorragies nasales (épistaxis), les hémorragies continues des gencives, les crachements de sang (hémoptysies), les vomissements de sang (hématémèses), les hémorragies intestinales (entérorrhagies), vésicales (hématuries) ou génitales (pertes utérines ou métrorrhagies). Il faut réserver une importance diagnostique tout à fait spéciale à certaines *hémorragies internes ou occultes* dont la pâleur extrême de la peau est parfois le seul signe apparent. Certaines formes de pleurésie et de péricardite, telles qu'on les observe notamment en cas de tuberculose ou de cancer des séreuses ou chez les scorbutiques, sont remarquables par la production d'hémorragies abondantes à l'intérieur des cavités séreuses. Par conséquent, s'il se développe rapidement des signes physiques d'un épanchement pleural ou péricardique, et si en même temps il survient une pâleur considérable de la peau, on est autorisé à soupçonner le caractère hémorragique de l'épanchement.

La coloration des téguments est d'une pâleur extraordinaire chez les individus dont l'intestin grêle est devenu l'habitat de l'*ankylostome duodénal*. Griesinger, le premier, a démontré que l'*anémie tropicale*, appelée aussi *géophagie*, si répandue en Égypte et dans beaucoup d'autres pays chauds, est l'œuvre de ce parasite intestinal, aussi bien que les troubles digestifs qui dominent la scène. Les causes de la pâleur, dans ce cas, sont les hémorragies abondantes que produit l'ankylostome en perforant la muqueuse intestinale et en suçant le sang. Du reste, ce ver se rencontre également en Italie ; on l'a même trouvé récemment de ce côté-ci des Alpes chez des mineurs (1), des tuiliers et des ouvriers de tunnels, chez ceux par exemple qui travaillaient au percement du Saint-Gothard, dans les tuileries de Bonn, Liège, Aix-la-Chapelle et Cologne, Wurzbourg et Berlin.

Il est encore un grand nombre d'états morbides où l'organisme, sans s'appauvrir par des hémorragies, subit cependant des pertes indirectes de sang ou simplement une diminution d'un des éléments hématopoiétiques, et présente par cela même les apparences de la pâleur pathologique. Cette pâleur est due ici essentiellement aux *troubles de l'hématopoièse* et s'observe à peu près sans exception chez les individus atteints de néphrite, ou de suppurations prolongées, ou encore d'épanchements purulents dans la plèvre, le péricarde ou le péritoine. Du moment que dans le *mal de Bright* le sang perd par les urines, d'une façon permanente, une plus ou moins grande quantité d'albumine, il est évident qu'il perd par cela même une substance qui, à l'état normal, sert en partie à la régénération des éléments anatomiques. Mais ce n'est pas là la cause unique de la pâleur des brightiques ; il faut y ajouter d'autres causes générales (2).

(1) L'*anémie des mineurs* est vraisemblablement due en très grande partie aux entérorrhagies causées par l'ankylostome (Perroncito, Arloing). Mais peut-être d'autres causes interviennent-elles pour la produire (Fabre). Dans tous les cas, Trossat a montré que l'ankylostome s'observait dans les selles de presque tous les mineurs malades ou bien portants.

(2) Dans le mal de Bright, le sang présente, d'après Lécorché et Talamon, les modifications

Plus évidente encore et plus compréhensible est la connexion de la pâleur de la peau avec les *suppurations abondantes*. Depuis Waller et Cohnheim, en effet, l'on sait que la plupart des corpuscules de pus doivent être considérés comme des globules blancs du sang en état de migration. Il est connu, en outre, que ces derniers jouent un rôle très important dans la régénération du liquide hématique. Par suite, il est clair qu'on peut, dans une certaine mesure, mettre une suppuration prolongée au même rang qu'une perte sanguine au point de vue des effets physiologiques et des conséquences physiques.

Ce que nous venons de dire nous amène forcément à jeter un coup d'œil sur les divers états où l'hématopoïèse est entravée par les troubles de la *digestion* et de *l'assimilation*. Dans cet ordre d'idées, on saisit parfaitement pourquoi les individus atteints d'affections chroniques de l'estomac ou de l'intestin présentent une teinte pâle spéciale des téguments. Les anciens médecins avaient déjà fait ressortir que notamment les catarrhes du gros intestin donnent en peu de temps à la peau une pâleur extrême; et, dans ces dernières années, on a remarqué également la pâleur très marquée des sujets porteurs de ténias, en particulier de bothriocephalus latus.

A ces formes diverses se rattachent celles qui sont en rapport avec un *état pathologique immédiat de l'appareil hématopoiétique* ; telles sont la *chlorose*, la *leucémie*, la *pseudo-leucémie* et l'*anémie progressive pernicieuse*.

Dans d'autres cas, l'état morbide de l'appareil hématopoiétique et la pâleur consécutive ne sont que secondaires, quoique la cause matérielle, c'est-à-dire la diminution du nombre des globules rouges et de leur contenu en hémoglobine, demeure la même. Nous voulons parler de la teinte blême de la peau chez les *phtisiques*(1) et les *cancéreux*, qui constitue un symptôme capital de la cachexie.

Le poison de la *malaria* produit des effets identiques sur l'hématopoïèse. Certains poisons minéraux sont accusés d'avoir la même influence, pour peu qu'ils soient en contact un peu permanent avec l'organisme ; les altérations de la peau dans les cachexies *saturnine* et *mercurielle* sont les plus connues.

Enfin, il faut ranger dans ce groupe toutes les affections qui ont une

---

suivantes : 1° diminution de la densité du sérum ; 2° augmentation de la proportion d'eau ; 3° diminution de la proportion d'albumine ; 4° diminution des globules rouges, de l'hémoglobine ; 5° tendance à l'augmentation des autres matières organiques (urée, acide urique) et inorganiques. Cette étude serait d'ailleurs à reprendre à la faveur des méthodes et des faits connus actuellement.

(1) Chez les phtisiques, Malassez a démontré que le nombre des globules rouges diminue progressivement, de telle sorte que dans les périodes ultimes, ce nombre peut être diminué de plus de moitié. Quinquaud a constaté que l'hémoglobine diminuait parallèlement. M. Hayem a étudié spécialement l'hématologie du début de la tuberculose ; c'est là une question très complexe. Nous ne pouvons y insister ici ; nous renvoyons le lecteur au livre qu'a publié le savant maître (*Du sang et de ses altérations anatomiques*, 1889).

longue durée et qui donnent à l'individu atteint, ce qu'en langage profane on appelle habituellement « pâleur maladive » (1).

B. — Coloration rouge de la peau. — La rougeur anormale de la peau est surtout appréciable, de même que la pâleur, pour les mêmes raisons, aux lèvres, aux joues, aux oreilles, aux conjonctives et au pavillon de l'oreille. Il faut cependant se mettre en garde contre certaines erreurs. Il ne faut pas ignorer que les personnes dont le visage est souvent exposé à l'air présentent ordinairement une teinte rouge vif de la peau. Grâce aux irritations fréquentes que les changements de temps et de température exercent sur les vaisseaux cutanés, il arrive que ces derniers se dilatent parfois de telle façon que l'on peut suivre à l'œil nu leurs méandres et leurs ramifications sous les téguments. Ces caractères se rencontrent fréquemment aussi chez les individus dont la figure est exposée à la chaleur rayonnante, tels que les forgerons, les cuisinières, en général tous ceux qui travaillent le visage au feu. On évitera facilement la confusion avec la teinte rouge pathologique, parce que tous ces individus se sentent en excellente santé (2).

Au point de vue théorique, on trouve pour la production de la rougeur cutanée anormale trois facteurs différents. Tantôt, il s'agit, toutes choses égales d'ailleurs, d'une dilatation active des capillaires de la peau ; tantôt d'une augmentation de la masse totale du sang d'où résulte une ectasie plutôt passive des vaisseaux due à l'action dynamique de la colonne sanguine ; tantôt enfin d'une augmentation de la richesse colorante du sang, le calibre vasculaire et la masse hématique restant les mêmes, soit que les globules rouges soient devenus plus nombreux ou que, demeurés en nombre normal, ils soient plus riches en matière colorante. On ne possède point de documents certains sur ce dernier cas. Pour les premiers, il n'est pas rare d'en rencontrer.

Les faits où la rougeur anormale de la peau est en rapport avec la *dilatation vasculaire* ne manquent pas en pathologie. Encore dans le domaine de la physiologie, il faut signaler le *rouge de la pudeur*, que nous observons fréquemment chez les femmes et les adolescents lorsqu'il s'agit de les examiner. En leur découvrant le haut du corps, on voit le visage, le cou et la partie supérieure de la poitrine prendre une teinte rouge vif, qui persiste quelquefois pendant toute la durée de l'exploration médicale. Cette rougeur est tantôt diffuse, tantôt elle forme des plaques; ces plaques se constatent surtout sur la périphérie. La limite inférieure de cette rougeur est généralement très distincte. Des recherches de Filehne, il résulte que la rougeur pudique est produite par une paralysie passagère

---

(1) La lecture de ce chapitre doit être complétée par celle du chapitre qui a trait à l'examen du sang.

(2) La rougeur de la face, avec injection et état variqueux, n'est pas toujours un phénomène normal. Elle est souvent le symptôme d'une *dilatation de l'estomac* (Bouchard, Le Gendre, Barthélemy), ou d'un empoisonnement créé par l'*abus des boissons alcooliques*. A un degré plus élevé, cette rougeur se transforme en couperose avec pustules (acné rosacée).

d'origine psychique du segment de l'appareil central vaso-moteur qui commande aux vaisseaux de la région intéressée. Les parties atteintes par cette rougeur correspondent exactement aux régions que l'on voit rougir sous l'influence d'inhalations de nitrite d'amyle.

Parmi les rougeurs vraiment pathologiques de la peau, qui sont dues à la dilatation vasculaire, il faut distinguer les formes localisées et les formes diffuses. Comme exemples des premières, nous pouvons citer certaines migraines que depuis les recherches de Möllendorff on a désignées sous le nom d'*hémicranies sympathico-paralytiques*. Il s'agit évidemment là d'un état de dépression passagère dans le domaine du sympathique cervical, car l'on y rencontre tous les phénomènes extérieurs que Claude Bernard a étudiés le premier sur les animaux auxquels il sectionnait le sympathique : contraction pupillaire, réplétion plus forte des vaisseaux rétiniens, et par-dessus tout rougeur anormale de la moitié correspondante de la face.

La rougeur anormale de la peau la plus étendue qu'on puisse voir s'observe dans la *fièvre*. Si l'on n'avait peur de risquer un paradoxe, on pourrait dire qu'un fébricitant normal doit avoir une teinte rouge de la peau. Si, dans le cours d'une affection fébrile, on constate de la pâleur, il faudra soupçonner des complications qui devront toujours être activement recherchées. On a généralement admis que la rougeur fébrile est le résultat d'une paralysie vasculaire, et on a cherché à utiliser cette manière de voir pour la théorie de la fièvre. Toutefois, d'après les observations de Bäumler et Senator, il ne peut être question pour la fièvre d'une dilatation paralytique des capillaires de la peau. Bäumler, en effet, a montré qu'en irritant mécaniquement la peau rougie d'un fébricitant (avec l'ongle par exemple), la région irritée et son voisinage pâlissent, ou, ce qui revient au même, les vaisseaux de cette région se contractent. Quant à Senator, il vit, chez les lapins auxquels il donna de la fièvre par des moyens artificiels, des alternatives de dilatation et de contraction des vaisseaux de l'oreille, telles qu'on les observe chez des animaux sains, quoique à des degrés différents et pendant des durées inégales. Les faits de Bäumler et Senator ne pourraient subsister, si la dilatation vasculaire dans la fièvre était produite par une paralysie complète de la tunique musculaire des vaisseaux.

La rougeur anormale consécutive à l'*augmentation de la masse totale du sang* se rencontre dans l'*état pléthorique*. Le peuple a trouvé dans les mots « plein de sang » une désignation parfaite de cette altération morbide (1).

(1) Le mot *pléthore* répond, par son sens étymologique, à un état caractérisé par une surabondance de sang dans le système sanguin ou dans une partie de ce système (pléthore générale, pléthore locale). Existe-t-il une pléthore générale ? La physiologie répond négativement : des expériences ont montré en effet que si on injecte dans le système circulatoire une quantité plus ou moins considérable de sang et si on répète ces injections à intervalles rapprochés, cet excès de sang ne tarde pas à disparaître ; l'organisme a en lui un pouvoir régulateur tel qu'il surmonte facilement cette surcharge. Mais la clinique appelle pléthorique un individu à caractères parfaitement déterminés.

Le pléthorique a le visage coloré et plein, l'impulsion du cœur énergique, le pouls fort, les

C. — **Teinte cyanosée de la peau**. — Par cyanose (ἡ κυάνωσις) on désigne
cette coloration anormale des téguments qui fait que la peau et les muqueuses ne paraissent plus ni rosées ni rouge vif, mais prennent une
teinte d'un rouge bleu. L'intensité de cette teinte est très variable. Dans
les cas légers, elle demeure limitée aux régions de la peau où l'épiderme
est mince et particulièrement riche en vaisseaux : lèvres, joues, conjonctives, oreilles, lobule du nez, coudes, dernières phalanges des doigts et
des orteils, genoux, etc. Lorsque la cyanose est très prononcée, elle
s'étend sur la peau tout entière et donne au malade un aspect tellement
caractéristique que le malheureux se voit affubler d'un sobriquet pour peu
que la teinte cutanée persiste. La teinte cyanosée est-elle associée à la
pâleur de la peau, les parties cyanosées prennent alors une coloration
gris plomb : on parlera de la *lividité* des téguments.

Les causes de production de la cyanose restent les mêmes pour tous
les cas, car il s'agit toujours d'une surcharge du sang en acide carbonique, avec une diminution de l'oxygène. Le sang prend ainsi un carac-
ère veineux et ultra-veineux qui se révèle par une coloration plus ou
moins foncée. On peut se représenter deux conditions dans lesquelles le
sang devient trop riche en acide carbonique et trop pauvre en oxygène :
c'est d'abord la difficulté et les obstacles que rencontre dans le parenchyme pulmonaire l'échange gazeux entre le sang et l'air atmosphérique,
de telle sorte que le sang ne peut se débarrasser suffisamment de son
acide carbonique, et l'échanger contre de l'oxygène ; en second lieu, un
ralentissement du courant sanguin dans les petits vaisseaux, tel que le
sang dérobe aux tissus environnants plus d'acide carbonique qu'à l'état
normal, tout en leur laissant plus d'oxygène.

La valeur diagnostique de la cyanose ressort clairement de ce qui précède. Dans tout cas de cyanose, il s'agira ou de *troubles respiratoires*, ou
de désordres de la circulation. Lorsque les deux facteurs coïncideront, la
cyanose existera à un très haut degré.

Si nous avions dit que dans tous les cas la cyanose était le résultat
d'une lésion des appareils respiratoire ou circulatoire, nous aurions
commis une erreur ; car cœur et poumons peuvent ne présenter aucune
altération de substance et malgré cela l'on peut constater des troubles de
la respiration et de la circulation, unis à une cyanose très développée et
peut-être très menaçante. Le diaphragme, par exemple, est-il entravé

veines distendues ; il se plaint habituellement de dyspnée ; il a le ventre développé ; il est
constipé, souvent hémorrhoïdaire. G. Sée (*Bulletin médical*, 1899, n° 22) explique ainsi
cet état : l'adipose abdominale est le premier terme de la série ; cette adipose abdominale
engendre une pléthore locale abdominale. Mais la pléthore abdominale retentit sur la circulation
générale et donne une augmentation plus ou moins durable de la pression artérielle. Cet excès
de la pression sanguine favorise le développement de l'artériosclérose.

Le pléthorique meurt, en effet, habituellement par le fait de complications dépendant d'une
lésion artérielle (apoplexie, etc.). MM. Gaucher et Gallois ont fait un rapprochement entre
l'état que la tradition désigne sous le nom de pléthore, et les phénomènes que les recherches
modernes ont rapportés à la néphrite interstitielle.

dans ses mouvements par l'accumulation excessive des gaz dans l'estomac ou l'intestin (*météorisme*), il est évident que la respiration et la circulation rencontreront des obstacles très notables. C'est là le cas encore dans la *paralysie essentielle du diaphragme* ; et dans ces deux circonstances on observera une cyanose extrême.

Dans les *maladies des organes respiratoires* qui sont accompagnées de cyanose, les causes des obstacles à l'hématose sont variées. Dans une série de cas, il s'agit d'une oblitération directe des voies aériennes qui fait que l'air ne peut pénétrer qu'en très petite quantité dans les alvéoles pulmonaires. Cette oblitération peut siéger à partir du larynx jusque dans les fines bronches et être provoquée par de la tuméfaction catarrhale, des dépôts de mucus, des exsudats fibrineux, des rétrécissements cicatriciels de la muqueuse, des contractures musculaires, des corps étrangers, la compression exercée par des tumeurs (tumeurs laryngées, anévrismatiques, ganglionnaires). La paralysie des cordes vocales, en particulier celle des muscles crico-aryténoïdiens postérieurs, produit les mêmes accidents.

D'autres fois, l'obstacle à la respiration est situé plus profondément encore : l'air atmosphérique a bien libre accès dans les alvéoles pulmonaires, mais la surface respiratoire, c'est-à-dire l'espace dans lequel se fait l'échange gazeux entre le sang et l'air, est diminuée d'étendue. C'est ici qu'il faut ranger tous les états pathologiques des alvéoles pulmonaires et les processus morbides qui sont alliés à des pertes de substance considérables du parenchyme du poumon (formation de cavernes). La cyanose est tellement prononcée dans la tuberculose miliaire qu'il est permis dans certaines circonstances d'utiliser ce signe pour l'établissement du diagnostic. La diminution de la surface respiratoire est souvent le résultat de la compression du poumon par des agents extérieurs. C'est ainsi que les épanchements abondants de gaz ou de liquides dans les cavités pleurale ou péricardique s'accompagnent de cyanose plus ou moins considérable. La cyanose due à la compression des poumons par des affections abdominales est un peu plus rare. Nous avons déjà parlé précédemment du météorisme comme cause efficiente de cet accident ; il faut y ajouter les tumeurs des organes abdominaux et les collections liquides abondantes de la cavité péritonéale.

Dans les *affections de l'appareil circulatoire* qui développent la cyanose, il faut chercher les causes de cette dernière tantôt au centre de la circulation, au cœur, tantôt à la périphérie. Comme tous les petits vaisseaux, excepté les capillaires, possèdent une tunique musculaire propre et sont aptes à une contraction active et indépendante du cœur, il est évident qu'il y aura cyanose cutanée lorsque ces petits vaisseaux se contracteront et ralentiront ainsi le courant sanguin à leur intérieur.

Comme exemple de cyanose circulatoire périphérique, si j'ose m'exprimer ainsi, rappelons-nous l'influence du froid sur la coloration de la peau.

Tout le monde s'est aperçu sur sa propre personne que le froid donne

à la peau une teinte rouge bleu, et le vulgaire a l'habitude de parler de
visage et de membres «bleuis». Le plus ou moins d'étendue de la cyanose
dépend de la manière dont on s'est exposé à l'influence du froid. En tous
cas, le phénomène s'explique facilement. Il s'agit sans doute d'une contracture vasculaire provoquée par le froid, contracture amenant le ralentissement circulatoire et la surcharge du sang en acide carbonique.

En rapport intime avec les conditions ci-dessus se trouve la forme de
cyanose que l'on observe, de concert avec la pâleur de la peau, pendant
le frisson fébrile. Là également, la cyanose est le résultat d'une contracture des vaisseaux cutanés de petit calibre.

Dans beaucoup de circonstances, la cyanose circulatoire périphérique
est provoquée par des obstacles mécaniques grossiers au cours du sang.
Les ligatures des extrémités, ainsi que cela a lieu pour la saignée, sont
suivies rapidement de cyanose du segment situé au-dessous de la ligature, parce que le mouvement du sang est en partie ralenti, en partie entravé dans des veines si faciles à comprimer. Les mêmes effets résultent
du rétrécissement ou de l'oblitération de gros troncs veineux, que ces
accidents soient dus à la thrombose ou à la compression par des tumeurs
de voisinage.

Quant à la cyanose circulatoire centrale, nous en trouvons de bons et
de fréquents exemples dans les lésions des valvules cardiaques. La cyanose est d'autant plus prononcée que la compensation est moins énergique : il se produit en effet des stases sanguines immédiates et des obstacles au cours du sang veineux.

La teinte cyanotique est extrême dans les cas de sténose de l'orifice de
l'artère pulmonaire (sténose ordinairement congénitale), et en général
dans tous les cas de lésions valvulaires congénitales (1). Cela tient à ce
que, dans ces conditions, les troubles respiratoires et circulatoires s'unissent presque toujours.

En dehors des lésions valvulaires, la cyanose est produite encore par
toutes les affections du muscle cardiaque qui paralysent son activité et
l'empêchent de produire l'effort nécessité par le lancement de la colonne
sanguine, que ces affections tiennent à des désordres nerveux ou à des
inflammations et des dégénérescences de la substance musculaire. Quelquefois le muscle cardiaque rencontre des obstacles à ses mouvements et
partant au plein développement de sa force dans des compressions anormales extérieures. C'est ainsi que des épanchements abondants de liquides ou de gaz dans le sac péricardique s'accompagnent de cyanose (2).

(1) Le mot *cyanose* sert parfois à désigner spécialement une maladie congénitale caractérisée cliniquement par une coloration bleue de la peau et des muqueuses, des troubles cardiaques, et anatomiquement par un ensemble de malformations du cœur, dont la plus essentielle est le rétrécissement de l'artère pulmonaire, et dont les autres sont, par ordre de fréquence et d'importance : la communication des deux ventricules, la déviation de l'origine de
l'aorte, l'hypertrophie presque toujours concentrique du ventricule droit, la persistance du trou
de Botal, la persistance du canal artériel.

(2) MM. Hutinel, Moizard et Jacobson ont insisté sur l'importance séméiologique de la cya-

Un état cyanotique extrêmement accentué est causé par certaines *intoxications*, par exemple, le nitrobenzol, l'aniline, l'antifébrine, la kaïrine, la thalline, etc. Le sang devient inapte à absorber de l'oxygène; de plus, il se forme dans le sang en circulation de la méthémoglobine, d'où la coloration brun chocolat que ce liquide prend alors.

D. — **Teinte ictérique de la peau.** — Lorsque, sous l'influence de facteurs pathologiques, la matière colorante de la bile vient à s'accumuler dans le sang, on s'en aperçoit à la coloration ictérique de la peau. Cette coloration ictérique est facile à diagnostiquer. Dans les cas légers, les téguments prennent une teinte soufrée, claire; mais lorsque l'ictère est intense, la teinte devient d'un jaune citron, et pour peu qu'il se prolonge, elle passe successivement au safran, à l'orangé, à l'olivâtre ou au bronzé (ictère noir).

Outre le tégument cutané, les muqueuses jaunissent également. On le reconnaît surtout à la région scléroticale de la conjonctive. C'est là que l'ictère, qu'on appelle improprement *ictère sclérotique*, est le plus précoce; dans les cas les plus légers, il existe même seul sans que la peau prenne une coloration ictérique. Aux lèvres et sur la muqueuse buccale on ne reconnaît l'ictère qu'en exerçant une légère pression avec le doigt ou mieux encore avec un plessimètre en verre. Dès que, par cette pression, les vaisseaux de la muqueuse se sont vidés, la teinte rouge de cette dernière se transforme en une teinte ictérique. Au palais seul on observe, la bouche étant largement béante, la coloration jaune de la muqueuse, et ses vaisseaux se trouvent distendus.

Un fait diagnostic important est l'impossibilité de reconnaître l'ictère cutané à la lumière artificielle; en effet, la lumière jaune de la lampe est capable de dissimuler même les formes les plus intenses de cet état pathologique. Le débutant, ignorant cette particularité, se reprochera — sans le mériter — d'avoir méconnu dans une exploration nocturne un ictère qui ne peut échapper de jour à l'examen le plus superficiel.

Au début de l'ictère, la teinte jaune des téguments ne se montre pas partout en même temps et d'une façon régulière. Elle apparaît tout d'abord aux régions qui se distinguent par un épiderme mince, par conséquent dans le voisinage des commissures labiales et des ailes du nez (1).

nose dans cette forme particulière de symphyse péricardique tuberculeuse, qui provoque une asystolie permanente, à localisation surtout hépatique.

(1) La teinte jaune de l'ictère se voit aussi très bien aux tempes et sur le front. Le menton et les joues sont les dernières parties de la face qui jaunissent. Presque dès le début, on constate un cercle jaunâtre autour des ongles. Règle générale, les parties supérieures du corps sont jaunes avant les inférieures.

Toute la muqueuse buccale jaunit, surtout au niveau du plancher. Le voile du palais présente parfois une teinte jaune qui s'arrête brusquement au niveau de la voûte (DELONGEON, Thèse de Paris, 1845).

Dans les ictères chroniques, la *peau* subit diverses modifications; elle est le siège de prurit et d'éruptions consécutives au grattage. Parfois on constate du *xanthélasma*, c'est-à-dire de

Elle gagne ensuite le front et le cou, plus tard la poitrine, l'abdomen et le dos, et enfin la peau des extrémités, dont le côté de la flexion est pris plus tôt et plus fort que le côté de l'extension. L'ictère n'atteint que très tard les avant-bras, du moins dans la classe ouvrière, parce que cette région présente un épiderme excessivement épais.

Au début d'un ictère cutané, la teinte jaune de la peau est produite principalement par le plasma sanguin qui a pris une coloration anormale par suite de l'accumulation dans le sang de la matière colorante de la bile. Plus tard le pigment biliaire vient imbiber les cellules du réseau de Malpighi, et si l'ictère dure assez longtemps et a été quelque peu intense, ce pigment peut se déposer sous forme de granulations dans les couches inférieures de ce réseau, ce qui explique pourquoi la teinte jaune de la peau persiste plus longtemps que les autres manifestations de l'ictère : dans ces cas on ne peut s'attendre à un retour de la teinte normale de la peau que lorsque les cellules épithéliales infiltrées de pigment sont arrivées au moment de la desquamation par le fait de la rénovation en hauteur de l'épiderme.

On aura rarement l'occasion d'établir le diagnostic différentiel entre la teinte ictérique et une autre coloration jaune de la peau. On sait que les bruns, les méridionaux en particulier, ont habituellement le teint jaune ou brun jaunâtre ; mais on ne pourra confondre ce teint avec la couleur de l'ictère, parce que toujours, dans ces cas, les sclérotiques conserveront leur blancheur (elles sont même d'une blancheur quasi anormale). Chez les individus qui possèdent un riche pannicule adipeux sous conjonctival, il faudra se garder de considérer comme un signe d'ictère conjonctival la coloration jaunâtre due aux globules graisseux vus par transparence. La confusion est surtout facile chez les anémiques.

petites macules blanc jaunâtre, chamois, à consistance élastique, presque cartilagineuse, siégeant aux paupières, au cou, aux gencives, aux petites jointures des doigts (x. planum). Ces macules peuvent faire une saillie très appréciable (x. tuberosum) ; elles siègent alors de préférence à la face, aux oreilles, aux coudes, aux genoux. Histologiquement, le xanthélasma est constitué par une masse fibreuse infiltrée de graisse. Sa genèse est encore inconnue.

Les *sécrétions* de l'ictérique peuvent être colorées en jaune (lait, sécrétions bronchiques, pus) ; la salive, les sueurs, les larmes ne seraient jamais jaunes d'après Frerichs, contrairement à ce qui avait été admis naguère.

L'ictère s'accompagne toujours de *troubles digestifs* : soif, inappétence, bouche pâteuse et amère ; constipation et diarrhée. Cela tient à ce que la bile est nécessaire à la digestion des albuminoïdes (Cl. Bernard) et des graisses (Dastre).

On constate souvent des *troubles circulatoires* ; le pouls est ralenti ; la tension artérielle augmentée ; le rythme du cœur est troublé, et le malade éprouve des palpitations. L'auscultation du cœur permet parfois d'entendre un souffle systolique mitral (Gangolphe et Fabre) ou tricuspidien avec exagération du 2ᵉ bruit pulmonaire (Potain). Des hémorragies accompagnent ordinairement l'ictère ; l'épistaxis est assez commune ; elle aurait lieu de préférence par la narine droite (Galien). Ces troubles tiendraient à la présence de la bile dans le sang.

L'ictérique est enfin sujet à des *troubles nerveux ;* on a noté la tristesse, la courbature, la céphalalgie, l'impuissance génitale, la vision jaune ou xanthopsie, qui n'est pas due, comme le croyait Morgagni, à la coloration de l'humeur aqueuse, la nyctalopie et l'héméralopie.

Enfin l'analyse des urines et des matières fécales forme le complément indispensable de l'examen de l'ictérique (V. plus loin).

Le diagnostic devient plus difficile déjà lorsqu'il s'agit de différencier l'ictère cutané avec la coloration jaune de la peau et des muqueuses consécutive à l'emploi à l'intérieur de l'acide picrique et de ses sels (1); parfois l'examen de l'urine seul peut donner des éclaircissements, en ce sens qu'elle ne contiendra pas de matière colorante de la bile dans le cas où la teinte jaune sera due à l'administration interne de l'acide picrique (2). Il est vrai que ce moyen n'est pas à l'abri de toute contestation, parce que même dans l'ictère l'urine ne renferme pas toujours de matière colorante de la bile (3).

La cause immédiate de tout ictère cutané est, nous le répétons, probablement toujours la même, l'accumulation anormale de matière colorante de la bile dans le liquide sanguin. Dans le plus grand nombre des cas, le développement de cet état pathologique est créé par des obstacles à l'écoulement de la bile dans l'intestin. Il est clair que, dans ces conditions, la bile est absorbée par les vaisseaux lymphatiques et sanguins et produit l'ictère des téguments. On a distingué cette forme d'ictère sous le nom de *mécanique hépatogène* ou *ictère de résorption, ictère par rétention.*

Lorsque l'obstruction des voies d'excrétion biliaire est brusque et complète, on doit s'attendre à l'apparition de la teinte ictérique en moyenne vers la fin du troisième jour. Il est évident qu'il faut un certain degré de concentration de la matière colorante de la bile dans le sang pour que la peau prenne la coloration jaune.

En approfondissant davantage les causes de l'ictère de résorption, nous trouvons toute une série de cas où l'état morbide est dû à une *oblitération* plus ou moins complète *des grandes voies biliaires.* Les recherches de Heidenhain nous ont appris que la bile est sécrétée sous une pression extrêmement basse. Aussi suffit-il parfois de petits dépôts de mucus ou de tuméfactions de la muqueuse, provoqués par des affections catarrhales (ictère catarrhal), pour entraver l'excrétion de la bile. Les calculs qui passent de la vésicule biliaire dans le canal cholédoque et s'y enclavent, la compression de ce canal par des tumeurs voisines (4), des brides cica-

---

(1) Les ouvriers qui fabriquent la mélinite présentent la teinte jaune dont parle l'auteur.

(2) Il suffira d'apporter un peu d'attention à l'examen pour ne pas confondre l'ictère avec la teinte jaune paille des cancéreux, la teinte terreuse des saturnins et des palustres, la teinte verte des chlorotiques, la teinte brune de la maladie d'Addison et de l'intoxication argentique. On a parfois simulé l'ictère à l'aide des étamines de lis, de la teinture de rhubarbe, de la décoction de curcuma.

(3) M. Hayem a présenté des cas d'ictère chronique où les pigments biliaires, présents dans le sérum sanguin et dans les téguments, étaient absents des urines ; M. Gilbert a proposé le terme d'*ictère acholurique* pour désigner ces cas. On a pu quelquefois attribuer à l'imperméabilité rénale le non-passage du pigment dans les urines (Gilbert, Fournier et Castaigne). Mais M. Merklen a présenté récemment un fait où pareille hypothèse n'était pas possible, et où l'épreuve du bleu de méthylène indiquait une perméabilité rénale tout à fait normale (*Soc. méd. hôp.*, 6 juillet 1900).

(4) Les plus fréquents sont le cancer de la tête du pancréas et le cancer des voies biliaires, les ganglions lymphatiques, hypertrophiés, les tumeurs du côlon, du rein droit, du duodénum, les kystes hydatiques de la face inférieure du foie, les anévrismes de l'aorte abdominale, etc...

tricielles péritonéales, quelquefois des lombrics ou des corps étrangers non digérés qui ont émigré de l'intestin dans les voies biliaires peuvent produire les mêmes accidents.

Dans d'autres cas, l'oblitération des voies d'excrétion n'a lieu que dans leurs ramifications plus fines, au niveau même du parenchyme hépatique. De là ce fait que l'ictère est le *symptôme le plus fréquent et le plus constant de presque toutes les maladies du foie*. A part les dégénérescences graisseuse et amyloïde, il est à peine une affection hépatique qui ne puisse être à un moment accompagnée d'ictère. Assurément, cette complication n'est pas absolument nécessaire ; cela dépend du nombre de canalicules hépatiques obstrués et oblitérés par la maladie.

La forme d'ictère par résorption qui résulte de l'entrave plus ou moins considérable apportée aux mouvements du *diaphragme*, mérite une mention spéciale. L'excursion de ce muscle exerce en effet une influence très grande sur l'élimination de la bile, car sa descente comprime le foie et par cela même chasse la bile hors des canalicules vers les canaux excréteurs de fort calibre. Mais si les mouvements du diaphragme se font mal, il est clair qu'il peut survenir de la stase biliaire et de l'ictère par résorption. C'est pour cela que l'on observe souvent ce genre d'ictère dans les cas de *pleurésie diaphragmatique droite et de périhépatite*. Dans les deux cas, les malades apprennent très vite et par instinct à limiter les mouvements du diaphragme qui augmentent déjà par eux-mêmes l'intensité de la douleur.

Enfin Frerichs a fait connaître une dernière forme d'ictère par résorption, dans laquelle le rôle important est joué par *les conditions de la pression sanguine dans le système porte*. Dans les conditions normales, la pression dans les branches intra-hépatiques de la veine porte est plus forte que celle des voies biliaires avoisinantes. On comprend donc que jamais, dans ce cas, le sang ne renferme d'éléments biliaires. Mais dès que cette pression se trouve notablement diminuée, la résorption anormale de la bile par les ramifications de la veine porte devient un fait possible et une occasion de production d'ictère.

Ces conditions se réalisent en première ligne dans les cas d'oblitération de la veine porte par des thrombus. Cependant toutes les tromboses de la veine porte ne sont pas accompagnées d'ictère.

La rapidité du développement, l'étendue, le siège de la trombose et la formation d'une circulation collatérale empêchent parfois la production de l'ictère.

Les vieux auteurs admettaient encore deux autres formes d'ictère par résorption, qu'ils appelaient ictère spasmodique et ictère paralytique.

Pour eux, l'*ictère spasmodique* provenait de la contracture pathologique des muscles lisses des voies biliaires, du rétrécissement consécutif du calibre de ces dernières, tandis que l'*ictère paralytique* serait le résultat d'une dilatation des voies biliaires causée par la paralysie de ces muscles et suivie d'une stase du liquide hépatique. C'est à juste titre que ces deux formes d'ictère ont été rejetées. En effet, il faudrait admettre que la contracture, cause de l'occlusion, ait une durée d'au moins trois jours pour amener l'ictère cutané : or, cette hypothèse ne se réalise pas en pathologie. Quant à l'ictère paralytique, v. Frerichs a démontré qu'en sectionnant chez le chat les deux nerfs splanchniques et en extirpant la plus grande partie du ganglion cœliaque, ou bien en coupant chez d'autres animaux la moelle au-dessus et au-dessous du plexus cervical, on ne réussit jamais à produire l'ictère, quoique les sujets vécussent plus de trois jours et que les conditions de production de l'ictère paralytique fussent des plus favorables (1).

Les avis sont très partagés en ce qui concerne l'existence de l'*ictère*

(1) Il faut distinguer l'ictère biliphéique, défini par les caractères cliniques qui viennent d'être passés en revue, et dont la pathogénie ressortit au passage dans le sang et l'urine des pigments biliaires normaux, de l'ictère dit autrefois hémaphéique, dont il sera question ci-après. Si l'on met de côté cet ictère hémaphéique, il est aisé de démontrer que tout ictère purement biliphéique est un ictère par rétention, et que deux conditions sont nécessaires et suffisantes pour le produire : 1° la persistance de la fonction biligénique ; 2° l'issue insuffisante de la bile.

Cela est évident pour l'ictère de la lithiase biliaire où il y a un calcul oblitérant le canal cholédoque, pour l'ictère catarrhal où il y a soit un bouchon de mucus dans les grosses voies, soit de petites mucosités dans les petites voies, pour l'ictère causé par la compression du cholédoque par une tumeur, pour l'ictère dans les maladies du parenchyme hépatique (cirrhose hypertrophique, congestion cardiaque), où il y a lésion ou compression des fines ramifications biliaires. Enfin la résorption biliaire peut se faire au niveau du lobule hépatique, dont l'architecture peut être détruite par certaines affections hépatiques. Hanot a bien mis en lumière le mécanisme et les conséquences de la *dislocation trabéculaire*, déterminée surtout par les infections et les intoxications, et qui permet le passage de la bile dans les lymphatiques et les capillaires sanguins.

Quand il n'y a pas obstruction mécanique des voies biliaires, on peut supposer que la bile est plus abondante (polycholie), auquel cas les canaux d'excrétion sont insuffisants pour l'éliminer ; il y a stase biliaire et résorption. Il n'est pas prouvé en effet, comme Naunyn l'a soutenu, que la bile en excès soit résorbée par l'intestin. On peut supposer encore que la bile a subi des modifications qualitatives, qui la rendent plus visqueuse et partant plus difficile à excréter. Cette dernière supposition est appuyée par les expériences d'Afanassiew sur l'empoisonnement par le toluidène-diamine, par l'ictère qui survient dans l'hémoglobinurie (le foie est encombré de matériaux pigmentaires). On ne peut guère expliquer autrement les faits de Poncet (de Lyon), qui a vu l'ictère vrai survenir à la suite de la résorption de vastes épanchements sanguins.

Du reste, l'obstruction et la dislocation des voies biliaires et les modifications de la bile peuvent se combiner ; c'est ce qui a lieu dans certaines intoxications, le phosphorisme par exemple, où il y a angiocholite d'une part, et modifications qualitatives et quantitatives de la bile d'autre part. L'ictère qui survient dans la plupart des maladies infectieuses (pneumonie, fièvre typhoïde, fièvres éruptives, etc.), est sans doute lié à des phénomènes de cet ordre.

L'ictère causé par le thrombus de la veine porte (pyléphlébite), que Frerichs attribue aux conditions de pression sanguine, n'est peut-être dû qu'à la compression du cholédoque par la veine enflammée et thrombosée.

Quant à l'ictère spasmodique dont l'existence nous paraît indéniable, sa pathogénie est encore très obscure. Dans une variété de l'ictère spasmodique, les selles sont décolorées ; dans ce cas, il semble bien difficile de ne pas admettre une sorte d'occlusion spasmodique des voies biliaires. Dans une autre variété, les selles restent colorées ; on peut alors supposer, comme M. Potain, que la vaso-dilatation des vaisseaux du foie qui résulte de l'émotion, diminue la pression vasculaire dans la veine porte et permet le passage de la bile dans les capillaires sanguins.

hématogène (1) (appelé aussi ictère sanguin ou, d'après Bamberger, chimique ou encore paradoxal). On désignait sous ce nom l'ictère des nouveau-nés, l'ictère consécutif à la transfusion de sang, à la morsure des

(1) En France, l'histoire de l'ictère hématogène a traversé plusieurs périodes. Le premier, Gubler montra que certains ictériques présentaient une teinte spéciale, jaune sale, terreuse, des téguments ; c'est l'*ictère hémaphéique*. Il est dû soit à une destruction exagérée des hématies, qui met en liberté le pigment de passage entre l'hémoglobine et la bilirubine, et qui est « l'hémaphéine » ; c'est ce qu'on voit dans certaines fièvres et certaines intoxications ; soit parce que le foie malade ne peut plus accomplir la transformation parfaite de l'hémoglobine en bilirubine, laissant en liberté l'hémaphéine ; c'est ce qu'on voit dans les cirrhoses. Cette conception s'est complètement modifiée sous l'influence des travaux de MM. Hayem, Hanot et de leurs élèves. L'hémaphéine, dont l'existence avait été conçue théoriquement, n'a pu être isolée et n'existe pas. Au contraire, on a pu démontrer que la cellule hépatique altérée ne peut plus produire de bilirubine, mais sécrète des pigments modifiés, dont les deux principaux sont l'*urobiline*, isolée par Jaffé, et le *pigment rouge brun*. L'urobiline est donc le pigment du foie malade (Tissier). Il en résulte que sa présence offre une valeur séméiologique importante au point de vue de l'état fonctionnel du parenchyme hépatique. En vérité, l'urobiline n'a pas de pouvoir tinctorial ; mais le pigment rouge brun qui l'accompagne toujours, en est doué ; de sorte que, lorsqu'aux conditions de production de ces pigments anormaux s'ajoutent les conditions de résorption de la bile (dislocation trabéculaire, stase et viscosité de la bile, compression intra-canaliculaire par tuméfaction inflammatoire), que réalisent au plus haut chef les infections hépatiques, l'ictère urobilinique, ancien ictère hémaphéique, apparaît. Donc, il n'y a pas d'ictère hématogène ; tous les ictères sont le résultat de la résorption de pigments normaux (ictère biliphéique, bilirubinique) ou de pigments anormaux (ictère urobilinique). Ces pigments anormaux peuvent être accompagnés de pigments normaux ; c'est l'*ictère mixte*, où la teinte des téguments est vraiment ictérique. Si l'urobiline est seule résorbée, il n'y a pas d'ictère à proprement parler, mais la teinte jaune spéciale, qu'avait déjà bien décrite Gubler.

L'analyse de l'urine apporte un concours précieux au diagnostic de ces divers états ictériques. On sait que dans l'ictère biliphéique, ancien ictère hépatogène, les pigments biliaires contenus dans l'urine, exception faite des cas d'ictère acholurique, dont il a été parlé plus haut, s'y reconnaissent par la réaction de Gmelin ; cette réaction s'obtient en faisant couler sur la paroi d'un verre à pied contenant l'urine, de l'acide nitrique comme pour la recherche de l'albumine. L'acide va au fond ; à la ligne de contact de l'acide et de l'urine, on observe une coloration verte plus intense qui va en augmentant rapidement d'intensité, tandis qu'il se produit de bas en haut une série d'anneaux bleus, violets, rouges, indices des différents degrés d'oxydation du pigment.

Lorsque l'urine contient de l'urobiline et un pigment rouge brun, l'acide nitrique y détermine une couleur rouge acajou, et en outre la présence de l'urobiline se décèle au spectroscope ; à la place de l'extinction de la partie droite du spectre, que déterminent les pigments normaux, on observe une bande d'absorption entre le vert et le bleu. Enfin les urines peuvent témoigner de la présence simultanée des pigments normaux et des pigments anormaux.

A côté de l'examen des urines, il est un autre point de la séméiologie de l'ictère dont il nous faut dire un mot, c'est l'examen des matières fécales. Dans les ictères par rétention, la bile ne passe plus dans l'intestin ; les selles sont décolorées, d'aspect argileux, non seulement par suite de l'absence de la bile, mais aussi à cause de la non-digestion des graisses (Strümpell). Cependant quelquefois la rétention n'est pas absolue, et il peut passer assez de bile dans l'intestin pour colorer les matières fécales. Dans les ictères par polycholie ou pléiochromie, les selles sont au contraire plus colorées que normalement. Enfin disons que dans les ictères urobiliniques les selles sont ordinairement colorées, car les causes qui les déterminent réalisent exceptionnellement la rétention absolue de la bile.

Enfin cet examen de l'ictérique doit être complété par la recherche des pigments biliaires dans le sérum sanguin, si l'on ne veut pas laisser inaperçus les cas d'*ictère acholurique*.

serpents, à l'empoisonnement par le chloroforme et l'éther, à l'intoxication par le chlorate de potasse, l'acide pyrogallique, l'acide phénique et les morilles, l'ictère survenant dans le cours de la fièvre typhoïde, de la fièvre récurrente, de la fièvre intermittente, de la fièvre jaune, de la pyohémie, de la fièvre puerpérale, de la pneumonie et de certaines cachexies causées par les métaux. La théorie de l'ictère hématogène s'appuyait sur ce que, dans les affections sus-énumérées, on ne décelait à l'autopsie aucun obstacle à l'écoulement de la bile. On émit donc l'opinion que cet ictère était le résultat de [la décomposition intravasculaire des globules rouges du sang et de la transformation consécutive de l'hémoglobine en matière colorante de la bile. Mais Naunyn et ses élèves ont démontré que la transformation de la matière colorante du sang en celle de la bile ne s'effectue que grâce aux cellules hépatiques ; en d'autres termes, quelle que soit la forme de l'ictère, son apparition est intimement liée à l'activité des cellules hépatiques. Il ne faut pas oublier non plus que la recherche des obstacles à l'écoulement de la bile n'était pas toujours entreprise avec tous les soins nécessaires, ces obstacles ne pouvant parfois être décelés qu'à l'examen microscopique des conduits biliaires intra-hépatiques (Virchow, Wyss, Ebstein, v. Buhl). Il résulte notamment des recherches de Stadelmann que toutes les fois que les globules rouges du sang sont décomposés à l'intérieur des voies sanguines, la matière colorante du sang est charriée vers le foie, où, grâce à l'activité des cellules hépatiques, la matière colorante de la bile est produite en très grande quantité (pléiochromie) ; il arrive même que la bile est produite en abondance (polycholie) et qu'elle devient épaisse. Quoi qu'il en soit, les conduits biliaires étant incapables d'éliminer dans l'intestin toute cette bile, la matière colorante de la bile passerait dans le sang.

V. Liebermeister s'est attaché à remplacer l'ictère hématogène en partie par la forme qu'il désigne sous le nom d'*ictère acathectique*. Cet ictère serait dû à ce que, contrairement à la règle, les cellules hépatiques auraient perdu le pouvoir d'éliminer la matière colorante de la bile exclusivement dans les capillaires intra-hépatiques, d'où sa pénétration dans les vaisseaux sanguins du reste de l'organisme (1).

(1) Au lit du malade, quand on se trouve en présence d'un ictère, il faut avant tout différencier le cas au point de vue physio-pathologique. L'examen des matières fécales renseignera sur la présence, le degré ou l'absence de la rétention de la bile. L'examen de l'urine, ou à son défaut (dans les cas d'ictère acholurique) du sérum sanguin, renseignera sur la nature des pigments biliaires, normaux ou anormaux, résorbés. Armé de ces renseignements indispensables, on pourra établir le diagnostic étiologique de l'ictère ; son évolution en sera le guide le plus sûr, et il convient de distinguer l'ictère aigu de l'ictère chronique.

A. *Ictère aigu ou passager.* — Ce groupe comprend des ictères bénins et des ictères graves : a) *ictères bénins* : ictère catarrhal, ictère à rechutes de Weil, ictère de la colique hépatique, ictère spasmodique, ictère de la syphilis secondaire, ictère de la congestion des pays chauds ; b) *ictères graves* : toute la série des ictères toxi-infectieux, allant depuis l'ictère catarrhal, qui est bénin, jusqu'à l'ictère grave essentiel, qui en est la manifestation la plus sévère. Cette série comprend d'une part les toxi-infections biliaires proprement dites, et d'autre part les localisations hépatiques de maladies infectieuses ou d'intoxications générales (pneumo-

E. — **Coloration bronzée de la peau.** — En 1855, Addison a attiré l'attention sur une coloration particulière de la peau qui, d'après ses observations, serait toujours en rapport avec une affection chronique des capsules surrénales. Cet état morbide a été appelé maladie d'Addison ou maladie bronzée. Dans la plupart des cas on trouve, dans les capsules surrénales, des altérations tuberculo-caséeuses, plus rarement cancéreuses, plus rarement encore amyloïdes. On ne sait cependant si les manifestations symptomatiques, au lieu de tenir à une affection de la substance surrénale, ne sont pas plutôt le résultat d'une participation des plexus voisins du grand sympathique à l'état morbide.

L'explication du tableau pathologique est rendue d'autant plus difficile que certaines observations d'authenticité non douteuse affirment l'intégrité des capsules surrénales et du grand sympathique, malgré l'existence incontestable pendant la vie de la maladie bronzée. D'un autre côté, on a décrit des cas où des affections des capsules surrénales ne s'accompagnaient pas des symptômes du mal d'Addison; mais cela ne veut pas dire grand chose, parce qu'on en observe tout autant dans les maladies des autres appareils organiques et qu'on accuse dans ce cas l'influence d'appareils en parenté physiologique avec les premiers (1). Ce qui rend difficile la compréhension de l'essence même de la maladie, c'est l'ignorance où l'on est des fonctions des capsules surrénales et de la façon dont s'opère la pigmentation de la peau.

coccie, streptococcie, fièvre jaune, fièvre bilieuse hématurique, brûlures, phosphorisme, arsenicisme, empoisonnement par l'éther, le chloroforme, etc.).

En somme, en dehors de la colique hépatique et de l'ictère spasmodique, l'infection ou l'intoxication, dans leurs manifestations banales et locales, intestino-biliaires, ou spécifiques et générales, hématogènes, dominent l'étiologie des ictères aigus.

Ces manifestations, dont le substratum anatomique est l'angiocholite, se rencontrent, isolées ou associées, chez des sujets prédisposés à l'infection biliaire, et ce groupe de faits a été réuni par MM. Gilbert et Lereboullet sous le nom de *famille biliaire*.

B. *Ictère chronique.* — Dans ce groupe, les ictères mécaniques occupent une plus large place ; ils comprennent les obstructions lithiasiques et non lithiasiques du cholédoque, obstructions extra ou intra-pariétales ou canaliculaires, dont nous avons déjà énuméré les principales causes dans une précédente note. A côté de ces ictères mécaniques, on retrouve ici les ictères infectieux, soit que l'infection se soit greffée secondairement sur un ictère d'abord seulement mécanique, soit que l'infection soit primitivement ictérogène ; ainsi s'expliquent les ictères chroniques de la maladie de Hanot (cirrhose hypertrophique biliaire avec ictère chronique), des abcès du foie, l'ictère infectieux chronique splénomégalique de M. Hayem, les ictères chroniques du paludisme, de la syphilis (hépatite syphilitique avec ictère chronique de Hanot), de la tuberculose. Enfin on observe encore l'ictère chronique dans la congestion cardiaque. Il est exceptionnel dans le cancer du foie et la cirrhose atrophique de Laënnec.

(1) MM. Sergent et Léon Bernard ont décrit récemment un syndrome spécial, lié à l'insuffisance des capsules surrénales, et qu'ils séparent de la maladie d'Addison. Ils s'appuient sur ce que le symptôme addisonien principal, *la mélanodermie*, n'en fait pas partie. Ce syndrome a une évolution aiguë, marquée par l'apparition brusque, en pleine santé, d'accidents toujours rapides, quelquefois foudroyants, qui rappellent soit une intoxication, soit une péritonite : vomissements, douleurs abdominales, asthénie profonde, collapsus, se terminant invariablement par la mort. A l'autopsie, on ne trouve d'autre lésion que la destruction des capsules surrénales. Dans quelques cas, l'apparition de ce syndrome a été provoquée par une maladie infec-

Quelles que soient ces difficultés, les symptômes de l'affection et notamment les modifications de la peau sont très faciles à reconnaître. La mélanodermie commence aux parties exposées à l'air, à savoir à la face, aux mains et aux avant-bras, quelquefois elle prend aussi les pieds et les jambes ; la peau prend une teinte jaune brun, gris ou couleur fumée qui devient tellement intense aux cours de l'affection, que les individus prennent l'aspect des mulâtres ou des nègres. Plus tard, la coloration anormale atteint également les régions qui sont déjà fortement pigmentées par elles-mêmes (région pubienne, mamelons, aisselles), ou celles qui, de par les vêtements et les occupations, sont exposées à de l'irritation mécanique ou à des pressions réitérées, telles que la face interne des cuisses (frottements pendant la marche), la région poplitée (pression des jarretières), la taille (pression de la ceinture), etc. (1). Enfin la totalité des téguments participe aux changements de coloration. En règle générale, il ne se forme cependant que de grosses taches de pigment, qui vont se confondre avec la peau normale sans limites bien précises.

Les sclérotiques et les ongles conservent toujours leur coloration blanche ; il en est de même, la plupart du temps, de la paume des mains et de la plante des pieds. En revanche, il se développe fréquemment sur la muqueuse des lèvres et sur les joues des taches de pigment, grises ou noirâtres (2). J'ai constaté à plusieurs reprises l'existence des taches grises sur la conjonctive, et Vucetic rapporte en avoir trouvé même sur les cordes vocales inférieures (vraies) (3).

Les causes de la modification de coloration de la peau, ainsi que l'a démontré Buhl, consistent, comme pour les individus de couleur, en une production de granulations pigmentaires qui se déposent dans et entre les cellules du réseau de Malpighi, et qui présentent au microscope une coloration rouge brunâtre.

Dans la *mélanose arsenicale* (v. p. 122), la peau prend la même coloration que dans la maladie d'Addison ; les muqueuses peuvent, elles aussi, y participer. Les lésions histologiques de la peau sont identiques (Müller). Aussi aura-t-on soin de s'informer si la coloration de la peau n'était pas précédée de l'usage de l'arsenic (4). Il est à peine besoin d'indiquer le

tieuse (angine), dont le retentissement capsulaire a suffi pour que l'insuffisance capsulaire, latente jusque-là, se déclarât brutalement. Enfin, les accidents aigus peuvent venir terminer brusquement une maladie d'Addison, dont l'évolution s'est présentée jusque-là avec ses caractères classiques, ou bien a été marquée par l'absence de mélanodermie (formes frustes de Dieulafoy) (*Arch. génér. de médecine*, juillet 1899).

(1) La teinte noire atteint son maximum sur la cicatrice des vésicatoires.

(2) Les taches pigmentées qu'on observe sur la muqueuse buccale rappellent la bouche de certains chiens de race (Trousseau).

(3) Dans un cas les dents, dans un autre les ongles, ont présenté une teinte noire. Chez un malade de Sturges, les cheveux châtains sont devenus noirs (Jaccoud).

(4) En dehors de la maladie d'Addison, on peut observer de la mélanodermie : 1° dans des circonstances physiologiques ; elle dépend alors de la race (mulâtre), ou de la vie en plein soleil (hâle), ou de la grossesse ; 2° dans des circonstances pathologiques qui sont réalisées par diverses cachexies : phtisie chronique, cancer, impaludisme, entérite chronique, phthiriase,

diagnostic différentiel de la teinte bronzée avec la *cyanose*, la pression du doigt dans celle-ci provoquant un changement notable de coloration de la peau.

F. — **Coloration grise de la peau.** — Les personnes qui pendant un certain temps ont pris à l'intérieur de l'azotate d'argent, présentent une coloration grise de la peau absolument caractéristique. Cette coloration s'étend sur tout le tégument, mais est surtout marquée à la face et aux mains, à cause de l'action directe de la lumière. Au début, la teinte est gris clair, analogue à celle du graphite ; plus tard elle passe au noir. Plus tard aussi, les sclérotiques se colorent en gris noir, et la muqueuse buccale, le bord des gencives offrent des taches noirâtres. A l'autopsie, les organes internes eux-mêmes paraissent d'une couleur sombre. Tous ces phénomènes sont désignés sous le nom d'*argyrie*.

L'argyrie en elle-même ne provoque pas de troubles morbides ; on peut donc la différencier facilement de la maladie d'Addison ou de la cyanose. Elle se distingue de cette dernière par l'absence de changement de coloration sous la pression du doigt. Du reste, les commémoratifs mettraient immédiatement sur la voie du diagnostic (1).

Riemer, Neumann et de Fragstein ont fait récemment des recherches microscopiques sur le mécanisme des altérations cutanées dans l'argyrie. Il s'agirait de dépôts de granulations noirâtres, qui, cependant, laisseraient intacte la totalité des éléments épithéliaux de la peau. Par conséquent, le véritable épiderme resterait absolument indemne dans l'argyrie. Les granulations argentiques sont surtout très nombreuses immédiatement au-dessous du réseau de Malpighi et dans la membrane hyaloïde mince et homogène qui sépare le derme de l'épiderme. Elles sont rares dans les couches profondes du derme et notamment dans le panicule adipeux. Au contraire, elles sont abondantes dans la tunique propre des glandes sudoripares et dans les membranes hyaloïdes des follicules pileux. Quant aux glandes sébacées, elles sont peu pigmentées.

Les opinions varient quant à la nature et à l'origine des particules noirâtres. D'après une idée primitivement émise par Frommann, il s'agit de combinaisons d'albuminate d'argent ; au contraire, Virchow et plus récemment Riemer, les considèrent comme des granulations argentiques réduites dans l'intestin et transportées plus loin par les vaisseaux lymphatiques.

D'après des documents français, des modifications analogues de la peau surviendraient chez les individus qui ont pendant longtemps pratiqué le *polissage de l'argent*. Les parties découvertes, face et avant-bras, prennent

cachexie famélique ou de misère. D'autres affections réalisent encore différents types de mélanodermie : les nævi et la maladie de Reklinghausen, le paludisme, la pellagre, le diabète bronzé. La teinte de l'intoxication argentique, étudiée par l'auteur dans le chapitre suivant, pourrait sans difficulté être classée parmi les mélanodermies.

(1) La teinte argentique s'observait naguère sur les individus traités pour une myélite par le nitrate d'argent à l'intérieur.

petit à petit un aspect gris ou bleuâtre, qui est dû à la pénétration dans l'épiderme de poussière d'argent, et qui, à un examen plus attentif, se révèle par des taches petites et nombreuses, très rapprochées les unes des autres (Olivier). Lewin et Blaschko également ont décrit dans ces derniers temps l'existence, chez les ouvriers en argent de Berlin, de taches bleues, de la grosseur d'une lentille, aux mains et surtout à la face dorsale des doigts, produites par la pénétration de poussières d'argent dans la peau. L'examen microscopique montra le dépôt de fines granulations, spécialement sur les fibres élastiques de la peau, qui, en raison de ce fait, devenaient extrêmement distinctes.

On a récemment attiré à plusieurs reprises l'attention sur ce que, chez certaines personnes ayant ingéré de l'arsenic, la peau prend une coloration brun clair allant jusqu'au brun foncé : il se forme sur la peau des taches brunes plus ou moins étendues. Des taches pigmentées apparaissent même sur la muqueuse buccale, on peut confondre cet état (désigné sous le nom de *mélanose arsenicale*) avec la maladie d'Addison (1). Cette coloration de la peau survient chez quelques personnes en peu de temps (après trois semaines, Wehlau). Elle disparaît généralement dès que le médicament est suspendu ; toutefois il y a des exceptions à cette règle. Il résulte des recherches microscopiques de Müller et de Wyss que les cellules inférieures du réseau de Malpighi sont bourrées de corpuscules pigmentés dont quelques-uns, à l'état isolé, sont disséminés dans les cellules épithéliales des couches supérieures. Le pigment a aussi été décelé dans les cellules étoilées du derme. Les prolongements de ces cellules s'avanceraient au milieu des cellules du réseau de Malpighi et s'anastomoseraient avec elles (Müller). On a rencontré aussi des corpuscules de pigment sur la tunique externe des vaisseaux sanguins du derme. Contrairement à ce qui a lieu dans l'argyrie, il ne s'agit pas dans ce cas d'un dépôt d'arsenic métallique, mais d'un pigment sanguin dont l'origine est due à une décomposition plus énergique des globules rouges du sang consécutive à l'emploi de l'arsenic.

(1) MM. Mathieu, Enriquez et Lereboullet ont présenté des cas de mélanodermie généralisée arsenicale, dont la ressemblance avec la mélanodermie addisonnienne était parfaite, au point de vue dermatographique. Le diagnostic se base sur l'absence de douleurs lombaires, de troubles digestifs, et surtout d'asthénie musculaire, dont les travaux récents de physiologie ont montré l'importance séméiologique dans les insuffisances surrénales.

2. — Éruptions cutanées. Exanthèmes.

Quelques éruptions cutanées présentent un intérêt spécial au point de vue du diagnostic. Nous voulons parler de la *fièvre miliaire*, de l'*herpès*, de la *roséole*, du *pityriasis tabescentium* et du *pityriasis versicolor*.

La *fièvre miliaire* est encore appelée *suette miliaire* ou *sudamina* : cette dernière dénomination indique qu'elle doit son origine à une transpiration profuse. En cas de sueurs profuses, il n'est pas rare de voir les gouttelettes de sueurs s'engager, au voisinage des conduits excréteurs des glandes sudoripares, sous l'épiderme qu'elles soulèvent sous forme de petites vésicules ne dépassant que rarement la grosseur d'une tête d'épingle. La diaphorèse la plus énergique ayant ordinairement lieu au tronc et sur les parties recouvertes du corps, c'est aussi en ces endroits que les vésicules apparaissent en grande abondance. Assez souvent les vésicules sont pressées les unes sur les autres et couvrent tout le corps en quantité innombrable. En promenant la main sur la peau, on éprouve une sensation analogue à celle que procurerait une surface parsemée de grosses tubérosités : cette sensation à elle seule suffit pour établir le diagnostic de fièvre miliaire.

Le *contenu des vésicules* est au début limpide et transparent comme l'eau de roche, ce qui les a fait comparer à des gouttelettes de rosée. On dit alors qu'il s'agit de *miliaire cristalline*. Les vésicules persistent-elles pendant un certain temps, leur contenu, d'alcalin ou tout au plus de neutre qu'il est toujours au début, finit par devenir irritant, et les vésicules s'entourent alors souvent d'une auréole rouge correspondant à une couronne de vaisseaux cutanés dilatés. On dit alors que l'on a affaire à une *miliaire rouge*. L'irritation de la peau par le contenu des vésicules continue-t-elle à s'accentuer, les leucocytes pénètrent en abondance dans les vésicules, ce qui leur donne un aspect opaque et nuageux. La miliaire est alors dite *miliaire blanche*. Ordinairement la dessiccation des vésicules ne demande que peu de temps, elles se flétrissent et s'en vont bientôt sous forme de squames épidermiques minces.

Des sueurs profuses et de la miliaire surviennent parfois chez des sujets sains à la suite des *efforts* et après une exposition à la *chaleur du soleil*. On peut aussi la provoquer par divers procédés diaphorétiques, par exemple, les bains de vapeur, l'acide salicylique, etc. La crise des pyrexies aiguës s'accompagnant ordinairement de sueurs profuses, la miliaire survient assez souvent *au cours de la crise*. Toutes les affections comptant la transpiration profuse parmi leurs symptômes habituels, donnent souvent lieu à une éruption de miliaire ; nous avons en vue la *phtisie pulmonaire*, la *tuberculose miliaire*, le *rhumatisme articulaire aigu*, la *fièvre typhoïde* dans le stade de guérison (stade hectique), le *choléra asiatique*, la *suette miliaire* et la *pyohémie*. L'éruption de miliaire peut même avoir lieu au cours des *sueurs agoniques*.

Dans l'*herpès* aussi il s'agit de vésicule environ de la grosseur d'une tête d'épingle ; ces vésicules, formant des groupes de 5 à 15 et au delà, sont serrées les unes contre les autres et parfois deviennent même confluentes. Elles sont supportées par une base un peu saillante et hyperémiée. La dessiccation des vésicules se fait en deux à trois jours ; il se forme une croûte mince jaunâtre ou brunâtre, qui se détache bientôt sans laisser de cicatrice cutanée.

C'est aux lèvres que l'éruption d'herpès a lieu le plus souvent (herpès labial), plus rarement on voit apparaître l'herpès au nez (herpès nasal), aux paupières (herpès palpébral), aux lobules des oreilles (herpès auriculaire) ou sur d'autres parties du corps.

C'est dans le cours de la *pneumonie* que l'herpès se rencontre dans un grand nombre de cas, taudis qu'il est extrêmement rare de le voir apparaître dans la fièvre typhoïde. On sait que le diagnostic différentiel entre la pneumonie et la fièvre typhoïde présente quelquefois de grandes difficultés ; aussi l'existence de l'herpès milite-t-elle énergiquement en faveur de la pneumonie. L'herpès constitue de même un phénomène rare dans le typhus exanthématique. En dehors de la pneumonie, l'herpès survient encore dans la *méningite cérébro-spinale épidémique* (mais, en revanche, presque jamais dans la méningite tuberculeuse), la *malaria*, la *fièvre récurrente*, l'*érisypèle*, souvent dans le cours d'autres maladies infectieuses fébriles, mais de temps en temps aussi dans la *gastrite* et pendant les *règles* (1) ; dans des cas isolés, on l'a vu même apparaître à la suite *d'excitations psychiques* (la frayeur, par exemple).

Quant à la *roséole*, son importance pour le diagnostic de la fièvre typhoïde ne le cède presque en rien à celle de l'herpès pour le diagnostic de la pneumonie. Presque constante dans la fièvre typhoïde, elle ne se rencontre que par exception dans la pneumonie ; aussi, dans les cas douteux, plaidet-elle en faveur de la fièvre typhoïde. La roséole survient cependant encore au cours d'autres affections, comme le *typhus exanthématique*, le *choléra asiatique*, la *fièvre récurrente*, la *méningite cérébro-spinale*, la *syphilis*, la *gastro-entérite* et les *règles anormales* (2).

Le diagnostic de la roséole ne présente pas de difficultés. Ce sont des taches cutanées de forme arrondie, rouges, parfois surélevées ; la rougeur

(1) Les troubles de la menstruation ou d'autres altérations morbides des organes génitaux de la femme déterminent encore assez souvent de *l'acné du menton*, phénomène qui acquiert de ce fait une valeur séméiologique assez grande (Brocq).

(2) On a encore signalé les *taches rosées* dans certains cas, à la vérité assez rares, de granulie ; mais le fait a son importance au point de vue du diagnostic.

s'efface sous la pression du doigt ou — ce qui permet d'étudier de plus près
ce phénomène — sous la pression exercée par un plessimètre en verre, ce
qui montre que la roséole est redevable de son origine à une hyperémie
circonscrite des vaisseaux cutanés. Les taches de roséole peuvent atteindre
la dimension d'une lentille ou d'un pois et même le dépasser d'un peu.
C'est à la limite du thorax et de l'abdomen qu'elles se montrent ordinairement en premier lieu, plus tard elles apparaissent aussi sur d'autres parties du tronc ; quant au cou et aux membres, elles s'y rencontrent moins
souvent. L'absence constante de la roséole à la face fournit un bon élément de diagnostic différentiel entre la roséole et la rougeole avec laquelle

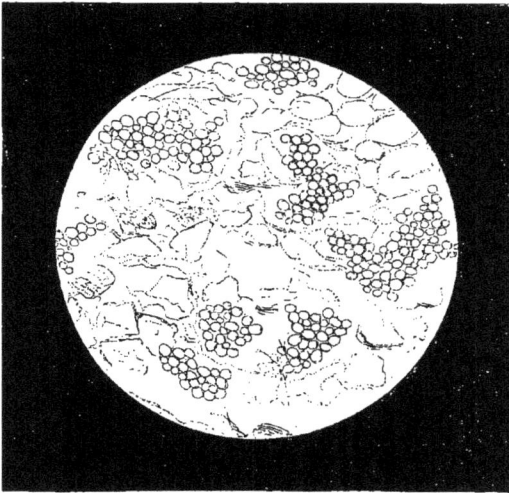

Fig. 5o. — *Microsporon farfur*. Préparation traitée par la lessive potassique. Grossissement :
275 diamètres (Obs. personnelle).

l'on pourrait confondre la roséole, surtout quand l'éruption roséolique est
très abondante. Chaque tache persiste pendant trois à cinq jours et finit
par s'effacer petit à petit ; on rencontre de temps en temps une légère
desquamation furfuracée de la peau.

Il faut prendre garde de confondre la roséole avec des *piqûres de puce*.
Ce qui aide au diagnostic différentiel, c'est que dans la roseola pulicosa,
on trouve au centre un petit extravasat sanguin qui correspond à l'endroit
où l'insecte s'est attaqué à la peau. La tache s'efface, il est vrai, sous la
pression du doigt, mais, en revanche, le petit extravasat sanguin (la pétéchie) reste toujours sans changement aucun. La tache roséolique finit par
s'effacer spontanément après un temps plus ou moins prolongé, de sorte
qu'il ne reste plus qu'une pétéchie. Chez les sujets sales et miséreux, tout

le corps est parfois couvert de pétéchies en très grand nombre, et comme il s'allume chez eux en même temps une fièvre intense, le diagnostic différentiel peut devenir très épineux dans le cours d'une épidémie de typhus exanthématique.

Dans le *pityriasis tabescentium*, la peau devient sèche, rugueuse, et il se forme des squames. C'est surtout aux membres, du côté de l'extension, que ce pityriasis se développe le plus énergiquement, tandis que la face en est ordinairement dépourvue. Le pityriasis tabescentium peut survenir à la suite de n'importe quelle affection amenant l'émaciation ; qu'il nous suffise de citer comme exemples la phtisie pulmonaire, la carcinose, le diabète sucré, le diabète insipide et la maladie de Bright.

On ne confondra pas le pityriasis tabescentium avec le *pityriasis versicolor*. Dans ce dernier, il s'agit d'une dermatose parasitaire causée par le *microsporon furfur*, découvert par Eichstedt en 1846. Ce champignon pullule-t-il dans les couches superficielles de l'épiderme, il se forme alors sur la peau des taches brunâtres mates, se détachant facilement sous forme de squames dès qu'on les gratte avec l'ongle (signe du *coup d'ongle*) ou avec un objet dur. Le diagnostic s'établit par l'examen microscopique d'une squame détachée. Dans ce but, la squame sera portée sous le microscope après l'avoir traitée par une goutte de lessive de potasse. En l'examinant après 15-30 minutes à un grossissement de 300, on apercevra nettement sur une préparation écrasée par une lamelle couvre-objet les éléments du microsporon furfur se dessinant à travers la squame gonflée et rendue absolument transparente. On constate alors la présence d'amas de spores rondes (fig. 50) et, de plus, des tubes souvent ramifiés, cloisonnés et contenant çà et là dans leur intérieur des corpuscules clairs.

Les taches cutanées brunes du pityriasis versicolor se rencontrent surtout sur les parties couvertes du tronc ; c'est au thorax qu'elles surviennent souvent en premier lieu. Elles se montrent plus rarement aux membres, et cela, pour la plupart des cas, du côté de la flexion ; quant à la face, on ne les y a constatées qu'exceptionnellement (1).

Passons maintenant à quelques autres altérations de la peau pouvant, dans certaines circonstances, acquérir une signification diagnostique importante. Mentionnons d'abord le *chloasma*. Les taches brunâtres de la peau que l'on rencontre dans ce cas, diffèrent de celles du pityriasis versicolor en ce qu'elles présentent une surface brillante et ne desquament pas au grattage. Il s'agit d'un dépôt de matière colorante qui, sous forme de corpuscules brunâtres, se montre en partie à l'état libre et en partie incluse dans les cellules ramifiées du derme. Cette coloration des téguments se montre assez souvent sur des parties étendues de la peau ; à la face, c'est surtout au front et aux joues qu'on la rencontre, ce qui défi-

(1) Il ne faudra pas confondre le pityriasis versicolor avec les séborrhéides circinées de la poitrine (ancien eczéma flanellaire de Bazin ; eczéma séborrhéique), pour le diagnostic duquel nous renvoyons aux ouvrages spéciaux. L'intérêt de ce diagnostic consiste dans cette notion de la culture fréquente du pityriasis versicolor sur les thorax de tuberculeux.

gure les sujets d'une façon désagréable. Dans d'autres cas, la coloration de la peau apparaît sous forme de taches isolées. Ces modifications dans la coloration de la peau surviennent notamment chez les femmes atteintes d'affections des organes génitaux (chloasma utérin) ; elles ont encore lieu souvent pendant la grossesse (chloasma gravidique). Les mêmes altérations cutanées sont constatées parfois chez les phtisiques (chloasma des phtisiques), et les cancéreux (chloasma des cachectiques), ainsi que dans le cours des maladies chroniques en général (affections stomacales et intestinales, diabète sucré et ainsi de suite). Nous ignorons encore, à l'heure qu'il est, la filiation exacte de ces phénomènes.

On appelle *chloasma toxique* les taches cutanées brunes développées aux endroits où ont été appliqués des emplâtres irritants (emplâtres à la moutarde, à la cantharide). La coloration brune de la peau persiste pendant toute la vie, ce qui, en cas de doute sur le diagnostic à poser, nous incite à nous enquérir des raisons d'être de l'application antérieure des emplâtres irritants.

Il importe quelquefois de prendre en considération les cicatrices sur la peau et les muqueuses. C'est ainsi que des cicatrices provenant des *piqûres de sangsue* et à la suite des *ventouses scarifiées* témoignent d'affections douloureuses et inflammatoires dans le passé des malades. Les premières se présentent sous forme de cicatrices triangulaires (Δ) blanchissant avec le temps, tandis que les cicatrices consécutives aux ventouses forment des séries parallèles de petites cicatrices linéaires entrecoupées par d'autres qui leur sont perpendiculaires.

Quant aux cicatrices laissées par le soi-disant réveille-vie (Lebenswecker) que l'on rencontre quelquefois, elles forment de petits cercles de un centimètre de diamètre environ, dans l'intérieur desquels se trouvent des cicatrices consécutives aux piqûres d'aiguilles.

Les *cicatrices sur la muqueuse pharyngée* peuvent acquérir une valeur diagnostique de premier ordre pour dépister une diphtérie ancienne, et les cicatrices sur la peau et les muqueuses peuvent aider au diagnostic rétrospectif de la *syphilis*. Enfin il ne faut pas oublier que les cicatrices *du cuir chevelu* peuvent parfois nous faire saisir la causalité d'affections du système nerveux. Du reste, des cicatrices sur d'autres parties du corps peuvent jouer aussi un rôle identique.

Par suite de la distension et de l'amincissement par places du derme de l'abdomen chez les femmes gravidiques, il se développe chez elles des cicatrices rouge bleuâtre au début, blanches ensuite ; ces cicatrices sont connues sous le nom de *vergetures*. Elles ne sont pas provoquées exclusivement par la grossesse ; en effet, elles peuvent aussi être consécutives à la distension des parois abdominales par des collections liquides ou des tumeurs occupant la cavité péritonéale. Chez les obèses et les personnes atteintes d'œdème, les vergetures se montrent quelquefois à la peau de la cuisse. Les vergetures persistent pendant toute la vie (1).

(1) On peut observer encore des vergetures à la suite de maladies qui se sont accom-

pagnées d'augmentation de la taille avec amaigrissement, telles que la fièvre typhoïde.

Il existe encore d'autres altérations cutanées, indépendamment des dermopathies proprement dites, qui peuvent jouer un rôle dans le diagnostic d'affections d'autres organes ou de maladies génitales. Nous citerons rapidement, comme exemples, les taches de purpura, qu'on observe dans certaines circonstances morbides étrangères aux purpuras idiopathiques ; l'érythème marginé des cuisses, le plus souvent sinon toujours parasitaire (érythrasma, dû au microsporon minutissimum), dont la présence indique la diathèse arthritique, son terrain de culture préféré ; les diabétides, dont la valeur séméiologique est si importante au point de vue de la découverte d'un diabète latent et ignoré. Les caractères des rash, des exanthèmes et des desquamations jouent un rôle important dans le diagnostic différentiel des fièvres éruptives ; mais nous rentrons ici dans le cadre des maladies générales à déterminations cutanées principales. Toutefois, il faut être prévenu de la valeur séméiologique des érythèmes, qui peuvent mettre sur la voie d'une infection ou d'une intoxication mal caractérisée par ailleurs.

3. — Modifications de la transpiration cutanée (1).

A l'état normal, la surface de la peau est le siège d'une évaporation incessante. Tant qu'il ne se produit rien d'extraordinaire, cette évaporation se fait d'une façon insensible, de sorte qu'on ne voit pas sur la peau d'accumulation de gouttelettes liquides. Les glandes sudoripares jouent un rôle capital dans ce processus ; ce sont elles qui fournissent incontestablement la plus grande partie de l'eau d'évaporation. Il faut bien se convaincre que l'importance de cette évaporation est sous la dépendance de l'activité des glandes sudoripares et de la constitution physique de l'air extérieur, spécialement de la température, de l'état hygrométrique et des courants de l'atmosphère.

Au lit du malade, les seules modifications intéressantes sont celles qui sont en rapport avec une augmentation ou une diminution d'activité des glandes sudoripares ; dans le premier cas, la peau sera le siège d'une transpiration intense, et dans le dernier, elle sera d'une sécheresse tout à fait anormale. Comme bien des affections internes se trouvent en connexion avec des modifications des fonctions des glandes sudoripares, on comprend aisément l'importance diagnostique des changements dans l'état hygrométrique de la peau.

Il est très regrettable que, dans la plupart des cas, il soit malaisé d'expliquer les relations réciproques de ces phénomènes. Cela tient à ce qu'on n'a eu des éclaircissements sur les lois physiologiques qui président aux fonctions secrétoires des glandes sudoripares que dans ces dernières années, et cela grâce aux expériences de Goltz, de Luchsinger, de Nawrocki, de Vulpian et d'Adamkiewicz. Les anciens physiologistes étaient habitués à rapporter la sécrétion sudorale à la réplétion seule des vaisseaux sanguins, et expliquaient par la paralysie des filets nerveux vaso-moteurs l'expérience connue de Dupuy et Marey, qui en sectionnant le grand sympathique chez le cheval provoquaient une violente transpiration du côté correspondant. Au contraire, les auteurs cités ci-dessus sont arrivés tous à cette conclusion, que la sécrétion des glandes sudoripares était sous la dépendance directe du système nerveux. Luchsinger le premier a montré que même après l'obturation vasculaire, ou sur une jambe amputée, l'irritation du nerf sciatique déterminait de la transpira-

(1) Lire sur ce sujet : Bouveret, *Des sueurs morbides*. Thèse d'agrégation, Paris, 1881 ; Straus, article « Sueur » du *Dictionnaire de Jaccoud* ; François Franck et Ducazal, article « Sueur » du *Dictionnaire encyclopédique*.

tion aux extrémités correspondantes. D'après les documents actuels, il faut admettre que le centre principal de la sécrétion des glandes sudoripares réside dans la moelle allongée (Adamkiewicz, Nawrocki), mais qu'il existe aussi une série de centres secondaires dans les cornes antérieures de la substance grise médullaire (Adamkiewicz), et que, de là, les filets sécrétoires périphériques rayonnent en partie directement par l'intermédiaire des nerfs rachidiens, en partie indirectement par l'intermédiaire du grand sympathique. Toutefois, il est clair que le cerveau exerce également une influence sur la sécrétion de la sueur, témoin la sueur provoquée par certaines sensations, telles que la peur.

Toutes les données précédentes, quelle que soit leur valeur pour le physiologiste, seraient de peu de profit pour le pathologiste, si les auteurs n'avaient encore attiré l'attention sur une série de phénomènes qui sont du plus grand intérêt cette fois pour le praticien. Ainsi Adamkiewicz a trouvé que l'augmentation dans la production des sueurs est un effet constant de tout mouvement musculaire, sans que pour cela les modifications du courant sanguin ainsi créées entrent en ligne de compte. Le même expérimentateur a montré qu'on pouvait exciter la sécrétion sudorale par voie réflexe à l'aide de la chaleur et d'irritations électriques de la peau. Enfin l'on doit à Luchsinger la connaissance de ce fait que le sang fortement veineux (dyspnée), ou surchauffé, augmente l'activité des centres sudorigènes.

Si nous considérons tout d'abord les états pathologiques où la sécrétion des glandes sudoripares est augmentée, c'est-à-dire où il y a éphidrose ou hyperhidrose, nous avons à distinguer deux formes, suivant qu'il y a exagération d'activité de la généralité des glandes ou de celles d'une région limitée. Dans le premier cas, l'on a affaire à de l'hyperhidrose généralisée ; dans le second, à de l'hyperhidrose localisée, ou, s'il n'y a qu'une moitié du corps d'atteinte, à l'hyperhidrose unilatérale ou *hémhidrose*.

En raison des recherches physiologiques récentes, l'intérêt doit se porter tout spécialement sur l'*hyperhidrose localisée*, qui représente l'expérimentation entreprise sur l'homme par la nature, expérimentation qui démontre on ne peut mieux les rapports du système nerveux avec la production des sueurs. Il n'est pas rare d'observer dans les maladies mentales et nerveuses des transpirations unilatérales. Kaposi a observé une hyperhidrose unilatérale alterne (cruciata) : les sueurs siégeaient aux membres du côté opposé à celui de la face. Malheureusement les renseignements anatomiques à ce sujet sont des plus pauvres. Chez un homme de soixante ans, sujet à de violents accès de dyspnée, accès en rapport avec de l'hyperhidrose de tout le côté gauche. Ebstein trouva à l'autopsie des altérations prononcées des ganglions cervicaux du grand sympathique. Ceux-ci renfermaient de nombreuses cavités kystiques tapissées d'endothélium et remplies de sang ; en même temps, les cellules ganglionnaires étaient pigmentées d'une façon extraordinaire.

Dans beaucoup de cas, l'hyperhidrose n'atteint pas un côté tout entier, mais se borne à des régions cutanées plus ou moins limitées. Et dans ce cas, c'est une des moitiés de la face qui est le plus fréquemment atteinte, généralement chez des individus qui présentent des troubles nerveux. J'ai observé également ces genres de sueurs chez des tuberculeux à la période cavitaire, et cela du côté de la face correspondant aux lésions pulmonaires. Donders, dans sa physiologie, relate un exemple frappant d'hyperhidrose unilatérale. Il s'agit d'un jeune homme dont la joue droite se couvrait de sueur pendant les repas pour revenir ensuite à l'état normal. Il en est de même dans l'observation de Grobowski, où les altérations sudorales étaient consécutives à une plaie de tête. Pikroffsky a constaté chez un homme, à l'heure des repas, des sueurs unilatérales du visage et des extrémités. En fait d'altérations anatomiques, Riehl et Ebstein ont trouvé tous deux une tuméfaction et une forte rougeur du ganglion cervical supérieur. Au microscope, ils constatèrent la disparition de cellules ganglionnaires et de fibres nerveuses, des exsudats sanguins punctiformes, une accumulation de cellules rondes et des vaisseaux fortement distendus. Dans quelques cas les *sueurs* n'apparaissent que *sur des parties très limitées de la peau*. Schwenninger et Buzzi, ainsi que Svensson ont observé des sueurs survenant, après les repas, sur des parties circonscrites de la peau de la face ; de son côté, Mac' Donnel décrit des sueurs survenant sur une partie très limitée du côté gauche du thorax chez un malade atteint d'anévrisme de l'aorte thoracique (1).

L'*hyperhidrose généralisée* est, au point de vue du diagnostic, d'importance plus considérable que l'hyperhidrose localisée. Malgré l'obscurité qui, en dépit des recherches physiologiques récentes, enveloppe encore l'enchaînement des phénomènes pour un grand nombre de cas, des observations bien probantes permettent de rapporter cet état morbide à l'influence directe du système nerveux. Une preuve de ce fait nous est fournie, entre autres, par les sueurs provoquées par certaines émotions, la peur par exemple. D'ailleurs Griesinger a fait remarquer qu'on observait des sueurs brusques chez des individus à prédispositions *épileptiques*. Tout récemment, Emminghaus a publié des cas de sueurs épileptoïdes. L'exagération de la sécrétion sudorale, due à une haute température extérieure ou à une augmentation du travail musculaire, doit être rapportée également, d'après les recherches expérimentales que nous avons mentionnées ci-dessus, à l'influence directe du système nerveux.

Chez les individus en proie à une violente *dyspnée*, on observe fréquemment des sueurs, notamment à la tête, au cou et à la poitrine.

---

(1) Citons, comme faits d'hyperhidrose localisée démontrant l'influence nerveuse sur la sueur, les cas de névralgies faciales, sciatiques, de douleurs fulgurantes tabétiques s'accompagnant de transpiration dans les régions douloureuses au moment des crises. Les femmes nerveuses ont souvent la paume des mains moites. Dans l'hémiplégie, il existe souvent de l'hémihidrose. Cela ne prouve pas qu'il existe dans l'encéphale des centres sudorigènes ; mais il faut voir dans ce fait une conséquence de l'influence modératrice que le cerveau exerce sur toutes les fonctions de la moelle (Vulpian). Les cas d'hyperhidrose généralisée dans les grands traumatismes de l'encéphale, dans la méningite, l'apoplexie, sont justiciables de la même explication.

Traube déjà avait rapporté ces dernières à la stase sanguine intra-veineuse. Toutefois, c'est Luchsinger qui paraît avoir donné la véritable
explication du fait en accusant le sang chargé d'acide carbonique d'avoir
une action irritante sur les centres sécrétoires des glandes sudoripares.

Une importance extrême doit être accordée à la production de l'hyperhidrose dans les maladies fébriles aiguës, tant que celles-ci évoluent sans
complications particulières. Dans ces conditions, elle est un signe physique certain et facilement reconnaissable de l'apparition de la crise :
c'est pour cela qu'on a appelé ces *sueurs critiques*. On n'a pas encore
trouvé une explication suffisante du développement des sueurs critiques.
Il s'agit peut-être d'une action exercée sur les nerfs sudoraux par les
poisons bactériens (toxines).

Le *rhumatisme articulaire* se distingue entre toutes les maladies
fébriles subaiguës par des transpirations abondantes ; dans cette affection
également, on ignore si une cause nocive spéciale à la maladie provoque
l'excitation des nerfs qui président à l'activité des glandes sudoripares. Dans
d'autres affections fébriles subaiguës, l'hyperhidrose ne se montre que
dans certaines périodes. Ainsi dans la *fièvre typhoïde*, les sueurs n'apparaissent souvent que quand la fièvre a dépassé son point culminant pour
entrer dans son stade de diminution, stade hectique ou rémittent (1).

Il faut rappeler ici encore cette affection épidémique spéciale, connue
sous le nom de *suette* ou d'hydroa épidémique, *sudor anglicus*.

Parmi les maladies chroniques, l'on connaît et l'on craint surtout les
sueurs hectiques profuses des phtisiques (2). Il n'est pas rare de les voir
apparaître à un stade très précoce, de sorte que dans des cas douteux,
elles peuvent parfois servir au diagnostic. En général, elles se montrent
vers minuit ou aux premières heures du jour, et peuvent devenir tellement copieuses que les malades baignent littéralement dans leur sueur.
A ces malheureux déjà affaiblis, elles causent une perte de forces considérable, et elles ne font qu'augmenter ainsi leur état de débilité.

Un fait caractéristique, c'est que toute maladie aiguë ou chronique
conduit à l'hyperhidrose, dès qu'elle est en rapport avec des conditions
de dépression vitale, *sueurs de collapsus*. Dans ces cas, la peau couverte
de sueur est fraîche au toucher et possède une viscosité particulière.
Dans le cours du choléra asiatique, de même que pendant la période

(1) Il existe une forme *sudorale* de la fièvre typhoïde que M. le professeur Jaccoud a magis-
tralement décrite (*Clinique de la Pitié*, t. I). Dès le début, on observe de véritables paroxysmes
sudoraux pouvant se reproduire plusieurs fois dans la journée. Cette diaphorèse paroxystique
se montre jusqu'à la fin de la maladie, souvent même dans la convalescence.

(2) Les sueurs des phtisiques sont dites sueurs nocturnes ; suivant la remarque de M. Peter,
cette dénomination n'est pas parfaitement exacte, car il suffit que le malade se laisse aller au
sommeil pour qu'elles se produisent au réveil. Il est même possible que le réveil soit provoqué
par la sensation pénible que produit la sueur.

Bien des explications ont été données de la sueur des phtisiques. On ne peut la rapporter à
l'asphyxie, à l'excès d'acide carbonique dans le sang ; car elle survient chez des individus qui
ont des lésions peu considérables du poumon. Certaines raisons nous portent à croire qu'elles
sont le fait d'une auto-intoxication ayant son origine dans le foyer tuberculeux du poumon.

agonique, on observe fréquemment des sueurs froides, visqueuses, au front et aux mains, *sueurs agoniques* (1).

C'est presque un accident physiologique que l'apparition, chez les femmes, quelques heures après l'accouchement, d'abondantes sueurs, *sueurs puerpérales*, et la persistance pendant une huitaine de jours d'une hyperhidrose extrêmement considérable. Ces sueurs ne peuvent être interprétées dans le sens d'une dépression des forces produites par l'accouchement, parce que les femmes se sentent plutôt restaurées qu'affaiblies par elles. Ajoutons enfin que l'administration de certains médicaments, dont le type est la *pilocarpine*, excite violemment la sécrétion sudorale, tandis que l'ingestion d'autres substances, telles que l'*atropine*, l'arrête complètement (2).

La *diminution de la sécrétion sudorale*, l'hyphidrose, est due tantôt à des causes locales, tantôt à des causes constitutionnelles. Parmi les premières, il faut ranger ce fait, établi par les dermatologistes, qu'il existe un groupe d'affections cutanées amenant l'hyphidrose, à savoir les eczémas chroniques étendus, le psoriasis, l'ichtyose et le prurigo.

Parmi les affections générales, le diabète, sucré ou insipide, diminue la transpiration, probablement parce que l'organisme subit des déperditions d'eau considérables par la voie rénale. Les conditions, et peut-être les causes de l'hyphidrose, sont les mêmes chez les individus atteints d'atrophie des reins (3). Les carcinomateux aussi se distinguent, dit-on, par une peau sèche et ayant peu de tendance à la transpiration. Parfois il semble que l'hyphidrose soit le résultat d'influences nerveuses ; Straus rapporte du moins avoir rencontré cet état pathologique dans la paralysie périphérique du facial (4). Toutefois, Windscheid, dans deux cas de paralysie faciale périphérique, a observé de l'hyperhidrose du côté paralysé.

Il nous reste à mentionner en quelques mots les modifications physiques de la sueur, les *parhidroses*.

A plusieurs reprises, on a publié des observations de sueurs colorées,

---

(1) Le collapsus algide dans lequel s'observent les sueurs visqueuses est le seul état morbide où la sueur ne soit pas le fait d'une élévation de température ; le collapsus algide s'observe dans le choléra, l'étranglement intestinal, dans les empoisonnements par l'arsenic et le tartre stibié, dans les affections douloureuses de l'abdomen (PETER, *Clinique médicale*, II, p. 146). Les sueurs de l'algidité ont comme caractère d'être *visqueuses*. On a comparé la sécrétion sudorale à la sécrétion de la glande sous-maxillaire, et on s'est demandé si les glandes sudoripares ne sont pas comme la glande salivaire soumises à deux ordres de nerfs, dont les uns amènent la sécrétion de la *sueur fluide*, les autres celle de la *sueur visqueuse*. Certaines substances, l'émétique, l'arsenic, les sels de cuisine, provoquent le collapsus algide avec sueurs visqueuses, tandis que d'autres, la pilocarpine, le gaïac, l'opium, donnent naissance à des sueurs fluides (HALLOPEAU, *Path. générale*, p. 607 et 608, 2ᵉ édition).

(2) La sueur localisée aux mains entraînerait une affection vésiculeuse appelée *dyshidrosis*.

(3) Au lieu de cette sécheresse de la peau qu'on observe dans le diabète et le mal de Bright, on observe quelquefois d'abondantes sueurs. Cette transpiration constitue un danger, car elle entraîne une diminution de la sécrétion urinaire, diminution qu'elle ne peut compenser que très incomplètement au point de vue de l'élimination des principes nuisibles (Bouchard).

(4) Les recherches de Straus, auxquelles l'auteur fait allusion, présentent un grand intérêt.

de *chromhidrose*. Dans le cours de l'ictère, il est hors de doute que la sueur se teinte en jaune, parce qu'elle est imprégnée de matière colorante biliaire ou de cellules imbibées de cette matière colorante. En outre, on a rencontré assez souvent des sueurs colorées en bleu ; ces sueurs sont généralement circonscrites et apparaissent surtout aux paupières. Dans un cas où Scherer fit l'examen chimique de ce liquide, il s'agissait, paraît-il, de l'élimination d'un composé martial (phosphore ferrique). Bizio et Foot rangent cette matière colorante bleue dans le groupe indican et la font dériver d'une transformation de l'hémoglobine. D'autre part, Bergmann a trouvé, dans un cas, comme cause de la teinte bleue de la sueur, des champignons possédant cette couleur. Disons encore qu'on a décrit aussi des sueurs vertes et noires, mais les documents relatifs à ces faits semblent au moins douteux (1). Les cas de sueurs sanglantes, l'*hémathidrose*, ne doivent pas être traités ici, parce qu'il ne s'agit plus du tout de sécrétions sudorales, mais d'extravasations sanguines, provenant des vaisseaux cutanés.

Chez les individus où la sécrétion rénale est en souffrance, il peut arriver que l'urée s'élimine en partie par la sueur et se dépose sur la peau, sous forme de petites écailles blanches, luisantes ; ce fait constitue l'*urhidrose*, que Drasche a observée chez les cholériques, tandis que Kaup et Jürgensen ainsi que Deininger ont fait des remarques du même genre sur des néphritiques. J'ai observé le même phénomène chez une femme dont les uretères se trouvaient obstrués par des calculs, obstruction qui avait amené une anurie complète ; et chez un jeune homme qui succomba à de l'urémie consécutive à de l'atrophie rénale.

L'odeur elle-même de la sueur peut présenter des altérations pathologiques, *osmhidrose*. Dans l'urémie, cette odeur est quelquefois urineuse. Frigerio a vu deux idiots dont la sueur sentait le musc, et Szokalski rapporte qu'une de ses clientes eut des sueurs dégageant une odeur comparable absolument à celle de la violette (2).

Dans la paralysie faciale *périphérique* grave, des injections de pilocarpine, pratiquées du côté sain et du côté paralysé, donnent un retard de une à trois minutes dans l'apparition de la sueur du côté paralysé. Le phénomène n'existe pas dans la paralysie faciale d'origine cérébrale ; dans ce dernier cas, la réaction sudorale à l'aide de la pilocarpine est égale des deux côtés.

(1) D'après les auteurs français qui, depuis Leroy de Méricourt, se sont occupés de cette question, d'après Parrot entre autres, la sueur bleue, ou chromhidrose proprement dite, s'observerait le plus souvent chez des hystériques, et surviendrait à l'occasion d'émotions (Voyez FOURÉ, *De la chromhidrose, chromocrinie partielle et cutanée de Leroy de Méricourt*. Th. de Paris, 1891). La sueur de sang, ou hémathidrose, se produirait dans les mêmes conditions.

(2) Dans la rétention d'urine, l'odeur de la sueur est urineuse ; elle est fécaloïde dans la rétention fécale, musquée dans l'infection purulente.

La sueur fétide des pieds, ou bromhidrose, est un accident purement local dont la cause est encore inconnue.

4. — Œdème des téguments.

A l'état normal il se produit, au niveau des capillaires et des veinules de la peau et du tissu cellulaire sous-cutané, un travail de transsudation constant. Les vaisseaux sanguins laissent échapper un liquide qui, dans sa composition chimique, ne diffère que médiocrement du plasma sanguin (1) ; ce liquide s'insinue dans les espaces lymphatiques du tissu conjonctif et, après avoir servi à la nutrition, est recueilli par les vaisseaux lymphatiques et ramené dans la circulation. Que pour une cause ou une autre, ce liquide de nutrition vienne à s'accumuler en quantité anormale dans le tissu cellulaire sous-cutané, on voit se réaliser l'état pathologique désigné sous les noms d'œdème cutané, d'hydropisie ou d'anasarque. Au point de vue théorique, on pourrait se demander à quel moment précis il faut considérer comme augmenté d'une façon anormale le courant de liquide nutritif ; mais au point de vue clinique, des scrupules de ce genre n'ont pas de raison d'être ; car jamais on ne parle d'œdème des téguments que quand ceux-ci sont devenus le siège de changements visibles et, pour ainsi dire, palpables.

Les régions œdématiées se gonflent et *augmentent de volume*. Cette augmentation du volume des membres atteints peut devenir telle que la circonférence normale peut en être doublée.

Aux endroits où le tissu cellulaire est particulièrement lâche, l'œdème prend ordinairement un développement excessif; telles sont les parties génitales (scrotum, pénis, vulve) et les paupières. Ces dernières présentent souvent l'aspect de poches fortement distendues ; quant au pénis, il devient le siège de déformations telles qu'on l'a comparé, en se servant d'une image peu en rapport avec la position critique du malade, à un cornet de postillon.

Généralement, la peau œdématiée est remarquable par sa *pâleur* ; cette pâleur est due à la compression des vaisseaux sanguins par le liquide épanché. Sur la peau elle-même, on ne voit pas un pli ; elle est lisse, tendue et luisante ; si l'on met les membres dans une position convenable,

(1) On trouve dans le liquide de l'œdème tous les principes cristalloïdes du plasma (eau et sels) ; parmi les principes colloïdes, on y remarque de l'albumine, mais jamais de fibrine, ce qui distingue la sérosité de l'œdème des exsudats inflammatoires. Mais la composition de la sérosité n'est pas exactement celle du sérum sanguin ; il y a donc une sélection dans la transsudation, que l'on a attribuée à l'activité des cellules endothéliales (V. CHARRIN, *Traité de path. gén. de Bouchard*, t. III, p. 258).

on constate à la lumière une certaine transparence analogue à celle de l'albâtre. Çà et là, on rencontre de petites taches colorées en rose ou en rose violacé, souvent groupées par bandes et particulièrement luisantes, qui, plus tard, quand l'œdème disparaît, prennent un aspect blanc et rayonné semblable à une cicatrice, et ressemblent absolument à ces altérations cutanées que la grossesse laisse après elle sur les parois abdominales, et qui sont connues sous le nom de vergetures. Leur développement doit être rapporté à la distension par le liquide des faisceaux conjonctifs du tissu cellulaire sous-cutané, distension qui a pour résultat la formation de cavités plus ou moins considérables, remplies de sérosités très rapprochées de l'épiderme (1).

Lorsque l'on comprime avec le doigt des portions œdématiées de la peau, il reste à la suite — et c'est là le signe pathognomonique de l'œdème — une *dépression en godet* qui ne disparaît que quelque temps après; non seulement elle est appréciable à la vue, mais encore au toucher. Elle résulte évidemment de la propulsion de l'exsudat dans les mailles avoisinantes sous l'influence de la pression exercée. La disparition de la dépression est d'autant plus rapide que l'œdème est plus récent; plus tard, en effet, l'élasticité des tissus aura tellement souffert de la compression et de la distension incessantes, que la sérosité déplacée ne revient que lentement en son siège primitif. Rarement on constatera l'absence de ce signe diagnostique important; cependant j'ai traité à plusieurs reprises des enfants atteints d'œdème considérable, sur la peau desquels la pression même la plus énergique ne laissait pas de trace. La présence de l'albumine dans les urines et la diminution des accidents après l'emploi de bains de vapeur ne pouvaient laisser aucun doute sur la nature de l'affection.

Les altérations de l'œdème sous-cutané se rencontrent également dans le myxœdème. Dans ce dernier cas, les parties malades ont le même aspect tuméfié, couleur albâtre, lisse et luisant et donnent la même sensation fraîche au toucher. Seule la dépression consécutive à la pression manque, parce que la sérosité accumulée dans le tissu cellulaire sous-cutané n'est que semi-liquide et contient de fortes doses du mucus. Ce mal, si l'on songe à la fréquence extrême de l'œdème, est très rare et s'accompagne d'altération profonde des traits, de modifications des membranes muqueuses et de troubles de l'état mental, ce qui le fera facilement distinguer de l'œdème.

Les *causes de l'œdème* sont tantôt générales, tantôt locales : c'est ainsi qu'on a distingué l'hydropisie circonscrite de l'hydropisie généralisée (2).

(1) Les recherches de Balzer, Troisier et Menetrier montrent qu'histologiquement la vergeture est caractérisée par la rupture des fibres élastiques.

(2) On réserve spécialement le nom d'*anasarque* à l'hydropisie généralisée, celui d'*œdème* à l'hydropisie localisée aux téguments ou aux viscères, celui d'*ascite* à l'hydropisie du péritoine, celui d'*hydrothorax* à l'hydropisie de la plèvre, etc.

Au point de vue théorique, nous trouvons deux conditions qui permettent le développement de l'œdème : 1° une diminution dans le dégorgement à travers les voies lymphatiques, l'afflux de lymphe provenant des vaisseaux sanguins restant le même ; 2° une transsudation telle de la part des vaisseaux que les canaux lymphatiques, malgré toute l'énergie dont ils sont capables, ne peuvent conserver l'équilibre normal entre l'afflux et l'efflux.

La première de ces conditions, si toutefois elle se réalise jamais à la peau, ne s'observe que très rarement. Grâce aux ramifications nombreuses qui relient entre eux les vaisseaux lymphatiques, on comprend facilement que, lorsque le courant rencontre un obstacle en un endroit, les canaux avoisinants opèrent une dérivation et éloignent de cette façon tout danger de stase de la lymphe. Ajoutez à cela que les vaisseaux sanguins et notamment les veines se chargent partiellement des fonctions des voies lymphatiques, et la stase deviendra moins imminente encore. Virchow et Oppolzer ont vu l'œdème manquer même en cas d'obstruction du canal lymphatique principal, du canal thoracique. Donc, il faudra de prime abord considérer tout œdème tégumentaire comme venant des vaisseaux sanguins, et le regarder comme le résultat d'une exagération de la transsudation.

Les causes capables d'amener cette exagération doivent être recherchées, soit dans les modifications de la pression sanguine, soit dans une composition anormale du sang lui-même, soit dans les altérations des parois vasculaires, soit enfin dans l'influence du système nerveux. Les œdèmes généraux de la peau consécutifs à des modifications de la pression sanguine, désignés aussi sous le nom d'œdèmes par stase, sont, la plupart du temps, la conséquence d'*affections des appareils circulatoire et respiratoire*. Ils surviennent chaque fois qu'il existe une entrave à la circulation en retour et, par conséquent, une augmentation de pression dans le système veineux. Quoique les veines caves soient toutes deux également en jeu, il faudra cependant s'attendre à une apparition plus rapide et plus prononcée de l'œdème dans le domaine de la veine cave inférieure, parce que le sang rencontre un obstacle de plus, la pesanteur.

Cela explique pourquoi l'œdème se montre souvent en premier lieu aux malléoles pour disparaître pendant la nuit, grâce à la position horizontale prolongée qui favorise la circulation de retour.

Les œdèmes par stase, se montrant seulement aux membres inférieurs à la suite de causes locales, sont produits fréquemment par *des néoplasmes des organes abdominaux* ou par *l'utérus en gestation* et même par *l'ascite* quand ils compriment la veine cave inférieure et en rétrécissent suffisamment le calibre (1).

_____

(1) Un œdème des membres inférieurs suivi d'ascite au bout d'un certain temps, est généralement le fait d'une affection cardiaque. Précédé d'une ascite qui, pendant longtemps, a rempli à elle seule le tableau clinique, l'œdème des membres inférieurs indique une affection

Il n'est pas rare de voir se développer une cause locale de stase veineuse uniquement dans le domaine de certaines veines périphériques. Le
plus important et le plus fréquent de ces *œdèmes localisés* est celui qui
survient comme résultat de longues et graves maladies, notamment dans
le cours de la fièvre typhoïde, et qui résulte de la formation d'une *thrombose de marasme*. La thrombose de marasme bilatérale et, par conséquent,
l'œdème double sont rares. En cas de tumeurs du médiastin et de tuméfaction des ganglions lymphatiques périphériques, on observe souvent de
l'œdème d'un bras ou d'un côté du cou et de la tête (1).

Parfois, l'on remarque de l'œdème local par stase sur des *membres
paralysés*, dont les muscles ne favorisent plus la circulation de la
lymphe (2). Dans des cas plus rares, l'œdème sur des membres paralysés
est dû à la paralysie des vaso-moteurs (3).

Il nous reste à parler d'une forme d'œdème, la plupart du temps localisé, qui a coutume de se développer dans le voisinage de foyers phlegmasiques et qu'on appelle *œdème collatéral* ou *inflammatoire*. Son importance diagnostique vient de ce qu'il met sur la voie de processus inflammatoires situés dans la profondeur et inaccessibles à une exploration
directe. Dans la pleurésie purulente, par exemple, on rencontre assez
souvent de l'œdème cutané du côté correspondant ; dans d'autres cas,
l'apparition de la tumeur fluctuante, dite *empyème de nécessité*, est précédée d'un œdème circonscrit de la paroi thoracique. Parmi les œdèmes
inflammatoires, il faut ranger également ceux qui se développent dans
le voisinage des articulations et des muscles (myosite) en état de phlegmasie. Et cela aussi bien pour la myosite spontanée que pour la myosite
consécutive à l'immigration de trichines. La pathogénie de l'œdème collatéral n'a été expliquée que par les travaux de Cohnheim, qui ont
démontré qu'il était le résultat de l'augmentation de pression collatérale
développée dans les capillaires par le travail inflammatoire. Et tandis que
dans la profondeur et le foyer inflammatoire lui-même a lieu une diapédèse

abdominale, particulièrement une cirrhose du foie. Toutefois Laënnec avait déjà montré que
dans la cirrhose alcoolique l'œdème des jambes, peu accusé, peut précéder l'ascite.

(1) Ces *thromboses de marasme* ne sont autres que des phlébites infectieuses ou toxiques,
on le sait aujourd'hui. La phlébite n'est pas le seul mécanisme qu'empruntent l'infection et
l'intoxication pour déterminer l'œdème ; à côté de ce processus local hydropigène, les toxines,
microbiennes ou autres, peuvent engendrer l'œdème en frappant les vaso-moteurs, en modifiant
la composition du sang, en altérant le cœur et les vaisseaux ; enfin les localisations infectieuses
dans les séreuses, qui sont si fréquentes, sont au premier chef hydropigènes. Parmi les microbes
plus spécialement hydropigènes, signalons le bacille de l'œdème malin, le virus scarlatin, et
sans doute le virus rhumatismal (V. Charrin, *Traité de pathol. gén. de Bouchard*, t. III).

(2) Dans ce cas, il est permis de supposer que ce n'est pas seulement l'inertie musculaire
(Vulpian), mais aussi le trouble de l'innervation, qui engendre l'œdème. La production de
l'œdème serait favorisée par la paralysie vaso-motrice.

(3) D'ailleurs l'expérimentation a montré que, même dans la production des œdèmes par
stase circulatoire, le système nerveux joue un rôle prépondérant ; on connaît l'expérience classique de Ranvier, qui montre que l'oblitération des veines fémorales chez un chien ne provoque
d'œdème que du côté où l'on sectionne simultanément le sciatique.

abondante de leucocytes, on constate à sa surface une forte transsudation de liquides provenant des vaisseaux sanguins.

Le meilleur et le plus fréquent exemple d'œdèmes dépendant de l'altération du sang et des parois vasculaires est fourni par l'*œdème des brightiques* (1). Il faut ranger encore dans cette catégorie celui de la *chlorose* et des individus qui ont subi des *pertes chroniques en humeurs organiques* (suppurations, diarrhées chroniques, lésions tuberculeuses des poumons, maladies de longue durée, œdème par anémie). Dans des cas assez rares, il s'agit d'un œdème développé à la suite de *pertes subites de liquides organiques* ; j'ai vu à plusieurs reprises l'œdème apparaître en quelques heures après des hématémèses ou des entérorrhagies abondantes. Il suffit parfois d'un *mauvais mode de nutrition,* sans lésion organique aucune, pour produire l'œdème ; c'est là l'œdema pauperum. On rencontre cet état pathologique assez souvent chez les individus atteints de *néoplasmes malins* ; cet œdème cachectique est évidemment, dans ces cas, le résultat des altérations de la nutrition générale (2).

(1) Il faut distinguer dans le groupe des œdèmes dits brightiques. Les uns présentent les caractères cliniques des œdèmes par stase ; on les observe surtout au cours de la néphrite interstitielle, où ils surviennent par périodes, correspondant à des phases d'asthénie cardiovasculaire. D'autres, les œdèmes des néphrites aiguës, le plus souvent généralisés, relèvent d'un mécanisme complexe dans lequel, à côté des lésions rénales, l'infection causale joue un rôle important avec les divers processus qu'elle met en jeu. Enfin les œdèmes, si spéciaux par leurs localisations et leur allure clinique, de la néphrite parenchymateuse chronique ressortissent sans doute à un déterminisme spécial, encore mal élucidé. De nombreux arguments d'ordre clinique et expérimental ont fait rejeter l'ancienne théorie de Bright de l'œdème par hypoalbuminose et hydrémie ; les anuries sans œdème, l'absence d'œdème dans l'hydrémie de la chlorose (Lécorché et Talamon), le manque de parallélisme entre l'œdème et l'albuminurie (Bartels), entre l'œdème et l'hydrémie (Dieballa et Ketly), les expériences de Cohnheim et Lichteim, ne pouvant provoquer d'œdème malgré la pléthore réalisée par injection d'eau salée intravasculaire, montrent suffisamment l'inexactitude de l'hypothèse de Bright, partout repoussée aujourd'hui (Bouchard). Les théories récentes, basées sur les phénomènes de la tension osmotique, sont venues également échouer devant les faits (V. THÉAULON, Th. Lyon, 1898). Léon Bernard a proposé l'hypothèse que cet œdème est peut-être lié à des troubles fonctionnels de l'épithélium rénal ; aucun fait direct, tiré de la physiologie du rein, n'appuie cette hypothèse ; mais il est bon de rappeler que le mauvais fonctionnement d'autres organes est en rapport avec la production d'œdèmes ; nous n'insisterons pas sur le myxœdème ; l'extrait surrénal, d'après Gluzinski, cité par Charrin, provoquerait l'œdème, ainsi que celui du pancréas. A défaut de la physiologie, la pathologie du rein plaide en faveur de cette hypothèse (V. L. BERNARD, *les Fonctions du rein dans les néphrites chroniques*, Th. Paris, 1900).

Enfin il faut citer la théorie de Cohnheim et Lichtheim, dont il est parlé dans le texte.

(2) C'est surtout dans le cancer abdominal, dans celui de l'estomac en particulier, que s'observe l'œdème. Parfois même, l'œdème et la cachexie constituent les signes uniques de la lésion. C'est un point que Chesnel, dans sa thèse de 1877 (*Cancer latent de l'estomac*), a bien mis en lumière, et dont la connaissance importe beaucoup pour le diagnostic. Nous avons souvent entendu notre maître, le docteur Bucquoy, insister sur ce fait qu'une ascite non explicable par une altération hépatique, rénale ou cardiaque, survenant chez un sujet ayant passé l'âge moyen de la vie, était habituellement le symptôme d'un cancer abdominal.

Ajoutons que l'œdème cachectique dont parle l'auteur peut s'observer dans la convalescence des maladies graves, dans le scorbut, la chlorose, la cachexie des prisonniers, l'inanition. Sa pathogénie est, d'ailleurs, mal connue : à côté des influences locales (thrombose, phlébite), il

Cohnheim et Lichtheim se sont attachés à élucider, à l'aide de recherches expérimentales, le *mécanisme de ces œdèmes* : ils ont cherché à prouver que ce n'était pas la pauvreté du sang en albumine (hypoalbuminose) qui amenait directement les œdèmes par suite de la filtration plus facile à travers une membrane animale d'un liquide pauvre en albumine, mais que son action s'exerçait indirectement, en donnant à la paroi vasculaire un état spécial, non encore déterminé anatomiquement, mais qui a pour effet d'amener une porosité anormale du vaisseau. Les causes mécaniques ne jouant aucun rôle dans la production de ces œdèmes, il est aisé de comprendre pourquoi ils débutent assez souvent à la face (aux paupières) et que ce n'est que plus tard qu'ils s'étendent aux parties déclives du corps.

Dans bien des circonstances, il semble y avoir une altération vasculaire directe non causée par l'hypoalbuminose. C'est le cas des œdèmes qui se développent quelquefois à la suite de la *rougeole*, de la *scarlatine* (1) et de la *fièvre typhoïde*, sans qu'il existe pour cela de néphrite ou que l'on constate un affaiblissement de l'état général. L'œdème qui se produit immédiatement après un violent *refroidissement*, et qui constitue pour ainsi dire, une entité morbide, l'*œdème essentiel*, fait partie également de ce groupe.

L'*influence du système nerveux* sur la production des œdèmes est démontrée par l'*œdème angioneurotique*, appelé aussi *œdème intermittent* ou *œdème aigu circonscrit*. On le constate presque exclusivement chez des sujets nerveux : il survient chez eux ordinairement à la suite d'un coup de froid, d'un régime défectueux, des excitations psychiques, etc. Il survient alors de la rougeur, de la tuméfaction, de l'empâtement et de l'œdème des parties circonscrites de la peau (jusqu'à la grosseur de la paume de la main). L'œdème finit par disparaître après quelques heures, mais pour réapparaître ensuite sur d'autres parties des téguments. L'aptitude à la formation de l'œdème peut persister pendant des années. Quelques médecins considèrent l'altération cutanée comme une sorte d'urticaire géante, dans la production de laquelle l'influence du système nerveux sur les capillaires de la peau semble jouer un rôle. Les œdèmes locaux survenant parfois chez des *hystériques* sont, probablement, eux aussi d'origine nerveuse. Des œdèmes angioneurotiques surviendraient aussi quelquefois dans le cours du *rhumatisme articulaire aigu* (Bengué).

peut être dû à des influences générales dyscrasiques, analogues à celles que nous avons énumérées à propos de l'infection.

(1) L'anasarque scarlatineuse sans albuminurie, et partant sans néphrite, n'est pas admise par tous les auteurs. Entre autres, Cadet de Gassicourt, qui n'a observé qu'une fois l'anasarque sans albuminurie, déclare que, même dans ce cas, il y avait doute, puisque l'anasarque n'avait pas été observée dès le début et pouvait avoir été précédée d'albuminurie.

5. — Emphysème cutané.

On désigne sous le nom d'emphysème cutané toute accumulation d'air dans le tissu cellulaire sous-cutané, et selon que cette accumulation est plus ou moins étendue, on lui donne les qualificatifs de circonscrit (localisé) ou de généralisé (total, diffus). Les cas sont rares où les téguments sont dans leur totalité le siège d'altérations emphysémateuses.

L'emphysème de la peau est d'un diagnostic sûr et facile. Les parties atteintes apparaissent le plus souvent avec un volume anormal et sont très saillantes; la pression y détermine une crépitation spéciale, ressemblant à celle que produit la compression du parenchyme pulmonaire. Cela se comprend, puisque dans les deux cas il s'agit de phénomènes d'une parenté physique très proche. Il est évident que, comme dans l'œdème, une pression suffisante peut déterminer une dépression de la peau ; mais cette dépression disparaît promptement, parce que, dans l'emphysème, on a affaire à des symptômes de genèse rapide et essentiellement passagers, l'élasticité du tissu cellulaire sous-cutané ne se trouvant que fort peu en souffrance. La peau elle-même ne présente aucune modification dans son aspect extérieur ; même plus tard, l'inflammation cutanée secondaire ne se produit que si les gaz, de par leur origine, possèdent des propriétés irritantes. La percussion de la peau donne de précieux indices pour l'édification du diagnostic, car dans les régions emphysémateuses on entend, non pas le son mat d'organes vides d'air, mais un son clair et la plupart du temps manifestement tympanique.

Au point de vue étiologique, on distingue deux formes d'emphysème, l'emphysème spontané et l'emphysème par aspiration.

Dans l'*emphysème spontané*, on se trouve en présence d'abcès ou, comme Fischer l'a indiqué, en présence d'épanchements sanguins abondants, qui, sans qu'il existe aucune communication avec l'air extérieur, donnent lieu au développement de gaz qui se répandent dans le tissu cellulaire sous-cutané. Le développement de gaz est sous l'influence de certains schizomycètes gazogènes. Ce genre d'emphysème est évidemment du ressort de la chirurgie (1).

(1) L'emphysème spontané par production de gaz putrides s'observe surtout dans la maladie désignée, en France, sous les noms de gangrène foudroyante ou gazeuse, septicémie gangréneuse. Les travaux récents de Veillon et Zuber, Hallé, Rist, Guillemot et Soupault, Cottet, ont mis en lumière le rôle des microbes anaérobies dans la genèse de ces suppurations gangréneuses gazogènes.

Parmi les cas d'*emphysème par aspiration*, il en est un grand nombre également qui tombent dans le domaine chirurgical ; je veux parler de ceux où, après une lésion des téguments (par exemple en cas de trachéotomie), l'air atmosphérique a pénétré dans la plaie et s'est répandu dans le tissu cellulaire sous-cutané. Il suffit de lésions parfois insignifiantes pour provoquer de l'emphysème ; ainsi, Dupuy a publié une observation où l'avulsion de la dernière grosse molaire inférieure gauche fut suivie d'emphysème du côté gauche du cou. Bien plus, si le fait communiqué par Heslop était à l'abri de toute critique, il suffirait de fissures (rhagades) des commissures labiales pour permettre à l'air extérieur de pénétrer dans le tissu cellulaire sous-cutané.

La pathologie interne n'a à prendre en considération que les formes d'emphysème qui sont en rapport avec des solutions de continuité des organes internes aérophores, et où l'air atmosphérique tantôt pénètre directement du point d'origine dans le tissu cellulaire sous-cutané, tantôt y arrive après un trajet plus ou moins long. Il ressort de là qu'il ne faut s'attendre au développement d'un emphysème de cette nature que dans les affections des *appareils digestif* ou *respiratoire*.

Les *processus ulcéreux du larynx et de la trachée* provoquent de l'emphysème, lorsque la paroi des voies aériennes se trouve perforée et permet ainsi l'introduction directe de l'air atmosphérique dans le tissu cellulaire du cou.

Dans les *affections du parenchyme pulmonaire et des bronches*, l'emphysème cutané se développe à la suite de déchirures des parois des alvéoles pulmonaires. Dans ces cas, l'air pénètre tout d'abord dans le tissu conjonctif interlobulaire, se rapproche de la racine du poumon, se répand dans le tissu cellulaire du médiastin et apparaît finalement sous la peau de la fosse jugulaire. Les altérations du parenchyme pulmonaire sont alors désignées sous le nom d'emphysème pulmonaire *interlobulaire* ou *interstitiel*. Traube est le premier qui ait fait ressortir qu'il est, pour ainsi dire, impossible de diagnostiquer un emphysème pulmonaire interlobulaire, si ce n'est à l'aide d'un emphysème développé, à son début, dans la région de la fosse jugulaire et pouvant s'y localiser complètement.

Pour produire une déchirure des alvéoles pulmonaires, il suffit parfois de cris poussés d'une façon continue ou d'efforts violents. L'on a vu apparaître de l'emphysème chez de jeunes enfants ne cessant de crier ; d'autre part, les accoucheurs ont constaté que, chez les femmes en couches, il peut se produire de l'emphysème pendant la période d'expulsion, et cela consécutivement à de fortes poussées utérines. Parfois une violente quinte de toux donne naissance à de l'emphysème ; le fait n'est pas rare dans la toux convulsive de la coqueluche. La bronchite capillaire des enfants, qui fait suite si souvent aux exanthèmes aigus et surtout à la rougeole, est une cause fréquente et connue de l'emphysème. Car, lorsqu'une partie des fines bronches est remplie de mucosités et par cela même est devenue imperméable, les ramifications bronchiques voisines et les alvéoles qui en dépendent, fonctionnent d'une manière exagérée ; si alors il se produit des accès de toux, les conditions ne sauraient être plus favorables pour la production d'emphysème interlobulaire et consécutivement d'emphysème sous-cutané. Les cavernes pulmonaires peuvent également, en cas de perforation de leurs parois, amener de l'emphysème interstitiel d'abord, sous-cutané après. Dans la plupart des cas cependant, ainsi que je l'ai observé à plusieurs reprises, la genèse de ce dernier est plus immédiate. Lorsque, la caverne étant superficielle, les feuillets pleuraux se sont enflammés et réunis l'un à l'autre par des adhérences, la déchirure au niveau de ces adhérences des parois de la caverne permet à l'air d'arriver en droite ligne dans le tissu cellulaire sus-jacent et de s'y répandre sur une étendue plus ou moins considérable. Les corps étrangers des grosses ramifications bronchiques (et parmi eux il faut ranger les dépôts fibrineux du croup) peuvent donner lieu également à de l'emphysème sous-cutané, de par l'exagération extrême des mouvements respiratoires. On a vu à plusieurs reprises des cholériques être atteints d'emphysème sous-cutané (Fræntzel et Traube), occasionné par la respiration haletante consécutive à l'épaississement du sang et à la perte de la faculté respiratoire. Mentionnons enfin, au point de vue étiologique, les blessures du poumon, telles qu'elles se produisent notamment à la suite des fractures de côtes qui engendrent de l'emphysème sous-cutané tantôt par voie interlobulaire, tantôt directement ; dans ce dernier cas il se produira en même temps un pneumothorax, à moins que le siège de la fracture et de la déchirure ne se trouve au niveau d'adhérences pleurales.

En fait d'affections de l'*appareil digestif* qui peuvent donner lieu à la pénétration de l'air dans le médiastin ou dans le tissu cellulaire cervical, et par conséquent à la production d'emphysème, nous avons à citer les perforations de l'œsophage, qu'elles soient le résultat de ruptures traumatiques ou spontanées, d'ulcérations ou de lésions cancéreuses, de la présence de corps étrangers. Les mêmes accidents sont possibles, du côté des parois abdominales, sous l'influence de perforations de l'estomac ou de l'intestin, si toutefois ces perforations ont été précédées de la formation d'adhérences au niveau lésé. Sans ces adhérences, il se produirait naturellement une péritonite par perforation. C'est précisément cette dernière forme d'emphysème qui, en raison des propriétés infectieuses des gaz gastriques et intestinaux, amène habituellement des inflammations secondaires des téguments (1).

---

(1) RÉVILLIOD (*Rev. méd. de la Suisse romande*, janvier 1885), et KORACK (*Deutsche med. Woch.*, n° 21, 1880) ont rapporté des cas d'emphysème sous-cutané consécutifs à la perforation d'un ulcère de l'estomac. Dans le cas de Korack, les gaz répandus dans le tissu cellulaire sous-cutané étaient inflammables.

CHAPITRE VIII

EXAMEN DES ORGANES DE LA RESPIRATION

REMARQUES ANATOMIQUES

Pour localiser les altérations des organes contenus dans la cavité thoracique, il est nécessaire de prendre pour point de repère certaines régions et lignes — *lignes d'orientation* ou *lignes thoraciques* — qui permettent une délimitation très exacte. Sur la *paroi antérieure du thorax* seront prises en considération les régions suivantes :

1) La *fosse ou creux sus-claviculaire*. — Elle est importante parce qu'elle représente l'espace où est logée la face antérieure du sommet du poumon. Elle a la forme d'un triangle, limité en bas par la clavicule, en dedans par le bord externe du sterno-cléido-mastoïdien et en dehors par le bord externe du trapèze (fig. 51, I). E. Seitz a montré qu'en cet endroit on peut déterminer par la percussion la présence du point le plus élevé du sommet du poumon à 3-5 centimètres au-dessus de la clavicule.

2) Le *creux sous-claviculaire*. — Il est borné en haut par la clavicule, en dehors par le bord antérieur du deltoïde et en bas par le bord inférieur du grand pectoral (fig. 51, II). Sa partie supéro-externe présente une dépression tout à fait particulière, que l'on désigne sous le nom de *dépression de Mohrenheim* (fig. 51, III). Cette dépression, d'une forme à peu près triangulaire, est limitée en bas par la réunion des bords correspondants des muscles, deltoïde et grand pectoral, et en haut par le tiers moyen de la clavicule, qui, en ce point, est absolument dépourvu de muscles. Chez beaucoup d'individus le bord inférieur du grand pectoral forme une saillie très appréciable sous la peau, de sorte qu'immédiatement au-dessous, et en rapport exact avec sa direction, l'on constate un sillon plus ou moins prononcé. Ce sillon porte le nom de *sillon de Sibson* et est surtout très marqué chez les hommes fortement musclés, dont la peau est pauvre en tissu adipeux. Un pannicule graisseux extrêmement développé peut le masquer complètement. Ce fait et la proéminence marquée des seins expliquent pourquoi on ne rencontre pas ce sillon chez les jeunes femmes.

3) *Espaces intercostaux*. — Pour la détermination des *espaces intercostaux*, on s'en tiendra à ce que Fr. Conradi appelle, d'après le clinicien français Louis, l'*arête de Louis*. Cet angle correspond au point de réu-

nion du manubrium et du corps du sternum : ce point offre, chez l'individu maigre, l'aspect d'un bourrelet passant transversalement sur le ster
num, visible sous la peau (fig. 51, IV), et qui, chez tous les sujets, se
présente sous l'aspect d'une barre transversale à voussure antérieure, que
l'on sent facilement et nettement à travers les téguments. Lorsqu'on
embrasse l'arête de Louis avec l'indicateur et le médius, et qu'on la
suit de dedans en dehors, ces deux doigts circonscrivent, des deux côtés,
la deuxième côte, au-dessus et au-dessous de laquelle se trouvent naturellement les premier et deuxième espaces intercostaux. La manière la plus

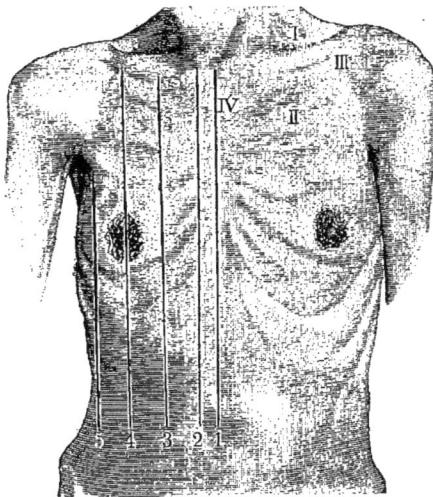

Fig. 51. — 1-5. Lignes thoraciques sur la surface antérieure de la cage thoracique.

1, ligne médiane ; — 2, ligne sternale ; — 3. ligne parasternale ; — 4. ligne mammaire ; — 5, ligne
axillaire antérieure.
I, fosse sus-claviculaire ; — II, espace sous-claviculaire ; — III, fossette de Mohrenheim ; —
IV, angle de Louis.

facile de compter de haut en bas les côtes, et par conséquent les espaces
intercostaux, consiste à prendre chaque côte entre le pouce et l'index, en
suivant une ligne verticale que l'on suppose passer par le mamelon
(ligne mammaire). Les débutants sont enclins à compter les côtes en
suivant le sternum. Un coup d'œil rapide sur le squelette montre l'insuffisance de ce procédé, parce qu'à cet endroit les cartilages costaux, surtout les inférieurs, se succèdent à si peu de distance et sont reliés entre
eux d'une façon si intime par des ligaments, que la délimitation exacte
en devient difficile et incertaine.

En prenant comme point de départ la première côte, on ferait preuve

de peu d'expérience ; car, la plupart du temps, cet os est situé profondément et caché par la clavicule, de telle sorte qu'il est à peine possible de
l'atteindre avec les doigts.

Les lignes thoraciques sur les parois antérieures de la cage thoracique
sont :

1) La *ligne médiane antérieure*, qui est censée passer verticalement par
le milieu de l'os sternal (fig. 51, 1) ;

2) La *ligne sternale*, que l'on peut se représenter longeant les bords
droit et gauche du sternum (fig. 51, 2) ;

3) La *ligne parasternale*. On l'obtient en abaissant une verticale de la
limite entre le tiers interne et moyen de la clavicule ou, ce qui revient
au même, en divisant par le milieu sur chaque côté du thorax, à l'aide
d'une perpendiculaire dirigée de haut en bas, l'espace compris entre le
bord sternal et le mamelon (fig. 51, 3);

4) La *ligne mammaire*. Cette ligne se dirige verticalement en passant
par le mamelon et atteint la clavicule en un point correspondant à la
réunion du tiers moyen de cet os avec le tiers externe (fig. 51, 4).

Le sein offre chez les femmes, et notamment chez les femmes d'un
certain âge qui ont eu des enfants, une facilité considérable de déplacement et de déviation. Aussi fera-t-on bien de prendre, pour la détermination de la ligne mammaire, pour guide non le mamelon, mais le point
de réunion du tiers externe avec le tiers moyen de la clavicule ;

5) La *ligne axillaire antérieure*. La limite extrême de la moitié antérieure du thorax est constituée par la ligne axillaire antérieure. Cette
ligne est figurée par une verticale tracée à partir du bord inférieur du
grand pectoral, à l'endroit où commence la paroi latérale de la cage thoracique (fig. 51, 5).

Sur les *parois latérales de la cage thoracique*, l'on a affaire à trois
lignes thoraciques, à savoir :

1) La *ligne axillaire antérieure*, que nous venons de décrire ;

2) La *ligne axillaire postérieure*, qui se dirige verticalement en bas en
partant du bord inférieur du grand dorsal ;

3) La *ligne axillaire moyenne*, qui passe par le milieu de l'espace compris entre les lignes axillaires antérieure et postérieure.

Pour la mensuration des hauteurs, on a recours aux espaces intercostaux, dont la numération se fait en recherchant les côtes à leur face antérieure et en suivant leur direction, avec le pouce et l'index, jusque dans
la région latérale de la cage thoracique.

Pour se retrouver à la *face postérieure de la cage thoracique*, on
prend pour point de repère l'omoplate. En raison de sa grande mobilité,
il est nécessaire de lui assigner une position déterminée pour chaque
évaluation, et cette position est celle qu'elle occupe lorsque les bras
pendent verticalement le long du corps. En ce cas, l'espace recouvert
par le scapulum est limité en haut par le premier espace intercostal et
descend en bas jusqu'au niveau de la septième, quelquefois de la huitième côte.

Comme points de repère naturels et excellents pour la localisation, nous avons à la face postérieure du thorax ceux qui suivent :

1) L'*espace sus-scapulaire* (fig. 52, I) ;
2) La *fosse sus-épineuse* (fig. 52, II) ;
3) La *fosse sous-épineuse* (fig. 52, III) ;
4) L'*espace inter-scapulaire* (fig. 52, IV) ;
5) L'*espace sous-scapulaire* (fig. 52, V et VI).

L'*espace sus-scapulaire* mérite une considération spéciale parce qu'il loge la surface postérieure des sommets pulmonaires. Il est peu étendu et

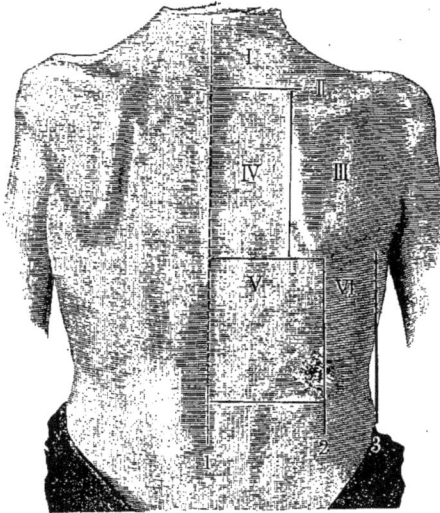

Fig. 52. — Lignes thoraciques sur la surface postérieure de la cage thoracique.

1, ligne médiane postérieure ; — 2, ligne scapulaire.

I, espace sus-scapulaire ; — II, fosse sus-épineuse ; — III, fosse sous-épineuse ; — IV, espace inter-scapulaire ; — V, moitié interne de l'espace sous-scapulaire; — VI, moitié externe de l'espace sous-scapulaire.

comprend à peu près exclusivement la portion du premier espace inter-costal situé immédiatement à côté du rachis. Son point le plus élevé atteint le niveau de l'apophyse épineuse de la 7ᵉ vertèbre cervicale qui, en raison de sa saillie prononcée, se sent facilement si elle ne se voit pas et qui porte pour ce motif le nom de vertèbre proéminente. En bas, l'espace sus-scapulaire est limité par le bord supérieur de l'omoplate et son prolongement vers le rachis ; en dedans, par la colonne vertébrale et, en dehors, par le bord externe du trapèze (fig. 52, I).

L'*espace inter-scapulaire* est constitué par la région qui s'étend entre les bords internes de chaque omoplate. La largeur varie suivant le niveau.

sa plus grande étroitesse correspond à la partie supérieure, sa plus grande largeur à la partie inférieure. A ce dernier endroit, au niveau de l'angle du scapulum, la distance entre la ligne vertébrale et le bord interne de l'omoplate est d'environ 9 centimètres chez l'adulte.

L'*espace sous-scapulaire* comprend toute la surface du thorax située au-dessous de l'omoplate. En haut, une ligne horizontale passant par l'angle de l'omoplate, en bas le bord inférieur du thorax, le rachis en dedans et la ligne axillaire postérieure en dehors, constituent ses limites.

Les *lignes thoraciques* de la face postérieure de la cage thoracique sont :

1) La *ligne médiane postérieure ou vertébrale* passant par les apophyses épineuses des vertèbres (fig. 52, 1) ;

2) La *ligne scapulaire*, verticale qui, partant de l'angle inférieur de l'omoplate, est censée se diriger de haut en bas (fig. 52, 2). Elle divise l'espace sous-scapulaire en une moitié externe (fig. 52, VI) et en une moitié interne (fig. 52, V).

Pour la détermination de la hauteur, on se sert, à la partie postérieure de la poitrine, des apophyses épineuses des vertèbres. Le point de départ de la numération est formé par la septième cervicale. Parfois ce n'est pas une seule, mais trois apophyses épineuses qui proéminent ; dans ces cas, ce sera toujours celle du milieu qui correspondra à la septième cervicale ou vertèbre proéminente.

Dans l'examen des organes respiratoires, on a recours à l'inspection, à la palpation, à la percussion et à l'auscultation. Tout examen de malade qui omet l'une de ces diverses méthodes d'investigation, est incomplet et par cela même sujet à erreurs de diagnostic. On fera bien également d'employer ces divers moyens d'exploration dans l'ordre où nous venons de les énumérer. Cette recommandation a sa valeur, parce que chacun d'eux peut fournir des indices très importants pour l'examen qui vient après, et qu'on peut arriver ainsi plus rapidement et plus sûrement à établir le diagnostic. Il va sans dire que la marche de l'examen est troublée et devient incertaine dès que le médecin passe d'un procédé d'exploration à un autre sans règle aucune et d'une façon inconstante.

1. — Inspection des organes respiratoires.

Les organes respiratoires étant renfermés dans la poitrine, l'inspection ne peut évidemment fournir à leur égard que des résultats indirects. L'expérience nous apprend que telle ou telle affection du parenchyme pulmonaire, des bronches ou de la plèvre, se manifeste par des signes extérieurs déterminés, ce qui permet de conclure de l'apparition de ces derniers à l'existence des premières. Pour la poitrine, l'inspection permet d'étudier : la forme du thorax, les mouvements respiratoires et la fréquence de la respiration (1).

(1) Nous croyons, avec Barth et Roger, que l'*inspection de la poitrine* doit comprendre aussi l'*inspection des téguments thoraciques*. L'examen de la peau peut donner en effet des résultats qui ne sont pas à négliger.

La peau de la région sternale, mate et lisse chez les individus sains, est luisante, grasse et souvent couverte de pustules d'acné chez les *arthritiques ;* elle est flasque, mince, et d'une teinte jaune paille, chez les *cancéreux ;* dans la *phtisie* avancée, elle est sèche, squameuse et pulvérulente, et parfois elle présente les taches irrégulières, couleur café au lait, du pityriasis versicolor, d'où l'ongle détache facilement une mince pellicule épidermique. La partie latérale du thorax, gauche ou droite, est le siège de prédilection du *zona*, et c'est par l'inspection que l'on reconnaît aussitôt la cause d'un point de côté simulant une pleurodynie ou une pleurésie. Un léger œdème de la peau, limité à un seul côté, est presque toujours l'indice d'une suppuration profonde ; quand il se manifeste chez un pleurétique, il doit faire supposer que l'épanchement a subi la transformation purulente (Barth et Roger). Lorsque l'empyème tend à s'ouvrir vers la paroi, il y détermine un soulèvement œdémateux localisé (empyème de nécessité) ; s'il est situé à gauche, les battements de cœur peuvent y provoquer des pulsations (*empyème pulsatile* (V. plus loin).

On devra aussi rechercher les *vergetures du thorax*, sur lesquelles Thaon, Gimbert, Gilbert, Troisier et Menetrier ont, avec raison, appelé l'attention. Elles siègent d'ordinaire à la partie postéro-inférieure du thorax et sont parallèles aux espaces intercostaux. Elles s'observent chez les adolescents, au cours de la pneumonie franche, de la pneumonie tuberculeuse, de la phtisie vulgaire, du pneumothorax. Elles sont situées sur le thorax, du *côté opposé à la lésion*, et sont l'effet d'une distension exagérée de la peau et de l'éraillure mécanique de ses parties profondes, particulièrement de la rupture des fibres élastiques (Troisier et Menetrier). Gilbert explique leur production comme il suit : « L'on peut supposer que l'âge jeune prédispose aux vergetures parce qu'il comporte une vulnérabilité très grande de la peau et une dilatabilité extrême de la cage thoracique. L'on doit admettre que les affections pulmonaires et pleuro-pulmonaires les occasionnent et les localisent sur le côté sain du thorax, parce qu'elles immobilisent le côté qu'elles frappent, parce qu'elles entraînent une diminution du champ respiratoire, et conséquemment un jeu compensateur du côté sain. » (*Archives générales de médecine*, 1887.)

Enfin, on ne devra jamais négliger l'inspection et la palpation combinées de la région sus-claviculaire, en vue de rechercher l'*adénopathie sus-claviculaire*. Celle-ci est parfois d'un précieux secours pour le diagnostic. Elle est surtout un signe de cancer thoracique (poumon,

A. — *Valeur diagnostique de la forme du thorax.*

Les expériences physiologiques prouvent déjà à elles seules qu'il existe un certain rapport entre la forme du thorax et l'*état du parenchyme pulmonaire*. On sait, en effet, que les poumons occupent les deux moitiés de la cage thoracique sans interposition d'air et que par conséquent ils suivent toute modification respiratoire de cette cage elle-même. Lorsqu'on incise un espace intercostal, l'air atmosphérique pénètre dans la cavité pleurale ; immédiatement le poumon s'affaisse. Ce fait montre que les poumons se trouvent distendus dans le thorax au delà de leur état d'équilibre, et que partant ils exercent, sur la face externe du thorax, une aspiration continue de dehors en dedans, aspiration dont la valeur a été déterminée récemment par Donders et Perls à l'aide du manomètre. Donc les changements d'élasticité du tissu pulmonaire ou, ce qui revient au même, les changements dans la force de traction qui agit incessamment sur la face interne du thorax, s'accompagnent de changements dans la forme de la poitrine. Citons comme exemple l'*emphysème pulmonaire*, où la diminution d'élasticité du poumon amène nécessairement une dilatation du thorax. Au contraire, toute diminution de volume du poumon provoquera une diminution d'amplitude du thorax aux points correspondants, parce qu'autrement il existerait entre la surface pulmonaire et la paroi interne du thorax un espace vide d'air.

Dans d'autres cas, ce sont des *affections de la plèvre* qui donnent naissance à des modifications de forme du thorax. Il est clair que l'accumulation de liquide dans la cavité pleurale ne peut se réaliser que par le refoulement du poumon en dedans et du thorax en dehors. L'épanchement gazeux intra-pleural produira les mêmes effets, parce qu'alors la force de traction du poumon est amoindrie, sinon supprimée.

Il est enfin un troisième groupe de déformations thoraciques qui sont engendrées par des *altérations primitives du squelette*. Il s'agit tantôt d'anomalies congénitales, tantôt de difformités acquises à la suite de maladies constitutionnelles. Comme les poumons s'adaptent à toutes les déviations de forme de la cage thoracique, on comprend facilement que ces dernières ne demeurent pas sans réaction sur l'intégrité et l'aptitude fonctionnelle du tissu pulmonaire.

œsophage) ou abdominal (estomac, duodénum, pancréas, foie, rein, capsules surrénales, utérus, ovaire). L'adénopathie sus-claviculaire, signe d'un cancer latent de l'abdomen, particulièrement de l'estomac, a été signalée par Henoch, Charcot, et étudiée par Jaccoud, Troisier et Belin. Dans ces cas, l'adénopathie est formée par des ganglions mobiles, durs, bosselés, indolores, sans réaction inflammatoire, et elle siège surtout à gauche. Récemment, MM. Soupault et Marcel Labbé se sont élevés contre l'opinion courante : pour ces auteurs, l'adénopathie sus-claviculaire cancéreuse est une rareté clinique ; elle est ordinairement de nature banale ou tuberculeuse et peut exister en dehors de toute néoplasie épithéliale viscérale ; en outre, les épithéliomas thoraciques ou abdominaux se développppent souvent, sans s'accompagner d'adénopathie sus-claviculaire.

Dans l'examen de la forme de la poitrine, il importe de veiller à une bonne position et à un bon éclairage du malade. S'agit-il d'explorer la partie antérieure, le malade se couchera dans le décubitus dorsal ; quant à l'exploration des parties latérale et postérieure, elle exige la position assise, sinon la station debout. Il faudra éviter à tout prix le moindre déplacement artificiel, engendré soit par une mauvaise position, soit par une négligence dans la tenue du corps. La lumière devra être vive et tomber directement sur la poitrine. Tout éclairage maladroitement disposé, toute ombre inégalement répartie sur la surface à examiner, expose à des erreurs et à de fausses conclusions. L'explorateur lui-même devra toujours se placer bien en face de la poitrine à explorer, parce qu'avec un éclairage latéral et oblique, l'un des côtés du thorax peut paraître facilement de dimensions moindres que son congénère.

L'inspection doit toujours porter également sur des régions symétriques, parce qu'ainsi l'œil apercevra nettement les difformités les moins apparentes. Celui qui, à force d'examiner avec beaucoup de soin, possède une grande habileté dans l'inspection de la poitrine, trouvera dans son regard exercé un instrument que rien ne peut remplacer, pas même les appareils de mensuration les plus fins et les plus exacts.

Prenons comme point de repère la *conformation du thorax d'un sujet sain*. Le squelette thoracique présente l'aspect d'un cône aplati devant et derrière, à sommet tronqué et à large base. Cet aspect est modifié par l'adjonction des parties molles, de telle façon que c'est précisément la partie supérieure du cône thoracique qui, grâce aux nombreux muscles qui la garnissent, acquiert le plus grand développement. L'aplatissement des faces antérieure et postérieure persiste quand même, il est vrai, de sorte qu'à la section transversale le thorax ressemble à un haricot, dont le hile regarde en arrière, la colonne vertébrale correspondant à la portion la plus concave de ce hile. Immédiatement au-dessous des clavicules, la face antérieure de la poitrine commence à présenter une voussure, et cette voussure atteint son maximum à peu près au niveau du mamelon. En arrière, on ne sera pas étonné de trouver une légère déviation de la colonne vertébrale vers la droite, déviation qui atteint la partie supérieure de la colonne dorsale et est en rapport avec l'usage prédominant de la main droite ; chez les droitiers, en effet, la musculature du côté droit l'emporte sur celle du côté gauche.

Toute anomalie de forme du thorax se manifeste par des dilatations, des rétrécissements ou des combinaisons irrégulières de ces deux modifications. Nous avons donc à distinguer la forme ectasique, la forme rétractée et la forme irrégulière du thorax. Il s'y rattache une série de subdivisions, selon que les difformités atteignent les deux, ou l'un des côtés, ou encore certaines régions circonscrites de la poitrine.

Thorax ectasique ou dilaté. — L'*emphysème pulmonaire* est l'affection où l'on observe le plus fréquemment l'*ectasie bilatérale du thorax*. Un thorax ainsi dilaté porte encore le nom de thorax inspiratoire permanent ou en tonneau (fig. 53). Il est caractérisé par l'augmentation de dimensions de tous ses diamètres, mais surtout du diamètre sterno-vertébral En même temps, toutes ses faces paraissent plus arrondies, et sa coupe transversale se rapproche de la forme circulaire. Cette déformation est due à une plus forte voussure du sternum en avant, à une augmentation de courbure d'avant en arrière de la colonne vertébrale et à un arrondissement plus prononcé des côtés sur la totalité de leur trajet. Les modifications sont surtout apparentes aux parties supérieure et moyenne de la

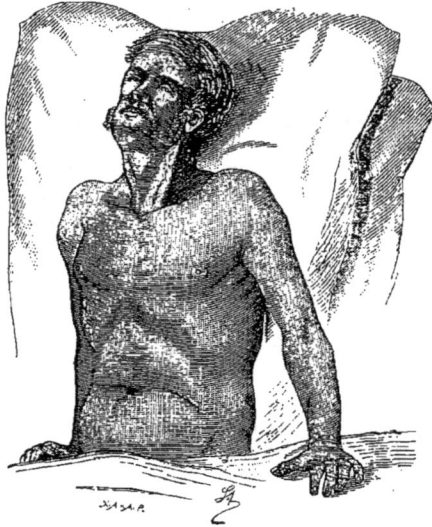

Fig. 53. — Thorax en tonneau de l'emphysème pulmonaire (Obs. personnelle).

poitrine, d'où cette conformation du thorax en fût ou en tonneau. Il est plus rare de voir la dilatation répartie également sur toute la hauteur.

L'aspect des creux sus-claviculaires est variable ; la dépression est parfois à peine diminuée de profondeur ; parfois elle a disparu complètement ; parfois, enfin, elle est transformée en voussure. Généralement le sterno-mastoïdien est très développé et très saillant, tandis que le cou paraît raccourci et élargi. Les espaces intercostaux semblent élargis aussi ; la dépression qui leur correspond a disparu dans la partie supérieure de la poitrine ; elle est très peu profonde à la partie inférieure. Pendant les mouvements respiratoires, on n'observe qu'une excursion limitée de la cage thoracique ; au plus fort de l'expiration elle-même, le thorax semble encore être en état d'inspiration, d'où son nom de thorax inspiratoire permanent.

La forme de thorax que nous venons de décrire est tellement caractéristique qu'à elle seule elle suffit parfois à l'édification du diagnostic probable d'emphysème pulmonaire. Il ne faut pas croire pourtant que tout emphysème pulmonaire engendre de l'ectasie thoracique. Ce n'est pas seulement l'intensité de la maladie qui exerce son influence sur le développement de la difformité en question, mais encore le plus ou moins de résistance du squelette ; en cas de cartilages costaux ossifiés et rigides, il peut parfaitement arriver que l'emphysème se produise très intense bien que le thorax ne soit pas dilaté.

L'*ectasie thoracique unilatérale* ne s'observe que rarement à la suite d'affection du poumon. On la rencontre dans l'emphysème pulmonaire unilatéral, qui se développe le plus souvent dans le cas où l'autre poumon est gêné dans ses fonctions et a besoin de secours. Dans la *pneumonie fibrineuse*, ce genre de dilatation peut survenir lorsque la phlegmasie a envahi tout un poumon. Le poumon, dans ces conditions, cherche à occuper un espace plus considérable et ne peut y parvenir qu'aux dépens d'une dilatation du côté correspondant de la poitrine. J'ai vu plusieurs fois des ectasies unilatérales dans des cas de *tumeurs du poumon*, alors que la plus grande partie du parenchyme s'était transformée en tissu néoplasique.

Les *maladies de la plèvre* sont une cause fréquente d'ectasie unilatérale du thorax, aussi bien le *pneumothorax* que l'*épanchement liquide* intrapleural. Dans les deux cas évidemment, le degré de dilatation dépend de l'intensité de l'affection primitive. S'il s'agit d'un exsudat pleurétique abondant, le thorax présente les signes caractéristiques suivants : le côté où siège l'épanchement est augmenté suivant tous ses diamètres. Les espaces intercostaux semblent élargis, aplanis, ils peuvent même devenir saillants, si la musculature est peu développée.

Ces modifications sont prononcées surtout dans les segments postérieurs des derniers espaces intercostaux, parce qu'en ce point l'exsudat est plus abondant et partant la pression exercée par lui plus considérable. Du côté malade, la distance entre les lignes mammaire et médiane est plus grande que du côté sain ; le mamelon est presque toujours situé un peu plus haut aussi que du côté sain. Enfin la colonne vertébrale présente une convexité plus ou moins fortement accentuée du côté de l'épanchement. Ces symptômes sont d'autant plus marqués que la pression du liquide retentit, non plus seulement sur les poumons et le thorax, mais encore sur des organes voisins et déplace ceux-ci de leur situation normale. Lorsque l'exsudat siège du côté droit, le cœur est refoulé à gauche et le foie de haut en bas ; lorsqu'il occupe le côté gauche, le cœur est dévié à droite et la rate repoussée de haut en bas (1).

(1) Dans le cas d'ascite, de tympanite, de tumeur abdominale, d'hépatomégalie, de splénomégalie et en général toutes les fois que le diaphragme est refoulé en haut, la cage thoracique est encore symétriquement dilatée, mais l'ampliation porte exclusivement sur les parties inférieures ; les hypocondres sont évasés et les espaces intercostaux rétrécis ; les excursions respiratoires, presque abolies en bas, sont très amples dans la région costale supérieure (Barth et Roger).

On observe l'*ectasie circonscrite* du thorax lorsqu'une partie des facteurs étiologiques indiqués jusqu'à présent, exercent leur influence non pas sur toute la surface pulmonaire, mais seulement sur un segment plus ou moins étendu de cette surface.

C'est le cas, du reste relativement rare, de l'emphysème pulmonaire circonscrit. Il s'agit alors le plus souvent d'une dilatation des portions du thorax antérieures et supérieures, et au voisinage de la ligne médiane, parce que c'est précisément dans les parties du poumon correspondant à ces régions que l'emphysème partiel se développe habituellement.

D'après Walshe, les cavernes pulmonaires, lorsqu'elles atteignent la périphérie du poumon, peuvent amener la dilatation partielle de la paroi thoracique avoisinante.

L'ectasie partielle du thorax peut encore être le résultat d'épanchements pleurétiques peu abondants ou enkystés, de pneumothorax enkystés également, ou encore de tumeurs de la plèvre lorsqu'elles végètent vers l'extérieur.

Une mention spéciale doit être accordée à ces voussures circonscrites qui se développent quelquefois dans le cours d'une *pleurésie purulente* et qui sont les avant-coureurs menaçants d'une perforation et d'une irruption au dehors (empyème de nécessité). Dans ces cas, le mode et le lieu de développement ne sont pas sans importance. N'oublions pas de dire que les abcès péripleuraux, d'ailleurs très rares, engendrent eux aussi des voussures partielles analogues de la cage thoracique. Il s'agit d'une collection purulente qui siège en dehors de la cavité pleurale, entre le feuillet costal et la paroi thoracique elle-même. La plupart du temps, l'œil constate certains signes extérieurs qui différencient l'abcès pleurétique de l'abcès péripleural. Il va sans dire que, dans ce dernier cas, les organes voisins ne sont pas déplacés. Le mode de dilatation des espaces intercostaux peut aussi être utilisé pour établir le diagnostic différentiel. En effet, tandis que dans la pleurésie purulente on observe une dilatation plus régulière des espaces intercostaux, dans l'abcès péripleural, l'espace intercostal qui correspond à la tumeur est seul dilaté ; ceux situés au-dessus de lui sont, au contraire, rétractés par suite du refoulement des côtes.

Dans les ectasies thoraciques circonscrites fréquemment observées, il faut ranger celles qu'on rencontre en cas de *péricardite*, en cas d'*augmentation du volume du cœur*, des organes contenus dans le *médiastin* (anévrysme de l'aorte), du *foie* ou de la *rate*. Nous leur consacrerons plus tard une étude spéciale. Nous abandonnerons à la chirurgie les dilatations consécutives aux phlegmasies, aux extravasations ou aux néoplasmes des os, des cartilages, des muscles ou des téguments du thorax.

Thorax rétracté. — La *rétraction bilatérale du thorax* fait partie du cortège des signes caractéristiques de cette forme de thorax qu'on appelle aussi forme phtisique, paralytique ou expiratoire permanente. Elle est toujours, à quelques exceptions près, de nature congénitale et s'observe notamment chez les membres des familles où la phtisie pulmonaire est un héritage transmis de père en fils. Étant donnée l'aptitude restreinte d'excursion que possède cette forme de thorax, on comprend facilement que la ventilation pulmonaire soit gênée et que de ce fait le développement de la phtisie pulmonaire se trouve considérablement favorisé. On peut donc admettre l'opinion de Freund, qui pense que la prédisposition à la phtisie ne réside pas primitivement dans le tissu pulmonaire, mais dans certaines déformations du thorax, notamment le raccourcissement et l'ossification précoce des cartilages costaux supérieurs.

Le *thorax paralytique* est remarquable surtout par son peu d'épaisseur ;

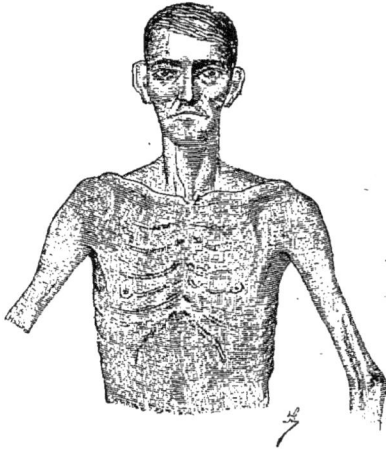

FIG. 54. — Thorax de phtisique (Obs. personnelle).   FIG. 55. — Le même, vu de profil.

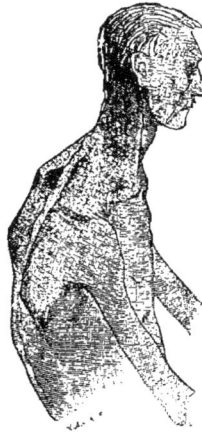

il semble aplati outre mesure sur sa face antérieure. En revanche, sa longueur dépasse parfois la normale. Les espaces intercostaux sont élargis ; on peut les suivre dans la totalité de leur trajet, grâce à la minceur de la peau et à sa pauvreté en tissu adipeux (fig. 54). Les dépressions thoraciques antérieures et supérieures sont plus profondes qu'à l'état normal : assez souvent, on réussit très facilement à reconnaître, sous la peau délicate, au niveau du creux sus-claviculaire, le trajet de certains muscles. Les extrémités acromiales des clavicules, ainsi que les épaules, proéminent plus avant que les extrémités sternales. A la partie postérieure du thorax, on voit très souvent le bord interne des omoplates soulevé et éloigné de la face dorsale, de sorte qu'on peut introduire les doigts plus ou moins avant sous la face profonde de l'os. On a désigné cette particularité sous le nom de *scapulæ alatæ* (fig. 55). Engel en accuse un état de faiblesse du muscle grand dentelé ; il rapporte également l'élargissement des espaces intercostaux à la paralysie des muscles intercostaux, ce qui a fait donner à la forme de thorax dont il est question le nom de thorax paralytique. Le thorax paralytique est incapable de mouvements respiratoires étendus ; au plus fort de l'inspiration même, ses diamètres augmentent si peu qu'il semble toujours être en état d'expiration, d'où le nom de thorax expiratoire permanent qui lui a été donné.

La *rétraction unilatérale du thorax* s'observe après la résorption d'*épanchements pleurétiques* ayant duré longtemps et dans l'atrophie pulmonaire, telle qu'elle se développe quelquefois à la suite de phlegmasies chroniques du poumon. Le premier de ces deux facteurs étiologiques est le plus fréquent.

Lorsqu'un exsudat pleurétique arrive à être résorbé, le thorax ne pourra naturellement reprendre sa forme primitive que si la résorption marche de pair avec le retour à l'état normal du poumon jusque-là comprimé par l'épanchement, c'est-à-dire avec la substitution à ce dernier de tissu pulmonaire normal. Lorsque l'exsudat intrapleural a persisté longtemps, il peut se faire que le poumon ait perdu sa faculté d'expansion. Cela arrive surtout dans les cas où il s'est développé sur le feuillet pulmonaire de la plèvre de nombreuses adhérences et fausses membranes, qui entravent mécaniquement les mouvements du poumon. Dans ces conditions, la résorption de l'épanchement ne peut pas se réaliser autrement que par une rétraction graduelle de la paroi thoracique, rétraction qui suit les progrès du processus de résorption et qui rend possible le contact absolument indispensable de la face interne du thorax avec la superficie du poumon. Les mêmes modifications se produisent, lorsque l'exsudat, au lieu de se résorber spontanément, fait irruption vers l'extérieur ou se fraye une voie à travers le tissu pulmonaire et les bronches.

Les déformations de ce genre sont très accentuées, surtout chez les enfants dont le thorax est très flexible et cède facilement. Chez eux, il y a plus d'espoir d'une guérison progressive que chez les adultes, et souvent des exercices respiratoires bien compris amènent un retour de la cage thoracique à sa configuration normale.

Dans la forme plus rare de thorax rétracté, qui est la manifestation de l'atrophie du poumon, les mêmes facteurs mécaniques se trouvent en jeu. Là aussi, la diminution de l'espace thoraco-pulmonaire n'est possible que par le refoulement de dehors en dedans de la paroi thoracique par la pression atmosphérique ; autrement, il faudrait qu'il se développât entre la plèvre costale et la plèvre pulmonaire un espace vide d'air.

Pour la description détaillée du thorax rétracté unilatéral (1), nous nous tiendrons à la forme qui se réalise habituellement après la résorption d'un épanchement pleurétique (fig. 56 et 57). Comparé au côté opposé, le côté malade paraît diminué dans tous ses diamètres ; les espaces intercostaux y sont plus étroits ; quelquefois, les bords costaux sont juxtaposés, et pour les côtes inférieures, il peut arriver qu'elles se

---

(1) Voyez l'unique figure du *Traité de l'auscultation médiate* de Laënnec, qui a consacré un chapitre au *Rétrécissement de la poitrine à la suite de certaines pleurésies.*

trouvent imbriquées à la façon de tuiles, de telle sorte que la côte supérieure recouvre une portion de celle qui est située immédiatement au-dessous d'elle. Nous avons déjà dit que le mamelon du côté malade se trouvait plus rapproché de la ligne moyenne que celui du côté sain. La face postérieure de la poitrine présente également des changements frappants dans sa configuration. Le rachis est plus ou moins dévié et présente une courbure dont la concavité regarde le côté malade ; en même temps l'épaule est abaissée du côté malade et plus

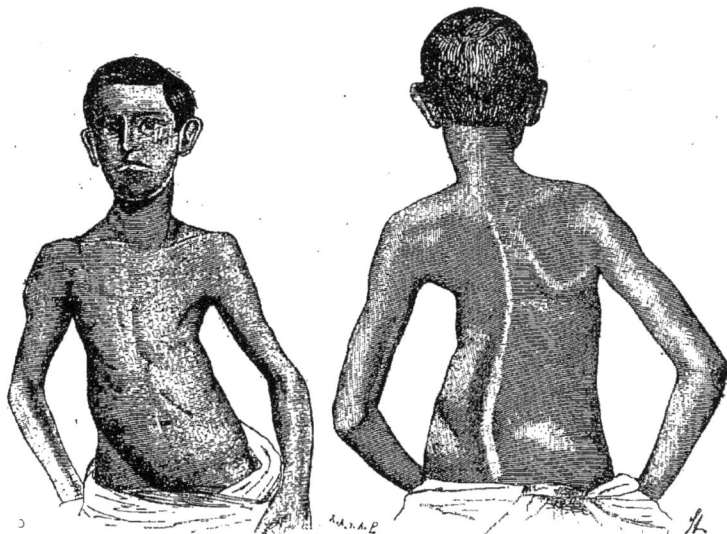

Fig. 56. — Rétraction unilatérale du thorax après résorption d'un épanchement pleurétique. Vu de face (Obs. personnelle).

Fig. 57. — Le même, vu de dos.

rapprochée de la colonne vertébrale que du côté sain. Souvent l'angle et la moitié inférieure du bord interne de l'omoplate sont un peu soulevés au-dessus de la surface du dos (1).

La rétraction du thorax exerce une certaine influence sur la situation des organes voisins. Tandis que, pendant la durée de l'épanchement, ils s'étaient vus refoulés du côté sain, il peut arriver, après guérison, qu'ils se trouvent attirés d'une façon exagérée dans la portion rétractée du thorax

(1) La genèse de cette déformation pleurétique ne doit pas être exclusivement attribuée à la pression atmosphérique. D'après Desplats (de Lille), il faut tenir compte de l'atrophie musculaire qu'on observe toujours du côté de l'épanchement. Cette atrophie est comparable à celle qui accompagne la plupart des arthropathies.

pour combler, le cas échéant, le trop de place restant. Lorsque l'altération frappe le côté droit, on trouve le foie remonté et le cœur repoussé à
droite. Lorsque c'est le côté gauche, qui a été malade, le cœur est dévié
énormément vers la région axillaire gauche et sa pointe peut être fortement portée en haut en raison de l'ascension du diaphragme. Ces divers
déplacements supposent évidemment une mobilité absolue de ces organes
Or cette mobilité n'existe pas dans tous les cas, car il peut arriver que les
organes refoulés du côté opposé par l'épanchement contractent des adhérences inflammatoires avec leur domicile anormal, adhérences qui les y
fixent définitivement. Ce phénomène frappe surtout lorsqu'il s'agit du
cœur, et notamment après une pleurésie gauche ; dans la rétraction du
côté gauche du thorax, on peut voir en effet la pointe du cœur battre non
pas à gauche mais à droite du sternum.

Les *rétractions thoraciques partielles* ont une importance diagnostique
extrême, surtout quand elles frappent les portions supérieures du thorax.
A cet endroit, on les observe presque exclusivement dans la *tuberculose.*
Elles ont d'autant plus de valeur qu'elles sont unilatérales. Unilatérales,
elles sont également plus apparentes. Lorsque la rétraction atteint les
deux côtés, le manubrium sternal est fortement attiré en dedans, et son
point de réunion avec le corps, l'arête de Louis, est très nettement accentué. Les rétractions des portions thoraciques inférieures sont plus rares.
Elles peuvent être le résultat de ces atrophies pulmonaires qui accompagnent la dilatation des bronches ; parfois aussi elles sont produites par
des processus pleurétiques, non seulement par des épanchements circonscrits résorbés après une longue durée, mais encore par des pleurésies
sèches, ayant duré longtemps et s'étant accompagnées d'adhérences circonscrites avec la superficie du poumon (1).

Il ne faut pas confondre la rétraction thoracique d'origine tuberculeuse
avec les dépressions sous-claviculaires, ordinairement très prononcées,
qui sont le résultat de l'absence congénitale, le plus souvent du côté droit,
d'un segment plus ou moins considérable du grand pectoral. J'ai traité
un homme, fortement musclé d'ailleurs, auquel il manquait les deux pectoraux (grand et petit) du côté droit. Cette anomalie n'avait occasionné
aucun trouble fonctionnel, ni diminué la force musculaire, puisque cet
individu, qui était droitier, appartenait à la profession de portefaix et
chargeait et déchargeait des bateaux frétés de grains. De Norden et Riegel
ont observé un cas identique ; chez leur malade, l'absence de pectoraux
était même bilatérale. Quelquefois on rencontre un creux très prononcé
localisé au niveau de l'appendice xiphoïde. Il est le plus souvent acquis et
se développe notamment chez les ouvriers dont le métier exige qu'ils
appuient fréquemment leur ouvrage contre le cartilage ensiforme. Il se
rencontre surtout chez les cordonniers, ce qui a fait donner à cette ano-

---

(1) A côté de ces rétractions thoraciques partielles, il faut placer l'amyotrophie scapulo-
thoracique, dont M. Boix a fait récemment un signe précoce, révélateur ou quelquefois seulement confirmatif de tuberculose.

malie, d'ailleurs sans gravité aucune, le nom de *thorax de cordonnier* (fig. 58).

C'est le moment de mentionner une forme particulière de rétraction thoracique qui se manifeste par une dépression marquée du sternum, surtout dans son segment inférieur, et de la région épigastrique avoisinante. Cette dépression peut atteindre une profondeur de 7 centimètres (fig. 59). Ebstein a proposé de désigner le thorax ainsi conformé sous le nom de *thorax infundibuliforme* ou en entonnoir. Les premières observations de cas de ce genre ont été publiées par de Luschka et Flesch. Moi-

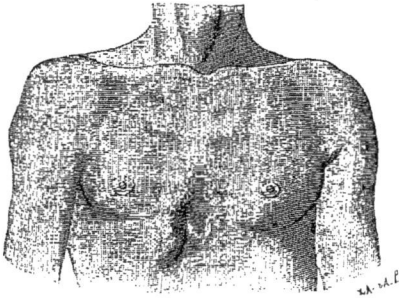

FIG. 58. — Thorax de cordonnier (Obs. personnelle).

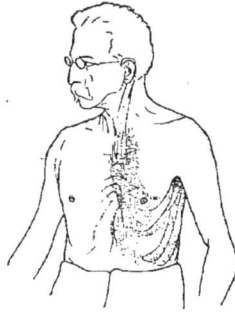

FIG. 59. — Thorax en entonnoir congénital chez un homme de 52 ans (Obs. personnelle. Clinique de Zurich).

même, j'ai assez souvent rencontré cette anomalie à Zurich, chez des individus du sexe masculin ; on l'observe également chez la femme, ainsi que le prouve une observation due à Ebstein. Dans tous les cas connus jusqu'à présent, la constatation fut purement fortuite.

Il semble qu'il y ait deux formes de thorax infundibuliforme, une forme congénitale et une forme acquise. Zuckerkandl et Ribbert prétendent que la première est due à ce que le menton du fœtus refoule violemment en dedans le segment inférieur du sternum ; Hagman pense même à la possibilité d'une pression analogue de la part des talons. Quant à Ebstein, il en accuse des troubles dans le développement de l'os sternal. Dans certaines familles, le thorax en entonnoir est héréditaire ; et dans ces cas on a remarqué à diverses reprises que les autres membres de ces familles, et même les individus atteints de cette anomalie, présentaient des affections psychiques, de l'épilepsie ou d'autres difformités.

Thorax irrégulier. — Ces irrégularités de forme du thorax existent généralement en cas de *déformation de la colonne vertébrale et du squelette thoracique*. Dans la courbure anomale du rachis en arrière (cyphose), il est clair que le diamètre antéro-postérieur de la poitrine est considérablement augmenté, tandis que, dans la courbure anomale en avant (lordose), le contraire a lieu. Généralement les deux courbures se combinent en ce sens qu'une cyphose vient pour ainsi dire compenser une lordose et réciproquement. Des incurvations latérales de la colonne vertébrale (scoliose) exercent, elles aussi, une certaine influence sur la conformation de la poitrine ; et dans ces cas, ce sont moins les diamètres antéro-postérieurs que les diamètres transversaux du thorax qui sont modifiés. Du côté vers lequel est tournée la convexité de la scoliose, les dimensions de la cage seront diminuées. La plupart du temps, la scoliose s'accompagne de déformations irrégulières des deux moitiés du thorax ; souvent le sternum lui-même a une direction oblique et présente son extrémité inférieure dirigée du côté que regarde la convexité de la scoliose.

Quoi qu'il en soit, il faut que le parenchyme pulmonaire s'adapte toujours aux difformités du thorax. Pour ce motif, et à cause des entraves apportées à l'excursion des côtes, les individus frappés de ces lésions sont exposés à des dangers sérieux. Et dans ces conditions, les maladies du poumon réclament un traitement très prudent et un pronostic très réservé (1).

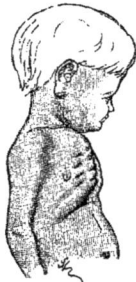

Fig. 60. — Thorax rachitique avec saillie des têtes des cartilages costaux (Obs. personnelle).

On observe des déformations considérables du thorax dans la maladie anglaise, le *rachitisme*. Les premières consistent en saillies anormales à la limite des côtes et de leurs cartilages. Ces saillies sont longues et ovales ; elles sont très visibles parfois lorsque la peau est mince et pauvre en pannicule graisseux. En suivant ces saillies de haut en bas, on les voit former de chaque côté du sternum une ligne dirigée de haut en bas, et de dedans en dehors. On a comparé ces petites tumeurs, que l'on se représentait unies entre elles par un cordon, à un chapelet et créé la dénomination particulière de *chapelet rachitique* (fig. 60).

Plus tard, les extrémités antérieures des côtes s'infléchissent d'une façon spéciale ; il se produit un creux sur les parties latérales, dans un espace limité par les lignes parasternale et axillaire postérieure. L'incurvation atteint surtout les côtes moyennes, tandis que les cartilages costaux inférieurs présentent une courbure en dehors et en haut extrêmement apparente. Lorsque l'incurvation est très marquée, le sternum proémine fortement en avant, et il en résulte une forme de thorax que l'on

(1) Chez les bossus, la petitesse des poumons, la difficulté de la dilatation thoracique et l'insuffisance respiratoire qui en résultent, amènent une hyperthrophie du cœur droit. Aussi la plupart des bossus périssent-ils d'asystolie, quand une affection intercurrente des voies respiratoires, parfois une simple bronchite, ne vient pas causer l'asphyxie. Celle-ci se développe d'autant plus facilement que les conditions de la circulation pulmonaire sont très précaires (MARFAN, Observation pour servir à l'étude du pronostic de la bronchite chez les bossus. *Arch. gen. de médecine,* septembre 1884).

a nommée *poitrine en carène ou de poulet, pectus carinatum seu gallina-ceum*. Tandis que la section transversale du thorax normal présente dans le premier âge une forme à peu près carrée, le thorax rachitique a la forme d'une poire dont la partie effilée correspond au sternum. On constate fréquemment sur ce sternum des incurvations anormales ; le manubrium est fortement attiré en dedans, tandis que le corps et l'appendice xiphoïde font saillie en dehors. De ce qui précède, il résulte que le diamètre antéro-postérieur est raccourci dans le segment supérieur et allongé dans le segment inférieur, tandis que le diamètre transversal et le diamètre vertical n'offrent partout que des dimensions très faibles.

Les saillies et enfoncements des côtes, de la clavicule, et plus rarement du scapulum, ne donnent lieu qu'à des déformations peu importantes. Il en est tout autrement pour les incurvations si fréquentes de la colonne vertébrale, qui augmentent considérablement les difformités créées par le rachitisme.

B. — *Valeur diagnostique des mouvements respiratoires.*

La respiration se manifeste à la vue par certains mouvements rythmiques du thorax, qu'on appelle mouvements respiratoires. Le jeu rythmique continu des mouvements inspiratoire et expiratoire du thorax représente le signe extérieur de la respiration ; lorsque ce jeu cesse et avec lui l'échange gazeux dans les voies aériennes, la continuation de la vie devient impossible.

Dans le chapitre précédent, déjà, nous avons montré qu'en raison de leur situation et de leurs rapports avec la paroi thoracique, les poumons sont obligés de suivre exactement tout mouvement du thorax. Cette loi ne souffre d'exceptions que quand l'extensibilité du parenchyme pulmonaire est gênée. Et alors on observe, pour ainsi dire, le phénomène opposé, c'est-à-dire que le thorax est obligé de s'adapter au degré d'extensibilité de la substance pulmonaire. Cette description sommaire montre par quel moyen on peut utiliser pour le diagnostic les anomalies des mouvements de la respiration.

En laissant de côté la respiration normale, qui servira naturellement de point de départ pour toutes les autres considérations, nous aurons à étudier, au point de vue du diagnostic :

Type respiratoire ;
Rétractions inspiratoires ;
Voussures expiratoires ;
Intensité des mouvements respiratoires ;
Rythme des mouvements respiratoires et difficulté de la respiration (*dyspnée objective*).

Type respiratoire. — La participation prépondérante soit du diaphragme, soit des muscles intercostaux à l'acte inspiratoire, constitue ce que l'on a coutume d'appeler le type respiratoire. Suivant que la prépondérance est acquise au premier dans la respiration, ou que ce sont les muscles intercostaux qui provoquent la dilatation thoracique inspiratoire, ou enfin que les deux facteurs y prennent une part égale, on distingue un type abdominal, costal ou costo-abdominal.

Sauf chez les sujets trop obèses, les mouvements du diaphragme se dessinent sous forme d'une onde légère descendant du côté droit à chaque inspiration, et remontant à chaque expiration. L'étendue de l'excursion est de 5 à 7 centimètres. Ce phénomène, dénommé par Litten *phénomène du diaphragme*, serait, d'après lui, très important pour la détermination des bords inférieurs des poumons.

Le *type respiratoire chez l'individu bien portant* est en rapport avec le sexe et l'âge. La loi qui se rapporte au sexe est celle-ci : l'homme a une respiration abdominale, et la femme une respiration costale. En effet, chez cette dernière, ce sont les segments supérieur et moyen du thorax qui participent le plus activement aux mouvements respiratoires, tandis que chez l'homme on constate surtout la dilatation inspiratoire des parties inférieures de la cage thoracique et, notamment, la voussure inspiratoire des parois abdominales. On a tenté de traduire ces faits en disant que chez l'homme la respiration progressait de bas en haut, et chez la femme de haut en bas. Il ne faut pas omettre de mentionner que chez la femme, probablement pour aider encore à l'élévation des côtes, les muscles inspirateurs normaux s'augmentent des scalènes antérieur et moyen, qui ne prennent pas la moindre part à la respiration chez l'homme sain.

On a longuement discuté au sujet des rapports existant entre le type respiratoire et le sexe. On a cru en trouver la raison exclusivement dans cette considération, que le diaphragme est le vrai muscle respirateur, mais que ce muscle se trouve entravé dans sa mobilité par l'action rétrécissante du corset féminin, ce qui exige le concours des muscles intercostaux. On a cité comme preuves les cas où des hommes qui portaient des corsets par coquetterie avaient acquis d'une façon permanente le type respiratoire costal. Mais déjà Hutchinson et Walshe ont montré que des jeunes filles n'ayant jamais porté de corset présentaient, malgré cela, la respiration costale, quoique celle-ci soit moins accentuée, par exemple chez des paysannes. Boerhaave et Hutchinson en accusent la grossesse, qui gêne la mobilité du diaphragme ; en tout cas il faudrait, dans ces conditions, admettre comme cause, chez des nullipares et les femmes n'ayant jamais fait usage de ces objets de toilette, des facteurs héréditaires et d'accommodation. Une explication plausible est celle qui s'appuie sur une augmentation de la flexibilité des côtes, augmentation qui facilite chez la femme et chez l'enfant l'action des muscles intercostaux. Les différences sexuelles du type respiratoire sont, il faut le dire, moins accentuées pendant le sommeil. Mosso prétend que le sommeil diminue le mouvement inspiratoire du diaphragme et augmente, au contraire, la respiration thoracique proprement dite. Ces différences ne se rencontrent généralement pas chez les animaux.

Le type respiratoire normal est également en rapport avec l'*âge*. Beau et Maïssiat ont insisté les premiers sur le type essentiellement abdominal que présente la respiration chez les garçons et les fillettes jusqu'à l'âge de sept ou huit ans. Ce n'est qu'après cette époque que la différence sexuelle commence à se montrer. On a rapporté ce fait à la faiblesse des muscles intercostaux, trop grande chez la fillette pour pouvoir, dès la naissance, présider à la respiration, qui ne devient costale qu'ultérieurement.

Les *altérations morbides du type respiratoire* se traduisent de deux façons, ou bien par le renversement de ce type, ou bien par le développement extraordinaire d'une forme respiratoire normale en elle-même. On comprend aisément que c'est la première de ces altérations qui frappera le plus fortement l'attention. Chez l'homme, elle résultera principalement d'affections du diaphragme et des viscères abdominaux ; chez la femme, le renversement du type respiratoire sera dû, avant tout, à des maladies douloureuses des organes intrathoraciques. Il est à peine nécessaire d'insister sur les causes de ces phénomènes. Si les mouvements du diaphragme se trouvent entravés ou supprimés par une accumulation anormale de gaz dans les anses intestinales (météorisme), par des tumeurs d'organes abdominaux, par des épanchements liquides dans la cavité péritonéale, par des phlegmasies douloureuses du péritoine, par la paralysie du nerf phrénique qui préside aux mouvements du diaphragme, il faut l'intervention des muscles intercostaux pour entretenir la ventilation des poumons. La pleurésie diaphragmatique (1) peut également, chez l'homme, produire le type respiratoire costal, parce que les malades évitent instinctivement et autant que possible les mouvements si douloureux du diaphragme. De même, quand le cœur a subi une hypertrophie considérable, et notamment lorsqu'il existe un épanchement péricardique abondant, le type respiratoire se trouve renversé, et cela parce que le diaphragme est tellement surchargé que son excursion en est entravée.

Les conditions mécaniques qui engendrent chez la femme le type respiratoire abdominal, à la suite d'affections douloureuses des organes intrathoraciques, sont encore faciles à prévoir. L'on a affaire, dans ces cas, presque exclusivement à des phlegmasies de la plèvre, puisque les maladies du parenchyme pulmonaire et des bronches ne s'accompagnent pas de sensations douloureuses. Dans ces phlegmasies, la femme évite tout mouvement étendu des côtes, parce que ce mouvement exaspérerait les douleurs ; en même temps, pour réduire au minimum les troubles de la respiration, elle fait appel à l'activité anormale du diaphragme.

Dans tous les cas mentionnés ci-dessus, il n'est pas rare de rencon-

(1) Pitres a montré que, dans la pleurésie avec épanchement, le type respiratoire est altéré dans 93 p. 100 des cas ; chez l'homme, il est mixte dans 51 p. 100 des cas, costal supérieur dans 43 p. 100 des cas, et cette altération n'est pas en rapport avec l'abondance de l'épanchement (PITRES, *Les Signes physiques des épanchements pleuraux*, Bordeaux, 1900).

trer, avant le renversement complet des mouvements respiratoires, un type passager et, pour ainsi dire, transitoire, le type costo-abdominal.

Quant au type respiratoire qui, tout en étant normal, présente une accentuation extraordinaire, il met en cause les mêmes facteurs étiologiques que nous venons d'énumérer ; seules les relations causales sont renversées. Ainsi, chez la femme, le développement du type costal sera spécialement favorisé par les affections des viscères abdominaux, du diaphragme et du cœur, en raison de la gêne du diaphragme plus grande encore qu'à l'état normal ; chez l'homme, au contraire, ce sont les affections douloureuses des organes thoraciques qui donnent naissance à un type abdominal encore plus marqué, car dans ce cas les mouvements costaux sont d'instinct évités le plus possible.

Rétractions thoraciques inspiratoires. Tirage. — Si l'on suit du regard les mouvements respiratoires d'un homme sain pas trop obèse, on reconnaîtra facilement que dans la respiration calme les espaces intercostaux s'aplanissent pendant l'inspiration et viennent se placer au niveau de la surface externe des côtes. Dans l'état normal, elles ne proéminent jamais au delà. Dans les espaces intercostaux inférieurs, environ à partir de la 4e côte et, notamment dans les régions latérales du thorax, on s'aperçoit aisément que le début de l'inspiration est marqué par une rétraction très nette, qui ne disparaît et ne se transforme en voussure des espaces intercostaux que pendant les deux derniers tiers de l'acte inspiratoire. Cette forme de *rétraction physiologique inspiratoire* est surtout prononcée chez les individus qui ont des espaces intercostaux larges et qui, à la suite de maladies de quelque durée, sont débilités et émaciés. Dans certains cas assez rares, où le grand pectoral surtout se distinguait par de l'amaigrissement et de l'amincissement, j'ai constaté le même phénomène sur les espaces intercostaux supérieurs. Les meilleurs sujets d'observation sont les individus auxquels il manque des segments plus ou moins considérables du grand pectoral. Ziemssen, Bäumler, Berger et de Norden, et Riegel ont fait des recherches dans ce sens. Bäumler a donné la véritable explication du phénomène en disant que, grâce à une contraction rapide du diaphragme, la pression thoracique se trouve diminuée transitoirement, avant que les muscles intercostaux aient commencé à se contracter eux-mêmes. Plus l'activité des muscles intercostaux sera affaiblie, plus le phénomène en question apparaîtra facilement et nettement.

Les *rétractions inspiratoires pathologiques* du thorax diffèrent déjà des rétractions physiologiques quant à la forme. La rétraction morbide persiste pendant toute la durée de l'inspiration, quoiqu'elle puisse s'accentuer d'une façon tout à fait extraordinaire pendant la première moitié de cet acte respiratoire. Ces sortes de rétractions ont une valeur diagnostique très précieuse. En tous les cas, elles indiquent que l'air atmosphérique ne peut pénétrer jusqu'dans les alvéoles pulmonaires et que, partant, le poumon ne peut se développer complètement pendant l'inspiration ; de là le refoulement en dedans, par la pression atmosphérique extérieure, des parties molles du thorax pendant la dilatation inspiratoire au niveau des surfaces pulmonaires correspondantes. Ce phénomène est dû à des causes purement mécaniques, et la nature de l'obstacle importe peu ; qu'il s'agisse de mucus, de pus, de dépôt fibrineux, de tumeurs, de corps étrangers proprement dits, de tuméfaction de la muqueuse des voies aériennes, de spasme des muscles bronchiques ou d'affections des vésicules pulmonaires elles-mêmes, la chose est indifférente. Plus l'obstacle à la pénétration de l'air sera considérable, plus les rétractions inspiratoires seront marquées. On les constate surtout très nettement sur le thorax des enfants, ce qui tient à la grande facilité avec laquelle il cède aux influences extérieures. Les rétractions les plus connues chez eux sont celles si prononcées que l'on observe dans la diphtérie laryngée (croup). En tel cas, on voit même la partie inférieure du sternum, le creux épigastrique et le creux sus-sternal se rétracter fortement et se rapprocher du rachis, pour ainsi dire, jusqu'au contact (*tirage sus et sous-sternal*).

L'étendue des rétractions dépend du siège de l'obstacle. Lorsqu'elles sont réparties également des deux côtés de la poitrine, il faut chercher l'obstacle dans les parties supérieures des voies aériennes, depuis l'épiglotte et les replis ary-épiglottiques, quelquefois plus haut encore, jusqu'à la bifurcation des bronches. Certes, la rétraction bilatérale se rencontre alors que les premières voies sont libres et que l'obstacle siège dans les deux grosses bronches ; seulement, dans ce cas, on constatera la plupart du temps une certaine différence dans l'intensité de la rétraction de chacun des côtés.

Les rétractions réparties uniformément sur un seul côté du thorax sont l'indice d'obstacles qui siègent dans la grosse bronche correspondante. Au point de vue étiologique, nous avons à considérer ici, en dehors d'accumulations de sécrétions, de corps étrangers, de gonflements de la muqueuse et de rétractions cicatricielles, la compression et la sténose d'origine extérieure. Tels sont les accidents provoqués par l'augmentation de volume des ganglions bronchiques, les tumeurs du médiastin, les anévrysmes de l'aorte, les épanchements péricardiques ou pleurétiques très abondants.

Les rétractions partielles n'ont évidemment que des causes purement locales. La cause ordinaire est l'oblitération de petits rameaux bronchiques ou des alvéoles pulmonaires eux-mêmes. A ce point de vue, il faut accorder une importance spéciale aux rétractions que l'on observe aux parties supérieures du thorax et le plus souvent en avant. Elles constituent un phénomène fréquent dans les altérations tuberculeuses du poumon ; il n'est pas rare de les rencontrer des deux côtés, quoique à un degré inégal de développement.

Voussures expiratoires du thorax. — Les voussures expiratoires du thorax sont plus rares que les rétractions respiratoires. Dans leur étude,

il faut encore différencier nettement les faits physiologiques des phénomènes pathologiques. Von Ziemssen a attiré le premier l'attention sur
la voussure de chaque espace intercostal en particulier, résultant chez
l'homme sain de fortes expirations, exécutées la glotte fermée ou rétrécie,
par exemple dans le vomissement, la toux et les efforts. Cette voussure
est évidemment engendrée par l'augmentation de la pression intrathoracique. Elle apparaît sous forme d'une saillie dépassant jusqu'à 5 millimètres la surface des côtes ; elle est à la fois visible et palpable.

Toutes les voussures expiratoires partielles sont du domaine de la pathologie. On en rencontre dans certains cas d'emphysème pulmonaire où
les creux sus-claviculaires sont le siège de protrusions pulmonaires, que
j'ai vues, dans un cas, atteindre les dimensions du poing. Ces protrusions
sont constituées par du parenchyme pulmonaire refoulé de dedans en
dehors, de telle sorte que l'on se trouve, pour ainsi dire, en présence
d'une hernie transitoire du poumon. Ces espèces de hernies pulmonaires
se produisent plus rarement au niveau des espaces intercostaux. Friedreich en a publié un exemple remarquable. Il s'agissait d'un individu
emphysémateux qui, au moment d'une violente quinte de toux, vit apparaître, au niveau du 5e espace intercostal droit, une saillie herniforme du
poumon atteignant le volume d'un œuf de poule.

J'ai rencontré moi-même, dans certains cas rares de phtisie pulmonaires, de ces voussures expiratoires circonscrites ; elles étaient en rapport avec de grosses cavernes et étaient limitées toujours au 3e espace
intercostal. Comparé à la fréquence de la tuberculose ulcéreuse du poumon, ce phénomène est très rare, et il semble qu'il faille une structure
anatomique toute spéciale de la caverne pour amener la protrusion. Chez
tous mes malades, du moins, le syndrome pathologique consistait en
dimensions considérables de la caverne, abouchement de cette dernière
avec la grosse bronche restée partout perméable, siège de la caverne
immédiatement au-dessous du feuillet pulmonaire de la plèvre, étendue
notable de la face antérieure de la caverne tapissée par ce feuillet, épaississement peu prononcé de la séreuse pleurale, adhérence avec le segment correspondant de la plèvre costale, enfin espaces intercostaux
larges avec musculature disparue. Loin de nous la pensée de prétendre
qu'il faille dans tous les cas la coexistence de toutes ces conditions pour
que le phénomène se produise. Mais, en tout cas, le raisonnement théorique montre que ces conditions sont essentiellement favorables à son
développement. D'ailleurs, W. Gruber a décrit deux cas où il existait
des cavernes dans les sommets des poumons, cavernes qui, dans des
mouvements saccadés d'expiration, venaient faire saillie au-dessus des
clavicules sous forme de tumeurs arrondies. J'ai vu une fois, chez une
femme atteinte de dilatation des bronches du lobe droit inférieur, se
développer une de ces hernies pulmonaires aux parties postéro-inférieures
du thorax.

Il faut ajouter à ce qui précède les considérations concernant l'*augmentation de volume* que présentent, *au moment de l'expiration*, les voussures

circonscrites du thorax, qui sont le résultat de l'irruption sous la peau qui les recouvre encore d'épanchements purulents pleurétiques (*empyème de nécessité*). Cette augmentation est marquée surtout lorsqu'on force à dessein l'expiration forcée par la toux ou par un effort. Le fait est aisé à comprendre : l'expiration forcée refoule violemment le pus au dehors à travers le trajet fistuleux. Par conséquent, l'augmentation de volume sera d'autant plus considérable que le pus sera moins épais, l'ouverture de la fistule plus grande et l'expiration plus forte. Lorsque la couche tégumentaire est très mince, il peut arriver qu'à l'occasion d'un effort le pus rompe l'obstacle et fasse irruption au dehors. Pour le diagnostic certain d'un exsudat pleurétique en voie d'élimination au dehors, l'augmentation de volume expiratoire est de grande valeur. Ce signe différencie complètement tous les abcès pleurétiques des collections purulentes extra-pleurales, telles que l'abcès péripleurétique déjà mentionné plus haut.

Intensité des mouvements respiratoires. — Dans certaines circonstances, les variations d'intensité des mouvements respiratoires dans les deux côtés du thorax sont absolument physiologiques. Sibson avait déjà montré que la dilatation du côté droit était quelque peu supérieure à celle du côté gauche ; et quoique ses résultats aient été obtenus à l'aide d'un instrument spécial de mensuration (le thoracomètre), cela ne veut pas dire qu'à l'œil nu on ne perçoive pas très fréquemment ces sortes de différences. Cette dilatation plus grande à droite est le fait de plusieurs causes se combinant réciproquement, telles que développement musculaire plus prononcé à droite, calibre plus considérable et longueur moins grande de la bronche droite, enfin volume plus marqué du poumon du même côté.

D'ailleurs, si les conclusions de Ransom, obtenues à l'aide d'une méthode graphique spéciale, étaient justes, il y aurait également, dans la diversité d'intensité des mouvements respiratoires, par rapport aux deux côtés du thorax, des *différences tenant au sexe*. Cet observateur prétend avoir trouvé chez les femmes une prédominance du côté gauche sur le droit et le contraire chez l'homme. Ajoutons que pendant le sommeil l'intensité des mouvements respiratoires se trouve amoindrie chez tous les individus, probablement parce qu'à l'état de repos absolu la nécessité de respirer a diminué. En revanche, l'intensité est augmentée par l'exercice physique et les excitations de nature psychique.

Les altérations pathologiques de l'intensité des mouvements respiratoires se manifestent par de l'affaiblissement ou de l'exagération ; au point de vue du siège, elles peuvent être, dans les deux conditions, bilatérales, unilatérales ou partielles.

L'*affaiblissement bilatéral des mouvements respiratoires* se rencontre fréquemment dans l'emphysème pulmonaire ; en décrivant la forme emphysémateuse du thorax, nous avons dit que les excursions thoraciques présentaient des variations fort peu accentuées. D'ordinaire, la même chose se constate pour le thorax tuberculeux. Dans les deux cas, cependant, les conditions changent lorsqu'il se produit des complications, notamment du catarrhe bronchique. Dans la syncope, on constate aussi une forte diminution de l'intensité de la respiration ; la plupart du temps, il existe des rapports proportionnels entre le degré de cette diminution et la profondeur de la syncope. Il peut arriver, dans ce cas, qu'à l'inspection la respiration paraisse complètement suspendue et qu'il faille chercher d'autres preuves de persistance de la vie.

La *diminution d'intensité respiratoire unilatérale* s'observe dans les affections bronchiques qui mettent obstacle au libre accès de l'air dans les bronches et partant dans les alvéoles pulmonaires ; car tout obstacle au développement inspiratoire du poumon entrave aussi la dilatation du thorax. Le fait est surtout important et prononcé en cas de corps étrangers ayant pénétré dans la grosse bronche qu'ils obstruent. Uni aux rétractions inspiratoires déjà décrites, il constitue un symptôme très caractéristique, dont l'interprétation, eu égard notamment aux données anamnestiques, ne rencontre aucune difficulté. Les maladies du poumon lui-même engendrent également de l'affaiblissement de l'intensité de la respiration. Lorsque les alvéoles d'un poumon sont remplis de masses fibrineuses ou caséeuses, ou qu'il s'est développé dans l'un des côtés des granulations miliaires en quantité bien plus considérable que du côté opposé, on observera constamment de la diminution dans l'intensité respiratoire comparée à celle du côté opposé. Les mêmes résultats sont produits par les processus néoplasiques du tissu pulmonaire et les affections de la plèvre. Dans la pleurésie sèche, les malades savent très rapidement et instinctivement ménager le côté malade lorsqu'il s'agit de respirer. Et cela parce que les déplacements respiratoires de la plèvre enflammée sont extrêmement douloureux. Mais, alors même que la cavité pleurale renferme un exsudat phlegmasique, les mouvements respiratoires sont moins prononcés du côté malade que du côté sain. Grâce à la pression que l'épanchement exerce sur le poumon en dedans et en dehors sur la paroi thoracique, les mouvements respiratoires du côté malade rencontrent un obstacle mécanique. Après la disparition de l'épanchement, la différence d'intensité persiste pendant longtemps, et quelquefois pour la vie. Ce phénomène tient tantôt à des adhérences étendues entre les deux feuillets pleuraux, tantôt à des épaississements et à des dépôts néo-membraneux de la plèvre pulmonaire, accidents favorisés encore par les déformations déjà étudiées du squelette thoracique. Ajoutons, enfin, que l'affaiblissement unilatéral de la respiration peut être dû également à des altérations osseuses unilatérales du thorax et à une diminution de forces des muscles respirateurs du même côté. On a prétendu que chez les hémiplégiques la respiration est en souffrance du côté correspondant à la paralysie (1). J'ai moi-même constaté de l'amoindrissement dans

_____

(1) Lasègue insistait beaucoup sur la paralysie ou la parésie de la moitié thoracique qui

l'intensité des mouvements respiratoires, dans l'atrophie unilatérale des muscles thoraciques, consécutive à une fièvre typhoïde.

Pour la *diminution partielle de l'intensité respiratoire*, il faut tenir compte de toutes les causes que nous avons mentionnées déjà dans ce qui précède, pourvu qu'elles soient peu étendues. On trouvera ici des obturations, non plus de la grosse bronche, mais de certains rameaux bronchiques, des indurations partielles aiguës ou chroniques du tissu pulmonaire, des épanchements pleurétiques peu abondants, etc. L'affaiblissement de la respiration est d'une grande importance diagnostique, surtout lorsqu'il siège dans les parties supérieures et antérieures de la poitrine. Dans cette région, il devient un symptôme du développement insidieux de tubercules et acquiert une utilité diagnostique considérable, notamment au début de la maladie et alors que les altérations physiques grossières font défaut. De ce qui a été dit dans les paragraphes précédents, il résulte que l'affaiblissement circonscrit de l'intensité respiratoire s'accompagne quelquefois de rétraction thoracique partielle et de rétrécissement inspiratoire des espaces intercostaux supérieurs.

L'augmentation d'intensité des mouvements respiratoires se rencontrera toutes les fois que l'échange gazeux entre l'air atmosphérique et le sang dans les capillaires du poumon, se trouvera entravé. La conscience étant supposée intacte et le centre respiratoire possédant une excitabilité normale, on peut en quelque sorte juger de l'importance de l'obstacle à la respiration d'après le degré visible de l'exagération des mouvements respiratoires. Cette dernière exige parfois une grande activité musculaire, dont nous parlerons dans le chapitre suivant, à propos des signes de la dyspnée objective. L'augmentation d'intensité est tantôt répartie également sur les deux côtés de la poitrine ; tantôt elle est unilatérale ; tantôt enfin elle est circonscrite : tout cela dépend du siège de l'obstacle à la respiration.

Tout trouble respiratoire venant du cœur et en connexion avec des stases de la circulation pulmonaire, tout obstacle siégeant dans la partie supérieure des voies aériennes jusqu'à la bifurcation bronchique, les affections des deux grosses bronches ou de leurs ramifications, les maladies frappant les deux poumons à la fois, produisent une exagération de la respiration des deux côtés. Il en est de même lorsque les fonctions du diaphragme se trouvent entravées par suite de la paralysie du nerf phrénique, de l'inflammation de son revêtement pleural ou péritonéal, de la dilatation anomale des intestins par des gaz, de tumeurs ou d'épanchements liquides intra-abdominaux, tous accidents qui nécessitent, en ce cas, une respiration costale énergique.

Les causes qui provoquent une diminution unilatérale de l'intensité des mouvements respiratoires produisent du côté sain une exagération anormale de ces mouvements. Cela tient à ce que le poumon resté sain

correspondait au côté de l'hémiplégie, et il faisait jouer un rôle à ce phénomène dans la genèse des congestions pulmonaires unilatérales que l'on peut observer chez les hémiplégiques.

cherche à suppléer par une augmentation d'énergie les fonctions entravées de son congénère malade. Pour la même raison, on voit survenir des exagérations partielles d'intensité respiratoire, lorsqu'il s'agit de lésions circonscrites du parenchyme pulmonaire. Les parties demeurées saines respirent, en quelque sorte, pour celles qui sont malades.

Rythme des mouvements respiratoires. — Chez l'homme bien portant on voit la respiration se faire par une alternance régulière de l'inspiration et de l'expiration. On désigne la succession régulière de ces deux mouvements sous le nom de rythme respiratoire. Sous leur influence, il se produit des deux côtés du thorax une dilatation et une rétraction presque simultanées. Cependant, on constate, en faisant une extrême attention aù processus respiratoire, des différences légères et peu importantes : et on peut voir le côté qui participe ordinairement le plus à la respiration, c'est-à-dire le plus souvent le côté droit, commencer sa dilatation un peu plus tôt (1).

Des troubles du rythme respiratoire peuvent se manifester de deux manières, soit par des différences de concordance respiratoire des deux côtés de la poitrine, soit par des désordres dans l'alternance normale des diverses phases respiratoires.

Un arrêt temporaire ou un retard de la respiration d'un côté du thorax se combine très fréquemment avec une diminution d'intensité de la respiration. Ce phénomène se produit de la façon la plus nette dans la pleurésie sèche, mais tous les facteurs étiologiques indiqués plus haut peuvent amener le même résultat.

Les *excitations psychiques* exercent une grande influence sur l'alternance régulière de l'inspiration et de l'expiration. L'expérience journalière nous prouve que la joie, aussi bien que la peur, trouble le type respiratoire. L'embarras et la conscience de se voir observé suffisent déjà pour produire ce phénomène. Et ces deux derniers facteurs étiologiques se font sentir surtout dans l'examen médical des enfants.

On rencontre fréquemment l'irrégularité de la respiration dans les *affections douloureuses des organes intrathoraciques*, surtout au début. Tout mouvement respiratoire imprudent exagère les souffrances et trouble par conséquent la fonction. Il arrive souvent que les malades ont besoin d'apprendre à mettre une certaine mesure dans l'expansion thoracique et à rendre ainsi possible la succession régulière des mouvements respiratoires.

On voit se produire très souvent des mouvements respiratoires irréguliers pendant l'*agonie*, notamment quand le malade n'a plus sa connaissance et que la période agonique traîne pendant quelque temps. Le fait est remarquable surtout chez les individus qui meurent de faim ou d'ina-

---

(1) A l'état normal, l'expiration a une durée un peu plus longue que l'inspiration ; on observe toutefois des modifications exceptionnelles de ce rapport chez des individus bien portants.

nition, comme c'est le cas dans les sténoses de l'œsophage, qu'elles soient cancéreuses ou cicatricielles. Dans ces cas, les mouvements respiratoires cessent pendant de longs espaces de temps ; ils sont irréguliers quant à leur profondeur et acquièrent souvent un caractère particulièrement suspirieux. En même temps, l'on observe de l'expiration prolongée et accompagnée de ronchus perceptibles à distance, tandis que l'inspiration est saccadée, courte et parfois suspirieuse.

On rencontre les mêmes altérations du rythme dans la *syncope* et dans le *coma*.

Il existe des formes absolument spéciales de rythme respiratoire, désignées sous les noms de *respiration de Biot* ou *méningitique* et de *respiration de Cheyne-Stokes*.

La *respiration de Biot* (*méningitique*) consiste en ce que, après des arrêts brusques de la respiration, le malade se remet tout de suite à exécuter des mouvements respiratoires réguliers et uniformément profonds. C'est dans la méningite qu'elle se rencontre le plus souvent (d'où le nom de respiration méningitique) ; mais elle survient aussi au cours d'autres affections intra-craniennes.

La respiration de *Cheyne-Stokes* (observée pour la première fois par Cheyne, de Dublin), tout en se caractérisant par l'interruption des mouvements respiratoires, par de l'apnée, se distingue de la forme précédente en ce que, après l'arrêt de la respiration, les mouvements sont très superficiels, vont ensuite en augmentant de profondeur, et que, arrivés au summum de la période respiratoire, ils prennent un caractère dyspnéique, souvent gémissant et suspirieux ; puis, ils redeviennent de plus en plus superficiels, pour faire de nouveau place, enfin, au stade dyspnéique. Il s'agit donc d'une respiration nettement périodique. Ces pauses peuvent atteindre une durée de plus de trente secondes ; dans une observation de Fraentzel, elles furent de quarante secondes. Traube a attiré l'attention sur les convulsions de certains groupes musculaires, qui se reproduisent à la fin des pauses respiratoires, surtout des muscles de la face et des extrémités supérieures. L'on constate également souvent le *rétrécissement de la pupille* (v. Leube), le *rétrécissement des artères rétiniennes* (Mann), le *ralentissement du pouls* et la *diminution de sa tension*. Murri prétend que l'on peut à volonté mettre fin à ces pauses et ramener la respiration au moyen d'interpellations et d'excitants divers. Le nombre des mouvements respiratoires, et, partant, la durée totale de la période de respiration, est trop variable pour que l'on puisse énoncer des règles déterminées à ce sujet ; quoi qu'il en soit, il faut savoir que cette durée est parfois dépassée par celle de la période d'apnée, et que d'autres fois l'apnée est tellement passagère que c'est à peine si l'on s'aperçoit de l'existence du phénomène.

Dans certains cas, on observe la respiration de Cheyne-Stokes chez des individus qui ont leur connaissance plus ou moins parfaite ; dans d'autres, on la rencontre chez les malades plongés dans le coma. Il arrive aussi fréquemment que les périodes de conscience et de coma alternent avec une certaine régularité. Alors les malades sont pris, pendant les pauses respiratoires, de sommeil dont ils ne sortent qu'au début de la reprise des mouvements de la respiration, et fréquemment même seulement à leur acmé. N'oublions pas d'ajouter que Laycock a vu que chez les cardiaques la respiration de Cheyne-Stokes ne se produisait, somme toute, que pendant le sommeil.

La durée de la respiration de Cheyne-Stokes est variable dans chaque cas particulier. Assez souvent le phénomène est tellement transitoire que sa constatation exige une attention des plus soutenues. Dans d'autres cas, il persiste des journées et même des semaines entières. Bien plus, Scheperlen a publié des observations où sa durée fut de sept mois. Sa production est favorisée d'une manière tout à fait spéciale par l'usage des narcotiques, par exemple par des injections hypodermiques de morphine.

Filatow a publié une observation où la respiration de Cheyne-Stokes se produisit chez un enfant consécutivement à un empoisonnement par l'opium ; Bull ne la vit apparaître chez un individu atteint de carcinome intestinal qu'après une injection sous-cutanée de morphine et persister jusqu'au moment de la mort ; Oser l'engendrait à volonté chez une femme par la compression des deux carotides.

La respiration de Cheyne-Stokes ne survient à peu près que dans des conditions pathologiques ; l'opinion de Mosso, qui prétendait qu'on la rencontre chez l'homme sain pendant le sommeil, a été combattue par Knoll, qui affirme que les individus qui dorment ne présentent pas la respiration de Cheyne-Stokes, mais ce que l'on appelle la *respiration de Biot* ou *respiration méningitique*. Celle-ci implique un pronostic fort grave, parce qu'elle est l'indice d'une lésion de la moelle allongée, dont les fonctions vitales sont connues de tout le monde.

Traube a insisté sur l'étiologie générale du phénomène et a prétendu qu'il s'agissait toujours d'un apport trop minime de sang artériel dans la moelle allongée.

La respiration de Cheyne-Stokes se rencontre le plus souvent dans les maladies intra-craniennes. Elle est fréquente dans le cours de la méningite, notamment dans la méningite tuberculeuse, dans l'œdème cérébral, dans les apoplexies et les tumeurs du cerveau, lorsque ces affections ont une action compressive et anémiante sur la moelle allongée. Plus la participation de cette dernière est directe, plus il faut s'attendre au développement rapide de ce type respiratoire spécial. Dans tous ces cas, celui-ci sera accompagné de coma, parce que les compressions cérébrales se manifestent ordinairement par un état comateux.

L'anémie de la moelle allongée, et par conséquent la respiration de Cheyne-Stokes, peut être due encore à l'impuissance du muscle cardiaque à lancer le sang en quantité suffisante dans la moelle allongée. Ce fait se rencontre le plus souvent dans la dégénérescence graisseuse du cœur ; seulement Stokes se trompe en disant que ce n'est que dans ce cas que le phénomène se produit. Lorsque des affections cardiaques accompagnent des lésions intra-craniennes, il est évident que les circonstances étiologiques sont des plus favorables.

Dunin observa la respiration de Cheyne-Stokes chez un typhique extrêmement déprimé; le malade guérit. Comme formes toxiques de respiration de Cheyne-Stokes, il faut citer celles qui surviennent dans l'*urémie* et dans la *cholémie*.

De nombreuses *recherches expérimentales* ont été entreprises pour élucider le mécanisme intime de la respiration de Cheyne-Stokes ; mais, jusqu'à l'heure actuelle, on n'en a pas trouvé d'explication qui satisfasse complètement l'esprit. Traube s'était attaché à la chercher dans l'hypoexcitabilité du centre respiratoire, tandis que Rosembach en rend responsable l'extrême facilité avec laquelle celui-ci se fatigue ; enfin, Filehne, outre le centre respiratoire, met encore en cause le centre vasomoteur bulbaire. Unverricht est même d'avis que l'écorce cérébrale joue aussi un rôle important ; d'après lui, la respiration de Cheyne-Stokes est due aux troubles régulateurs de l'écorce, d'où absence des impulsions envoyées par l'écorce cérébrale au centre automatique situé dans le bulbe (1).

D'après l'opinion de Stokes, on observerait une *respiration hoquetée* et *suspirieuse* dans la stéatose cardiaque, dans les affections du foie et de l'estomac et dans la goutte latente. « A des intervalles irréguliers, le malade pousse un soupir unique et profond, surtout lorsqu'il est fatigué, qu'il a faim ou qu'il est privé de ses excitants habituels. » Stokes rapporte ce phénomène à un état de dépression passagère du cœur.

Nous traiterons ailleurs, dans ce livre, des irrégularités respiratoires qui accompagnent le hoquet et la toux. Nous rappellerons simplement qu'on a observé parfois le hoquet dans des cas d'inflammation du revêtement pleural du diaphragme (pleurésie diaphragmatique), et qu'il a, par conséquent, une certaine importance diagnostique.

Respiration difficile. Dyspnée objective. — Eu égard à l'importance physiologique de la respiration, les mouvements respiratoires, chez l'homme bien portant, ne réclament la participation que d'un petit nombre de muscles. Pour l'expansion inspiratoire, il suffit du diaphragme, des muscles intercostaux ; chez la femme il faut ajouter les scalènes. Quant à l'expiration, elle ne nécessite l'aide d'aucun muscle spécial, le thorax se soumettant à ce mouvement dès que se relâchent les muscles inspirateurs. Lorsque l'hématose se trouve entravée pour une cause ou une autre, les

---

(1) En dehors des affections intra-cérébrales, la respiration de Cheyne-Stokes se rencontre surtout chez des individus atteints de néphrite chronique, principalement de néphrite interstitielle. Elle peut être observée d'une manière précoce pendant le sommeil, et acquiert de ce fait une valeur séméiologique importante, sur laquelle a insisté récemment O'Donnovan ; elle peut survenir à l'état de veille, ou enfin pendant le coma. Jusqu'à ces derniers temps, on considérait l'apparition de ce type respiratoire au cours du mal de Bright comme l'indice de l'intoxication bulbaire par les poisons urémiques. Récemment, MM. Merklen et Rabé ont montré qu'il peut être sous la dépendance de simples troubles de la circulation cérébrale.

malades éprouvent un « appétit » d'air, un besoin de respirer (*dyspnée subjective*), qu'ils cherchent à satisfaire en partie instinctivement par une ventilation aussi énergique que possible des poumons. Dans ces conditions, l'on voit des muscles dont l'activité n'est pas mise en jeu dans la respiration normale, prendre part à la dilatation inspiratoire. Ces muscles portent et méritent bien le nom de muscles respiratoires auxiliaires. Leur participation au processus respiratoire constitue les signes de ce qu'on a coutume d'appeler *dyspnée objective* (1).

Il ne faut pas omettre de dire ici que certaines formes de dyspnée nécessitent l'action musculaire même pour l'expiration ; aussi faut-il distinguer la *dyspnée objective inspiratoire et mixte*.

La cause dernière de la dyspnée se résume, somme toute, en ce que le sang est devenu trop pauvre en oxygène et trop riche en acide carbonique. Mais, considérées isolément, les causes premières qui amènent la dyspnée sont multiples. On saisira la chose plus facilement en distinguant des causes *chimiques* et des causes *mécaniques*. Parmi les causes chimiques, il faut ranger tous les états où, les voies aériennes étant libres et les conditions de circulation normales, l'air atmosphérique qui parvient au poumon ne peut être utilisé, soit que cet air contienne des gaz qui, grâce à de certaines propriétés chimiques, rendent le sang et notamment les globules sanguins impropres à l'hématose, ce qui est le cas pour l'oxyde de carbone, soit qu'il soit trop pauvre en oxygène et serve de véhicule à des gaz qui, tout en n'étant pas toxiques par eux-mêmes, ne peuvent servir au processus respiratoire. A ce point de vue, les physiologistes séparent nettement les uns des autres les gaz toxiques et les gaz irrespirables.

Quant aux causes mécaniques, elles sont constituées par tous les états où l'accès de l'air dans les alvéoles pulmonaires rencontre des obstacles le long des voies aériennes, où, les bronches étant libres, la surface respirante et servant à l'échange gazeux est diminuée d'étendue, où enfin la circulation pulmonaire éprouve un ralentissement anormal par suite de stases sanguines. Il ressort de là que l'apparition de la dyspnée objective est un signe important des affections des organes respiratoires et circulatoires. On comprend aisément qu'en pratique, les causes mécaniques ne se laissent pas différencier avec la même netteté qu'en théorie; qu'au contraire, dans la majeure partie des cas, les causes possibles mentionnées se combinent entre elles d'une façon multiple et s'ajoutent dans leurs effets.

Les troubles mécaniques de l'hématose sont très nettement accentuées dans les affections isolées du larynx, de la trachée et des bronches. Les choses sont plus compliquées lorsqu'il s'agit de maladies du parenchyme pulmonaire et du cœur.

(1) On distingue des degrés dans la dyspnée, depuis son intensité la plus faible jusqu'à l'*orthopnée*, ainsi nommée parce que la station assise ou debout est imposée au malade, et *anhélation*, qui représente le degré le plus intense.

Dans la *dyspnée inspiratoire*, un très grand nombre de muscles inspirateurs auxiliaires peuvent entrer en activité. Dans un travail expérimental de beaucoup de valeur, Traube a démontré que chez le lapin, selon le degré de dyspnée, la participation des muscles respirateurs auxiliaires se faisait dans un ordre déterminé et constant.

Des constatations analogues ne sont pas possibles chez l'homme. Malgré cela, l'importance de l'obstacle à l'inspiration se manifeste clairement par les signes de la dyspnée objective ; et lorsque cette gêne se prolonge pendant quelque temps, elle amène souvent l'hypertrophie de certains muscles, fait que l'on constate très facilement et nettement sur les sterno-mastoïdiens. C'est du reste une loi, à peu près sans exceptions, que la concomitance de la dyspnée objective inspiratoire et de la cyanose ; la dyspnée s'accompagne aussi très souvent de rétractions inspiratoires des espaces intercostaux.

Parmi les muscles respirateurs auxiliaires, il faut mentionner en premier lieu les scalènes ; les scalènes antérieur et moyen élèvent la première côte, le scalène postérieur la deuxième côte.

Quant aux sterno-cléido-mastoïdiens, ils facilitent la dilatation respiratoire de la cage thoracique en favorisant, la tête étant fixée, l'élévation du sternum et des clavicules. De même, les bras étant immobilisés, les muscles grand et petit pectoral aident à l'ampliation de la poitrine, en soulevant toute la portion comprise entre la 2e et la 6e côte. L'élévation de la 1re côte est favorisée par la contraction du muscle sous-clavier. Les longs et les courts élévateurs des côtes méritent leur nom, puisque, par leur contraction, ils rapprochent du rachis, de bas en haut, le segment postérieur des côtes. Enfin le muscle petit dentelé supérieur élève la portion comprise entre la 2e et la 5e côte, et le grand dentelé lui-même, lorsque l'omoplate est fixée, facilite la dilatation du thorax en élevant et en attirant en dehors les huit ou neuf premières côtes.

Lorsque la gêne respiratoire est intense, les extenseurs de la colonne vertébrale eux-mêmes entrent en jeu, et l'on voit cette dernière se redresser à chaque inspiration. Enfin, il y a encore d'autres muscles qui entrent en activité, muscles qui n'ont, il est vrai, aucune influence sur l'ampliation de la cage thoracique, mais qui ont pour action de rendre les voies aériennes aussi perméables que possible. Ainsi, peu de temps avant l'inspiration (phénomène pré-inspiratoire), on voit, grâce aux muscles élévateurs des ailes du nez, ces dernières se dilater ; l'élévateur du voile du palais entre en jeu également ; à chaque inspiration les sterno-hyoïdien, sterno-thyroïdien, thyro-hyoïdien et omo-hyoïdien tirent sur le larynx et amènent par ce moyen un allongement des voies aériennes.

La forme inspiratoire de la dyspnée objective s'observe d'une façon très prononcée dans la *paralysie des muscles crico-aryténoïdiens postérieurs*. Comme ces muscles éloignent l'un de l'autre, pendant l'inspiration, les cordes vocales afin de permettre l'introduction de l'air dans les poumons, leur paralysie a pour résultat le rapprochement des bords libres de la glotte et quelquefois même, lorsque l'inspiration est forcée, l'aspiration de l'un de ces bords vers l'autre. L'inspiration se trouve donc gênée et ralentie : elle s'accompagne fréquemment d'un bruit sifflant sténosique, tandis que l'expiration s'exécute avec facilité et sans entraves; cette dernière est aussi moins prolongée. Le gonflement inflammatoire des replis ary-épiglottiques et des cordes vocales supérieures, qui constitue l'œdème de la glotte, les dépôts fibrineux siégeant sur la muqueuse du larynx, les tumeurs de l'entrée du larynx, ou les corps étrangers qui siègent au-dessus des cordes vocales, peuvent, d'après un mécanisme exactement identique à celui dont je viens de parler, engendrer une obturation des voies aériennes et donner, par conséquent, lieu au développement de la dyspnée inspiratoire. Il en sera évidemment de même encore pour toutes les contractures des muscles glottiques, telles qu'on les rencontre dans le spasme de la glotte, l'hystérie, l'épilepsie et parfois aussi dans les accès de coliques hépatiques ou néphrétiques.

La *dyspnée expiratoire* se distingue de la forme inspiratoire en ce que l'expiration est entravée et ralentie et que l'accomplissement de cet acte exige le secours de muscles spéciaux, alors que l'inspiration a lieu d'une façon normale. Comme muscles expirateurs auxiliaires, nous trouvons en première ligne les muscles abdominaux ; et de Luschka a fait remarquer que c'est notamment le transverse qui est l'antagoniste principal du diaphragme. Les autres sont le muscle petit dentelé inférieur, triangulaire du sternum, les carrés des lombes et les fléchisseurs de la colonne vertébrale.

L'expiration dyspnéique peut se produire dans tous les cas où il existe dans le voisinage de la fente glottique, mais au-dessous des cordes vocales, des corps étrangers mobiles. La violence du courant inspiratoire refoule sur les côtés ces corps étrangers, qui se trouvent, au contraire, repris par l'expiration, relevés contre les cordes vocales, et qui obturent ainsi plus on moins la fente glottique. Les corps étrangers vrais, les polypes de la face inférieure des cordes vocales ou de la trachée, les fausses membranes croupales mobiles peuvent agir suivant ce mécanisme. Biermer a démontré que l'asthme bronchique s'accompagne essentiellement de dyspnée expiratoire (1).

La *dyspnée mixte* est celle qui se rencontre ordinairement dans les affections des organes de la respiration et de la circulation. De ce qui précède, on déduira facilement ses symptômes objectifs ; il est donc inutile d'insister sur ce sujet. Mentionnons seulement que Gerhardt a prouvé à l'aide de son miroir laryngien que, dans ces cas, les muscles propres du larynx peuvent devenir des auxiliaires de l'inspiration, en ce sens qu'à chaque inspiration l'épiglotte se soulève et que les cordes vocales s'écartent l'une de l'autre plus complètement qu'à l'état normal.

(1) C'est encore la contracture des muscles expiratoires qui provoque la quinte de la coqueluche.

C. — *Valeur diagnostique de la fréquence de la respiration.*

Pour compter le nombre de respirations, le mieux est de suivre de l'œil, et autant que possible en se plaçant derrière le malade, les mouvements d'élévation et d'abaissement du thorax, le tout pendant une minute entière. Les numérations par quart de minute ou par demi-minute ne donnent, en raison des troubles fréquents et inconscients de la respiration, que des résultats incertains. L'embarras du malade en présence de l'examen dont il est le sujet provoque déjà de très grandes variations dans la fréquence de la respiration; les numérations ne méritent confiance que lorsqu'elles ont pu être exécutées sans que le malade s'en soit douté. Les chiffres les plus certains seront donc évidemment obtenus pendant le sommeil.

Dans les cas où les mouvements respiratoires sont trop superficiels pour pouvoir être suivis de l'œil, on comptera tout d'abord des pulsations radiales; puis le praticien appliquera la main du malade sur l'épigastre et la sienne par-dessus, comme s'il voulait continuer à prendre le pouls à cet endroit. De cette façon, il sera facile de déterminer, à l'aide de la montre, le nombre de soulèvements inspiratoires qu'éprouvera la main.

Chez les malades dyspnéiques, Traube a conseillé de rechercher les contractions inspiratoires des scalènes. Pour cela, on pose le doigt dans cet espace latéral du cou, limité en arrière par le trapèze et en avant par le bord postérieur du sterno-cléido-mastoïdien.

A chaque inspiration, la contraction du scalène écartera le doigt de la colonne cervicale contre laquelle il est appliqué.

Le nombre des respirations par minute est ordinairement, chez l'adulte, de 16 à 24. Déjà Hutchinson, en s'appuyant sur un nombre considérable d'observations, est arrivé à la conclusion *qu'une respiration correspond en moyenne à quatre pulsations cardiaques.*

La fréquence de la respiration dépend, chez les individus bien portants, de l'*âge* et du *sexe*; toutefois, elle est aussi influencée par les *exercices physiques*, le *sommeil*, l'*ingestion des aliments*, les *irritations cutanées* et la pression atmosphérique.

L'influence de l'âge se manifeste en ce que le chiffre maximum des mouvements respiratoires est atteint par le nouveau-né. A partir de la naissance, ce chiffre diminue jusqu'à l'âge de trente ans, pour se relever un peu à partir de cette époque, sans cependant jamais arriver de nouveau à l'importance des premiers mois de la vie. Voici les résultats des recherches faites par Quetelet sur un total de 300 personnes :

	MAXIMUM	MINIMUM	MOYENNE
Nouveau-nés.	70	23	44
5 ans.	32	—	26
15 à 20 »	24	16	20
20 à 25 »	24	14	18,7
25 à 30 »	21	15	16
30 à 50 »	23	11	18,7

Chez la *femme*, la fréquence de la respiration est en moyenne un peu plus élevée que chez l'homme. Si les documents publiés jusqu'ici à ce sujet étaient incontestables, il n'y aurait pas pendant l'enfance de variations dues aux différences de sexe.

Tout *exercice physique* s'accompagne d'une augmentation de fréquence de la respiration. Chacun sait, par expérience personnelle, qu'une course longtemps soutenue, par exemple, produit une très forte accélération de cette fonction. En même temps, il y a augmentation de fréquence du pouls.

Cependant van Ghert a constaté que c'était la respiration qui était accélérée la première et avant les battements cardiaques.

Un effort musculaire même peu considérable augmente déjà la fréquence de la respiration ; dès qu'on change de position, quelle qu'elle soit, couchée, assise ou debout, il se produit une modification de cette fréquence. Guy trouva chez l'adulte et par minute :

> 13 respirations dans la position couchée.
> 19   —   —   assise.
> 22   —   —   debout.

D'après Gorham, l'influence de la position serait toutefois sans aucune importance chez les enfants ; dans la position assise, on trouverait chez eux un nombre de respirations plus élevé que dans la station debout, en raison de la gêne de la respiration diaphragmatique.

Pendant le *sommeil*, les mouvements respiratoires sont moins fréquents qu'à l'état de veille. Allix a trouvé chez les enfants les chiffres suivants :

	SOMMEIL	ÉTAT DE VEILLE
Nouveau-nés jusqu'à l'âge de 10 jours	37	46
— — 5 à 10 mois.	37	44,3
— — 14 à 22 —	29,9	38,4
— — 2 à 4 ans	29,3	37,6

Immédiatement après le *repas*, la fréquence de la respiration augmente, et cela d'autant plus que le repas a été plus copieux.

Les *irritations cutanées*, telles qu'excitations douloureuses, accélèrent généralement la respiration. Les affusions froides subites de la peau rendent les mouvements respiratoires irréguliers, les ralentissent et peuvent, chez les animaux, amener la mort. Ainsi Falk a montré qu'on pouvait tuer des lapins en les plongeant brusquement dans l'eau.

D'après Vierordt, l'augmentation de la *pression atmosphérique* élèverait le chiffre des respirations.

Afin d'éviter toute conclusion erronée au lit du malade, il faudra tenir compte des lois physiologiques qui viennent d'être énoncées.

Les modifications pathologiques de la fréquence de la respiration se manifestent, soit par une augmentation, soit par une diminution du chiffre des respirations ; l'on rencontrera bien plus souvent la première que la dernière.

Le *ralentissement de la fréquence respiratoire* se produira la plupart du temps dans deux cas, dans les sténoses du larynx ou de la trachée et dans les affections intracraniennes, lorsque celles-ci ont des effets compressifs et s'accompagnent de lésions du centre respiratoire situé dans la moelle allongée. Dans les sténoses des grosses voies aériennes, les causes sont de nature plutôt mécanique. Les malades se voient souvent obligés de respirer lentement et avec précaution, parce que toute inspiration trop rapide pourrait augmenter l'obstacle à la respiration ; il en résulte nécessairement une diminution du chiffre total des respirations. Le ralentissement de la respiration est prononcé, surtout lorsque le rétrécissement est tel qu'une expiration un peu trop forte peut aussi l'aggraver.

Gerhardt a fait remarquer que bien souvent l'inspection seule suffit pour décider du siège laryngé ou trachéal de l'obstacle ; en effet, tandis que dans les sténoses du larynx cet organe s'abaisse à chaque inspiration pour remonter à l'expiration, dans les rétrécissements de la trachée ou il demeure complètement immobile, ou il ne se déplace que d'une façon presque imperceptible.

Dans les maladies intracraniennes, nous trouvons nécessairement en jeu des influences nerveuses s'exerçant par l'intermédiaire du pneumogastrique. Les phlegmasies méningées, les hémorragies et les tumeurs cérébrales s'accompagnent, le plus souvent, de ralentissement de la respiration. Lorsqu'il existe des états morbides qui réclament une accélération de la respiration et qui sont accompagnés, contre toutes les règles, d'un ralentissement des mouvements respiratoires, il faudra toujours soupçonner une complication du côté du système nerveux central.

Les causes de l'*accélération de la respiration* résident dans des altérations tantôt mécaniques, tantôt chimiques de la fonction, tantôt enfin dans un trouble d'innervation.

L'augmentation purement mécanique de la fréquence respiratoire s'observe dans toutes les affections douloureuses des appareils qui concourent directement ou indirectement aux mouvements respiratoires. En ce cas, les malades sont forcés de respirer d'une façon superficielle et de compenser, par l'augmentation de la fréquence des mouvements, ce qu'ils perdent par le peu de profondeur de l'inspiration. Ce qui fait qu'en règle générale, la respiration accélérée est en même temps superficielle. C'est le cas dans la pleurésie sèche. On l'observe encore dans la péritonite, dans le rhumatisme prononcé des muscles de la poitrine, ou dans les affections douloureuses du squelette thoracique.

Parmi les causes chimiques de l'accélération de la respiration, il faut ranger toutes les maladies où il y a trouble de l'échange gazeux entre le sang et l'air atmosphérique. Instinctivement les malades s'efforcent d'améliorer autant que possible la ventilation pulmonaire, pour créer ainsi des conditions favorables à l'absorption de l'oxygène et l'élimination de l'acide carbonique au niveau des capillaires du poumon. On a affaire tantôt à des altérations chimiques primitives du liquide sanguin, tantôt à des altérations mécaniques qui ont précédé les altérations chimiques. On observe les premières chaque fois que le nombre des hématies a diminué ou que les globules rouges sont devenus incapables d'absorber l'oxygène. L'accélération de la respiration se rencontre fréquemment après des pertes sanguines abondantes, dans la chlorose, la leucémie et le marasme. Il en est de même dans les intoxications par l'oxyde de carbone et dans toutes les circonstances où l'air est surchargé de gaz irrespirables ou toxiques.

D'autres fois les troubles de l'hématose ne font que suivre des altérations mécaniques. Il en est ainsi dans tous les cas où l'air atmosphérique rencontre des obstacles dans les voies aériennes, ou bien encore lorsque la surface respiratoire est diminuée d'étendue. Les affections du larynx, de la trachée et des bronches qui s'accompagnent de diminution notable de calibre agissent toutes dans le premier sens.

Les conditions se rapportant à la seconde éventualité sont plus nombreuses. Il s'agit alors tantôt d'affections des alvéoles pulmonaires (accumulation de masses fibrineuses comme dans la pneumonie franche, de masses caséeuses comme dans la tuberculose, disparition partielle des alvéoles comme dans la formation de cavernes et dans l'emphysème alvéolaire du poumon, réplétion des alvéoles par du liquide transsudé ou du sang comme dans l'œdème et l'infarctus hémorragique, développement d'abcès plus ou moins nombreux, tumeurs du poumon, kystes hydatiques volumineux, etc.), tantôt de compression des poumons par un épanchement pleurétique ou péricardique, par un pneumothorax, du météorisme, des néoplasmes ou des accumulations de liquide dans la cavité abdominale.

Dans le cours de la tuberculose miliaire, on voit également la fréquence de la respiration augmenter, par suite des désordres mécaniques et de la gêne consécutive de l'hématose. Il en est de même pour les embolies des branches plus volumineuses de l'artère pulmonaire. Il faut encore ranger dans ce groupe les accélérations de la respiration que l'on observe dans les troubles de la circulation, le plus souvent en cas de lésions de la valvule mitrale. Les affections des autres valvules du cœur, du muscle cardiaque et du péricarde peuvent aussi agir dans le même sens.

L'augmentation de fréquence de la respiration que l'on constate dans les états fébriles est sous la dépendance d'influences nerveuses.

Déjà en traitant de l'accélération fébrile du pouls nous avons fait ressortir qu'il n'y avait pas toujours une corrélation étroite entre l'augmentation de la température et de la fréquence du pouls. Cela est bien plus vrai encore pour la fréquence de la respiration, et on ne saurait déterminer le degré de fièvre d'après le chiffre des respirations. Le calcul serait faux d'autant plus souvent que les influences fébriles n'agissent seules qu'exceptionnellement, et qu'ordinairement il y a encore des altérations mécaniques et chimiques de la respiration qui entrent en jeu. La combinaison de ces divers facteurs s'observe surtout dans la pleuro-pneumonie fibrineuse, où la douleur, la diminution du champ respiratoire et l'augmentation de température s'associent pour accélérer la respiration et donner ainsi un chiffre de respiration extrêmement élevé.

Par une série d'expériences très bien faites, Ackermann a montré que l'on pouvait chez le chien, en élevant artificiellement la température, accélérer la respiration et faire monter en certains cas le chiffre des respirations jusqu'à 150 par minute. Il a émis une opinion fort juste en assignant comme cause à cette accélération l'augmentation de la chaleur du corps. Goldstein a étudié cette question avec plus de soin encore dans le laboratoire de Fick. Chaque fois qu'il chauffait artificiellement le courant sanguin à son passage à travers les carotides, il vit se produire chez les animaux en expérience une augmentation des mouvements respiratoires. Le rafraîchissement du sang, au contraire, diminuait cette fréquence. Comme du reste la section des nerfs vagues n'exerce aucune influence sur ces phénomènes, Goldstein en conclut, à bon droit, qu'il s'agit là d'une action directe du sang chauffé sur le centre respiratoire. N'oublions pas de mentionner que Ackermann a vu, dans l'accélération par la fièvre des mouvements respiratoires, un acte important pour la régulation de la chaleur animale.

Il arrive parfois que des hystériques présentent des crises d'accélération des mouvements respiratoires, qui paraissent dues également à des processus anormaux d'innervation. Les affections douloureuses d'organes absolument étrangers à la respiration, les coliques hépatiques et néphrétiques, par exemple, agissent dans le même sens. Enfin, l'on voit la fréquence respiratoire augmenter pendant les douleurs de l'accouchement.

Le chiffre des respirations par minute dépasse quelquefois 100. Ordinairement, il est vrai, on ne trouvera pas plus de 40 à 50 respirations. Dans ces cas, le rapport avec le chiffre du pouls = 1 : disparaît ; il peut même arriver que le nombre des respirations par minute atteigne presque le chiffre du pouls.

2. — **Palpation des organes de la respiration.**

La palpation des organes respiratoires ne peut généralement avoir lieu que par voie indirecte. La palpation directe n'est possible que pour les portions du tractus aérien situées immédiatement à la surface, c'est-à-dire pour le larynx et le commencement de la trachée.

La palpation des organes respiratoires revient donc en fin de compte à la palpation du thorax.

Il faudra prendre en considération :

a) Les mouvements thoraciques ;
b) La résistance du thorax ;
c) La sensibilité de la poitrine ;
d) La fluctuation thoracique ;
e) Le frémissement vocal ;
f) Le frémissement pleural ;
g) Le frémissement bronchique ;
h) Le bruit de clapotement palpable ;
i) La crépitation palpable ;
k) Les pulsations thoraciques palpables.

Le domaine de la palpation s'étend plus loin encore ; à lui se rattachent la mensuration du thorax, la stéthographie, la spirométrie et la pneumatométrie.

A. — *Palpation des mouvements thoraciques.*

Pour pouvoir suivre avec la main l'étendue des mouvements respiratoires et par conséquent les apprécier, on appliquera la face palmaire de chacune d'elles, d'abord sur les côtés du thorax aux extrémités du diamètre transverse, et puis aux extrémités du diamètre antéro-postérieur, en avant et en arrière de la poitrine. Plus les excursions thoraciques seront étendues, plus les mains se trouveront soulevées et écartées l'une de l'autre par la dilatation inspiratoire de la cage thoracique. Pour juger si le thorax respire partout d'une façon égale, on fera bien de promener les mains, toujours suivant chacun des diamètres mentionnés à des hauteurs différentes.

Ce mode d'exploration ne fait, du reste, que confirmer les résultats de l'inspection ; aussi tout ce que nous avons dit à propos de l'inspection au point de vue diagnostique s'applique-t-il ici.

Disons encore que toute participation irrégulière ou non simultanée d'un côté du thorax aux mouvements respiratoires se trahit facilement et nettement à la main qui palpe. Pour l'absence de simultanéité notam-ment, il faudra comparer des points symétriques des surfaces antérieures et supérieures de la poitrine.

B. — *Résistance du thorax.*

Le thorax d'un individu bien portant est compressible dans de cer-taines limites. En exerçant avec la paume de la main une pression d'avant en arrière sur le sternum, on verra facilement que cet os se rap-proche du rachis, pour revenir à sa situation normale lorsque la pression cesse. La compressibilité est bien moindre sur les parties latérales, où il existe encore des différences entre les régions inférieures faciles à com-primer et les régions supérieures plus résistantes. Le phénomène n'est évidemment possible que grâce à l'élasticité et à la flexibilité des carti-lages costaux.

Certaines modifications de la résistance du thorax à la pression sont du domaine physiologique. L'expérience apprend que la résistance change avec l'âge. C'est le thorax de l'enfant qui offre le plus haut degré de compressibilité. Au contraire, chez le vieillard on rencontre une résis-tance considérablement accrue ; chez lui, le thorax oppose à la pression manuelle un obstacle qui ne cède pas ; c'est une résistance pareille à celle du roc. Cela s'explique par la calcification sénile des cartilages cos-taux, cette espèce d'ossification augmentant la résistance du thorax à la pression.

Il faut considérer comme un fait pathologique l'augmentation de résis-tance prématurée de la cage thoracique, ou, ce qui revient au même, l'ossification précoce des cartilages costaux. Cette altération se développe fréquemment chez les *phtisiques* et peut, dans certains cas douteux, être utile pour le diagnostic. Dans ce cas, elle est le résultat des irritations phlegmasiques dont les cartilages costaux sont le siège. Elle constitue évidemment une complication digne d'attention, parce qu'elle restreint et entrave la mobilité de la cage thoracique, et par conséquent la ventilation du poumon.

Le *thorax emphysémateux* offre souvent aussi un très grand degré de résistance. Les causes sont les mêmes que les précédentes. Dans ce cas également, il ne faut pas traiter ces lésions comme une quantité négli-geable ; en effet, comme, par suite des altérations emphysémateuses du poumon, le besoin de respirer est augmenté, on comprend facilement que ce besoin ne pourra être satisfait que difficilement par un thorax à peine mobile.

Enfin on rencontre encore un degré anormal de résistance du thorax dans le *thorax rachitique* irrégulier, après la guérison. Il faut en accuser les ossifications précoces, étendues et irrégulières des cartilages costaux.

C. — Sensibilité de la poitrine.

Dans le diagnostic des maladies de l'appareil respiratoire, il ne faut pas perdre de vue ce fait important que la *douleur indique en général une participation inflammatoire de la plèvre.* Les bronches et le parenchyme pulmonaire proprement dit peuvent être le siège des altérations les plus prononcées et des destructions les plus étendues sans que les malades éprouvent la moindre souffrance (1). Au contraire, des *phlegmasies pleurales,* même circonscrites et insignifiantes, provoquent souvent les douleurs les plus violentes. Tout mouvement respiratoire imprudent, toute pression si minime qu'elle soit, rend les souffrances intolérables, et généralement leur intensité est d'autant plus considérable que l'inflammation revêt un caractère plus aigu (2).

Dans l'exploration, *la délimitation exacte par la palpation de la zone douloureuse doit être une règle.* Et l'on n'y arrive ni par les commémoratifs, ni par une pression exercée sans méthode sur la paroi thoracique. Il faut presser d'une façon uniforme, et le cas échéant assez fortement, sur toute l'étendue de chaque espace intercostal, à des intervalles peu espacés, et marquer à l'encre ou au crayon de couleur les limites exactes de la région douloureuse. En répétant quotidiennement cet examen méthodique, on pourra se permettre de juger de l'augmentation ou de la diminution d'intensité du processus phlegmasique douloureux. Il faut cependant ne pas oublier qu'une exploration opérée sans précautions peut agir comme irritant inflammatoire et accroître la phlogose. Par les différences d'intensité de la douleur, on pourra déterminer facilement la zone où la phlegmasie est la plus violente.

Ce serait évidemment une grosse erreur de diagnostic que de rapporter

(1) Cependant la pneumonie détermine un *point de côté* caractéristique, normalement sous-mammaire, et le plus souvent abdominal chez les enfants.

(2) *Le point de côté des inflammations pleurales ou pleuro-pulmonaires est dû à une* névrite intercostale (Bouillaud, Beau, Piorry, Peter). Cette névrite se produit dans la pleurésie ou la pleuro-pneumonie au contact de la plèvre enflammée. En effet, les nerfs intercostaux sont immédiatement en rapport avec la plèvre *avec le tiers postérieur de leur trajet.* On ne peut guère admettre que, dans ce tiers postérieur, ces nerfs restent sains quand la plèvre est enflammée. Beau a montré effectivement que l'observation nécroscopique décelait cette névrite.

Comme toute irritation d'un tronc nerveux retentit à ses expansions terminales, on s'explique aisément que la douleur soit habituellement latérale et antérieure. D'ailleurs, c'est la partie la plus mobile qui souffrira le plus : et comme c'est la 7e côte qui exécute les plus grands mouvements, c'est à la partie latérale ou antéro-latérale du 6e ou 7e espace intercostal que s'observe le plus souvent la plus vive douleur (point de côté sous-mammaire) (PETER, *Clinique médicale,* P. I, p. 432, 3e édition).

Cependant cette localisation n'est pas absolue, ainsi que le prouve la *douleur des sommets dans la tuberculose pulmonaire.* Cette douleur correspond à une pleurésie des sommets qui engendre la névrite intercostale. Ces points de côté des sommets suivent une marche descendante, sont souvent asymétriques, et ordinairement plus intenses au début de la maladie qu'à une période plus avancée.

à des lésions pleurales toute affection thoracique douloureuse. L'ostéite, la névralgie intercostale, la pleurodynie, les abcès de la paroi thoracique en voie de formation peuvent, eux aussi, provoquer des souffrances. Il faudra, par conséquent, toujours établir le diagnostic différentiel.

Dans l'inflammation et la carie des côtes, la sensibilité est ordinairement limitée à une seule côte et dans celle-ci à une portion restreinte de cet os. Dans ces cas, c'est la pression sur la côte qui est douloureuse, tandis que la palpation de l'espace intercostal demeure à peu près, sinon tout à fait indifférente. Du reste, on constate, la plupart du temps, du gonflement local et de la rougeur de la peau au niveau du point douloureux (1).

Dans la névralgie intercostale, la douleur est, en règle générale, limitée à un espace intercostal unique, mais elle s'étend souvent du sternum à la colonne vertébrale. Mais il existe fréquemment des points douloureux déterminés ; ce sont là les *points douloureux* ou *de pression de Valleix*. Il en existe un ordinairement immédiatement contre le rachis, à l'endroit d'émergence du nerf malade hors du canal vertébral (point vertébral ou apophysaire), un autre vers le milieu de l'espace, à l'endroit où le rameau perforant latéral s'irradie sous les téguments (point latéral), et un troisième à côté du sternum, où le perforant antérieur traverse les muscles (point sternal). Le diagnostic différentiel sera facilité par l'apparition des douleurs par accès et paroxysmes intermittents (2).

Le rhumatisme musculaire thoracique se distingue par la rapidité et la fréquence avec lesquelles la douleur change de place (3). Lorsqu'il frappe les gros muscles pectoraux, les souffrances sont très vives si on saisit la substance musculaire entre les doigts et si on la comprime.

(1) Chez un malade qui se plaint d'un point de côté persistant et limité, il ne faut pas oublier de chercher la *fracture des côtes*.

(2) Chez les névropathes anémiques et dyspeptiques, Peter signale comme habituelle une *névralgie du 5ᵉ espace intercostal à gauche*. MM. Chantemesse et Lenoir ont noté, dans la dilatation de l'estomac, des névralgies bilatérales et rebelles.

En cas de névralgie intercostale, il ne faut pas oublier de rechercher l'existence d'un zona.

La *névralgie diaphragmatique* ne doit pas être oubliée comme forme de douleur thoracique. *Spontanément*, elle se manifeste par des douleurs à la base de la poitrine et dans *l'épaule correspondante. A la pression*, on trouve les foyers douloureux suivants : 1° les insertions inférieures du diaphragme, aux 7ᵉ, 8ᵉ, 9ᵉ et 10ᵉ côte ; 2° les insertions postérieures, surtout celles de la dernière côte ; 3° la base du cou, en avant du scalène antérieur, point où le phrénique est superficiel ; les 2ᵉ et 3ᵉ espaces intercostaux sont parfois douloureux ; 4° les apophyses épineuses des 3ᵉ et 4ᵉ vertèbres cervicales (origine du plexus cervical).

La névralgie diaphragmatique peut être idiopathique (alors elle siège ordinairement à gauche) ; le plus ordinairement elle est le symptôme d'une pleurésie diaphragmatique, d'une péricardite, d'une affection du foie ou de la rate (périhépatite, périsplénite) ; souvent la névralgie du phrénique accompagne la névralgie cardiaque (angine de poitrine).

(3) Le rhumatisme musculaire thoracique, autrement dit *pleurodynie*, se distingue encore de la névralgie par diffusion de la douleur. Cruveilhier et Peter admettent que, dans la généralité des cas, la fluxion dépasse les muscles et atteint la plèvre. La pleurodynie est une pleurésie sèche (Peter). D'après Cruveilhier, ces pleurodynies expliquent l'excessive fréquence des adhérences pleurales constatées à l'autopsie.

Quant aux abcès, on les reconnaîtra facilement au gonflement, à la rougeur et plus tard à la fluctuation (1).

D. — *Fluctuation thoracique.*

On observe, il est vrai, des collections de pus circonscrites dans le parenchyme pulmonaire (abcès du poumon) ; mais même lorsqu'elles sont situées à la surface du poumon, immédiatement au-dessous des parois thoraciques, elles ne peuvent être senties à travers le thorax.

Si l'on rencontre fréquemment des épanchements liquides de la cavité pleurale, ce n'est que rarement que l'on perçoit une sensation nette de fluctuation, la rigidité des parois thoraciques empêchant, dans la majorité des cas, la perception de cette fluctuation. Pour qu'on puisse percevoir ce signe, il faut un épanchement très abondant et des espaces intercostaux fortement élargis et saillants ; et encore, il faut user de certaines précautions. Les doigts qui palpent ne devront pas être trop écartés l'un de l'autre, autrement la sensation est nulle.

La fluctuation, au contraire, s'observe très nettement dans les cas de saillies circonscrites du thorax engendrées par l'irruption sous la peau de l'empyème, *empyema necessitatis.* Ces sortes d'abcès diffèrent de toutes les collections purulentes extra-pleurales par un signe de palpation très important. En effet, une pression progressive et circonspecte peut faire disparaître ces saillies, précisément par le refoulement du pus dans la cavité pleurale à travers le trajet de la perforation. Par la cessation de la pression, et surtout par les quintes de toux et les efforts, le pus revient à sa place primitive, et la saillie reparaît.

Pour les *abcès extra-pleuraux*, ils sont causés le plus souvent par de la péripleurite, des abcès des muscles thoraciques ou des côtes et des abcès

(1) Si on jette un coup d'œil d'ensemble sur les *points de côté*, on peut avec M. Peter les classer ainsi. *Spontanées*, les douleurs thoraciques sont :

1° Latérales : *nerfs intercostaux* supérieurs, moyens et inférieurs ;

2° A la base : *nerf phrénique*, avec irradiations à l'épaule gauche ou droite et au cou ;

3° A la région rétro-sternale : *plexus cardiaque*, angine de poitrine, avec irradiations possibles à l'épaule et au diaphragme, si le phrénique est intéressé.

Provoquées par la pression, il importe surtout de relever les douleurs des apophyses épineuses. Ces points apophysaires comprennent :

1° Pour les névralgies *intercostales*, autant d'apophyses épineuses dorsales plus une qu'il y a de nerfs intéressés ; c'est-à-dire pour un nerf malade deux apophyses, pour deux nerfs trois apophyses ;

2° Pour la névralgie du *phrénique*, les 1re, 2e, 3e, 4e, 5e apophyses cervicales, avec prédominance pour la 2e et la 3e ;

3° Pour la névralgie du plexus *cardiaque*, à peu près les mêmes apophyses épineuses que pour les phréniques.

En règle générale, en présence d'un malade qui se plaint de la poitrine, il faut d'abord écarter toute cause de douleur siégeant sur les os (fracture de côtes, carie costale, etc.), déterminer ensuite le siège de cette douleur, et si la douleur s'accompagne de fièvre, chercher la phlegmasie causale (pneumonie, pleurésie, péricardite, tuberculose, périhépatite, périsplénite).

par congestion d'origine rachidienne. Jamais les caractères de la fluctuation ne pourront décider de laquelle de ces lésions il s'agit ; la conclusion ne pourra découler que des symptômes concomitants.

E. — *Frémissement vocal (Vibrations vocales).*

Lorsqu'on applique la paume de la main sur le thorax d'un individu qu'on fait parler à haute voix, on sent à chaque mot un frémissement, une vibration particulièrement rapide, qui naît presque immédiatement avec l'émission du mot pour cesser presque en même temps que lui. Ce phénomène porte le nom de frémissement vocal ou pectoral.

La main perçoit une sensation identique à celle qu'elle éprouverait appliquée sur une caisse de résonance sur laquelle on ferait vibrer une corde tendue ou un diapason.

Le développement de ce frémissement est aisé à comprendre. La voix n'est que le résultat de l'entrée en vibration des cordes vocales membraneuses ; ces vibrations sont transmises à la colonne d'air située au-dessus d'elles ; elles sont transmises également à la colonne d'air située au-dessous de la glotte, qui occupe toute la trachée, se continue dans les bronches et les bronchioles et se termine dans les alvéoles pulmonaires. De là, les vibrations se communiquent aux parois alvéolaires et, finalement, aux parois thoraciques où la main les perçoit.

Comme les bronches constituent un système cylindrique fermé, elles sont essentiellement aptes à la transmission des ondulations du son, dont la propagation latérale se trouve empêchée. C'est le cas de citer ici les fameux essais entrepris par Biot avec les tuyaux vides des conduites d'eau parisiennes. Il réussit à soutenir une conversation à voix basse à travers un tuyau d'une longueur de 3.120 pieds.

Quoiqu'il faille rapporter à la propagation des vibrations vocales par l'air la plus grande part dans le développement du frémissement vocal, il ne faut pas oublier que, d'après les lois de physique, il faut admettre également une transmission des vibrations de la glotte à travers les parois solides des voies aériennes. Assurément, cette transmission rencontre de très grandes difficultés créées par les changements de structure des voies aériennes dans leurs ramifications terminales, en vertu de cette loi physique qui dit que la propagation du son est d'autant plus faible que la structure des milieux conducteurs est plus variable.

S'il est vrai que les vibrations des cordes vocales donnent l'impulsion première au développement du frémissement vocal, il en résulte pour *l'intensité de ce frémissement chez l'individu bien portant les lois suivantes* :

1. — Le frémissement est d'autant plus prononcé qu'on parle plus haut, L'acoustique nous apprend que le son est d'autant plus fort que l'amplitude de chaque vibration en particulier est plus considérable. On comprendra que, de même qu'on entend mieux les vibrations à amplitude

considérable, de même, avec la main, on les percevra également avec plus de force. Qu'on fasse prononcer à une personne en bonne santé un mot en plein son, par exemple quatre-vingt-dix ou quatre-vingt-dix-neuf, successivement *crescendo* et *decrescendo*, on constatera un rapport exact entre l'augmentation du frémissement vocal et le *crescendo*, entre le *decrescendo* et sa diminution. Au moment exact où la voix sera tellement faible qu'elle sera devenue un chuchotement, le frémissement vocal cessera d'être perceptible.

Cette loi a une certaine importance pratique. Dans la majorité des cas, il s'agit au lit d'un malade de comparer au point de vue de l'intensité du frémissement vocal des zones symétriques du thorax. La comparaison et, partant, la conclusion diagnostique seront erronées si l'observateur n'a soin de faire conserver au sujet une voix toujours égale. Des écarts, minimes au point de vue acoustique, produisent de très grandes différences. On se mettra à l'abri de cette erreur, en palpant chaque région à plusieurs reprises, de façon à compenser par l'impression d'ensemble les légères différences observées.

De ce qui précède, il ressort clairement que le frémissement vocal est plus prononcé chez l'homme que chez la femme. Chez l'enfant, notamment chez l'enfant au-dessous de sept ans, il n'est souvent pas perceptible même lorsque l'individu parle à haute voix. Ce n'est que quand les enfants pleurent et crient à tue-tête, qu'on le perçoit en palpant le thorax avec soin. On voit par là que les pleurs peuvent parfois être utilisés dans l'examen physique des organes intrathoraciques.

2. — L'intensité de la voix restant la même, le frémissement vocal est d'autant plus net que le timbre de la voix est plus grave. Faites parcourir à la voix, avec une intensité égale, les différentes notes de la gamme, et vous verrez qu'à une certaine hauteur le frémissement vocal disparaît. S'agit-il de notes séparées par des tons entiers, le terme de perception du frémissement peut se produire subitement et sans transition préalable.

Le phénomène se comprend aisément. La hauteur d'un son dépend, comme on sait, du nombre de vibrations développées par seconde; le son est d'autant plus grave que le nombre de ces vibrations est moins élevé. D'autre part, il est clair que les vibrations sont perçues d'une manière d'autant plus discontinue, ou, ce qui revient au même, le frémissement vocal sera d'autant plus net, qu'elles se suivront à des intervalles plus éloignés. Donc, si la succession de ces vibrations est trop rapide, la discontinuité est supprimée, du moins pour la main qui palpe.

La hauteur et l'intensité de la voix se trouvent donc, eu égard au frémissement vocal, dans une certaine relation d'antagonisme. Ce que le frémissement vocal perd en netteté par la hauteur de la voix peut, dans une certaine mesure, être compensé par l'intensité de la voix. Cette compensation n'est, en quelque sorte, qu'un phénomène physiologique, car plus la tonalité de la voix est élevée, plus on est porté à augmenter son intensité.

La subordination du frémissement vocal à la hauteur de la voix mérite dans l'exploration physique des organes thoraciques une certaine considération. Pour percevoir les vibrations vocales le plus nettement possible, on engagera le sujet à parler d'une voix grave. Ce qui précède nous explique également pourquoi le frémissement vocal est moins accentué dans les voix de soprano que dans les voix de contralto et de basse. Il faut tenir compte de ce fait, notamment pour les voix de femme et d'enfant, que, l'intensité mise à part, la tonalité de la voix est particulièrement propre à rendre le frémissement vocal moins net chez les enfants et les femmes que chez les adultes du sexe masculin.

3. — Le frémissement vocal est presque sans exception plus accentué du côté droit que du côté gauche. J'examine une centaine de personnes ayant des viscères thoraciques sains, et cela comme le hasard me les amène ; je trouve le frémissement vocal

Plus marqué du côté droit.	chez 97 d'entre elles.
Égal des deux côtés	chez 1 —
Un peu plus fort du côté gauche . . .	chez 2 —

D'après mes documents personnels, l'âge et le sexe n'ont aucune influence sur cette règle.

Le phénomène s'explique par le calibre de la bronche droite, qui est plus considérable que celui de la bronche gauche. Henle donne comme diamètre de la bronche droite 2 cm. 3 et 2 centimètres seulement pour celle du côté opposé. Donc, pendant l'émission de la parole, les vibrations glottiques mettent en mouvement dans la bronche droite et ses ramifications une masse d'air plus considérable que dans la bronche gauche, ce qui se manifeste à la palpation par une accentuation plus forte du frémissement vocal du côté correspondant.

On admettait jadis que la *direction des bronches* exerçait quelque influence sur l'énergie du frémissement vocal. Mais l'inexactitude de cette supposition découle de ce fait que la direction de la bronche gauche ne diffère nullement de celle du côté opposé ; la bronche droite ne paraît avoir une inflexion moindre que parce qu'elle est plus courte (Henle).

4. — L'intensité du frémissement vocal dépend de la constitution du thorax. Elle diffère sur les divers segments du thorax. Une poitrine fortement musclée et garnie d'un épais pannicule adipeux peut faire disparaître complètement le frémissement vocal ; car un thorax à parois épaisses entre plus difficilement en vibration qu'un thorax à parois minces.

5. — Quant à la remarque de Walke que le frémissement vocal serait plus énergique dans la position horizontale que dans la position assise, je ne puis la confirmer ; d'après mon expérience personnelle, c'est le contraire qui a souvent lieu.

Sur toute la paroi thoracique, j'ai trouvé le frémissement vocal plus intense, et cela d'une façon nette, dans les espaces intercostaux que sur les côtes. La substance musculaire est sans doute, en raison de sa mollesse, plus apte à participer aux vibrations que le tissu rigide du squelette.

Par rapport aux diverses régions du thorax, l'intensité du frémissement vocal se distribue de la façon suivante : c'est sur la paroi antérieure qu'il est le plus net ; un peu moins prononcé sur les parois latérales, c'est sur la paroi postérieure qu'il est en général le plus faible. Les parois elles-mêmes peuvent se diviser en zones plus restreintes, de sorte qu'on obtient pour l'intensité du frémissement vocal chez l'homme bien portant la topographie suivante :

Dans le creux sus-claviculaire, c'est-à-dire au niveau de la face antérieure du sommet du poumon, le frémissement est notablement plus faible que dans toute la portion située au-dessous de la clavicule. Une erreur devient possible lorsqu'on abandonne la surface pulmonaire proprement dite et qu'on se rapproche trop de la ligne médiane, par conséquent de la paroi latérale de la trachée. Car, dans ce cas, on perçoit un frémissement vocal très énergique, frémissement transmis à la main par les parois de la trachée.

Sur la clavicule, le frémissement vocal est plus faible encore que dans le creux sus-claviculaire ; son intensité est plus forte dans le tiers interne, contigu au sternum. Dans le tiers moyen, il est moins fort, et au fur et à mesure qu'on s'approche de l'extrémité acromiale, il diminue de netteté.

Au-dessous de la clavicule, le frémissement est perceptible partout où il existe du tissu pulmonaire. Là où la paroi thoracique est en contact avec des viscères vides d'air (foie, cœur et rate), il est supprimé. Si pour pratiquer la palpation on se sert, non de toute la main, mais de son bord cubital seulement (*palpation linéaire*), on peut avoir recours au frémissement vocal pour préciser avec quelque certitude les limites entre le poumon rempli d'air et les organes solides déjà nommés. Cette *palpation linéaire*, destinée à la délimitation des différents viscères thoraciques devient plus délicate en devenant pour ainsi dire médiate, c'est-à-dire en s'aidant d'instruments auxiliaires (*palpation linéaire à l'aide de bâtonnets*). Si l'on applique sur le thorax un bâtonnet très mince, un crayon par exemple, dont on tient l'extrémité libre entre les doigts, le frémissement se transmet, pendant l'émission de la parole, des parois thoraciques au bâtonnet, par l'intermédiaire duquel on le perçoit très nettement. Dans le voisinage des organes solides, à la limite supérieure du foie, par exemple, l'intensité du frémissement diminue notablement à un certain point qui correspond à la zone de matité hépatique grande ou relative, dont nous parlerons à propos de la percussion. Un peu plus bas encore, le frémissement cesse d'une façon tout à fait brusque. A cet endroit, le foie est directement appliqué contre le thorax ; et cette limite se confond très exactement avec la zone de matité petite ou absolue obtenue par la percussion.

B. Fraenkel recommande de pratiquer la palpation médiate du thorax avec un matras en verre cubant environ 5o centimètres ; par ce moyen, on perçoit encore le frémissement dans des régions où la main ne peut plus le sentir (renforcement par résonnance).

Au-devant du sternum, le frémissement vocal est faible au niveau du manubrium. Il est un peu plus fort sur l'appendice xiphoïde et possède sa plus grande netteté au niveau du corps de l'os.

Les parois postérieures du thorax réclament encore une étude détaillée. Là, l'intérêt réside surtout dans les changements d'intensité du frémissement vocal au niveau des différentes apophyses épineuses des vertèbres. En palpant successivement ces apophyses de haut en bas, on rencontre le maximum d'intensité au niveau de la 5e et de la 6e, peut-être davantage encore au niveau de la 7e vertèbre cervicale. Elle diminue dans la région cervicale supérieure, mais surtout au-dessous de la 7e cervicale dans la colonne dorsale. En haut, je ne perçois plus rien, quant à moi, à partir de l'écaille de l'occiput ; je retrouve le frémissement au niveau des autres os craniens, mais là il provient évidemment du larynx et de la paroi antérieure. Il est net surtout, à mon avis, au niveau de l'angle du maxillaire inférieur, du frontal, des pariétaux et à la région la plus élevée du temporal. On le sent facilement aussi au niveau du maxillaire supérieur de l'os zygomatique.

Au niveau de la première vertèbre dorsale, le frémissement vocal est généralement bien plus faible qu'au niveau de la dernière cervicale. A partir de là, son intensité diminue jusqu'à la quatrième dorsale. Au-dessous de cette dernière, le frémissement ne peut ordinairement être perçu que lorsque la voix est très haute.

Sur la paroi postérieure de la poitrine proprement dite, le frémissement vocal est perçu avec le plus de netteté dans l'espace interscapulaire ; puis viennent les régions sus et sous-scapulaires. Au niveau des omoplates, surtout dans la zone acromiale, il est plus faible que dans n'importe quelle autre région de la cage thoracique.

Nous avons dit à plusieurs reprises, dans les pages qui précèdent, qu'on sentait également le frémissement vocal sur les parois du larynx et de la trachée. Ici, tout près du lieu d'origine, il est bien plus fort que partout ailleurs, tout en présentant divers degrés dans son intensité. C'est au niveau du bord inférieur du cartilage thyroïde qu'il a le plus de netteté. A partir de là, il s'affaiblit, aussi bien en haut qu'en bas, et cet affaiblissement est favorisé surtout par le plancher de la cavité buccale.

Les altérations pathologiques du frémissement vocal se manifestent soit par le renforcement, soit par l'affaiblissement de ce frémissement. Ce sont les affections de la cavité pleurale qui en provoquent l'affaiblissement dans la majorité des cas, tandis que les affections pulmonaires, au contraire, donnent le plus souvent lieu au renforcement du frémissement. Néanmoins on ne perdra pas de vue que les affections des bronches et des parois thoraciques exercent aussi une influence sur le frémissement vocal.

Les *affections bronchiques* peuvent produire, selon le cas, de l'affaiblissement ou du renforcement du frémissement vocal. Toute sténose un peu prononcée de ces conduits l'affaiblit, parce que la propagation des ondes sonores se trouve gênée, ou même quelquefois complètement arrêtée. Tantôt il s'agit d'obstacles temporaires, tels que des accumulations de mucus, de pus ou de sang qui rétrécissent ou obstruent les voies bronchiques. Les traités de pathologie conseillent, dans ces cas, de faire tousser fortement le malade, afin de faire disparaître l'obstacle et de permettre au frémissement vocal de se révéler sans altération. Celui qui a souvent eu l'occasion d'employer ce moyen s'est sans doute assuré que, dans un très grand nombre de cas, il ne donne aucun résultat. Quelque juste que soit l'idée en théorie, la pratique montre que les masses qui obstruent les bronches sont souvent trop visqueuses, ou se reproduisent avec une telle rapidité et une telle abondance, qu'un observateur non prévenu n'obtiendra pas grand'chose par l'effort de toux du malade. Les exsudats fibrineux de la muqueuse bronchique (bronchite fibrineuse, pseudo-membraneuse, ou croupale), les corps étrangers qui ont pénétré dans une bronche (le plus souvent dans la bronche droite en raison de son plus grand calibre et du courant aérien plus énergique), les coarctations cicatricielles, les anévrismes comprimant les bronches, les tumeurs du médiastin ou les épanchements péricardiques abondants, peuvent s'accompagner également ment d'affaiblissement ou de suppression du frémissement vocal. Ces diverses altérations sont-elles permanentes, elles s'associent, comme nous l'avons vu dans un précédent chapitre, à de la rétraction thoracique et à une diminution dans la participation aux mouvements respiratoires au niveau des parois thoraciques correspondantes.

Il est des cas rares, et souvent d'un diagnostic extrêmement difficile, qui méritent une mention spéciale. Ce sont les affections du parenchyme pulmonaire qui devraient être accompagnées d'un renforcement du frémissement vocal et qui produisent, au contraire, un affaiblissement de ce frémissement par l'oblitération du calibre de grosses bronches. Cet affaiblissement, nous l'appellerons *paradoxal*. On le rencontre le plus fréquemment dans les productions néoplasiques volumineuses du parenchyme pulmonaire. Ces productions végètent en effet dans l'intérieur des bronches et provoquent souvent ainsi une occlusion de ces canaux et partant la disparition du frémissement vocal. Les mêmes conditions se retrouvent en cas d'infiltrations pneumoniques fibrineuses très considérables. Traube a fait remarquer qu'en ces cas le poumon augmente de volume et que cette augmentation engendre quelquefois une sténose de bronches d'assez gros calibre ; de sorte que le frémissement, au lieu d'être renforcé comme dans l'immense majorité des pneumonies, se trouve au contraire affaibli. Il peut même arriver que le processus phlegmasique fibrineux se propage des alvéoles, non seulement aux bronchioles, mais aussi aux bronches plus grosses qu'il va obstruer (*pneumonie massive*) (1).

La bronchectasie est la seule affection des bronches qui produise une augmentation d'intensité du frémissement vocal. Et encore n'exerce-t-elle

---

(1) M. Grancher décrit sous le nom de *pneumonie massive* une pneumonie avec oblitération totale des bronches par des bouchons fibrineux. On y constate, avec la disparition des vibrations vocales, de la matité absolue, l'absence du murmure vésiculaire et du souffle, l'absence de la bronchophonie. Il n'y aurait pas non plus d'expectoration. Le signe dominant serait la dyspnée.

son influence que lorsqu'elle siège à la superficie du poumon, immédiatement au-dessous des parois thoraciques. Lorsque la lésion est située dans
la profondeur, la couche pulmonaire aérée sus-jacente est capable de
paralyser complètement les effets de renforcement. Si, lorsque la dilatation est superficielle, on a recours à la palpation linéaire par les bâtonnets, on réussit facilement, par l'appréciation exacte de l'intensité du
frémissement vocal sur la paroi pectorale, à obtenir les limites de la
portion bronchique dilatée située immédiatement derrière cette paroi.
Les causes physiques du renforcement sont aisées à comprendre; les
ondes sonores se transmettent directement à la paroi thoracique et sans
interposition de tissu pulmonaire entravant la transmission. Mais encore
faut-il pour cela que la cavité soit en libre communication avec la
bronche qui y aboutit, et que cette cavité ne contienne pas de liquide.
Que l'une ou l'autre de ces conditions fasse défaut, le renforcement du
frémissement vocal n'existe plus.

Parmi les *affections du parenchyme pulmonaire* qui augmentent l'intensité du frémissement vocal, il faut ranger toutes les formations 'de
cavités et tous les états morbides qui s'accompagnent d'une anaération
d'un grand nombre d'alvéoles pulmonaires.

. Ici deux conditions sont également nécessaires. Les foyers pathologiques doivent être situés à la périphérie du poumon, sinon le phénomène
se trouve masqué, par la portion sus-jacente et aérée du tissu pulmonaire. De plus, il faut une intégrité complète du calibre des bronches qui
aboutissent à ces foyers.

Lorsque les alvéoles sont remplies de masses fibrineuses comme dans
la pneumonie aiguë, ou de produits caséeux comme dans la phtisie, lorsqu'ils deviennent le siège de néoplasmes solides ou d'un travail d'atrophie conjonctive, on observe un renforcement du frémissement vocal. Il
en est de même lorsqu'une portion plus ou moins considérable de tissu
alvéolaire est privée d'air par une compression provenant du dehors.
Quand cette compression est due à une accumulation de gaz ou de liquide
dans la cavité pleurale, le renforcement se trouve ordinairement supprimé,
parce que les lésions pleurales agissent en sens contraire des lésions
pulmonaires, c'est-à-dire affaiblissent le frémissement vocal et qu'elles
ont ordinairement le dessus. Il en est tout autrement lorsque le poumon
est comprimé par un épanchement abondant du péricarde. La compression, dans ce cas, intéresse les portions latérales et postérieures du lobe
inférieur du poumon gauche et se révèle à la percussion par de la matité
et à la palpation par le renforcement du frémissement vocal. Ce renforcement consécutif à la compression des segments inférieurs du poumon,
s'observe encore dans la dilatation considérable de l'abdomen par des
tumeurs, par des collections liquides ou par du météorisme.

Les causes de renforcement du frémissement pectoral, au niveau du
parenchyme pulmonaire privé d'air et de cavités superficielles à parois
denses, sont à chercher dans la transmission des ondes sonores à travers
un milieu uniformément solide. Il y a donc là absence complète des con-

ditions d'affaiblissement, telles qu'elles existent dans le poumon sain en raison de la transmission des vibrations à la paroi par de l'air contenu dans les alvéoles pulmonaires.

Les *affections de la plèvre* ne s'accompagnent pas toutes d'altérations du frémissement vocal. Les dépôts membraneux inflammatoires n'ont par eux-mêmes aucune influence sur ce phénomène. Déjà Wintrich a signalé que ce fait était susceptible d'une démonstration expérimentale. Lorsqu'on prend sur le cadavre un poumon avec la grosse bronche correspondante et qu'on introduit dans cette dernière un tube se terminant en entonnoir dans lequel on lance quelques paroles dites à voix haute et forte, on perçoit sur toute la surface du poumon le frémissement vocal. Si on applique ensuite à cette surface une membrane, une portion de paroi stomacale, intestinale ou vésicale par exemple, on n'aura aucune peine à constater que dans ces conditions il ne se produit pas le moindre affaiblissement du frémissement vocal. On peut même placer des couches de membranes les unes sur les autres jusqu'à atteindre une épaisseur assez forte, avant de remarquer quelque diminution dans l'intensité. Il s'agit là évidemment de milieux essentiellement favorables à la réception et à la transmission des vibrations.

Au contraire, les épanchements liquides ou gazeux de la cavité pleurale se manifestent par un affaiblissement du frémissement vocal. Il est facile d'en faire l'expérience. Que l'on prenne un poumon comme Wintrich, et qu'au lieu d'y appliquer directement la main, on laisse entre lui et cette dernière une très petite couche d'air, on trouvera que le frémissement est absolument nul. D'où il ressort que la couche d'air intermédiaire, si minime soit-elle, est incapable de transmettre les ondes sonores du poumon à la main.

Le liquide est également un milieu qui entrave la propagation des ondes sonores. Plongez le même poumon progressivement et avec précaution dans l'eau, pendant qu'on laisse surnager à la surface une petite planchette. Les ondes sonores cessent d'être perçues, dès que la couche de liquide intercalée entre la superficie du poumon et la planchette atteint à peine 1 centimètre d'épaisseur.

Il faut bien se convaincre que le liquide pleurétique situé entre le poumon et la paroi thoracique n'est pas, dans bien des cas de pleurésie avec épanchement, la seule cause de l'affaiblissement du frémissement vocal. Si la pression de l'exsudat sur le poumon est assez forte pour comprimer des bronches de gros calibre, il en résulte un facteur étiologique aidant très puissamment à cet affaiblissement. Il ne faut pas oublier non plus que l'épanchement exerce, sur la paroi pectorale elle-même, une pression anormale et crée ainsi des conditions défectueuses pour les vibrations de cette paroi.

Si dans une pleurésie de ce genre on a recours à la palpation par les bâtonnets on peut déterminer la limite supérieure de l'épanchement avec une précision que ne donne aucun autre mode d'exploration. Il est certains cas où la zone initiale de l'affaiblissement ou de la suppression du frémissement vocal se constate nettement; cela a lieu surtout lorsque, immédiatement au-dessus de la limite supérieure de l'épanchement, il se trouve des portions comprimées du poumon qui sont refoulées contre la paroi pectorale, portions qui donnent, au-dessus de la zone initiale de l'affaiblissement, une bande plus ou moins large de frémissement local renforcé.

Il convient de faire ressortir particulièrement ce fait qu'au-dessus de la zone d'affaiblissement ou de suppression du frémissement vocal, en cas de pleurésie exsudative, il existe quelquefois des zones circonscrites où le frémissement est conservé, ou même, comme l'a constaté Lépine, augmenté d'intensité. Cela arrive lorsqu'il s'est établi des adhérences entre les deux feuillets pleuraux. Ces adhérences sont en effet capables de transmettre les ondes sonores du poumon à la paroi thoracique à travers l'épanchement, et l'endroit où le frémissement est conservé ou même renforcé correspond à leur point de fixation au feuillet pariétal de la séreuse (1).

A l'aide de la palpation linéaire par les bâtonnets, on peut poser les limites périphériques exactes de ces adhérences. Dans l'épanchement gazeux intra-pleural, les adhérences peuvent engendrer, ainsi que l'a fait remarquer Ferber, des phénomènes identiques.

Les caractères du frémissement vocal ont aussi une très grande valeur pour juger de la marche des épanchements pleurétiques (augmentation ou diminution de la quantité du liquide). L'affaiblissement augmente-t-il ou remonte-t-il plus haut, la quantité du liquide s'est accrue. Pour bien comprendre le processus morbide, l'augmentation des vibrations vocales est, au début, plus précieuse que la diminution de hauteur de la zone d'affaiblissement. Le liquide intra-pleural peut baisser de niveau, et on peut croire à une résorption, lorsque, sous l'influence d'une pression permanente, la paroi thoracique et le diaphragme se relâchent, cèdent et que le niveau du liquide s'abaisse. Pour différencier cette pseudo-résorption de la résorption vraie, il faudra recourir à la palpation; la hauteur du liquide aura beau diminuer, si la résorption est fausse, le frémissement vocal restera plus faible.

Le frémissement vocal donne des indications très précieuses pour le diagnostic dans les épanchements pleurétiques enkystés, notamment dans les cas où ces enkystements sont multiples. Avec la palpation

---

(1) Pitres pense que l'affaiblissement des vibrations dans les épanchements pleuraux est dû non au defaut de transmission des vibrations à travers les milieux liquides, mais à l'excès de tension intrathoracique déterminé par l'épanchement; expérimentalement il a reconnu que l'eau n'entrave pas la transmission des vibrations thoraciques. Cliniquement il montre que la spléno-pneumonie, dont le poumon turgescent exerce sur les parois thoraciques une pression excentrique, sans l'intervention de liquide, s'accompagne aussi d'abolition des vibrations. Par contre, les épanchements coexistant avec la persistance de ces vibrations répondent sans doute à des cas où, par suite de la flaccidité du médiastin ou de l'atonie du diaphragme, la tension intrathoracique est peu augmentée; et de fait, les cas qui en ont été rapportés se sont souvent terminés par la mort subite, immédiatement après la thoracentèse.

linéaire par les bâtonnets, on obtient la délimitation de l'épanchement, ce qui n'est pas à dédaigner dans les cas où il est question d'une intervention opératoire (1).

Lorsque l'épanchement pleurétique a été résorbé, il peut rester pour la vie un affaiblissement sensible du frémissement vocal. Cela est dû à des causes diverses. L'existence sur la plèvre de néo-membranes très épaisses peut à elle seule engendrer un certain degré d'affaiblissement. Plus importantes encore sont les occlusions bronchiques résultant de la rétraction de néo-productions conjonctives. Mais ce qu'il faut faire remarquer surtout, c'est qu'un thorax rétracté offre des conditions absolument défavorables pour la transmission des ondes sonores.

Nous répétons ici que l'importance pratique du frémissement vocal consiste notamment en ce qu'il permet, dans les cas difficiles, de poser le diagnostic différentiel entre la pneumonie et la pleurésie avec épanchement.

C'est encore lui qui le plus souvent décide du diagnostic, lorsqu'il s'agit de reconnaître une pleurésie exsudative compliquant la pneumonie.

En effet, il faut tenir grand compte de l'*influence de la paroi thoracique* sur l'intensité du frémissement vocal. Des irrégularités de structure impriment à ce frémissement des modifications telles que, dans ces conditions, il devient impossible de s'en servir pour le diagnostic. Les variations de volume des parties molles exercent déjà une influence incontestable sur ses caractères. L'atrophie ou l'absence unilatérale du grand pectoral augmente l'intensité du frémissement du côté correspondant. Il est affaibli également dans la région mammaire chez la femme, au niveau de toutes les tumeurs existant à la surface du thorax, qu'il s'agisse de néoplasmes ou d'abcès, enfin dans l'œdème des téguments de la poitrine. Pour terminer, faisons remarquer qu'en cas de cypho-scoliose, les déformations du thorax sont telles qu'il ne peut plus être question de faire servir le frémissement vocal au diagnostic.

F. — *Frémissement pleural.*

Frottement pleural palpable, affrictus pleuralis.

A chaque mouvement respiratoire, il se produit des déplacements déterminés des feuillets viscéral et pariétal de la plèvre. En mettant à nu chez le lapin le feuillet costal transparent, Donders a montré qu'à chaque inspiration la plèvre pulmonaire se meut de haut en bas et d'avant en arrière, avec points fixes correspondant au sommet du poumon pour le premier de ces mouvements, et au bord postérieur pour le second. La

(1) M. Jaccoud, qui a étudié spécialement les pleurésies multiloculaires, ne croit pas que l'étude des vibrations vocales suffise à établir le diagnostic de cette forme morbide. Pour les reconnaître, il faut un ensemble de signes, tous également nécessaires, aucun d'eux n'étant suffisant à lui seul (Voir. *Path. int.*, t. II, p. 165).

plèvre costale exécute des mouvements exactement opposés. A l'expiration, les conditions sont naturellement renversées. A l'état normal, ces mouvements sont silencieux et imperceptibles.

Il en est autrement lorsque les feuillets pleuraux ont perdu leur poli par suite de dépôts inflammatoires et sont devenus rugueux. Il se produit alors des bruits, qui seront décrits en détail plus tard sous le nom de frottements pleurétiques, et qui, s'ils sont suffisamment intenses, peuvent également être perçus par la main qui palpe ; Guttmann a proposé de désigner le phénomène sous le nom de frémissement pleural.

Les caractères de ce frémissement sont très variables. Tantôt on n'a affaire qu'à un frottement léger échappant à un examen superficiel, tantôt le bruit ressemble à celui que l'on produit en serrant progressivement une boule de neige, tantôt, enfin, il semble qu'on tienne entre les doigts du cuir neuf auquel on imprime des mouvements de flexion. En raison de ce dernier fait, on a donné au frémissement pleural très prononcé, à ce bruit si frappant par sa sécheresse, le nom de frottement, de craquement de cuir ou de bruit de cuir neuf. Un signe caractéristique, et très important pour le diagnostic du frémissement pleural, consiste dans ce fait qu'il n'est jamais régulier et continu, mais qu'il apparaît à certains intervalles. Dans la majeure partie des cas, le frottement conserve une direction déterminée. Le plus souvent, il se produit dans une direction verticale (affrictus ascendens et descendens); il est plus rarement horizontal ou oblique. On ne l'observe souvent que pendant l'inspiration, rarement pendant les deux mouvements respiratoires, plus rarement encore pendant l'expiration seule. Il arrive fréquemment aussi qu'on ne le perçoive que pendant les inspirations profondes et qu'il ne soit pas assez intense pour être senti dans la respiration superficielle. Parfois, après un certain nombre d'inspirations profondes, il disparaît subitement; cela tient probablement à ce que les rugosités ont fait place de nouveau à une surface lisse; puis, après un certain temps, il reparaît avec une intensité égale ou augmentée. Lorsqu'on comprime fortement les muscles intercostaux, on peut renforcer artificiellement le frémissement pleural; on comprend facilement, en effet, qu'en refoulant la plèvre costale contre le feuillet viscéral on favorise le frottement d'une manière toute spéciale.

Pour le diagnostic différentiel du frémissement pleural et du frémissement bronchique, nous l'établissons dans le chapitre suivant.

G. — Frémissement bronchique (Ronchus palpable).

La présence de sécrétions dans les voies aériennes se manifeste à l'auscultation par des ronchus. Lorsque ces sécrétions sont très visqueuses et siègent dans les bronches de gros calibre, le ronchus devient un ronflement, ronchus sonore, qui, s'il est assez intense, se perçoit à la main sur une grande étendue. La sensation perçue ressemble exactement à ce que l'on éprouverait en appliquant la main sur le thorax d'un chat ronronnant. Son énergie dépend de l'intensité des mouvements respiratoires, de la quantité et de la viscosité des sécrétions. La structure de la paroi thoracique a également une certaine influence ; le ronchus se perçoit nettement surtout sur un thorax maigre, et notamment sur le thorax flexible et à parois minces de l'enfant. D'ailleurs, les conditions de transmission du frémissement bronchique à la paroi thoracique semblent être des plus favorables, car on l'observe fréquemment sur de grandes étendues de cette paroi, alors même que d'autres symptômes indiquent que son point d'origine véritable est dans les premières voies bronchiques. Guttmann a proposé pour ce signe le nom de *frémissement bronchique*.

Au point de vue diagnostique, il faut soigneusement éviter de confondre le frémissement bronchique avec le frémissement pleural ; généralement, avec le frémissement pleural, il existera en même temps des douleurs thoraciques qui s'exaspèrent par la pression ; en outre, le frémissement pleural, contrairement au ronchus, augmente lorsqu'on comprime les muscles intercostaux ; enfin, les quintes de toux auront une influence marquée sur le frémissement bronchique et non sur le frémissement pleural, en ce sens qu'elles détachent les mucosités bronchiques pour les rejeter au dehors.

Lorsque les voies aériennes sont remplies de mucosités peu épaisses et plutôt fluides, il se produit pendant la respiration des ronchus qui sont appelés ronchus humides ou bulleux, et qui, eux aussi, sont parfois perçus à la palpation. Cela a lieu lorsqu'ils sont très nombreux ou très intenses. En général, cependant, il s'agit de masses de sécrétion qui se sont accumulées dans des espaces et des cavités pathologiques remplis d'air. Le phénomène se révèle par une sensation nettement détachée de production et d'éclatement des bulles d'un liquide en ébullition. On observe le frémissement bronchique bulleux surtout à la paroi antérieure et supérieure de la poitrine. Il s'agit presque exclusivement dans ces cas de cavernes pulmonaires créées par le processus tuberculeux. Plus le thorax sera amaigri, plus la perception en deviendra nette.

Il faut du reste se mettre en garde contre une erreur d'exploration. Chez les individus dont la respiration est forcée et qui contractent fortement, à dessein ou non, le muscle grand pectoral, la main perçoit souvent, au niveau de ce dernier, un bruit tout particulier de crépitation détachée, qui présente une grande analogie avec le frémissement bronchique. Cela se voit chez les individus bien portants et fortement musclés. L'erreur est facile à éviter. Que l'on veille à ce que le muscle reste au repos, et le bruit musculaire disparaîtra.

H. — *Bruit de clapotement palpable.*

Si, dans une cavité assez profonde, il existe concurremment de l'air et du liquide susceptible de se déplacer ; si en même temps il se produit des ébranlements violents et brusques du corps, il peut arriver que l'on per-çoive le choc du liquide contre les parois de la cavité sous forme d'une sensation spéciale de clapotement. On observe ce phénomène presque exclusivement dans le pyopneumothorax : mais là même, il n'est pas fréquent, en tout cas pas aussi fréquent que le bruit du clapotement que l'on a désigné sous le nom de bruit de succussion.

Les grandes cavernes pulmonaires remplies de sécrétions fluides remplissent, il est vrai, toutes les conditions pour le développement du clapotement ; seulement il existe dans des cas de tels obstacles à la transmission du bruit qu'il est très rare de l'observer dans de pareilles circonstances.

J. — *Crépitation palpable.*

La crépitation se perçoit sur le thorax dans deux conditions, dans l'*emphysème cutané* et dans la *hernie du poumon.*

La pathogénie et le diagnostic de l'emphysème sous-cutané ont été traités précédemment (v. p. 141).

Quant au prolapsus du poumon, il appartient plutôt au domaine de la chirurgie. La crépitation spéciale du parenchyme pulmonaire palpé par la main est ordinairement tellement caractéristique, que le diagnostic de hernie du poumon est presque toujours facile.

K. — *Pulsations thoraciques.*

Quand les portions du poumon voisines du cœur sont transformées en une masse solide et privée d'air, elles participent aux battements cardiaques, et l'on sent à leur niveau des mouvements rythmiques, pulsatiles, coïncidant avec la systole cardiaque. C'est Graves qui a décrit le premier ce phénomène ; il le rencontra dans l'*hépatisation du parenchyme pulmonaire,* c'est-à-dire dans les cas d'accumulation dans les alvéoles du poumon de masses fibrineuses. Le même phénomène peut également être produit par la *dégénérescence carcinomateuse du poumon.*

Cette sorte de pouls thoracique se rencontre surtout dans la *pleurésie purulente,* l'*empyème* et notamment *l'empyème de nécessité,* et l'on parle alors d'*empyema pulsans.*

Traube et Frantzel ont constaté des pulsations également dans quelques cas de *pleurésie séreuse* gauche ; j'ai constaté moi-même, chez un garçon de 12 ans, des pulsations dans un cas de pleurésie séreuse droite, qui, du reste, ne tarda pas à se transformer en empyème.

Dans l'*empyème de nécessité,* la pulsation ne se manifeste pas par un simple soulèvement de bas en haut, mais il se produit, comme dans l'anévrisme, une dilatation systolique de la tumeur dans tous les sens. Si l'on applique les doigts en cercle sur la saillie, ils sont à chaque systole non seulement soulevés, mais encore écartés les uns des autres. Pour le diagnostic différentiel de l'anévrisme et de l'empyème pulsatif, Müller a donné les points de repère suivants :

a) Le siège d'un empyème de nécessité pulsatile est presque toujours en bas et à gauche, tandis que l'anévrisme s'observe le plus souvent en haut et à droite.

b) Dans l'anévrisme, il n'est pas possible, comme dans l'empyème, de faire disparaître par la *pression* la saillie sous-cutanée et de la faire augmenter de volume par le renforcement des mouvements expiratoires.

c) Contrairement à ce qui se passe dans l'anévrisme, l'*étendue de la matité* dépasse de beaucoup dans l'empyème les limites de la tumeur proprement dite.

d) Dans l'anévrisme, on entendra, la plupart du temps, des *bruits sanguins* (1).

Müller a fait ressortir avec raison qu'il ne faut s'attendre à des pulsations que lorsque les parois de la poche purulente possèdent une résistance suffisante pour que les mouvements communiqués par le cœur ne se perdent pas dans le tissu pulmonaire compressible.

Dans *les abcès péripleurétiques* qui sont voisins du cœur, la production de pulsations est également possible. Toutefois, comme il s'agit ici d'un liquide renfermé dans une cavité close de toutes parts, on n'aura plus affaire qu'à un simple soulèvement ou affaissement de la tumeur et non plus à une expansion totale de la saillie (2).

---

(1) A ces signes différentiels avec l'anévrisme, M. Comby ajoute l'absence ordinaire d'expansion anévrismatique, l'absence de souffle, de thrill, la coïncidence d'un épanchement très abondant qui n'est pulsatile que dans une faible étendue de sa vaste surface (*Archives génér. de médecine*, 1889, p. 406).

(2) M. Comby a étudié à diverses reprises cette intéressante question de l'*empyème pulsatile* (Thèse de 1882. *Archives génér. de médecine*, 1883, novembre et décembre, et 1889, avril). Une pleurésie est pulsatile lorsqu'elle est le siège de battements synchrones au pouls, perceptibles à la vue, au palper, à l'auscultation de la paroi thoracique. Les pleurésies pulsatiles sont toujours situées à gauche et ce sont toujours, ou presque toujours, des pleurésies purulentes. Lorsqu'on ponctionne ces pleurésies, il se fait presque toujours un pneumothorax, car le poumon rétracté ne peut revenir sur lui-même et se perfore en un point moins résistant que les autres. Les pleurésies pulsatiles sont des pleurésies essentiellement chroniques ; quatre théories ont été émises pour expliquer la genèse des pulsations :

1° Traube fait jouer un rôle à l'épanchement péricardique concomitant qu'il a constaté quelquefois ;

2° M. Comby, ayant trouvé le poumon gauche complètement aplati et lié au péricarde par des adhérences intimes, avait pensé que cette disposition pouvait jouer un rôle dans la transmission et l'amplification des battements du cœur ;

3° M. Féréol pense que la présence d'un pneumothorax de petite étendue, coïncidant avec un épanchement liquide très abondant, est la condition *sine quâ non* de l'empyème pulsatile ;

4° Keppler et Rummo invoquent plusieurs conditions pathogéniques : le refoulement extrême du cœur, la tension positive de l'épanchement, la parésie des muscles intercostaux.

Dans son mémoire, M. Comby a fait la critique de ces théories et a montré qu'aucune ne rendait un compte exact de l'ensemble des faits connus.

L. — *Mensuration du thorax.*

La mensuration des divers diamètres, de la circonférence et de la dilatabilité du thorax ne présente qu'une valeur diagnostique minime, parce
que les variations individuelles sont très considérables et qu'un œil exercé
suffit dans tous les cas.

Il faut distinguer trois *diamètres thoraciques* : le diamètre vertical, le
diamètre antéro-postérieur ou sterno-vertébral, allant de la ligne médiane
antérieure aux apophyses épineuses des vertèbres, et le diamètre transversal ou costal.

Comme le thorax possède une forme conique, il est clair que ses vous-

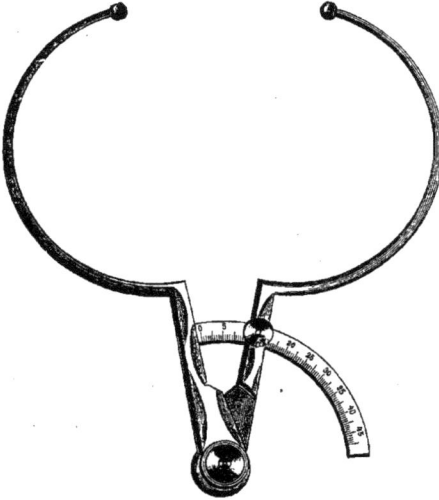

Fig. 61. — Compas d'épaisseur.

sures, et par conséquent ses diamètres antéro-postérieur et transverse,
changent de dimensions aux différentes hauteurs. Il est évident aussi que
chacun des diamètres augmentera à chaque inspiration et diminuera à
chaque expiration. Comme points de repère fixes pour la mensuration
des divers diamètres thoraciques, on a choisi le plus haut point accessible des deux cavités axillaires, le niveau des mamelons et le point
d'union de l'appendice xiphoïde avec le corps du sternum. Pour mesurer,
on se sert d'un compas d'épaisseur ordinaire, dont on applique les extrémités boutonnées sur les points de repère, tandis qu'on lit le chiffre de
l'écartement en centimètres sur une règle située près de l'articulation de
l'instrument (fig. 61).

Les explorations très nombreuses et soigneuses de Wintrich ont donné le tableau suivant :

AGE MOYEN (Les hommes et les femmes sont mêlés)	DIAMÈTRE COSTAL EN CENTIMÈTRES		DIAMÈTRE STERNO - VERTÉBRAL EN CENTIMÈTRES	LONGUEUR DU STERNUM EN CENTIMÈTRES	NOMBRE DES SUJETS EXAMINÉS
9,94 mêlés	en haut........ au milieu...... en bas........	11,9 14,24 14,3	18,4 19,1 19,0	10,7	50
14,37 mêlés	en haut........ au milieu...... en bas........	11,75 14,18 14,68	18,43 19,62 19,25	11,42	50
24,8 femmes	en haut........ au milieu...... en bas........	15,6 18,5 18,9	23,6 24,8 24,9	16,2	50
24,64 hommes	en haut........ au milieu...... en bas........	16,58 19 23 19,23	25,82 26,17 25,82	17,41	50
6,30 mêlés	en haut........ au milieu...... en bas........	16,2 19,03 19,5	24,1 24,8 24,03	16,6	50

Pour obtenir la *circonférence du thorax*, il suffit d'un ruban divisé en centimètres. Les mesures, il va sans dire, varient suivant les différentes hauteurs et les diverses phases de la respiration. La position du corps a, elle aussi, d'après Rollet, une certaine influence. Pour rendre possible une comparaison des résultats obtenus par les différents auteurs, on fera bien de conserver les points de repère indiqués précédemment, c'est-à-dire le point le plus élevé du creux axillaire, le niveau du mamelon et le point où l'appendice xiphoïde se réunit au corps du sternum. Voici le tableau que Wintrich a établi d'après ses nombreuses observations :

MOYENNE D'AGE	MOYENNES DE LA CIRCONFÉRENCE DU THORAX PRISE AVEC LE RUBAN CENTIMÉTRIQUE		NOMBRE DES EXAMINÉS	MOYENNE D'AGE	MOYENNES DE LA CIRCONFÉRENCE DU THORAX PRISE AVEC LE RUBAN CENTIMÉTRIQUE		NOMBRE DES EXAMINÉS
9,94 hommes et femmes mêlés	en haut....... au milieu...... en bas........	59 58 58,40	50	24,8 femmes	en haut.......... au milieu........ en bas..........	81,90 81 78	50
11,12 mêlés	en haut....... au milieu........ en bas........	63 61,75 60,02	50	24,64 hommes	en haut.......... au milieu........ en bas..........	89,52 86,64 81,88	50
12,5 mêlés	en haut........ au milieu...... en bas........	60,40 59,60 57,90	50	63,00 mêlés	en haut.......... au milieu........ en bas..........	78,30 77,20 78,40	50
12,97 mêlés	en haut........ au milieu....... en bas........	61,70 60,70 60,30	50	82,20 mêlés	en haut.......... au milieu........ en bas..........	74,50 78,50 76,30	25
14,37 mêlés	en haut.......... au milieu........ en bas..........	61,05 60,37 59,50	50	86,50 mêlés	en haut .... au milieu........ en bas..........	79,50 82 84,20	10

Il ressort du tableau ci-avant que la circonférence thoracique inférieure est moindre que la supérieure jusqu'à soixante ans inclusivement. A partir de cet âge seulement, l'inverse devient vrai, et la différence augmente avec les années.

Par ses nombreuses mensurations, Woillez avait déjà constaté que presque chez tous les droitiers la circonférence du côté droit de la poitrine l'emportait sur celle du côté gauche. La différence varie entre o cm.5. et 2 centimètres. Le contraire se produit chez les gauchers et la différence en faveur du côté gauche est ordinairement de o cm. 5 à 1 cm 25.

La mesure de la dilatation ou de la rétraction est en rapport avec les causes de chaque cas particulier et le développement du processus pathologique. C'est dans le pneumothorax et le pyopneumothorax que l'on rencontre habituellement le plus haut degré de dilatation : dans un cas de Corbin, cette dernière atteignait 12 centimètres. Il convient naturellement de tenir compte dans les résultats des différences qui existent normalement entre les deux côtés de la poitrine.

N'a-t-on pas de ruban centimétrique sous la main et ne s'agit-il que de se convaincre d'une différence entre les côtés, on entourera, comme le conseille Watson, la poitrine d'un simple fil, et l'on comparera les longueurs des deux moitiés.

Si l'on veut mesurer la *dilatabilité du thorax*, on entourera la poitrine avec le ruban métrique à la fin de l'expiration et l'on notera la circonférence indiquée à ce moment ; puis l'on fait faire une profonde inspiration et l'on mesurera la circonférence à nouveau ; la différence entre les deux valeurs obtenues donnera la mesure de l'excursion thoracique. Chez les individus bien portants, elle varie entre 5 et 7 centimètres.

M. — Cyrtométrie.

La cyrtométrie a pour but de reproduire l'image de la configuration du thorax suivant le diamètre transversal par l'application d'agents flexibles, dont la forme acquise est ensuite reportée sur du papier à l'aide d'un crayon.

Björnström a recommandé un fil de zinc long de 6o centimètres, épais de 1 mm. 5 à 2 millimètres, recouvert de caoutchouc et muni d'une division en centimètres. L'instrument se distinguerait par sa grande malléabilité, par la perfection avec laquelle il conserve les diverses inflexions et par la commodité de son emploi dans la mensuration du contour de la poitrine elle-même.

Woillez a construit un *cyrtomètre* spécial (fig. 62), instrument bien superflu qui consiste en une chaînette à chaînons de corne mobiles les uns par rapport aux autres, ce qui leur permet de se mouler complètement sur le thorax. On peut le remplacer convenablement par une lamelle de plomb flexible, d'épaisseur modérée, que l'on adapte d'abord très exactement à l'un des côtés de la poitrine et, après avoir tracé sur le papier le demi-contour obtenu, au côté opposé. Pour tracer la figure sur le papier, il est très commode d'utiliser la limite commune des deux moitiés de la feuille pliée comme diamètre sterno-vertébral.

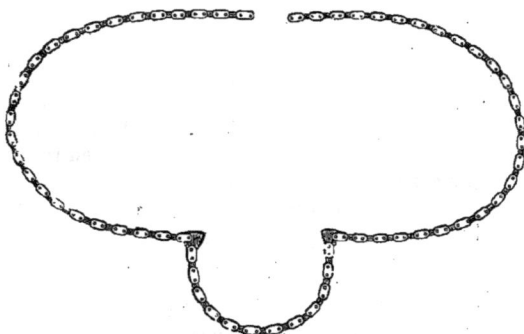

FIG. 62. — Cyrtomètre de Woillez.

La cyrtométrie ne présente pas, en règle générale, de valeur bien grande au point de vue du diagnostic. Aussi nous contenterons-nous de ne reproduire de notre collection très nombreuse que quelques courbes cyrtométriques.

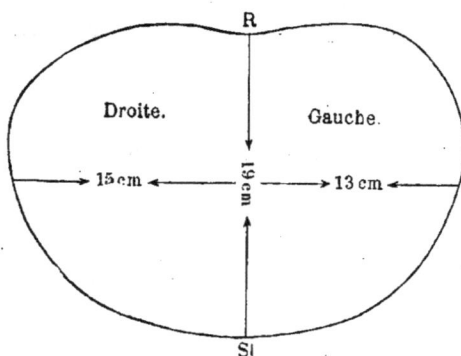

FIG. 63. — Courbe cyrtométrique d'un boucher de 20 ans. 1/4 grandeur naturelle. Niveau mammaire (Obs. personnelle).

La figure 63 reproduit la courbe cyrtométrique d'un boucher de 20 ans avec cage thoracique d'une conformation idéale ; la figure 64 a trait à la coupe transversale de la cage thoracique d'un homme de 64 ans avec emphysème pulmonaire très accusé (c'est le même sujet qui est représenté

sur la figure 53, p. 152). La figure 65 représente une courbe cyrtométrique d'un phtisique âgé de 16 ans, avec lésions étendues des deux pou-

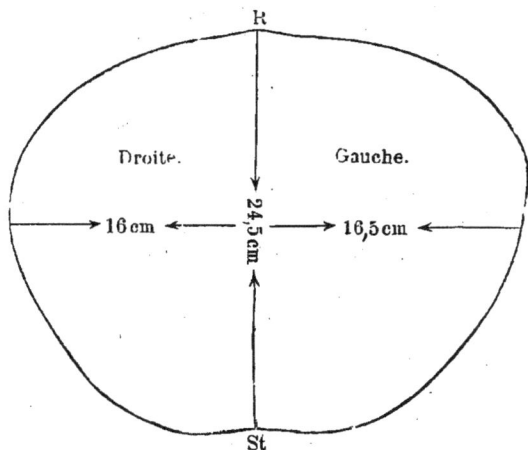

FIG. 64. — Courbe cyrtométrique d'un homme de 64 ans atteint d'emphysème pulmonaire très
prononcé. 1/4 grandeur naturelle. Niveau mammaire (Obs. personnelle).

mons ; la figure 66, un homme de 41 ans, traité pour un épanchement
pleurétique abondant du côté gauche ; la figure 67 indique la rétraction

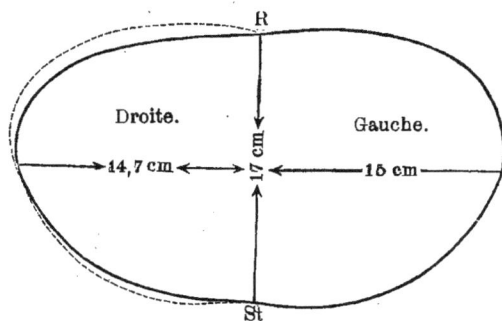

FIG. 65. — Courbe cyrtométrique d'un jeune homme de 16 ans avec lésions tuberculeuses très
étendues des deux poumons. 1/4 grandeur naturelle. Niveau mammaire (Obs. personnelle).

considérable du côté gauche du thorax d'un jeune homme de 18 ans
ayant eu, six mois auparavant, une pleurésie exsudative. Enfin, la
figure 68 donne les contours d'un thorax en forme de bateau.

N. — Stéthographie.

On a essayé bien des fois de représenter graphiquement les mouvements respiratoires. On s'est servi d'instruments portant les noms les

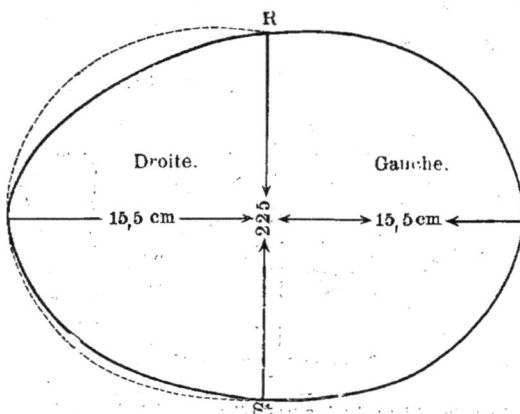

Fig. 66. — Courbe cyrtométrique d'un homme de 41 ans atteint d'épanchement abondant dans la plèvre gauche. 1/4 grandeur naturelle. Niveau mammaire (Obs. personnelle).

plus divers, pneumographe, anapnographe, phrénographe et stétho-

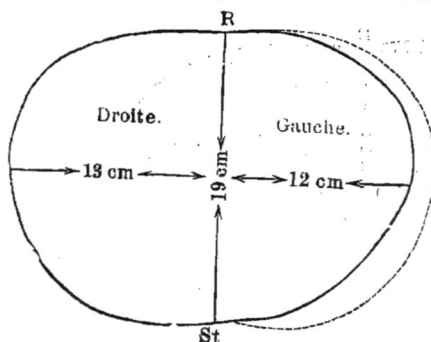

Fig. 67. — Courbe cyrtométrique d'un jeune homme de 18 ans, avec rétraction du côté gauche de la poitrine consécutive à une pleurésie avec épanchement. 1/4 grandeur naturelle. Niveau mammaire (Obs. personnelle).

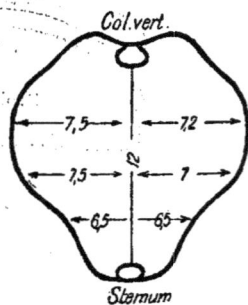

Fig. 68. — Courbe cyrtométrique d'un thorax rachitique en forme de carène.

graphe. La méthode d'exploration elle-même porte le nom de stéthographie.

La description détaillée des différents appareils ne serait d'aucune utilité pratique.

Comme exemples, nous citerons quelques courbes respiratoires empruntées au travail de Riegel (fig. 69). A représente la courbe diaphrag-

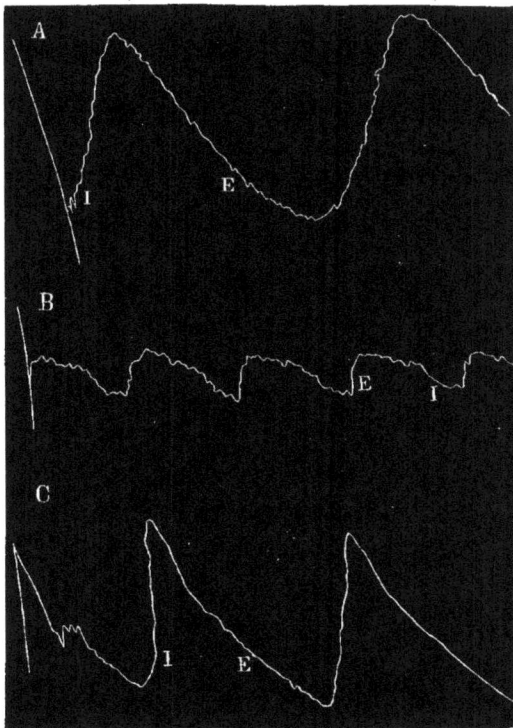

Fig. 69. — Courbes respiratoires d'après Riegel.
A, courbe normale d'un homme bien portant ; — B, courbe d'un garçon atteint de sténose laryngée ; — C, courbe d'un emphysémateux ; — I, inspiration ; — E, expiration.

matique d'un homme bien portant ; B, la même courbe chez un garçon atteint de sténose laryngée, et C celle d'un emphysémateux.

On voit en A un allongement anormal du jambage inspiratoire, en C au contraire du jambage respiratoire. Ces recherches présentent plutôt de l'intérêt au point de vue théorique qu'au point de vue de la pratique et du diagnostic (1).

(1) Récemment, cependant, MM. Hirtz et G. Brouardel, à la suite de recherches de pneumographie entreprises sur diverses pneumopathies, ont reconnu à la tuberculose pulmonaire

O. — Spirométrie.

C'est seulement grâce à Hutchinson (1846) que la spirométrie est devenue un procédé d'exploration utilisable. Le spiromètre de Hutchinson (fig. 70) a l'aspect d'un gazomètre. Une cloche graduée par centimètres cubes plonge dans un cylindre en tôle rempli d'eau, dans lequel elle se meut à l'aide d'un contrepoids bien équilibré qui glisse le long d'une poulie. Dans le bas de la cloche vient s'aboucher un tuyau qui, en dehors du cylindre, est en communication avec un tube de caoutchouc avec embouchure, de sorte que l'air expiré pénètre directement dans la cloche, la soulève et permet ainsi l'évaluation de la quantité d'air par l'intermédiaire de l'échelle graduée. Si les mesures avaient besoin d'être rigoureuses, il faudrait à chaque mensuration tenir compte de la hauteur barométrique de la température ; mais, en pratique, on peut en somme passer outre.

Pour faciliter la recherche, Hutchinson a proposé quelques désignations brèves pour les quantités d'air utilisées dans chacune des phases respiratoires. On appelle *capacité pulmonaire vitale* la quantité d'air qui, après une profonde inspiration préalable, est éliminée par l'expiration profonde suivante. L'*air complémentaire* constitue la quantité d'air que l'on peut emmagasiner encore après une inspiration ordinaire au moyen d'une exagération du mouvement respiratoire. Quant à la quantité qui peut être éliminée encore après une expiration ordinaire, elle porte le

une formule pneumographique spéciale, qu'on ne retrouve dans aucune autre affection, et qui peut donc servir au diagnostic précoce. Cette formule est caractérisée par l'allongement de la ligne d'expiration, aux dépens de la ligne de vacuité pulmonaire disparue (V. *Presse médicale*, 19 mai 1900).

Pitres a très bien montré dans ses leçons (*loc. cit.*) la raison de l'insuffisance séméiologique de la mensuration thoracique par le ruban métrique ou par le cyrtomètre. En effet, dans le cas où une pression positive intra-pleurale détermine une ampliation de volume d'une moitié du thorax, tout l'hémisquelette thoracique est repoussé d'un côté ; c'est-à-dire que les points de repère choisis par l'appareil mensurateur, la ligne médio-sternale, par exemple, est refoulée en même temps que la circonférence thoracique. C'est ce que montre bien Pitres avec le *signe du cordeau* : si, chez un individu normal, on fait tomber un fil à plomb verticalement de la fourchette sternale, celui-ci passe par la région médio-sternale, l'ombilic et le milieu de la symphyse pubienne. Chez un pleurétique à hémithorax augmenté de volume, le cordeau passe toujours par la fourchette sternale et l'ombilic ; mais la ligne médio-sternale est située en dehors de lui, vers le côté malade. L'inclinaison du cordeau est le résultat de la déformation oblique ovalaire du thorax engendrée par l'épanchement pleurétique, et cette déformation explique que les résultats de la cyrtométrie soient entachés d'erreur : pour qu'ils fussent exacts, il faudrait que la mensuration s'établît à partir d'un repère fixe, tel que la ligne médiane tracée par le cordeau.

Le signe du cordeau permet d'apprécier le degré de la déformation thoracique, mais non la cause. Toutes les fois que les deux côtés de la poitrine supportent des pressions inégales, il se produit : c'est ainsi qu'on observe cette voussure dans l'emphysème unilatéral, dans les tumeurs du poumon, dans la congestion pulmonaire massive. Il peut même exister dans la splénopneumonie ; ainsi que l'ont vu M. Bourdel (Th. Paris, 1886) et M. Queyrat (*Revue de médecine*, 1886).

nom de *réserve* ; l'air qui après cette expiration forcée demeure encore dans le poumon constitue le *résidu* ; enfin on distingue sous le nom d'*air respiratoire ou courant* la somme d'air qui est mise en circulation pendant une respiration tranquille.

Jusqu'ici on n'a voulu reconnaître de valeur pratique qu'à la capacité

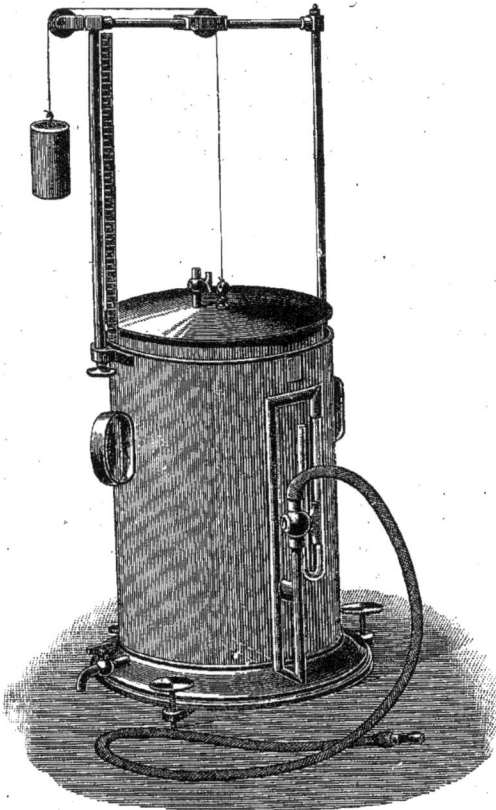

FIG. 70. — Spiromètre de Hutchinson.

pulmonaire vitale. Or, il a été démontré qu'on s'était laissé induire en erreur par l'impression d'exactitude des chiffres et qu'on avait considéré cette méthode d'investigation comme bien plus délicate qu'elle ne l'est en réalité. En voyant que dans les données normales les résultats des auteurs les plus dignes de confiance diffèrent déjà de plusieurs centaines de centimètres cubes, on hésitera à admettre que de petits foyers d'induration pulmonaire se trahissent par une diminution de la capacité vitale, avant d'avoir été reconnus par les autres méthodes d'exploration. Quelle que soit la justesse des principes généraux de l'appareil et de son emploi, dans le cas particulier la tentative échoue le plus souvent parce que les variations individuelles se meuvent dans des limites trop élastiques.

La moyenne de la capacité pulmonaire vitale pour un homme adulte est d'environ 3.000 à 4.000 centimètres cubes et, pour une femme, de 2.000 à 3.000 centimètres cubes.

Tout bien considéré, la capacité pulmonaire vitale dépend de la *taille*. Tous les auteurs sont d'accord sur ce point, quoiqu'ils varient entre eux quant aux chiffres. Arnold rapporte qu'à chaque augmentation de 2 cm. 5 de la taille au-dessus de 1 m. 57, la capacité pulmonaire vitale s'accroît de 150 centimètres cubes.

L'influence de l'*âge* se manifeste par la diminution de la capacité pulmonaire chez les enfants, ce qui, eu égard au volume du poumon, ne doit pas provoquer le moindre étonnement. Schnepf a trouvé pour l'enfant les chiffres suivants :

3 à 4 ans.	400 à 500 centimètres cubes
5 à 7 —	900	—
8 à 9 —	1.383	—
10	1.350	—
12 —	1.863	—
14 —	2.489	—

De certaines recherches, notamment de celles de Wintrich, il résulte que la capacité pulmonaire vitale augmente progressivement de 14 à 40 ans pour s'affaiblir ensuite.

Le sexe *masculin* possède une capacité pulmonaire plus considérable que le sexe féminin. La différence apparaît à partir de l'âge de 14 ans. Toutes choses égales d'ailleurs, on peut admettre que la capacité pulmonaire de la femme est environ des deux tiers aux trois quarts de celle de l'homme.

Malgré les opinions de Wintrich et de Hutchinson, Vogel et Simon, Fabius et Arnold accordent encore une influence *au volume* et *à la mobilité thoraciques*.

La capacité pulmonaire vitale atteint son chiffre le plus bas dans la position couchée ; elle est plus forte dans la position assise, et elle atteint son maximum dans la station debout. D'après les travaux de M. Wintrich, ces variations sont d'autant moins prononcées que l'individu est plus musclé ; elles peuvent cependant aller jusqu'à 600 centimètres cubes.

La *position sociale* et la *profession* ne sont pas sans importance, en ce sens que la capacité pulmonaire est d'autant plus faible que la vie est plus sédentaire et l'exercice musculaire moins fréquent.

Certaines causes accessoires, telles que la surcharge de l'estomac et de l'intestin, la grosseur ou l'accélération de la respiration, après des efforts musculaires, diminuent la capacité pulmonaire.

Théoriquement on comprend facilement quels sont les états pathologiques qui diminuent la capacité pulmonaire. Ce seront évidemment les obstacles siégeant dans les voies aériennes elles-mêmes, les foyers morbides intra-pulmonaires, la compression du poumon par des agents extérieurs, la gêne apportée à leurs mouvements par des adhérences pleurétiques, les affections thoraciques et abdominales douloureuses, etc.

Si la capacité pulmonaire vitale était uniforme pour tout le monde, on serait en état de reconnaître à l'aide de la spirométrie, et cela avec une grande certitude, les altérations et notamment les lésions latentes des organes respiratoires. Cela serait même encore possible si l'on connaissait la capacité pulmonaire de l'individu avec sa maladie. Dans la réalité, ces deux conditions ne sont pas remplies, et c'est là ce qui fait que la spirométrie ne peut rendre que de médiocres services au diagnostic général.

Le champ d'activité de la spirométrie doit être cherché dans une autre direction ; car, en répétant à plusieurs reprises les explorations, l'on a évidemment sous la main un moyen d'apprécier la marche d'une maladie. On a objecté qu'à force de se servir du spiromètre on augmentait artificiellement cette capacité. Il faut répondre à cela qu'un pareil résultat de l'emploi prolongé de l'appareil se produit très rapidement ; qu'alors la capacité pulmonaire devient, pour chaque individu en particulier, une quantité constante et qu'à partir de ce moment toute modification apportée à cette quantité devient réelle et utilisable (1).

P. — Pneumatométrie.

La pneumatométrie est une méthode d'exploration qui a pour but de déterminer la pression sous laquelle l'air atmosphérique se précipite dans les poumons et celle qui préside à son expulsion par l'expiration.

L'appareil consiste essentiellement en un manomètre à mercure ordinaire (fig. 71). L'une des branches présente une inflexion horizontale qui communique avec un tube de caoutchouc portant à son extrémité antérieure une source d'embouchure en corne (fig. 71). Cette dernière peut être introduite, au moment de la respiration, soit dans la bouche, soit dans la narine. Il est clair que la pression expiratrice se révèle par une quantité positive, c'est-à-dire fait monter la colonne de mercure dans la branche verticale et ouverte du manomètre ; pendant l'inspiration, au contraire, il se produit une ascension du mercure dans la branche opposée.

(1) Lire dans la *Phtisie pulmonaire* de HÉRARD, CORNIL et HANOT, l'excellent chapitre *Spirométrie*, 2e édition, p. 554.

L'appareil devient d'un emploi plus commode, si, comme je l'ai proposé, on intercale entre la branche horizontale du tube en verre et le
tuyau de caoutchouc un robinet métallique que l'on ferme à la fin de la
phase respiratoire, enfermant ainsi hermétiquement la colonne d'air dans
le manomètre et facilitant, par la conservation du niveau du mercure, la
lecture exacte de la hauteur de la colonne hydrargyrique. La valeur
réelle de la pression sera évidemment fournie par le nombre de millimè-

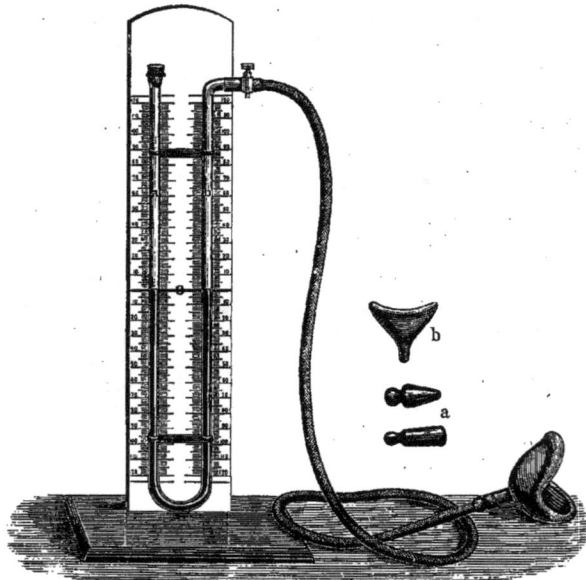

Fig. 71. — Pneumatomètre de Waldenburg, modifié par Eichhorst.
a, embouchure pour le nez ; — b, masque de Biedert.

tres dont s'est élevé le mercure dans l'une des branches, plus le nombre
de millimètres dont il est descendu dans l'autre.

Les erreurs sont fréquentes. Il arrive souvent que les malades sucent
l'embouchure du tube pendant l'inspiration, ce qui leur permet de faire
monter la colonne de mercure à volonté. Si l'attention est portée de ce
côté avant l'examen, on atteindra presque toujours le but désiré.

On fera bien également de faire faire aux malades, pour les habituer,
quelques inspirations pneumatométriques préalables avant d'utiliser pour
le diagnostic les résultats obtenus. Pour éviter les erreurs, Biedert a
recommandé l'usage, à la place de l'embouchure simple, d'un masque
buccal infundibuliforme et hermétique (fig. 71, b). Quant à Waldenburg,
il se sert du masque bucco-nasal adapté à son appareil pneumatique

transportable. Enfin, Krause a apporté aussi des améliorations à la construction du pneumatomètre.

Je considère que, pour une bonne recherche, il faut faire faire au malade une inspiration profonde suivie d'une expiration tranquille, lente et complète, chassant l'air dans le pneumatomètre, suivie elle-même d'une nouvelle inspiration profonde, en ayant soin d'éviter toute aspiration intercalaire. Certains auteurs ont donné la préférence à la respiration accélérée et forcée, qui donne, d'ailleurs, des chiffres plus élevés ; mais beaucoup d'entre eux, et notamment Waldenburg, en sont revenus.

A l'état normal, la valeur de l'expiration est toujours plus forte que celle de l'inspiration ; celle-ci est, en moyenne, de un tiers à un demi plus faible. Quelques essais m'ont donné comme moyennes chez les hommes :

$$\text{Inspiration} = 44 \text{ millim. Hg.}$$
$$\text{Expiration} = 60 \text{ millim. Hg.}$$

et chez les femmes :

$$\text{Inspiration} = 26 \text{ millim. Hg.}$$
$$\text{Expiration} = 36 \text{ millim. Hg.}$$

L'influence du sexe se manifeste donc par une diminution pour les femmes de la puissance pneumatométrique ; elle dépasse un peu la moitié de celle des hommes.

D'après mes documents personnels, l'âge et la constitution seraient sans influence. En ce qui concerne la constitution, j'ai trouvé un contradicteur dans Krause.

Lorsque la respiration est forcée, les valeurs pneumatométriques sont plus fortes ; la moyenne est de :

$$60 \text{ à } 80 \text{ millim. Hg.} = \text{inspiration.}$$
$$80 \text{ millim. Hg.} = \text{expiration.}$$

Dans les affections des organes qui sont en rapport avec l'acte de la respiration, il existe fréquemment des modifications de la capacité pneumatométrique, frappant tantôt le chiffre de l'inspiration, tantôt celui de l'expiration, tantôt les deux à la fois. L'importance de l'exploration pneumatométrique réside précisément dans ce fait qu'elle trahit l'existence de certaines maladies pulmonaires à une époque où toutes les autres méthodes d'investigation demeurent sans résultat. Cela est vrai surtout pour l'emphysème. Elle a de plus l'avantage de permettre de suivre pas à pas l'amélioration ou l'aggravation des affections qui sont justiciables de la méthode en question. Les principales conclusions auxquelles on est arrivé jusqu'à présent avec l'aide de la pneumatométrie peuvent se résumer dans les propositions suivantes :

Dans l'*emphysème pulmonaire*, le chiffre expiratoire diminue et est souvent dépassé par celui de l'inspiration, de façon à réaliser une proporion inverse de la normale. Il en est de même dans le catarrhe et l'asthme bronchique.

Dans la *phtisie pulmonaire*, le chiffre inspiratoire diminue seul au début ; celui de l'expiration ne s'abaisse qu'à une période ultérieure de la maladie.

Dans la *pleurésie avec épanchement*, la diminution atteint l'un et l'autre des actes respiratoires ; elle est cependant plus accusée pour l'inspiration. La *pneumonie fibrineuse* est soumise à la même loi.

Dans la *sténose laryngée ou trachéale*, il s'agit avant tout ou exclusivement d'abaissement de la pression inspiratoire.

Les *tumeurs abdominales* et *l'état de grossesse* diminuent principalement l'expiration.

La *fièvre*, ainsi que les bains chauds, amoindrissent l'intensité de l'inspiration et de l'expiration. Le contraire est vrai pour les bains froids.

3. — Percussion des organes de la respiration.

La percussion a pour but de déterminer, à l'aide de chocs exercés sur la paroi thoracique, l'étendue et la constitution physique des organes de la respiration. C'est une observation de vieille date qu'un tonneau dont on percute les parois rendra un son différent suivant qu'il est rempli d'air ou de liquide ; a-t-on affaire à un tonneau en partie seulement rempli de liquide, on sera, en raison de la différence de tonalité, à même de déterminer la limite entre le liquide et l'air. On pourrait croire que ce fut un pas facile à franchir que d'utiliser cette observation pour le diagnostic des affections des organes respiratoires. Néanmoins ce n'est qu'en 1761 qu'un médecin des hôpitaux de Vienne, Léopold Avenbrugger, a découvert la percussion du thorax, décrite par lui dans son fameux *Inventum novum.*

Ce qui nous choque et ce qui est presque incompréhensible pour nous, c'est le peu d'écho que la découverte d'Avenbrugger a trouvé chez ses compatriotes, notamment chez les célèbres cliniciens viennois, van Swieten et de Haën, et cette grande découverte fût peut-être tombée complètement dans l'oubli, si l'illustre Corvisart, médecin de Napoléon Ier, n'eût traduit en français l'*Inventum novum* d'Avenbrugger et si, mettant à contribution son expérience considérable, il n'eût mis en pleine lumière la valeur réelle de la nouvelle méthode. Parmi les médecins français, c'est Piorry qui pratiqua avec ferveur la percussion et la perfectionna en se servant du plessimètre inventé par lui. Quant à Barry et surtout à Wintrich, ils ont beaucoup fait pour la percussion : grâce au marteau percuteur introduit par eux, sa pratique est devenue plus facile et plus commode. L'explication physique des phénomènes de percussion fut fournie principalement, et d'une façon classique, par le clinicien viennois Skoda (1) et le clinicien berlinois Traube (2).

A. — *Méthodes de percussion.*

La percussion du thorax peut se pratiquer de deux manières. Ou bien l'on frappe, comme l'ont fait Avenbrugger et Corvisart, directement la paroi thoracique avec les doigts de la main droite légèrement

(1) Joseph Skoda, né le 10 décembre 1805, mort le 13 juin 1881.
(2) Ludwig Traube, né le 12 janvier 1818, mort le 11 avril 1876.

fléchis ; ou bien l'on se sert d'instruments spécialement destinés à cet usage. Dans le premier cas, la percussion est dite immédiate ou directe ; dans le second, elle est dite médiate, indirecte ou instrumentale.

La *percussion directe* ne sert aujourd'hui que dans des cas extrêmement rares. Avec elle, on n'obtient de son intense que lorsqu'on percute les parties osseuses de la cage thoracique. Si l'on percute les espaces intercostaux, le son obtenu, comparé à celui fourni par la percussion des os, est très léger (sourd). Il faut que le choc soit très énergique pour qu'il puisse être perçu par un cercle d'auditeurs un peu étendu. Cela est vrai surtout pour la femme, chez laquelle la glande mammaire et le riche pannicule adipeux qui garnit le thorax amortissent le son. Mais cette énergie même de la percussion devient pénible et douloureuse pour le malade. Quand jadis les adversaires de la découverte nouvelle ont présenté la percussion comme un moyen de martyriser les patients, ils n'avaient pas tout à fait tort. D'ailleurs, une percussion directe, énergique de la paroi pectorale doit être considérée comme une sorte de traumatisme, qui, par sa répétition fréquente, est capable d'exaspérer des processus inflammatoires évoluant dans les organes de la respiration.

Aujourd'hui, lorsqu'on a recours à la percussion immédiate, c'est exclusivement pour percuter la clavicule ou le sternum, ou pour éprouver la résistance au doigt des tissus (percussion palpatoire). Dans ces régions, où la peau est pauvre en tissu graisseux et en muscles, on obtient avec un choc faible et indolore pour le malade un son intense et perceptible assez loin.

La percussion immédiate devra toujours porter sur le thorax mis à nu. Il est étonnant qu'Avenbrugger ait recommandé la percussion opérée sur la chemise. Corvisart a attiré l'attention sur la diminution d'intensité et l'augmentation de la matité des bruits obtenus par la percussion ainsi pratiquée.

Mentionnons les *méthodes de percussion médiate* que voici :

> *Percussion digitalo-digitale;*
> *Percussion dactylo-plessimétrique;*
> *Percussion à l'aide du plessimètre et du marteau;*
> *Percussion à l'aide du marteau et des doigts.*

Pour exécuter la *percussion digitalo-digitale*, l'on applique énergiquement sur la paroi thoracique le second ou le troisième doigt de la main gauche, et l'on percute cet intermédiaire avec l'index ou le médius recourbé en crochet de la main droite. Pour que le bruit de percussion acquière une résonance, le choc doit être court, léger et intermittent. Pour ce mode de percussion, comme pour tous ceux qui nous restent encore à étudier, les mouvements de la main qui explore doivent être exécutés exclusivement par l'articulation du poignet, le coude et l'épaule demeurant immobiles. On ne saurait assez inviter le débutant à acquérir l'élasticité du poignet à force d'exercices qui consisteront à rapprocher le bras du thorax, à fléchir le coude à angle droit et à faire exécuter avec la main à l'articulation radio carpienne des mouvements de flexion et de latéralité le plus étendus possible. Les pianistes, les violonistes et les bons tireurs d'épée, ont, à ce point de vue, un grand avantage sur les autres débutants.

La découverte de la percussion digitalo-digitale ne peut être attribuée à personne en particulier. Piorry rapporte que cette méthode a pris naissance et s'est developpée petit à petit dans son service parmi des auditeurs anglais et américains.

La méthode qui se rapproche le plus de la précédente par sa simplicité est la *dactylo-plessimétrie*. Elle a été découverte par Piorry (1826), qui la préférait à toutes les autres méthodes de percussion. Pour la pratiquer, on recouvre la surface à explorer avec un plessimètre, et l'on percute celui-ci avec l'index ou mieux le médius de la main droite recourbé en crochet. Il faut avoir soin que ce soit l'extrémité unguéale du doigt percuteur qui choque la surface du plessimètre, et, pour éviter tout bruit accessoire, l'ongle devra être coupé court. Il en est de même dans la percussion digitalo-digitale, mais pour une tout autre raison, à savoir, pour ne pas provoquer de douleurs dans le doigt percuté, ce qui arriverait si l'ongle du doigt percuteur n'était pas coupé court.

Le plessimètre doit être appliqué énergiquement contre la paroi du thorax et la toucher intimement, de façon à empêcher toute interposition d'air.

Lorsqu'on ne s'est pas conformé à cette règle, que ce soit à dessein ou non, la percussion donne un bruit accessoire spécial qui sera décrit plus tard sous le nom de bruit de pot fêlé. Chez les individus dont la poitrine est très velue, il peut arriver que, malgré toutes les précautions, il reste une couche d'air entre le thorax et le plessimètre et que le bruit en question se produise. On ne peut éviter parfois cette cause d'erreur qu'en mouillant la paroi thoracique et ses poils, en collant ceux-ci fortement contre la surface sous-jacente et en ne percutant qu'après avoir bien appliqué l'instrument par-dessus. Rappelons aussi que la résonance du son de percussion devient plus forte à mesure que l'on augmente la pression sur le plessimètre.

Autant que possible, l'exploration ne sera point pratiquée par-dessus la chemise ; en tout cas, l'on veillera à ce que la chemise s'adapte bien au thorax, sans faire de plis. Quant à la percussion faite par-dessus les vêtements, elle est sans valeur aucune, le son de percussion étant modifié par les couches d'épaisseur variable et les plis que forment les vêtements.

Le son de percussion le plus pur et le plus intense s'obtient en appliquant, ce qui est la règle, le plessimètre dans les espaces intercostaux. Il en est de même pour la percussion digitalo-digitale. En comparant le son fourni par la percussion des espaces intercostaux avec celui que donne la percussion des côtes adjacentes, on se convaincra aisément de la moindre intensité et du plus de matité de ce dernier. Cela ne peut s'expliquer autrement que par la plus grande facilité avec laquelle, une surface étrangère étant interposée entre eux et le doigt percuteur, les muscles intercostaux moins résistants transmettent les chocs au paren- chyme pulmonaire ; les parties osseuses rigides constituent en effet une sorte de sourdine. Les résultats de la percussion médiate sont donc en opposition avec ceux de la percussion directe, car dans cette dernière le son acquiert son maximum d'intensité lorsqu'on fait entrer en vibration le squelette du thorax.

Sous le nom de *plessimètres* on a recommandé un grand nombre d'ins- truments en forme de plaques ; à n'en pas douter, chaque nouvel « inventeur » considère son plessi- mètre comme le meilleur possible. Les plessi- mètres diffèrent beaucoup par leur forme, leur substance de fabrication et leurs dimensions. Des plessimètres discoïdaux, lenticulaires, carrés, aux dimensions les plus variables, étaient fabriqués tantôt en ivoire, tantôt en caoutchouc vulcanisé, en maillechort, en verre, en bois et ainsi de suite. Tout récemment encore, Ewald et Sahli ont pré- conisé l'emploi d'une gomme-grattoir ordinaire en guise de plessimètre. Mais, quoique la forme, les dimensions et la matière première du plessi- mètre exercent une influence indiscutable sur les propriétés du son de percussion, cette influence se réduit, dans la pratique, à si peu de chose qu'elle peut être considérée presque comme une quantité négligeable. Personnellement nous nous servons depuis des années, comme plessimètre, d'un petit bloc de sapin blanc, de 4 centimètres de long sur 2 centimètres de large et 5 centimètres d'épaisseur. Il nous fournit un son de percus- sion très intense et très pur ; les doigts le manient sans difficulté d'une manière sûre et commode, et, suivant la largeur des espaces intercostaux, il peut être posé de face ou de champ. On peut aussi recommander les plessimètres en verre trempé de Bohême, innovés par Hesse ; ils présentent l'avantage de laisser voir par transparence la surface à percuter.

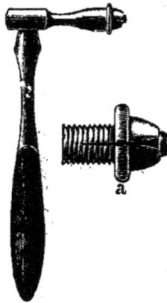

Fig. 72. — Marteau à per- cussion (1/2 grandeur na- turelle).

a, cône (grandeur natu- relle).

En pratiquant la *plessimétrie avec le marteau (percussion armée)*, il faut veiller à ce que le manche du marteau soit saisi à pleine main et qu'on le maintienne entre d'une part le pouce, d'autre part l'index et les autres doigts de la main droite. Le centre des mouvements imprimés à l'instru- ment doit être exclusivement dans le poignet. Il faut veiller, en outre, à ce que l'axe vertical du marteau vienne tomber perpendiculairement sur le milieu du plessimètre. Pour se convaincre de l'importance de ces pré- cautions, on fera l'expérience suivante : après avoir appliqué le plessi- mètre fortement contre la paroi thoracique, on percutera de telle façon qu'à chaque coup le marteau frappe de plus en plus obliquement la sur- face plessimétrique. A chaque coup aussi, le son de percussion deviendra plus faible et plus mat. Cela s'explique, en ce sens que dans la percussion oblique on n'emploie pas le maximum d'énergie pour la production du son ; une partie de cette énergie va se perdre latéralement dans la masse plessimétrique elle-même.

Que l'on applique maintenant le plessimètre à la limite entre le poumon et le foie, de telle sorte que l'une des moitiés du plessimètre se trouve placée au-dessus des parties aérées du poumons, et l'autre sur le foie. Si l'on se met à frapper alors alternativement sur le tiers supérieur, moyen et inférieur du plessimètre, le son le plus clair sera fourni par le tiers supérieur, tandis que le tiers inférieur rendra le son le plus mat. On voit donc que le point de la surface du plessimètre frappé par le marteau ne laisse pas que d'exercer une influence sur les propriétés du son de percussion.

Je recommande d'employer un marteau pas trop lourd. Le percuteur trop lourd cause des douleurs au malade et ne permet pas de se rendre bien compte de la résistance de la surface percutée ; les marteaux trop légers sont aussi passibles de ce dernier reproche. Cozzodi, à Zurich, fabrique des marteaux percuteurs de forme très convenable. La gomme, qui s'use en peu de temps, peut sans difficulté aucune être remplacée par le médecin lui-même ; dans ce but, il n'a qu'à dévisser le cône terminal (fig. 72).

Il nous reste à citer encore la *percussion avec le marteau et le doigt.* Elle consiste dans la substitution au plessimètre de l'un des doigts, que l'on percute avec le marteau. Les indications de son emploi sont extrêmement restreintes ; on s'adresse à cette méthode dans les cas où les espaces intercostaux sont très étroits, comme cela arrive sur le thorax des enfants, alors que le plessimètre est trop large pour y trouver sa place.

Les avis sont partagés sur la *valeur respective des différentes méthodes de percussion* ; l'habitude et l'habileté qu'on a acquises avec telle ou telle méthode sont probablement les causes des divergences qui existent à ce sujet. Il est des médecins qui préfèrent la percussion digitalo-digitale à tous les autres procédés et, notamment, à l'emploi du marteau. Elle a, en tout cas, l'avantage de ne pas nécessiter d'instruments spéciaux. Mais la pratique en est difficile ; c'est elle qui exige le plus d'habileté de la part du praticien, de sorte qu'il est permis d'affirmer que celui qui percute bien avec les doigts ne rencontrera aucune difficulté dans l'emploi du marteau. Il faut donc que les débutants s'exercent avant tout à la percussion digitalo-digitale. Dans la clientèle d'ailleurs, cela produit mauvais effet de voir un praticien esclave de ses instruments et incapable de pratiquer une exploration pulmonaire non armée.

La percussion digitalo-digitale est surtout utile à l'examen du thorax infantile et de celui d'individus ayant des espaces intercostaux très étroits.

Lorsque, en effet, dans la plessimétrie avec le marteau on veut obtenir un son de percussion pur et net, il faut une largeur des espaces intercostaux suffisante pour que le plessimètre puisse y trouver place. Si celui-ci touche les côtes si peu que ce soit, il se produit des bruits accessoires et la pureté du son pulmonaire est perdue. Il est bien évident que le doigt s'introduira bien mieux dans un espace intercostal étroit que le plessimètre qui a toujours une certaine largeur. D'après quelques auteurs, l'avantage principal de la percussion digitalo-digitale est la possibilité de s'assurer les différents degrés de résistance que révèle la percussion des régions aérées ou indurées. A mon avis, cet avantage existe également quand on percute avec le marteau, si on percute avec les précautions que nous indiquerons plus loin.

La supériorité de la percussion avec le marteau sur la percussion digitalo-digitale réside avant tout dans la facilité de son exécution. De plus, la première donne un son d'une intensité et d'une pureté impossibles à atteindre, la force de percussion restant la même, avec la méthode digitalo-digitale. Cela a son importance principalement pour les démonstrations dans les cliniques, quand il s'agit de rendre le son de percussion nettement perceptible à des auditeurs quelquefois assez éloignés.

Tout praticien doit arriver à pouvoir percuter et à apprécier justement le son obtenu, *quelle que soit la position du malade*. On ne peut pas toujours exiger des malades gravement atteints ou très faibles qu'ils prennent l'attitude la plus commode et la plus convenable pour l'exploration. Chez les malades qui peuvent se lever, il faut percuter, le corps étant dans la station debout ou assise. Pour la station assise, le siège doit être une chaise sans dossier, qui permet l'accès du thorax en tout sens ; si on n'a à sa disposition qu'un siège à dossier, il faut asseoir le malade de façon à ce que ce dernier corresponde à l'un des côtés de la poitrine et que l'autre côté et les parois thoraciques antérieure et postérieure soient complètement libres et accessibles à la percussion. Lorsque le malade est au lit, on explorera les parois antérieure et latérale dans le décubitus dorsal, la paroi postérieure dans la position assise. Dans le premier cas, les bras seront placés dans le relâchement le long du tronc, parce que toute contraction des muscles pectoraux et surtout du grand pectoral doit être évitée. Les malades se figurent très souvent qu'ils doivent serrer les bras fortement contre la cage thoracique. Mais dans ces conditions chacun des différents muscles contractés agit, au moment de la percussion, comme un amortisseur du son. On peut s'assurer facilement, chez les individus bien portants, que le son de percussion au niveau des espaces intercostaux supérieurs est tantôt mat, tantôt clair, suivant que les muscles pectoraux sont contractés ou relâchés. Il ne faut donc pas non plus permettre aux malades, au moment de la percussion du creux sus-claviculaire, de tourner la tête du côté opposé, comme ils le font volontiers, parce que la tension des muscles du cou affaiblit l'intensité de la résonance.

Dans l'exploration des parties latérales de la poitrine, il faut évidemment éloigner les bras du corps suffisamment pour que le maniement du plessimètre et du marteau soit aisé. Pour l'examen de la paroi postérieure, le malade fléchira un peu la tête en avant et en bas, et placera en même temps les avant-bras en extension avec la paume des mains sur ses genoux, les croisera sur la poitrine. Il faut éviter, dans le premier cas, que le malade ne prenne ses bras comme point d'appui, afin que la contraction des muscles du dos n'enlève rien aux qualités du son de percussion.

Williams a attiré le premier l'attention sur la netteté et la sûreté des résultats de la percussion qui accompagnent l'exploration de régions symétriques de la cage thoracique. Sur le devant de la poitrine cependant on n'a recours ordinairement à ce procédé de comparaison que jusqu'au deuxième espace intercostal; car le cœur étant partiellement en proximité immédiate avec la paroi antérieure gauche de la poitrine, les rapports anatomiques, et avec eux les résultats de la percussion, ne sont plus les mêmes à gauche et à droite, au-dessous du deuxième espace intercostal. La percussion comparative ne serait donc d'aucune utilité.

Ce sont tantôt les conditions extérieures, tantôt le but actuel de la percussion qui servent de guide pour l'énergie à employer dans le coup de marteau. La percussion se divise naturellement en percussion forte, moyenne et faible. La percussion forte est dite également profonde ou intense; la percussion faible est désignée encore sous le nom de percussion superficielle ou légère.

L'*énergie de la percussion* doit en première ligne être réglée d'après l'élasticité du squelette thoracique et le volume des parties molles. C'est pourquoi, pour la percussion du thorax infantile, il convient d'employer une force moins considérable que pour celle d'une poitrine d'adulte. Dans chaque cas particulier, on frappera avec d'autant plus d'énergie que la région qu'on explore est recouverte d'épaisses couches musculaires. En avant, la percussion devra donc être plus forte dans les espaces intercostaux supérieurs que dans les inférieurs. En arrière, c'est la percussion de l'omoplate qui exige le plus d'énergie. En haut et en arrière, le choc percuteur devra, du reste, toujours être plus vigoureux qu'en arrière et en bas. Les parois latérales du thorax réclament presque toujours la percussion moyenne.

Un pannicule adipeux très développé, l'œdème de la paroi thoracique sont des causes capables de diminuer considérablement la résonance et exigent par conséquent la percussion profonde. Aussi la percussion forte sera-t-elle pratiquée sur la glande mammaire de la femme.

Quant à la *percussion forte ou profonde*, elle sera mise en œuvre dans les cas où la paroi thoracique touche directement des tissus non-aérés qui recouvrent eux-mêmes des parties pleines d'air, et où il s'agit de reconnaître l'existence de ces dernières au moyen de la percussion. Ce genre de percussion diminue l'influence amortissante du tissu vide d'air et permet la transmission partielle de l'ébranlement aux parties aérées. C'est grâce à lui qu'on peut diagnostiquer à travers des portions infiltrées du poumon la présence dans la profondeur de parenchyme aéré ou de cavernes.

Réciproquement, la percussion profonde révèle, le cas échéant, l'existence dans la profondeur de tissus vides d'air entourés de toutes parts par des parties aérées. Car, tandis que dans la percussion légère ou moyenne le tissu aéré suffit encore à la production d'un son clair, avec la percussion forte il n'en est plus de même, car le tissu aéré a des limites trop restreintes pour engendrer un son de même qualité. Grâce à ce procédé, on réussit à diagnostiquer des infiltrations pulmonaires situées à une grande profondeur. Avec la percussion forte, on délimite également la partie du cœur et du foie recouverte par le poumon (matité cardiaque et hépatique absolue).

Pour l'établissement des limites des portions de la rate sous-jacentes au parenchyme pulmonaire, J. Meyer a recommandé la percussion profonde avec le marteau.

La *percussion faible (douce, superficielle)* servira principalement à séparer aussi exactement que possible les tissus aérés du parenchyme qui ne l'est pas. La différence dans la qualité du son obtenu par ce procédé est extrêmement nette et distincte. Aussi y aura-t-on recours quand on voudra percuter les bords antérieurs ou inférieurs des poumons et les délimiter par rapport au cœur ou au foie. La percussion douce sera encore indiquée dans la recherche d'épanchements pleurétiques peu abondants ou d'infiltrations pulmonaires périphériques peu étendues. Enfin, c'est à elle que l'on s'adressera pour la détermination du niveau d'exsudats pleurétiques très abondants et pour la détermination, dans le pneumothorax, des portions du poumon qui respirent encore et se dilatent.

Rappelons encore que, dans l'exploration des organes abdominaux, la distinction entre la percussion forte et la percussion légère est à établir également. Cette dernière, comme il est aisé à comprendre, conviendra très bien pour la détermination du rebord inférieur du foie et pour la délimitation d'épanchements ascitiques ou d'accumulations gazeuses dans la cavité abdominale par rapport aux viscères qui y sont contenus.

Comme méthode de percussion de très grande importance, il faut citer ici la *percussion palpatoire*. Elle a pour but d'utiliser pour le diagnostic, en plus du son de percussion, la sensation de résistance perçue au niveau de la surface percutée. Si, pour la pratiquer, on se sert du plessimètre et du marteau, il faut saisir l'extrémité du manche du marteau à pleine main, placer l'index sur la tête du frappeur et ne pas percuter par chocs, mais sous forme de pression exercée sur la surface du plessimètre. Wintrich a montré que la percussion immédiate était le procédé le plus propre à la pratique de la percussion palpatoire.

On a dit aussi qu'en raison du peu de largeur des doigts la percussion digitalo-digitale permettait une délimitation plus exacte que ne le fait la plessimétrie avec le marteau ; cette différence disparaît, si l'on se sert de ce que Wintrich a décrit sous le nom de *percussion linéaire*. Pour celle-ci, on applique le plessimètre sur la région à explorer, non pas par sa grande surface, mais par une de ses arêtes, et c'est suivant cette arête que l'on percute. En déplaçant avec précaution l'arête du plessimètre, on obtient des résultats très exacts. Il faut, du reste, observer que dans *la percussion linéaire et la percussion pratiquée sur la grande surface du plessimètre* le son obtenu n'est pas également clair. Toutes choses égales d'ailleurs, il est plus clair dans le second cas que dans l'autre. Cela n'enlève cependant rien à la délicatesse de la percussion linéaire.

Pour terminer, nous dirons que le son de percussion peut être modifié par des influences extérieures, telles que la situation du malade dans la salle de visite, la nature du lit, la position du médecin et même la façon dont celui-ci est habillé. Le voisinage des murs influe beaucoup sur la qualité du son de percussion. Lorsque l'on percute le malade dans un coin, ce son sera sensiblement moins clair que quand il est placé au milieu de la pièce. De même, en plaçant l'individu immédiatement contre un mur, le son sera moins clair du côté du thorax tourné vers le mur. La hauteur et la forme de la salle peuvent aider à augmenter la sonorité obtenue par la percussion.

En ce qui concerne la nature du lit, on s'assurera facilement que le son est d'autant plus clair et plus pur que le lit est plus résistant. Des matelas mous et des lits de plume diminuent la résonance.

E. Seitz avait déjà fait remarquer que le son de percussion paraissait plus clair à l'explorateur quand son oreille était en regard de la surface percutée. Il faudra donc suivre le plessimètre de l'oreille au moyen de flexions appropriées de la tête et du haut du corps.

Wintrich a signalé l'influence qu'exerce sur le son de percussion la nature des vêtements du médecin. Il montra qu'une redingote en laine grossière pouvait amortir le son.

On ne peut recommander assez aux débutants d'avoir recours à la dermographie organopathique du thorax ; car elle facilite grandement l'édification du diagnostic. Piorry s'est particulièrement appliqué à cette *dermographie (organographisme)*.

Pour fixer les contours des organes, on peut faire usage de n'importe quel crayon qui marque bien sur la peau lisse et généralement grasse. Lorsqu'il s'agit de conserver les limites tracées pendant un certain temps, il faut s'adresser de préférence au crayon de nitrate d'argent. Il faut s'habituer à marquer d'un trait assez court, le point précis que l'on a percuté. Plus les traits sont nombreux et rapprochés, plus le tracé sera exact, car en les espaçant trop on laisse trop de jeu à l'imagination subjective. En percutant de haut en bas, c'est évidemment le bord inférieur du plessimètre qui indiquera la limite de la différence de son ; si l'on percute de droite à gauche, ce sera le bord gauche de l'instrument, et ainsi de suite.

Le médecin ne doit pas oublier que la percussion ne doit pas être pratiquée sur tous les malades et dans toutes circonstances. Ce serait une grosse maladresse de percuter des individus crachant du sang au moment de l'examen, ou venant d'avoir une hémoptysie. Le traitement, d'ailleurs, n'y trouverait aucun profit puisqu'au point de vue thérapeutique les diverses formes d'hémoptysie se valent ; on ne pourrait, au contraire, que nuire au malade, car l'ébranlement provoqué par la percussion peut exagérer l'hémoptysie ou la rappeler. On sera encore tenu de prendre des

précautions dans les affections douloureuses des poumons et les inflammations à leur acmé (1).

B. — Lois physiques fondamentales de la percussion.

Les phénomènes acoustiques engendrés par la percussion portent le
nom de *sons de percussion*. En règle générale, on a affaire à ce que l'acoustique appelle des *bruits*, c'est-à-dire des phénomènes sonores produits
par des vibrations irrégulières, non périodiques. Avec la percussion de la
cage thoracique de l'homme, on n'obtient pas de tons purs produits par
des vibrations périodiques et par l'air; aussi, au point de vue physique,
est-il inadmissible de remplacer l'expression de « son de percussion »
par celle de « ton de percussion ». Seul le ton tympanique, amphorique
ou métallique, dont il sera question plus bas, ressemble à un ton.

On a discuté longuement sur la question de savoir quel était, dans le
son de percussion, le véritable milieu vibrant et générateur des vibrations ? Les uns (Williams, Mazonn, Hoppe-Seyler) sont d'avis que, dans
la percussion, c'est exclusivement la paroi thoracique entrée en vibration
qui produit le son de percussion, tandis que Skoda considère le son de
percussion comme produit par les vibrations de l'air contenu dans les
poumons, et que Wintrich en attribue l'origine aux vibrations du parenchyme pulmonaire. Mais, il faut l'avouer, toutes ces manières de voir
sont trop exclusives ; en effet, les ébranlements déterminés par le marteau percuteur se propageant en surface dans une étendue de 4 à 6 centimètres et en profondeur à 5 centimètres, on est fondé à admettre que le
phénomène désigné sous le nom de « son de percussion » est le résultat
final des vibrations de la paroi thoracique, du parenchyme pulmonaire et
de l'air contenu dans les poumons. D'après Feletti, le rôle principal dans
la genèse du son de percussion est joué par les vibrations des côtes, dont

(1) L'intéressant exposé qu'on vient de lire appelle quelques remarques.
En France, la supériorité de la percussion digitalo-digitale sur la percussion instrumentale
est tellement reconnue qu'elle n'est même pas discutée (V. BARTH et ROGER, *Traité pratique
d'auscultation*, p. 701, 11ᵉ édition. — GRANCHER, *Technique de la percussion*, p. 59).
On pourrait même, avec le professeur Grancher, critiquer l'abandon trop absolu du plessimètre, qui rend quelquefois des services.

Deux plessimètres paraissent devoir être préférés :

1° Un marteau garni de caoutchouc percutant sur une lame de caoutchouc comme une
gomme à effacer ; il donne des sons clairs et retentissants, que l'élève et le médecin saisissent
facilement ;

2° *Le plessigraphe* de Peter. Celui-ci a l'avantage d'avoir la forme d'un crayon (il
porte, en effet, un crayon dermographique) et de permettre la percussion linéaire. C'est une
tige cylindrique d'ébène de la grosseur d'un porte-plume, de 10 centimètres de long, terminée
à son extrémité percutante par un cône tronqué garni de caoutchouc et à son extrémité percutée par un disque plat plus large où le doigt percuteur frappe facilement. Le plessigraphe est
gradué en centimètres, ce qui permet de faire des mensurations. En poussant un petit bouton
latéral, on fait sortir le crayon par l'extrémité inférieure, ce qui permet de marquer exactement le point où le son change de nature.

le ton est renforcé par la résonance de l'air contenu dans les poumons. Le parenchyme pulmonaire rendant les vibrations irrégulières, le ton primitif est transformé en un bruit.

Considéré au point de vue de ses propriétés acoustiques, le *son de percussion présente quatre variétés*, à savoir :

1. — D'après l'*intensité*, le son de percussion se divise en *son clair* et en *son mat*;

2. — D'après la *hauteur*, en *son de percussion haut* et *profond*;

3. — D'après sa *ressemblance à un ton*, le son de percussion est dit *tympanique (amphorique)* ou *non tympanique* ;

4. — *Son de percussion avec ou sans consonance* ; dans le premier cas, il s'agit de :

a) *Son avec consonance métallique*, ou :

b) *Bruit de pot fêlé.*

Il n'est pas malaisé de déterminer les *phénomènes physiques* qui régissent les propriétés d'un son de percussion. L'intensité du son de percussion dépend évidemment de l'amplitude des vibrations de l'air : plus grande est l'amplitude et plus intense est le son. Quant à la hauteur du son de percussion, ce qui la détermine, c'est le nombre des vibrations pendant une seconde : d'après les lois acoustiques bien connues, la hauteur du son s'accroît au fur et à mesure de l'augmentation du nombre des vibrations par seconde. La ressemblance à un ton que présente le son de percussion a pour raison d'être l'existence des vibrations sonores régulières (périodiques). Tout ce qui a trait à la genèse de la consonance sera discuté en lieu et place.

Il nous reste encore à ajouter qu'un son de percussion peut posséder simultanément plusieurs des propriétés acoustiques que nous venons d'énumérer. C'est ainsi, par exemple, qu'un son de percussion intense peut encore être haut ou profond et tympanique, et ainsi de suite.

C. — *Signification diagnostique des sons de percussion clair et mat.*

Le *son clair* est celui que l'on obtient en percutant un thorax qui renferme un poumon sain, respirant normalement, c'est-à-dire bien perméable à l'air. Les expressions : « son clair, son plein, son intense, son sonore », sont synonymes, mais elles sont à éviter comme ne correspondant à rien de physique. Lorsque la paroi thoracique est située au niveau d'un milieu privé d'air et d'une certaine épaisseur, le son de percussion devient mat et, à un degré plus élevé, obscur ou fémoral. On l'observe en premier lieu toutes les fois que le *parenchyme pulmonaire est vide d'air*. Le son mat se développe donc dans les cas où les alvéoles pulmonaires sont remplis de masses solides (exsudats fibrineux ou caséeux, de productions néoplasiques) ou de liquide ne renfermant pas la moindre bulle d'air, ou dans ceux encore où ces alvéoles sont devenus imperméables à l'air par l'effet de la compression exercée sur eux par un épanche-

EICHHORST. — DIAGNOSTIC.   II — 15

ment péricardique ou un abdomen distendu, ou quand ils ne contiennent plus d'air par suite d'atélectasie ou d'oblitération étendue. Le son de percussion devient, en outre, mat toutes les fois qu'il y a accumulation de *liquide dans la cavité pleurale* ou que *cette dernière est remplie de masses néoplasiques.*

Lorsque la plèvre est distendue par des gaz, il peut arriver que la percussion donne de la matité : cela arrive quand ces gaz sont soumis à une très forte pression.

Les affections des bronches, tant qu'elles demeurent exemptes de complications, n'influent en rien sur l'intensité du son de percussion. Pour décider si la matité est imputable à des maladies de la plèvre ou à des lésions du parenchyme pulmonaire, on s'appuiera sur les caractères des vibrations vocales affaiblies dans les premières, renforcées dans les secondes.

L'échelle qui s'étend entre le son clair et le son entièrement mat est remplie par des degrés intermédiaires très nombreux. On appréciera très aisément ces variations, si on pratique la percussion comparative des régions symétriques du thorax. L'explication physique de la multiplicité des degrés de matité est fournie par ce fait que les altérations morbides sont susceptibles d'entraver les vibrations des milieux résonnants à des degrés divers, suivant chaque cas particulier.

A l'état physiologique, l'intensité du son de percussion dépend tout d'abord de la *force du choc* percuteur. Plus l'énergie de la percussion est considérable, plus l'amplitude des vibrations des milieux sera grande ou, ce qui revient au même, plus le son sera clair. Aussi faut-il se poser cette règle de conduite de toujours percuter chacun des deux côtés avec une force égale; sinon, le côté frappé avec moins d'énergie donnerait moins de sonorité.

La *structure du thorax* n'est pas non plus sans influence sur l'intensité du son de la percussion. Celui-ci sera d'autant plus intense que la musculature et le pannicule adipeux du thorax seront moins épais et que les parties osseuses et cartilagineuses seront plus élastiques. Toutes ces conditions sont éminemment favorables à la transmission sans affaiblissement notable du choc de percussion aux poumons et à la production, au niveau de ceux-ci, de vibrations étendues. L'influence défavorable de la musculature se manifeste, spécialement chez les ouvriers, par l'affaiblissement du son de percussion dans la région du grand pectoral du côté droit, affaiblissement qui fait défaut du côté opposé, où le muscle homologue est moins développé. La contraction du grand pectoral, en augmentant l'épaisseur de la couche musculaire, peut rendre le son de percussion tout à fait mat.

Lorsque l'on percute des sujets chez lesquels il y a absence ou atrophie unilatérale de ce muscle, on percevra une différence très marquée entre les deux côtés.

L'action amortissante d'un pannicule adipeux est aussi réelle.

Dans les cas où il existe de l'œdème des téguments de la poitrine et où il s'est développé des épaississements circonscrits des parois thoraciques comme cela a lieu dans les abcès, les tumeurs, le son de percussion fourni par ces zones est aussi moins intense.

En ce qui concerne le squelette osseux et cartilagineux du thorax, ce n'est pas seulement son élasticité, mais encore sa courbure qui agit sur l'intensité du son de percussion. Plus cette courbure aura de convexité, plus elle sera capable d'empêcher la propagation du choc au parenchyme pulmonaire et plus elle diminuera l'intensité du son qui en résulte. Cela est si vrai qu'au niveau de la plus grande courbure des côtes, le son est moins clair que partout ailleurs. Ces phénomènes sont, d'ailleurs, très faciles à étudier sur les individus atteints de cypho-scoliose.

La sonorité du son de percussion dépend, en outre, du *volume de la masse mise en vibration*. Nous avons dit plus haut déjà que les ébranlements suscités par la percussion se propageaient dans la profondeur et dans le voisinage jusqu'à une distance déterminée, qui est d'environ 5 centimètres en profondeur et de 4 à 6 centimètres pour la dissémination en surface. Il ressort de là que le son de percussion est moins intense et relativement mat dans les régions thoraciques, auxquelles correspond un parenchyme pulmonaire tellement aminci et réduit que la propagation de l'ébranlement aux distances indiquées n'est plus possible. Cette manière de voir se trouve confirmée par ce qui se passe au niveau des sommets et des bords des poumons. Le son gagne en intensité au fur et à mesure qu'on s'éloigne de ces régions.

La *tension des parois thoraciques et du parenchyme pulmonaire* exerce également une certaine influence sur l'intensité du son de percussion. Sur la grande étendue du thorax, le son, ainsi que l'a très bien démontré Friedreich, diminue d'intensité au fastigium de l'inspiration ; il en est de même en cas d'efforts et d'accès de toux. Ce phénomène est surtout accentué chez les enfants jusqu'à l'âge de trois ans (A. Vogel). Si, pendant l'examen, les enfants deviennent remuants et poussent des cris, le son auparavant clair se transforme, séance tenante, en matité à la paroi postérieure de la poitrine. A chaque inspiration venant interrompre les cris de longue haleine, le son reprend passagèrement sa qualité primitive. Vogel a fait remarquer, et avec raison, que la diminution d'intensité est plus accusée à droite qu'à gauche à cause de la compression du poumon par la glande hépatique. Ce sont là des observations extrêmement importantes pour celui qui examine des enfants malades, observations dont l'ignorance peut devenir une source d'erreurs de diagnostic parfois fatales.

Il importe, enfin, pour l'intensité du son de percussion, que les conditions de la *transmission du son à l'oreille de l'observateur* soient aussi favorables que possible. Le son, nous le répétons, sera perçu le plus clairement si l'oreille de l'observateur est bien en regard de la région percutée. Le lit du malade, sa position dans la salle sont, comme nous l'avons vu, des facteurs capables de modifier la sonorité.

Le son tympanique que l'on obtient par la percussion du larynx, de la trachée, ou d'une cavité communiquant librement avec une bronche, semble non seulement plus élevé, mais encore plus clair, lorsque l'on fait ouvrir la bouche du patient.

Au point de vue pratique, il faut se demander jusqu'à quel point la percussion peut être utilisée pour le diagnostic des maladies des voies respiratoires. Il est aisé de voir, par tout ce qui précède, que certaine de ces affections peuvent échapper entièrement à la percussion. Le choc qui frappe la paroi thoracique n'atteint sûrement que les parties qui ne sont pas situées à une profondeur de 5 centimètres. Les foyers centraux imperméables à l'air et entourés de toutes parts par des couches épaisses de parenchyme pulmonaire aéré ne peuvent être reconnus par la percussion. Dans ces cas, il faut chercher d'autres moyens de diagnostic, dont le plus important est encore l'examen des crachats.

Ce serait toutefois une grosse erreur de croire que la percussion permet de diagnostiquer toute lésion pulmonaire siégeant à la superficie. Pour que des parties privées d'air et en contact avec la paroi thoracique donnent de la matité, il faut que leurs dimensions en surface et en profondeur atteignent certaines proportions. L'étendue du foyer en *surface* doit être équivalente environ à celle du plessimètre et avoir de 4 à 6 centimètres. En ce qui concerne la profondeur, on peut réussir à diagnostiquer par la diminution d'intensité du son de percussion des portions imperméables de la périphérie du poumon dont l'épaisseur ne dépasse pas 2 centimètres. Il est vrai que le diagnostic de ces foyers pathologiques si peu étendus réclame certaines précautions pendant la percussion. Si la percussion est forte, elles échappent à l'observation ; on ne les constate qu'avec la percussion assez légère, pour que les vibrations restent limitées et ne se propagent que fort peu au parenchyme voisin qui contient de l'air.

On ne constate la matité absolue, le son dit fémoral, que lorsque la masse privée d'air, sous-jacente à la paroi thoracique, a une épaisseur d'au moins 5 centimètres. Sinon, le choc percuteur peut encore se transmettre à travers la zone solide au tissu aéré, qui alors participe encore quelque peu à la genèse du son de percussion et en modifie le caractère.

Dans le cas où l'on désire déterminer nettement les limites qui séparent les portions périphériques du poumon qui renferment de l'air de celles qui en sont privées, il faut recourir simultanément à la percussion légère et à la percussion linéaire. Il faut éviter la percussion forte, parce que les parties aérées qui entourent les parties imperméables entreraient en consonance et élargiraient le domaine du tissu renfermant de l'air aux dépens de celui qui n'en contient point. A l'état physiologique, il faut se soumettre à cette règle lorsqu'on détermine les limites qui séparent le foie du bord inférieur du poumon et le cœur des bords antérieurs du poumon ; en d'autres termes, lorsqu'on veut délimiter les matités absolues hépatique et cardiaque. Bien souvent, il est bon de contrôler les résultats de la percussion par la palpation, notamment par la recherche linéaire des vibrations vocales.

Lorsqu'il s'agit du diagnostic de zones pulmonaires imperméables à l'air, entourées de toutes parts par du parenchyme aéré, on ne réussit à les découvrir que si ce dernier n'a pas une épaisseur de plus de 5 centimètres. Et la diminution d'intensité, en ce cas, ne se réalise qu'avec l'emploi de la percussion forte; elle ne se produit pas si on a recours à la percussion superficielle.

Ceci est important, surtout pour la délimitation des matités relatives cardiaque et hépatique. La matité relative de chacun de ces organes est plus étendue que la matité absolue et la dépasse d'une certaine portion recouverte par du tissu pulmonaire. Ces deux sortes de matité sont donc, au point de vue de la percussion, en opposition l'une avec l'autre, la matité absolue réclamant la percussion superficielle et la matité relative la percussion profonde.

P. Niemeyer et Weil ont particulièrement insisté sur ce fait, que la moindre intensité du son de percussion n'était pas due à l'influence amortissante bien connue des tissus privés d'air, mais à l'entrée, en vibration, sous l'influence d'une percussion énergique, de la masse pulmonaire de petit volume qui recouvre la portion non aérée.

Lorsque les alvéoles pulmonaires contiennent du liquide, comme dans l'œdème du poumon, ou du sang comme dans l'infarctus hémorragique, on ne constate généralement pas d'affaiblissement notable du son de percussion. Dans l'œdème du poumon, le liquide séreux renferme ordinairement de nombreuses bulles d'air, fait qui semble être la cause de la conservation de l'intensité du son de percussion. Si, contre toutes les règles, le transsudat alvéolaire chasse totalement le fluide aérien, le son de percussion devient mat, ainsi que l'a montré Traube dans une observation des mieux choisies.

En cas d'épanchements sanguins intra-alvéolaires, c'est l'exiguïté du foyer hémorragique qui s'oppose souvent à l'amortissement du son de percussion. Si l'infarctus, cependant, atteint les dimensions sus-indiquées et expulse totalement l'air des alvéoles pulmonaires, la matité ne fera pas défaut. L'importance de l'anaération complète et d'une certaine étendue se constate d'après l'influence à peu près nulle qu'exercent sur le son de percussion les tubercules miliaires, même en nombre considérable, lorsqu'ils sont disséminés dans le poumon, et à la fréquence avec laquelle échappent au diagnostic des foyers broncho-pneumoniques nombreux et de petit volume.

D. — *Signification diagnostique des sons de percussion aigu et grave.*

La hauteur du son de percussion dépend toujours du nombre de vibrations exécutées dans l'unité de temps. Plus ce nombre est élevé, plus le son est aigu.

Une oreille même peu exercée saisira facilement et appréciera sûrement la hauteur du son de percussion tympanique. Mais la difficulté augmente considérablement lorsqu'il s'agit de déterminer avec certitude la totalité du son non tympanique, que celui-ci soit clair ou mat. En règle générale, la hauteur du son de percussion n'a pas grande valeur au point de vue du diagnostic. Les auteurs cependant qui prétendent qu'il est impossible de discerner la hauteur des bruits (E. Scitz est du mombre), commettent une erreur des plus grossières.

La hauteur du son de percussion dépend de facteurs qui sont : la *tension* des organes participant à la production du son de percussion, et le *volume* du milieu aéré mis en vibration.

En ce qui concerne la tension, le phénomème est soumis à la loi qui régit les membranes et les cordes tendues, et qui veut que la hauteur du son soit d'autant moins considérable que les tissus sont moins tendus. La tension du parenchyme pulmonaire joue ici le rôle le plus important. L'augmentation de tension des parois du thorax et surtout des muscles pectoraux crée également une tonalité plus élevée du son de percussion. Le relâchement du tissu pulmonaire produisant, comme nous l'apprendrons plus loin, un son tympanique, le son de percussion est fréquemment à la fois tympanique et grave.

L'influence du volume de la masse vibrante est démontrée par ce fait que les portions excisées du poumon donnent toujours un son plus aigu que le poumon entier, et qu'au niveau des lobes pulmonaires isolés le son de percussion est d'autant plus élevé que le volume de ces lobes est moindre.

A l'état normal, la tension et le volume des poumons sont dans un rapport généralement inverse. Dans l'inspiration, la tension de la paroi thoracique et du poumon augmente et crée les conditions nécessaires à la production d'un son aigu inspiratoire. Comme en même temps les poumons, c'est-à-dire le tissu vibrant par excellence, augmentent de volume, il se produit des conditions qui rendent le son de percussion plus grave. Donc le résultat final dépend, en somme, de la prépondérance de l'un ou de l'autre des deux facteurs, et ce résultat se complique encore de modifications dans l'intensité du son. D'après toutes ces considérations, on voit que la recherche des *changements de tonalité à l'inspiration et à l'expiration* est chose très complexe. Sa valeur diagnostique est encore un sujet de grandes discussions. Da Costa, qui la désigne sous le nom de *percussion respiratoire*, lui en accorde une considérable, et son opinion concorde, du moins en partie, avec celle de Friedreich ; Rosenbach, au contraire, lui refuse toute importance, parce qu'il rapporte les modifications de tonalité exclusivement aux changements de tension des parois thoraciques.

Sur la plus grande partie du thorax sain, le son de percussion, pendant une inspiration profonde, augmente de hauteur et diminue d'intensité. L'élévation de tension inspiratoire du poumon et de la paroi pectorale triomphe donc, en général, de l'augmentation du volume du poumon agissant en sens opposé. Friedreich désigne ce phénomème sous le nom de modification inspiratoire régressive du son.

La modification respiratoire du son est tout autre lorsqu'on se rapproche des bords du poumon, et qu'on percute la zone qui fournit la matité que nous décrirons plus tard sous le nom de matité relative du cœur et du foie. Contrairement à ce qui avait lieu tout à l'heure, le son, en cet endroit, devient, sous l'influence d'une inspiration profonde, plus grave et plus intense. Ici, la prépondérance est acquise à l'accroissement de volume de la masse vibrante et à l'augmentation de l'air qu'elle contient, et non plus à l'élévation de tension des milieux résonnants. C'est ce qui constitue la modification inspiratoire progressive de Friedreich.

Il faut remarquer que le son ne passe pas subitement de l'une de ces tonalités à l'autre ; il existe une zone neutre intermédiaire où toute modification respiratoire du son fait défaut, où il y a équilibre entre l'augmentation de tension et l'accroissement de volume des organes participant à la production du son de percussion. Mais dans cette zone l'expiration profonde rend le son de percussion plus grave, ce qui n'a pas lieu dans les zones des modifications inspiratoires régressive et progressive. Il se produit, à ce niveau, ce que Friedreich appelle une modification régressive expiratoire.

A l'état pathologique, Friedreich a observé les changements suivants dans la modification respiratoire du son :

1. — Dans l'*emphysème pulmonaire* léger, cette modification respiratoire est peu marquée. Si l'emphysème est très accusé, elle fait entièrement défaut.

La cause de ce phénomène réside dans l'impuissance du thorax, qui, dans l'emphysème, est en état de dilatation inspiratoire permanent, à acquérir une plus grande tension inspiratoire. Ce caractère sera donc utile pour reconnaître la maladie, pour en apprécier le degré de développement et pour éprouver l'action des moyens thérapeutiques dirigés contre elle.

2. — Dans la *pneumonie fibrineuse*, la modification respiratoire du son manque dans les points hépatisés ; elle n'apparaît qu'à la période de résolution en même temps que le son tympanique.

3. — Elle manque également dans la *pleurésie avec épanchement* au niveau des zones de matité.

4. — Dans le *pneumothorax* on observe, en règle générale, la modification inspiratoire régressive.

5. — Il en est de même dans les cas de *foyers multiples d'induration* au sommet des poumons.

Lorsqu'on veut comparer, au point de vue de la tonalité, les sons de percussion fournis par des régions symétriques de la poitrine, il faut, d'après ce qui précède, pratiquer l'examen toujours pendant la même phase respiratoire. Très souvent, le son de percussion est un peu plus grave à droite qu'à gauche ; la réciproque est bien moins fréquente.

Dans les *épanchements pleurétiques* d'abondance moyenne, le son de percussion devient très souvent, dans la région sous-claviculaire, extrêmement clair et grave. Mais le son de percussion devient aigu et mat (Traube insiste sur ce point) dès que le niveau supérieur du liquide dépasse la hauteur du mamelon. Dans le premier cas, le son devient plus grave à cause du relâchement du tissu pulmonaire ; dans le second, son acuité plus considérable est due à la diminution de volume du parenchyme encore aéré et capable de vibrer.

Traube a fait remarquer également que, dans la *pneumonie fibrineuse* du lobe inférieur, le son de percussion fourni par les portions antérieures remplies d'air devient très sonore et très grave et appelle souvent l'attention sur l'existence du processus d'hépatisation. Quant au phénomène lui-même, il l'explique par l'abaissement de tension des parties aérées du poumon. Friedreich est venu réfuter récemment cette théorie, sous le prétexte qu'au niveau d'un tissu pulmonaire en état de relâchement, il n'a jamais constaté de son tympanique. Il admet que l'exagération de la ventilation amène une distension pulmonaire aiguë supplémentaire, ce qui produit un son plus grave.

Lorsque la pneumonie gagne du terrain, le son grave initial se transorme en son aigu, parce qu'à ce moment la masse du poumon aéré et susceptible de vibrer se trouve très réduite et que la diminution de volume l'emporte alors sur la diminution de tension.

Skoda avait déjà remarqué que l'*infiltration des sommets* se manifestait, avant l'apparition de toute autre modification du son de percussion, par une hauteur inégale de son en des régions homologues. Cela tient à la diminution dans l'aération des tissus percutés, diminution qui amène à sa suite l'augmentation d'acuité du son de percussion.

Enfin, l'on rencontre encore un son de percussion grave dans les *affection des bronches*, toutes les fois que le calibre de celles-ci est demeuré oblitéré pendant un certain temps et qu'après résorption partielle de l'air du poumon le tissu de celui-ci a diminué de tension.

Il faut rappeler ici que la tonalité du son de percussion ne dépend pas seulement des maladies des voies respiratoires, mais qu'elle subit aussi l'influence des affections des organes voisins. Dans la *péricardite exsudative*, j'ai rencontré très souvent une modification de la tonalité dans la région sous-claviculaire gauche. On se trouve en présence, dans ce cas, des conditions énumérées à propos de la pleurésie avec épanchement : la genèse du phénomène est exactement la même. Dans la péricardite d'intensité moyenne, le son de percussion est extraordinairement grave, et cela souvent avant qu'il ait pris le caractère tympanique. Si au contraire l'épanchement péricardique est très abondant, le son est légèrement mat et plus aigu que dans la région correspondante du côté opposé.

Les mêmes modifications peuvent être créées par la *distension de la cavité abdominale*, lorsque celle-ci provoque un refoulement prononcé du diaphragme vers la cavité thoracique. La modification de tonalité s'observe là encore au niveau des régions thoraciques antéro-supérieures et est ordinairement bilatérale. La nature même de la maladie causale n'a rien à y voir, et il importe peu qu'il s'agisse ou de collections liquides, ou d'accumulations gazeuses, ou de tumeurs de la cavité abdominale (1).

(1) Une remarque de M. Grancher montre que cette question de la tonalité du son de per-

E. — *Signification diagnostique des sons de percussion tympanique et non tympanique.*

Quelle que soit la région où l'on observe le son de percussion tympanique retentissant (Williams, Traube), celui-ci est toujours dû à la présence de *cavités qui contiennent de l'air* ou de *tissu pulmonaire en état de relâchement*.

Ordinairement il n'est pas bien difficile, dans un cas donné, de déterminer celle de ces deux causes qui engendre le son de percussion tympanique; en effet, le son de percussion tympanique déterminé par des cavernes présente des modifications à la fermeture et à l'ouverture de la bouche (*phénomène de Wintrich*), tandis que le son de percussion engendré par le parenchyme pulmonaire relâché reste constant dans les mêmes conditions.

Son de percussion tympanique engendré par des cavités contenant de l'air. — On a étudié avec une minutie toute spéciale les lois acoustiques qui régissent le son tympanique obtenu au niveau de *cavités* sous-jacentes contenant de l'air. C'est dans ces conditions surtout que l'on constate la relation incontestable qui existe entre le son de percussion tympanique et un ton musical; et si, au lieu d'une cavité close de toutes parts, il s'agit d'un espace communiquant librement avec l'extérieur, la hauteur du son de percussion est dès lors soumise aux principes admis pour des tuyaux fermés à l'une de leurs extrémités.

Wintrich a admirablement étudié le *son caverneux tympanique*; ses recherches resteront toujours un modèle du genre.

Lorsqu'on percute un plessimètre tenu librement en l'air, on obtient un son mat, ressemblant à un bruit. Il en est tout autrement lorsqu'on place l'instrument un peu au-dessus de l'ouverture d'un vase ou d'une cavité à parois solides à peu près lisses et susceptibles de réfléchir le son. Que l'on prenne un vase en verre, un gobelet en fer-blanc, en bois ou en cuir, etc., et que l'on procède à la percussion dans les conditions indiquées, le son mat primitif fourni par le plessimètre tenu en l'air se transforme en un son tympanique très net. On obtient encore ce son en engageant une personne à ouvrir la bouche et en percutant un plessimètre placé devant l'ouverture buccale béante, ou encore en procédant à la percussion au-dessus de la cavité formée par la juxtaposition des mains. Dans toutes ces conditions ce son tympanique sera d'autant plus intense que l'on percutera à une distance plus rapprochée de l'ouverture.

Si l'on place un verre dans de la neige non serrée et qu'on percute au-

cussion n'a vraiment pas une grande importance. La hauteur du son de percussion a des rapports étroits avec son intensité; la première s'élève à mesure que la seconde diminue, de sorte qu'un son mat est généralement aigu, un son clair est généralement grave.

dessus de lui, le son de percussion est tympanique. En enlevant le verre et en procédant à la percussion au-dessus de la cavité créée ainsi, le tympanisme fait défaut parce que les parois de la cavité sont devenues inégales et irrégulières par le déplacement des cristaux. La percussion de poches en feutre grossier ne produit pas non plus de son tympanique.

La tonalité du son caverneux tympanique est facile à déterminer et à saisir par l'oreille ; ce caractère seul le rapproche déjà du ton musical et le sépare du bruit. Mais ce rapprochement se reconnaît encore mieux par le fait de la subordination de la hauteur du son tympanique à certaines lois empruntées à la musique. Dans les cavités closes, cette hauteur dépend de la longueur de la colonne d'air mise en vibration, c'est-à-dire la longueur de la cavité elle-même ; dans les cavités ouvertes, il faut en outre tenir compte d'un autre facteur, qui est le diamètre de l'ouverture.

La *tonalité du son tympanique* est en raison inverse de la longueur de la colonne d'air et en raison directe du diamètre de l'ouverture. Ces deux lois sont faciles à vérifier et sans le secours d'une instrumentation spéciale.

Prenez un verre, autant que possible en forme de cylindre allongé, et percutez au-dessus de son ouverture, pendant qu'un assistant le remplit graduellement de liquide en versant celui-ci le long des parois : vous observerez que le son de percussion deviendra de plus en plus aigu, au fur et à mesure que le verre se remplit ou, ce qui revient au même, au fur et à mesure que la hauteur de la colonne d'air mise en vibration diminue. Le même phénomène se constate si, au lieu d'un verre à boire, on emploie un verre de lampe qu'on plonge dans l'eau à des profondeurs de plus en plus considérables; on prend quatre verres cylindriques de hauteur et de calibre égaux ; tandis que le premier d'entre eux reste vide, on remplit les autres avec de l'eau, le n° 2 au quart, le n° 3 à moitié et le n° 4 aux trois quarts, de façon à ce que les différentes colonnes d'air superposées à l'eau soient entre elles comme 1 : 3 : 2 : 1. En percutant au-dessus de l'ouverture des verres, on perçoit nettement un accord parfait, ton fondamental (n° 1), tierce (n° 2), quinte (n° 3), octave (n° 4).

Le son tympanique grave, engendré par des vibrations d'une masse d'air plus longue et plus large, est en même temps plus intense que le son tympanique aigu. Cela tient à ce que, suivant une loi déjà signalée, la masse mise en vibration influe sur l'intensité d'un phénomène sonore.

Les lois qui président à l'influence qu'exerce le diamètre de l'ouverture de la cavité sur la hauteur du son de percussion tympanique, sont également très faciles à prouver. On fixe solidement sur une table un entonnoir un peu vaste, et on pratique la percussion successivement au-dessus de sa petite et de sa grande ouverture. La longueur de la colonne d'air est la même dans les deux cas. Malgré cela, le son obtenu au-dessus de la large ouverture est notablement plus élevé que celui obtenu au-dessus de l'orifice étroit. Plus l'orifice est large, plus le son de percussion est aigu ; la hauteur du son est directement proportionnelle au diamètre de l'orifice.

Ou, prenez encore un verre et percutez au-dessus de son orifice ; puis couvrez ce dernier successivement avec des carrés de papier dans le milieu desquels on a laissé des ouvertures de diamètre variable. La hauteur du son tympanique de percussion variera à chaque changement de couvercle, quoique la colonne d'air contenue dans le verre demeure intacte. Le son tympanique aura son maximum d'acuité au-dessus du vase non couvert ; il sera d'autant plus élevé que l'ouverture pratiquée aux feuillets en papier sera plus large.

Lorsque l'on pratique la percussion au-devant de la cavité buccale béante et que l'on engage le sujet de l'expérience à rapprocher progressivement et avec précaution les lèvres sans bouger les maxillaires, à rétrécir par conséquent la fente labiale en conservant à la cavité buccale ses dimensions premières, on entend, au fur et à mesure du rapprochement, le son tympanique devenir de plus en plus grave et ainsi de suite.

La largeur de l'orifice devient-elle trop grande ou les dimensions de la cavité trop petites, le caractère tympanique du son de percussion se perd. Wintrich déjà ne percevait plus le son tympanique dans les cas où le diamètre de l'espace sonore descendait environ à 1 centimètre.

Des considérations qui précèdent il résulte que la longueur d'une cavité et le diamètre de son orifice se trouvent dans un certain antagonisme par rapport à la hauteur du son de percussion tympanique. D'où la possibilité d'obtenir par la percussion, au niveau d'une vaste cavité, un son tympanique plus aigu qu'au niveau d'une cavité de petites dimensions, à la condition que l'orifice de cette dernière soit suffisamment étroit. Cette dernière condition a une certaine importance pratique, en ce sens qu'il faut bien se garder de conclure, sans plus ample informé, à l'existence d'une cavité plus ou moins vaste d'après la tonalité du son tympanique.

La genèse du son tympanique au niveau de cavités a été étudiée jusqu'à présent dans les conditions qui ne se présentent que rarement dans la percussion des organes respiratoires. Dans la percussion seule de la cavité buccale ou d'un pneumothorax communiquant largement avec l'extérieur, on obtiendrait, en percutant au-dessus de l'orifice dans les mêmes conditions que précédemment, un son tympanique. Dans la pratique, on ne réussit à mettre en mouvement l'air renfermé dans une cavité située dans l'appareil respiratoire qu'en percutant la paroi de la cavité elle-même. Cependant l'expérience nous apprend que ce fait ne modifie en rien les lois précédemment énoncées et que ces lois peuvent, par conséquent, être appliquées directement à la pathologie des voies respiratoires. Pour s'en assurer, il faut évidemment employer autre chose que des vases en verre ou en métal. La paroi de ces derniers serait, sans doute, tellement sonore que, pendant la percussion, le son produit par la vibration de la paroi masquerait plus ou moins le son tympanique produit par la colonne d'air. Mais si l'on a soin de choisir des vases en cuir ou en terre glaise, ou encore des cavités confectionnées artificiellement avec les parois vésicales ou intestinales d'un animal, on se convaincra facilement du caractère inébranlable des lois physiques qui régissent la genèse du son tympanique,

que l'on percute au niveau de l'orifice ou sur la paroi de la cavité. Recourons encore, pour le démontrer, à la cavité buccale ; qu'on percute au-devant de l'orifice ou qu'on percute les joues, le son tympanique est le même dans les deux cas.

Il convient de mentionner ici une autre loi, très importante pour le diagnostic. Il est facile de démontrer expérimentalement que la hauteur du son tympanique est sous la dépendance du plus grand diamètre de la cavité et que cette hauteur demeure toujours la même, que l'on percute une cavité cylindrique, ellipsoïde ou de conformation irrégulière suivant son plus grand ou son plus court diamètre. La percussion des cavités ellipsoïdes suivant ses différents diamètres ne crée pas d'autre différence qu'une diminution de netteté du son tympanique lors de la percussion suivant le plus petit diamètre.

Le son tympanique cavitaire se rencontre dans la *percussion du larynx, de la trachée artère et les bronches, au niveau des cavités pulmonaires contenant de l'air et, en cas d'accumulation de gaz dans la cavité pleurale (pneumothorax)*.

I. — Dans la percussion du *larynx* et de la *trachée*, il se produit un son de percussion tympanique, parce que ces deux organes représentent des cavités entourées de parois solides, lisses et aptes à la réflexion des ondes sonores.

C'est précisément dans la percussion du larynx et de la trachée que l'on peut produire par une multitude de procédés les phénomènes de la *modification de tonalité de Wintrich*. Le son tympanique change de hauteur, suivant que la bouche est ouverte ou fermée. La bouche ouverte, il est plus aigu ; la bouche close, il est plus grave. La profondeur peut encore être augmentée en obturant d'abord l'une, puis l'autre des narines ; si cette modification fait défaut, cela indique, d'après Wintrich, une obstruction du conduit nasal correspondant, qui peut être amenée par des tumeurs des corps étrangers ou une tuméfaction de la muqueuse. Dans cette expérience comme dans les suivantes, il faut tenir compte d'une indication pratique due à Bäumler ; si l'on percute dans la position horizontale, il arrive chez certaines personnes, que la racine de la langue glisse d'avant en arrière, et, fermant ainsi plus ou moins complètement l'orifice du larynx, empêche dans bien des cas la modification de tonalité de se produire ou la rend indistincte. Dans ce cas, on se voit contraint de recommencer l'opération, la langue étant tirée.

Il faut d'ailleurs remarquer que, la bouche étant béante, la protrusion de la langue suffit à elle seule pour augmenter l'acuité du son tympanique. Théoriquement, on aurait pu aussi attendre le contraire ; car, comme le prolapsus de la langue diminue le diamètre de la cavité buccale, le son devrait être plus bas. Mais, dans ce cas, il est évidemment une condition qui augmente la hauteur du son et qui est capable de compenser et au delà l'influence antagoniste précitée ; cette [condition, c'est l'accroissement d'étendue, grâce au prolapsus lingual, de la cavité pharyngienne.

Le son tympanique du larynx et de la trachée devient plus grave pendant le mouvement de déglutition. Cela vient de ce que, pendant l'acte de la déglutition l'épiglotte va recouvrir et rétrécir l'orifice du larynx. Même en cas d'absence de l'épiglotte, l'influence de la déglutition persiste, grâce au rapprochement des fausses cordes vocales, à la réclinaison de la langue et à l'occlusion consécutive du larynx.

La rétroflexion énergique de la tête produit les mêmes effets. La colonne vertébrale augmentant ainsi sa courbure antérieure, il se produit un rétrécissement du pharynx et conséquemment une diminution de la hauteur du son tympanique. On pourrait être tenté de s'adresser encore, pour expliquer le phénomène, à l'élongation et à la tension des organes cervicaux. Mais ce facteur agirait au contraire dans un sens tout à fait opposé. Une trachée enlevée sur le cadavre et allongée par traction donne à la percussion précisément un son tympanique plus élevé ; car, quoique l'allongement artificiel doive à la vérité rendre le son plus grave, la chose ne se produit pas en raison de l'hypercompensation due à la tension plus considérable des parois de la trachée. La réclinaison de la langue ou du voile du palais n'entre aucunement en ligne de compte, car le phénomène persiste, alors même qu'on fait tirer la langue et qu'on la maintient ou que le voile du palais a été détruit par l'ulcération.

Pendant l'inspiration profonde, le son de percussion tympanique au niveau du larynx et de la trachée augmente d'acuité. Cela tient, ainsi que l'a démontré Friedreich, à un élargissement de la fente glottique. Dans la respiration calme ordinaire, les modifications sont trop légères pour provoquer, pendant les diverses phases respiratoires, des changements perceptibles pour l'oreille. Mais si on fait faire ces inspirations profondes et si on fait ouvrir la bouche, on percevra les différences de tonalité. La béance de la bouche doit évidemment rester la même pour qu'il n'y ait pas de cause d'erreur. Les mouvements respiratoires de l'épiglotte sont trop peu étendus pour qu'on puisse leur accorder un rôle important dans le phénomène ; d'ailleurs, les différences respiratoires de la tonalité se réalisent encore, alors même qu'on opère sur des individus qui n'ont pas d'épiglotte.

L'influence de la dilatation de la glotte sur la hauteur du son tympanique laryngo-trachéal est surtout démontrée par les modifications que l'on observe pendant l'émission des sons. Lorsque le sujet émet un son, le tympanisme devient plus grave, parce que les cordes vocales se rapprochent et rétrécissent l'orifice supérieur du larynx. Il faut toutefois remarquer que la tension des cordes vocales influe, elle aussi, sur la gravité du son, et je ne puis approuver Freidreich qui n'accorde aucune valeur à ce facteur. Avec un peu d'exercice, on arrive facilement à tendre les cordes vocales, la cavité buccale conservant son étendue, de façon à produire alternativement des notes aiguës et graves, sans que celles-ci soient très intenses. Dans ces expériences, on constate que toujours le son tympanique diminue de hauteur dans l'émission des sons, mais cette diminution est notablement plus prononcée pour les notes aiguës que pour les notes graves.

Wintrich avait déjà signalé la suppression du tympanisme au cours d'efforts énergiques. Le son devient alors plus mat et plus aigu. Même, dans ces conditions, l'influence de l'ouverture et de l'occlusion de la bouche sur la hauteur du son demeure entière, quoique la juxtaposition des fausses cordes vocales et la fermeture par l'épiglotte de l'orifice laryngé coupe toute communication avec la cavité buccale. De tout cela, il résulte que le son de percussion trachéo-laryngé n'est pas dû seulement aux vibrations de l'air contenu dans les voies respiratoires, mais qu'il est de nature complexe et qu'il faut tenir compte, en ce qui concerne sa genèse, de la résonance qui a lieu dans les cavités buccale, pharyngienne et nasale.

Chez les femmes et les enfants, le son tympanique laryngo-trachéal est plus aigu que chez les hommes. Cela tient aux différences de dimensions : le larynx de la femme et celui de l'enfant sont plus petits que celui de l'homme ; c'est là le facteur principal de la variation du son de percussion. Cependant il faut également tenir compte des différences de longueur de ces organes. Parmi les hommes eux-mêmes, ceux qui ont le cou court donnent un son de percussion tympanique plus aigu que ceux qui ont ce que l'on appelle un cou de cygne.

Au point de vue de l'intensité du son de percussion tympanique, il faut tenir surtout compte de certaines conditions extérieures. Plus les parties molles du cou sont épaisses et les parois du tube laryngo-trachéal peu élastiques, moins le son de percussion est intense. Les conditions de transmission des vibrations influent considérablement sur l'intensité du son obtenu. La bouche étant béante, ce son est bien plus clair; l'intensité est encore plus grande si on fait tirer la langue, car on réalise ainsi des conditions extrêmement favorables à la propagation au dehors du son par l'élévation du larynx, le redressement de l'épiglotte et l'élargissement de la cavité pharyngienne.

Il ne faut, d'ailleurs, pas oublier que le son tympanique laryngé ou trachéal n'est pas dû uniquement à la vibration de l'air contenu dans ces organes. L'ébranlement se communique évidemment en bas à l'air remplissant l'arbre bronchique, et en haut à celui que renferment les cavités pharyngienne, buccale et nasale, de sorte que les colonnes d'air sus et sous-jacentes influent sur le son tympanique trachéal et laryngé proprement dit et le modifient. La démonstration de ce fait est surtout facile en ce qui concerne la colonne d'air supérieure ; on verra en effet par la suite que cette influence persiste, alors même que l'orifice supérieur du larynx a été fermé à dessein.

II. — Dans la percussion des *bronches* de gros calibre, que l'on isole sur le cadavre, on obtient exactement, et pour les mêmes raisons, le son tympanique que donne la percussion du larynx et de la trachée. Chez l'homme bien portant, ce son tympanique bronchique ne peut être réalisé par la percussion du thorax, parce que les bronches de gros calibre sont enveloppées de toutes parts par des couches épaisses de parenchyme pulmonaire aéré, qui interceptent le choc percuteur et l'empêchent d'arriver aux bronches.

Ce n'est que chez des individus très maigres, à parois thoraciques minces et flexibles, que j'ai pu observer très rarement, en une zone circonscrite de la poitrine, le son tympanique bronchique, et cela sans qu'il y eût trace de lésions des voies respiratoires. Cette zone avait tout au plus environ 3 centimètres de diamètre et était située dans l'espace interscapulaire droit, immédiatement contre le rachis, au niveau de la 4ᵉ vertèbre dorsale.

J'obtins là un son nettement tympanique, qui présentait toutes les modifications de tonalité que nous venons d'étudier en détail à propos du son de percussion trachéo-laryngien. Il est clair que je mettais en mouvement l'air contenu dans la bronche droite, qui, à ce niveau, est très rapprochée de la paroi thoracique et de la colonne vertébrale, et comme cet air est en relation directe avec celui que renferme la trachée, le larynx, la cavité buccale, etc., il ne faut pas s'étonner de la confirmation, en cette circonstance aussi, des lois de Wintrich sur les modifications de tonalité.

Le son tympanique bronchique se rencontre le plus fréquemment à l'état pathologique sous les formes du *son trachéal de Villiams*. Cette forme de son tympanique existe le plus souvent en avant, plus fréquemment à gauche qu'à droite ; elle est habituellement limitée aux 1ᵉʳ et 2ᵉ espaces intercostaux et a souvent son maximum de netteté au niveau de ce dernier. Les conditions nécessaires à sa production se réalisent lorsque le parenchyme pulmonaire a été privé d'une façon ou d'une autre de l'air qu'il renfermait, de sorte que l'ébranlement suscité par la percussion se propage à travers le parenchyme solide jusqu'à la grosse bronche et provoque la vibration de l'air qu'il y rencontre.

On observe le plus souvent ce phénomène en cas d'épanchements pleurétiques abondants, alors que le lobe supérieur du poumon est atélectasié. Cette atélectasie peut encore être amenée par des tumeurs de la plèvre ou du médiastin s'étendant latéralement, par des anévrismes. J'ai même rencontré à plusieurs reprises le son trachéal de Williams dans la péricardite exsudative très intense. A l'autopsie, on trouva une forte compression du poumon gauche, et non seulement du lobe inférieur, ainsi que cela a lieu ordinairement, mais encore du lobe supérieur.

C'est exactement pour le même motif qu'on rencontre le son trachéal de Williams dans les cas où les alvéoles pulmonaires sont remplis d'exsudats fibrineux ou caséeux ou de productions néoplasiques solides.

On l'observe plus rarement en arrière entre les omoplates, où il se produirait, d'après Petrolini et Walshe, en cas de tuméfaction des ganglions bronchiques ou de tumeurs intrathoraciques.

Le son tympanique n'est évidemment pas intense, mais léger ou éteint.

En ce qui concerne le son trachéal de Williams, qu'on pourrait appeler plus justement son bronchique, les modifications de la tonalité obéissent aux lois qui ont été signalées à propos du son de percussion trachéolaryngien.

Il existe encore une autre forme de son tympanique bronchique que l'on constate au niveau des bronches dilatées, de *bronchectasies*. Ce son ne se distinguant en rien du son de percussion tympanique au niveau des cavernes pulmonaires, nous renvoyons le lecteur au paragraphe suivant.

III. — La percussion de *cavités situées dans le parenchyme pulmonaire proprement |dit (cavernes)* fournit également un son tympanique. La percussion n'indique pas le moins du monde si l'on a affaire à une caverne créée par la tuberculose, la gangrène, un abcès, etc.; pour un diagnostic certain, il faut s'adresser à d'autres symptômes morbides, tels que le siège de la caverne, la nature des crachats, la marche de la maladie et d'autres symptômes morbides.

Le diagnostic des cavernes pulmonaires n'est pas toujours aussi facile qu'on le croit généralement. Il arrive aux plus habiles de ne pas découvrir même de vastes cavernes superficielles. Il n'est pas possible de déterminer la dimension *minima* que les cavernes doivent posséder pour être accessibles au diagnostic, car il faut tenir compte d'éléments étrangers qui échappent à l'évaluation. Lorsqu'elles sont superficielles, que leurs parois internes sont lisses et résistantes, que la bronche qui communique avec elles est de fort calibre et qu'enfin la paroi thoracique qui les recouvre est mince et élastique, elles peuvent être décelées par le son tympanique et les modifications de tonalité de celui-ci, sitôt qu'elles ont le volume d'une noisette environ.

Les signes de percussion qui décèlent une caverne consistent essentiellement en ce que nous allons étudier sous le nom de *changement de son;* si celui-ci fait défaut, le diagnostic ne peut être posé, ou on ne peut l'établir d'une manière probable qu'avec les caractères de l'expectoration et des produits expectorés. Or, des causes mêmes du changement de son, il résulte que celui-ci n'est souvent que transitoire, de sorte que le diagnostic des cavernes demeure fréquemment et nécessairement en suspens. Les formes de ce changement sont : *a)* la forme purement créée par la percussion ; *b)* la forme respiratoire ; *c)* celle de Wintrich ; *d)* les interruptions de la forme de Wintrich, et enfin, *e)* la forme de Gerhardt.

a) La *modification due uniquement à la percussion* consiste dans la disparition intermittente, complète ou partielle, du son tympanique au niveau des cavernes et sa transformation en un son mat. Ce phénomène ne s'observe qu'au niveau d'excavations contenant à la fois de l'air et du liquide. Plus le liquide est fluide et abondant, plus le phénomène est accusé.

Lorsqu'une caverne est entièrement remplie de sécrétions liquides, le son tympanique manque et est remplacé par de la matité. Il ne reparaît que lorsque l'expectoration a déterminé l'évacuation de la caverne. Au fur et à mesure que les sécrétions se reproduisent, l'étendue du son tympanique devient plus restreinte ; et la matité envahit progressivement et de bas en haut le domaine du son tympanique jusqu'à substitution complète. La rapidité et l'intensité des variations du son dépendent de l'activité sécrétoire et de l'abondance de l'expectoration. On constate ce phénomène au maximum en cas d'abcès, de bronchectasies et de cavernes gangreneuses. C'est dans ces cas que l'on constate cette forme particulière d'expectoration où le malade évacue en une fois le contenu de sa cavité et ne crache presque pas dans l'intervalle. Wintrich a désigné le phénomène sous le nom de « Maulvolle Expectoration » (expectoration à pleine bouche) ; en France, on l'appelle vomique.

Parfois il suffit d'un changement de position pour provoquer l'apparition des variations de tonalité dues uniquement à la percussion. On comprend facilement que, dans une caverne remplie à moitié seulement de sécrétions liquides, celles-ci s'accumuleront, le malade étant couché, à la partie postérieure de l'excavation, tandis que, le malade étant debout, elles viendront occuper la partie inférieure et même, si elles sont abondantes, la partie postérieure. De cette façon, le segment inférieur de la zone tympanique perçue auparavant ne donnera plus qu'un son mat (1). Dans la position genu-pectorale, où le liquide s'amasse au niveau de la paroi antérieure de la caverne, le domaine tout entier du son tympanique peut être envahi par de la matité.

b) Les *variations respiratoires de tonalité au niveau des cavernes* consistent dans les modifications que subit la hauteur du son tympanique dans les diverses phases de la respiration. Dans les inspirations profondes, cette hauteur augmente ; elle diminue pendant l'expiration. Friedreich explique l'augmentation inspiratoire par la dilatation de la fente glottique et l'accroissement en quelque sorte consécutif de l'orifice de l'excavation. Cette explication n'est évidemment valable que pour les cas où la bronche qui aboutit à la caverne est perméable et en communication avec le larynx. Cependant les variations de tonalité se produisent également dans les cas où certains signes déterminés, dont il nous reste encore à parler, indiquent qu'il n'y a pas de communication avec le larynx ; il faut donc, pour leur production, d'autres facteurs, que nous trouverons dans la caverne elle-même. Ces facteurs sont les modifications de tension des parois de l'excavation combinées à des modifications, dans le même sens, de tension de la paroi thoracique. La tension s'élève-t-elle pendant l'inspiration, le son de percussion augmente de hauteur ; mais, en même temps, il devient moins intense et moins nettement tympanique. C'est ce qui fait que les cavernes à parois minces et de tension facile donnent habituellement des modifications de tonalité plus distinctes que les excavations dont les parois sont épaisses.

Wintrich avait déjà fait remarquer qu'avec une inspiration très profonde ou des efforts consécutifs à une forte inspiration, on pouvait supprimer totalement le son caverneux tympanique. Cela tient à ce qu'au

(1) Il est sous-entendu dans ce passage que la percussion se fait en avant, sous les clavicules.

niveau de toute excavation, le son tympanique est aboli et remplacé par un son mat, dès que ses parois sont soumises à une tension excessive. Remplissez d'air à moitié seulement un estomac ou une portion d'intestin, le son obtenu à la percussion sera nettement tympanique. Continuez l'insufflation d'air jusqu'à ce que les parois soient violemment tendues, le son tympanique deviendra de moins en moins distinct et bientôt fera place à de la matité.

On a beaucoup discuté à propos de la signification de cette expérience. L'explication la plus simple est celle de Skoda. D'après lui, le son tympanique serait créé, dans l'estomac peu tendu, uniquement par les vibrations de l'air contenu dans la poche ; si, au contraire, celui-ci est tendu plus fortement, les parois, comme toute autre membrane à l'état de tension, exécutent, sous l'influence de la percussion, des vibrations propres. Dans ce cas les vibrations régulières de la membrane et celles de l'air qui y est renfermé se gênent réciproquement par un phénomène d'interférence ; le caractère musical, c'est-à-dire le caractère tympanique du son de percussion, est annihilé, et l'on se trouve en présence d'une sorte de bruit.

Wintrich soutenait que, ni dans l'un ni dans l'autre cas, l'air contenu dans la poche membraneuse ne participe à la genèse du son de percussion et que celui-ci est le résultat exclusif des vibrations pariétales. Tant que la paroi n'est pas tendue, elle serait en rapport à l'extérieur et à l'intérieur avec deux milieux ; elle vibre régulièrement et engendre le son tympanique musical. Si, au contraire, l'augmentation du contenu d'air la met en état de tension, sa face interne se trouve en contact avec une couche d'air plus dense et à une pression plus haute que celle qui enveloppe sa face externe ; elle perd donc son aptitude à vibrer régulièrement et ne produit plus, à la percussion, qu'un bruit.

Zamminer, déjà, s'est élevé contre la théorie de Wintrich en montrant que le principe physique sur lequel elle est basée est faux. Une membrane entourée de milieux d'inégale densité ne perd pas le moins du monde son aptitude à fournir des vibrations régulières. « Voyez l'appareil phonétique de l'homme, dit-il ; quoique dans le chant la couche d'air située au-dessous des cordes vocales soit bien plus dense que celle qui est sus-jacente à la glotte, la production des tons musicaux ne rencontre aucun obstacle. »

Signalons encore la possibilité de la substitution de la matité à la sonorité tympanique quand la communication de la cavité avec la bronche est fermée par une sorte de soupape (débris de tissus, produit de sécrétion). Il arrive parfois que cette soupape permet à l'air inspiré de pénétrer dans l'excavation, mais empêche la sortie de l'air chassé par l'expiration. Dans ces conditions, la caverne se remplit d'une quantité d'air telle et ses parois acquièrent une tension tellement forte que la sonorité tympanique est naturellement anéantie.

c) La *variation de tonalité de Wintrich* consiste en ce que le son tympanique s'élève quand la bouche est ouverte et baisse quand elle est fermée.

Nous nous trouvons là en présence de toutes les modifications de tonalité que nous avons passées en revue précédemment, lorsque nous avons traité de la percussion du larynx et de la trachée. Et ces modifications sont d'autant plus nettes que le calibre de la bronche qui aboutit à la caverne est plus gros ; elles se suppriment, au contraire, en cas d'oblitération de la bronche. Une violente quinte de toux, en débouchant celle-ci, peut les faire réapparaître. Il faut, du reste, avoir soin de rechercher le phénomène de Wintrich toujours pendant le même acte de la respiration. En effet, qu'une inspiration profonde coïncide avec l'occlusion buccale, ce phénomène pourrait demeurer latent, parce que l'inspiration tend à augmenter la hauteur du son de percussion, tandis que la fermeture de la bouche le rend plus grave ; d'où posssibilité d'action compensatrice et de suppression du signe de Wintrich. Et réciproquement, la coïncidence de l'inspiration avec l'ouverture de la bouche ou de l'expiration avec son occlusion donnerait à ce signe plus d'intensité qu'il n'en possède en réalité.

On professait jadis que la genèse des variations de tonalité de Wintrich s'expliquait de la façon suivante : l'air de la caverne est en communication directe, par l'intermédiaire d'une bronche, avec celui des voies aériennes supérieures et de la cavité buccale ; tout cet air, c'est-à-dire l'air contenu dans le système total, ne forme plus qu'une colonne unique et vibre comme telle ; le nombre des vibrations de cette colonne, ou, ce qui revient au même, la hauteur du son se trouve dans les mêmes conditions que quand il s'agit d'un cylindre de verre ou un tuyau ouvert à l'une de ses extrémités et *dépend du diamètre de l'orifice*. Weil a fait des objections très justes à cette manière de voir ; et Neukirch, se basant en partie sur l'expérimentation, s'est joint aux adversaires de cette doctrine.

Le premier de ces auteurs fait remarquer, avec beaucoup de raison, que les voies aériennes ont un trajet tellement tortueux qu'il devient au moins douteux que l'air qu'elles renferment puisse former un seul tout et vibrer comme en cas de vases cylindriques. Aussi les auteurs s'accordent-ils généralement à considérer la cavité buccale comme une boîte à résonance pour le son caverneux tympanique proprement dit. Cette boîte renforce surtout les tons qui se rapprochent le plus de sa tonalité propre : or elle est accordée pour des tons divers, suivant que la bouche sera ouverte ou fermée. Par conséquent, la bouche étant ouverte, ce seront les tons aigus qui seront augmentés d'intensité ; la bouche étant close, ce seront les tons graves.

Cette théorie me semble être surtout corroborée par certaines expériences de Friedreich. En supprimant par un effort la communication entre la cavité laryngienne et la cavité buccale, l'influence qu'exercent l'ouverture et l'occlusion de la bouche sur le son tympanique au niveau du larynx et de la trachée persiste. Ce fait ne peut guère s'expliquer que par des phénomènes de résonance du côté de la cavité buccale.

d) Dans la thèse de son élève Moritz, Gerhardt signale le premier l'existence et la signification diagnostique de *l'interruption de la varia-*

tion de tonalité de Wintrich sous l'influence de l'attitude ; il arrive parfois, en effet, que le signe de Wintrich ne se constate que dans une certaine position du corps, soit le décubitus dorsal, soit le décubitus latéral, soit la station verticale. La genèse de ce phénomène exige la présence dans l'excavation d'un liquide mobile, pas trop visqueux ; comme signification diagnostique, il indique le point où la bronche s'abouche avec la caverne, si c'est à la base, sur les parois postérieure, antérieure ou latérale de l'excavation. Admettons que la communication siège dans le fond ; le corps étant vertical, le liquide viendra évidemment occuper ce fond, bouchera l'orifice bronchique et empêchera la production du signe de Wintrich. Dans le décubitus dorsal, le liquide sera en contact avec la paroi postérieure, l'orifice bronchique sera ouvert et le phénomène de Wintrich pourra être constaté. Si, au contraire, l'embouchure de la bronche se trouve à la paroi postérieure, un peu au-dessus du fond de l'excavation, on observera exactement l'opposé. Enfin, si le phénomène de Wintrich existe aussi bien dans la position verticale que dans le décubitus dorsal, s'il manque dans la position genu-pectorale et si l'on peut admettre que par leur fluidité les sécrétions se déplacent facilement, il est à supposer que l'embouchure de la bronche est située à la paroi antérieure. Si au contraire elle persiste, il faut admettre l'existence de la communication bronchique au niveau de la partie supérieure ou des parois latérales de la caverne. Dans ce dernier cas, le phénomène de Wintrich doit faire défaut, quand le malade se couche du côté de la communication.

La variation de tonalité interrompue de Wintrich manque lorsque les sécrétions sont trop visqueuses et trop peu abondantes pour obéir aux changements de position. Ce genre d'exploration fatigue les malades, aussi faut-il y renoncer lorsqu'on a affaire à des individus débilités. Dès que la bronche principale se trouve obturée, la hauteur du son tympanique change ; d'après les lois déjà citées à diverses reprises, sa tonalité s'abaisse.

e) La production de la *variation de tonalité de Gerhardt* suppose aussi la fluidité du liquide contenu dans la caverne. Elle consiste en ce que *la tonalité du son tympanique se modifie suivant la seule attitude,* parce que, suivant le niveau variable du liquide, les diamètres de la caverne sont plus ou moins étendus.

En ce qui concerne la valeur diagnostique de cette variation, on peut l'utiliser soit pour la simple constatation d'une caverne, soit pour reconnaître la forme d'une excavation. Le phénomène de Gerhardt est déjà de grande importance rien que comme signe cavitaire. Evidemment, il ne donne la certitude absolue de l'existence d'une caverne que si le son de percussion tympanique est plus grave dans la position assise et plus élevé dans le décubitus dorsal. Si le contraire a lieu, on ne peut rien conclure, ainsi que Gerhardt et Hobein l'ont montré, parce que le son tympanique peut augmenter d'acuité pendant la position assise, par le fait de l'élévation de tension du poumon en état de relâchement, sans qu'il y ait de caverne.

Gerhardt et ses élèves, Moritz et Lüsberg, ont fait voir qu'à l'aide de certaines précautions, on pouvait recourir à ce signe pour établir, en cas de cavernes de diamètres différents, si le plus long diamètre de l'excavation est vertical ou horizontal.

Qu'on se figure une caverne ovoïde dont le plus grand diamètre se confondra avec l'axe vertical du corps ; dans le décubitus dorsal, les sécrétions s'accumuleront à la paroi postérieure, tandis que, dans la station verticale, elles occupent le fond de l'excavation, dont le diamètre vertical se trouvera raccourci de ce fait. Aussi, dans une caverne de ce genre, le son tympanique sera plus élevé dans la station verticale que dans le décubitus dorsal. Les choses sont renversées lorsque, dans la station debout, le plus grand diamètre de l'excavation est horizontal. Dans ce cas, un liquide, assez fluide pour se déplacer facilement avec les attitudes et suffisamment abondant, produira le raccourcissement de ce diamètre dans le décubitus dorsal ou le décubitus latéral, suivant que le plus grand diamètre horizontal de l'excavation aura une direction antéro-postérieure ou transversale ; dans la position assise, au contraire, ce diamètre sera agrandi. Par conséquent, le son tympanique sera plus aigu dans le décubitus dorsal et plus grave dans la position assise.

Il ne faut pas oublier toutefois que le phénomène de Gerhardt ne peut être utilisé directement pour le diagnostic de la forme des cavernes que dans les cas où se trouvent exclus tous les autres facteurs qui pourraient modifier la hauteur du son tympanique, sous l'influence de changements apportés à l'attitude du corps. Des conditions se reconnaissent à l'aide de la variation de tonalité de Wintrich.

On ne peut recourir directement à la variation de tonalité de Gerhardt qu'alors que le phénomène de Wintrich existe ou fait défaut dans n'importe quelle position du malade. Si au contraire on constate l'interruption du phénomène de Wintrich dans une position déterminée du corps, l'aggravation du son de percussion tympanique ne pourra être, le cas échéant, rapportée à l'influence du diamètre vertical d'une excavation, parce qu'elle peut tenir uniquement à l'oblitération de la bronche communicante.

Disons en passant que le son tympanique caverneux se distingue du son trachéal de Williams, avec lequel il a de commun le phénomène de Wintrich, par l'apparition des modifications de tonalité consécutivement aux changements d'attitude du corps.

IV. — Dans le *pneumothorax*, la sonorité tympanique constitue l'exception, quoi qu'en disent les traités spéciaux. Le son tympanique est annihilé par l'excessive tension que subit la paroi pectorale sous l'influence de l'air ainsi accumulé. Il ne faut s'attendre avec certitude à de la sonorité tympanique que dans des cas de pneumothorax que Weil a appelés très justement *pneumothorax ouverts*. Il s'agit d'une ouverture béante de la plèvre pulmonaire ou de la paroi thoracique, ou encore des deux à la fois, à travers laquelle l'air atmosphérique pénètre librement dans la cavité pleurale et en sort de même, de sorte que la pression intra-pleurale egale la pression atmosphérique. Dans ce cas, si l'ouverture existe à la paroi antérieure de la poitrine, le son tympanique devient plus profond, dès qu'on procède à son obturation. Si au contraire l'ouverture est pleurale et communique avec une bronche de fort calibre, et par l'intermédiaire de celle-ci avec les voies aériennes, on peut observer les signes de la variation de tonalité de Wintrich.

Généralement on ne rencontre point de pneumothorax *pur*; à côté de l'air, il s'est ordinairement accumulé dans la cavité pleurale du sérum, du pus ou du sang (séro-, pyo-, hémato-pneumothorax). La limite qui sépare le liquide de l'air est marquée par le passage de la sonorité tympanique à la matité. Comme le liquide se meut librement dans la plèvre, son niveau change avec les diverses positions du corps, mais toujours de façon à ce que sa surface tende à rester horizontale, quelle que soit l'attitude. En même temps, il peut se produire des modifications dans la hauteur du son tympanique. Biermer ayant été le premier à attirer l'attention sur ce phénomène, on lui a donné le nom de *variation de tonalité de Biermer*.

Théoriquement, il semble que la sonorité tympanique doive être plus aiguë dans la position assise, parce que le plus grand diamètre du pneumothorax se trouve raccourci par suite de l'accumulation du liquide au-dessus du diaphragme. Cela n'est pas toujours exact.

Lorsque le diaphragme est parésié, il peut arriver que le poids du liquide, dans la position assise, le refoule de haut en bas et produise ainsi un allongement du plus grand diamètre et par conséquent rende plus grave le son tympanique. En cas de pneumothorax communiquant avec une bronche, il ne faut pas oublier que l'ouverture peut n'être obturée par ce liquide que dans une attitude unique, obturation qui rend également le son tympanique plus grave.

En dehors de la variation de tonalité de Wintrich, il est un autre symptôme encore de la communication pleuro-bronchique, c'est la vomique, c'est-à-dire l'expectoration rare, mais toujours abondante, du liquide contenu dans la cavité pleurale.

Bjornstrom a fait une remarque intéressante, c'est que dans l'inspiration le son de percussion fourni par le pneumothorax est plus aigu, dans l'expiration plus grave ; les différences n'étant cependant pas très tranchées, il faut une oreille exercée pour les percevoir.

Friedreich a observé le même phénomène ; on ne peut, d'ailleurs, l'expliquer autrement par une augmentation de tension respiratoire des parois de la poitrine.

Son de percussion tympanique au niveau du parenchyme pulmonaire affaissé. — Le son de percussion tympanique s'obtient non seulement au niveau des cavités contenant de l'air, mais encore *en percutant du parenchyme pulmonaire affaissé*. On l'engendre très facilement par la voie expérimentale. La percussion d'un poumon enlevé sur le cadavre, affaissé par conséquent et détendu, donne un son nettement tympanique ; dès qu'on insuffle l'organe, ce son tympanique disparaît. On peut encore enlever tout l'appareil broncho-pulmonaire et pratiquer la ligature de l'une des grosses bronches ; le poumon correspondant à la bronche ligaturée, tendu normalement par conséquent, fournit un son de percussion clair; son congénère relâché, au contraire, un son tympanique. Mais ce son tympanique se distingue du son caverneux par l'absence complète de variation de tonalité consécutive, sur le vivant, à l'ouverture et à la fermeture de la bouche, et sur le cadavre à la dilatation ou au rétrécissement de la communication bronchique.

Autant il est aisé de produire le son tympanique par la voie expérimentale en provoquant la détente du parenchyme pulmonaire, autant il est difficile d'expliquer sa genèse physique.

Skoda professait que, dans le poumon relâché, l'air seul renfermé dans les alvéoles pulmonaires était mis en vibration lors de la percussion et engendrait le son tympanique par des oscillations à peu près régulières. Le poumon, au contraire, est-il tendu, de même que dans l'expérience déjà citée avec un estomac de cadavre, il peut se faire que l'air et les parois alvéolaires vibrent simultanément, se gênent réciproquement dans leurs mouvements et enlèvent au son de percussion le caractère tympanique. Il ne faut pas se figurer toutefois que l'air contenu dans chacun des alvéoles en particulier soit capable de produire un son tympanique, car, d'après les expériences de Wintrich indiquées précédemment, la sonorité tympanique est nulle quand les espaces aérés ont des dimensions inférieures à 1 centimètre cube. Aussi Schweigger a-t-il justement fait remarquer que le relâchement du parenchyme pulmonaire crée probablement des conditions qui font que l'air contenu dans un département alvéolaire plus ou moins étendu est mis en oscillation en quelque sorte comme un tout unique, et que les parois lisses et solides de la plèvre peuvent réaliser une réflexion régulière des ondes sonores. Cette théorie concorde avec le fait expérimental suivant: lors de la percussion de lobes pulmonaires de petites dimensions, le son tympanique est plus élevé que lorsque l'on percute des lobes plus volumineux. quoique dans les deux cas la capacité des différents alvéoles pulmonaires demeure la même. Cela provient de ce que, dans le premier cas, le choc met en mouvement, comme un véritable tout sonore, une colonne d'air moins considérable que dans le second.

Il semblait donc qu'on dût admettre, et plusieurs auteurs l'ont admis en effet, que le relâchement du parenchyme pulmonaire réalisait les meilleures conditions pour la transmission du choc percuteur à l'air enfermé entre les parois polies des bronches et, par suite, pour la production du son tympanique. Mais dans ce cas le rétrécissement ou l'élargissement de l'orifice bronchique devrait rendre le son de percussion tympanique plus grave ou plus aigu, ce qui jamais n'arrive avec du parenchyme. Wintrich prétend, il est vrai, tenir d'un physicien qu'une modification de tonalité n'est pas absolument indispensable, parce que les oscillations de l'air ne se propagent pas jusque dans les bronches de gros calibre. Mais l'expérience suivante vient à l'encontre de cette opinion : on sectionne une portion de poumon, de façon à ce que la surface de section offre un grand nombre de coupes de bronchioles ; on percute et on détermine la hauteur du son tympanique obtenu. Puis on recouvre la surface de section avec une membrane humide, fermant ainsi les orifices des bronchioles : le son fourni par la percussion est exactement le même qu'auparavant. D'où il résulte que le son tympanique au niveau du poumon relâché ne peut pas prendre naissance non plus dans les bronches de petit calibre. Il ne reste donc pour le moment rien autre chose à faire qu'à admettre la théorie de Skoda.

Le relâchement et l'affaissement du parenchyme pulmonaire, nécessaires à la production du son tympanique, peuvent être engendrés par des affections des bronches, des alvéoles pulmonaires eux-mêmes, ou des organes avoisinant les poumons (plèvre, péricarde et viscères abdominaux). Lorsque les bronches sont oblitérées par des mucosités, du pus, du sang, des exsudats fibrineux ou d'autres corps étrangers, la sonorité tympanique ne tarde pas à se produire au niveau de la zone pulmonaire correspondante, car, en aval de l'obstruction, l'air disparaît graduellement des alvéoles pulmonaires par résorption, d'où la tension diminuée du parenchyme pulmonaire correspondant.

Il y a quelque temps j'ai eu l'occasion d'examiner une malade de la clinique de Kœnig, qui portait un noyau de prune dans la bronche gauche. Chez elle, le son de percussion devient de plus en plus tympanique et grave, jusqu'au moment où, douze heures après, la malade expulsa le corps étranger à la suite d'un vomissement.

Les maladies des alvéoles pulmonaires qui engendrent la sonorité tympanique sont celles qui donnent naissance à l'accumulation simultanée d'air et de liquide dans ces organes. Tels sont l'œdème pulmonaire, les infarctus hémorragiques étendus, la pneumonie catarrhale, la pneumonie lobaire à la première et à la troisième période. Baümler, cependant, a observé également dans la deuxième période de cette maladie un son tympanique très intense, qui, contrairement au son caverneux et au son trachéal de Williams, ne présentait pas la variation de tonalité de Wintrich, quand, au niveau du segment pulmonaire hépatisé, les couches superficielles de l'organe contenaient même une quantité d'air réduite au minimum.

Dans l'emphysème alvéolaire, on ne peut s'attendre à de la sonorité tympanique que quand il existe d'autres causes encore, pour la plupart déjà étudiées, de relâchement du parenchyme pulmonaire.

Très souvent l'affaissement du poumon et, par suite, le son de percussion tympanique sont le résultat de la compression de l'organe. Comme l'a signalé tout d'abord Traube, on obtient, en cas d'infiltration pneumonique du lobe inférieur au niveau du lobe supérieur perméable à l'air, surtout en avant sous la clavicule, un son tympanique net, qu'il faut attribuer à la compression du lobe supérieur par le lobe inférieur augmenté de volume par l'inflammation. De même, les petits foyers phlegmasiques lobulaires ou les noyaux néoplasiques peuvent donner lieu, par voie de compression, au relâchement du tissu aéré intermédiaire et donner naissance, à ce niveau, à de la sonorité tympanique. D'habitude, les épanchements pleurétiques abondants et moyens compriment le poumon aéré et donnent naissance à un son fortement tympanique, notamment en haut et en avant ; les Français lui ont donné le nom de *son skodique*, parce que Skoda est le premier qui l'ait signalé. Les tumeurs de la cavité pleurale, en comprimant le poumon, peuvent donner également naissance à un son de percussion tympanique (1).

Dans les épanchements péricardiques, il arrive fréquemment que le segment antéro-supérieur du poumon, et notamment dans les premier et deuxième espaces intercostaux gauches, fournit à la percussion un son tympanique très net, alors qu'en arrière et en bas, nous le répétons, on trouve de la matité, parce qu'à ce niveau la compression est telle qu'elle a expulsé la totalité de l'air contenu dans les alvéoles pulmonaires.

L'hypertrophie notable du muscle cardiaque peut réaliser de la sonorité

(1) M. le professeur Grancher a fait une étude spéciale du skodisme ou *tympanisme sous-claviculaire*. Les résultats qu'il a obtenus sont importants pour la clinique ; nous allons les exposer ici.

Le *skodisme* étant constaté, M. Grancher recherche quel est son rapport, son mode d'association avec la *respiration* et les *vibrations vocales*. Or, on peut trouver trois associations différentes, dont la connaissance est d'un grand intérêt au point de vue diagnostique.

a) Quelquefois les trois facteurs : percussion, auscultation et palpation concordent ; la sonorité sous-claviculaire est augmentée : il y a tympanisme ; la respiration est plus forte, supplémentaire ; en même temps, les vibrations thoraciques sont accrues. C'est ce que M. Grancher traduit par le schéma T + ; V + ; R +. Ce schéma indique que le tissu pulmonaire n'a subi aucune altération propre et qu'il fonctionne suractivement. Cette variété de skodisme, qu'on rencontre dans les hydrothorax et dans certaines pleurésies, mérite un nom qui la distingue des autres : c'est le *tympanisme de suppléance*.

M. Grancher a établi en effet (*Technique de la percussion*, p. 97) que *toute respiration supplémentaire s'accompagne de vibrations et de sonorités également supplémentaires*. Ainsi, quand il existe un épanchement abondant ou une pneumonie étendue, le fait de la triple suppléance est évident ; le côté resté sain sonne mieux, respire plus et vibre davantage.

b) D'autres fois, le tympanisme sous-claviculaire s'accompagne d'une augmentation de vibrations vocales et d'une *diminution* de murmure vésiculaire.

Ce qui se traduit par le schéma T + ; V + ; R —. Il existe alors une congestion pulmonaire simple ou *tuberculeuse*.

Cependant, si l'épanchement a été abondant, au point de comprimer le sommet du poumon pendant un temps assez long, la compression et la rétraction du poumon donneront les mêmes signes. Le schéma T + ; V + ; R — correspond donc au *tympanisme de congestion* ou *de compression pulmonaire*.

c) Enfin, dans d'autres cas, la sonorité sous-claviculaire coïncide avec une double diminution des vibrations thoraciques et de la respiration. Ce qui se traduit par le schéma T + ; V — ; R —. Cette nouvelle association de signes physiques se réalise dans deux circonstances : ou quand il existe une compression d'un gros rameau bronchique par un épanchement pleural du médiastin, ou quand il y a de l'œdème pulmonaire. D'où la variété *tympanisme de compression bronchique* ou *d'œdème pulmonaire*.

On comprend l'importance de ces associations de signes : elles sont des indices précieux de l'état vrai du poumon, derrière un épanchement pleural. Le schéma de congestion, par exemple, doit faire redouter la nature tuberculeuse d'une pleurésie, lorsqu'il est précoce, stable et persistant (Grancher).

tympanique au niveau des portions de poumon situées dans le voisinage
du cœur.

Enfin, les affections abdominales (tumeurs, ascite, météorisme), en
refoulant le diaphragme et en comprimant ainsi les segments inférieurs
du poumon, produisent à la percussion, là où l'anaération est absolue, un
son mat et, dans les endroits contenant encore de l'air, au contraire, un
son tympanique.

F. — *Signification diagnostique de la consonance dans le son de percussion.*

Son de percussion à consonance métallique. Tintement métallique ; retentissement
métallique ; résonance amphorique ; tintement amphorique ; son de percussion
amphorique.

On peut se faire une idée de la consonance métallique en se rappelant
le retentissement spécial que l'on obtient en percutant de gros tonneaux
vides ou à moitié pleins, qu'ils soient ouverts ou clos de toutes parts. Le
même phénomène s'observe en choquant des cruches vides, en marchant
ou en parlant à haute voix dans les ruelles étroites bordées de rangées
de maisons très élevées, dans des caves voûtées, des églises ou des grot-
tes. La consonance métallique peut s'obtenir artificiellement, en percutant un ballon de caoutchouc un peu gros avec l'extrémité unguéale du
doigt, ou mieux encore avec un petit bâtonnet de bois ou d'ivoire.

On croyait autrefois que le son de percussion avec consonance métallique était une sorte de son tympanique extrêmement pur. Cela est faux.
La preuve en est que les conditions qui créent la consonance métallique
sont précisément celles de la suppression du son tympanique. Si l'on
percute, par exemple, la cavité buccale, les joues n'étant pas tendues, on
obtiendra un son tympanique. Qu'on porte ensuite la tension des joues à
son maximum, les lèvres étant bien closes, le son tympanique disparaîtra
et fera place à une consonance métallique parfaitement nette.

Les *lois physiques* auxquelles obéit la consonance métallique, n'ont
guère été étudiées avant Wintrich. En ébranlant la colonne d'air renfer-
mée dans une cruche ou une bouteille par la percussion de l'orifice libre
ou du fond, on obtient un son métallique clair. Ce son métallique, fait au
contraire, défaut lorsqu'on prend pour faire l'expérience un verre ou un
vase quelconque qui s'élargit vers l'orifice. D'où il résulte que la consonance métallique ne se produit que *dans les excavations dont les parois
vont en se rétrécissant.*

Lorsqu'on ferme l'orifice d'une cavité convenablement choisie, la consonance métallique persiste. Celle-ci se produit donc aussi au-dessus de
cavités complètement closes. En même temps, l'on observe qu'il ne survient pas de différences de tonalité dans le son de percussion métallique,
qu'on perfore ou non la membrane qui ferme le vase. Donc, contrairement à ce qui a lieu pour le son de percussion tympanique, le tintement
métallique ne présente pas de variation de la tonalité de Wintrich.

Une condition extrêmement importante pour la genèse de la consonance métallique est l'*état lisse de la paroi interne de l'excavation*. La consonance métallique est entièrement détruite si on dépolit cette paroi en y semant des flocons de neige ou en y appliquant des plaques de feutre.

Le son métallique a cela de commun avec le son tympanique que sa hauteur est toujours déterminée par le plus grand diamètre de la cavité percutée; comme lui, il est d'autant plus aigu que ce diamètre est moins long; sa hauteur est donc inversement proportionnelle à celle de la colonne d'air mise en vibration. En percutant une cruche dans laquelle on fait verser de l'eau graduellement, le son métallique devient plus élevé au fur et à mesure que le niveau du liquide monte. Dans les cavités ellipsoïdes, c'est encore le plus grand diamètre qui régit la hauteur de la consonance métallique. De deux excavations ellipsoïdes à diamètre vertical inégal, ce sera celle où ce diamètre sera le plus long qui donnera le son métallique le plus grave.

Cela ne veut pas dire qu'il soit indifférent pour la hauteur de la consonance métallique que l'on percute une excavation ellipsoïde dans le sens du plus long ou du plus court diamètre. Au contraire, dans le premier cas, le son métallique est plus élevé que dans le second. D'où il résulte que, tout en ne présentant pas, comme le son tympanique, la variation de tonalité de Wintrich, le son métallique présente celle de Gerhardt, en supposant, bien entendu, que l'excavation contienne, en même temps que de l'air, un liquide mobile.

C'est ici le lieu de faire remarquer que la perception par l'oreille de la consonance métallique est liée à un certain minimum du plus grand diamètre de l'excavation (6 centimètres, d'après Wintrich). Ce n'est qu'en observant certaines précautions que l'on peut encore percevoir la consonance métallique au niveau d'excavations moins vastes.

Avec des ballons de caoutchouc, on réussit, ainsi que l'a montré Merbach, à provoquer la consonance métallique, alors même que leur diamètre n'est plus que de 3 centimètres ; mais pour cela, il faut les approcher très près de l'oreille, quelquefois même jusqu'au contact. Il faut aussi noter que dans les cavités cylindriques et ellipsoïdes, où le plus grand diamètre possède précisément la dimension minima, le diamètre transversal n'est pas sans influence sur la netteté de la consonance métallique; de deux vases dont le diamètre vertical atteint 3 centimètres, celui-là donnera la consonance métallique la plus distincte dont le diamètre transversal sera le plus considérable.

La possibilité pour les ondes sonores nées dans une excavation de pénétrer au dehors influe énormément sur la netteté de la consonance métallique. Celle-ci est plus distincte au niveau des cavités ouvertes qu'au niveau des cavités closes. En percutant la colonne d'air contenue dans un verre, d'abord en le fermant complètement avec la main et puis en laissant de l'espace entre les différents doigts, on constate aisément que dans le premier cas le son a une consonance métallique moins accusée que dans le second. On ne peut compenser la différence qu'en approchant l'oreille le plus près possible du verre.

Sur l'homme, les choses se passent de même; la consonance sera plus distincte, si en cas de cavernes ouvertes on fait ouvrir la bouche au malade ou si on rapproche l'oreille du thorax. De même, l'épaisseur des parois de l'excavation a une certaine importance au point de vue de la netteté de la consonance métallique : car il est évident que plus les parois seront épaisses, moins le nombre des ondes sonores qui arriveront au dehors sera considérable. Dans ces cas, l'application seule de l'oreille contre les parois de la caverne permet la perception de la consonance métallique.

Wintrich a formulé les conditions dans lesquelles on constate la production de la consonance métallique. La consonance métallique naît quand il y a possibilité pour les parois lisses de l'excavation de réfléchir régulièrement et complètement les ondes sonores ; dans ce cas, ces ondes forment, selon Wintrich, un système ferme. Et alors il se développe à côté du ton fondamental des tons secondaires plus aigus qui ne sont pas en rapport harmonique avec le ton fondamental et avec eux-mêmes, et qui, en comparaison de leur hauteur, s'éteignent avec une certaine lenteur.

Leichtenstern a proposé d'établir une distinction entre le son métallique et la résonance métallique. Dans le son métallique de Leichtenstern, le ton fondamental lui-même est très élevé et s'éteint lentement ; au contraire, dans la résonance métallique le ton fondamental est grave et s'évanouit rapidement, tandis que les tons surajoutés dysharmoniques sont très aigus et meurent avec lenteur.

Cette distinction est basée sur une observation minutieuse et exacte ; seulement elle est sans grande valeur pratique ; en tout cas, il existe des transitions telles qu'on est souvent embarrassé quand il s'agit de ranger tel ou tel son dans le son métallique ou dans la résonance métallique. Le son métallique seul dépend, quant à sa hauteur, de la longueur du plus grand diamètre d'une excavation ; la résonance métallique varie suivant qu'on percute dans le sens du plus grand ou du plus court diamètre de la caverne.

Chez l'homme, on rencontre le son métallique dans les cas où l'on a affaire à des *cavernes suffisamment vastes, à parois lisses et assez superficielles* pour être atteintes par le choc percuteur. Cela a lieu notamment en cas de cavernes pulmonaires et de pneumothorax. Dans la bronchectasie, on ne l'observera que rarement, en raison de la profondeur de la lésion. On constatera enfin souvent la consonance métallique dans le pneumo-péricarde, dans les fortes distensions gastriques et intestinales, dans le météorisme, dans les accumulations gazeuses intra-péritonéales.

Pour que des *cavernes pulmonaires* donnent un son de percussion, le plus souvent tympanique, avec consonance métallique, il faut, d'après les recherches de Wintrich, qu'elles aient un diamètre d'au moins 6 centimètres ou bien qu'elles possèdent, ainsi que Skoda l'affirmait d'après son expérience, environ le volume du poing. En outre, deux qualités encore sont nécessaires à la production du phénomène : le poli et la fermeté des parois. Lorsque la caverne est recouverte de portions pulmonaires aérées trop épaisses, la consonance métallique disparaît ; l'élasticité prononcée des parois thoraciques, en raison de la transmission plus facile des ébranlements percuteurs, favorise la netteté de la consonance métallique.

La consonance métallique peut disparaître temporairement. Cela arrive lorsque la face interne de l'excavation se couvre passagèrement de masses purulentes, hématiques ou caséeuses, qui engendrent des inégalités, ou bien lorsque la bronche qui communique avec elle s'oblitère, et que partant la propagation au dehors des ondes sonores se trouve empêchée. En ce dernier cas, l'on n'observe la consonance métallique qu'en approchant l'oreille de la paroi thoracique ou en l'appliquant immédiatement contre la poitrine pendant la percussion. Cette méthode, qui fut recommandée pour la première fois par Laënnec, s'appelle *percussion auscultatoire*.

Dans quelques cas rares, on a constaté la consonance métallique au niveau de cavités ayant moins de 6 centimètres de diamètre ; Kolisko et Wintrich ont publié des faits de ce genre où le diamètre de l'excavation n'était que de 3 centimètres et demi. Dans ces cas, il faut l'intervention de circonstances extrêmement favorables, et parmi ces circonstances il faut noter, selon Wintrich, le poli et la solidité extrêmes des parois, la situation superficielle de la caverne, le large calibre des bronches communiquant avec la cavité et notamment le voisinage avec une grosse bronche, de façon à permettre la réflexion du son au niveau des cordes vocales vraies.

Dans le *pneumothorax*, les conditions nécessaires à la genèse de la consonance métallique sont éminemment favorables. Seulement il est ordinairement difficile de le percevoir à quelque distance, parce que la propagation au dehors des vibrations produites dans la cavité presque toujours close de toutes parts est considérablement entravée par l'épaisseur de la paroi thoracique. C'est dans ce cas précisément que se recommande l'emploi de la percussion auscultatoire de Laënnec (1).

Dans ce cas aussi, une certaine importance revient à la méthode de percussion au plessimètre et au bâtonnet recommandée par Heubner, qui consiste à percuter le plessimètre non avec le caoutchouc, mais avec le manche ou la partie métallique du marteau ; Stern, au contraire, recommande la percussion du plessimètre au moyen des extrémités unguéales, au lieu de la pulpe des doigts. Grâce à ce procédé, on n'entend ni le son tympanique ni le son non tympanique qui précède d'habitude la consonance métallique ; on ne perçoit absolument que cette dernière, à une distance même de 4-6 centimètres, alors que la percussion ordinaire ne révèle plus son existence. Le choc des deux corps durs favorise la production de sons supplémentaires aigus. Il convient enfin de faire ressortir que la

(1) Voyez plus loin pour l'auscultation plessimétrique.

consonance métallique est prononcée et distincte surtout en certains points déterminés du thorax (1).

Dans le pneumothorax, la consonance métallique est annulée par la trop grande tension de l'air enfermé dans la plèvre. Il peut donc arriver, ainsi que l'a professé Traube, que la consonance métallique ne se produise que sur le cadavre, alors que la tension a subi une diminution par suite du refroidissement des gaz. A ce moment cependant, on peut la supprimer à nouveau en refoulant le foie profondément dans la cage thoracique et en ramenant ainsi la tension de l'air à ce qu'elle était sur le vivant.

S'il y a dans la cavité pleurale un mélange de gaz et de liquide, la consonance métallique change de tonalité avec la position du corps. Elle devient plus aiguë, lorsque celle-ci et par conséquent la modification de niveau du liquide amènent un raccourcissement du plus grand diamètre de la cavité. Cette *variation de tonalité*, décrite pour la première fois par Biermer à propos du pneumothorax, porte le nom de cet auteur. La loi

(1) La combinaison de l'auscultation et de la percussion a donné lieu, depuis Laënnec, qui l'a le premier employée, à des recherches multiples, qui ont abouti à la détermination de deux ordres différents de phénomènes (Pitres) :

1º Des phénomènes de *consonance*, lorsqu'on ausculte, sur un organe en rapport avec les parois thoracique ou abdominale, les bruits provoqués par la percussion, digitale ou plessimétrique, de cet organe même, dans le but d'en limiter les contours. C'est ce qu'ont fait Piorry et, un peu plus tard, Comman et Clark. C'est encore le principe de la méthode plus récente de Bianchi, la phonendoscopie. Mais ces méthodes, très fidèles pour tracer la limite d'organes, donnent peu de renseignements sur la constitution texturale de ceux-ci, ce qui est le plus important dans la séméiologie respiratoire : en effet, le bruit de percussion initial, ausculté avec ces méthodes, est un bruit sourd, et les bruits sourds traversent difficilement les organes intra-thoraciques et n'y subissent pas de modifications ;

2º Des phénomènes de *transsonance*, lorsqu'on ausculte d'un côté de la poitrine les bruits de percussion engendrés dans un point diamétralement opposé de la cage thoracique. Trousseau, le premier, institua cette méthode, en 1857, en conseillant de percuter un côté de la poitrine à l'aide de deux pièces de monnaie de bronze, pendant que l'oreille est appliquée sur la paroi opposée ; en appliquant cette pratique au pneumothorax, il perçut un bruit semblable à celui que produisait la percussion d'un vase de bronze, qu'il appela le *bruit d'airain*. Pitres a plus tard étudié les lois de la transsonance, montrant l'influence de la nature du bruit initial, qui doit être clair, aigu, métallique ; et de la qualité des milieux dans lesquels le bruit doit se propager. Il a ainsi reconnu que le bruit était étouffé lorsqu'il était transmis par un tissu spongieux ou aréolaire, comme dans le poumon normal ; qu'il était renforcé par un milieu constitué par une cavité pleine de gaz (bruit d'airain du pneumothorax) ; qu'il restait clair, aigu, argentin lorsque le milieu intermédiaire était une couche homogène, liquide ou solide ; qu'enfin, lorsque le milieu intermédiaire était alternativement constitué en couches différentes, homogènes, aérées ou spongieuses, le bruit est transmis comme par un milieu uniquement spongieux. Il en résulte que les diverses altérations localisées du poumon, telles que l'hépatisation des cavernes, etc., ne modifient pas plus le bruit transsonnant qu'un poumon normal, puisque entre elles et l'oreille qui écoute il existe des portions de poumon non modifiées. Il en résulte encore que, lorsque le poumon est entièrement transformé en un bloc homogène, comme dans la pneumonie massive ou dans la sphéno-pneumonie, le bruit transsonnant est argentin ; mais ces éventualités pathologiques sont rares, au contraire de la pleurésie, qui est plus fréquente, et qui réalise également les conditions d'homogénéité du milieu de transmission. Aussi le bruit argentin est-il ordinairement, mais non toujours, un signe de pleurésie avec épanchement (signe du sou).

physique qui préside à sa genèse concorde avec celle qui régit la variation de tonalité de Gerhardt.

A priori, on aurait dû s'attendre à ce que le son métallique fût plus
grave dans le décubitus dorsal que dans la position assise, parce que dans
cette dernière le liquide s'accumule au-dessus du diaphragme, en raccour-
cissant ainsi le plus long diamètre. Mais Biermer dit que c'est le contraire ;
il explique le phénomène par le refoulement de haut en bas du diaphragme
par le liquide, refoulement qui a pour conséquence l'allongement du diamètre en question. Cependant l'influence des changements de position
n'est pas toujours la même ; Björnström et Weil, par exemple, ont trouvé
une hauteur plus considérable de la consonance métallique dans la position assise. Le rôle principal revient en première ligne à la quantité de
liquide ; l'épanchement est-il très abondant, on ne peut guère s'attendre
à un refoulement assez considérable du diaphragme pour permettre l'allongement du diamètre vertical dans la position assise. En cas d'épanchement peu abondant, il s'agit de savoir si le diaphragme résiste ou non,
dans la position verticale, à la pression du liquide. Weil fait encore remarquer avec raison qu'il faut tenir compte aussi de la configuration de l'espace rempli d'air, configuration subordonnée notamment aux diverses
adhérences possibles des feuillets pleuraux.

On possède quelques rares observations où l'on a constaté la consonance métallique dans des circonstances autres que celles citées jusqu'à
présent. Stern prétend avoir perçu le son de percussion métallique dans
quatre cas de *pneumonie fibrineuse*, qui tous eurent une terminaison
fatale et dans trois desquels on trouva une hépatisation très étendue.
Comme cause, Stern invoque, et Skoda est de son avis, un relâchement
excessif et rapide du parenchyme pulmonaire, engendré par le progrès
rapide de l'hépatisation. Skoda a observé des faits du même genre, mais
suivis de guérison.

Enfin Wintrich a entendu la consonance métallique avec le *ton trachéal
de Williams*, qui s'était produit dans une pleurésie avec épanchement
abondant. Cette consonance était surtout prononcée, immédiatement
contre le sternum, au niveau de la deuxième côte. On a encore observé le
même phénomène, indépendamment du ton trachéal de Williams, dans
certains cas de pleurésie avec épanchement.

G. — *Bruit de pot fêlé.*

Bruit de souffle perculo-auscultatoire de H. Baas.

Le bruit de pot fêlé a été décrit pour la première fois par Laënnec. Il
doit son nom à l'analogie qu'il possède avec le bruit spécial à résonance
métallique que l'on obtient en percutant un vase fêlé. La comparaison
n'est pas précisément très réussie, car il se distingue du véritable bruit de
pot fêlé non seulement par sa genèse, mais encore par l'impression acoustique.

On peut produire artificiellement le bruit de pot fêlé en percutant vivement et énergiquement un ballon en caoutchouc muni d'un orifice étroit. On perçoit ainsi un son de percussion métallo-tympanique interrompu par une espèce de claquement qui n'est autre que le bruit de pot fêlé. Il se développe, parce qu'on force l'air contenu dans le ballon à s'échapper brusquement et par saccades à travers l'ouverture étroite de ce dernier : dès qu'il s'est échappé de l'orifice, l'air se prend en tourbillons irréguliers. En percutant un ballon de caoutchouc rempli préalablement de fumée de tabac, on voit à chaque choc de percussion s'échapper des volutes de fumée qui représentent au point de vue acoustique le bruit de pot fêlé. Ce n'est donc pas, ainsi qu'on l'a prétendu à tort, un frottement excessif de l'air expulsé contre les parois de l'orifice qui engendre le bruit ; ce frottement, d'ailleurs, est impossible et constitue un non-sens physique. On peut donc, en somme, dire du bruit de pot fêlé que c'est un *bruit de sténose.*

Les moyens artificiels ne manquent pas pour le reproduire ; mais toujours on constate la nécessité des mêmes conditions physiques, c'est-à-dire qu'il faut que l'air s'échappe brusquement à travers une ouverture étroite, et qu'il se produise des tourbillons d'air atmosphérique. Si on joint les mains d'une façon un peu lâche et si on frappe brusquement la face dorsale de l'une d'elles contre le genou, on obtient un bruit de pot fêlé extrêmement net ; en effet, par suite du choc, les paumes des mains sont subitement poussées l'une contre l'autre, et l'air enfermé dans cette sorte de cavité est expulsé par les côtés. Si l'expérience réussit, il semble qu'on secoue des pièces de monnaie entre les deux mains ; aussi a-t-on employé, pour désigner le bruit du pot fêlé très accentué, l'expression allemande de *Münzénklirren* (cliquetis de monnaie). Si l'on percute un plessimètre appliqué sur un thorax abondamment pourvu de poils, on perçoit d'ordinaire un bruit de pot fêlé bien distinct, dû à l'expulsion latérale, sous l'influence du choc percuteur, de la mince couche d'air située entre le plessimètre et les poils. En mouillant ceux-ci et en les collant intimement contre le thorax, l'expérience n'est plus possible ; car ce procédé permet de placer l'instrument de façon à ce qu'il ne reste plus d'air entre celui-ci et la peau.

Sur les thorax non velus, on réussit également à obtenir le bruit de pot fêlé, si l'on a soin de n'appliquer le plessimètre contre la paroi pectorale que lâchement, c'est-à-dire de manière à ce qu'il demeure une couche d'air entre les deux.

Le bruit de pot fêlé en lui-même n'est jamais un signe pathognomonique d'une affection déterminée. On le rencontre aussi bien chez l'homme bien portant qu'au niveau de poumons relâchés, infiltrés, vides d'air et d'excavations (cavernes pulmonaires, très rarement bronchectasie ou pneumothorax), lorsque celles-ci sont en communication avec l'extérieur par une ouverture quelconque. Il est bon de se rendre compte avant tout, dans chaque cas particulier, du siège de la sténose. En cas de cavernes, la sténose est presque toujours continuée par l'embouchure de la bronche ;

dans les autres cas, le rétrécissement est situé très haut et est fourni sans exception par l'orifice glottique.

Chez les individus, enfants ou adultes, à thorax flexible, on entend le bruit du pot fêlé, lorsqu'on pratique la percussion pendant qu'ils chantent, parlent, crient, ou font un effort pas trop violent ; dans ces conditions, on le perçoit même pendant l'expiration lente. L'expérience réussit d'autant mieux que l'on percute plus près de la clavicule ou, ce qui revient au même, du larynx. De cette façon l'air contenu dans les grosses bronches subit une impulsion plus énergique et s'échappe brusquement sous l'influence de la compression à travers l'orifice glottique. Le bruit augmente de netteté, lorsque la bouche est béante, car alors les conditions de propagation vers l'extérieur sont particulièrement favorables. S'il est très faible, il devient nécessaire de rapprocher l'oreille de la bouche ouverte. En arrière, on l'obtient facilement, en percutant les points où les grosses bronches sont voisines de la paroi thoracique, c'est-à-dire dans le voisinage de la colonne vertébrale, à la hauteur de la 4e dorsale. Mais il est rarement assez intense pour être perçu par l'observateur. Il faut ici un aide qui percute, pendant qu'on approche soi-même l'oreille de la bouche ouverte du malade.

Il n'est pas rare de percevoir le bruit de pot fêlé au niveau du parenchyme pulmonaire, qui a perdu son élasticité par suite d'indurations ou d'infiltrations pathologiques.

Ainsi, on le rencontre parfois à la limite des *épanchements pleurétiques*, là où le son de percussion, par suite de la compression du tissu pulmonaire, est ordinairement tympanique. Les chocs secs et énergiques ainsi que la béance de la bouche favorisent son développement et sa netteté, tandis que les chocs faibles restent sans effet ; on peut l'observer également dans la *pneumonie fibrineuse*, soit dans le voisinage immédiat de la portion hépatisée, ou, pendant les périodes d'engorgement et de résolution, au niveau des parties malades elles-mêmes. Cockle l'a trouvé dans la *bronchite simple* des enfants ; moi-même je l'ai perçu chez des adultes avec thorax élastique après des catarrhes bronchiques très étendus et ayant duré longtemps. Rollet l'a obtenu dans la *pneumonie lobulaire*, probablement par suite du catarrhe bronchique concomitant.

Évidemment, les conditions pour la transmission du choc de percussion jusqu'à la colonne d'air contenu dans les grosses bronches sont éminemment favorables, dès que le parenchyme pulmonaire a perdu une partie notable de son élasticité ; si malgré cela la production du bruit de pot fêlé n'est pas constante, c'est qu'il est d'autres facteurs encore dont il faut tenir compte, notamment la rigidité du thorax, qui, le cas échéant, entravent son développement.

Quelquefois, l'on perçoit le bruit de pot fêlé dans les vastes épanchements pleurétiques, dans la pneumonie caséeuse ou fibrineuse et dans toutes les lésions qui s'accompagnent d'imperméabilité du lobe supérieur de l'un des poumons et par conséquent de ton trachéal de Williams. Là il reconnaît encore pour cause l'échappement à travers la fente glottique de l'air renfermé dans les bronches. Mais dans ces divers cas, il faut percuter très énergiquement, si l'on veut atteindre les bronches à travers le parenchyme privé d'air.

En cas de *cavernes pulmonaires*, le bruit de pot fêlé ne se produit que quand elles sont en libre communication avec une bronche. Il peut donc coïncider avec la variation de tonalité de Wintrich. Celle-ci est-elle interrompue par suite d'une oblitération fortuite de la bronche ou d'un changement d'attitude, le bruit de pot fêlé fait défaut également. Bien entendu, il faut que la caverne soit superficielle et recouverte de parois thoraciques suffisamment élastiques pour permettre la compression de l'air qu'elle contient.

A côté de cela, on perçoit un son tympanique ou métallo-tympanique, qu'interrompt précisément l'apparition du bruit de pot fêlé. Celui-ci naît, dans la plupart des cas, immédiatement derrière l'embouchure, dans la portion initiale de la bronche, au moment où l'air sorti de la caverne a passé l'orifice bronchique sténosé et commence à former les tourbillons.

Il peut encore exister d'autres conditions de genèse du phénomène. La bronche de communication est-elle de gros calibre et de trajet partout régulier, la compression de l'air peut se propager de la caverne jusqu'à la glotte, et c'est là seulement qu'a lieu la réalisation des conditions nécessaires au développement du bruit de sténose. Dans ce cas, du reste, il sera d'une netteté toute spéciale.

Il faut mentionner encore une observation rare entre toutes, de E. Seitz, où il s'agit d'une caverne communiquant avec l'extérieur à travers une fistule thoracique et ayant permis la production à la percussion du bruit de pot fêlé.

Quoi qu'il en soit, lorsqu'on percute à coups secs et énergiques, lorsque la bouche est béante, le bruit de pot fêlé est toujours plus distinct. Ordinairement on ne le perçoit qu'à l'expiration : il manque dans l'effort et dans l'inspiration forte. Waetzold et plus tard Friedreich ont publié des observations où ce bruit n'existait qu'à l'inspiration. L'un et l'autre de ces auteurs expliquent ainsi ce fait : les bronches en communication avec la caverne ne se dilataient et ne s'ouvraient qu'à l'inspiration, tandis qu'à l'expiration elles demeuraient closes. L'annihilation presque constante du bruit de pot fêlé par l'acte inspiratoire tient, ce nous semble, à ce que l'afflux de l'air rend impossible l'échappement de l'air intracaverneux au moment de la percussion. Dans le cas seulement où la force du courant inspiratoire est médiocre et incapable de résister à la violence de l'air expulsé de l'excavation par la percussion, on percevra le bruit de pot fêlé aux deux temps de la respiration, d'une façon plus prononcée, naturellement, au moment de l'expiration. Pour entendre le bruit de pot fêlé en percutant la paroi postérieure de la poitrine, il faut recourir à un assistant qui percute pendant que l'on écoute.

Le bruit de pot fêlé se rencontre avec son maximum de fréquence au niveau de cavernes tuberculeuses, c'est-à-dire aux sommets. Lœb affirme qu'on le rencontre plus souvent à droite qu'à gauche. Au niveau des dilatations bronchiques, on ne le perçoit généralement pas, parce que celles-ci sont d'habitude recouvertes de couches de tissu pulmonaire aéré trop épaisses. Il est net surtout chez les individus amaigris, en raison de la facile transmissibilité des chocs de percussion. Ce n'est que dans ce sens, du reste, qu'il faut interpréter l'opinion des médecins anglais qui lui attribuent une signification pronostique fâcheuse. Cotton a appelé le bruit de pot fêlé « death-knell », ce qui, traduit librement, veut dire « bruit de moribond ».

Lorsque la bronche communiquant avec une caverne contient du mucus, le bruit de pot fêlé peut s'accompagner de ronchus, créés par l'air qui s'échappe de l'excavation. Le bruit ainsi obtenu est semblable à celui que produit l'air traversant la bouche remplie de salive.

On rencontre le bruit de pot fêlé dans le *pneumothorax*, mais uniquement lorsqu'il existe, par l'intermédiaire d'une fistule, une libre communication avec les bronches ou, à travers la paroi thoracique, avec l'extérieur. Le plus souvent, il s'agit d'un pneumothorax avec communication extérieure. Nothnagel en a publié un exemple, concernant un soldat blessé à Kœnigsgratz. En fermant, chez cet individu, l'orifice extérieur avec le doigt, on annulait du même coup le bruit de pot fêlé.

Lœb a prétendu que, dans un pneumothorax à communication intérieure, le bruit de pot fêlé ne se produisait jamais, parce que dans ce cas il y a fermeture en soupape de la fistule, de telle sorte que la sortie de l'air devient impossible. Cette manière de voir est absolument fausse. Rollet a signalé un cas emprunté à la clinique d'Oppolzer, où il survint un pneumothorax à la suite de l'irruption dans les bronches d'un épanchement pleurétique, et ce pneumothorax donnait à la percussion un bruit de pot fêlé fort distinct. Moi-même j'ai vu un cas identique à la clinique de von Frerichs ; et plus tard j'ai observé le bruit de pot fêlé chez un homme qui avait contracté un pneumothorax par rupture d'une caverne.

Si, dans le cours d'un pneumothorax, le bruit de pot fêlé disparaît d'une façon durable, cela prouve que l'ouverture fistuleuse est obturée ; cependant, pour l'affirmer, il faut avoir examiné le malade dans différentes attitudes, parce que, s'il y a épanchement liquide concomitant (séro-, pyo-, hémo-pneumothorax), la fermeture de la fistule peut s'être faite par hasard et l'orifice obturé peut se rouvrir dans telle ou telle position qui déplace le liquide. Il est même parfois possible, de cette façon, de déterminer le siège de la fistule (1).

---

(1) Quand on cherche à faire entendre le bruit de pot fêlé aux élèves, il arrive quelquefois, dit M. Grancher, que ce bruit s'épuise assez vite et que les derniers chocs d'une percussion un peu prolongée ne le produisent plus jusqu'à ce qu'une nouvelle inspiration ait renouvelé l'air de la caverne. Il faut alors prier le malade de respirer plusieurs fois, et, à la fin de l'expiration, le thorax restant immobile, pratiquer de nouveau la percussion ; alors le cliquetis caractéristique reparaît.

H. — *Sonorité thoracique chez l'homme sain.*

Le son de percussion thoracique chez l'homme sain n'est pas toujours identique à lui-même. Tout individu a, pour ainsi dire, un son à lui propre. Cela tient à ce que ce son est sous la dépendance d'un grand nombre de facteurs, qui varient dans de certaines limites suivant les individus.

L'*âge* et le *sexe* exercent une influence toute spéciale sur le son de percussion. Celui-ci est généralement plus intense avant l'âge de 14 ans environ et dans la vieillesse qu'à l'époque de l'âge adulte. Cette augmentation d'intensité reconnaît pour causes, chez les enfants, l'élasticité du thorax et le moindre développement musculaire; chez les vieillards, au contraire, l'atrophie des muscles et probablement la raréfaction du tissu pulmonaire. Si le son de percussion est souvent moins clair chez la femme que chez l'homme, l'âge étant le même, c'est uniquement parce que chez elle le pannicule adipeux est ordinairement plus développé que chez l'homme.

Pour comparer les diverses *régions du thorax* au point de vue de leur sonorité, il faut avant tout choisir un point de repère, un point de comparaison, pour ainsi dire, le même pour tous les cas. Le meilleur de ces points est le second espace intercostal, parce qu'à ce niveau la sonorité est la plus intense et, en quelque sorte, la plus pure. Quelles que soient les variations individuelles du son, chacune des diverses régions conserve la sonorité déterminée, comparativement à celle du point de repère, ou, pour employer l'expression d'E. Seitz, sa valeur sonore déterminée. Nous nous occuperons dans la suite de cette valeur sonore.

Le *son de percussion au niveau des 1er et 2e espaces intercostaux* se distingue de celui de toutes les autres régions thoraciques par son intensité et sa pureté spéciales. Presque toujours, il est un peu moins intense dans le premier espace que dans le second. Cela tient à ce qu'à ce niveau les côtes sont très rapprochées les unes des autres, de sorte que le premier espace intercostal est ordinairement tellement étroit que le plessimètre repose en partie sur les rebords costaux. La différence cesse dès que l'on percute le plessimètre par son arête étroite, de sorte qu'il trouve assez de place pour se loger même dans le premier espace intercostal, ou que l'on a recours à la percussion digitalo-digitale.

Aux points ci-dessus désignés, le son est d'habitude un peu moins clair à droite qu'à gauche. Cette différence est surtout marquée chez les ouvriers; ce qui s'explique par le développement plus accentué des muscles thoraciques du côté droit. Chez les gauchers, j'ai trouvé une sonorité d'intensité égale des deux côtés. Disons encore qu'au niveau même des deux premiers espaces intercostaux, le son n'est pas également intense partout. Son maximum d'intensité correspond à la zone médiane; elle diminue à mesure qu'on se rapproche de l'épaule, à cause de l'augmentation d'épaisseur de la musculature pectorale; cette diminution est, dans la majorité des cas, plus marquée à droite qu'à gauche. Le son devient encore moins clair dans le voisinage du bord sternal ; ici cela tient à ce que les bords antérieurs du poumon vont en s'amincissant et que par conséquent la masse de parenchyme pulmonaire qui vibre devient moins considérable.

E. Seitz a reconnu et indiqué les véritables causes de l'intensité et de la pureté spéciales du son de percussion au niveau des deux premiers espaces intercostaux, c'est-à-dire : plus grande largeur des espaces intercostaux et moindre épaisseur de la paroi thoracique.

La *sonorité de la fosse sus-claviculaire* tient le milieu, au point de vue de l'intensité, entre les zones moyenne et externe des endroits précités. Si cette sonorité est notablement plus faible que celle de la zone externe des deux premiers espaces intercostaux, il faudra soupçonner l'existence de lésions pulmonaires.

Le *son de percussion* au niveau des clavicules mêmes est le moins intense de ceux que nous avions étudiés jusqu'ici. Ces os solides, en forme d'arc-boutant, sont tout particulièrement propres à entraver le choc de percussion et à affaiblir ainsi ses effets acoustiques. Des épaississements ou des irrégularités légères dans leur courbures amènent des modifications extrêmement apparentes de la qualité du son. Là, plus que partout ailleurs, il faut veiller à ne percuter que des points symétriques, si l'on ne veut pas s'exposer à des erreurs diagnostiques grossières.

Les divers points de la clavicule ne donnent pas un son également intense. Le maximum d'intensité correspond au voisinage du sternum ; de là, cette intensité diminue au fur et à mesure qu'on se dirige vers l'acromion. Cela tient à ce qu'en raison de sa courbure, la clavicule s'éloigne de plus en plus du thorax.

La percussion comparative cesse, en ce qui concerne le devant de la poitrine, au niveau du troisième espace intercostal, parce qu'à gauche se manifeste l'influence amortissante du cœur vide d'air, d'où dissemblance des conditions anatomiques et partant du son de percussion. Nous ne ferons donc, dans ce qui suit, qu'étudier les phénomènes de percussion que l'on observe du côté droit de la paroi thoracique antérieure.

Dans le 3ᵉ et le 4ᵉ espace intercostal droit, le son de percussion est notablement moins clair que dans les deux premiers. Cela tient surtout à ce que la partie inférieure du grand pectoral est la plus développée et qu'elle affaiblit quelque peu le son. De plus, on est dans le voisinage du mamelon où le pannicule adipeux est habituellement plus abondant, tout en faisant abstraction de la glande mammaire féminine qui, par suite de son volume, amortit considérablement le son. E. Seitz est d'avis que l'augmentation d'étroitesse des espaces intercostaux n'est pas sans influence. Dans la majorité des cas, le son du quatrième espace devient en même temps tympanique et plus grave.

Dans le 5ᵉ espace intercostal droit, le son de percussion est faible et mat, surtout si l'on a recours à la percussion forte. C'est à ce niveau que commence la matité hépatique grande ou relative. Le bord inférieur du poumon s'amincit en cette région et recouvre le segment supérieur de la face antérieure du foie d'une couche très mince de parenchyme aéré, si bien qu'en cas de percussion énergique, le tissu pulmonaire vibrant a diminué de masse en comparaison de ce qui a lieu dans l'espace inter-costal supérieur ; d'où la submatité de cette zone.

La *percussion du 6e espace intercostal droit* réclame des chocs très superficiels et doit être, pour donner des résultats exacts, une per-cussion linéaire. C'est là qu'a lieu la transition de la sonorité pulmonaire à la matité hépatique absolue. Avec les précautions indiquées, la délimi-tation de la ligne inférieure du poumon est chose facile. On la trouve, dans la direction de la ligne mammaire, tantôt au niveau du bord infé-rieur de la 6e, tantôt au niveau du bord supérieur de la 7e côte. A la limite du poumon et du foie commence la matité hépatique absolue ou petite.

Au niveau de la fourchette sternale, on obtient un son de percussion qui équivaut presque, quant à l'intensité, à celui de la partie sternale des deux premiers espaces intercostaux. Au point de vue anatomique, on devrait avoir à ce niveau un son mat ou une sonorité tympanique, parce que là siègent non pas des portions aérées du poumon, mais la trachée, l'œsophage et les gros vaisseaux. Si malgré cela, on perçoit un son pul-monaire intense, cela tient évidemment à ce que le manubrium, véritable plaque solide, est particulièrement apte à transmettre les ébranlements de la percussion au parenchyme pulmonaire avoisinant et à y faire naître des vibrations énergiques concomitantes.

La *sonorité au niveau du corps du sternum* varie, dans la majorité des cas, suivant que l'on percute sa moitié supérieure ou inférieure. Dans le segment supérieur s'étendant jusqu'au 4e cartilage costal, le son est plus clair qu'au niveau de la fourchette ; il est plus faible ordinairement au-dessous de la 4e côte. Cela tient à ce qu'en ce dernier point le cœur n'est recouvert que par des couches minces de tissu pulmonaire appar-tenant au bord antéro-inférieur du poumon droit. On perçoit ainsi la matité relative ou grande du cœur.

La percussion de l'*appendice xiphoïde* donne une matité complète, car celui-ci est en contact immédiat avec le lobe gauche du foie. L'estomac est-il distendu par des gaz et la percussion est-elle assez énergique, on obtient de la sonorité tympanique.

La *sonorité de la paroi thoracique postérieure* est moins intense qu'en avant, quelle que soit la région percutée. Le son le plus intense s'obtient dans l'espace sous-scapulaire ; puis viennent, par ordre d'inten-sité décroissante, la moitié inférieure, la moitié supérieure de la région interscapulaire, l'espace sus-scapulaire et enfin les fosses sus et sous-épineuses.

Ce sont *les fosses sus et sous-épineuses* qui, de toutes les régions du thorax qui recouvrent d'épaisses couches de tissu pulmonaire aéré, donnent le son de percussion le moins intense. Les muscles épais qui remplissent les fosses de l'omoplate, aussi bien en dedans qu'en dehors, arrêtent le choc percuteur et sont la cause de la faiblesse du son de percussion. Le son est plus faible, la plupart du temps, dans la fosse sous-épineuse que dans la fosse sus-épineuse. Au niveau de l'épine de l'omoplate, on obtient également un son très faible, et qui diminue d'intensité au fur et à mesure qu'on se rapproche de l'acromion. Il est évident qu'il faut percuter fortement, afin d'éliminer autant que possible les influences affaiblissant le son.

Le *son de percussion au niveau de l'espace sus-scapulaire* est également, de médiocre intensité, quoiqu'en somme il soit notablement plus clair que sur l'omoplate même. Il est plus intense dans le voisinage du rachis que dans les environs de l'acromion. E. Seitz a fait remarquer avec raison que, dans le voisinage de la colonne vertébrale, le son s'accompagnait de tympanisme, qui prend naissance dans la trachée, immédiatement située en avant du rachis.

L'intensité du son de percussion est plus considérable *au niveau de l'espace interscapulaire*. En percutant avec attention, on observera que ce son est un peu moins clair dans la moitié supérieure que dans la moitié inférieure de cet espace.

La *sonorité de l'espace sous-scapulaire*, quoique la plus intense de celles des régions postérieures de la poitrine, est cependant plus faible que celle de la partie antérieure du thorax. Dans la moitié inférieure du dos le son devient souvent tympanique, en raison de la participation des viscères abdominaux. A gauche, le son pulmonal peut être poursuivi le plus souvent jusqu'au niveau du bord inférieur de l'apophyse épineuse de la onzième vertèbre dorsale, plus rarement de la douzième ; à droite, où il est interrompu par la matité hépatique, il trouve sa limite à la même hauteur.

En pratiquant la percussion comparative, on obtient *sur les parties latérales du thorax* une sonorité un peu moins claire que celle de la paroi antérieure. Cela tient, comme l'a montré E. Seitz, au rétrécissement normal des espaces intercostaux. Il existe également une légère différence entre les deux côtés : à droite, le son est un peu plus faible qu'à gauche. En considérant l'un ou l'autre des côtés, la sonorité de la moitié supérieure, c'est-à-dire de la région avoisinant l'aisselle, est moins ntense que celle de la moitié inférieure ; généralement elle devient en même temps presque tympanique. Au-dessous de la septième côte, le son pulmonal fait place à droite à la matité hépatique ; c'est là que débute la matité absolue ou petite du foie. A gauche, le son pulmonal clair atteint également la septième côte. A partir de là on perçoit, suivant que l'estomac et le côlon sont remplis de gaz ou de matières solides, un son de percussion tympanique, tympanique assourdi ou de la matité.

I. — *Percussion topographique des poumons.*

Les résultats de la percussion ne peuvent être utilisés sûrement que par le praticien qui possède à fond l'anatomie *clinique* des organes de la respiration. Sans cette connaissance, le plan de l'exploration physique demeure souvent sans but, et la localisation des maladies devient impossible. Ce qui est surtout très important dans l'anatomie clinique, ce sont les limites normales des poumons, le trajet des sillons interlobaires et ce qu'on appelle les espaces pleuraux complémentaires (disponibles).

C'est sur le vivant qu'il faut étudier en premier lieu l'anatomie clinique. Les explorations sur le cadavre seul n'ont qu'une valeur tout à fait contingente, parce qu'après la mort les poumons sont invariablement en expiration forcée et se trouvent dans des rapports de situation tout autres que lorsqu'ils vivent et respirent.

Les *méthodes d'exploration* que l'anatomie met au service des exigences de la clinique, sont nombreuses. En enlevant la peau et les muscles des espaces intercostaux jusqu'au niveau du feuillet pariétal de la plèvre, on arrive à observer les limites du poumon à travers la plèvre mince intacte. Il faut évidemment éviter à tout prix d'ouvrir la cavité pleurale, car l'entrée de l'air provoquerait immédiatement la rétraction des poumons.

On a cherché aussi à délimiter les poumons à l'aide de longues aiguilles ou de harpons, avec lesquels on perforait la paroi thoracique.

La méthode la plus en faveur aujourd'hui, est celle qui fut recommandée pour la première fois par Edouard Weber, et qui consiste à faire des coupes diverses sur des cadavres congelés, avec le secours de la scie.

Les recherches anatomiques sur le vivant ne peuvent être que fort restreintes, malgré l'emploi de la percussion linéaire la plus minutieuse ; on ne peut guère, de cette façon, se renseigner que sur le niveau des sommets, sur les limites inférieures et sur certains segments des régions moyennes des poumons. Pour déterminer sur le vivant le trajet des sillons interlobaires, je me suis efforcé, notamment chez des individus atteints de pneumonie fibrineuse, de dessiner le mieux possible les limites de la matité et de les comparer avec les résultats de l'autopsie. Il est bien entendu qu'on ne peut utiliser que les cas où l'infiltration pneumonique n'atteint qu'un seul lobe pulmonaire et va jusqu'au niveau de la scissure interlobaire. Mais même en faisant abstraction de ce fait que les limites d'un poumon hépatisé ne sont pas des limites normales, il est très rare — du moins autant que je puis en juger d'après mon expérience personnelle — de trouver des cas propres à cette étude.

Limites normales des poumons. — Le poumon présente trois faces. La face externe, convexe, s'adapte presque partout très intimement aux contours de la cage thoracique. La face interne, concave, regarde le cœur, et la surface inférieure, concave également, située au-dessus de la voûte du diaphragme, constitue la base. La face externe possède seule un intérêt clinique, car les deux autres sont à peine accessibles aux méthodes d'exploration clinique.

L'intersection des trois faces donne lieu à la formation de quatre

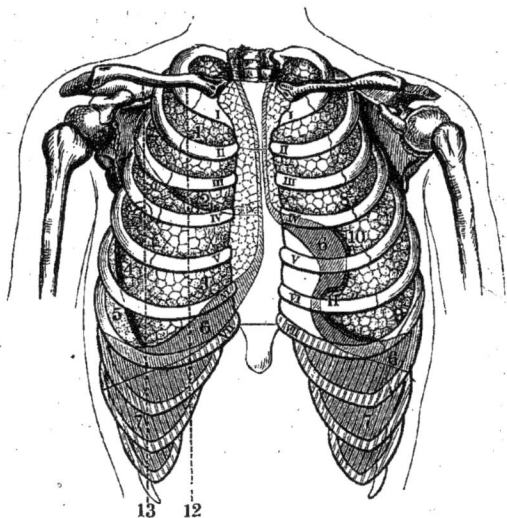

FIG. 73. — Poumons vus de face.

1, lobe supérieur du poumon droit ; — 2, scissure interlobaire droite supérieure ; — 3, lobe moyen du poumon droit ; — 4, scissure interlobaire droite inférieure ; — 5, lobe inférieur du poumon droit ; — 6, espace complémentaire de la plèvre ; — 7, diaphragme, portion non en contact avec la plèvre ; — 8, lobe supérieur du poumon gauche ; — 9, scissure interlobaire gauche ; — 10, incisure cardiaque ; — 11, processus lingual ; — 12, ligne parasternale ; — 13, ligne mamillaire.

bords, un bord antérieur, un bord inféro-externe convexe, un bord inféro-interne concave et un bord postérieur. Au niveau du sommet, le bord antérieur et le bord postérieur se rejoignent et se confondent.

Les poumons ne remplissent pas complètement la cage thoracique, car leur bord inférieur, notamment du côté des surfaces antérieure et latérale du thorax, est situé plus haut que le bord inférieur de la cage pectorale et s'en éloigne considérablement. En revanche, les sommets dépassent en avant et sur les côtés la limite de la cage thoracique et sont compris en avant dans un triangle situé au-dessus de la clavicule et limité en dedans par le sterno-cléido-mastoïdien, en dehors par le trapèze et en bas par la clavicule (fig. 73).

Chez l'adulte, le *sommet du poumon* dépasse la clavicule, ainsi qu'on peut s'en convaincre par la percussion, de 3 à 5 centimètres ; le niveau est à peu près égal des deux côtés dans presque tous les cas. Ce niveau est généralement plus élevé chez l'homme que chez la femme ; il est plus élevé aussi chez les individus de haute taille, à thorax allongé et à cou long. L'inégalité de hauteur des sommets pulmonaires se rencontre, il est vrai, chez l'homme sain (Braune), mais elle est extrêmement rare, et l'asymétrie des sommets reconnaît presque toujours pour cause une affection liée à un certain degré d'atrophie, causée le plus souvent par la *phtisie pulmonaire*. C'est à E. Seitz que revient le mérite d'avoir attiré l'attention sur l'importance de ce phénomène considéré comme symptôme de la tuberculose à son début. La valeur de ce signe est d'autant plus considérable que souvent il est déjà très accusé, alors que la percussion ne révèle encore aucun indice de lésion pathologique.

Weil a trouvé dans l'*emphysème pulmonaire* une élévation considérable des sommets pulmonaires. Dans un cas d'emphysème très intense, j'ai rencontré le point le plus élevé de ces sommets à 65 millimètres au-dessus de la clavicule.

En arrière, les sommets ne dépassent pas la cage thoracique proprement dite. Des deux côtés, ils arrivent à la hauteur de l'apophyse épineuse de la septième vertèbre cervicale (fig. 74). L'inégalité de niveau des deux sommets acquiert ici la même importance qu'en avant. Au-dessus de l'apophyse épineuse de la septième cervicale, le son de percussion devient absolument mat, mais il a le caractère tympanique dans le voisinage de la colonne vertébrale, en raison de la proximité de la trachée.

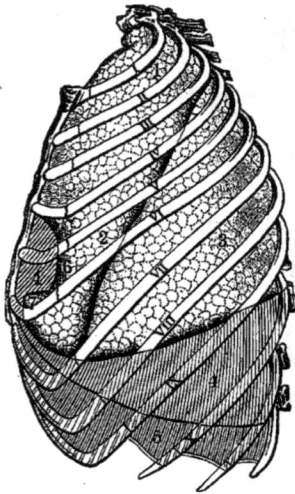

Fig. 74. — Poumon gauche vu de côté.
1, lobe supérieur ; — 2, scissure interlobaire ; — 3, lobe inférieur ; — 4, cavité complémentaire de la plèvre ; — 5, portion du diaphragme non en contact avec la plèvre ; — 6, incisure cardiaque ; — 7, processus lingual.

Les *bords antérieurs médians* des poumons sont séparés, au niveau de la fourchette du sternum, par une distance exactement égale à la largeur de cette fourchette ; ils sont situés immédiatement derrière l'articulation sterno-claviculaire (fig. 73). De là ils se dirigent l'un vers l'autre, et la jonction a lieu à la hauteur du deuxième cartilage costal, vers l'arête de Louis par conséquent. Il faut cependant faire remarquer que le bord pulmonaire droit empiète sur le côté gauche, en dépassant la ligne médiane du sternum, et s'étend jusqu'au voisinage du rebord sternal gauche. La limite du bord pulmonaire gauche se trouve donc soit au bord gauche du sternum, soit derrière le sternum, un peu plus près de la ligne médiane (1).

Du second au quatrième cartilage costal, les bords antérieurs des deux poumons ont une direction rectiligne et parallèle. Ils ne se séparent qu'à partir de cet endroit, où ils deviennent progressivement bords inférieurs ; mais la chose se passe autrement avec le poumon droit qu'avec le gauche. Le bord du poumon droit descend jusqu'au cinquième cartilage avec une légère déviation en dehors ; puis là, il se produit une courbure qui le transforme en bord inférieur externe ; cette courbure est située derrière le sternum. En associant la percussion superficielle à la percussion linéaire, on peut suivre parfaitement sur le vivant les limites du rebord inférieur du poumon, comme nous allons le montrer.

La chose est un peu plus compliquée pour le bord antérieur du poumon gauche. Au niveau du quatrième cartilage costal, ce bord s'incurve très fortement, pour ainsi dire horizontalement et en dehors, et répond à l'union du tiers externe avec le tiers moyen du rebord inférieur de ce 4e cartilage costal. Il coupe les 4e et 5e espaces intercostaux avec une courbure à concavité interne et se continue avec le bord inférieur du poumon gauche, à l'union du tiers externe avec le tiers moyen du sixième cartilage costal, après avoir préalablement envoyé vers la ligne médiane un prolongement en forme de languette qui porte le nom de processus lingual (fig. 73 et 74).

De la configuration particulière du bord antérieur du poumon gauche résulte la formation, à la partie moyenne de la surface pectorale antérieure gauche, d'une zone carrée dont les angles sont arrondis, zone qui possède une importance toute spéciale au point de vue de la percussion du cœur. Là, une portion du muscle cardiaque se trouve en contact immédiat, et sans interposition de tissu aéré, avec la paroi thoracique. A la percussion toute cette zone fournit un son obscur (matité cardiaque petite ou absolue). C'est ce qui explique que l'on désigne l'échancrure concave du bord antérieur du poumon gauche sous le nom d'incisure cardiaque.

La *situation du bord inféro-externe du poumon droit* pendant la respi-

---

(1) Dans sa thèse d'agrégation sur *les Séreuses*, M. Farabeuf a étudié avec soin les rapports des bords antérieurs du poumon avec le sternum. Il a surtout cherché à montrer ces rapports dans l'inspiration et dans l'expiration : 1° Il adapte un robinet fermé à la trachée, il ouvre alors le thorax et s'assure que le sujet est exempt d'adhérences et a le thorax bien constitué. Il constate ainsi que, dans l'*expiration*, les bords antérieurs de la plèvre suivent à droite le bord correspondant du sternum, à gauche de même, sauf au niveau du quatrième espace intercostal où ce bord est écarté du sternum par l'incisure cardiaque ; 2° puis il insuffle de l'air dans la trachée et constate que dans l'*inspiration*, on voit ce qui suit : à droite, le bord antérieur de la plèvre est bridé en haut par la veine cave supérieure et au niveau des deux premiers espaces, ce bord n'a presque pas bougé. Plus tard, le bord antérieur droit se rapproche de la ligne médiane et la dépasse même en s'insinuant sous une languette du poumon gauche. A gauche, le bord antérieur du poumon s'avance vers la ligne médiane du sternum, excepté au niveau du quatrième espace, où le cœur l'empêche d'atteindre cette ligne médiane.

ration normale est indiquée par les moyennes suivantes. Ce bord inféro-
externe est situé :

Au niveau de la ligne sternale droite, à la hauteur du bord supérieur du 6e cartilage.
　　—　　　—　　—　　parasternale　　—　　　—　inférieur　　—　　　—
　　—　　　—　　—　　mammaire　　　—　　　　—　supérieur　7°　—
　　—　　　—　　—　　axillaire　　　—　　　　—　inférieur de la côte.
　　—　　　—　　—　　scapulaire　　　—　de la neuvième côte.
　A côté de la colonne vertébrale　　　—　de l'apophyse épineuse de la 11ᵉ dorsale.

D'après ces chiffres, le bord inférieur gauche répond, sur la face
externe du thorax, à une ligne à peu près horizontale qui commence au
bord sternal droit, contourne le côté droit de la poitrine et se termine à
une hauteur égale près de la colonne vertébrale. Tout à fait exactement,
on peut dire qu'il répond à une ligne légèrement courbe à convexité inférieure et dont la plus grande incurvation correspond à la zone latérale
du thorax. Si cette ligne coupe en avant des côtes plus élevées qu'en
arrière, cela tient à ce que ces os ont une direction oblique d'arrière en
avant et de haut en bas. Les données topographiques que nous venons
de fixer pour ce bord inférieur du poumon, concordent parfaitement avec
les données de Gerhardt et ont été établies par moi en me basant sur
5o observations des plus minutieuses. Les auteurs qui considèrent cette
ligne comme trop élevée sont dans l'erreur. Ils se sont trompés parce
qu'ils ont examiné des cadavres ; ainsi que l'a fait justement remarquer
Leichtenstern, sur le cadavre le bord inférieur est plus élevé que sur le
vivant, pendant l'expiration normale, d'un centimètre.

Le *trajet du bord inféro-externe du poumon gauche* présente les mêmes
conditions que pour le côté droit. Donc ce bord est situé :

Sur la ligne mammaire gauche, à la hauteur du bord supérieur du 7ᵉ cartilage costal.
　　—　　axillaire　　　—　　　　—　inférieur —　　—　　　—
　　—　　scapulaire　　—　　　　—　de la 9ᵉ côte.
　A côté de la colonne vertébrale,　　　—　de l'apophyse épineuse de la 11ᵉ dorsale.

Certains auteurs prétendent que le bord inférieur du poumon droit est
plus élevé à côté du rachis que celui du poumon gauche, parce qu'il se
trouve refoulé de bas en haut par le foie. Mes nombreuses recherches me
permettent de ne pas partager cet avis. Je dois même ajouter que quelquefois j'ai rencontré des poumons dont les bords inférieurs, ayant la
même hauteur par rapport au rachis, correspondaient au bord supérieur
de la 12ᵉ vertèbre dorsale. Chez les enfants, ce bord est quelquefois plus
élevé de toute la hauteur d'un espace intercostal ; chez les vieillards au
contraire, il est plus bas de cette même largeur. Sur ce sujet, Sahli a fait
des recherches détaillées chez les enfants.

Trajet des scissures interlobaires. — Les deux poumons sont divisés,
comme l'on sait, en segments ou lobes par des sillons, appelés *scissures
interlobaires*. Le poumon gauche ne présente qu'une scissure, qui commence à la partie supérieure du bord postérieur de l'organe, contourne
la face externe de ce dernier en se dirigeant de haut en bas et partage
ainsi le poumon en deux lobes, l'un supérieur et l'autre inférieur.

Pour le poumon droit, les choses se compliquent, en ce sens que la scissure interlobaire, d'abord unique, se divise en deux branches divergentes (scissures interlobaires supérieure et inférieure droites) qui embrassent le lobe moyen du poumon droit, tandis que le lobe supérieur est situé au-dessus de la scissure interlobaire supérieure et le lobe inférieur au-dessous de la scissure interlobaire inférieure. On ne peut évidemment procéder à la localisation d'une affection du poumon que si l'on possède bien la direction des diverses scissures. Pour les bien connaître, il faut les étudier sur le cadavre, comme l'a fait V. Luschka avec beaucoup de fruit.

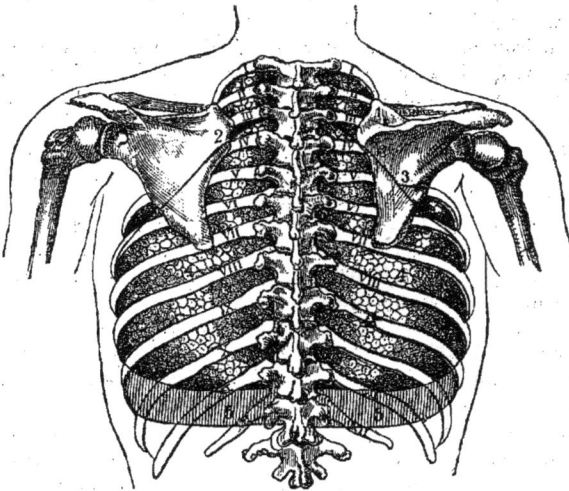

Fig. 75. — Poumons vus de dos.

1, lobe supérieur ; — 2, scissure interlobaire ; — 3, division en scissures interlobaires, supérieure et inférieure droites ; — 4, lobe inférieur ; — 5, espace pleural complémentaire.

En arrière, les scissures interlobaires naissent au même niveau (fig. 75). Au voisinage de la colonne vertébrale elles commencent à la hauteur de l'extrémité interne de l'épine de l'omoplate, en supposant que les bras pendent le long du corps, ou, ce qui revient au même, à peu près à la hauteur de l'apophyse épineuse de la 3e vertèbre dorsale. Leur trajet est immédiatement dirigé de haut en bas, de façon à former avec la colonne vertébrale un angle d'environ 65°.

Le trajet de la scissure interlobaire du poumon gauche est le plus simple. La scissure coupe la ligne axillaire postérieure entre la 4e et la 5e côte et se termine sur la ligne mammaire au niveau de l'extrémité antérieure de la 7e côte (fig. 73 et 74). D'où il ressort qu'en arrière on peut percuter le lobe supérieur et le lobe inférieur, que toutes les modifications perçues au-dessus de la 3e côte doivent être rapportées au lobe inférieur. Dans la région latérale gauche (fig. 74) on atteint également les lobes supérieur et inférieur, et toutes les lésions constatées au-dessus de la 4e côte correspondent au lobe supérieur, tandis que celles qui sont situées au-dessous d'elle appartiennent au lobe inférieur.

En ce qui concerne le bord des deux poumons, la comparaison des figures 73 et 74 montre que le bord inféro-externe est uniquement constitué par le lobe inférieur et le bord antéro-interne uniquement par le lobe supérieur.

La scissure interlobaire droite suit, jusqu'à la ligne axillaire postérieure, un trajet à peu près semblable à celui de la scissure interlobaire gauche. En un point situé sur le bord externe de l'omoplate, et à 6 centimètres environ de son angle inférieur, s'opère la division en scissures interlobaires supérieure et inférieure. La première se dirige en avant, à peu près horizontalement, et aboutit au bord droit du sternum, vers le 4e cartilage costal, quelquefois vers le 5e. La scissure inférieure se dirige de haut en bas et se termine sur la ligne mammaire droite, à l'union du tiers externe avec le tiers moyen du 7e cartilage costal; là, elle se confond avec le bord inférieur du poumon (fig. 73).

De cette description et de la comparaison des figures 73, 74 et 75, il résulte que, pour le poumon droit, la percussion postérieure ne porte que sur les lobes supérieur et inférieur, séparés par la 3e côte. Sur les côtés, les lobes sont accessibles tous trois; toutes les modifications perçues au-dessus de la 4e côte doivent être rapportées au lobe supérieur, celles qui sont perçues entre la 4e et la 6e côte doivent être rapportées au lobe moyen, et celles qui sont perçues entre la 6e et la 7e doivent être rapportées au lobe inférieur. Enfin, en avant et à droite, on explore surtout les lobes supérieur et moyen, le premier au-dessus, le second au-dessous de la 4e côte. On ne trouve un prolongement du lobe inférieur droit qu'un peu en dehors de la ligne mammaire gauche, vers la 7e côte. Les divers lobes participent à la formation des bords du poumon, comme on peut s'en assurer par les figures 73, 74 et 75 de la façon suivante : le bord antérieur est constitué par les lobes supérieur et moyen; l'inféro-externe, par les lobes inférieur et moyen.

Les limites que nous venons d'indiquer, et qui sont purement anatomiques, nécessitent une correction clinique. Il ne faut pas oublier, en effet, qu'abstraction faite de la position plus élevée des scissures sur le cadavre que sur le vivant, il est certaines affections des poumons qui amènent une augmentation de volume des lobes pulmonaires, augmentation qui provoque un déplacement notable des scissures interlobaires. C'est ainsi que chez un malade j'ai trouvé, en arrière, de la matité à partir de la 6e vertèbre dorsale, et cependant il ne s'agissait que d'une inflammation fibrineuse du lobe supérieur droit jusqu'au niveau de la scissure interlobaire. Chez un autre la matité atteignait, en avant et à droite, la partie moyenne de la 5e côte, et cependant le lobe moyen était intact; il y avait uniquement hépatisation du lobe supérieur. Chez un autre encore, atteint de pneumonie du lobe moyen, la matité s'étendait au niveau de la ligne axillaire jusqu'à la 5ᵉ côte et en avant jusqu'au bord de la 3ᵉ. En un mot, on voit qu'il est impossible d'affirmer avec certitude, sur le vivant, si un foyer morbide ne frappe qu'un seul lobe pulmonaire ou si la lésion s'est déjà propagée à un lobe voisin, du moment que les lésions décelables à l'aide des méthodes d'exploration physique ont atteint le voisinage des scissures interlobaires.

Espaces pleuraux complémentaires ou disponibles. — On sait que chacun des poumons est enveloppé d'une séreuse formée de deux feuillets. Le feuillet interne de cette enveloppe, plèvre pulmonaire ou viscérale, adhère intimement à la surface du poumon, tandis que le feuillet externe, plèvre pariétale, forme une espèce de poche où le poumon est renfermé et se meut en toute liberté. Ce n'est qu'au niveau du hile du poumon que les deux feuillets se confondent. Il est très important, pour les actes physiologiques et morbides, que la poche constituée par la plèvre pariétale soit notablement plus vaste que le volume du poumon. C'est en effet ce qui a lieu, surtout au niveau du bord inférieur des poumons et de l'échancrure cardiaque du bord antérieur du poumon gauche. Là, les parois de la plèvre pariétale ne sont pas séparées par du tissu pulmonaire et sont en contact immédiat ; mais elles sont capables de s'éloigner l'une de l'autre et de former des espaces où les poumons en expansion inspiratoire peuvent se loger. Ces espaces, sur l'importance desquels Gerhardt a le premier attiré l'attention, sont dits *complémentaires*. Luschka les désigne sous le nom d'espaces pleuraux *disponibles* ou *de réserve*.

On comprend facilement que l'existence de ces espaces favorise considérablement les variations respiratoires du volume du poumon. Si la plèvre pariétale s'adaptait étroitement, comme la plèvre pulmonaire, à la surface des poumons, ce serait un obstacle à l'expansion de ces organes. Les espaces complémentaires ont une valeur toute particulière pour les cas où il se produit des collections de liquide dans la cavité pleurale : ils constituent en quelque sorte, cela est aisé à saisir, des loges naturelles où le liquide commence à s'accumuler. L'augmentation de volume du poumon, telle qu'elle se réalise dans l'emphysème alvéolaire, par exemple, n'est également possible que grâce à l'envahissement anormal d'une partie de ces espaces complémentaires par le poumon.

La formation d'espaces de réserve s'observe au niveau de tous les bords du poumon qui, en quelque sorte, ont chacun leur espace disponible propre.

C'est pour le bord inféro-externe que l'espace complémentaire, appelé encore sinus costo-diaphragmatique, est le plus vaste. On s'explique facilement cette particularité, si l'on se rappelle la situation du bord inférieur du poumon et si on la compare avec la situation du bord inférieur du feuillet costal de la plèvre, ou, ce qui revient au même, avec la situation du bord externe de la plèvre diaphragmatique. La fusion de la plèvre costale et de la plèvre diaphragmatique s'opère, du côté droit, dans les points suivants :

Sur la ligne sternale, au niveau du bord supérieur du 9ᵉ cartilage costal.

 — parasternale, à la partie moyenne — — —

 — mammaire, au niveau du bord inférieur — — —

 — axillaire, — de la 9ᵉ côte.

A côté du rachis, — de la 12ᵉ —

De l'examen des figures 73, 74 et 75, où les limites sont indiquées, il ressort deux faits très importants : 1° la limite inférieure de la plèvre est représentée par une convexité inférieure, dont la plus grande courbure correspond, comme celle du bord inférieur du poumon, à la région laté-

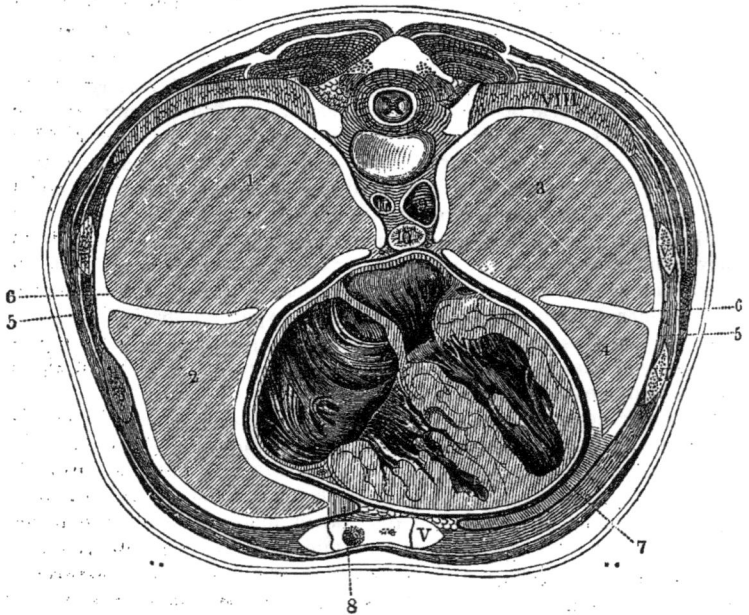

Fig. 76. — Coupe transversale de la poitrine d'un nouveau-né à la hauteur de la huitième vertèbre dorsale. D'après V. Luschka.

1 et 2, lobes du poumon droit ; — 3 et 4, lobes du poumon gauche ; — 5, plèvre costale ; — 6, plèvre viscérale ; — 7, espace complémentaire gauche ; — 8, espace complémentaire droit ; — 9, aorte descendante ; — 10, œsophage ; — 11, veine azygos ; — V à VIII, 5ᵉ à 8ᵉ côte.

rale du thorax ; 2° le poumon, pendant la respiration normale, ne remplit la cavité pleurale nulle part, et les dimensions de l'espace complémentaire atteignent leur maximum dans la région latérale.

Même pendant l'inspiration profonde, l'espace complémentaire n'est pas comblé complètement par les poumons, notamment sur les côtés ; cela n'a lieu, ainsi que l'a montré Gerhardt, que si l'on fait coucher les individus sur le côté opposé et respirer avec de grands efforts.

En mesurant l'espace complémentaire d'après les tables anatomiques de V. Luschka concernant « la position des organes abdominaux », on trouve les chiffres suivants :

Sur la ligne sternale   droite = 2 centimètres.
—   parasternale   —   = 2   —
—   mammaire   —   = 2   —
—   axillaire   —   = 6   —
A côté du rachis   —   = 2,5   —

Ces chiffres sont inférieurs à ceux qu'indiquent la plupart des auteurs, parce que ceux-ci ont fixé la situation du bord inférieur du poumon, soit à l'état d'expiration, soit sur le cadavre.

A gauche, le trajet du bord inférieur de la plèvre, depuis la ligne mammaire gauche jusqu'à la colonne vertébrale, est presque exactement le même qu'à droite ; parfois cependant il est situé un peu plus bas.

Pour le bord antérieur des poumons, la formation de l'espace complémentaire (sinus médiastino-costal antérieur) s'opère aux points où la plèvre costale s'unit, en arrière du sternum, avec la plèvre médiastine. A droite, cette union correspond exactement aux limites du bord antérieur du poumon droit ; à gauche, au contraire, la plèvre pariétale abandonne le poumon au niveau de l'incisure cardiaque, par conséquent à partir du 4ᵉ cartilage costal. Ainsi du 2ᵉ au 4ᵉ cartilage costal, les bords antérieurs des deux plèvres se touchent pour ainsi dire et ne sont séparés que par une mince couche de tissu cellulaire adipeux et les restes du thymus. Mais à partir du 4ᵉ cartilage costal gauche, le bord antérieur de la plèvre gauche se dévie fortement en dehors (fig. 73). Il forme un arc à convexité externe et se dirige de l'extrémité interne du 4ᵉ cartilage gauche vers l'extrémité externe du tiers interne du 6ᵉ cartilage gauche, de sorte qu'au niveau du 5ᵉ espace intercostal, immédiatement à côté du bord sternal, il reste une région où le péricarde est en contact direct avec la paroi thoracique ; en dehors de cette région, il existe un espace pleural complémentaire considérable, dans lequel le bord antérieur du poumon gauche peut se dilater librement. On obtient une excellente idée de l'étendue de cet espace de réserve en examinant la coupe représentée par la figure 76, qui est due à V. Luschka.

L'espace complémentaire pour le bord postérieur du poumon n'est que de médiocre importance. On peut le désigner sous le nom de sinus-médiastino-costal postérieur, puisqu'il est situé au point d'union de la plèvre costale et de la plèvre médiastine. Ce point lui-même correspond à l'union de la portion antérieure et de la portion latérale du corps de la vertèbre. Entre les deux espaces complémentaires postérieurs se trouve le médiastin postérieur.

Quant au bord inféro-interne du poumon, son espace complémentaire (sinus pleural médiastino-péricardique) siège vers le bord interne de la plèvre diaphragmatique, au point où celle-ci se continue avec la plèvre péricardique.

En ce qui concerne les *déplacements respiratoires des limites pulmo-*

naires, on peut se convaincre facilement que, pendant la respiration normale, la différence de niveau des bords inférieurs du poumon pendant
l'inspiration et l'expiration est d'environ 1 centimètre. Si on force l'inspiration et l'expiration, ce chiffre peut augmenter considérablement et
atteindre sur les côtés du thorax jusque 12 et 13 centimètres. On a dit
que, dans ces cas, le déplacement expiratoire de bas en haut était un peu
moins prononcé que celui de haut en bas créé par l'inspiration ; cependant cette règle n'est pas sans exception, et Weil en a publié des exemples. Salzer et Leichtenstern ont d'ailleurs soutenu le contraire pour tous
les cas.

En moyenne, le déplacement inspiratoire, l'inspiration étant profonde,
se mesure des deux côtés par les chiffres :

Sur la ligne parasternale jusque 2 centimètres.
    —   mammaire   —   3   —
    —   axillaire   —   4   —
    —   scapulaire   —   5   —
A côté du rachis   —   3   —

Le déplacement respiratoire des sommets pulmonaires est insignifiant,

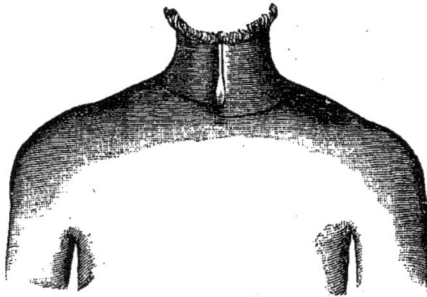

Fig. 77. — Limites postérieures des sommets pulmonaires déterminés par la percussion

même chez les individus bien portants ; dans la plupart des cas, on arrive
à peine à en prouver l'existence par la percussion.

Certains auteurs, à l'exemple de P. Niemeyer, ont admis une *mobilité
active* et une *mobilité passive des bords des poumons*. A la première, on
attribuait les déplacements respiratoires. Les déplacements réalisés par
des attitudes déterminées du corps étaient attribués à la mobilité passive.
Gerhardt montra le premier que, dans le décubitus dorsal, le bord inférieur du poumon était situé à 1 ou 2 centimètres plus bas que dans la
position debout. C'est le décubitus latéral surtout qui a une grande influence ; dans le décubitus latéral gauche, le bord du poumon droit peut
descendre de 3 à 4 centimètres, et réciproquement.

En percutant minutieusement les sommets et en dessinant sur la peau
leurs *limites antérieures et postérieures*, on voit sans peine que ces limites
sont différentes en avant et en arrière. En arrière, on obtient une courbe

à convexité inférieure qui coupe l'apophyse épineuse de la 7ᵉ cervicale (fig. 77). En avant, au contraire, la limite est constituée par une ligne légèrement incurvée se dirigeant de haut en bas et d'arrière en avant, qui part en arrière du bord externe du trapèze, envoie un léger prolongement

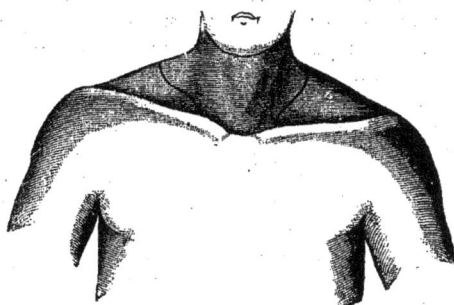

FIG. 78. — Limites antérieures des sommets pulmonaires déterminés par la percussion.

en dedans au niveau du bord externe du sterno-cléido-mastoïdien et se termine dans le voisinage de l'articulation claviculaire (fig. 78).

APPENDICE

· a) **Transsonance plessimétrique des organes respiratoires** (*Auscultation plessimétrique. Percussion auscultatoire*). — Lorsqu'on percute un point quelconque de la surface thoracique, et qu'on pratique en même temps l'auscultation en un point éloigné du premier, on perçoit un son vibrant avec un timbre métallique, lorsque le tissu pulmonaire contient de l'air et a conservé sa structure normale. Si, au contraire, il existe des indura- tions pulmonaires, s'il y a interposition d'autres corps solides dans la cavité thoracique, le son perçu par l'oreille est un son mat et ordinaire- ment aussi plus élevé. On a tenté d'utiliser l'auscultation du son de per- cussion pour le diagnostic des affections respiratoires et la détermination des limites pulmonaires (Cardinal et Zuelzer). Cette méthode d'explora- tion porte les noms de transsonance plessimétrique ou d'auscultation plessimétrique. Mais Ritter a grandement raison de refuser à cette méthode tout avantage sur la percussion ordinaire (1).

b) **Phonométrie des organes respiratoires.** — La phonométrie est une méthode d'exploration introduite en médecine par H. Baas ; elle se pro- pose de reconnaître la structure physique des organes pectoraux et abdo-

(1) Voir plus haut, note de la page 254.

minaux à l'aide de diapasons mis en vibration. Des essais de ce genre avaient déjà été tentés par Seitz et Zamminer, qui cependant n'avaient pas cherché à les élever à la hauteur d'une méthode d'investigation.

En appliquant un diapason vibrant par son extrémité inférieure boutonnée, successivement sur la cuisse, sur un estomac peu distendu et sur le thorax au niveau du parenchyme pulmonaire normal, on obtient un son différent quant à la durée et à l'intensité. La résonance aura son maximum de force au niveau de l'estomac et son minimum sur la cuisse ; au niveau du poumon, on entendra une résonance moyenne ou faible. Comparée au son de percussion, la résonance forte correspond à la sonorité tympanique, la résonance faible au son clair, et l'absence de résonance au son mat. Il ressort de ce qui précède qu'à l'aide de diapasons on peut déterminer les limites du parenchyme pulmonaire et des organes solides avoisinants et, en cas d'altérations morbides du poumon, reconnaître son degré de tension et apprécier la quantité d'air qu'il contient. Il sera d'ailleurs bon d'introduire pour ce dernier cas une nouvelle variété de résonance, à savoir, la résonance affaiblie. En cas de relâche-

Fig. 79. — Diapason avec bloc de percussion.

ment du parenchyme pulmonaire et de cavernes on obtiendra donc une résonance forte, en cas de diminution de l'aération du poumon une résonance affaiblie.

H. Baas recommandait un diapason donnant le *la* ; mais Guttmann a montré, un peu plus tard, qu'avec les diapasons à tonalité plus basse le son était plus intense, de sorte que les différences inhérentes aux organes étaient perçues plus nettement. Pour faciliter la mise en vibration du diapason, Baas a fait construire un petit bloc spécial, dont nous reproduisons la forme dans la figure 79. Comme dans la percussion, on peut avoir recours à la phonométrie médiate ou immédiate, suivant que l'on applique le bouton du diapason directement sur le thorax ou qu'on interpose entre la poitrine et lui le doigt ou le plessimètre.

Baas a fait construire également un *phonomètre* qui porte son nom (fig. 80). L'appareil est représenté par un diapason dont l'extrémité est soudée à une petite plaque de métal. Celle-ci est assujettie à l'aide de vis sur une plaque d'ébène ayant les dimensions d'un plessimètre. Sur les côtés du pédicule se trouvent deux anneaux destinés au maintien du diapason. En outre, sur la plaque métallique on a appliqué un ressort à branche verticale qui s'incurve et se termine à angle droit par un bouton en caoutchouc durci. En tendant le ressort, ce bouton se précipite contre le diapason et le met en vibration. L'instrument que je fis venir de Berlin il y a quelques années était d'une construction plus que médiocre; aussi ai-je donné la préférence au diapason ordinaire muni du bloc de percussion.

Le même principe a présidé à la construction du *timbromètre*, préconisé par Roy et Forjett. Il consiste en un petit arc en acier, entre les extrémités duquel on a tendu un fil de catgut. En tirant sur le fil, on en provoque la vibration ; à ce moment on pose l'un des bouts de l'arc sur la partie à explorer. Le son obtenu est plus ou moins intense suivant le degré d'aération de l'organe.

Il est peu probable que la phonométrie gagne droit de cité dans la pratique. Baas et Guttmann s'accordent sur son caractère plutôt confirmatif ou de contrôle ; c'est à peine si elle peut revendiquer plus de délicatesse que la percussion elle-même. Au contraire, à bien des points de vue, elle cède le pas à cette dernière, ainsi que l'a fait justement remarquer Guttmann. Toutefois, il faut savoir gré à Baas d'avoir

Fig. 80. — Phonomètre de Baas.

tenté de créer une méthode d'investigation nouvelle qui, comme l'a montré son auteur, peut contribuer à éclairer certaines questions théoriques

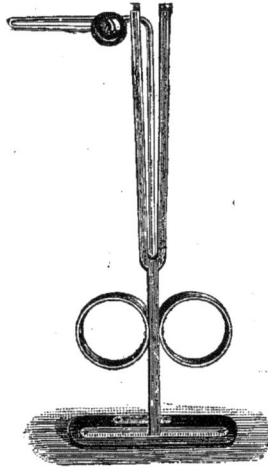

4. — Auscultation des organes respiratoires.

On peut poursuivre jusque dans la plus haute antiquité les tentatives isolées entreprises dans le but d'apprécier par l'ouïe l'activité spéciale des organes de la respiration. L'idée était naturelle, et les observateurs étaient en quelque sorte invités à la réaliser, puisque dans certaines conditions morbides, des phénomènes sonores se font entendre très nettement, et à de grandes distances. Aussi ne faut-il pas s'étonner que déjà Hippocrate (1) ait connu certains phénomènes d'auscultation.

Les malades dont la cavité renferme en même temps des gaz et du liquide font entendre, lorsqu'ils s'agitent, un bruit de succussion spéciale, qui a été parfaitement décrit par Hippocrate et porte encore aujourd'hui son nom (succussion hippocratique).

D'ailleurs son attention semble même avoir été frappée par le frottement pleurétique et les ronchus de la bronchite.

Il est presque incompréhensible que jusqu'au commencement de notre siècle, personne n'ait eu l'idée de se servir de l'auscultation, de la perfectionner et de l'utiliser pratiquement pour le diagnostic. Les principes fondamentaux, indiqués par Hippocrate, étaient même oubliés ; et c'est en vain que Robert Hooke (2), un contemporain de Newton, recommandait l'emploi de l'auscultation.

L'auscultation naît véritablement avec le dix-neuvième siècle. Il est vrai que Corvisart y avait eu recours pour le choc de la pointe du cœur, mais c'est à Laënnec (3) qu'il était réservé de devenir le véritable et le seul créateur de l'auscultation. C'est dans son admirable *Traité de l'auscultation médiate* (Paris, 1819), qu'on lira encore avec fruit actuellement, qu'il exposa les résultats de son labeur immense continué pendant trois ans consécutifs.

Parmi les successeurs de Laënnec, nous retrouvons en première ligne, comme pour la percussion, Skoda, qui devint ici encore l'interprète des processus physiques présidant à l'apparition des phénomènes cliniques.

A. — *Méthodes d'exploration.*

De même que pour la percussion, on distingue dans l'auscultation la

---

(1) *Hippocrate*, 459-377 av. J.-C.
(2) *Robert Hooke*, né en 1635, mort le 5 mars 1703.
(3) *Laënnec*, né le 17 février 1781, mort le 13 août 1826.

méthode immédiate et la *méthode médiate*. Dans la première, on applique l'oreille directement sur la paroi thoracique ; tandis que dans la seconde, on interpose entre l'oreille et la poitrine un instrument, auquel on a conservé le nom de *stéthoscope* que Laënnec lui avait donné. Laënnec a toujours donné la préférence à l'auscultation médiate qui, somme toute, avait le mérite d'être d'un emploi facile et qui, grâce à cela, contribua grandement au succès de la nouvelle méthode.

Nous allons peser et comparer les avantages et les inconvénients de chacune des deux méthodes d'auscultation (1).

Dans *l'auscultation immédiate*, tous les phénomènes sonores sont transmis avec plus d'intensité que dans l'auscultation à l'aide du stéthoscope, mais cela importe peu dans la majorité des cas, attendu que dans l'auscultation médiate les sons sont assez intenses pour permettre d'arriver au diagnostic. Mais, en revanche, *l'auscultation immédiate* a encore l'avantage de permettre l'auscultation d'une région plus étendue, de toute la zone recouverte par le pavillon de l'oreille. Cela a une grande importance, surtout chez les individus débilités ou chez les malades pour lesquels la position assise est difficile à garder, et chez lesquels, par conséquent, il faut terminer l'exploration le plus rapidement possible. Mais cette particularité peut devenir un inconvénient ; l'auscultation directe doit être repoussée dans tous les cas où il importe de bien localiser les phénomènes sonores. Pour ce motif, elle est à rejeter, d'une manière générale, pour l'examen du cœur et des vaisseaux périphériques. Un autre inconvénient consiste dans l'impossibilité d'appliquer directement l'oreille sur certaines régions du thorax, telles que le creux susclaviculaire, dont l'auscultation est cependant des plus précieuses pour le diagnostic de la tuberculose pulmonaire au début. D'autres désavantages viennent s'ajouter encore aux précédents. Chez les malades malpropres, en sueur, ou porteurs d'exanthèmes, il faut un certain courage pour appliquer l'oreille contre la poitrine. Vu le contact très intime avec le malade, le danger de l'infection n'est pas à négliger ; quant à l'auscultation par-dessus la chemise, elle ne doit être employée que lorsqu'on ne peut faire autrement. Dans ce cas, la chemise ne doit point faire de plis et être en parfait contact avec le thorax ; l'oreille elle-même devra être appliquée plus intimement contre la paroi de la poitrine. L'examen ne peut être fait par-dessus les vêtements, le déplacement de ceux-ci créant des bruits accessoires qui font que même un clinicien expérimenté se trouve parfois embarrassé lorsqu'il s'agit de rapporter tel bruit à la respiration et tel autre aux vêtements.

(1) En France, « l'auscultation immédiate est la seule usitée quand elle est possible ; l'auscultation médiate, à l'aide du stéthoscope, n'a lieu que dans le cas où la disposition des parties ne permet pas l'application exacte de l'oreille ou quand on a intérêt à limiter la sphère d'extension d'un bruit.

« Les modèles de stéthoscopes sont peu variés et le choix est indifférent, le meilleur est celui dont on a pris l'habitude par un usage prolongé. Il en est de cet instrument comme des outils favoris de tous les ouvriers » (Lasègue).

Quand on pratique l'auscultation immédiate, il faut prendre une petite précaution très importante en pratique. Il faut marquer du doigt l'endroit du thorax destiné à être exploré et appliquer l'oreille tout d'abord sur le doigt lui-même. Il arrive, en effet, au plus habile, qu'au moment où il fléchit la tête, il perd la direction voulue et ausculte un endroit autre que celui qu'il voulait examiner. Le pavillon de l'oreille doit être en contact parfait avec la paroi thoracique. S'il y a quelque solution de contact, une partie des ondes sonores s'échappera par là et le son sera naturellement d'autant moins intense.

De ce qui précède, il résulte qu'on ne peut se passer en aucun cas de l'auscultation médiate. Peu de temps après la découverte du stéthoscope

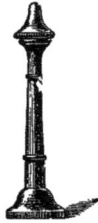

FIG. 81. — Stéthoscope de P. NIEMEYER.   FIG. 82. — Stéthoscope solide de QUINCKE.

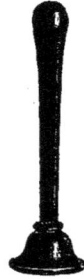

de Laënnec, on s'est demandé quel genre d'instrument serait plus avantageux.

On a discuté d'abord la question de savoir s'il faut se servir d'un *stéthoscope creux ou plein*. C'est surtout P. Niemeyer qui a pris parti pour le stéthoscope plein, dénommé par lui *acuoxylon*. Il recommande un bâton de sapin, long de 15 centimètres, à base un peu large et à extrémité supérieure se terminant par un embout conique, destiné à être introduit dans l'oreille jusqu'au niveau du tympan.

Le bâton doit être sans nœuds et coupé dans le sens des fibres longitudinales (ce que nous croyons conforme à certaines lois physiques ; v. fig. 81). Quincke a rendu l'instrument plus commode, en remplaçant l'embout supérieur par un pavillon et la plaque inférieure par une sphère (fig. 82). Il faut déconseiller l'emploi d'un sthéthoscope solide : en effet, les ondes sonores y sont transmises moins intenses qu'à travers un stéthoscope creux ; ensuite, dans la majorité des cas, le stéthoscope solide annihile ce que nous apprendrons plus tard à connaître sous la dénomination de consonance des phénomènes d'auscultation.

Ce sont les *stéthoscopes creux* qui sont employés presque généralement actuellement. On a argué contre eux que, d'après une loi de physique bien connue, les corps solides sont meilleurs conducteurs du son que l'air, et que les ondes sonores se propagent le plus parfaitement dans les milieux où elles sont nées ; mais l'on a oublié que les stéthoscopes creux *renforcent le son à la manière des résonateurs* et que, grâce à cette propriété, ils compensent et au delà les deux inconvénients que nous venons d'indiquer en nous basant sur des conceptions théoriques. Ce qui démontre les qualités de résonateur inhérentes au stéthoscope creux, c'est qu'en appliquant l'oreille contre lui, on entend exactement le même bourdonnement qu'à l'auscultation des coquillages : or, cela ne se produit qu'en raison du renforcement par le stéthoscope de certains bruits ambiants qu'il est impossible de percevoir avec l'oreille non armée. Voici une autre preuve : en avançant lentement un stéthoscope creux vers la région cardiaque, il arrivera souvent d'entendre les bruits cardiaques à une certaine distance de la cage thoracique ; si l'on éloigne le stéthoscope de l'oreille, ces bruits disparaissent immédiatement.

On se sert en Allemagne presque exclusivement de stéthoscopes creux fabriqués de matériaux solides (bois, ivoire, cellulose) ; quant aux stéthoscopes flexibles, ils ne sont employés que rarement.

Que la plaque auriculaire du *stéthoscope creux solide* soit concave, plane ou convexe, cela n'a aucune importance. C'est une question d'habitude : tel préférera une forme, tel autre se trouvera mieux d'une forme différente. La substance employée pour la fabrication du stéthoscope n'exerce non plus aucune influence. Si dans certaines cliniques la préférence est donnée à telle ou telle forme « inventée » par le chef du service ou son assistant, c'est affaire de goût ou, plus exactement, de « vanité d'inventeur ».

Pour l'*emploi du stéthoscope*, il faut avoir soin d'appliquer *exactement et hermétiquement* l'extrémité évasée de l'instrument sur la paroi thoracique, sous peine de voir se produire des bruits accessoires gênants. On y arrive le plus sûrement en posant d'abord le stéthoscope fortement contre la poitrine et en n'appliquant qu'à ce moment seulement l'oreille contre la plaque auriculaire. Toutefois, il faut éviter soigneusement toute forte pression de l'instrument. Ce fait mérite d'autant plus l'attention que tout le monde a une tendance instinctive, lorsque les bruits sont peu intenses, à tenter d'augmenter les effets acoustiques du stéthoscope en le pressant plus fortement contre le thorax. Naturellement, on obtient un résultat entièrement opposé, car les malades, en raison même de cette pression, respirent plus superficiellement et affaiblissent d'autant les phénomènes d'auscultation. Pendant l'auscultation, la main ne doit pas toucher le stéthoscope, car tout mouvement, quelque léger qu'il soit, mouvement dont l'observateur n'a même pas conscience, se traduit par un bruit intense analogue au ronchus et cause ainsi très facilement des erreurs de diagnostic. En un mot, il faut que le stéthoscope soit placé librement entre l'oreille et la paroi thoracique.

Autant que possible, il faut ausculter sur la poitrine nue ; cela importe surtout pour le premier examen. En tous cas, la chemise ne devra point faire de plis et être appliquée exactement contre le thorax ; la pression du stéthoscope sera un peu plus énergique qu'en cas de poitrine découverte, afin d'éviter autant que faire se peut les déplacements de la chemise, entre la paroi pectorale et l'instrument. Il en sera de même chez les individus à poitrine velue ; car les mouvements des poils donnent à l'auscultation l'impression de ronchus. Il peut même devenir nécessaire de mouiller les poils, afin de les coller contre le thorax et empêcher ainsi tout déplacement de leur part.

Comme la percussion, l'auscultation exige la comparaison de régions symétriques de la poitrine ; on fera bien de suivre les principes donnés à propos de la première de ces méthodes d'investigation.

On ausculte le mieux les surfaces thoraciques antérieures et latérales dans le décubitus dorsal, et la surface postérieure dans la position assise.

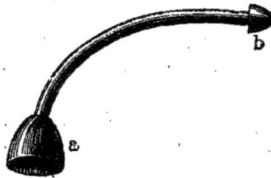

FIG. 83. — Stéthoscope de VOLTO-LINI.

a, extrémité infundibuliforme ; — b, embout en forme de gland.

Il faut que le médecin évite toute attitude incommode pour lui-même, car sans cela l'auscultation perd en exactitude.

A côté des stéthoscopes creux solides, il existe des *stéthoscopes creux flexibles.*

Parmi ces derniers, celui de Voltolini (fig. 83) mérite une mention spéciale. Il consiste en un entonnoir en sapin, à l'extrémité rétrécie duquel est adapté un tube en caoutchouc de 3o à 5o centimètres de longueur qui se termine par un embout en forme de gland. L'embout ne doit pas être trop petit, afin qu'il puisse obturer hermétiquement la partie cartilagineuse du conduit auditif externe. Ce stéthoscope est un excellent conducteur du son. Voltolini prétend même qu'avec lui on perçoit des bruits thoraciques plus distinctement qu'avec l'auscultation immédiate.

Il faut naturellement veiller avec le plus grand soin à ce que l'entonnoir soit appliqué fortement contre la paroi thoracique, car en raison même de la bonne transmission et du renforcement du son, tout bruit accessoire devient plus gênant encore. Le stéthoscope de Voltolini est avantageux surtout pour les praticiens dont l'ouïe a souffert par suite de maladies de l'appareil de transmission ou de certaines affections du labyrinthe. Dans ces conditions, où le stéthoscope solide ne rend aucun service, l'instrument de Voltolini permet une auscultation sûre et nette (Gruber).

L'effet acoustique du stéthoscope de Voltolini est notablement accru, lorsqu'on recouvre d'une membrane l'ouverture infundibuliforme de l'instrument. On crée ainsi un nouvel instrument que C. Hüter a décrit sous le nom de *dermatophone.* En l'appliquant solidement et fixement sur la peau on perçoit un susurrement profond et continu qui est renforcé d'une façon rythmique à chaque réplétion artérielle. Comme le bruit est d'une intensité toute particulière aux endroits riches en vaisseaux, par exemple aux extrémités digitales, aux lèvres, sur la langue, aux joues, Hüter l'a rapporté non sans raison au mouvement sanguin à l'intérieur des petits vaisseaux cutanés eux-mêmes. En faveur de cette opinion, il existe un fait démontré par Senator, c'est qu'on entend ce bruit même dans des membres paralysés, où toute occasion de le confondre avec les bruits musculaires fait défaut ; de plus, Hüter affirme qu'il disparaît dès que le membre est rendu exsangue à l'aide d'une bande d'Esmarch. On peut aussi le produire artificiellement sur le cadavre en injectant par des mouvements rythmiques dans les artères du bras une solution de chlorure de sodium. Ce bruit est surtout intense dans l'insuffisance des valvures aortiques, parce que dans ces cas le mouvement sanguin dans les petits vaisseaux est très prononcé.

On peut entendre des bruits musculaires à travers le dermatophone en appliquant la plaque en caoutchouc sur les paupières closes. Le bruit musculaire se distingue du bruit cutané par sa discontinuité ; plus on ferme énergiquement les paupières, en d'autres termes plus on contracte fortement le muscle orbiculaire, plus le bruit augmente d'intensité. Grâce au *myophone*, on peut percevoir les bruits musculaires au niveau de tout muscle qui se contracte.

Les modifications qui surviennent dans l'état des tendons se manifestent également dans certains bruits : le dermatophone est alors un *tendophone*. Senator a abservé aussi qu'avec cet instrument on pouvait entendre, chez les individus bien portants, les battements de l'artère radiale ; le dermatophone est alors un *sphygmophone*.

En Angleterre et en Amérique on se sert beaucoup de stéthoscopes bi-auriculaires (fig. 84) ; ce sont surtout des médecins hollandais (Pel, Stokvis), qui les ont beaucoup vantés. Ma propre expérience me permet d'affirmer que ces stéthoscopes spéciaux transmettent et renforcent le son d'une façon vraiment extraordinaire, mais que, plus que toute autre forme de stéthoscope, ils donnent lieu à des bruits accessoires et exposent très facilement à des erreurs. En outre, il faut bien se convaincre que, lorsque les phénomènes sonores ont atteint un certain degré d'intensité, degré que donnent les stéthoscopes creux ordinaires, une intensité plus considérable est inutile pour les besoins du diagnostic (1).

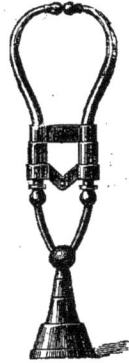

Fig. 84. — Stéthoscope bi-auriculaire de CAMMAN.

En auscultant les organes respiratoires, on étudiera les quatre groupes de phénomènes sonores que voici :

1. — *Bruits respiratoires de nature vésiculaire, bronchique ou indéterminée* ;

2. — *Râles (ronchus)* divisés en *râles secs* et en *râles humides* ;

3. — *Bruits pleuraux (bruits de frottements pleuraux* et *bruits de succussion)* ;

(1) Constantin Paul a imaginé un stéthoscope flexible qui est d'un usage très commode : il se compose d'un tube de caoutchouc vulcanisé, long de 45 centimètres ; une des extrémités

4. — Auscultation de la voix.

Toute auscultation des organes respiratoires qui veut être tant soit peu complète, devra s'appliquer, sous tous les points de vue, aux quatre catégories de faits que nous venons d'énumérer.

B. — Signification diagnostique du murmure vésiculaire.

En auscultant un poumon bien portant qui respire, on entend sur presque toute la surface thoracique du *murmure vésiculaire*. Les noms de respiration vésiculaire ou alvéolaire sont synonymes, mais moins usités.

Le murmure vésiculaire ne s'entend ordinairement que pendant l'inspiration. Le bruit de l'expiration a un caractère indéterminé ou légèrement soufflant, se rapprochant de celui de la respiration bronchique. De plus, le bruit de l'expiration est plus grave et moins intense que le murmure vésiculaire inspiratoire.

Si l'on veut reproduire artificiellement le bruit vésiculaire, il suffit de rétrécir la fente labiale presque jusqu'à occlusion complète et d'aspirer

se place à frottement dans le conduit auditif externe ; l'autre porte un pavillon évasé qui s'applique sur le point à ausculter. C'est le stéthoscope simple, qui ressemble assez à celui de Voltolini. Mais pour que l'instrument s'adapte plus facilement à la peau, et aussi pour ren-

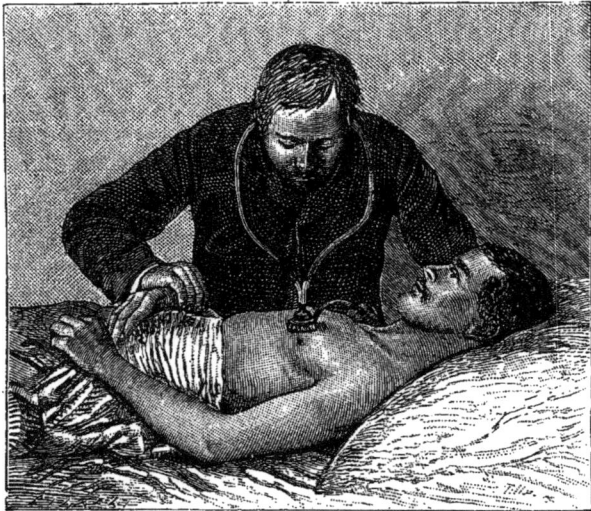

Stéthoscope flexible bi-auriculaire C. Paul.

forcer le son, C. Paul a imaginé d'adapter au pavillon une ventouse annulaire dans laquelle on fait le vide à l'aide d'une petite poire de caoutchouc. Ces stéthoscopes flexibles de C. Paul sont mono-auriculaires ou bi-auriculaires. Ils sont très utiles pour l'enseignement clinique.

avec quelque force l'air extérieur. On atteint le même but en disposant les lèvres pour la prononciation des consonnes B, V ou F, et en aspirant l'air. Le murmure vésiculaire est donc caractérisé par une sorte d'aspiration ou par ce que nous appellerons *la respiration en F*. Toutefois on reconnaît très aisément que la consonne choisie pour l'expérience n'est pas chose indifférente. Avec le V, le bruit d'aspiration est très doux ; avec l'F, au contraire, il est rude.

Les différences sont plus considérables encore, si l'on tient compte de la hauteur du bruit respiratoire. Artificiellement, on peut produire des tonalités différentes suivant qu'on combine avec la lettre F les voyelles A, E, I, O, U. L'I donne le murmure vésiculaire le plus élevé, l'U le murmure le plus profond. Les consonnes déterminent donc le timbre du murmure vésiculaire, et la voyelle ajoutée crée sa tonalité.

Les variations indiquées par cet artifice se retrouvent très exactement quand on ausculte la poitrine d'un homme qui respire ; quoique le caractère fondamental demeure immuable, on peut cependant affirmer que tout individu possède son murmure vésiculaire propre.

La *genèse physique du murmure vésiculaire* n'est pas encore élucidée d'une manière certaine. Laënnec l'attribuait au frottement de l'air inspiré contre les parois des bronches et des alvéoles pulmonaires, d'où le nom de murmure vésiculaire ou de respiration vésiculaire. Mais cette explication n'est pas admissible : en effet, la physique nous enseigne que le passage de l'air dans les voies respiratoires ne donne nullement naissance à un frottement de l'air contre les parois des tubes aériens. Blakiston professait que pendant l'inspiration les fibres lisses des petites bronches se contractaient, rétrécissaient ainsi le calibre bronchique et produisaient aux points sténosés des bruits de frottement, c'est-à-dire créaient le murmure vésiculaire inspiratoire. Mais il n'est pas difficile de comprendre que c'est là une hypothèse très risquée au point de vue anatomique et absurde au point de vue physique ; en effet, des bruits de sténose perceptibles à l'oreille ne peuvent être engendrés dans des espaces aussi peu étendus que les bronches terminales.

D'après Leaning, ce seraient la contraction et le relâchement des fibres lisses elles-mêmes qui produiraient le bruit dit vésiculaire. Celui-ci ne serait donc plus qu'un bruit purement musculaire !

C. Gerhardt prétend que l'on a affaire à des vibrations du parenchyme pulmonaire, vibrations pour lesquelles celui-ci, lorsqu'il est à l'état de tension, présente une aptitude toute spéciale.

Zamminer et E. Seitz considèrent que la respiration vésiculaire est produite à l'orifice des lobules de la même manière que lorsqu'on souffle sur l'orifice libre d'une clef creuse.

Personnellement nous considérons comme la plus probable l'hypothèse défendue par Baas et Penzoldt, à savoir, que *le murmure vésiculaire n'est autre chose que de la respiration bronchique transmise du larynx aux bronches : en se propageant dans les poumons, elle perd son caractère bronchique et se transforme en murmure vésiculaire.*

Penzoldt s'est efforcé de justifier cette théorie par des expériences. En plaçant sur le larynx d'un homme qui respire un morceau de tissu non aéré (foie ou poumon hépatisé, par exemple), en pratiquant l'auscultation par-dessus, le bruit respiratoire est nettement bronchique. Il n'en est plus de même si l'on remplace le tissu non aéré par du parenchyme pulmonaire insufflé. La respiration bronchique, transmise à travers le parenchyme aéré, s'est transformée en murmure vésiculaire. Il semble que ce ne soit pas seulement l'air contenu dans le parenchyme, mais le parenchyme lui-même qui contribue à la transformation, parce que la respiration laryngée, auscultée à distance, c'est-à-dire uniquement propagée à travers l'air, ne se transforme jamais en murmure vésiculaire. Penzoldt est d'avis que les mouvements de l'air se transmettent au parenchyme pulmonaire distendu, de sorte que les vibrations du bruit laryngé propagé et du parenchyme distendu se gênent réciproquement et engendrent le bruit vésiculaire normal. Donc la participation du parenchyme pulmonaire à la genèse du murmure vésiculaire reste très importante, et le nom primitif du murmure vésiculaire, jadis pris dans un autre sens étiologique, peut être conservé, car il exprime bien ce qu'il doit exprimer (1).

Ajoutons que, pendant sa propagation à travers le poumon aéré, le bruit broncho-laryngé n'est pas modifié seulement dans son caractère, mais encore dans sa tonalité. En effet, en comparant la tonalité du murmure vésiculaire avec celle de la respiration broncho-laryngée, on s'aperçoit facilement que celle-ci est plus élevée.

Pendant l'expiration, on n'entend point, au niveau du thorax, de bruit vésiculaire, parce que le courant aérien va des alvéoles vers le larynx. Voilà pourquoi à l'expiration, selon l'intensité du bruit expiratoire laryngé, on percevra à l'auscultation du thorax tantôt un silence respiratoire, tantôt une respiration indistincte, tantôt une respiration légèrement bronchique.

L'*importance du murmure vésiculaire au point de vue du diagnostic* est basée sur ce fait que partout où est entendu le murmure vésiculaire, les alvéoles pulmonaires et les bronchioles sont perméables à l'air. Il faut toutefois se garder de croire que partout où l'on perçoit ce murmure vésiculaire, il existe du parenchyme pulmonaire sain. En cas de foyers morbides petits et disséminés, séparés par des intervalles de parenchyme aéré, on peut, même s'ils sont nombreux, ne percevoir aucune modification du murmure vésiculaire. Cela se voit fréquemment dans la tuberculose miliaire, dans la pneumonie lobulaire, dans la sclérose interstitielle du poumon et dans d'autres états morbides analogues.

Wintrich a même observé le murmure vésiculaire au niveau de cavernes;

---

(1) Ce sont surtout les travaux de Beau et de Spittal qui ont défendu la théorie du murmure vésiculaire exposée par l'auteur. On trouvera dans le manuel de Barth et Roger l'énumération des objections qu'on peut lui adresser. Ces objections n'ont de portée que si on accorde une influence exclusive au bruit glottique ; elles n'ébranlent pas la théorie physique telle que Eichhorst vient de l'exposer.

celles-ci donnent lieu ordinairement à de la respiration bronchique. Cela ne peut s'expliquer, surtout lorsque les cavernes pulmonaires sont superficielles, que par la propriété des extrémités bronchiques (propriété démontrée plus haut) de transformer la respiration bronchique en murmure vésiculaire.

Les *différentes formes du murmure vésiculaire*, telles qu'on les rencontre dans les états physiologiques et pathologiques, seront distinguées : d'après *la hauteur* (tonalité) du murmure vésiculaire ; d'après *l'intensité*, comme murmure vésiculaire systolique, comme murmure vésiculaire interrompu (respiration saccadée), comme murmure vésiculaire avec respiration prolongée.

Tonalité du murmure vésiculaire. — La *tonalité du murmure vésiculaire* dépend en partie de l'âge et du sexe. Elle est ordinairement plus élevée chez l'enfant et chez la femme que chez l'homme. Cela tient avant tout à l'étroitesse du larynx, qui élève le bruit laryngo-bronchique. A un âge avancé, la tonalité du murmure vésiculaire devient plus aiguë, même chez l'homme ; ce fait est probablement en rapport avec la raréfaction sénile du parenchyme pulmonaire.

Les modifications de tonalité du murmure vésiculaire ne peuvent presque jamais servir d'indices certains pour le diagnostic des maladies respiratoires. Dans la *tuberculose miliaire* étendue et dans l'*œdème pulmonaire*, la tonalité du murmure vésiculaire, il est vrai, s'élève habituellement ; malgré cela, on se gardera d'appuyer un diagnostic sur un pareil symptôme.

Intensité du murmure vésiculaire. — L'inspiration est-elle lente et superficielle à dessein, le bruit respiratoire peut perdre complètement son caractère vésiculaire et se transformer en respiration indéterminée, presque silencieuse. On observe ce phénomène chez les personnes tombées en syncope, chez lesquelles la respiration est extrêmement superficielle.

A *l'état physiologique*, l'intensité du murmure vésiculaire dépend en premier lieu de la *force mise en œuvre pendant l'inspiration* et de *l'épaisseur de la cage thoracique*.

Inversement, l'intensité du murmure vésiculaire peut être augmentée par des mouvements respiratoires accélérés et renforcés à dessein. Comme exemple de ce fait, nous avons les inspirations profondes consécutives aux quintes de toux ou aux cris d'enfants en larmes, inspirations qui sont parfois les bienvenues pour l'observateur. La chose s'observe surtout chez les individus qui présentent la respiration de Cheyne-Stokes. Plus les mouvements respiratoires deviennent superficiels, moins le murmure vésiculaire est intense et plus il perd son caractère aspiré, et réciproquement.

Au point de vue physique, il est aisé de comprendre pourquoi l'intensité du murmure vésiculaire dépend de l'intensité des mouvements respiratoires ; en effet, le murmure vésiculaire est redevable de son origine à la respiration bronchique s'effectuant dans le larynx ; or, l'intensité de celle-ci est subordonnée à l'intensité des mouvements respiratoires.

L'intensité du murmure vésiculaire dépend non seulement de l'énergie de la respiration, mais encore de l'épaisseur de la paroi thoracique, ou, ce qui revient au même, des conditions extérieures de la conductibilité. En cas de parois thoraciques minces, le murmure est plus intense qu'avec des parois épaisses ; chez le même individu il est le plus faible aux régions de la poitrine qui sont recouvertes d'épaisses couches de tissu, au niveau des omoplates, par exemple.

Il est des conditions de milieu qui peuvent influencer l'intensité du murmure vésiculaire. C'est ainsi qu'elle est plus forte dans la station debout que dans la position horizontale ; il en est de même après les repas et pendant un exercice modéré. Pendant le sommeil, elle semble plus faible qu'à l'état de veille. Enfin Laënnec a déjà fait remarquer que, chez les personnes qui portent des corsets étroits, on perçoit au niveau des parties supérieures des poumons de la respiration puérile. Chez la femme, la respiration vésiculaire est ordinairement plus forte que chez l'homme adulte. Toutes ces causes peuvent, en effet, augmenter l'énergie et la rapidité des mouvements respiratoires.

Le murmure vésiculaire est, en règle générale, plus intense à gauche qu'à droite (Stokes, Kennedy) (1).

En ce qui concerne l'intensité du murmure vésiculaire dans les diverses régions du thorax, elle est répartie toujours de façon à ce qu'elle soit plus considérable en avant qu'en arrière et sur les côtés. Elle atteint son maximum au-dessous des clavicules, dans les deux premiers espaces intercostaux. A partir de là elle diminue, que l'on remonte ou que l'on descende. Il faut encore faire remarquer que le murmure vésiculaire est plus intense dans l'espace compris entre les lignes mammaire et parasternale que dans le voisinage du bord sternal ou de la région axillaire.

Au niveau du sternum, on perçoit habituellement du murmure vésiculaire transmis en partie par les segments pulmonaires avoisinants. Ce murmure a sa plus grande intensité au niveau du corps de l'os et dans l'espace compris entre le 2e et le 4e cartilage costal. Plus bas et davantage encore au niveau de la fourchette, l'intensité diminue, parce que ces régions ne recouvrent point de parenchyme pulmonaire. Un fait digne de remarque, c'est que le murmure vésiculaire ne suit nulle part tout à fait exactement les limites des poumons et que les organes avoisinants ces derniers sont aptes à le recueillir et à le propager. La propagation s'étendra évidemment d'autant plus loin que l'intensité du murmure vésiculaire sera prononcée. C'est ce qui explique qu'on le perçoive fréquemment au niveau d'une portion du foie et de la face antérieure du cœur, quelquefois aussi au niveau de l'estomac, mais jamais au delà.

Sur les côtes du thorax, le murmure vésiculaire perçu dans les espaces

(1) Louis Barth et Roger professent l'opinion contraire, généralement enseignée en France.

intercostaux supérieurs, à peu près jusqu'à la 4ᵉ côte, est notablement plus intense que dans les régions inférieures. En arrière, son maximum d'intensité correspond à l'espace interscapulaire. Au-dessus de l'omoplate, au contraire, il est très faible, ce qui tient à l'épaisseur de la couche musculaire et à l'os lui-même. Il est un peu plus fort dans la région sus-scapulaire, un peu plus fort encore dans l'espace sous-scapulaire.

Chez l'individu sain qui respire tranquillement et régulièrement, le murmure vésiculaire n'a pas une intensité égale pendant toute la durée de l'inspiration. Au début, il est ordinairement faible ; puis il augmente graduellement d'intensité, pour diminuer à nouveau vers la fin de l'acte inspiratoire.

Lorsque l'intensité du murmure vésiculaire dépasse certaines limites, il prend un caractère d'une rudesse toute spéciale, que l'on peut reproduire artificiellement en agençant les lèvres pour la prononciation de l'F et en aspirant fortement l'air dans la cavité buccale. Au contraire, en aspirant l'air doucement, les lèvres arrangées pour la prononciation du V, on obtient le caractère du murmure vésiculaire doux et moelleux. Presque toujours, la respiration rude est de tonalité plus élevée que la respiration vésiculaire moelleuse. La première est de règle chez les enfants ; aussi Laënnec lui a-t-il donné le nom de *respiration puérile*. La minceur plus considérable des parois thoraciques, l'énergie et la rapidité plus prononcées des mouvements respiratoires, l'étroitesse plus accentuée de la fente glottique, tous ces facteurs réunis donnent à la respiration puérile une intensité plus grande.

Dans les états pathologiques, on observe soit de l'affaiblissement, soit du renforcement du murmure vésiculaire (ce dernier le plus souvent sous forme d'inspiration rude). Il faut distinguer de l'affaiblissement véritable les cas où des bruits respiratoires anormaux, notamment les ronchus secs, deviennent tellement intenses, qu'ils assourdissent et couvrent le murmure vésiculaire.

L'*affaiblissement pathologique du murmure vésiculaire* est un symptôme d'observation fréquente dans les altérations liées au *rétrécissement*, à l'*obstruction des bronches*, qui empêchent par conséquent la transmission de la respiration laryngée à la superficie du poumon, que cet état soit dû à la tuméfaction de la muqueuse, aux pseudo-membranes (croup bronchique), à des corps étrangers, aux néoplasmes ou à de la compression venant du dehors (1).

Dans d'autres cas, la propagation du son est entravée par des *masses étrangères intra-pleurales* qui se sont interposées entre la surface pulmonaire et la paroi thoracique. C'est ainsi que l'on constate de l'affaiblissement ou même de l'absence du murmure vésiculaire en cas d'épanchements liquides ou gazeux dans la cavité pleurale et de productions néoplasiques étendues.

(1) Il y a affaiblissement du murmure vésiculaire quand les bronches sont comprimées par des ganglions malades, un cancer du médiastin, un anévrisme de l'aorte, un hydro-péricarde, etc.

Les modifications de la *paroi thoracique* elle-même peuvent, en changeant les conditions de transmission du son, diminuer l'intensité du murmure vésiculaire. Le gonflement œdémateux de l'un des côtés de la poitrine s'accompagne parfois de diminution d'intensité du murmure vésiculaire. Au niveau de tumeurs des parois pectorales et, chez la femme, au niveau du pannicule adipeux épais des mamelles, on observera pour ainsi dire toujours un affaiblissement de la respiration.

D'autres fois, cet affaiblissement est le résultat d'une diminution ou d'un ralentissement morbide des *mouvements respiratoires*, soit d'un côté, soit des deux. C'est ainsi que les malades atteints de pleurite douloureuse, de pleurodynie ou d'autres affections douloureuses du thorax respirent en ménageant le côté malade, et dès lors le murmure vésiculaire y est moins intense. Il en est de même en cas d'adhérences pleurales étendues et d'emphysème alvéolaire, parce que dans les deux cas la ventilation pulmonaire subit une diminution (1).

Les affections des voies aériennes elles-mêmes peuvent occasionner le ralentissement de l'inspiration, qui s'accomplit alors avec circonspection, et produire de cette façon l'affaiblissement du murmure respiratoire. Telles sont la *diphtérie laryngée* et la *paralysie des deux muscles crico-aryténoïdiens postérieurs*. Dans certains cas rares, la paralysie unilatérale des muscles thoraciques proprement dits donne lieu à de la diminution d'intensité du murmure vésiculaire.

Le *renforcement pathologique du murmure vésiculaire* doit être rapporté presque exclusivement à l'augmentation et à l'accélération des mouvements respiratoires. Un exemple très net nous en est fourni par les accès dyspnéiques des femmes nerveuses et hystériques, ainsi que par l'oppression spéciale aux états fébriles.

Dans toutes les circonstances où l'un des poumons ne peut plus ou presque plus fonctionner, l'autre cherche à le suppléer en augmentant d'activité et d'énergie. Cela s'observe, par exemple, dans la pleurésie, la pneumonie, etc. Au point de vue acoustique, cette suppléance se manifeste par une augmentation d'intensité, par de la rudesse du murmure vésiculaire au niveau du poumon sain. C'est pour cela que certains auteurs désignent la respiration forte ou puérile du nom de respiration supplémentaire, complémentaire, vicariante (2).

Le *murmure vésiculaire renforcé ou rude se rencontre surtout dans le catarrhe des bronches*. Dans ce cas, il peut y avoir une simple augmentation d'énergie des mouvements respiratoires ; mais il faut parfois tenir

---

(1) La respiration est parfois affaiblie au sommet du poumon, en cas de phtisie commençante. Barth et Roger se demandent si cette faiblesse respiratoire ne tient pas fréquemment à ce que les ganglions bronchiques tuberculeux sont augmentés de volume et rétrécissent le diamètre des bronches qu'ils entourent. Cela est probablement exceptionnel. Vraisemblablement, l'obscurité de la respiration dans la phtisie tient ou à l'emphysème concomitant, ou à la pleurésie adhésive du sommet qui accompagne souvent l'éclosion des tubercules.

(2) Pour Lasègue, la respiration puérile ou complémentaire est caractérisée par ce fait que l'inspiration et l'expiration deviennent presque égales en durée et en intensité.

compte d'autres facteurs. Lorsque la muqueuse des grosses bronches, en raison même du catarrhe, se trouve tuméfiée et épaissie par places, il en résulte des sténoses qui fournissent au courant aérien l'occasion de développer, de façon tout à fait anormale, dans l'intérieur même des voies bronchiques, des tourbillons et, par conséquent, des bruits. Presque toujours dans ces cas, l'expiration elle-même devient perceptible, en ce sens qu'à son caractère indéterminé vient se joindre un bruit de sténose aspiré ou rude, appréciable surtout au début de l'expiration.

On a considéré jadis comme un signe d'une gravité toute spéciale l'existence d'une respiration rude ou d'intensité exagérée exclusivement au niveau des parties supérieures du poumon. Ce signe dénotant un *catarrhe bronchique localisé au sommet*, et celui-ci servant fréquemment d'introduction à la phtisie pulmonaire, on a cru pouvoir le considérer comme une menace de tuberculose ou comme l'expression d'une tuberculose au début. A ce sujet on n'a pas toujours évité les exagérations. A l'état normal, la respiration est intense dans les régions sous-claviculaires ; c'est là un point qu'il ne faut pas oublier. Il ne faut soupçonner la tuberculose que lorsqu'il y a *inégalité respiratoire* manifeste entre les deux sommets (1).

Il est rare que le renforcement du murmure vésiculaire se produise par le fait de conditions de transmission particulièrement propices. J'en ai observé un cas chez un homme d'ailleurs bien portant, qui n'avait pas de muscle grand pectoral du côté droit. Chez lui, le murmure vésiculaire était en avant bien plus intense à droite qu'à gauche.

Murmure vésiculaire systolique. — Le *murmure vésiculaire systolique* décrit d'abord par Wintrich se rencontre souvent, chez des individus tout à fait bien portants, au niveau des bords antéro-médians des poumons, dans le voisinage du cœur. On l'observe plus fréquemment à gauche qu'à droite. Il n'a aucune signification diagnostique.

Au point de vue acoustique, le phénomène se manifeste à chaque systole cardiaque par un renforcement rythmique du murmure vésiculaire, qui devient au contraire plus faible ou même imperceptible à chacune des diastoles. Cela tient à ce que les bords des poumons suivent les mouvements rythmiques du cœur, éprouvant ainsi à chaque systole une dilatation, à chaque diastole une compression. Au moment de chaque systole, les conditions sont des plus favorables à la genèse du son, vu qu'on trouve réunis une meilleure transmission du bruit laryngé et un déplissement plus accentué des alvéoles pulmonaires. En cas d'arrêt complet des mouvements respiratoires, le murmure vésiculaire systolique cesse ;

---

(1) C'est même pour le diagnostic de la tuberculose au début que la constatation de la respiration rude est le plus utile. La respiration rude, disent Barth et Roger, lorsqu'elle existe depuis un certain temps comme phénomène prédominant, doit faire penser à la phtisie commençante ; et quand elle est bornée au sommet de la poitrine d'un côté seulement, elle est l'indice presque certain de tubercules à l'état de crudité.

c'est là une preuve que ce bruit respiratoire ne naît pas dans les alvéoles seuls, mais que la condition *sine quâ non* de sa réalisation est la production du bruit laryngo-bronchique.

Murmure vésiculaire entrecoupé (Respiration saccadée). — Le *murmure vésiculaire entrecoupé* a été décrit pour la première fois par Laënnec sous le nom de *respiration saccadée* (1). L'oreille perçoit une respiration non continue qui, durant un seul temps respiratoire (l'inspiration le plus habituellement), augmente ou diminue une ou plusieurs fois. On peut le reproduire artificiellement par l'aspiration rythmique et intermittente vers la cavité buccale de l'air atmosphérique, ou en faisant faire, pendant qu'on ausculte, des inspirations pratiquées chacune en plusieurs temps. Cette dernière forme de respiration saccadée s'observe souvent chez les enfants que la peur du médecin fait respirer de cette façon. On la rencontre encore chez les personnes que l'on ausculte pendant un frisson. La respiration est encore entrecoupée dans les affections douloureuses de la plèvre ou des parois thoraciques, notamment quand l'explorateur exerce une compression trop forte avec son stéthoscope.

La respiration saccadée n'a de valeur pour le diagnostic que dans les cas où elle existe malgré la régularité et l'uniformité des mouvements respiratoires. Dans ces cas, elle doit être rapportée à du catarrhe bronchique, le plus souvent des moyennes et des petites bronches. En effet, si, par suite de catarrhe, le calibre des bronches est rétréci ou obstrué irrégulièrement et par places, le courant aérien inspiratoire n'arrivera pas dans toutes les zones pulmonaires en même temps; il pénétrera évidemment plus rapidement dans celles où les altérations sont les moins prononcées. De là un bruit à temps séparés, c'est-à-dire un murmure vésiculaire saccadé.

Tout ce que nous venons de dire explique pourquoi la respiration saccadée est souvent rude. L'expiration elle-même peut être saccadée, entrecoupée, puisque le courant aérien expiré traverse les bronches sténosées plus lentement que les bronches dont la lumière est libre.

Dans tous les cas de catarrhe bronchique, la respiration entrecoupée peut faire disparaître si l'on fait faire coup sur coup des inspirations rapides et profondes, parce qu'ainsi les bronches obstruées deviennent perméables pour un temps plus ou moins long.

Le murmure vésiculaire saccadé a une importance diagnostique très considérable, lorsqu'il est limité aux portions supérieures des poumons. Il indique l'existence d'un *catarrhe bronchique, avant-coureur fréquent de la tuberculose.* Ce signe a d'autant plus de valeur qu'il est unilatéral. S'il existe des deux côtés, il faut être très prudent dans ses conclusions, parce que des sujets bien portants peuvent parfois présenter de la respi-

---

(1) C'est en vain que nous avons cherché dans Laënnec une mention de la respiration saccadée. Barth et Roger attribuent à Raciborski (*Précis de diagnostic,* Paris, 1837) la première description de ce signe.

ration saccadée bilatérale, sans qu'on puisse en trouver des causes bien évidentes (1).

Murmure vésiculaire avec expiration prolongée. — Chez l'homme sain, la *durée* du murmure vésiculaire inspiratoire est plus considérable que celle du bruit expiratoire indéterminé. Mais si le courant aérien rencontre des obstacles dans les bronches sous forme de tuméfaction de la muqueuse, d'accumulation des sécrétions sur la muqueuse, il peut arriver que l'expiration devienne plus longue que l'inspiration : on a alors le murmure vésiculaire avec expiration prolongée. L'expiration ne disposant que d'une faible puissance musculaire, il est tout naturel qu'elle soit plus particulièrement entravée par un obstacle quelconque. L'expiration prolongée est souvent aussi rude et saccadée.

L'étendue de la région où l'on perçoit l'expiration prolongée est invariablement subordonnée à l'étendue du catarrhe bronchique. Toutes les fois qu'elle est cantonnée exclusivement aux sommets et surtout qu'elle est unilatérale, on est autorisé à soupçonner la *tuberculose pulmonaire au début*.

Outre le catarrhe bronchique, l'*asthme bronchique* et l'*emphysème vésiculaire* donnent aussi naissance à l'expiration prolongée ; cela tient à ce que, dans ces deux affections, **la durée** de l'expiration est prolongée indépendamment de toute lésion de la muqueuse.

C. — *Signification diagnostique de la respiration bronchique* (2).

La respiration bronchique est caractérisée par ses *propriétés soufflantes* (*caractère en Ch*). On l'imite artificiellement en appliquant le dos de la langue contre le palais, la bouche étant mi-ouverte et en l'agençant pour la prononciation de l'H, de Ch ou du G, tandis qu'on aspire fortement l'air dans la cavité buccale pour le chasser ensuite avec la même énergie. Dans cette expérience, on reconnaît aisément qu'il n'est pas indifférent d'agencer la langue pour la prononciation de telle consonne ou de telle autre. La respiration bronchique a son maximum de douceur avec l'H, son maximum de rudesse avec le G. En pratique aussi, on distingue

(1) Il faut ajouter aux causes de la respiration saccadée la *pleurésie adhésive*, où l'expansion est gênée par les adhérences pleurales.

(2) En France, par suite d'un abus qui nous a écarté de la tradition de Laënnec, le mot *souffle* est employé comme synonyme de respiration bronchique. Lasègue s'est élevé contre cet usage abusif ; et l'auteur allemand, pénétré de la nomenclature si simple de Laënnec, mentionne à peine le souffle.

Nous rappellerons donc ici que le souffle n'est qu'une modification de la respiration bronchique. La respiration bronchique prend, pour Laënnec, le nom de *souffle*, quand dans l'inspiration l'air paraît être attiré de l'oreille de l'observateur, et que dans l'expiration il semble à celui-ci qu'on lui souffle violemment dans l'oreille. Suivant son timbre, le souffle est tubaire, égophonique (pleurétique), caverneux ou amphoro-métallique. Lorsque la respiration bronchique devient soufflante, cela veut dire que l'excavation ou la bronche dans laquelle elle se produit avoisine la surface du poumon.

la respiration bronchique rude de la respiration bronchique douce, suivant que c'est le caractère en G ou en H qui prédomine.

De même que le murmure vésiculaire, la respiration bronchique peut présenter des variations de tonalité. Artificiellement, on peut reproduire ces variations en donnant à la cavité buccale les attitudes nécessaires pour la prononciation des voyelles *a*, *e*, *i*, *o*, *u*, concurremment avec l'agencement nécessaire à la prononciation des consonnes H, Ch et G.

Chez l'homme bien portant, on perçoit la respiration bronchique en auscultant le larynx et la trachée. C'est ce qui explique pourquoi on l'a appelée également respiration laryngée ou trachéale, ou encore, comme dans tous ces cas il s'agit de conduits à parois solides, respiration tubaire. Au cas où un débutant serait dans l'hésitation à propos de l'assimilation d'un bruit thoracique à la respiration bronchique, il n'aurait qu'à le comparer à celui que lui fournit l'auscultation du larynx.

Ce sont les tourbillons aériens qui constituent les causes physiques de la respiration bronchique du larynx. Conformément aux lois physiques des courants, dès que la colonne d'air a passé la fente glottique étroite et a pénétré dans les espaces larges situés au-dessus, des tourbillons se développent au-dessous des cordes vocales pendant l'inspiration et au-dessus d'elles pendant l'expiration.

Le bruit bronchique expiratoire du larynx est presque toujours plus intense que le bruit bronchique inspiratoire. Cela dépend, croyons-nous, des variations de diamètre de la fente glottique à l'inspiration et à l'expiration.

La glotte s'élargit pendant l'inspiration et se rétrécit pendant l'expiration. Or, les lois des courants nous apprennent que la formation des tourbillons et par conséquent des bruits est d'autant plus énergique que la sténose d'un conduit est plus prononcée ; d'où il résulte que le bruit bronchique expiratoire doit être nécessairement plus intense que le bruit inspiratoire.

Les variations respiratoires des dimensions de la glotte influent encore d'une autre manière sur la respiration bronchique ; elles régissent sa tonalité. Il n'est pas difficile de reconnaître que le bruit laryngo-bronchique est plus élevé pendant l'inspiration que pendant l'expiration. Nous trouvons ici l'occasion d'appliquer les lois des tuyaux, que nous avons passées en revue à propos de la sonorité tympanique, et d'après lesquelles un son né dans un tuyau est d'autant plus aigu que l'ouverture du tuyau est plus large.

Chez bon nombre d'individus bien portants, la respiration bronchique demeure limitée exclusivement au larynx et à la trachée. La respiration bronchique se propage en partie, il est vrai, vers les bronches ; mais cette propagation est annihilée parce que l'arbre bronchique est presque partout entouré de parenchyme pulmonaire aéré, et qu'ainsi se trouvent réalisées les conditions nécessaires à la transformation de la respiration bronchique en murmure vésiculaire. Si, au contraire, on accélère et on exagère à dessein les mouvements respiratoires, il peut arriver que le bruit laryngo-bronchique acquière une intensité telle qu'il se transmette intégralement jusqu'à la superficie du poumon et soit perçu sur la paroi thoracique tout entière. Ce phénomène se rencontre à l'état pathologique chez les individus qui souffrent de dyspnée violente et présentent du cornage.

Lorsque les mouvements respiratoires ne sont pas particulièrement vifs, c'est dans la région interscapulaire que la respiration bronchique s'entend avec le plus de fréquence chez l'individu sain. Dans cette région, on ne la trouve tantôt que d'un côté, surtout du côté droit, tantôt des deux, tantôt dans la région tout entière, tantôt dans un espace étroitement circonscrit de cette région, espace qui est situé immédiatement à côté du rachis, à la hauteur de la 4ᵉ dorsale. Cela tient à ce qu'à ce niveau la bifurcation bronchique est très rapprochée de la paroi thoracique postérieure. Comme la bronche droite est plus rapprochée de la paroi interne du thorax et possède en même temps un calibre plus fort que la bronche gauche, on s'explique aisément pourquoi on entend la respiration bronchique plus souvent à droite qu'à gauche. De même qu'au niveau du larynx, l'expiration y est plus intense et plus aiguë que l'inspiration; il peut même arriver que celle-ci prenne un caractère vésiculaire ou indistinct.

Parfois, chez l'homme bien portant, la propagation du bruit laryngo-bronchique se fait à des distances plus considérables encore, de sorte que l'on rencontre des transitions progressives jusqu'au point où la respiration bronchique s'entend sur toute la surface thoracique, malgré l'intégrité des organes respiratoires. Comme régions propices à la production de ce phénomène, il nous faut citer surtout la fosse sus-épineuse, les creux sus et sous-claviculaire, notamment dans la portion avoisinant le larynx, et le manubrium sternal. Il n'est même pas rare d'observer la respiration bronchique, à l'état normal, au niveau du rachis; dans ce cas, elle est particulièrement intense au niveau des apophyses épineuses de la 7ᵉ cervicale et des quatre premières dorsales. En haut, elle peut se propager jusqu'à la hauteur du vertex. On la rencontre parfois également au niveau des vertèbres dorsales inférieures, où, contrairement à ce qui a lieu pour la 7ᵉ cervicale, elle est plus intense immédiatement à côté de l'apophyse épineuse que sur l'apophyse elle-même. L'excellente transmission du son par les masses osseuses se reconnaît encore à ce que, à l'état physiologique, on perçoit quelquefois de la respiration bronchique tout le long du sternum et même à la face antérieure du cœur.

On voit donc qu'en cas de respiration bronchique perçue au niveau du thorax, il ne faut pas, sans plus ample informé, conclure à des altérations pathologiques de l'appareil respiratoire. L'existence de la respiration bronchique pendant la respiration calme, sa large extension, et avant tout son intensité très prononcée sont les signes qui caractérisent habituellement la respiration bronchique engendrée par des lésions morbides. Malgré tout, il peut arriver qu'il faille recourir à la percussion pour décider sûrement si le phénomène est physiologique ou non.

A *l'état pathologique*, la respiration bronchique est perçue dans deux conditions différentes, soit au niveau du *parnchyme pulmonaire privé d'air*, soit au niveau de *cavités (cavernes)*.

La *respiration bronchique au niveau du parenchyme pulmonaire privé d'air* est due à ce que les poumons contenant de l'air sont seuls capables de transformer en murmure vésiculaire la respiration bronchique transmise par le larynx à l'arbre bronchique. Cette aptitude fait-elle défaut, la respiration laryngo-bronchique est alors perçue sur toute la région thoracique. De même que le bruit laryngé, la respiration bronchique propagée par le parenchyme pulmonaire est plus intense et plus grave pendant l'expiration que pendant l'inspiration. Le parenchyme pulmonaire privé d'air étant bon conducteur du son et la propagation des ondes sonores ayant lieu dans le système clos des tubes bronchiques, la respiration bronchique peut dans ce cas ne le céder en rien, de par son intensité, au bruit laryngé, mais elle ne peut jamais l'emporter sur lui. D'ailleurs, pour que la respiration bronchique devienne perceptible au niveau du parenchyme pulmonaire privé d'air, il faut que le département malade ait une étendue telle qu'il embrasse de grosses bronches.

Les causes de la genèse de la respiration bronchique au niveau des cavernes sont tout autres. Les cavernes à parois solides sont-elles en communication directe avec des bronches de gros calibre, nous nous trouverons dans des conditions telles que, lorsque le courant aérien pénètre, pendant l'inspiration, de la bronche étroite dans l'excavation, il se développe nécessairement dans celle-ci des tourbillons d'air perceptibles à l'ouïe sous forme de respiration bronchique. A l'expiration, les tourbillons et partant la respiration bronchique peuvent aussi se produire au moment où l'air, ayant traversé l'embouchure ordinairement rétrécie de la bronche, pénètre dans la bronche elle-même plus volumineuse. On voit donc que la respiration bronchique au niveau des cavernes naît, pendant l'inspiration, sur place dans les excavations elles-mêmes, tandis que, pendant l'expiration, elle est engendrée dans les bronches afférentes. Ce qui milite en faveur de l'autonomie de la respiration bronchique au niveau des cavernes et de son indépendance du bruit laryngé, c'est que, d'une part, elle est parfois, quoique rarement, plus intense que ce dernier et que, d'autre part, elle est quelquefois plus forte pendant l'inspiration que pendant l'expiration.

Dehio attire l'attention sur une respiration bronchique qui serait perçue au niveau de cavernes, mais qui ne serait pas produite par les cavernes elles-mêmes et serait l'effet d'une simple transmission du bruit laryngo-bronchique. Cette respiration, contrairement au bruit bronchique caverneux proprement dit, possède un timbre et une tonalité de hauteur égale à la respiration laryngée.

Une sténose brusque des grosses bronches serait, il est vrai, une troisième cause morbide théoriquement capable de produire la respiration bronchique, mais cette éventualité n'a pour ainsi dire aucune valeur pratique, puisque les alvéoles pulmonaires, tant qu'ils reçoivent de l'air, transforment ce bruit en murmure vésiculaire qui la masque absolument.

Pour que la respiration bronchique soit perceptible au niveau du parenchyme pulmonaire privé d'air ou au niveau d'excavations, il faut deux conditions : 1° il faut que les foyers morbides soient superficiels, et 2° que les bronches qui s'y rendent soient libres. Lorsque les foyers pathologiques sont recouverts d'épaisses couches de tissu pulmonaire aéré, ces dernières acquièrent la propriété de convertir en murmure vésiculaire et de masquer ainsi la respiration bronchique venant de la profondeur. Lorsque les couches aérées ne sont pas trop épaisses, la respiration bronchique peut s'entendre, si l'on a soin de faire respirer la malade vite et profondément.

La libre communication des bronches est nécessaire parce que, pour la propagation du son dans du parenchyme vide d'air ainsi que pour la genèse de tourbillons aériens dans les excavations, il faut une ventilation libre de toute entrave.

En ce qui concerne le développement de la respiration bronchique, les diverses causes ayant amené l'imperméabilité du poumon ou la formation de cavernes, importent peu. Ce qui explique pourquoi on la rencontre dans des affections fort variées, dont le diagnostic différentiel ne peut être établi que grâce à d'autres signes physiques ou grâce à l'expérience clinique. La respiration bronchique se rencontre toutes les fois qu'un département un peu considérable d'alvéoles pulmonaires est rempli de masses fibrineuses ou caséeuses, ainsi que cela arrive dans la *pneumonie croupale* et dans la *phtisie pulmonaire ;* et, plus rarement, quand dans les alvéoles se sont accumulés du sang ou des produits inflammatoires liquides ne renfermant pas de bulles d'air, par exemple dans la *broncho-pneumonie, l'œdème pulmonaire* et *l'infarctus pulmonaire.* Il en est de même en cas de transformation du parenchyme pulmonaire proprement dit en une masse *néoplasique* solide, ou d'oblitération des alvéoles par la *sclérose.* D'autres fois, l'imperméabilité du parenchyme pulmonaire est le résultat d'une compression partant du dehors. Ce fait se rencontre le plus souvent dans les *affections de la plèvre qui s'accompagnent d'épanchements liquides ou gazeux,* ou dans des tumeurs de la cavité pleurale. Dans le premier cas, l'épanchement ne doit évidemment être ni trop, ni trop peu abondant. Si la quantité de liquide est trop petite, la compression du poumon ne va pas jusqu'à créer l'imperméabilité, et le murmure vésiculaire persiste, quoique affaibli. Si la collection est trop abondante, la compression atteint non seulement les alvéoles, mais encore les bronches de gros calibre qui s'y rendent, et alors la production de la respiration bronchique n'est plus possible : il y a silence respiratoire (1).

(1) La respiration bronchique offre des caractères différents dans la *pneumonie* et dans la *pleurésie*. Il est important pour le diagnostic de connaître ces différences. Dans la *pneumonie*, la respiration bronchique est nettement tubaire ; elle est intense, facile à percevoir ; elle s'entend bien à l'inspiration et à l'expiration ; elle a le timbre des voyelles O ou A (Lasègue) ; elle s'accompagne ordinairement de râles crépitants. Dans la *pleurésie*, la respiration bronchique est lointaine, voilée (Laënnec), aigre, chevrotante, égophonique ; elle s'entend difficile-

Les épanchements liquides ou gazeux du péricarde, l'hypertrophie considérable du muscle cardiaque, peuvent comprimer le poumon jusqu'à le priver d'air et engendrer ainsi de la respiration bronchique.

Enfin, il est des affections abdominales qui, en refoulant fortement le diaphragme dans la cavité thoracique, chassent l'air des portions inférieures du poumon. C'est ce que l'on observe en cas d'ascite, de péritonite, de météorisme et de tumeurs de l'abdomen.

Dans le météorisme, la respiration bronchique peut, par suite d'un phénomène de résonance, s'étendre du thorax à une grande partie de abdomen (Lewitsky et Tschudnowsky). On observe également la propagation de la respiration bronchique du côté malade au côté sain. Ce qu'il y a de curieux, c'est que le bruit ainsi propagé n'est pas perçu avec une intensité égale dans les diverses régions de la surface thoracique. Ainsi, à peu de distance du rachis, on l'entend plus faiblement qu'immédiatement contre le bord interne de l'omoplate. On peut parfois le suivre jusque dans la région axillaire. Budde admet que la propagation se fait par la voie des côtes, qui se diviseraient en plusieurs segments vibrants séparés par des nœuds de vibration : de là l'intensité variable de ces bruits de transmission.

De même que le murmure vésiculaire, la respiration bronchique peut présenter les caractères les plus variés quant à *la tonalité*, *l'intensité*, *l'uniformité et la consonance*.

Tonalité de la respiration bronchique. — La *tonalité de la respiration bronchique* est toujours plus facile à saisir pour l'oreille et à déterminer que celle du murmure vésiculaire. Cela tient à ce que ce genre de respiration se rapproche beaucoup plus d'un son musical que le murmure vésiculaire. En général, les rapports entre celui-ci et la respiration bronchique sont à peu près les mêmes que ceux qui existent entre la sonorité tympanique et la sonorité non tympanique.

Les rapports physiques étroits qui lient la respiration bronchique avec le son de percussion tympanique se manifestent en outre, ainsi que l'ont montré Gerhardt et plus tard, sous ses auspices, Böthlingk, par l'apparition de respiration bronchique là où existent en même temps les conditions physiques de genèse de la sonorité tympanique (larynx, cavernes, son trachéal de Williams). Dans ces cas, la tonalité du bruit respiratoire concorde également avec celle du son tympanique de percussion.

La tonalité de la respiration bronchique née dans le larynx est régulièrement plus élevée à l'inspiration qu'à l'expiration. Nous avons déjà dit

---

ment ; il faut souvent, pour la percevoir, faire tousser le malade de façon à obtenir une inspiration profonde ; elle ne s'entend souvent qu'à l'expiration ; elle a le timbre des voyelles E et I (Lasègue), elle est circonscrite ordinairement dans la région postéro-inférieure de la poitrine.

Dans l'altération spéciale et mal connue du parenchyme correspondant à la *spléno-pneumonie* de M. Grancher, la respiration bronchique offre le caractère de celle des pleurésies, comme d'ailleurs tous les autres signes physiques, dont de simples nuances différencient les deux affections.

que cela tenait aux différences dans la largeur de la fente glottique. De même cette tonalité varie avec l'ouverture et l'occlusion de la bouche, et par l'emploi de tous les moyens artificiels que nous avons vus (p. 256) influencer la hauteur de la sonorité tympanique. Les variations se produisent ici dans le même sens et par suite des mêmes principes physiques que celle de la tonalité du son tympanique de percussion.

En outre, l'âge et le sexe influent sur la hauteur de la respiration bronchique. Celle-ci est élevée chez les enfants et les femmes, ce qui s'explique par l'étroitesse de leur larynx.

Au niveau des cavernes, la tonalité de la respiration bronchique obéit aux mêmes lois que la sonorité tympanique ; moins le diamètre de l'excavation est considérable et plus l'orifice de la bronche qui communique avec elle est large, plus la tonalité du bruit respiratoire sera élevée.

Intensité de la respiration bronchique. — L'*intensité de la respiration bronchique* au niveau du larynx, comme nous l'avons déjà dit, est plus forte pendant l'expiration que pendant l'inspiration. Le même fait se reproduit pour la respiration bronchique transmise par le larynx que l'on perçoit au niveau de parenchyme pulmonaire imperméable.

On peut renforcer artificiellement tout bruit respiratoire bronchique en faisant respirer le malade plus rapidement et plus profondément. Plus la rapidité du courant aérien est grande, plus aussi, toutes choses égales d'ailleurs, la formation des tourbillons et des bruits est énergique.

De même que le murmure vésiculaire, la respiration bronchique subit de l'affaiblissement quand les conditions de transmission à la paroi pectorale sont défavorables ; cela arrive en cas d'œdème des parois thoraciques, de tumeurs, de pleurésie exsudative et de pneumothorax. Lorsque l'affaiblissement est considérable, le phénomène se produit tout d'abord pour l'oreille par la perte du caractère bronchique de la respiration, qui se transforme en respiration indéterminée, et finalement il survient du silence respiratoire.

La disparition de la respiration bronchique peut encore être le résultat d'obstacles au passage de la colonne d'air, comme l'oblitération d'une grosse bronche, ou de compression par une cause extérieure. A l'aide de mouvements respiratoires énergiques et notamment par des quintes de toux, les obstacles peuvent disparaître temporairement et la respiration bronchique devenir perceptible.

Au contraire, s'il y a simple rétrécissement des bronches par l'inflammation catarrhale, la respiration bronchique peut prendre une intensité et une rudesse particulières. Cela tient à ce que les mouvements respiratoires, dans la majorité des cas, s'accélèrent et deviennent plus profonds ; de plus, des bruits de sténose se produisent dans l'intérieur des bronches.

Rappelons du reste que toujours la respiration bronchique peut être masquée complètement par des râles très intenses et très nombreux.

Homogénéité de la respiration bronchique. — Parfois l'on constate des *modifications dans l'homogénéité de la respiration bronchique.* Dans bien des cas, la respiration bronchique persiste pendant l'inspiration et l'expiration et conserve le même caractère pendant toute la durée de la respiration ; mais d'autres fois, on ne perçoit la respiration bronchique qu'à l'expiration, tandis qu'à l'inspiration il existe de la respiration indistincte ou même vésiculaire. La réciproque est fort rare. Parfois la respiration bronchique est tout à fait passagère ; elle peut aussi alterner avec le murmure vésiculaire dans une seule et même région, suivant la profondeur et l'énergie des mouvements respiratoires.

Sous le nom de *respiration à métamorphose*, E. Seitz a décrit une forme toute spéciale de respiration bronchique irrégulière, qui est caractérisée par des modifications qui se produisent uniquement dans l'inspiration. Dans cette forme, l'inspiration débute ordinairement par un bruit très rude, qui a le caractère de la consonne G et est un peu saccadé. Après le premier tiers environ de la durée de l'inspiration, ce bruit disparaît brusquement et fait place, soit à une respiration bronchique douce, soit à des râles. L'expiration qui succède a ordinairement le caractère de la respiration bronchique douce. Parfois la transition de l'un à l'autre des actes respiratoires est constitué par un bruit subit analogue à une explosion.

Il faut bien avouer que la respiration à métamorphose ne se présente pas toujours avec une pareille netteté. Tantôt le bruit de sténose ne survient qu'à la fin de l'inspiration ; tantôt la respiration à métamorphose se présente avec des caractères si atténués que l'appréciation en devient très difficile.

Le phénomène respiratoire qui nous occupe aurait évidemment une importance diagnostique considérable, si, comme l'a prétendu Seitz, il ne s'entendait jamais qu'au niveau des cavernes. Malheureusement cela n'est pas exact. Kotowtschikoff a entendu *la respiration à métamorphose* dans un cas de pneumonie fibrineuse, quoique à l'autopsie on ne découvrît pas trace de cavernes. Moi-même j'ai plusieurs fois observé des faits de ce genre. Riess en rapporte de semblables.

Seitz est arrivé à reproduire artificiellement cette forme de respiration en imprimant avec la bouche un mouvement de va-et-vient à de l'air renfermé dans un tube de caoutchouc long de plusieurs pieds et en auscultant en même temps ce tube. En aplatissant le tube en un point quelconque de sa longueur à l'aide d'une compression brusque, il se produit un bruit sibilant qui, la compression supprimée, se transforme en une respiration tubaire plus douce. Seitz admet que c'est d'une façon analogue que naît la respiration à métamorphose dans le poumon. Le courant inspiratoire rencontre des obstacles qu'il surmonte plus ou moins brusquement pendant l'inspiration, mais qui se reproduisent après l'expiration.

Respiration bronchique avec résonance métallique. — Lorsque la respiration bronchique prend naissance dans de vastes excavations à parois lisses ou dans leur voisinage, elle peut prendre un caractère spécial qui est la résonance amphorique et le tintement métallique; *cette respiration amphorique représente une respiration bronchique avec résonance.* La résonance amphorique ajoute à la respiration bronchique ce bruit que l'on peut imiter en soufflant au-dessus de l'orifice libre d'une bouteille ou d'un vase à col allongé. Le tintement métallique consiste dans l'addition à la respiration bronchique d'un ton supplémentaire très aigu, qui dépasse en durée le bruit respiratoire proprement dit. Ces deux phénomènes sonores coexistent parfois.

La signification diagnostique de ces phénomènes, désignés souvent sous la rubrique commune de *phénomènes métalliques*, est exactement la même que celle du son de percussion avec consonance métallique, auxquels ils sont souvent réunis. Donc, pour éviter les répétitions, nous renvoyons le lecteur aux détails donnés à la page 251.

On rencontre la résonance amphorique et le tintement métallique au niveau d'*excavations pulmonaires* ou de *dilatations bronchiques*. On les perçoit aussi dans le *pneumothorax* et dans l'*hydropneumothorax*, où le phénomène se développe de la façon suivante: la respiration bronchique, née dans le parenchyme pulmonaire rendu imperméable par compression, donne lieu, par résonance, à des vibrations concomitantes dans la cavité pleurale remplie de gaz, vibrations qui réalisent le caractère métallique du bruit. En cas de pneumothorax ouvert, le phénomène métallique peut encore être engendré par l'entrée et la sortie de l'air, à chaque respiration, dans la cavité pleurale.

Dans l'hydropneumothorax, on observe que la tonalité de la respiration amphorique varie suivant que le malade est assis ou couché ; ces variations sont les mêmes quant à la marche et aux causes que les variations de la tonalité du son de percussion que nous avons décrites plus haut (p. 254). Souvent le souffle amphorique, comme Biermer l'a montré, est plus intense et plus élevé pendant l'inspiration. Il peut arriver que le souffle amphorique n'existe que dans la position assise et disparaisse complètement dans la position horizontale. D'ailleurs, sa netteté n'est pas égale dans toutes les régions du thorax.

Parfois, la simple respiration bronchique revêt le caractère amphorique, lorsqu'elle naît dans le voisinage de grandes cavités normales à parois lisses. Cela se voit le plus souvent sous l'influence d'un estomac fortement distendu par des gaz. Le phénomène est nécessairement transitoire et disparaît dès que le volume de la poche gastrique se modifie. Dans le météorisme et assez souvent dans la péritonite par perforation, on a observé des faits analogues et constaté en même temps que le souffle métallique se propageait sur une étendue considérable de l'abdomen.

Dans de rares cas, la respiration métallique se produit malgré l'absence des conditions pathogéniques indiquées. La seule explication qu'on puisse en donner, c'est qu'alors la colonne d'air contenue dans les grosses bronches à parois lisses est capable, en créant des vibrations consonantes, de réaliser le timbre métallique. C'est ainsi que chez les vieillards, Friedreich a trouvé de la résonance métallique dans l'espace interscapulaire, alors même que la respiration était tranquille. Avant lui, Skoda avait observé, dans les états dyspnéiques, du souffle amphorique dont il plaçait l'origine dans le pharynx. Ce souffle s'étendait sur toute la surface thoracique et disparaissait lorsque le malade fermait la bouche.

A plusieurs reprises, on a montré la respiration métallique dans la pleurésie exsudative simple. Ferber perçut le tintement métallique dans la pneumonie fibrineuse, tandis que Bartelo, dans un cas d'abcès péripleurétique, en constata l'existence dans le 2° espace intercostal droit. Moimême, au niveau d'un lipome, je perçus dans la fosse sus-épineuse gauche un souffle métallique d'une intensité considérable et d'une netteté parfaite.

Disons enfin que la respiration bronchique, perçue ordinairement dans le domaine du son trachéal de Williams, possède parfois le caractère métallique.

D. — *Signification diagnostique de la respiration indéterminée.*

Le bruit respiratoire est dit indéterminé (Skoda), lorsqu'il n'est ni vésiculaire, ni bronchique, et qu'il est dépourvu de toute consonance. Le bruit présente non seulement un caractère indéterminé, mais sa signification reste, elle aussi, indistincte, en ce sens que résultant tantôt du bruit respiratoire vésiculaire, tantôt du bruit respiratoire bronchique, il n'existe aucune impression acoustique qui nous permette de déceler lequel de ces deux bruits lui a donné naissance dans un cas particulier. Le bruit respiratoire bronchique aussi bien que le bruit respiratoire vésiculaire se transforment en respiration indéterminée toutes les fois que les mouvements respiratoires sont ralentis et superficiels, ou bien lorsque les bruits ont à traverser d'épaisses couches liquides ou solides avant d'atteindre la surface thoracique.

Pour le démontrer, nous allons rapporter les expériences suivantes :

Engagez une personne à respirer d'abord de plus en plus superficiellement, puis à augmenter progressivement l'énergie des mouvements respiratoires ; vous observerez qu'au début le murmure vésiculaire devient de plus en plus faible, perd finalement son caractère pour devenir de la respiration indistincte, puis remonte l'échelle et arrive jusqu'au murmure vésiculaire renforcé et rude. Chez un autre individu, qui respire d'une manière uniforme, que l'on suive le murmure vésiculaire en allant du poumon vers le foie ; au fur et à mesure qu'on s'éloigne du bord inférieur du poumon, le murmure vésiculaire s'affaiblit et finalement se transforme en respiration indistincte lorsqu'on arrive dans les régions hépatiques.

A l'état normal, la respiration est indécise pendant l'expiration. Pendant l'inspiration, la respiration n'est indistincte que si les mouvements respiratoires sont très lents et très superficiels ou si l'on ausculte des régions du thorax recouvertes d'épaisses couches musculaires, telles que les fosses sus ou sous-épineuses.

Que l'on accélère dans ces deux cas à dessein les mouvements et qu'on les rende plus profonds, immédiatement la respiration prend un caractère distinct et défini.

Les respirations bronchique et vésiculaire se transforment en silence respiratoire, lorsque le calibre des branches afférentes est rétréci par du mucus, du pus, du sang, des corps étrangers, le cas échéant aussi par une compression venant du dehors, de façon à amener une interruption presque complète de la transmission du son.

Cela arrive également lorsque le bruit vésiculaire ou bronchique est obligé de traverser d'épaisses couches solides, liquides ou gazeuses, comme, par exemple, dans la pleurésie exsudative, l'hydrothorax, l'hémothorax, le pneumothorax, les tumeurs de la cavité pleurale, l'œdème considérable des parois thoraciques. Dans toutes ces affections, on peut dans certains cas réussir à rappeler temporairement, à l'aide de quintes de toux ou d'inspirations profondes, tantôt la respiration bronchique, tantôt le murmure vésiculaire. Dans l'emphysème alvéolaire du poumon aussi, la respiration est souvent indistincte, ce qui est dû à l'intensité médiocre des mouvements respiratoires.

Ce qui est d'une importance majeure pour le diagnostic, c'est la localisation de la respiration indéterminée en des points limités du thorax et son unilatéralité. Le phénomène mérite d'autant plus d'attention qu'il est limité à *l'un des sommets* ; alors, il doit éveiller le soupçon d'une tuberculose commençante.

De la respiration indistincte, il faut séparer *les bruits respiratoires indéfinissables*. Un bruit respiratoire peut devenir indéfinissable pour un débutant dans des cas où un praticien expérimenté se prononcera avec toute certitude. Il s'agit alors d'un défaut subjectif, que l'on réussira à écarter par le travail et l'exercice. Toutefois il existe des bruits indéfinissables même pour l'observateur habile. On les rencontre dans les cas où il y a des râles tellement intenses et nombreux que la respiration proprement dite est couverte par eux. Si, à la suite d'une violente quinte de toux les râles disparaissent, la respiration reprend immédiatement un caractère défini.

N'oublions pas de dire que l'on ne rencontre pas toujours dans leur pureté les trois diverses formes de respiration : vésiculaire, bronchique, indistincte. Souvent deux d'entre elles se combinent et créent ainsi des *bruits respiratoires composés*. En auscultant, par exemple, à la limite qui sépare un segment pulmonaire infiltré et privé d'air d'un segment sain, on percevra souvent du murmure vésiculaire en même temps que du souffle bronchique. Ce n'est que dans le cas où l'un des bruits respiratoires serait d'une intensité toute particulière que l'autre serait couvert par lui. La même chose se passe lorsque du parenchyme pulmonaire imperméable ou des cavernes sont recouverts de couches aérées peu épaisses, etc.

E. — *Signification diagnostique des ronchus ou râles secs.*

Les râles secs portent, suivant l'impression qu'ils produisent à l'oreille, les noms de ronchus *sonores* ou ronflants, de râle *sibilant* ou de sifflement. On a comparé le ronchus *sonore* au ronron du chat ou au bruit d'un rouet, au ronflement d'un dormeur ou à la vibration d'une corde de contrebasse. Dans d'autres cas, il rappelle plutôt la crépitation d'une épaisse semelle de cuir que l'on replie sur elle-même ou de la neige qu'on ramasse en boule. La variété *râle sibilant*, *sifflement*, est suffisamment définie par son nom même.

Il existe d'ailleurs des variétés intermédiaires non seulement entre les deux variétés de râles secs, mais encore entre ceux-ci et les râles humides ; souvent l'interprétation de ces variétés intermédiaires est assez difficile (1).

Les râles secs indiquent *que la muqueuse des voies aériennes est recouverte de sécrétions visqueuses ou qu'elle est le siège d'une tuméfaction catarrhale*, deux processus qui rétrécissent le calibre des bronches (2).

Les râles secs sont tous, sans distinction, des bruits de sténose ; car tous ils sont dus à ce que le courant aérien est obligé de traverser une portion des bronches rétrécie par suite du gonflement de la muqueuse ou de l'accumulation de mucosités visqueuses. La conséquence physique de cette sténose est la formation de tourbillons et de bruits au delà de la coarctation. C'est le degré de sténose qui détermine le caractère du râle sec.

La sténose est-elle peu prononcée, il se produit des ronchus sonores ; l'est-elle beaucoup, on perçoit du sifflement et des râles sibilants. Or, comme une tuméfaction peu accusée et des dépôts muqueux peu abondants suffisent pour rétrécir notablement les bronches de petit calibre, on s'explique la raison d'être de l'axiome diagnostique qui rapporte le *ronflement aux grosses bronches, le sifflement et les râles sibilants aux bronches plus fines.*

Le moment d'apparition des divers râles secs concorde généralement avec cette manière de voir. A l'inspiration, on rencontre ordinairement le ronflement au début et la sibilance à la fin de cette phase respiratoire, ce qui est en connexion avec la pénétration progressive du courant aérien. Les choses se passent le plus souvent en sens inverse pour l'expiration.

(1) Les râles secs, dit Lasègue, sont moins *parasitaires*, pour ainsi dire, que les râles humides ; ils semblent plutôt être une modification du bruit respiratoire qu'un bruit adventice. Entre le râle humide et la respiration normale ou pathologique, il n'existe pas d'autre trait d'union que leur simultanéité, tandis qu'on passe de l'inspiration ou de l'expiration normale aux râles secs par une série d'intermédiaires presque insensibles.

(2) C'est la bronchique aiguë ou chronique qui donne lieu presque exclusivement aux râles sonores, en rétrécissant le calibre des bronches par un des deux mécanismes indiqués par l'auteur. Dans des cas très rares, la compression des bronches par une tumeur extérieure peut provoquer l'apparition de râles sonores.

Les râles secs se perçoivent ordinairement pendant l'inspiration seulement ou pendant l'inspiration et l'expiration. L'apparition de râles secs à l'expiration seulement est très rare ; dans ce cas, on entend plutôt des sifflements et des râles sibilants que des ronchus sonores : ces faits s'expliquent aisément ; pour produire des bruits, il est nécessaire que le courant aérien ait un certain degré de rapidité ; or le courant est plus rapide à l'inspiration, où des forces musculaires sont mises en œuvre, qu'à l'expiration.

L'importance de la rapidité du courant aérien pour la genèse des bruits est facilement prouvée par la disparition de ceux-ci dans la respiration tranquille et par leur apparition dès que les mouvements respiratoires s'accélèrent et deviennent plus profonds. Aussi, pour s'assurer de l'absence de râles, on a coutume d'inviter les malades à tousser.

Parfois, les râles secs présentent un caractère entrecoupé, saccadé, parce que le courant aérien surmonte les obstacles d'une manière intermittente. Suivant que le catarrhe est limité aux grosses ou aux fines bronches, on percevra exclusivement ou des ronchus ou des sibilances. Lorsqu'il s'agit, au contraire, d'un catarrhe diffus de la muqueuse bronchique, on entendra simultanément les deux variétés de râles secs.

Il n'est pas rare du tout de rencontrer des associations de râles secs et de râles humides. Cela arrive quand les voies aériennes contiennent en même temps des sécrétions fluides et des sécrétions visqueuses.

Alors, la respiration est presque toujours rude, parce que les causes amenant la production de râles secs sont les mêmes que celles qui rendent moins moelleux et plus rude le murmure vésiculaire. Si les bronches malades se rendent dans des excavations ou dans une portion de poumon dont les alvéoles sont privés d'air, les râles secs s'accompagnent de respiration bronchique.

La *tonalité des râles secs* n'a pas d'importance diagnostique. Le râle sibilant a une tonalité beaucoup plus élevée que le râle ronflant.

L'*intensité des ronchus* est extrèmement variable. Elle dépend de l'énergie des mouvements respiratoires, de la quantité et de la viscosité des sécrétions et de leur siège. Lorsque les râles secs ont leur origine dans la profondeur, ils peuvent être masqués entièrement par le parenchyme pulmonaire aéré. Si au contraire les bronches malades sont superficielles, les bruits se transmettent fréquemment à la paroi thoracique, et on peut les percevoir souvent avec la main sous forme de courtes vibrations, décrites plus haut sous le nom de frémissement bronchique (p. 197). Dans ce cas, il n'est pas rare qu'on les entende à une certaine distance du malade, ce qui, dans la vie courante, est désigné sous la dénomination de halètement et de sifflement. Lorsque des râles secs très intenses sont unilatéraux, ils se propagent souvent au côté opposé, de sorte qu'il faut une extrême attention pour éviter toute erreur.

Les râles secs subissent un renforcement spécial lorsqu'ils prennent naissance dans les bronches entourées de toutes parts par du parenchyme privé d'air, ou se rendant dans des excavations superficielles à parois solides ; d'une part, en effet, le parenchyme pulmonaire imperméable, comparé au parenchyme aéré, est un excellent conducteur du son, et, d'autre part, la présence des cavernes favorise la propagation des ondes sonores. Ces sortes de râles, dont le diagnostic est toujours facile, portent le nom de *râles consonants.* Ils accompagnent la respiration bronchique et coexistent avec de la matité ou du tympanisme.

Il faut se garder de confondre avec des râles consonants les *râles secs à consonance métallique.* Ceux-ci se développent là où existent les conditions nécessaires à la production du son de percussion métallique et de la respiration bronchique à consonance amphorique (cavités étendues à parois lisses, voyez p. 265). Les causes et les lois physiques qui régissent la tonalité de la consonance métallique sont ici exactement applicables. Cette consonance se traduit par un ton surajouté très aigu, et se rapprochant beaucoup d'un ton musical pur ; elle apparaît avec une netteté particulière après la cessation des râles, qu'elle dépasse en quelque sorte par sa durée.

Le diagnostic des râles secs est ordinairement facile. Cependant les ronchus sonores et les sibilances peuvent en certains cas être confondus avec le frottement pleurétique. Pour le diagnostic différentiel de ces bruits, nous prions le lecteur de se reporter au chapitre des frottements pleurétiques.

F. — *Signification diagnostique des râles humides ou bulleux.*

Les râles humides se distinguent des râles secs par leur discontinuité, et aussi par leur origine, car ils ne prennent pas naissance nécessairement dans les bronches ; ils peuvent aussi se développer dans l'intérieur des alvéoles et dans des excavations anormales. Ils sont constitués par une série plus ou moins nombreuse de bruits isolés, crépitants, qui donnent l'impression de bulles qui éclatent, ce qui les a fait désigner aussi sous le nom de râles bulleux.

On ne manque pas de comparaisons tirées de la vie journalière pour donner une idée des râles humides.

C'est ainsi qu'on les a comparés au bruit produit par l'ébullition de l'eau ou la fusion des corps gras. Les liquides mousseux ou en fermentation, tels que le champagne, l'eau de seltz, l'eau de savon, des marcs en fermentation, déterminent des bruits analogues. D'autres ont comparé certaines formes de râles humides avec le bruit développé par le frottement des cheveux sous l'oreille ou avec la crépitation du sel sur des charbons ardents.

Les bruits auxquels donne naissance l'insufflation d'une vessie desséchée ou l'agitation d'une vessie remplie de petits pois, peuvent servir aussi à donner une idée de certaines formes de râles humides.

On s'est expliqué la *genèse des râles* humides de la façon suivante : le courant aérien qui pénètre dans les voies respiratoires développe, en traversant les sécrétions liquides, des bulles qui crèvent et donnent lieu aux râles humides. On se représentait le phénomène comme analogue à celui qui se passe quand on souffle à l'extrémité d'un tuyau de plume ou d'un tube en verre dont l'autre extrémité plonge dans un liquide.

De nos jours, Talma s'est élevé contre cette théorie très répandue et a attiré l'attention sur la possibilité d'un autre mode de développement. Lorsqu'on plonge un tube dans un liquide et qu'on y insuffle de l'air lentement, il se produit un gargouillement qui possède autant d'intermittences qu'il se produit de bulles. Cependant on reconnaît aisément que ce gargouillement précède l'éclatement des bulles et n'a rien de commun avec lui. Si l'insufflation se fait avec beaucoup de lenteur, on s'aperçoit qu'à l'instant même où la bulle se sépare de l'extrémité immergée du tube pour remonter à la surface, une portion de liquide se précipite dans le tube, de sorte que l'air que renferme celui-ci est frappé par le liquide : c'est ce choc qui produit le gargouillement. Donc, ces colonnettes liquides créent des vibrations qui se communiquent à la colonne d'air enfermée dans le tube. Il faut encore faire remarquer que dans les larges tuyaux le bruit est plus grave que dans les tubes étroits et qu'un liquide consistant donnera un bruit plus profond, en raison de la plus grande lenteur de ces vibrations. Baas a confirmé les données expérimentales de Talma.

Plus rarement, les râles humides sont dus au déplacement par le courant aérien des sécrétions qui revêtent la muqueuse des bronches (Traube).

Pour les râles humides, que nous étudierons plus loin sous le nom de *râles crépitants*, Carr et Wintrich avaient nié déjà la genèse par l'éclatement des bulles. Lorsque les alvéoles pulmonaires sont remplis de sécrétions liquides, il se produit pendant la respiration des râles qui sont des râles crépitants. Il est impossible que ces râles soient déterminés par l'éclatement perceptible de bulles d'air, parce que les espaces alvéolaires sont trop petits pour qu'il s'y puisse former des bulles perceptibles. Carr et Wintrich, pour ces cas, admettent avec raison que le râle crépitant est le résultat de la séparation violente, pendant la dilatation inspiratoire, des parois alvéolaires d'avec les produits visqueux de sécrétion. Si après avoir mouillé et pressé fortement l'une contre l'autre les extrémités du pouce et de l'index, on les sépare vivement à proximité de l'oreille, on entend, conformément à l'hypothèse sus-énoncée, un bruit identique au râle crépitant. Lorsqu'on enlève sur le cadavre un poumon et qu'on l'insuffle par la grosse bronche, on entend également pendant la dilatation des râles crépitants : en effet, les parois des alvéoles affaissées *post mortem* se séparent sous l'influence de la pénétration de l'air et produisent le râle crépitant. Souvent le râle crépitant, développé selon le mécanisme indiqué, s'observe transitoirement chez l'individu bien portant. On l'entend le long du bord postéro-inférieur du poumon, alors que l'individu a passé plusieurs heures à respirer tranquillement dans le décubitus dorsal. Aux premières inspirations profondes dans la station debout, le râle crépitant apparaît, mais pour disparaître très vite lorsque les alvéoles pulmonaires de cette région se sont dilatés et participent normalement à la respiration.

Souvent une seule inspiration est suffisante pour le supprimer entièrement.

Comme les râles humides sont habituellement liés à la présence de sécrétions fluides dans les voies aériennes, on comprend qu'on les observe avec leur maximum d'abondance dans les parties postérieures et inférieures des poumons. Cela tient à ce que le liquide, obéissant à la pesanteur, vient s'accumuler en cet endroit. Aussi n'est-il pas rare de les rencontrer exclusivement dans cette région.

La signification des râles humides devient spécialement grave toutes les fois qu'ils sont surtout abondants aux sommets ; le diagnostic s'assombrit encore s'ils y sont localisés à l'exclusion de toute autre partie des poumons ou n'y siègent que d'un seul côté. Ils sont alors attribuables à des causes locales et, si les râles humides persistent pendant un temps prolongé, il y a lieu de soupçonner la phtisie pulmonaire. Dans ces conditions, des râles même peu nombreux demandent une attention minutieuse.

Comme les râles sont ordinairement produits par des masses liquides, faciles à déplacer et à écarter, il ne faut pas s'étonner qu'ils se présentent avec des caractères différents presque à chaque mouvement respiratoire. Après les inspirations profondes et les quintes de toux, ils disparaissent souvent subitement pour reparaître au bout de quelque temps, lorsque les sécrétions se sont accumulées à nouveau. C'est pourquoi dans les cliniques et dans les consultations, des observateurs différents perçoivent très fréquemment des râles bulleux de caractères variables.

Dans l'utilisation pour le diagnostic des râles humides, il faut tenir compte d'une série de détails physiques et distinguer ces bruits suivant : *le nombre, la grosseur, l'homogénéité, le moment de l'apparition, l'intensité, le timbre et la consonance.*

Nombre des râles bulleux. — Le *nombre des râles bulleux* est sujet à de grandes variations. Tantôt ils sont *rares et discrets*, tantôt ils sont si *nombreux* que l'impression perçue devient pénible et désagréable pour l'oreille. Dans le premier cas, on peut ne les constater qu'au moment des inspirations profondes ou après des efforts de toux. Il faut d'ailleurs se garder des conclusions hâtives en présence de quelques râles isolés, car il peut arriver qu'une distension subite et extraordinaire du poumon donne naissance à quelques râles isolés et sans importance, par le déplissement rapide d'alvéoles pulmonaires ou d'extrémités de bronchioles affaissées. En outre, la confusion n'est pas impossible avec des bruits développés en dehors des voies aériennes. Rosenbach a montré que parfois on percevait des bruits bulloïdes précisément au niveau des sommets, notamment pendant les mouvements respiratoires énergiques ; et ces bruits ne sont autre chose que des bruits musculaires engendrés par la forte contraction des muscles thoraciques.

Le frottement des cheveux est confondu souvent avec les râles humides. C'est tantôt le stéthoscope qui frotte contre les poils du malade, tantôt ce sont les cheveux ou la barbe de l'observateur qui se sont interposés entre l'oreille et la poitrine. Dans le premier cas, on évite la cause d'erreur en humectant les poils et en les appliquant fortement contre la paroi thoracique.

Les pseudo-râles peuvent encore être dus soit au déplacement du stéthoscope, soit au contact de cet instrument avec la main ou le linge, soit à l'attouchement des parois thoraciques pendant l'auscultation. Ce sont là des sources d'erreur pour l'explorateur inexpérimenté ; car, tout contact de la main avec le stéthoscope ou les parois thoraciques, quelque léger et quelque circonspect qu'il soit, est immédiatement et très nettement transmis à l'oreille.

Le nombre des râles dépend de causes physiques dont le rôle est facile à saisir. Nous trouvons d'abord la quantité des sécrétions ; plus ces sécrétions sont abondantes et fluides, plus aussi, toutes choses égales d'ailleurs, la formation des bulles y est facile; c'est pour ce motif qu'une quinte de toux accompagnée d'expectoration fait souvent disparaître la tonalité des râles. L'énergie des mouvements respiratoires, le siège du foyer morbide, influent également sur le nombre des râles. Lorsque les sécrétions bronchiques sont abondantes, surtout dans les régions centrales, le parenchyme pulmonaire aéré peut empêcher la perception des râles qui prennent naissance dans ces régions. C'est ce qui donne l'explication des cas sur lesquels Wintrich a insisté le premier, où les malades expectorent pendant des mois en très grande abondance, sans que jamais l'on perçoive chez eux le moindre râle.

Lorsque les râles sont très nombreux, ils peuvent couvrir entièrement le murmure respiratoire proprement dit (1).

Grosseur des bulles. — Au point de vue de la *grosseur des bulles*, on distingue les *râles à grosses*, à *moyennes* et à *petites bulles*. Quelques auteurs admettent une quatrième catégorie : ils appellent *râles bulleux fins* des râles à très petites bulles ; nous ne voyons pas, en vérité, qu'il soit utile de conserver cette division.

Les débutants ont de la tendance à diagnostiquer à tort et à travers l'existence de râles à petites bulles, quoique, à dire vrai, ils ne se rencontrent que rarement. Les râles à grosses bulles ne sont pas non plus très fréquents, car ils impliquent ordinairement l'existence d'excavations énormes.

Pour la grosseur des bulles, la *qualité des sécrétions* et l'*énergie des mouvements respiratoires* ne sont pas sans influence ; mais il faut tenir compte avant tout du *siège de la lésion*. On comprend facilement que dans les extrémités bronchiques et les alvéoles pulmonaires il ne peut se

(1) Mais l'auscultation n'est complète qu'à la condition de dégager le caractère de la respiration sous-jacente. Quelque difficulté qu'elle présente, cette recherche analytique est toujours possible (Lasègue). Outre que l'oreille s'aiguise et arrive à discerner les caractères de la respiration des râles humides nombreux, on peut, en faisant tousser le malade, en le faisant respirer profondément, en auscultant longuement, entendre nettement la respiration et préciser ses modifications, ce qui est souvent plus utile que la perception des râles.

produire que des râles à petites bulles, tandis que les gros râles bulleux
se développent dans les grosses bronches ou dans des cavernes pulmonaires extrêmement vastes. Cependant, même dans les grosses bronches
et dans les grosses cavernes, il peut se développer des râles à bulles
petites et moyennes.

Homogénéité des râles humides. — L'*uniformité des bulles* est un
caractère assez important pour le diagnostic. Les râles formés de bulles
régulières, de grosseur égale, sont dits râles à bulles égales, en opposition
avec les râles à bulles inégales qui sont les plus communs.

Le râle à bulles fines et égales mérite une mention spéciale. Ce râle
porte encore les noms de *râle crépitant* ou de *râle vésiculaire*. Il apparaît toutes les fois que les vésicules pulmonaires (d'où son nom de râle
vésiculaire) et les bronchioles sont remplies de liquide. C'est ce qui
arrive dans *la 1re et la 3e période de la pneumonie fibrineuse*, dans
l'*œdème pulmonaire*, dans l'*infarctus pulmonaire hémorrhagique* et dans
la *bronchite capillaire* (ce dernier appelé *râle crépitant de retour*).

Laënnec comparait ce râle avec la crépitation du sel sur les charbons
ardents. Pour l'imiter, Williams recommandait de se frotter les cheveux
au-devant de l'oreille. Les deux comparaisons sont défectueuses, parce
que les bruits ainsi provoqués n'ont pas le caractère assez fin. Ce qui
donne la meilleure idée du râle crépitant, c'est le bruit que l'on entend
quand on ausculte pendant son insufflation un poumon enlevé sur le
cadavre, ou si pendant l'auscultation l'on y appuie un peu fort avec le
stéthoscope ; ou bien encore, le bruit que l'on entend quand on sépare
violemment le pouce et l'index qu'on a préalablement mouillés et serrés
l'un contre l'autre.

Presque toujours le râle crépitant n'est perçu que pendant l'inspiration ; très souvent il ne se produit que pendant la seconde moitié, parfois
même tout à fait à la fin : cela tient à ce que le courant aérien a besoin
d'un certain temps pour atteindre la région des alvéoles pulmonaires.
Dans certains cas, il faut des inspirations très profondes pour déterminer
le râle crépitant : cela est dû aux obstacles semés le long des voies
aériennes, et qui nécessitent l'emploi d'une certaine énergie pour dilater
les alvéoles et les extrémités bronchiques malades, et y faire pénétrer
l'air atmosphérique.

Parfois le râle crépitant disparaît subitement après quelques inspirations profondes pour ne reparaître qu'au bout d'un certain temps. Voici
l'explication de ce fait : les parois des alvéoles remplies de liquide s'ac-
colent au niveau de leur embouchure et l'acinus pulmonaire est dès lors
incapable de recevoir comme de chasser l'air atmosphérique.

Penzoldt a observé trois malades, chez lesquels le râle crépitant existait à l'expiration ; même deux d'entre eux ne présentaient que du râle
crépitant expiratoire. Cet auteur en donne l'explication suivante : certaines bronchioles sont obturées par des bouchons fibrineux mobiles qui,
pendant l'expiration, se déplacent jusqu'à la bifurcation bronchique sus-

jacente. L'air qui est renfermé dans ce territoire ne peut en sortir en rai-son de l'obstruction bronchique ; mais il circule pendant l'expiration et va d'un acinus à l'acinus voisin, suivant en quelque sorte une voie récur-rente. Pénétrant pendant l'expiration dans les alvéoles remplis de liquides, l'air engendre des râles crépitants qui, contrairement à la règle, s'en-tendent pendant le second temps de la respiration.

Il est impossible de déduire des caractères du râle crépitant la nature du fluide contenu dans les fines bronches et de dire s'il s'agit de muco-sités, de pus, de sang ou de sérosité. Wintrich prétend, il est vrai, que le râle crépitant de la pneumonie fibrineuse se distingue par un caractère pétillant et une intensité toute spéciale, tandis que dans l'œdème pulmo-naire la crépitation est plus douce, plus éloignée, d'apparition et de dis-parition moins soudaines et moins brusques. Quant à son extension et à sa durée, c'est le processus morbide fondamental qui en décide.

Lorsque le râle crépitant se développe dans les portions inférieures et postérieures du poumon chez des personnes depuis quelque temps en décubitus dorsal et en respiration superficielle, il ne possède aucune im-portance. Il n'est que le résultat du collapsus alvéolaire suivi du retour subit de l'air atmosphérique dans les vésicules ; les premières inspira-tions, profondes, en amènent la suppression.

Moment d'apparition des bulles. — Le *moment d'apparition des râles humides* sert de base à leur division en râles inspiratoires, expiratoires et post-expiratoires. Ce sont les premiers que l'on rencontre le plus souvent, ce qui est dû à l'énergie plus grande du courant aérien inspiratoire ; puis viennent, par ordre de fréquence, les râles existant à la fois à l'expi-ration et à l'inspiration ; les râles exclusivement expiratoires constituent une rareté. Presque toujours les râles inspiratoires paraissent plus intenses et plus courts que les râles expiratoires. Lorsque les râles per-sistent à peu près uniformément pendant les deux temps de la respira-tion, on les appelle râles continus. Ces derniers impliquent une fluidité et une abondance toutes spéciales des sécrétions.

Le moment de son apparition constitue, nous l'avons déjà dit, un caractère spécifique du râle crépitant ; le râle crépitant est un râle inspi-ratoire ; mais le moment d'apparition peut aussi acquérir de l'impor-tance diagnostique dans d'autres conditions ; en effet, plus le processus qui l'engendre est voisin des alvéoles pulmonaires, plus le moment où on le perçoit est éloigné du début de l'inspiration et, à moins qu'il ne s'agisse d'excavations extrêmement étendues, plus aussi la crépitation est fine.

Le *râle post-expiratoire* a été décrit pour la première fois par Baas, comme un symptôme indiquant la présence de cavernes. Il est caracté-risé par le phénomène suivant : une première série de râles expiratoires s'étant évanouie, il se produit une pause très nette, quoique de peu de durée, au bout de laquelle apparaît une seconde série de râles expira-toires, absolument distincte, elle aussi, des râles inspiratoires qui lui succèdent. Baas, en ces cas, admet l'existence de cavernes multiloculaires, dont une partie se trouve obstruée passagèrement par des sécrétions ; cette obstruction ne cesse que l'expiration une fois terminée par l'effet de l'action rétroactive de ce temps respiratoire. Guttmann a observé souvent le râle post-expiratoire au niveau de vastes cavernes remplies d'abondantes sécrétions ; il l'explique en supposant que le liquide ne revient pas immédiatement au repos et que quelques bulles crèvent encore après l'expiration.

Il faut faire remarquer ici que les râles ne dépendent pas exclusivement des mouvements respiratoires ; ils peuvent, dans certains cas, dépendre des contractions cardiaques. Landois a proposé de les réunir sous le nom de bruits cardio-pulmonaires (1). Ce sont là des râles en rapport intime avec la systole cardiaque et qui persistent alors même que l'on cesse de respirer. Le phénomène est relativement fréquent dans les cas où il s'agit de cavernes voisines du cœur. Les adhérences pleuro-péricardiques en favorisent le développement. En dehors des cavernes, on rencontre encore les râles systoliques dans le catarrhe bronchique et l'emphysème pulmonaire. Dans ce dernier, il n'est pas rare d'observer le long du bord antérieur du poumon, notamment dans le voisinage de l'artère pulmonaire, et quelquefois aussi au niveau du prolongement en languette du poumon gauche, des râles crépitants dont on ne peut expliquer la genèse autrement que par la compression du parenchyme pulmonaire. Schütz a constaté des râles crépitants systoliques dans l'œdème pulmonaire. Dans ce cas aussi, il s'agissait d'un bruit de compression.

Les mouvements cardiaques peuvent également être accompagnés de râles secs, plus souvent sibilants que ronflants. Il convient de rapprocher de ces faits un cas décrit par V. Brunn, où l'on entendait au niveau d'une caverne des râles systoliques dus à l'afflux sanguin dans une grosse branche artérielle, voisine de l'excavation.

Intensité des râles bulleux. — L'intensité des râles se mesure à la facilité avec laquelle ils parviennent à l'oreille, d'où leur division en râles humides *clairs* et *obscurs*.

L'intensité des râles dépend en première ligne du lieu d'origine. Plus ils se développent superficiellement, plus leur intensité est perceptible à l'oreille. Si l'on s'éloigne de l'endroit où ils prennent naissance, ils perdent peu à peu de leur intensité. Ils peuvent cependant se transmettre à d'assez grandes distances et être perçus quelquefois du côté sain de la poitrine et sur une partie de la paroi abdominale. Il faut naturellement éviter avec soin de prendre des râles transmis pour des râles nés dans la région que l'on ausculte.

L'intensité des râles dépend encore de leur abondance : on comprend aisément que plus le nombre en sera grand, plus la sensation auditive

(1) Ces bruits cardio-pulmonaires font partie des bruits extra-cardiaques, qui seront étudiés plus tard, à propos de l'auscultation du cœur.

totale sera intense. La grosseur des bulles elle-même n'est pas sans influence ; en effet, les grosses bulles sont généralement plus propres à développer un son clair. C'est ce qui explique pourquoi les râles qui se forment dans les premières voies aériennes ou dans de très vastes cavernes sont ordinairement d'une intensité toute spéciale. Il est vrai qu'ils peuvent, dans ces cas, être renforcés par résonance ; et dans ces conditions, ils peuvent être perçus en n'importe quel point de la pièce habitée par le malade. Gerhardt, par exemple, cite une malade atteinte de dilatation bronchique chez laquelle, au moment de la palpitation cardiaque, on percevait à l'autre extrémité de la chambre des râles cardio-systoliques.

Quelquefois, les râles acquièrent, par leur seul nombre, une intensité telle qu'on les entend à une petite distance du malade. Les râles très nombreux et très intenses se propagent fréquemment aux parois thoraciques et deviennent même, ainsi que nous l'avons mentionné (v. p. 197), accessibles à la palpation.

Assez souvent chez les phtisiques et même chez les individus atteints de pneumonie ou de bronchite capillaire, on perçoit, à quelque distance de la bouche du malade, des râles qui donnent l'impression d'être nés directement dans la cavité buccale ; en réalité, ce sont des râles nés dans la profondeur et renforcés par résonance dans les premières voies respiratoires (Piorry, Galvagni). Dans le râle trachéo-laryngé de l'agonie, râle qui est presque toujours expiratoire, il y a probablement un effet de résonance.

Timbre des râles humides. — Lorsque les râles prennent naissance dans du parenchyme pulmonaire imperméable, ou dans des excavations superficielles et à parois solides, ils prennent un timbre particulier qui les rapproche du ton musical et que l'on distingue, d'après Traube, sous le nom de *timbre des râles*. On divise donc les râles humides en râles musicaux, qui ont un timbre bien net, et râles n'ayant pas de timbre à proprement parler.

Skoda a proposé la dénomination de *râles consonants* (*consonance des bulles*), dénomination inexacte au point de vue physique.

Skoda considérait le timbre des râles humides comme un simple phénomène de résonance et l'exprimait par la désignation : *râle clair et élevé*. Or, comme à la place de l'expression résonance il avait fait choix du terme de consonance, on s'explique pourquoi il appelait ces sortes de râles : *râles consonants*. Aujourd'hui encore, bien des praticiens les désignent ainsi.

C'est Traube qui réussit à prouver que la définition donnée par Skoda n'était pas complète, et qui introduisit dans la pratique le nom de râles humides musicaux.

Les râles musicaux ou consonants, en ce qui concerne leurs propriétés et leur nature physique, ont des rapports intimes avec la sonorité tympanique et la respiration bronchique. Ces rapports se manifestent par le caractère musical que leur reconnaît une oreille même peu exercée. Ils ont une tonalité facile à définir, qui concorde avec celle du son tympanique et de la respiration bronchique, et qui peut être élevée ou abaissée à volonté à l'aide des moyens artificiels cités plus haut. Partout où il se forme des râles consonants, on entend aussi nécessairement de la respiration bronchique, à moins que le murmure vésiculaire, provenant du parenchyme aéré avoisinant, ne masque le souffle bronchique, sans détruire complètement le timbre des râles humides.

Les râles consonants sont presque toujours clairs. Cela tient à ce que le tissu pulmonaire imperméable, aussi bien que les cavernes superficielles, sont d'excellents intermédiaires pour la transmission du son aux parois du thorax. Lorsque ces foyers pathologiques sont recouverts de parenchyme rempli d'air, les râles perdent plus ou moins leur caractère consonant, suivant l'épaisseur des couches de tissu pulmonaire sain, et se transforment finalement en bulles sourdes et privées de timbre.

La valeur diagnostique des râles musicaux est donc très considérable; mais il faut beaucoup d'habileté pour interpréter exactement, dans tous les cas, le timbre des râles.

Parfois on observe aux sommets des râles consonants remarquables par leur extrême clarté, leur grosseur et la régularité des bulles. Il semble, en les entendant, que l'on insuffle une vessie desséchée ou qu'on secoue un sac de baudruche rempli de pois. Laënnec les avait déjà décrits comme un signe du ramollissement de la substance tuberculeuse et de la formation des cavernes. On les a appelés *craquements* ou même *râles tuberculeux*.

Consonance des bulles. — Les râles prennent la *consonance métallique* lorsqu'ils se développent dans des excavations superficielles à parois lisses, ayant au moins le volume du poing, comme cela se passe pour le souffle bronchique et le son de percussion (p. 266).

D'ailleurs, il n'y a pas que les râles caverneux qui puissent prendre le caractère métallique. Il suffit souvent que des râles se forment dans le voisinage d'une vaste caverne à parois lisses; l'air contenu dans cette dernière les transmet avec la consonance métallique. C'est pourquoi les râles présentent souvent, dans le pneumothorax, cette consonance métallique. L'estomac lui-même ou l'intestin, lorsqu'ils sont distendus par des gaz, sont capables de donner aux râles le caractère métallique.

La consonance métallique a le caractère d'un son très aigu, tout à fait musical, qui fait son apparition au moment où le râle lui-même s'est déjà évanoui. Les râles ne s'accompagnent pas de consonance métallique d'une manière uniforme; ce caractère peut ne se produire que pendant certaines respirations; mais ce sont là des faits qui se constatent pour tous les phénomènes de consonance.

Un bruit respiratoire qui mérite une mention spéciale est celui de la *goutte tombante, gutta cadens, le tintement métallique*. A chaque phase respiratoire, on entend une bulle ou plusieurs bulles tout à fait isolées avec consonance métallique donner l'impression de la chute d'une ou plusieurs gouttes de liquide de la paroi supérieure de la caverne dans le fond. Artificiellement on l'imite en laissant tomber des gouttes d'eau ou des grains de sable (Laënnec) dans un grand vase à parois lisses et apte à la résonance métallique.

Le nom de tintement métallique représente plutôt l'impression acoustique perçue, mais n'est pas en rapport avec la genèse physique. Baas a fait ressortir avec raison que les gouttelettes de sécrétion qui se forment à la paroi supérieure d'une caverne glissent le plus souvent le long des parois et ne tombent pas brusquement. Il ne s'agit donc pas en général de la chute d'une gouttelette, mais de bulles isolées qui éclatent et qui possèdent une consonance métallique très nette. Ce serait évidemment aller trop loin que de nier entièrement la possibilité de la véritable *gutta cadens*. Leichtenstern, par exemple, dans un cas de pyopneumothorax entendait le tintement métallique dans toute sa pureté lorsque le malade passait du décubitus à la position assise. A l'autopsie, on reconnut qu'il existait des villosités pleurales qui, noyées par le liquide pleurétique dans le décubitus dorsal, dégouttaient lorsque le malade se mettait sur son séant.

Unverricht a décrit une forme particulière de râles humides à consonance métallique sous le nom de « *Wasserpfeifengeräusch* » que Riegel a proposé de remplacer par la désignation : *bruit de fistule pulmonaire*, *râle fistulaire*. Unverricht l'avait observé dans l'hydropneumothorax avec fistule à soupape, quand la fistule était superficielle. En pratiquant la ponction et en cherchant à aspirer de l'air ou du liquide, on produisait un bruit spécial de râles à grosses bulles, un gargouillement métallique étroitement en rapport avec l'*inspiration*. Ce bruit résultait de ce que, par suite de l'aspiration, l'air sus-jacent au liquide pleural se raréfiait, laissant ainsi arriver à travers la fistule pulmonaire des bulles d'air qui, en s'élevant à travers le liquide pleural, produisaient le bruit en question. Ce bruit ne peut naturellement se produire que lorsque la fistule est ouverte du côté de la cavité pleurale et que cet orifice est au-dessous du niveau du liquide. Aussi, au point de vue du diagnostic, permet-il de préciser le siège de la fistule et indique-t-il qu'elle est béante.

Riegel a rencontré le bruit de fistule pulmonaire chez un malade atteint d'hydropneumothorax, sans se servir de la pompe aspirante. Chaque fois qu'on dressait l'individu sur son séant, il rejetait de grandes quantités de pus, qui, pour s'échapper de la cavité pleurale, prenait la voie de la fistule pulmonaire ouverte. Cette expulsion raréfiait évidemment, comme l'aurait fait une aspiration, l'air contenu dans la plèvre et amenait la pénétration d'air du poumon dans la cavité pleurale. Le râle fistulaire fut perçu d'abord pendant les deux temps de la respiration ; plus tard, on ne l'entendit plus qu'à l'inspiration. Il est probable que, pendant l'expiration, il provenait de ce que la fistule se déplaçait, devenait plus haute que le niveau du liquide, et que des parcelles de ce liquide, restées au voisinage de l'orifice fistulaire, permettaient la formation de bulles. Pour percevoir aisément le bruit fistulaire, de Jager Meezenbrock fait coucher le patient sur le côté malade, saisit ce côté avec les mains et évacue par compression le liquide pleural à travers la fistule dans les voies aériennes. En faisant rasseoir le malade et en cessant graduellement la compression, l'air pénètre nécessairement dans la cavité pleurale à travers la fistule et l'épanchement, et produit le bruit de fistule pulmonaire. Cet auteur insiste sur ce que ce bruit n'est pas dû à l'éclatement de bulles ; il admet, d'accord avec la théorie de Talma sur la genèse des râles (p. 307), que le râle fistulaire prend naissance directement à l'orifice fistuleux avant même que les bulles aient éclaté (1).

G. — *Signification diagnostique du frottement pleurétique.*

Dans la respiration normale, il se produit un déplacement en sens inverse et continu de deux feuillets pleuraux.

(1) Il est excessif, à notre sens, de faire rentrer dans les râles bulleux le râle crépitant, le craquement qui est souvent un bruit sec, le tintement métallique et le bruit fistulaire.

On a donné un grand nombre de classifications des râles en général. En voici une qui nous paraît répondre aux besoins de la clinique et que nous donnons comme une récapitulation générale des deux chapitres qui précèdent.

1° *Râles sonores :* Indiquent une bronchite avec sécrétion très visqueuse, comme c'est le cas des bronchites aiguës à leur début. La variété *râle ronflant* indique que le processus siège dans les grosses bronches ; la variété *râle sibilant* indique que le processus siège dans les bronches de petit calibre ;

2° *Râle crépitant* (crépitation fine et sèche, ne s'entendant qu'à la fin de l'inspiration) : Peut s'entendre dans l'œdème pulmonaire, l'apoplexie et la congestion ; mais il est surtout caractéristique dans la *pneumonie* à la période d'engouement ou à la période d'état. Le râle dit « râle crépitant de retour » (*sous-crépitant* de Laënnec), qu'on perçoit à la période de résolution, est plus humide que celui du début et de la période d'état ;

3° *Râles bulleux* ou *muqueux :* Définis par leur nom ; indiquent la présence de sécrétions assez fluides en un point quelconque des voies respiratoires accessible à l'aération ; s'entendent aux deux temps de la respiration. Il faut en distinguer deux variétés principales : *a*) le râle bulleux simple ; *b*) le râle caverneux.

a) Le râle bulleux peut être à *grosses bulles* (bronchites à sécrétions abondantes, dilatation des bronches, congestion cardiaque, et en général toutes les congestions passives broncho-pulmonaires) ; à *bulles moyennes* (bronchite des moyens tuyaux bronchiques ; indiquent la tuberculose quand ils sont localisés au sommet) ; à *petites bulles*, appelés souvent par les modernes râles *sous-crépitants* (bronchite capillaire, œdème du poumon, congestion, pneumonie en résolution ; indiquent aussi la tuberculose quand ils sont localisés au sommet) ;

b) *Râles caverneux :* Ce sont des râles bulleux qui donnent à l'oreille l'impression qu'ils se produisent dans une cavité ; ils accompagnent presque toujours la respiration bronchique caverneuse et sont le signe d'une caverne pulmonaire. Quand ils sont à grosses bulles, on peut leur réserver le nom de gargouillement ;

4° *Craquements :* Les craquements, dit Lasègue, sont un composé de bruits inégaux ou dissemblables ; tantôt pressés, tantôt ralentis ; tantôt forts, tantôt faibles ; tantôt gros, tantôt ténus ; s'entendent aux deux temps de la respiration, mais sont plus spécialement inspiratoires. Ils sont secs ou humides, ne s'entendent guère qu'au sommet du poumon et sont le signe presque pathognomonique d'une tuberculose sèche (craquements secs) ou en voie de ramollissements (craquements humides) ;

5° *Tintement métallique :* Indique une cavité assez grande et à parois lisses (cavernes, pneumothorax) ;

6° *Bruit fistulaire de Chaussier :* Indique un pneumothorax ouvert :

7° *Bruit de drapeau :* Indique la présence d'un corps étranger, d'une pseudo-membrane flottante, dans les grosses voies respiratoires.

Ces divers déplacements ne produisent aucun bruit à l'état normal, parce que les feuillets pleuraux se trouvent en contact par des surfaces absolument lisses. Lorsque la surface de l'un ou des deux feuillets, soit par la perte de son épithélium, soit par la production de dépôts solides, est devenue rugueuse et inégale (et, pour cela, des lésions minimes suffisent), on perçoit fréquemment du frottement pleurétique. Les conditions nécessaires à la réalisation de ce frottement sont le plus souvent engendrées par des dépôts ou des végétations fibrineuses de nature inflammatoire.

Beaucoup d'auteurs pensent que le frottement pleurétique pourrait également être déterminé par des inégalités de surface qui ne seraient pas dues à un processus inflammatoire, et ils ont créé une distinction entre le *frottement pleurétique* et le *frottement pleural*. A l'appui de ce qu'ils avancent, ils rappellent qu'on a observé des bruits de frottement dans des cas de végétations cancéreuses ayant envahi la cavité pleurale, d'excroissances cartilagineuses ou osseuses des côtes, d'emphysème pulmonaire interlobulaire (Laënnec), de noyaux péribronchiques superficiels (Waldenburg) et de tuberculose miliaire (v. Jürgensen). Comme de très légères altérations de la plèvre peuvent suffire pour développer les frottements, il nous paraît probable que, dans tous les cas dont il s'agit, le frottement perçu était de nature inflammatoire et que la distinction du bruit pleural et du bruit pleurétique ne repose sur aucune base certaine.

Betz a émis l'opinion que dans certaines formes très intenses du frottement pleurétique, dans le *bruit de cuir neuf*, par exemple, le bruit anormal n'avait pas son siège dans la plèvre, mais dans la paroi thoracique. Or, si l'on sait que la pleurésie peut donner lieu à des dépôts conjonctifs sur les muscles intercostaux, il n'est nullement démontré que ces altérations puissent se traduire par des bruits perceptibles.

L'*impression auditive du frottement pleurétique* est très variable. Dans bien des cas, il s'agit d'un effleurement léger, court et passager, que l'on peut comparer au bruit produit par le passage superficiel et rapide de l'extrémité du doigt sur de la soie. Dans d'autres cas le bruit a un caractère plus sec et grésillant, semblable à celui que donne la neige serrée entre les doigts, ou la marche sur la neige, ou encore le frottement de deux semelles de cuir neuf et rugueux. Cette dernière comparaison a valu aux frottements particulièrement rudes et craquants le nom de *bruit de cuir neuf*. Le meilleur moyen d'imiter les divers caractères du frottement pleurétique consiste à appliquer fortement la paume de la main contre l'oreille et à passer sur le dos de cette main, avec de légères intermittences, l'extrémité mouillée d'un doigt de l'autre main. En variant la pression de ce doigt on réussit à reproduire toutes les modifications de rudesse et d'intensité du bruit de frottement. Ces exercices d'*acoustique préalable* ont une grande importance pratique et facilitent singulièrement l'interprétation exacte des bruits au lit du malade.

Stokes avait déjà signalé que parfois le frottement pleurétique prend une résonance métallique dans le voisinage de l'estomac ou de l'intestin météorisés.

Les bruits de frottement pleurétique possèdent un caractère très remarquable : au lieu d'être continus, ils présentent presque toujours des *interruptions* et des *intermittences*. Il semble, et il est probable qu'en réalité les choses se passent ainsi, que le déplacement des feuillets pleuraux rencontre brusquement des obstacles qu'il lui faut un certain temps pour surmonter. On peut noter, dans la même phase respiratoire, jusqu'à trois, jusqu'à six interruptions, et même davantage.

L'intensité des bruits de frottement pleurétique est sujette à de grandes variations. Dans bon nombre de cas, il faut une oreille habile et très exercée pour percevoir ces bruits ; dans d'autres, ils sont tellement prononcés qu'on les entend à quelque distance du malade, qui alors les sent et les entend lui-même : bien des malades se plaignent de ce que ces bruits les empêchent de s'endormir et troublent leur sommeil. Un frottement pleurétique très intense se perçoit à la palpation ; nous avons décrit ce genre de bruit dans le chapitre précédent sous le nom de frémissement pleural ; mais ordinairement le résultat de la palpation ne concorde point avec celui de l'auscultation, car on entend les bruits de frottement plus longtemps qu'on ne les sent.

En exerçant une forte pression sur les espaces intercostaux, on peut augmenter artificiellement l'intensité du frottement, car on favorise ainsi l'accolement des feuillets pleuraux. Sous l'influence de mouvements respiratoires accélérés et plus profonds, l'intensité des bruits de frottement est ordinairement augmentée, très rarement supprimée. Si ces mouvements sont continués pendant un certain temps, les surfaces pleurales rugueuses se polissent passagèrement et les bruits disparaissent pendant un certain temps. C'est ce que l'on observe fréquemment pendant les leçons pratiques d'auscultation. Si les malades souffrent vivement en respirant, ou si l'on provoque de la douleur par une pression intempestive du stéthoscope, il arrive souvent qu'en raison des mouvements superficiels du côté malade, malgré toutes les autres conditions favorables, le frottement n'est plus perçu. C'est ce qui explique pourquoi dans la pleuropneumonie il est relativement rare de constater ce frottement. Dans ce cas, d'ailleurs, il ne faut pas oublier qu'en dehors de la douleur il existe des obstacles au jeu du poumon hépatisé.

Le frottement pleurétique a son maximum de fréquence pendant l'inspiration, ou pendant l'inspiration et la première partie de l'expiration. Parfois, il ne s'entend qu'au summum de l'inspiration ; il est très rare dans l'expiration seule ou seulement après l'expiration (Anderson). Toutes ces modifications dépendent des rapports de prédominance qui peuvent exister entre la force de l'inspiration et celle de l'expiration : cependant le siège et la forme des rugosités de la plèvre ne sont pas sans influence sur le bruit perçu.

Lorsque les foyers pathologiques de la plèvre sont situés dans le voisinage du cœur, le frottement pleurétique est influencé non seulement par les mouvements respiratoires, mais aussi, dans une certaine mesure, par les contractions cardiaques. Aussi, l'exploration superficielle donnet-elle en pareil cas l'impression d'un bruit de frottement péricardique. Ce genre de bruit de frottement sera décrit plus tard sous le nom de frottement pleuro-péricardique. Quant au diagnostic différentiel de la pleurésie et de la péricardite, il sera discuté dans le chapitre suivant.

Laënnec avait déjà attiré l'attention sur ce fait que le frottement pleurétique semble se faire dans un sens différent à l'inspiration et à l'expiration. Le déplacement paraît se faire de haut en bas dans l'inspiration et de bas en haut dans l'expiration, *affrictus ascendens et descendens*. Le déplacement dans la direction horizontale est bien plus rare ; on ne doit s'attendre à le rencontrer que lorsque, par suite d'adhérences, les mouvements physiologiques sont devenus impossibles.

L'*extension et la localisation du frottement pleurétique* dépendent évidemment de la cause pathologique. Tantôt le frottement est limité à une région dont la surface égale à peine celle d'une pièce de 5 francs, tantôt il occupe la plus grande partie d'un des côtés de la poitrine. On le rencontre le plus souvent sur les parois latérales du thorax ; il est beaucoup plus rare vers les sommets. Cela tient à ce que les lésions pleurétiques se développent assez rarement à la partie supérieure de la plèvre, et qu'en outre, à ce niveau, le déplacement des feuillets pleuraux est trop peu prononcé pour donner naissance à des bruits de frottement. L'existence de ces bruits aux sommets devra toujours faire soupçonner une tuberculose pulmonaire, ayant provoqué une pleurésie fibrineuse.

La *durée des bruits de frottement pleurétique* est très variable. Ces bruits peuvent tantôt être tout à fait transitoires et ne durer que quelques minutes, tantôt persister des jours, des semaines, des mois et même des années. Ces conditions de durée sont en partie subordonnées à la nature de la maladie fondamentale. Les bruits qui se prolongent le plus longtemps sont ceux qui sont liés à la tuberculose pulmonaire. Wintrich, par exemple, cite le cas d'un tuberculeux chez lequel il constata pendant quatre années consécutives, sans aucune interruption, un bruit de scie dans la région sous-claviculaire.

Il faut signaler encore la possibilité d'une *confusion entre les bruits de frottement pleurétique et les ronchus sonores*. Voici comment on les distingue :

1. — Les ronchus sont continus, le frottement est interrompu et intermittent.

2. — Les ronchus sont généralement plus étendus que les bruits de frottement.

3. — Les ronchus changent de caractère, ou disparaissent complètement à la suite d'efforts de toux, tandis que la toux n'influence point les bruits de frottement.

4. — Quand on exagère la pression du stéthoscope sur les espaces intercostaux, on renforce les bruits pleurétiques ; les râles sonores, au contraire, n'éprouvent de ce fait qu'une modification.

5. — La compression du thorax, en cas de frottement pleurétique, est presque toujours douloureuse ; lorsqu'il n'existe que des ronchus, cette

compression ne provoque souvent qu'une douleur insignifiante (1).
S'il existe à la fois des ronchus secs et des bruits de frottement, ces
derniers sont très facilement dominés et masqués par les premiers : il
faut donc, en pareil cas, se livrer à une auscultation des plus minutieuses.

Les bruits de frottement pleurétique ne peuvent évidemment se produire que si les feuillets pleuraux malades et rugueux sont en contact ;
lorsqu'ils sont séparés par du liquide ou du gaz, le frottement est nécessairement nul. Une pleurésie fibrineuse qui reste sèche pendant toute son
évolution, ne se manifeste le plus souvent, au point de vue objectif, que par
des bruits de frottement. Quand une pleurésie sèche précède une pleurésie
exsudative ou ne constitue qu'un reliquat de celle-ci, on peut observer
des bruits de frottement pleurétique en premier lieu avant l'épanchement,
et en second lieu, au moment de la résorption de cet épanchement ;
dans ce dernier cas, ils constituent un signe favorable.

On a prétendu qu'il fallait quelques jours d'existence à une pleurésie
sèche pour que les produits inflammatoires atteignent le degré de dureté
et de solidité nécessaire pour que des bruits de frottement puissent se
développer pendant le glissement des feuillets pleuraux. Lebert, toutefois,
affirme avoir perçu le frottement un ou deux jours après le début de
l'affection ; Fraentzel l'a même observé souvent en certains points circonscrits de la poitrine, 12 à 14 heures après l'invasion, et j'ai moi-même
eu de fréquentes occasions de corroborer les dires de Fraentzel.

H. — *Signification diagnostique du bruit de succussion hippocratique.*

Hippocrate a décrit pour la première fois le bruit de succussion, ce
qui a valu à ce bruit le nom de succussion hippocratique. Il l'avait observé
dans l'hydropneumothorax, c'est-à-dire dans les cas d'accumulation
simultanée de liquide et de gaz dans la cavité pleurale.

Pour rendre perceptible le bruit de succussion, il faut le plus souvent
que le malade exécute un mouvement brusque, qui ébranle le liquide
contenu dans la cavité pleurale. Ordinairement le passage rapide du
décubitus dorsal à la position assise suffit. Guttmann rapporte qu'un de
ses malades produisait ce bruit en se redressant brusquement et en se
laissant retomber sur la pointe des pieds. Mais, dans bien des cas, il

---

(1) Les caractères différentiels établis par l'auteur pour distinguer le frottement pleurétique
du râle sonore peuvent servir aussi pour séparer le frottement des craquements et des râles
sous-crépitants un peu secs. Cependant il est un bruit particulier, le *frottement-râle* (Damoi-
seau, Trousseau), qui est difficile à définir et à classer, car il associe les caractères du frottement à ceux du râle. Le frottement-râle donne une sensation analogue à celle que l'on perçoit
parfois pendant les premières respirations chez des sujets restés longtemps dans le décubitus
dorsal. D'après Trousseau, le frottement-râle est un vrai râle ; on doit le considérer comme
une crépitation causée par un état congestif des alvéoles superficiels, immédiatement sous-
jacents à une plèvre elle-même malade. En clinique, on le perçoit au début des pleurésies.

est nécessaire de suivre le vieux précepte d'Hippocrate et de secouer le malade par les épaules, ce qui, dans certains cas, peut devenir dangereux.

Parfois ce sont les mouvements du cœur qui se communiquent au liquide et qui donnent lieu, comme dans l'observation de pyopneumothorax de Biermer, au bruit de succussion.

L'intensité du bruit de succussion est souvent telle qu'on entend le bruit de flot dans toute la chambre ; d'autres fois, il est tellement léger, que pour le percevoir il faut que l'oreille soit attentive et en contact intime avec le thorax. Quelquefois les malades prétendent entendre et sentir eux-mêmes ce bruit de succussion. L'intensité du bruit est subordonnée d'abord à la fluidité du liquide, ensuite à la hauteur de la colonne d'air sus-jacente. C'est ce qui semble expliquer que, dans certains cas d'hydropneumothorax, il ne se produise pas de succussion, ou que cette dernière ne survienne que quelque temps après le début de la maladie.

La succussion peut être reproduite artificiellement en secouant sous l'oreille une bouteille partiellement emplie d'eau. Cette expérience reproduit exactement les conditions physiques de l'hydropneumothorax. Dans les deux cas, ce sont les ondulations du liquide frappant contre les parois que l'on perçoit sous forme d'un bruit de flot tout particulier (bruit de glouglou). Ce bruit s'accompagne d'habitude d'une résonance métallique dont la tonalité est subordonnée à celle du son métallique de percussion.

Il va sans dire que le bruit de succussion ne se rencontre pas uniquement en cas d'hydropneumothorax, mais aussi toutes les fois qu'il existe de vastes excavations à parois lisses renfermant en même temps de l'air et du liquide.

Au niveau des cavernes tuberculeuses cependant, on ne constatera pas souvent ce bruit ; les sécrétions sont trop visqueuses pour se prêter au ballottement. Lorsque ce bruit est perçu, il s'agit presque toujours d'excavations consécutives à des abcès ou à de la gangrène du poumon.

Les épanchements gazeux ou liquides du péricarde (hydropneumopéricarde) donnent lieu également à des bruits de succussion. Ici, ce sont les mouvements du cœur qui transmettent l'ébranlement. Les bruits de succussion se rencontrent aussi en cas de pyo-pneumothorax sous-phrénique.

L'estomac et même le côlon transverse peuvent devenir le siège de bruits de succussion, toutes les fois que ces organes sont fortement distendus par des gaz et renferment en même temps des liquides. S'il existe en même temps un épanchement pleural, il peut arriver qu'en secouant le malade il se produise un bruit de flot, qui exposera l'observateur inexpérimenté à confondre la pleurésie avec épanchement avec un hydropneumothorax. Le bruit de flot peut également se produire dans l'estomac et dans l'intestin par l'intermédiaire des contractions cardiaques.

N'omettons pas de mentionner que l'on a observé la succussion dans des excavations anormales de l'abdomen. Laboulbène l'a constatée dans une poche d'abcès, remplie d'air, qui s'était développée entre la paroi abdominale postérieure et les anses intestinales. Une autre fois, les bruits de succussion s'étaient produits dans une tumeur ovarique, déjà plusieurs fois ponctionnée. Des observations analogues ont été publiées par Korczynski. Il s'agissait, dans ces cas, d'excavations résultant de la destruction de masses néoplasiques et voisines de l'estomac. Le bruit de flot coïncidait avec les mouvements du cœur et était déterminé par eux.

I. — Auscultation de la voix.

L'auscultation de la voix ne présente qu'une valeur diagnostique peu notable. Elle se pratique soit directement, soit à l'aide du stéthoscope. Dans les deux cas, il est bon, surtout pour les débutants, de boucher l'autre oreille avec le doigt ; sinon la transmission directe de la voix à l'oreille libre gênera notablement l'appréciation des ondes sonores transmises indirectement par les organes thoraciques.

La pression de l'oreille contre la poitrine doit n'être ni trop forte ni trop faible. La pression trop forte ou trop faible sera évitée. Si la pression est trop forte, la voix paraîtra plus faible qu'elle ne l'est réellement; si elle est trop faible, la voix prend ce caractère nasonnant et tremblotant que nous décrirons plus loin sous le nom d'égophonie.

Selon le but que le diagnostic doit atteindre, on fait parler le malade à haute voix ou à voix chuchotante. Il est évident qu'il faut veiller à ce que le malade parle toujours avec une force uniforme. Il est important aussi de faire répéter toujours le même mot, parce que le son des diverses voyelles et consonnes ne se propage pas de la même façon à la surface du thorax. Comme dans l'examen du frémissement pectoral, les mots neuf et nonante (1) nous semblent les plus favorables.

En dehors de l'auscultation de la voix, on peut avoir recours à l'auscultation de la toux, car, de même que les ondes vocales, le son qui accompagne un violent effort de toux se transmet à la surface des parois pectorales. Il subit en outre les mêmes modifications que la voix, lois et modifications sur lesquelles nous allons revenir. Toutefois, il faut remarquer que l'auscultation de la toux offre plus de difficultés que celle de la voix, ce qui tient à la fugacité du phénomène. Ajoutons qu'il est malaisé de faire des efforts de toux successifs ayant la même intensité, que bon nombre de malades sont incommodés par la toux volontaire, et l'on comprendra qu'il faut recourir le moins possible à l'auscultation de la toux.

Pour apprécier exactement les caractères de la voix, il faut recher-

(1) En allemand *neun und neunzig*. En langue française, c'est l'articulation du chiffre *trente-trois* qui est la plus favorable à l'auscultation de la voix.

cher deux choses : d'abord s'il existe des différences vocales entre deux régions symétriques du thorax ; ensuite si, en de certaines régions déterminées, il existe des modifications anormales. La juste appréciation de ce dernier point n'est pas chose facile et exige une certaine attention.

Lorsqu'on applique le stéthoscope sur le cartilage thyroïde, on perçoit, en faisant parler le malade, une *laryngophonie* intense, presque pénible pour l'oreille. Mais la voix a changé de caractère. Elle ne ressemble jamais à la voix qui frappe l'oreille libre ou que fournit le stéthoscope appliqué immédiatement contre la cavité buccale qui émet des sons. Elle est aussi moins intense que dans ce dernier cas. Ce qui frappe surtout, c'est que la voix est moins pleine et l'articulation moins pure. Elle est sèche, vide et retentit comme une trompette. Il semble que l'individu parle entre ses dents ou tienne entre elles, pendant qu'il parle, une plaque mince de bois, d'ivoire ou de métal.

Les causes de ce changement sont évidemment multiples. D'abord la propagation des vibrations vocales ne se fait pas à l'air libre, mais à travers les cartilages solides du larynx ; ensuite cette propagation ne suit pas la direction des oscillations moléculaires, mais s'accomplit, perpendiculairement à cette direction ; enfin il y a vibration simultanée des cartilages eux-mêmes. La détermination de l'influence de chacun de ces facteurs est une question qui n'est pas encore résolue.

Les vibrations vocales, comme l'on sait, se propagent par en bas, dans la trachée et l'arbre bronchique. Il ne faut donc pas s'étonner qu'on les y perçoive, ici sous forme de trachéophonie, là sous forme de bronchophonie. Mais plus on s'éloigne de leur vrai lieu d'origine, plus les variations acoustiques se multiplient. La trachéophonie est moins intense encore que la laryngophonie, l'articulation en est moins nette et moins pleine.

L'auscultation de la bronchophonie, appelée aussi voix tubaire, ne peut être pratiquée directement, car, quel que soit l'endroit où l'on veut ausculter les bronches, elles sont recouvertes de couches plus ou moins épaisses de parenchyme pulmonaire rempli d'air. Nulle part donc, on n'entend de bronchophonie pure ; on perçoit seulement un bruit que la présence du poumon distendu par l'air a déjà modifié ; on devrait donc plutôt parler de voix alvéolaire ou vésiculaire.

A l'état physiologique, la bronchophonie est d'autant plus nette que les couches de parenchyme pulmonaire sont plus minces et que les tuyaux bronchiques sont plus gros et plus superficiels. Là où il y a des couches épaisses de poumon, la voix n'est plus qu'un murmure indistinct, où l'on ne distingue plus ni articulation, ni consonnes, ni voyelles ; là au contraire où les bronches sont superficielles (espace interscapulaire où elles se bifurquent à la hauteur de la quatrième vertèbre dorsale), si l'on n'entend pas toujours nettement les mots et les syllabes, du moins perçoit-on des restes d'articulation.

La bronchophonie se propage du reste sur une partie de la surface du foie et même vers le bras.

L'intensité de la bronchophonie dépend en première ligne de la force de la voix, de la minceur et de l'élasticité des parois thoraciques. Chez les femmes et les enfants, dont la voix est d'intensité médiocre, le bourdonnement confus peut manquer complètement sur la plus grande partie de la surface thoracique. La bronchophonie est prononcée surtout chez les vieillards, ce qui semble tenir tant au peu d'épaisseur de la musculature thoracique qu'à l'épaisseur et à la dureté plus considérable des cartilages bronchiques, circonstance qui favorise tout spécialement la concentration des vibrations vocales. Souvent la bronchophonie sénile se distingue encore par un autre caractère : elle est nasonnée, chevrotante et ressemble à l'égophonie, que nous allons étudier. Cela tient à ce que la voix des vieillards présente d'habitude un tremblement spécial.

Toutes choses égales d'ailleurs, la nature du mot prononcé n'est pas sans influence sur l'intensité de la voix. Les lettres les plus douces subissent le premier et le plus fort affaiblissement; ce sont: B, D, F, V, W, G, T; les plus fortes, parmi lesquelles il faut ranger M, N, R et toutes les voyelles ne viennent qu'après. Parmi les voyelles, a, e et i subissent un affaiblissement moindre qu'o et u ; c'est ce qui explique pourquoi nous avons recommandé plus haut de choisir toujours le même mot pour, l'étude de la bronchophonie.

Pour ce qui est des modifications pathologiques de la bronchophonie, on fera surtout attention à l'*intensité*, à l'*articulation*, à l'*homogénéité* et à la *consonance* de la bronchophonie.

Les modifications dans l'intensité de la bronchophonie sont surtout très faciles à saisir, quand elles sont unilatérales, parce que le côté sain fournit alors un excellent point de comparaison.

En général, on constate que la bronchophonie a diminué ou augmenté d'intensité, quand les vibrations vocales perçues par la main sont elles-mêmes plus faibles ou plus fortes qu'à l'état normal ; nous renvoyons donc à cet exposé, p. 187.

C'est seulement l'*accumulation de liquide dans la cavité pleurale* (pleurésie, hydrothorax) qui présente une exception à cette règle. On sait qu'un épanchement pleurétique peut atteindre une épaisseur de 4 centimètres avant de donner lieu à un affaiblissement de la bronchophonie ; or, des couches de liquide plus minces sont déjà aptes à provoquer un affaiblissement notable du frémissement vocal. Il peut même arriver à la bronchophonie d'être renforcée malgré l'affaiblissement des vibrations vocales ; ce renforcement de la bronchophonie est attribuable à la compression des poumons par le liquide pleural.

Dans les exsudats pleurétiques abondants, la bronchophonie est affaiblie dans toute l'étendue de l'épanchement, ou même nulle. Elle est au contraire exagérée le long de la ligne de niveau du liquide, et parfois dans toute la portion du poumon située au-dessus de l'épanchement, suivant que la compression du parenchyme pulmonaire allant jusqu'à l'atélectasie complète étend ses effets seulement au segment du poumon dans le voisinage du liquide ou à un poumon tout entier. On peut d'ailleurs poursuivre la bronchophonie renforcée jusqu'à quelques centimètres au-dessous du niveau de l'exsudat, aussi loin, en somme, que les couches liquides sont encore assez minces pour la laisser percevoir. Dans la zone de l'épanchement lui-même, on ne constate de l'exagération de la bronchophonie que dans les points circonscrits où il existe des adhérences entre le poumon et la plèvre costale ; ces adhérences représentent alors une sorte de pont qui rend possible la transmission de la bronchophonie et des vibrations vocales en même temps.

Il ne peut presque jamais être question, dans la bronchophonie, d'une articulation nette et distincte de la voix. On n'a donc à s'occuper que des restes plus ou moins bien conservés de cette articulation. Celle-ci est généralement d'autant plus distincte que la bronchophonie est plus intense, c'est ce qui explique que certains auteurs n'aient voulu voir qu'un seul phénomène dans l'intensité de la bronchophonie et dans l'articulation relativement distincte. L'articulation est surtout nette lorsqu'on ausculte la voix chuchotante. Les lettres les mieux articulées sont les sifflantes et les aiguës S, F, Ch allemand, Sch, X, Z, lorsqu'elles terminent une syllabe. On les entend sous la forme d'un chuchotement bronchique particulier, qui sert en quelque sorte d'appendice à la syllabe émise.

La voix laryngée, trachéale, ainsi que la bronchophonie se distinguent toujours de la voie naturelle par leur caractère nasonné. La bronchophonie présente quelquefois un autre genre de modification qui consiste en des intermittences et des interruptions de la voix. Comme ces intermittences se succèdent à de très courts intervalles, la voix nasonnée devient en même temps tremblotante. On peut imiter l'égophonie en parlant le nez bouché, ou en appuyant le stéthoscope, pendant l'auscultation, soit très légèrement, soit par une très petite partie de l'instrument. Ce genre de bronchophonie est désigné depuis Laënnec sous le nom de *voix chevrotante* ou *d'égophonie*.

L'égophonie atteint son maximum de fréquence dans les épanchements pleurétiques (*pleurésie, hydrothorax*). Elle est plus souvent liée à des exsudats moyens qu'à des exsudats très abondants. Laënnec savait déjà qu'à la limite de l'épanchement, on pouvait suivre l'égophonie le long d'une ligne qui commence au rachis et se termine vers le mamelon. Dans certains cas, l'égophonie est plus localisée ; elle se limite souvent à la région dorsale avoisinante.

La durée de l'égophonie est variable ; elle est subordonnée à l'ascension ou à l'abaissement du liquide. Si des exsudats moyens augmentent rapidement d'abondance, elle disparaît en peu de temps. Par contre, dans les vastes épanchements, elle apparaît lorsque la quantité du liquide commence à diminuer. Comme cause, il faut invoquer une légère compression des bronches, pouvant encore être vaincue de temps en temps par les vibrations vocales. Le phénomène disparaît dès que la compression est devenue trop forte ou qu'elle a cessé ; c'est pourquoi l'égophonie fait complètement défaut dans les épanchements pleurétiques très peu abondants, où les bronches ne sont point comprimées.

L'égophonie s'observe parfois au niveau des cavernes et du parenchyme pulmonaire privé d'air. Dans ce dernier cas elle se distingue par sa fugacité. Un effort énergique de toux la supprime souvent entièrement, de sorte qu'il semble qu'on doive tenir compte, au point de vue étiologique, des amas de sécrétions ou de mucosités qui constituent un obstacle intermittent à la transmission des ondes sonores.

Lorsque les vibrations vocales se propagent à travers de vastes excavations superficielles et à parois solides, la bronchophonie acquiert une *consonance métallique ou amphorique (amphorophonie, voix caverneuse)*. Cette consonance se traduit par une sorte d'écho aigu, d'une pureté presque musicale, qui dépasse en durée le mot prononcé. Elle s'observe dans les cas de cavernes pulmonaires, plus rarement dans la bronchectasie, le pneumothorax, l'hydropneumothorax, ou encore quand les portions inférieures du poumon sont en contact avec l'estomac fortement distendu par des gaz, ou avec d'autres cavités à parois lisses. Parfois, la voix cesse absolument d'être articulée ; seul l'écho métallique se fait entendre. Les lois physiques qui régissent l'amphorophonie concordent avec celles auxquelles obéit le son métallique de percussion (p. 250).

Baccelli a tenté d'utiliser l'*auscultation de la voix chuchotante* pour le diagnostic de la nature de l'épanchement pleurétique. Lorsqu'on fait chuchoter un malade, en lui tournant la tête du côté opposé à celui que l'on ausculte, de façon à ce que la figure soit opposée diagonalement à l'oreille de l'observateur, voici ce que l'on entend : en cas d'exsudat séreux, la voix chuchotante est perceptible ; en cas d'exsudat purulent ou sanguin, au contraire, les ondes vocales sont dissociées par les éléments figurés de l'épanchement et ne parviennent plus à l'oreille. La voix chuchotante serait surtout nettement perçue à la base de la cavité pleurale. Quoique Rummo ait essayé de confirmer la justesse des assertions de Baccelli, je me crois autorisé à affirmer que la voix chuchotante est souvent imperceptible dans la pleurésie séreuse, mais s'entend bien en cas de pleurésie purulente. La voix chuchotante est perçue aussi au niveau des cavernes, en cas d'infiltration des poumons par des masses fibrineuses ou caséeuses et parfois même chez des sujets bien portants. Je considère donc le *phénomène de Baccelli* comme dénué de toute valeur diagnostique.

APPENDICE (1)

Sous le nom d'*autophonie*, Hourman préconisa (1839) une méthode d'investigation dans laquelle le médecin pratique l'auscultation immé-

---

(1) Dans ces dernières années, deux procédés nouveaux ont été introduits dans les investigations cliniques, la radiographie et la phonendoscopie. Entre les mains de MM. Bouchard, Barthélemy et Oudin, Béclère, la radiographie a été appliquée à l'appareil respiratoire et a permis de reconnaître la présence d'infiltrations tuberculeuses du sommet, la présence et l'étendue d'épanchements pleuraux, le siège de pleurésies enkystées, l'existence d'adénopathies

diate du thorax en parlant lui-même. Si la paroi thoracique se trouve en contact avec des portions de parenchyme pulmonaire imperméables, l'observateur constate une modification particulière de sa propre voix, qui devient tremblotante ou chevrotante. Dans les cas de collections liquides intra-pleurales, au contraire, le phénomène fait défaut. Brunniche a émis récemment une opinion tout à fait favorable sur la valeur diagnostique de l'autophonie.

trachéo-bronchiques. M. Variot a même prétendu utiliser la radiographie pour le diagnostic de la pneumonie (Lecoq, Th. Paris, 1900). Mais les renseignements que fournit la radiographie n'apprennent, en général, rien que n'aient déjà montré les signes physiques, et ce procédé exige une instrumentation coûteuse et compliquée ; il en résulte qu'il ne semble pas devoir entrer dans la pratique courante dans les conditions où il se présente actuellement (V. *Traité de radiologie médicale*, publié sous la direction de C. Bouchard. Paris, 1904. G. Steinheil, éditeur).

Quant à la phonendoscopie, qui n'est qu'une modification de la percussion auscultatoire de Laënnec perfectionnée par l'ingénieux instrument de Bianchi, elle rend moins de services dans l'exploration clinique de l'appareil respiratoire que dans celle d'autres appareils.

5. — Examen des crachats.

Par crachats, on entend toutes les matières que la toux expulse des voies respiratoires. Le plus souvent les matières expectorées sont mêlées d'éléments d'origine buccale, pharyngienne ou nasale, de sorte qu'il faut distinguer dans les masses rejetées ce qui appartient au tractus aérien de ce qui s'y mélange par hasard.

La *valeur diagnostique* de l'expectoration a de tout temps été prisée à sa juste valeur ; en effet, avant la découverte de l'auscultation et de la percussion, le diagnostic des affections des voies respiratoires dépendait essentiellement de l'examen des masses expectorées. Mais, même à l'heure qu'il est, l'étude minutieuse des crachats présente une valeur diagnostique importante et parfois même décisive ; par exemple, en cas de foyers pathologiques situés dans l'épaisseur même du parenchyme pulmonaire (centraux), nous n'avons souvent pour appuyer le diagnostic que l'examen des crachats. De même aussi, dans beaucoup de cas, c'est exclusivement l'examen des crachats qui permet de poser d'une manière sûre et certaine le diagnostic différentiel entre la bronchite putride et la gangrène pulmonaire, de reconnaître la phtisie pulmonaire commençante et de se prononcer catégoriquement dans une foule d'autres affections.

Lorsque les masses expectorées proviennent des premières voies, du larynx, elles sont souvent expulsées par la toux la plus légère. Pour les lésions profondes, au contraire, il faut des *efforts de toux* violents et continus pour chasser les matières accumulées. Les crachats, en irritant mécaniquement, comme des corps étrangers, la muqueuse des bronches, amènent par voix réflexe des efforts de toux.

Jusqu'à présent, c'est seulement l'*examen physique des crachats* qui a acquis de l'importance pratique ; cet examen peut être aussi bien *macroscopique* que *microscopique*. Quant à l'*analyse chimique des crachats,* sa valeur pratique est encore nulle.

A. — Examen macroscopique des crachats.

Pour procéder à l'analyse physique des crachats sans commettre d'erreurs, il convient de recueillir toute la masse expectorée pendant vingt-quatre heures dans un vase en verre transparent, que l'on couvrira avec du verre pour en éviter la souillure.

Pendant les mois chauds de l'été, il est parfois nécessaire de conserver les crachats en un lieu frais. Il est préférable de ne pas recueillir les crachats dans de l'eau ; en effet, l'eau est loin de présenter un milieu indifférent pour les éléments morphologiques, et elle altère notablement la structure des cellules. Cependant il peut être utile de recueillir les crachats dans de l'eau lorsqu'on a l'intention d'extraire pour l'examen certains éléments insolubles ou qui, en raison de leur pesanteur, tombent au fond du vase sous forme de sédiments, des caillots fibrineux, par exemple.

Dans l'*examen macroscopique des crachats*, il faut considérer la quantité, la couleur, la transparence, la consistance, la forme, l'aération, la stratification, l'odeur, la saveur et la réaction des crachats.

Pour ce qui est du *poids spécifique*, pour la détermination duquel Kossel a inventé un nouveau procédé, il n'a donné jusqu'à présent rien d'important au point de vue pratique. C'est ainsi que, suivant son contenu en cellules, il oscille entre 1004 et 1026 (Kossel).

La *quantité des crachats*, pour une même affection pulmonaire, offre de grandes variations individuelles. Les crachats sont, en règle générale, plus abondants dans la période de déclin ou de résolution des phlegmasies que pendant le stade de développement. L'expectoration est abondante surtout lorsqu'il y a formation d'excavations pulmonaires. Laënnec avait déjà constaté qu'en cas de phtisie avancée la quantité quotidienne des crachats est suffisante pour remplir toute une moitié du thorax ; dans les cavernes bronchectasiques et gangréneuses, il n'est pas rare non plus de voir la quantité des crachats atteindre un litre dans les 24 heures et même au delà. On comprend donc que ces masses expectorées représentent une spoliation de sucs, qui, pour peu que le processus se prolonge, ne demeure pas sans influence sur l'état général des forces.

La *couleur du crachat* suffit souvent pour deviner en partie sa constitution microscopique. Un crachat composé en grande partie de mucus a un aspect vitreux et transparent. Plus il contient de globules de pus, plus il devient opaque, offre en certains points une couleur jaune verdâtre, pyoïde. Le crachat est rouge s'il contient des hématies ; l'intensité et l'étendue de cette coloration dépendent de la quantité des globules rouges. Parfois on observe une expectoration qui ne renferme que du sang pur, de coloration rouge vif, ayant le caractère du sang artériel. Mais la transformation de l'hématoïdine donne souvent aux crachats sanglants une couleur brune, brun rougeâtre, jaune et parfois même verte. Ainsi, dans la période d'hépatisation de la pneumonie fibrineuse, le malade expulse des crachats couleur de rouille, teinte que Traube a vainement essayé de reproduire par un simple mélange de crachats et de sang ; il s'agit là sans aucun doute d'une métamorphose spéciale de l'hémoglobine, métamorphose qui s'opère dans le corps même des globules mêlés à l'expectoration. Lorsque la maladie marche vers la résolution, la coloration rouillée se transforme en une teinte jaune citron ou jaune safran, *sputum croceum.* Si au contraire elle tend à une terminaison fatale et que la pneumonie fibrineuse tourne en œdème pulmonaire, l'expectoration devient brun très foncé, couleur jus de pruneaux.

Les crachats de la *tuberculose miliaire aiguë* ont une ressemblance très grande, sinon complète, avec les crachats rouillés de la pneumonie fibrineuse ; ils sont cependant plus bruns. C'est ce qui a lieu à un degré plus élevé encore dans l'*infarctus hémorragique* du poumon chez les cardiaques.

Il arrive parfois dans l'*abcès du poumon* que l'on observe une expectoration brune comme de la croûte de gâteau ; elle doit sa teinte à l'adjonction de nombreux cristaux d'hématoïdine. Dans les cas où un *abcès du foie* a perforé le poumon et les voies bronchiques, on a rencontré des crachats brun jaunâtre, couleur chocolat et même carmin, qui parfois précédaient les symptômes nets de la perforation. Dans la *bronchite putride et la gangrène pulmonaire*, les crachats ont une teinte argileuse.

Nothnagel et Traube ont constaté des crachats de couleur *verte* dans des cas de *pneumonie fibrineuse* à marche lente et à terminaison non pas critique, mais par lysis. Les crachats verts s'observent parfois dans les cas où une pneumonie fibrineuse se termine par un abcès du poumon.

L'expectoration *vert herbacé* s'observe également dans la pneumonie franche à la période d'état, lorsqu'il y a complication d'*ictère* ; cela arrive même quand l'ictère accompagne un simple catarrhe bronchique. Le phénomène n'est d'ailleurs pas constant, et il faut que la jaunisse acquière une certaine intensité pour le produire. C'est dans le premier cas que Lehmann a trouvé dans les crachats des acides biliaires. La réaction de Gmelin, destinée à déceler le pigment biliaire, n'est pas applicable ici parce qu'elle fournit une teinte verte avec les crachats ordinaires, non bilieux.

Dans le *cancer du poumon*, l'expectoration est parfois verte. Quelquefois elle a une teinte d'un rouge noirâtre, qui rappelle la gelée de groseilles ou de framboises. Darolles a observé cette forme d'expectoration dans deux cas de phtisie pulmonaire, de sorte que l'on songea à un carcinome pulmonaire. On a signalé encore des crachats verts dans l'*asthme bronchique*, où l'on parvient à isoler la matière colorante au moyen de l'alcool.

Parfois l'on se trouve en présence de crachats colorés en *noir* par places ou d'une manière diffuse ; cette teinte est due à l'inhalation préalable d'abondantes poussières de charbon ou, en cas de bronchite putride ou de sphacèle du poumon, aux métamorphoses de l'hémoglobine mélangée à l'expectoration.

L'addition de certaines préparations ferrugineuses donne aux crachats une coloration *jaune ocreux*, celle du bleu d'outre-mer une coloration *bleue*, et celle du vermillon une coloration rouge clair.

N'oublions pas de signaler les changements de teinte tout fortuits qu'impriment aux crachats le développement de certaines *bactéries pigmentaires*. Löwer a publié les observations suivantes, qu'il a faites à la clinique de Traube : pendant les chaleurs de l'été, il se produit à la surface écumeuse des crachats et seulement en ce point, en même temps qu'une pullulation des schizomycètes (peut-être de leptothrix buccalis), une coloration analogue à celle du jaune d'œuf, qui est surtout frappante dans les cas où l'expectoration était primitivement incolore. C'est d'une façon analogue que O. Rosenbach a vu se colorer en vert des crachats, dont les champignons transportés sur d'autres crachats provoquèrent l'apparition de la même teinte.

La *transparence de l'expectoration* dépend de sa constitution. Plus un crachat est pauvre en cellules, plus il est diaphane. C'est pourquoi les crachats exclusivement ou en majeure partie muqueux sont d'une transparence vitreuse, tandis que les crachats purulents très riches en cellules sont opaques. Les crachats séreux, qui nous restent encore à étudier, sont aussi d'une grande transparence, en raison de la grande quantité d'eau qu'ils renferment ; il en est de même de l'expectoration rouillée de la pneumonie franche, si visqueuse et si riche en mucine. Dans les phlegmasies, comme il est aisé de le comprendre par tout ce qui précède, le début est marqué par une expectoration le plus souvent transparente, qui devient plus tard plus riche en cellules et par conséquent opaque.

La *consistance des crachats* a, dans certains cas, une assez grande valeur au point de vue du pronostic et du traitement. Ainsi, lorsque dans le cours d'une pneumonie fibrineuse, l'expectoration devient subitement liquide en même temps qu'abondante, il faut craindre un œdème pulmonaire (1). Le crachat est d'autant plus visqueux et plus gluant qu'il est plus riche en mucus. Les crachats purulents et riches en eau ont une consistance médiocre. Il en résulte que les affections inflammatoires des voies aériennes fournissent au début une expectoration plus visqueuse qu'à l'époque de leur terminaison (2).

La *teneur des crachats en bulles d'air* est très variable ; ce sont surtout les crachats très riches en mucine, les crachats aqueux et sanguinolents purs qui contiennent de nombreuses bulles d'air.

On observe fréquemment une *stratification* dans les matières expectorées. Dans les crachats purulents purs, on voit au bout d'un certain temps la masse principale des corpuscules de pus former un précipité grumeleux, au-dessus duquel se trouve une couche plus abondante de plasma purulent. Les crachats fétides de la bronchite putride et de la gangrène pulmonaire sont également stratifiés : la couche inférieure est composée d'un sédiment granuleux provenant de globules de pus gonflés ou détruits; au-dessus se trouvent une couche de sérosité, puis une autre couche de liquide mélangée à du mucus et à du pus ; la couche supérieure n'est composée que d'écume.

L'*odeur* des crachats est tantôt nulle, tantôt fade et difficile à définir. Elle n'est fétide que dans les cas où il se produit une stase dans l'expectoration. Chez les phtisiques, par exemple, les crachats de la période

(1) Outre sa couleur rouillée, le crachat de la pneumonie possède un caractère remarquable : c'est sa *viscosité* particulière, qui est telle qu'elle adhère au fond du crachoir et qu'on peut renverser celui-ci sans que rien ne s'écoule.

(2) Des crachats visqueux et transparents constituent l'*expectoration gommeuse*, qui est un bon signe de congestion pulmonaire.

ultime deviennent fétides pour cette seule raison. L'expectoration exclusivement purulente, telle qu'on l'observe dans l'abcès du poumon ou dans
la rupture d'un empyème dans les bronches, répand souvent une odeur
aigrelette, rappelant celle du petit lait.

Les.crachats de la bronchite putride et de la gangrène pulmonaire ont
une odeur *repoussante* caractéristique. Assez souvent cette odeur se répand
très rapidement dans la salle et incommode fortement l'entourage du
malade. Il arrive quelquefois que l'expectoration perd sa fétidité au bout
d un certain temps, mais la mauvaise odeur reparaît en secouant ou en
renversant le crachoir.

En ce qui concerne la *saveur des crachats*, on s'en tiendra nécessairement à l'avis du malade. D'habitude la saveur, qui n'a qu'une importance
diagnostique médiocre, est qualifiée par les patients de salée ou de sucrée.

Quant à la *réaction* des crachats, elle est le plus souvent alcaline.

D'après les éléments essentiels qui entrent dans la constitution des
crachats, l'on distingue les cinq sortes de crachats que voici :

     I. — *Crachats muqueux* ;
    II. — *Crachats purulents* ;
    III. — *Crachats muco-purulents* ;
    IV. — *Crachats sanguinolents* ;
    V. — *Crachats séreux.*

I. — **Crachats muqueux.** — Ils s'observent au début du catarrhe de la
muqueuse respiratoire. Ils sont transparents, vitreux, visqueux et gluants.

Les anciens désignaient ces crachats sous le nom de *sputum crudum* ;
ils les considéraient comme n'étant pas encore, pour ainsi dire, mûrs pour
l'expectoration. Ces crachats sont constitués essentiellement par de la
mucine ; en les additionnant d'alcool ou d'acide acétique, on voit se produire des opacités grises sous forme de flocons et de filaments. Au microscope, ils se montrent pauvres en éléments cellulaires. Au milieu d'une
substance fondamentale liquide, dont la transparence n'est voilée que çà
et là par quelques granulations, se trouvent répartis quelques maigres
globules muqueux et purulents. En y ajoutant de l'acide acétique, on voit
apparaître dans la préparation des stries, des plaques et des granulations
qui troublent le liquide, et au milieu desquelles on aperçoit d'une manière
très nette, avec leurs noyaux, les corpuscules de pus gonflés et devenus
homogènes.

II. — **Crachat purulent.** — Il ressemble, comme aspect et comme consistance, au pus ordinaire des abcès. Il est jaune verdâtre, opaque, fluide ;
l'examen microscopique montre qu'il est constitué par l'agglomération
d'innombrables corpuscules de pus, en partie intacts, en partie parvenus
aux divers degrés de la dégénérescence graisseuse. Il se distingue d'ordinaire par son extrême abondance et peut dépasser un litre dans les vingt-
quatre heures. L'odeur en est fade, aigre et rappelle celle du petit lait.

La fétidité ne survient que lorsque le crachat stagne et subit la transformation putride.

Lorsqu'on laisse reposer quelque temps le vase qui contient l'expectoration, les globules de pus se précipitent au fond du vase, de sorte qu'il se forme deux couches distinctes : une couche inférieure sédimenteuse et essentiellement constituée par des corpuscules de pus, et une couche supérieure liquide, consistant surtout en plasma purulent. Si les crachats purulents sont fortement spumeux, il se développe, tout à fait à la surface, une troisième couche composée d'écume.

On ne rencontre ordinairement l'expectoration purulente que dans deux conditions, dans l'*abcès pulmonaire* et dans les *abcès ayant pénétré du voisinage dans les poumons et les bronches* (empyème, abcès du foie ou de la rate, de la colonne vertébrale, etc.). On la trouve moins souvent dans la bronchorrhée.

III. — **Crachat muco-purulent.** — C'est l'expectoration qu'on observe le plus fréquemment. On peut y distinguer facilement à l'œil nu les parties muqueuses des parties purulentes, parce que les premières sont vitreuses, visqueuses et transparentes, les autres au contraire opaques, d'un jaune verdâtre et puriformes. Dans bien des cas, le mélange des deux éléments est très intime, et la transition de l'un à l'autre se fait, en quelque sorte, graduellement.

Cette expectoration muco-purulente intimement mélangée se rencontre surtout dans les périodes ultimes du catarrhe bronchique ; c'est ce que les anciens appelaient *sputum coctum*. Dans d'autres cas, au contraire, les masses purulentes forment des taches distinctes, nettement délimitées, séparées de leurs voisines par une zone relativement large de mucus, partant transparente. Lorsque ces masses sont de consistance médiocre, elles vont former au fond du vase des taches nettement circonscrites, rondes, de la forme d'une pièce de monnaie, auxquelles les anciens, qui avaient découvert leur apparition particulièrement fréquente en cas de cavernes pulmonaires, avaient déjà donné le nom de *crachats ronds* ou *nummulaires*. Il est vrai que ces sortes de crachats peuvent se rencontrer également dans le catarrhe chronique des bronches, mais alors la configuration ronde uniforme et à bords nets fait presque toujours défaut.

Un crachat qui ressemble beaucoup, quant à la genèse et à la signification diagnostique, au crachat nummulaire, est le crachat *globuleux*. La masse totale de l'expectoration est ici plus aqueuse ; les diverses agglomérations purulentes ont plus de cohésion et nagent au milieu du liquide sous forme de petites pelotes arrondies ; celles qui ne sont pas soutenues à la superficie par des bulles d'air, tombent au fond, où elles séjournent sous forme d'amas purulents distincts, de coloration gris jaunâtre. Les anciens ont décrit ces crachats sous le nom de *sputa globosa fundum petentia* et les ont considérés, de même que les crachats nummulaires, comme un signe de caverne. C'est pourquoi on a coutume de les appeler également crachats *caverneux*. Comme les sécrétions purulentes caverneuses dans la tuberculose chronique possèdent précisément une très grande cohésion, on trouve les crachats globuleux principalement dans les stades avancés de la phtisie pulmonaire.

IV. — **Crachats sanguinolents.** — L'expectoration sanguinolente est *sanguinolente pure, teintée de sang* ou *intimement mélangée avec du sang.*

L'expectoration sanguinolente pure est composée exclusivement ou presque exclusivement de sang. Elle peut être très abondante, et la quantité de sang expulsé peut aller en peu de temps jusqu'à 500 et même 1.000 centimètres cubes. Le sang est ordinairement rouge vif, artériel; il est souvent mélangé intimement avec de l'air ; il est spumeux. Plus une hémoptysie est rapide et abondante, plus aussi il est vraisemblable qu'il s'agit de la rupture d'un vaisseau artériel de gros calibre.

Il est très difficile, dans certaines circonstances, de différencier une *hémoptysie* d'une *hématémèse.* Pour y arriver, il faut tenir compte des particularités suivantes :

Dans l'*hématémèse*, le sang est foncé, veineux (1), coagulé en amas et non spumeux ; dans l'hémoptysie, au contraire, le sang est spumeux et artériel. Il a de plus, dans cette dernière, une réaction *alcaline*, tandis que dans le vomissement de sang son mélange avec le contenu de l'estomac le rend *acide*. Au microscope, le sang provenant des poumons contient un nombre plus ou moins considérable d'éléments cellulaires provenant des organes respiratoires, tandis que celui qui vient de l'estomac renferme ordinairement des restes d'aliments.

Dans bon nombre de cas, le diagnostic est fourni par la nature de l'acte mécanique, vomissement ou toux, qui a servi à expulser les masses hématiques, et cependant, si le raptus sanguin est brusque et abondant, les erreurs sont possibles. En cas d'hémoptysie profuse, il peut en effet arriver qu'une partie du liquide sanguin soit déglutie, puis expulsée après coup par vomissement, de sorte que les malades ont tendance à considérer le processus tout entier comme une hématémèse ; par contre, il peut arriver qu'en cas d'hématémèse, une partie du sang pénètre dans le larynx, détermine de la toux, de sorte que les malades, induits en erreur, se plaignent d'avoir eu une hémoptysie.

Dans bien des cas douteux, les commémoratifs et les signes physiques éclaireront le diagnostic : dans un cas on sera en présence des symptômes d'une affection pulmonaire, tandis que dans l'autre cas tout témoignera en faveur d'une maladie de l'estomac.

Il faut d'ailleurs se garder de rapporter toujours le sang expectoré sous l'influence de la toux, aux voies respiratoires. Le sang des épistaxis, des hémorragies pharyngées ou buccales, peut tomber, sans que le malade

---

(1) Le sang de l'hématémèse peut provenir également d'artères ; c'est ce qu'on voit surtout dans les grandes hématémèses de l'ulcère simple et de cette petite ulcération que le professeur Dieulafoy a appelée l'*exulceratio simplex*, et dans laquelle on a pu souvent retrouver l'artère béante.

s'en doute, dans le larynx, ou bien il peut se mélanger aux crachats seulement au moment de l'expectoration, et on croit alors à une hémoptysie.

L'expectoration sanguinolente peut accompagner tous les processus de destruction du parenchyme pulmonaire. *Elle a son maximum de fréquence dans le cours de la tuberculose* ; mais elle peut survenir abondante dans la *gangrène pulmonaire* et quelquefois dans l'*abcès* du poumon. Dans d'autres circonstances, il s'agit de déchirures directes des vaisseaux pulmonaires, telles qu'on les rencontre dans les *plaies du poumon*, la *rupture d'anévrismes*, la *rupture de kystes à échinocoques* et en général dans l'*exagération de la stase sanguine dans les capillaires du poumon*. Dans ce dernier groupe, on doit faire rentrer les *hémorragies emboliques*.

Les *quintes de toux* très violentes amènent quelquefois des hémorragies bronchiques. Les processus ulcéreux, comme ceux qui s'observent dans la bronchite putride, peuvent aussi se compliquer d'hémoptysies.

Les hémorragies *laryngées* ou *trachéales* sont rares ; leur diagnostic est d'ailleurs facile à l'aide de l'examen laryngoscopique ou trachéoscopique.

Le crachat *teinté de sang* ne contient que de petites quantités de ce liquide, qui sous forme de points, de stries, nagent au milieu de l'expectoration muqueuse, muco-purulente ou purulente. Lorsque ces sortes de crachats apparaissent d'une façon répétée ou prolongée, ils doivent faire soupçonner le début d'une tuberculose. On les rencontre aussi transitoirement dans les périodes initiale et terminale de la pneumonie fibrineuse, dans le catarrhe bronchique et les petites pertes de substance de la muqueuse du tractus respiratoire (1).

L'*expectoration intimement mélangée avec du sang* se distingue ordinairement par une coloration déterminée et qui caractérise certaines affections pulmonaires. Il faut ranger dans ce groupe les crachats *rouillés*, couleur *citron* ou *jus de pruneaux* de la pneumonie franche, les crachats *argileux* de la bronchite putride et de la gangrène pulmonaire et ceux de teinte *rouge brun* de l'infarctus hémorragique et de la tuberculose miliaire. Cette forme d'expectoration présente également au microscope des caractères différents de ceux des crachats simplement teintés de sang. Dans ces derniers, en effet, les hématies sont réunies en groupes, mais serrées les unes contre les autres dans chaque groupe, tandis que dans les autres elles sont disséminées et réparties d'une façon à peu près uniforme au milieu des autres éléments des crachats (2).

V. — Crachat séreux. — Le crachat séreux est pathognomonique de l'œdème pulmonaire.

---

(1) Ces crachats se rencontrent aussi chez certains cardiopathes, principalement au cours du rétrécissement mitral pur, et contribuent à donner à cette affection le masque de la tuberculose pulmonaire.

(2) On complétera utilement ces notions sur le crachat sanglant en lisant le chapitre Hémoptysie du *Traité de pathologie interne* de Eichhorst (t. I, p. 364, traduction française, Paris, 1889).

Il est constitué ordinairement par un liquide abondant, presque transparent, jaunâtre, très spumeux, que l'on peut comparer à de l'eau savon-
neuse ou mieux encore à de l'albumine que l'on a battue en neige et
laissée se fondre ensuite. La dernière comparaison est surtout très juste,
parce que l'expectoration séreuse, qui provient d'une transsudation active
des vaisseaux sanguins du poumon, est essentiellement constituée par
une solution étendue d'albumine. Étant donnée l'abondance du liquide,

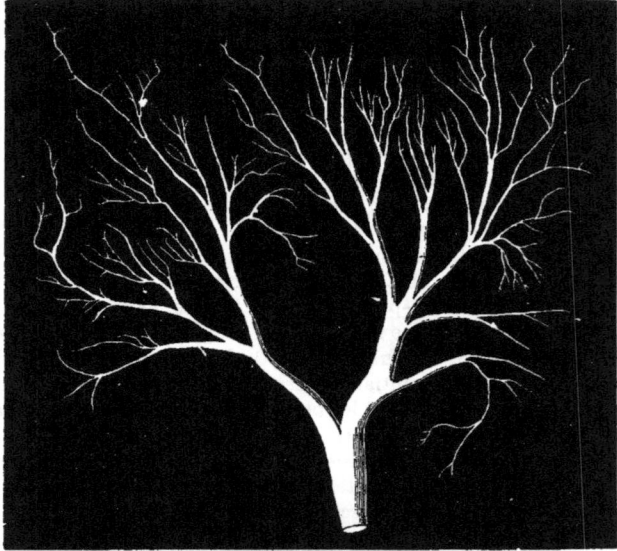

FIG. 85. — Caillots bronchiques fibrineux. Crachat de pneumonie fibrineuse. Grandeur naturelle.
(Obs. personnelle.)

les éléments figurés de ces crachats sont rares. On y rencontre des globules muqueux et purulents, des cellules épithéliales alvéolaires gonflées
et infiltrées et des globules rouges du sang. Lorsque le nombre des hématies est très considérable, l'expectoration a une teinte légèrement rosée.

Il arrive assez souvent que l'on reconnaît déjà à l'œil nu dans les crachats certaines parties constituantes qui présentent un grand intérêt pour
le diagnostic de quelques affections bien déterminées. Nous décrirons
comme tels les éléments constitutifs que voici : *caillots fibrineux bronchiques, spirales bronchiques, bouchons bronchiques mycosiques ou de Dittrich, bribes de mucorinés, fragments tuberculeux ou lentilles, nodules
actinomycosiques, kystes à échinocoques (kystes hydatiques), lambeaux de
parenchyme pulmonaire, masses néoplasiques, concrétions pulmonaires et
fragments de cartilage.*

Caillots fibrineux bronchiques. — On ne les trouve dans les crachats qu'en cas de *bronchite fibrineuse* ou *croupeuse*.

Cette affection peut être primitive, idiopathique — le *croup bronchique idiopathique* — ou consécutive à d'autres maladies, à peu près exclusivement à la pneumonie fibrineuse. Toutefois Laënnec a observé des caillots fibrineux dans l'expectoration en cas de tuberculose pulmonaire.

Dans le croup bronchique primitif, les caillots se distinguent par leur grosseur extraordinaire (fig. 85). C'est ainsi qu'une fille de 11 ans observée par V. Niemeyer expulsait, tous les jours, des caillots fournissant le moule de tout l'arbre bronchique du côté gauche.

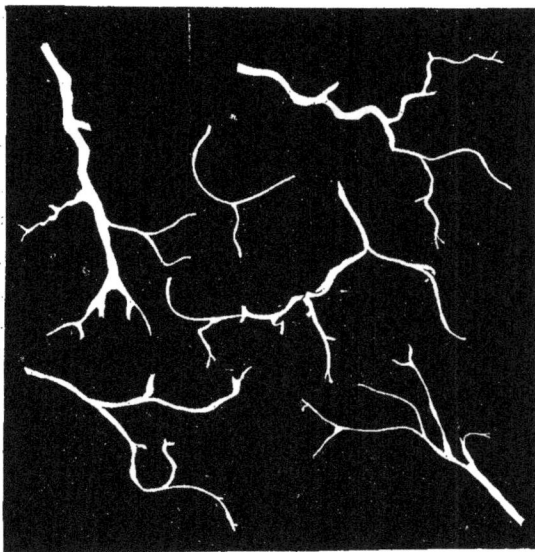

Fig. 86. — Caillots bronchiques fibrineux dans la bronchite croupale idiopathique. Grandeur naturelle. (Obs. personnelle.)

Dans la pneumonie fibrineuse ce ne sont, en règle générale, que les fines ramifications bronchiques qui participent aux processus inflammatoires fibrineux des alvéoles pulmonaires : aussi les caillots bronchiques sont-ils d'ordinaire de petit volume dans cette affection (fig. 86). Leur présence est presque de règle dans cette maladie, notamment au stade d'hépatisation, c'est-à-dire entre le 2e et le 7e jour de l'affection ; ils sont surtout abondants (jusqu'à 70 par vingt-quatre heures) le 4e et le 5e jour. Peu à peu ils se ramollissent, deviennent crémeux, pyoïdes et disparaissent au courant du deuxième septénaire. Dans un cas de Biermer, ils ont toutefois persisté encore dans le courant du troisième septénaire.

Le plus souvent, les caillots bronchiques se trouvent dans les couches inférieures du crachat, où ils sont souvent enroulés sur eux-mêmes, sous forme de petits grumeaux. Retirez-les avec une pince et agitez-les dans un verre rempli d'eau : ils se dérouleront d'abord et présenteront des ramifications légères nombreuses. Ils ont une coloration gris jaunâtre ou brunâtre, mais le contact avec l'eau leur donne une teinte de la blancheur de la neige. Leur surface externe est parsemée souvent de points et de stries hématiques.

On observe souvent sur ces caillots des renflements bulleux dus à l'inclusion de l'air. Des renflements se rencontrent aussi aux points de décussation de leurs ramifications, mais ils semblent correspondre à la forme des bronches. Les caillots bronchiques plus volumineux sont tantôt creux, tantôt pleins. Dans le dernier cas, leur axe est parfois teinté en noir par des cellules pigmentaires.

A l'*examen microscopique*, l'on trouve dans les caillots des fibres parallèles et ramifiées en réseau, et, dans leurs intervalles, au milieu d'une substance fondamentale hyaline, sont disséminés à l'état isolé des globules rouges et blancs, parfois aussi des granulations ou des cristaux d'hématoïdine et des cristaux de Charcot-Leyden. Remak a observé, sur la surface externe des moules, des cellules d'épithélium vibratile arraché aux bronches (1).

Au point de vue de la *constitution chimique* des caillots, il est à remarquer qu'ils se dissolvent dans l'eau de chaux et les alcalis, tandis que les acides provoquent le gonflement de la substance fondamentale. Ils sont constitués par une combinaison de substances protéiques (Heintz) ; cependant l'on rencontre aussi des caillots formés par du mucus concrété (Bschorner et Neelsen) et parfois même peut-être par du chyle (Model).

(1) Les *moules bronchiques* qu'on observe parfois dans les crachats peuvent avoir trois origines différentes.

On peut les observer d'abord dans la *pneumonie vulgaire*, comme Eichhorst vient de l'établir. Mais c'est surtout dans cette forme de pneumonie que M. Grancher a spécialement étudiée sous le nom de *pneumonie massive*, qu'ils apparaissent avec leurs caractères les plus remarquables. Ils indiquent que le processus pneumonique a gagné les bronches. Ces moules de la pneumonie ont une couleur *jaune ambré* comme certains caillots agoniques ; ils ne sont pas canaliculés, mais offrent des vésicules qui emprisonnent de l'air. D'ailleurs, les caractères donnés par Eichhorst s'appliquent surtout aux moules pneumoniques. Au microscope, les moules pneumoniques sont constitués surtout par de la fibrine et des leucocytes ; ils sont *leucocyto-fibrineux*.

Dans la *diphtérie* bronchique, primitive ou secondaire (croup bronchique de Eichhorst), on peut observer aussi, dans l expectoration, des moules, souvent canaliculés, dont les caractères physiques ont été décrits plus haut. Au microscope, les moules diphtéritiques sont constitués surtout par de la fibrine et des cellules épithéliales dégénérées, ils ont donc une structure *fibrino-épithéliale*.

En troisième lieu, on peut observer des moules bronchiques dans l'affection décrite par M. P. Lucas-Championnière sous le nom de *bronchite pseudo-membraneuse chronique*. Ici les moules sont blancs, presque transparents et souvent canaliculés. Au microscope, on voit qu'ils sont bien constitués par l'albumine semée de gouttelettes ou de stries de mucine avec quelques leucocytes ; leur structure est donc *muco-albumineuse* (L. PETIT).

Spirales bronchiques. — On les rencontre surtout dans l'asthme bronchique ; cependant on les trouve aussi dans le catarrhe des bronches, la bronchite croupale, la pneumonie fibrineuse et la phtisie pulmonaire.

Macroscopiquement elles sont représentées par de petits filaments gris, gris jaunâtre ou tachés en jaune, dont le diamètre peut atteindre 1 millimètre et la longueur plusieurs centimètres (fig. 87).

Au microscope, on les aperçoit sous forme de filaments s'enroulant d'une manière élégante les uns autour des autres et présentant un axe brillant (fig. 88). Très souvent les spirales bronchiques sont enveloppées de masses muqueuses. Entre leurs sinuosités et dans leur intérieur on voit fréquemment des cellules rondes. Les spirales de l'asthme bronchique renferment souvent des cristaux asthmatiques dans les points qui semblent opaques à l'œil nu. Patella a décrit récemment la dégénérescence hyaline des spirales anciennes, dégénérescence à laquelle se relierait la production des cristaux de Leyden.

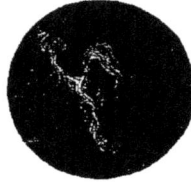

Fig. 87. — Spirales bronchiques des crachats de l'asthme bronchique. Grandeur naturelle.(Obs. personnelle).

Les spirales bronchiques naissent dans les bronchioles, où elles se forment en cas de *bronchite capillaire exsudative* (Curschmann). D'après

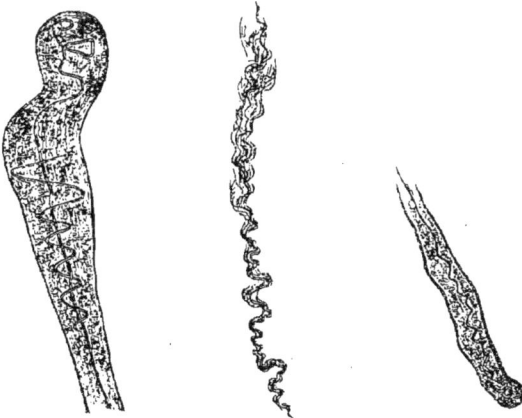

Fig. 88. — Spirales bronchiques provenant de crachats d'asthme bronchique. Gross. 275 diamètres. (Obs. personnelle.)

Lüsberg et Senator, leur genèse s'explique par ce fait que les masses sécrétées sont obligées de passer à frottement à travers des orifices étroits, tandis que, suivant Gerlach, elles sont constituées par des masses sécrétées auxquelles le courant d'air fait exécuter des rotations dans l'inté_ rieur des bronches. En raison de leur solubilité dans la potasse caustique et l'eau de baryte, Pal les croit constituées par de la mucine.

Bouchons bronchiques mycosiques ou bouchons de Dittrich. — Dans l'expectoration fétide de la bronchite putride et de la gangrène pulmonaire, l'on observe souvent des masses friables en forme de bouchons : ces parties constituantes des crachats étant solides et privées d'air, tombent, par la pesanteur, au fond du vase et, par conséquent, on les cherchera dans les couches les plus profondes des masses expectorées.

Le volume de ces bouchons est variable ; tantôt ce sont des particules punctiformes, tantôt ils peuvent atteindre les dimensions d'un clou ou d'un haricot. Leur couleur est tantôt blanchâtre, tantôt grise, tantôt brune. Ecrasés, ils répandent une odeur fétide, très pénétrante et se dissocient en une masse friable et granuleuse. A l'examen microscopique, on y constate principalement d'innombrables schizomycètes (*leptothrix pulmonalis*) et, en cas de gangrène pulmonaire, également des infusoires (*monas lens, cercomonas*). Dans les bouchons plus récents se trouvent encore des cellules rondes, tandis que dans les bouchons plus vieux l'on observe des gouttelettes de graisse, des aiguilles d'acides gras, des hématies, des amas de pigment sanguin et des cristaux d'hématoïdine.

A l'autopsie on peut s'assurer facilement que les bouchons expectorés se forment dans les petites et moyennes bronches appartenant au domaine du processus putride.

Il ne faut pas oublier que quelquefois il se développe dans les amygdales des bouchons analogues, qui peuvent ressembler entièrement, à l'œil nu et au microscope, aux bouchons bronchiques mycosiques. Lorsqu'une toux légère expulse ces masses des follicules de l'amygdale, certains malades s'imaginent parfois qu'ils sont tuberculeux et qu'ils crachent leurs tubercules. D'ailleurs l'obstruction des follicules tonsillaires se présente souvent comme une affection chronique spéciale, incitant sans cesse le malade à tousser et l'empêchant de parler. Cette affection a été très bien décrite par Stich sous le nom de *toux arachnoïdale*. Le diagnostic en est facile et la confusion avec les bouchons bronchiques à peine possible, parce que l'examen de la gorge indique immédiatement l'origine des bouchons expulsés.

Bribes de mucorinés. — Elles se sont présentées sous forme de masses gris-vert, brillantes, comme de l'amiante, dans une observation de pneumomycose aspergillaire rapportée par Rother.

Fragments tuberculeux ou lentilles. — On les rencontre dans les crachats des tuberculeux provenant des cavernes pulmonaires. Elles se présentent sous forme de grumeaux opaques, gris jaunâtre ou jaunâtres, de la grosseur d'une tête d'épingle, parfois plus volumineux ; au microscope, on y décèle des bacilles tuberculeux et des fibres élastiques en très grand nombre. Le procédé le plus facile pour les isoler est de les agiter dans de l'eau, où ils se précipitent en peu de temps. A l'autopsie, on s'assure que ces mêmes fragments tapissent la paroi interne des cavernes pulmonaires tuberculeuses.

Nodules actinomycosiques. — L'actinomycose des voies respiratoires ne se rencontrant qu'exceptionnellement, les nodules actinomycosiques ne se trouvent que rarement dans les crachats. Ils forment des granulations terreuses de coloration jaunâtre ou jaunâtre grisâtre, dans lesquelles l'examen microscopique décèle la présence de l'actinomyce.

Kystes à échinocoques (*kystes hydatiques*). — Chez les malades dont les poumons sont le siège d'échinocoques, ou chez lesquels des échinoco-

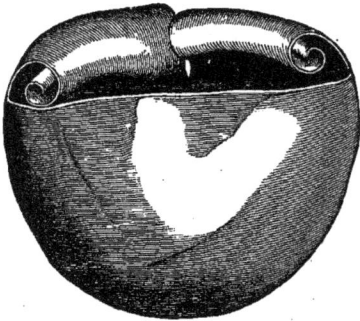

Fig. 89. — Kyste à échinocoque expectoré. Grandeur naturelle. (Obs. personnelle.)

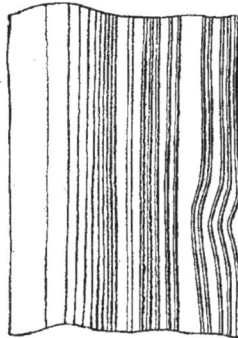

Fig. 90. — Coupe transversale d'une membrane à échinocoque avec stratification parallèle. Gross. 275 diamètres.

ques des organes voisins, du foie par exemple, ont fait irruption dans les voies respiratoires, il peut arriver que les crachats renferment des kystes ou des fragments de kystes.

J'ai soigné, il y a quelques années, un ouvrier qui avait eu des hémoptysies répétées depuis dix-huit mois, sans que la source de l'hémorragie eût pu être déterminée. Un matin, pendant la visite, le malade fut pris de menaces d'asphyxie et expectora sous mes yeux un kyste à échinocoques nouvellement rompu, qui avait le volume d'une pomme (fig. 89). Dans d'autres cas, l'expulsion de la membrane kystique paraît ne se faire que graduellement et par fragments. Ainsi Lebert a publié une observation où le malade expectora à plusieurs reprises des lambeaux légèrement gonflés et expectora la membrane.

Ces membranes sont aisées à reconnaître. Elles ont ordinairement une teinte d'un blanc laiteux ; leurs bords libres ont une grande tendance à s'enrouler sur eux-mêmes. Au microscope, elles sont stratifiées en couches parallèles (fig. 90). Je n'ai pu, avec les documents dont je disposais,

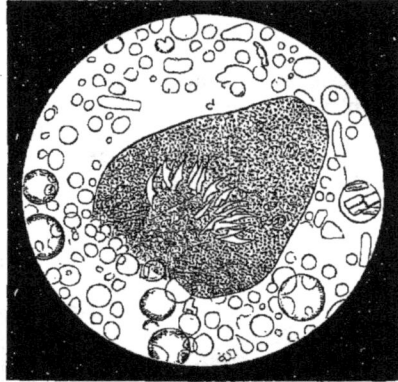

Fɪɢ. 91.— Tête d'échinocoque enlevée sur un kyste expectoré. Gross. 275 fois. (Obs. personelle.

savoir si avant l'expectoration de membranes kystiques on avait trouvé dans les crachats à un moment donné des scolex, des crochets (fig. 91)

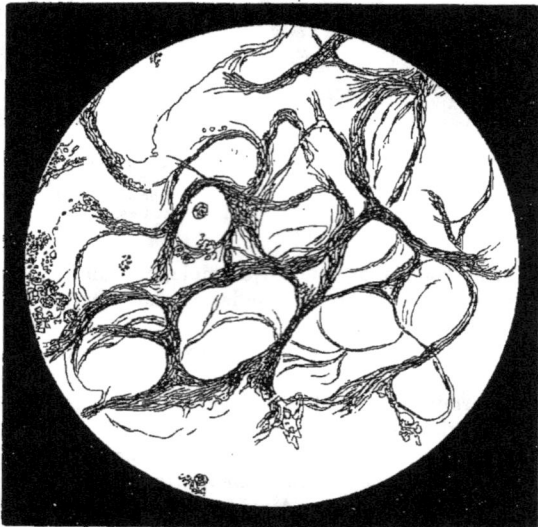

Fɪɢ. 92. — Lambeaux de parenchyme pulmonaire provenant de crachats de la gangrène pulmonaire. (Obs. personnelle. Clinique de Zurich.)

ou des cristaux de cholestérine. Et cependant, théoriquement, cette éventualité, si importante pour le diagnostic, est parfaitement possible.

Lambeaux de parenchyme pulmonaire. — On les rencontre dans les crachats des sujets atteints de gangrène pulmonaire et d'abcès du poumon. Dans ma collection se trouvent des lambeaux longs de 6 centimètres. Ils ont ordinairement une coloration grise ou noirâtre ; agités dans l'eau, ils montrent des contours dentelés et rongés. Au microscope, l'on reconnaît facilement la trame alvéolaire du poumon (fig. 92). On y observe en outre des grumeaux de pigment sanguin, des cristaux d'hématoïdine et des masses de schizomycètes de diverses espèces.

Masses néoplasiques. — Elles ne se trouvent que rarement dans les crachats. Je les ai rencontrées deux fois chez des malades de mon service,

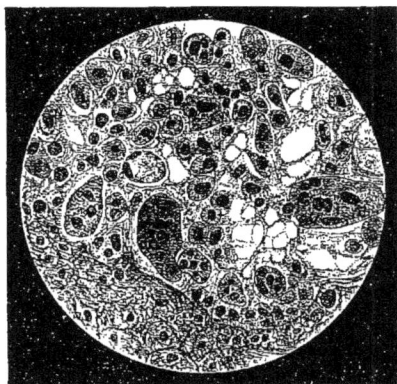

FIG. 93. — Tissu sarcomateux provenant d'un lambeau néoplasique du poumon expulsé par expectoration Gross. 275 diamètres. (Obs. personnelle).

à savoir, chez un étudiant à l'école polytechnique (de Zurich) avec sarcome secondaire du poumon et chez une femme atteinte de cancer primitif du poumon. Les masses néoplasiques expectorées, dont la grosseur allait jusqu'à 4 cm. 5, permirent d'établir sans difficulté le diagnostic (fig. 93).

Concrétions pulmonaires. — Parfois on trouve dans l'expectoration des concrétions pierreuses, qui peuvent avoir plus d'un centimètre de long et offrir une forme tantôt ronde et lisse, tantôt anguleuse et étoilée. L'origine de ces concrétions est très variée. Tantôt il s'agit de tissu pulmonaire calcifié, dont on retrouve la trame en faisant macérer les concrétions dans l'acide chlorhydrique (Rindfleisch et Klomann), tantôt il s'agit de ganglions bronchiques pétrifiés, ou encore de transformation crétacée portant sur des masses muqueuses ou purulentes, ou sur des morceaux de cartilage bronchique. Ces concrétions sont constituées essentiellement par des sels calcaires. Dans un cas, Phipson y trouva de la xanthine, du phosphate et de l'oxalate de chaux et des traces d'acide urique.

Fragments de cartilage. — On les a trouvés quelquefois en cas de processus destructif ulcéreux évoluant dans le larynx et les bronches.

Fragments d'os. — Ils ont été rencontrés en cas d'irruption des abcès froids de la colonne vertébrale.

Corps étrangers avalés. — Il va sans dire que l'on en a trouvé de toute nature dans les crachats.

B. — EXAMEN MICROSCOPIQUE DES CRACHATS.

Pour l'*examen microscopique de l'expectoration*, il est de règle d'étaler en couche mince de petites quantités de l'expectoration sur une assiette à moitié noircie avec du vernis au bitume, d'en cueillir les portions suspectes à l'aide de petites pinces ou d'aiguilles spéciales, et de les transporter sur une lame ou une lamelle de verre, où on leur fait subir des manipulations variées suivant le but qu'on se propose. Lorsque le crachat est trop abondant, il est dans la plupart des cas impossible d'en choisir certaines parties déterminées pour les soumettre à l'examen microscopique. Il ne peut être posé de règles générales pour les grossissements à employer. Le plus souvent il faut des grossissements de 3oo diamètres ; mais dans les cas où l'on veut chercher des schizomycètes déterminés, il faut recourir aux grossissements les plus forts et employer notamment l'objectif à immersion dans l'huile avec l'éclairage d'Abbé.

Parmi les éléments morphologiques des crachats, nous allons étudier les suivants :

A. — Cellules épithéliales. — On peut rencontrer dans les crachats des *cellules épithéliales pavimenteuses, à cils vibratiles, et des alvéoles pulmonaires.*

L'*épithélium pavimenteux* forme une partie constituante accessoire des crachats et est dénué de toute valeur diagnostique ; il provient le plus souvent de la cavité buccale, quelquefois aussi de la surface libre des cordes vocales.

Quoique les *cellules vibratiles* soient prépondérantes en raison de la longue étendue tapissée par elles, leur présence dans les crachats est une chose assez rare. Les cellules vibratiles desquamées perdent très facilement leurs cils et se gonflent : c'est ce qui les rend méconnaissables. Déjà Henle les a rencontrées intactes dans la sécrétion du catarrhe aigu de la muqueuse nasale. Lesser les a trouvées en abondance dans les crachats d'un sujet atteint de gangrène pulmonaire consécutive à l'irruption d'un cancer de l'œsophage.

Les crachats contiennent parfois des *cellules caliciformes.*

L'*épithélium des alvéoles pulmonaires* contenu dans les crachats est toujours représenté par des cellules arrondies ou elliptiques ayant environ 0,015 à 0,04 millimètres de diamètre. Leur corps, qui possède souvent un éclat mat tout particulier, est très mince et finement granuleux ; il contient la plupart du temps un noyau ovale, plus grossièrement granuleux et présentant une teinte plus sombre.

On sait qu'il y a deux formes d'épithélium pulmonaire, un épithélium pavimenteux à grosses cellules et un épithélium protoplasmique à cellules rondes, plus petites. Selon Bizzozero, les dernières se rencontrent seules dans les crachats.

Dans l'intérieur des cellules, on rencontre d'habitude des particules de matière colorante sous forme de granulations, de masses rondes ou den-

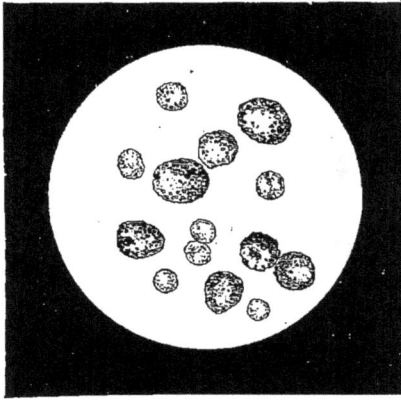

Fig. 94. — Cellules tro. vées dans l'expectoration d'une femme atteinte d'insuffisance mitrale Gross. 275 diamètres. (Obs. personnelle.)

telées ou de bâtonnets noirs, qui sont tantôt disséminés en petit nombre à des intervalles éloignés, tantôt réunis en groupes serrés, de façon à produire l'impression d'un amas de pigment occupant la plus grande partie du corps de la cellule (fig. 95) (*mélanine*).

Lorsque les alvéoles pulmonaires ont été le siège d'hémorragies, les cellules épithéliales prennent souvent une coloration jaunâtre diffuse qui est évidemment imputable à leur imbibition par l'hémoglobine (fig. 94). Au bout d'un certain temps, il peut aussi se produire dans l'intérieur des cellules un travail d'excrétion de granulations de matière colorante hématique, ce qui fait qu'on les voit remplies par des quantités plus ou moins considérables d'une matière colorante brune, constituée en partie par des granulations amorphes, des bâtonnets très minces, ou de petites tablettes quadrangulaires. Ces cellules se rencontrent le plus souvent dans les lésions valvulaires du cœur, surtout dans celles de la valvule

mitrale : voilà pourquoi ces cellules sont dites *cellules des cardiaques*
(Herzfehlerzellen).

Les cellules des cardiaques se rencontrent aussi dans l'emphysème
pulmonaire et la pneumonie fibrineuse, mais non dans la phtisie pulmonaire (Cohn). D'après quelques auteurs, elles proviendraient non de l'épithélium des alvéoles, mais des cellules rondes ; ces dernières, il est vrai,
leur donnent naissance, mais, à en juger par mes observations personnelles, c'est seulement dans des cas assez rares.

Il ne faut pas confondre les cellules des cardiaques avec celles qui

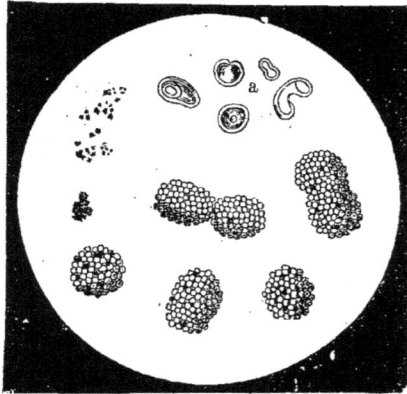

Fig. 95. — Épithélium alvéolaire ayant subi la dégénérescence graisseuse.
a, Formes myéliniques. — A gauche, granulations noires pigmentaires libres provenant
du poumon. Gross. 275 diamètres. (Obs. personnelle.)

sont chargées de poussières ferrugineuses par voie d'inhalation et qui
leur ressemblent beaucoup. L'anamnèse est la réaction micro-chimique
lèveront tous les doutes ; les particules ferriques prennent une teinte noirâtre, lorsqu'on les additionne de sulfure d'ammonium, et se colorent en
bleu sous l'influence du ferrocyanure de potassium et de l'acide chlorhydrique.

On rencontre de l'épithélium pulmonaire chez les individus bien portants ayant plus de 30 ans, parce que chez eux il se produit, de temps en
temps, une desquamation physiologique. Lorsqu'on les rencontre en
grande abondance dans l'expectoration, il est à supposer qu'il s'agit
d'un état d'irritation du parenchyme pulmonaire proprement dit, lié à
une élimination active de l'épithélium, comme c'est le cas dans les phlegmasies aiguës et chroniques du poumon.

Il n'est pas rare de rencontrer en état de *dégénérescence graisseuse*
l'épithélium des alvéoles qui peuvent même donner naissance à des cellules complètement remplies de granulations graisseuses (Fettkörn-
chenzellen) (fig. 95).

Les cellules ayant subi la dégénérescence graisseuse peuvent donner naissance à des *granulations myéliniques*. Ce sont des éléments arrondis, ou ovales, ou piriformes, à étranglements multiples parfois, d'un éclat mat, à double contour parfaitement distinct, ressemblant extérieurement d'une façon parfaite à des gouttelettes de myéline exprimées de la substance médullaire (fig. 95, *a*). Leur constitution chimique les en rapproche également, ainsi que des corps gras en général, car, traités par l'acide osmique, ils prennent une coloration noirâtre.

B. — **Cellules rondes.** — Les crachats contiennent un nombre très variable de cellules rondes (appelées aussi globules muqueux ou corpuscules de pus). Dans les crachats exclusivement muqueux, leur nombre est relativement petit. Mais plus le crachat a l'aspect du pus véritable, plus ces corpuscules augmentent de quantité. Macroscopiquement, leur abondance se traduit par l'opacité et la teinte verdâtre, purulente de l'expectoration.

On observe fréquemment des altérations secondaires du côté des globules muqueux ou purulents. Dans les crachats riches en eau et ayant séjourné quelque temps en plein air, on voit se développer des vacuoles claires, dont le volume occupe parfois la plus grande partie du corpuscule. La dégénérescence graisseuse envahit également le globule muqueux et le transforme souvent tout entier en une grosse granulation graisseuse. Chez les malades qui ont séjourné longtemps dans une atmosphère chargée de poussières, les particules poussiéreuses inhalées parviennent jusque dans la profondeur des voies aériennes, sont absorbées par les corpuscules de pus et les globules muqueux, doués de mouvements amiboïdes, et sont expectorées avec eux. La nature de ces poussières est variable. Tantôt il s'agit de fines granulations charbonneuses, tantôt de particules jaune ocreux de nature ferrugineuse, tantôt de granulations de bleu d'outre-mer, etc. Les globules muqueux et purulents offrent également des altérations atrophiques, surtout en cas d'expectoration putride; ils sont alors diminués de volume et transformés en masses cellulaires petites, anguleuses, à granulations indistinctes. Parfois, elles se dissocient en un détritus granuleux, où l'on ne distingue plus comme éléments un peu gros que les noyaux doués d'une résistance plus forte aux agents chimiques.

Tout récemment on a essayé d'appliquer aussi aux cellules rondes des crachats le diagnostic par la coloration indiquée par Ehrlich. On prétend que *l'expectoration des asthmatiques se distinguerait par sa richesse en cellules éosinophiles*, mais nos observations personnelles ne nous permettent point de considérer ce fait comme spécifique pour l'asthme.

C. — **Globules rouges du sang.** — La présence des globules rouges isolées — et l'on en trouve presque dans n'importe quel crachat — n'offre aucun intérêt au point de vue du diagnostic et du pronostic. On les rencontre en grand nombre dans les crachats sanguinolents, et dans les crachats sanguinolents purs ils constituent presque exclusivement la partie cellulaire de l'expectoration. Chose remarquable, ce n'est que dans les crachats sanguinolents purs que les hématies prennent la disposition en pile de monnaie, dans tous les autres cas elles se touchent tout au plus par leurs arêtes.

Dans bon nombre de cas, les hématies se gonflent et prennent une forme biconvexe ou lenticulaire, plus rarement sphérique. Lorsque l'imbibition des hématies n'est pas complète, on aperçoit dans leur intérieur

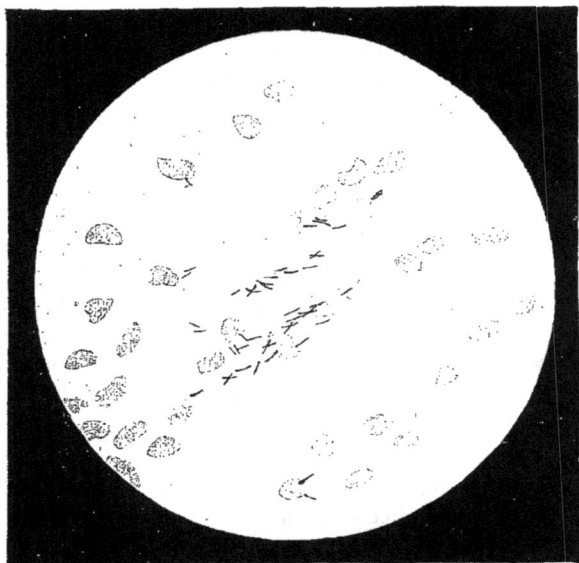

Fig. 96. — Bacilles tuberculeux avec spores. Préparation à la fuchsine-malachite
(Obs. personnelle.)
Immersion dans l'huile. Gross. 730 diamètres.

un ou deux points lumineux, comme si elles étaient transpercées en ces endroits.

Quelquefois la matière colorante du sang se sépare des globules rouges, qui se transforment en globules incolores, en disques à peine visibles.

D. — **Champignons.** — On constate dans les crachats la présence des schizomycètes et des moisissures. Ce sont tantôt des agents pathogènes des affections des voies respiratoires — *champignons pathogènes,* — tantôt on a affaire à des champignons y ayant pénétré fortuitement, notamment de la cavité buccale.

En soumettant à la culture les crachats de 45 sujets, Pansini a réussi à y déceler la présence de 21 espèces de bacilles, de 10 espèces de coques et de 3 espèces d'oïdium.

Au premier rang des *schizomycètes pathogènes*, nous trouvons les *bacilles de la tuberculose*, que Koch le premier reconnut comme agents pathogènes de la tuberculose (1881). Ils se rencontrent dès le début de la maladie et ont donc une importance capitale pour le diagnostic. En effet, on a constaté leur présence dans les crachats sanguinolents, qui sont fré-

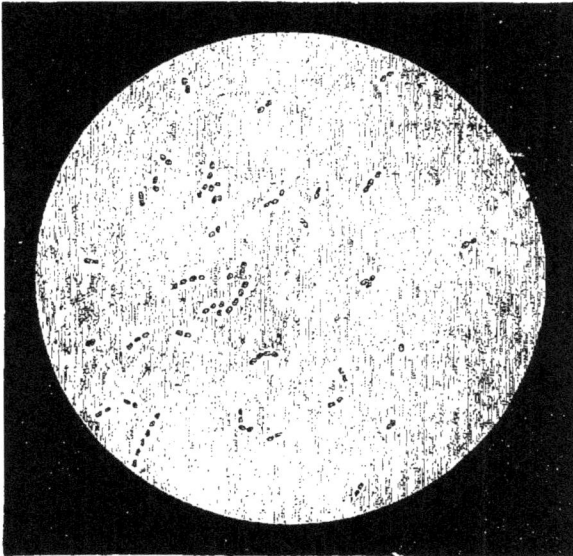

Fig. 97. — Pneumocoque des crachats de la pneumonie fibrineuse.
Traités par le procédé de Gram. (Obs. personnelle.) Immersion dans l'huile. Gross. 830 diamètres

quemment le symptôme initial de la phtisie pulmonaire. Il est rare que ces bacilles fassent défaut d'une façon permanente dans l'expectoration des phtisiques ; quand cela se produit, c'est qu'il y a impossibilité fortuite pour les éléments des foyers tuberculeux de se mélanger à l'expectoration.

Les bacilles tuberculeux se présentent sous la forme de bâtonnets droits ou légèrement incurvés, dont la longueur atteint environ la moitié du diamètre des hématies et varie entre 0,015 et 0,035 millimètres. Leur nombre et leur groupement sont divers. Tantôt ils sont disséminés d'une façon à peu près uniforme, tantôt ils sont groupés en amas (fig. 96). On voit souvent dans leur intérieur des granulations incolores, qui ne sont jamais aux extrémités ; peut-être sont-ce là des spores qui ne prennent pas la matière colorante.

Pour faire une préparation des bacilles, nous recommandons le procédé suivant : on enlève au crachat une particule opaque, bien purulente, de la grosseur d'une tête d'épingle ; on l'étend sur une lamelle de verre propre que l'on recouvre d'une seconde lamelle également propre ; on les serre l'une contre l'autre pour amincir autant que possible le crachat et le répartir en une couche uniforme ; puis on sépare les deux lamelles de verre et on passe chacune d'elles au-dessus de la flamme d'une lampe à gaz ou à alcool, la face garnie de crachat en haut, jusqu'à ce que ce dernier soit *sec*. Puis on met dans un tube à réaction de l'huile d'aniline bien pure, c'est-à-dire claire comme de l'eau de roche, en très petite quantité ; on remplit jusqu'aux trois quarts avec de l'eau distillée et on secoue le tout pendant une demi-minute, en fermant l'orifice du tube avec le pouce. On filtre le mélange au-dessus d'un verre de montre et on y ajoute 5 à 10 gouttes d'une solution alcoolique concentrée de fuchsine ; on y place les lamelles déjà préparées, le crachat en bas, de façon à ce qu'elles surnagent autant que possible. On les y laisse 24 heures. Puis on verse dans un second verre de montre de l'alcool absolu, auquel on ajoute 2 gouttes d'acide nitrique officinal pur. On y plonge les plaques enlevées de la solution fuchsinée, jusqu'à ce qu'elles aient perdu leur couleur rouge ; on les lave à l'eau et on les jette pendant une minute encore dans une solution de malachite. Second lavage à l'eau suivi de dessication des lamelles par le même procédé que ci-dessus. On laisse ensuite tomber sur une lame porte-objet une goutte de baume de Canada au xylol et on recouvre avec la face préparée de la plaque. Avec un grossissement de 300 diamètres, déjà l'observateur expérimenté reconnaîtra les bacilles colorés en rouge entre les éléments cellulaires teintés en vert par la solution de malachite.

Pour gagner du temps, Rindfleisch recommanda le premier de chauffer la solution de fuchsine où nagent les plaques au-dessus d'une lampe à alcool, jusqu'à ce qu'il s'y développe des bulles, puis d'attendre encore une dizaine de minutes. De la sorte la coloration des bacilles demande peu de temps.

On se sert beaucoup, pour la coloration du bacille de Koch par la fuchsine, de la solution de fuchsine phéniquée proposée par Ziehl (fuchsine 1 gramme, acide phénique 5 grammes, eau distillée 100 grammes et alcool 10 grammes). Cette solution se conserve bien pendant longtemps ; on l'emploie de la même manière que la solution de fuchsine dans l'huile d'aniline.

Un autre procédé commode pour la coloration du bacille de la tuberculose, est celui de Gabbett. La coloration par la fuchsine se fait comme ci-dessus. La lamelle est ensuite plongée dans la solution que voici : bleu de méthylène 2 grammes, acide sulfurique 25 grammes et eau distillée 100 grammes. On l'y laisse jusqu'à disparition de la couleur rouge (3 à 5 minutes). Grâce à sa teneur en acide sulfurique, la solution enlève la couleur rouge à tous les éléments cellulaires excepté les bacilles de la tuberculose ; mais en revanche, tous les éléments cellulaires se colorent en bleu par le bleu de méthylène.

Veut-on examiner des crachats en grande quantité sur une seule préparation, on les répartira entre deux porte-objets que l'on colorera comme il vient d'être spécifié pour les lamelles. Le meilleur procédé pour chauffer les porte-objets est de les mettre, après les avoir arrosés avec une solution de fuchsine, sur une plaque en cuivre chauffée préalablement par le passage à travers la flamme d'une lampe à alcool. Quand la préparation est faite, il est tout à fait superflu de mettre dessus une lamelle : il suffit d'introduire une goutte d'huile de cèdre entre la lentille à immersion et le porte-objets (1).

Pour obtenir un résultat aussi sûr que possible, on fera bien d'avoir recours, dans les cas suspects, mais douteux, à la *précipitation des crachats d'après le procédé de Biedert*. 10-20 centimètres cubes de crachats seront additionnés du double de leur volume de potasse ou de soude caustique, et le mélange sera chauffé jusqu'à l'ébullition. Les crachats devenus fluides seront centrifugés ou laissés en repos pendant deux ou trois jours jusqu'à production de précipité : c'est dans ce dernier que les bacilles de la tuberculose seront recherchés d'après les procédés ordinaires. Tout récemment, Spengler a recommandé de verser les crachats dans un verre à bordeaux, de les diluer d'eau, de les alcaliniser par du carbonate de soude et, après addition de pancréatine, de les soumettre, à la température du corps, à la *digestion* pendant vingt-quatre heures environ. C'est dans le sédiment précipité que l'on recherchera le bacille de la tuberculose.

Sous le nom de *pneumocoques*, Friedländer a décrit des schizomycètes particuliers, que l'on rencontre, dit-il, dans les crachats de l'hépatisation rouge de la pneumonie fibrineuse. Ce sont des éléments ovalaires, presque sphériques, qui paraissent entourés d'une membrane d'enveloppe gélatineuse claire. Le plus souvent ils sont groupés par deux, par quatre, et plus, entourés d'une capsule commune. Leur signification étiologique est encore discutée. En se basant sur les recherches de Fränkel et de Weischselbaum, on tend à admettre aujourd'hui que les pneumocoques de Friedländer n'ont aucun rapport avec la genèse de la pneumonie fibrineuse et qu'il faut considérer comme les véritables agents pathogènes de la pneumonie fibrineuse des cocci encapsulés ayant la forme d'une lancette, et se rencontrant également dans la salive des individus bien

---

(1) Le procédé le plus communément en usage aujourd'hui est le suivant, à la fois très rapide et très fidèle : étalement des crachats sur la lamelle ; fixation par un mélange à parties égales d'éther et d'alcool absolu ; coloration par le chauffage jusqu'à ébullition dans la fuchsine phéniquée de Ziehl, dont on enlève ensuite l'excès par un court lavage dans l'eau distillée ; mordançage par le chlorhydrate d'aniline (solution aqueuse à 2 p. 100) pendant quelques secondes ; décoloration à l'alcool absolu. A ce moment les bacilles de Koch restent seuls colorés en rouge dans la préparation. Si l'on veut en colorer le fond, on la passe, après lavage à l'eau, dans un bain d'une solution de bleu de méthylène, dont la couleur tranche sur celle des bacilles.

portants (pneumocoque de Fränkel, diplocoque de la pneumonie). Con-
trairement aux pneumocoques de Friedländer, les microcoques découverts par Fränkel se colorent par le procédé de Gram, et leur forme est
plutôt lancéolée (fig. 97).

L'apparition de ce microorganisme dans les crachats n'a aucune signification diagnostique, car on le rencontre dans la cavité buccale des personnes bien portantes. Ces champignons tuent les lapins en provoquant
des phénomènes de septicémie, ils sont dits aussi microcoques de la
septicémie par les crachats (sputum septicämie).

Pour la préparation des pneumocoques, on s'y prend tout d'abord de

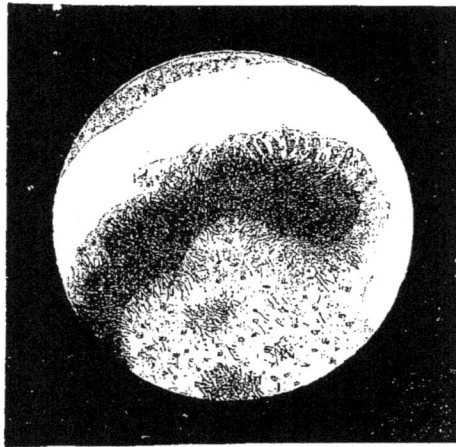

Fig. 98.— Nodule actinomycosique. Coloration de Gram. Immersion dans l'huile.
Gross. 750 diamètres.(Obs. personnelle.)

la même façon que pour les bacilles de la tuberculose ; le crachat une
fois desséché sur la lamelle, on met le côté préparé en contact pendant 5
à 10 minutes avec une solution de violet de gentiane dans de l'eau d'aniline ; puis on traite la lamelle d'après le procédé de Gram, avec une solution d'iodure de potassium iodé (iode 1 gramme, iodure de potassium
2 grammes et eau distillée 300 grammes), on les lave à l'eau, on les sèche
et on les monte dans du baume de Canada au xylol. L'examen doit se
faire avec un objectif à immersion homogène. Lorsque les cocci encapsulés ont perdu leur violet de gentiane, on a affaire à des pneumocoques
de Friedländer ; dans le cas contraire, il s'agit de pneumocoques de
Fränkel.

Pfeiffer a découvert (1892) dans les crachats des sujets atteints de
grippe des bacilles très ténus — *bacilles de la grippe* — qui se colorent
le plus parfaitement par le bleu de méthylène de Löffler et par la fuchsine
phéniquée de Ziehl très diluée. Le Gram les décolore. Sur 50 cas de

grippe, Borchardt les a trouvés 35 fois ; Canon en constata aussi la présence dans le sang. Ils sont souvent disposés en amas ou deux à deux ; ils se distinguent par leurs extrémités arrondies et parce que les extrémités sont souvent colorées d'une manière plus intense que leur partie moyenne.

Les *actinomycètes* se fixent parfois dans les voies aériennes et y créent des processus putrides et des phénomènes d'infiltration et d'excavation.

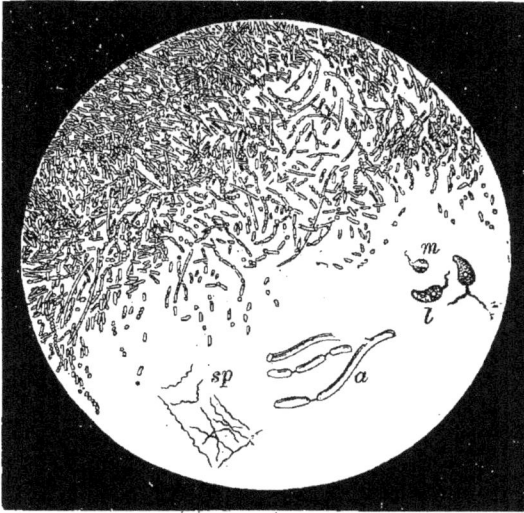

Fig. 99. — Leptothrix pulmonalis : *a*. Éléments en forme d'anguillules; — *sp*, Spirilles. — *l*, Cercomonas. — *m*. Monas lens. Provenant d'un bouchon bronchique mycosique de gangrène pulmonaire. (Obs. personnelle.) Immersion dans l'eau. Gross. 750 fois.

Dans ces cas, on trouve dans les crachats des granulations terreuses jaunâtres ou gris jaunâtre, qui, lorsqu'on les écrase sur le verre à objectif, fournissent les formes bourgeonnantes caractéristiques (fig. 98). La maladie est rare chez l'homme.

Jaffé et Leyden ont les premiers décelé la présence des schizomycètes dénommés par eux *leptothrix pulmonalis* dans les bouchons bronchiques mycosiques (bouchons de Dittrich) de la *bronchite putride* et de la *gangrène pulmonaire*. Ces schizomycètes se présentent tantôt sous forme de bâtonnets animés de mouvements très vifs dont l'aspect rappelle celui du leptothrix buccalis, tantôt de filaments courts alternant avec des granulations (fig. 99). Pour ce genre d'organismes la réaction iodée est caractéristique. Par l'addition de teinture d'iode, le contenu de ces filaments et de ces spores prend une teinte brun jaunâtre, bleu violacé, pourpre ou même bleue.

En dehors du leptothrix, on constata encore la présence de *spirilles* en mouvement (*spirochaetes*) et d'éléments *en forme d'anguillules* (fig. 99, *a*). Enfin Bonome y observa récemment des *staphylococcus pyogenes, albus et aureus, citreus, cereus, flavus*, et encore d'autres schizomycètes. Les leptothrix sont-ils les agents pathogènes de la putréfaction? Il est permis d'en douter. Dans un cas de bronchite putride observé dans mon service, Hitzig a trouvé qu'un bacterium coli fut l'agent de la décomposition putride des crachats (1).

D'après Fischer, la présence des *sarcines* n'a aucune importance clinique ; on les trouve dans diverses affections des organes respiratoires, telles que bronchite, dilatation des bronches, bronchite putride, gangrène pulmonaire, pneumonie et phtisie pulmonaire. La sarcine ressemble à la sarcine stomacale ordinaire ; seulement elle est un peu plus petite (0,0033 à 0,0017 millimètres). Ce qui la caractérise, c'est le groupement par 4 ou par multiples de 4. Heimer a rapporté que dans un cas de phtisie pulmonaire les champignons avaient pénétré dans l'intérieur de corpuscules de pus.

Il faut éviter de confondre la sarcine avec le *micrococcus tetragenus*, qui s'observe fréquemment et qui constitue un élément indifférent des crachats. Ces micrococcus sont des organismes ronds, qui sont réunis par groupes de 4, chaque groupe étant le plus souvent entouré d'une membrane d'enveloppe hyaline.

On a rencontré quelquefois dans les poumons des phtisiques, dans les foyers gangreneux, dans les infarctus hémorrhagiques et les noyaux néoplasiques des poumons, des *mucédinées*. Fürbringer constata dans les crachats d'un malade des masses mycéliennes confuses, des spores, des fragments de larges conidiophores et des spermogonies isolées, avec tous les caractères principaux de fructification de l'aspergillus, *pneumonomycose aspergillaire*. Dans deux autres cas cités par Fürbringer, il existait de la *pneumonomycose mucorine*. Nous avons déjà dit plus haut que, dans ces cas, les malades peuvent expectorer des débris verdâtres, brillants comme de l'amiante. Roseinstein a traité une jeune fille pour de la bronchite putride qui était le résultat de la pénétration dans les voies aériennes de l'*oïdium albicans*. Le champignon se reconnaît facilement à ses spores ovales et à ses filaments articulés et ramifiés.

Parmi les champignons insignifiants et accessoires que l'on rencontre dans les crachats, il faut ranger les *bactéries pigmentaires*, qui, lorsqu'on abandonne les crachats dans un vase, donnent à la couche supérieure, au bout d'un certain temps, une coloration jaune ou verdâtre. Les bactéries pigmentaires de l'expectoration verte ont été étudiées récemment avec un soin tout particulier, dans le laboratoire de la clinique de Zurich, par un de mes assistants, le docteur Frick, qui a constaté que ce sont des bacilles possédant des propriétés biologiques propres.

. (1) Dans sa thèse récente, Guillemot a montré que les processus de putréfaction relevaient, dans les voies aériennes comme ailleurs, des microbes anaérobies.

E. — **Parasites animaux**. — Dans l'expectoration de la gangrène pulmonaire, l'on a trouvé deux sortes d'infusoires, le *monas lens* et le *cercomonas* (Kannenberg, Streng).

Le *monas lens* (fig. 100) se présente sous forme de petits globules pâles, de dimensions un peu moindres que celles des hématies, munis d'un flagellum, c'est-à-dire d'un prolongement se mouvant comme une lanière de fouet. Le *cercomonas* au contraire (fig. 100) est un peu plus grand que les leucocytes ; il possède une queue parfois dichotome et, à son extrémité postérieure, un prolongement qui lui sert, en quelque sorte, de ventouse. Ces infusoires se rencontrent dans la plupart des cas rangés en groupe. Au bout d'un certain temps, leurs mouvements s'affaiblissent

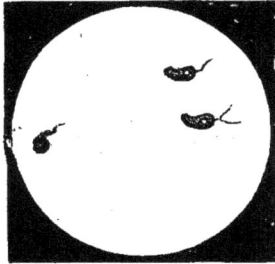

Fig. 100. — Infusoires se rencontrant dans l'expectoration de la gangrène pulmonaire.
A gauche, le monas lens ; à droite, le cercomonas.

pour disparaître complètement vingt-quatre heures après. Les monades sont dès lors impossibles à distinguer des leucocytes, si on ne les colore pas avec du violet de méthyle. On ne les observe pas dans les sécrétions buccales ; elles semblent donc pénétrer dans les voies aériennes par l'intermédiaire de l'air atmosphérique. Aussi Kannenberg a-t-il de la tendance à leur imputer, aussi bien qu'au leptothrix pulmonalis, une influence causale sur le processus gangreneux.

Récemment Stokvis a observé dans les crachats des *paraméciens* ou *balantidiens*, qu'on n'avait trouvés jusqu'ici que dans l'intestin de l'homme. Ils pensent qu'ils provenaient d'un abcès pulmonaire. Pour la description de ces infusoires, on consultera le chapitre relatif à l'examen des matières fécales.

Wagner prétend avoir rencontré deux fois, dans des crachats d'hystériques, des formes analogues au *trichomonalis vaginalis*.

Baelz a décrit au Japon une sorte d'hémoptysie provoquée par le *distoma pulmonale* ; le diagnostic se fait sans difficulté aucune, vu que l'on trouve dans les crachats, à côté de nombreux cristaux de Charcot-Leyden, des œufs de distoma (1).

(1) La valeur séméiologique de la constatation microscopique des divers parasites n'est pas identique pour tous. Seule la présence du bacille de Koch est pathognomonique : sa morpho-

F. — **Cristaux**. — Les *aiguilles d'acide margarique* sont minces, inco-lores, à l'éclat mat, tantôt rectilignes, tantôt incurvées ou en spirale (fig. 101). Elles sont ou isolées ou réunies par bouquets ou par groupes ; quelquefois même elles ont une disposition alvéolaire. Dans ce dernier cas, on est très exposé à les confondre avec des fibres élastiques. Pour-tant ces dernières offrent ordinairement un double contour plus net et assez souvent des ramifications dichotomes. Il n'est pas rare non plus de constater le long des cristaux margariques des saillies gangliformes, qui augmentent de volume et de nombre lorsqu'on presse sur la plaquette

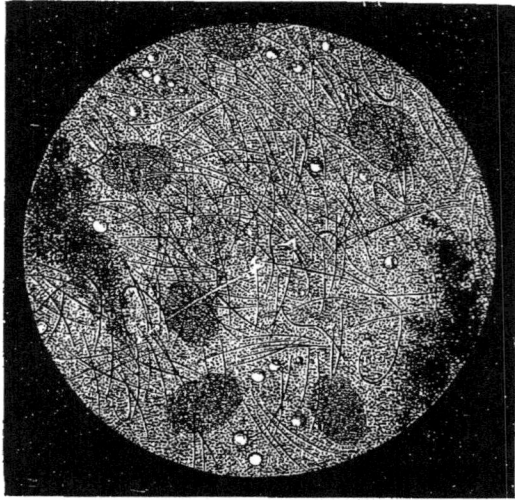

Fig. 101. — Aiguilles d'acide margarique, provenant des bouchons bronchiques d'une gangrène pulmonaire. (Obs. personnelle.) Gross. 250 diamètres.

de verre qui recouvre la préparation. Contrairement aux fibres élastiques, les aiguilles des acides gras sont solubles dans l'éther, l'alcool bouillant et, au bout de quelque temps, dans les alcalis caustiques ; sous l'in-fluence de la chaleur, elles montrent une grande tendance à la fusion.

Une grande abondance de cristaux d'acide margarique ne s'observe la

logie, ses réactions colorantes spéciales ne permettent de le confondre avec aucun autre hôte des voies respiratoires, et le parasitisme de cet organisme étant toujours pathogène, dans le poumon du moins (Straus a reconnu sa présence dans le mucus nasal d'individus normaux), sa présence dans les crachats permet d'affirmer la nature tuberculeuse de l'affection qui leur donne naissance. Son absence, au contraire, ne permet pas d'éliminer le diagnostic. Quant aux autres microbes, que l'examen microscopique permet de déceler, coques, diplocoques, strepto-coques, bacilles, il conviendra d'être très réservé sur l'interprétation de leur présence. Les caractères de culture permettront seuls d'être fixé sur leur identité, les inoculations sur leur pouvoir pathogène, leur virulence, et la confrontation des phénomènes cliniques et de ces diverses constatations bactériologiques sur leur rôle dans la genèse de la maladie.

plupart du temps que dans les crachats de la gangrène pulmonaire et de la bronchite putride. Moins nombreux, on les trouve aussi dans l'enduit lingual, dans les sécrétions nasales et tonsillaires et même dans d'autres excrétions.

Des *cristaux de cholestérine* isolés ont été trouvés dans les crachats des phtisiques. Leyden en particulier les a rencontrés dans l'expectoration des sujets atteints d'abcès pulmonaire chronique (fig. 102).

Les cristaux de cholestérine sont faciles à reconnaître. Ce sont des tablettes obliques minces. incolores, rhombiques, facilement solubles dans l'alcool et l'éther, insolubles au contraire dans l'eau, les acides et les alca-

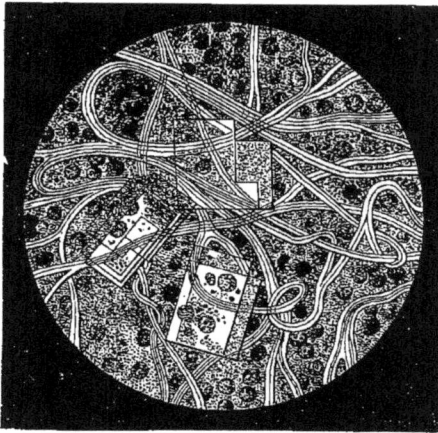

Fig. 102.— Cristaux de cholestérine, provenant de l'expectoration d'un abcès pulmonaire.
D'après Leyden.

lis. En les additionnant d'acide sulfurique étendu et de teinture d'iode, ils prennent une teinte successivement violette, bleue, verte, rouge, jaune et brune.

On rencontre dans les crachats des *cristaux d'hématoïdine* dans les cas où il s'est produit des hémorragies, ordinairement latentes, et où le sang a séjourné quelque temps dans le poumon. A leur degré le plus développé, ils se présentent sous forme de tablettes rhomboïdes, très aisément reconnaissables à leur coloration rouge brun ou brun rouge. Dans d'autres cas, on les aperçoit sous forme de fines aiguilles rectilignes ou légèrement ondulées, groupées en rosettes ou géodes, en bouquets ou en gerbes. La longueur et le développement des cristaux sont soumis à de grandes variations ; la transition va jusqu'aux granulations rouillées amorphes. La matière colorante du sang se rencontre parfois également sous forme d'amas pigmentaires.

D'après les observations de Leyden, on les trouve en grande abondance

dans les crachats des sujets atteints d'abcès pulmonaire (fig. 103). Dans
l'infarctus hémorragique aussi, on les trouve en grand nombre. Ils sont
isolés et rares dans la gangrène pulmonaire et la bronchite putride, où l'on
ne voit le plus souvent que des amas de pigment. Biermer en a constaté
une fois dans les crachats sanguinolents d'un scorbutique. On a encore
observé l'hématinoptysie dans les empyèmes ayant perforé le poumon,
après hémorragies pleurales préalables. Il semble même que le séjour du
sang pendant quinze jours dans la cavité pleurale suffit pour amener la

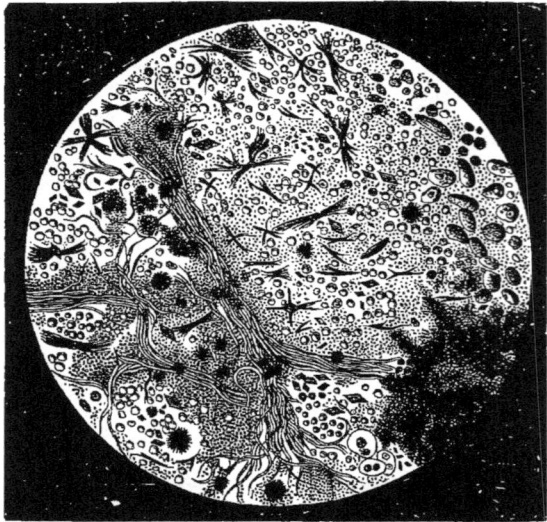

Fig. 103. — Crachats de l'abcès pulmonaire, renfermant des fibres élastiques, des cristaux
hématiques et des schizomycètes. (D'après Leyden.)

cristallisation de la matière colorante du sang. Il faut enfin mentionner
les cas où un abcès du foie s'élimine par les poumons et les voies bronchiques. Dans ces cas, on peut rencontrer dans les crachats, et cela pendant longtemps, de grandes quantités de bilirubine, que toutefois il est
impossible de séparer morphologiquement ou chimiquement de la matière
colorante du sang.

Dans l'expectoration de certaines formes d'asthme bronchique, Leyden
a trouvé, au moment des accès, des cristaux de forme déterminée qui
semblent être en rapport pathogénique avec la production des accès : ce
sont là les *cristaux de Charcot et Neumann* ou les *cristaux asthmatiques
de Leyden*. On les voit surtout nombreux et en amas serrés dans les petits
bouchons d'un gris jaunâtre qui sont répartis dans les crachats visqueux
et en majeure partie muqueux des asthmatiques ; ces petits bouchons

n'échappent pas à un œil exercé. Les cristaux de Leyden se présentent sous forme de doubles pyramides aiguës, d'un brillant mat, à dimensions très variables. Leur cohésion est médiocre, et en pressant sur la plaque qui recouvre la préparation, on les voit se rompre transversalement et la surface de rupture est anguleuse.

Les cristaux que nous venons de décrire ont été trouvés non seulement dans l'asthme, mais aussi dans la bronchite, les caillots bronchiques fibrineux et les affections pulmonaires provoquées par les kystes hydatiques et le distomum. Je les ai rencontrés une fois dans un épanchement pleu-

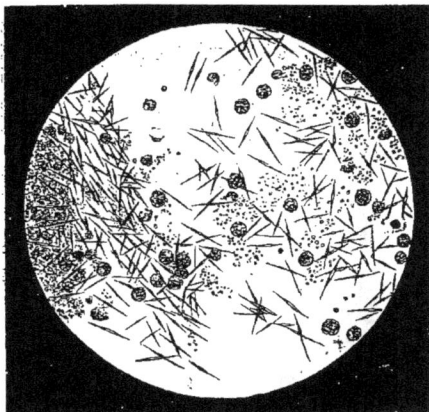

Fig. 104. — Cristaux asthmatiques de LEYDEN, provenant des cristaux d'un soldat de 25 ans atteint d'asthme bronchique. (Obs. personnelle.) Gross. 275 diamètres.

ral. Fürbringer a attiré l'attention sur leur présence dans les sécrétions prostatiques. Leur présence dans le sang, la moelle osseuse et les autres organes des leucémiques est connue depuis longtemps déjà.

Ces cristaux sont insolubles dans l'eau froide, l'alcool, l'éther et le chloroforme ; solubles dans l'eau chaude, l'ammoniaque et l'acide acétique ; ils sont détruits très rapidement par les lessives de potasse et de soude, par les acides chlorhydrique, azotique et sulfurique.

Schreiner prétend que ces cristaux sont une combinaison d'acide phosphorique avec une base organique ayant pour formule C^2H^5N.

La *leucine* et la *tyrosine* ne se trouvent que dans les crachats ayant été exposés à l'air pendant quelque temps. Biermer les a décrites dans les crachats des bronchectasiques, Leyden dans la bronchite putride. La présence de la tyrosine dans les crachats semble présenter une valeur diagnostique quand on la trouve dans les crachats des sujets atteints d'empyème s'étant ouvert dans le poumon (Leyden, Kannenberg). La tyrosine se présente sous forme d'aiguilles groupées souvent en gerbes, tandis que la leucine forme des globules à éclat mat (fig. 105).

Fürbringer et Ungar ont constaté deux fois, dans l'expectoration, de l'*oxalate de chaux*. L'observation de Fürbringer a trait à un diabétique, qui, en dehors de l'oxaloptysie, souffrait encore d'une oxalurie très abondante. Le malade d'Ungar était un asthmatique qui, au moment des accès, expulsait non seulement des cristaux de Leyden, mais encore des cristaux d'oxalate de chaux. Ces derniers se trouvaient surtout dans les petits bouchons solides de l'expectoration et disparaissaient en même temps que les accès. Il n'existait point, dans ce cas, d'oxalurie.

Les cristaux d'oxalate de chaux sont facilement reconnaissables à leur

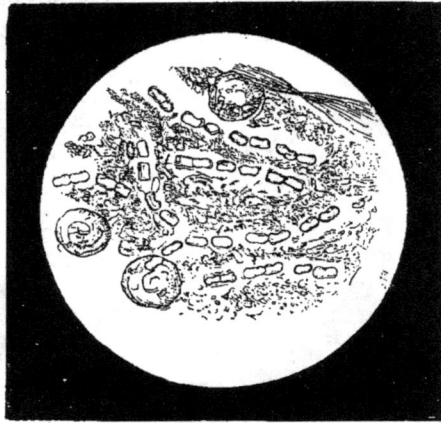

Fig. 105. — Cristaux de leucine et de tyrosine provenant de crachats. (D'après Leyden.)

forme caractéristique. Ce sont des octaèdres brillants, à contours nettement dessinés, que l'on a comparés à des enveloppes de lettres. Ils sont solubles dans les acides chlorhydrique, nitrique et sulfurique, mais conservent leur forme dans l'eau froide ou bouillante, dans l'acide acétique, l'ammoniaque, la soude, la potasse, l'alcool et l'éther (voir la figure insérée dans le chapitre des sédiments urinaires).

Dans les crachats des sujets atteints d'asthme bronchique, Lewy rencontra du *phosphate de chaux* ; c'étaient des cristaux transparents réunis en rosette ; V. Jackson a observé dans la même affection des *cristaux de carbonate de chaux*.

On rencontre çà et là dans les crachats des *phosphates triples* (phosphate ammoniaco-magnésien), que l'on distingue facilement à leur forme analogue à un couvercle de cercueil. Ils se développent partout où, en présence de magnésie, la putréfaction de substances azotées met en liberté de l'ammoniaque. Comme ils ne sont insolubles que dans les liquides alcalins, on ne les trouvera pas dans les crachats acides ou en voie de putréfaction.

G. — Fibres élastiques. — C'est dans les crachats des phtisiques que
les fibres élastiques se rencontrent le plus souvent, mais on les constate
aussi dans l'abcès pulmonaire et la gangrène pulmonaire. En cas de phtisie pulmonaire, c'est dans les lentilles tuberculeuses déjà mentionnées
qu'on a le plus de chances de les trouver. Le microscope permet de voir
dans les crachats de phtisiques des groupes isolés de *fibres élastiques*, qui
sont faciles à reconnaître par leur double contour très net, par leurs ramifications dichotomiques, par leur trajet tortueux et surtout par leur grande
résistance aux alcalis caustiques. En ajoutant à l'une de ces préparations
une solution de potasse caustique au tiers, tous les éléments cellulaires

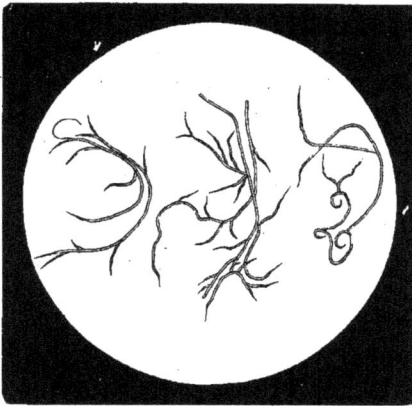

Fig. 106. — Fibres élastiques d'un crachat de phtisique. Gross. 275 fois. (Obs. personnelle.)

disparaissent ; les fibres élastiques, au contraire, augmentent de netteté
(fig. 106).

Sur des particules pulmonaires plus grosses, telles qu'on les rencontre
seulement dans les cas de cavernes, on peut parfois distinguer la disposition alvéolaire des fibres élastiques.

La recherche des fibres élastiques au début de la tuberculose n'est pas
toujours chose facile, et il est bon alors de se servir de la méthode de
Fenwick. On verse les crachats dans une capsule en y ajoutant une égale
quantité d'eau distillée et une solution de potasse caustique au tiers, on
chauffe en remuant sans cesse avec une baguette de verre jusqu'à ébullition. La masse, d'abord gélatineuse, devient fluide sous l'influence de la
chaleur. A ce moment, on laisse reposer quelque temps le vase, jusqu'au
moment où le fond s'est recouvert d'un sédiment. Puis on décante tout
le liquide limpide, et on verse le reste avec le sédiment tombé au fond
dans un verre à expériences. Lorsqu'après une attente suffisante, il s'est
formé un nouveau dépôt, on enlèvera des parcelles de ce dernier avec une
pipette, et on les transportera sur une lame de verre pour être soumis à

l'examen microscopique. En soumettant les crachats à la centrifugation, il est possible d'obtenir le sédiment en très peu de temps.

Cette méthode réunit deux avantages : elle permet de trouver sûrement des quantités même minimes de fibres élastiques ; et, de plus, elle permet de porter une appréciation certaine sur leur quantité.

H. — **Corps amyloïdes ou amylacés.** — Les corps amyloïdes n'apparaissent que rarement dans les crachats et sont dépourvus de toute valeur diagnostique. Ce sont des corps arrondis ou légèrement anguleux, qui frappent surtout par leur stratification concentrique. Additionnés d'acide sulfurique dilué et de teinture d'iode, ils se colorent (quoique irrégulièrement) en bleu sale, tandis que le violet iodé (Iodviolett) les colore en rose clair.

I. — **Corps étrangers.** — Parmi les éléments étrangers se trouvant dans les crachats, il faut mettre en première ligne les *poussières inhalées* qui apparaissent en partie dans l'expectoration. Il est d'observation courante que des sujets ayant *longtemps* séjourné dans des pièces remplies de fumée, expectorent le lendemain matin des crachats noirâtres qui, examinés au microscope, présentent des particules de charbon en partie à l'état libre et en partie incluses dans des leucocytes.

Les ouvriers qui, en raison de leur profession, sont obligés de séjourner d'une manière constante dans une atmosphère chargée de poussières, les accumulent petit à petit dans les poumons et finissent par contracter des affections dues à l'inhalation des poussières (*pneumokonioses*). C'est ce qui arrive chez les ouvriers inhalant les poussières de charbon (pneumokoniose anthracique), de fer (pneum. sidérique), de tabac (tabacose), de coton, d'outremer, de vermillon et ainsi de suite. Comme nous l'avons déjà vu (p. 336), les crachats présentent souvent une couleur frappante et, à l'examen microscopique, les poussières inhalées sont décelées soit à l'état libre, soit incluses dans l'intérieur des cellules.

Il nous reste encore à mentionner, comme des corps étrangers insignifiants mélangés aux crachats, les *débris alimentaires* provenant des cavités buccales et de l'arrière-gorge : ils sont aisément reconnaissables par leur aspect microscopique caractéristique.

C. — Examen chimique des crachats.

L'examen chimique de l'expectoration n'a pas encore, jusqu'à l'heure actuelle, fourni de résultats pratiques. Les crachats des phtisiques sont riches en *graisse*, et plus est avancé le processus morbide, plus aussi leur richesse en graisse s'élève (Bokay, Bück). Bonardo a extrait de ces crachats des ptomaïnes exerçant une action toxique sur des animaux. On a trouvé à plusieurs reprises dans les crachats des *ferments* dont l'origine serait due, d'après Stadelmann, à des bactéries. De par leur action, ces ferments ressemblent au ferment pancréatique. Ils ont été trouvés notamment dans les crachats des sujets atteints de bronchite putride, mais aussi dans les crachats des phtisiques. Stadelmann met en doute l'existence des ferments analogues à la pepsine, dont la présence fut affirmée par Escherich, Kossel et Müller. Enfin, les crachats des sujets atteints de maladies rénales contiennent de l'*urée*, tandis que dans ceux des diabétiques il y aurait du *sucre* (1).

(1) Les enfants ne crachent pas, on le sait. M. Meunier a proposé un moyen détourné pour étudier l'expectoration des enfants : le lavage de l'estomac permet d'extraire les crachats déglutis et d'y poursuivre les différentes recherches usitées. En particulier pour le diagnostic de la tuberculose infantile, cet ingénieux procédé peut rendre des services (V. BERTHERAND, Thèse de Paris, 1900).

6. — Examen du contenu de la plèvre.

L'exploration du contenu pleural acquiert de l'importance toutes les fois qu'il y a accumulation de liquide dans la cavité pleurale. Ce liquide est-il constitué par du sérum, du pus, du sang, du chyle ou de quelque autre nature? On ne peut répondre d'une manière décisive à cette question qu'après avoir retiré, à l'aide d'une *ponction exploratrice*, un peu de liquide de la cavité pleurale.

On se sert pour la ponction d'une petite *seringue*, soigneusement stérilisée préalablement par un séjour prolongé dans de l'eau phéniquée à 5 p. 100. Personnellement je n'emploie pas une seringue de Pravaz, mais je préfère une seringue un peu plus volumineuse (contenant 10-15 centimètres cubes) dont je ne me sers que pour les ponctions exploratrices. Grâce à l'emploi d'une seringue plus volumineuse, il devient possible d'avoir recours à une canule plus épaisse, qui est moins facilement obturée par un caillot. C'est dans les espaces intercostaux inférieurs qu'il est préférable de pratiquer la ponction. Après lavage préalable de la peau à l'eau de savon et sa désinfection avec de l'eau phéniquée à 5o p. 100, l'aiguille de la seringue sera enfoncée par un coup sec perpendiculairement dans l'espace intercostal choisi. Après aspiration du liquide et enlèvement de la seringue, l'orifice de ponction sera recouvert de taffetas gommé ayant séjourné quelque temps dans de l'eau phéniquée. Il n'y a pas lieu de redouter d'effet secondaire fâcheux de la ponction; l'intervention est de si peu d'importance que l'on peut la pratiquer sans difficulté aucune même chez les enfants.

Il importe parfois de soumettre encore à *l'examen microscopique* le liquide aspiré par ponction. C'est surtout en cas de cancer de la plèvre que l'on décèle assez souvent dans l'épanchement la présence de cellules bourrées de granulations graisseuses et de cellules polynucléaires caractéristiques du cancer. Les épanchements séreux sont pauvres en éléments cellulaires : on n'y trouve que quelques leucocytes et cellules endothéliales de la plèvre qui sont gonflés et ont souvent subi déjà la dégénérescence graisseuse. Dans les exsudats purulents et putrides, on rencontre en abondance de longues *aiguilles d'acides gras* (fig. 101) (1).

---

(1) L'examen histologique du liquide recueilli par ponction de la plèvre confirme la nature séro-fibrineuse, hémorragique ou purulente de la pleurésie. On sait que M. Dieulafoy a proposé autrefois de compter les globules rouges qui existent dans les pleurésies séro-fibrineuses, et a montré qu'un liquide qui contenait plus de 4.000 hématies par centimètre cube devait être dit

A-t-on affaire à un kyste hydatique de la cavité pleurale, le liquide retiré par la ponction exploratrice est limpide, ne contient pas d'albu-

histologiquement hémorragique et accusait de ce fait une tendance à la suppuration. Enfin, récemment, MM. Widal et Ravaut ont montré que, dans les pleurésies séro-fibrineuses, l'examen histologique du liquide donnait les renseignements cliniques les plus intéressants. La

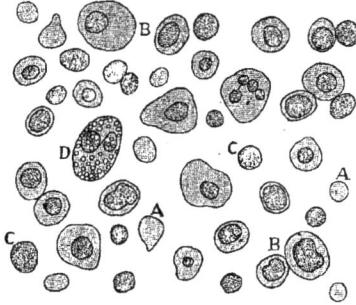

Fig. 107. — Pleuro-tuberculose primaire à épanchement séro-fibrineux : A, Globules rouges ; — B, Lymphocytes ; — C, Lymphocytes réduits au noyau seul ; — D, Leucocyte polynucléaire à granulations éosinophiles ; — E, Cellule endothéliale. (D'après Bezançon et Labbé, *Traité d'hématologie*.)

méthode générale est la suivante : la petite quantité de liquide retirée est défibrinée et centrifugée ; le culot ainsi obtenu est étalé sur lame et coloré, et le microscope montre les différences suivantes : pour ce qui est des pleurésies tuberculeuses, on constate ici la même division que celle qu'ont déjà établie les données de la clinique (Landouzy), de l'anatomie pathologique

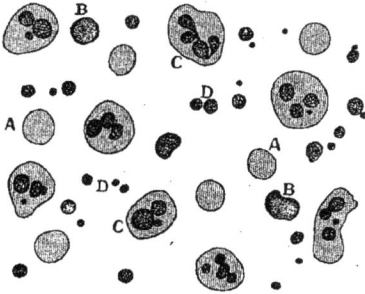

Fig. 108. — Pleuro-tuberculose secondaire : A, Globules rouges ; — B, Noyaux de lymphocyte ; — C. Leucocytes polynucléaires ; — D, Noyaux altérés, libres. (D'après Bezançon et Labbé, *Traité d'hématologie*.)

(Kelsch et Vaillard), de l'expérimentation et de la bactériologie (Péron, Le Damany) ; les pleu-résies tuberculeuses primitives, répondant à l'ancienne pleurésie idiopathique, *a frigore*, sont caractérisées par une formule toute spéciale, une lymphocytose très marquée et presque exclu-sive : quelques hématies se mêlent seules aux lymphocytes très prépondérants. Au contraire,

mine et, en outre, l'on y trouve parfois des crochets, des têtes et des portions de membranes des échinocoques (fig. 90 et 91).

dans le liquide des pleurésies secondaires, survenant chez des tuberculeux avérés, il y a peu d'éléments figurés, quelques polynucléaires vieillis et déformés.

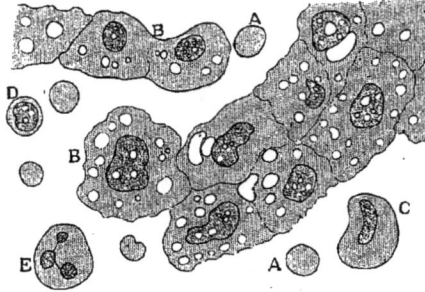

Fig. 109. — Epanchement pleural chez un cardiaque ; — A, Globules rouges ; — B, Cellules endothéliales soudées en placards ; — C, Cellule endothéliale isolée ; — D, Lymphocyte ; — E, Leucocyte polynucléaire. (D'après Bezançon et Labbé.)

Le liquide des pleurésies mécaniques (cardiaques, brightiques, par compression, cancéreuses) est caractérisé par la présence de placards de cellules endothéliales, soudées entre elles, qu'on ne rencontre que dans cette variété de pleurésies.

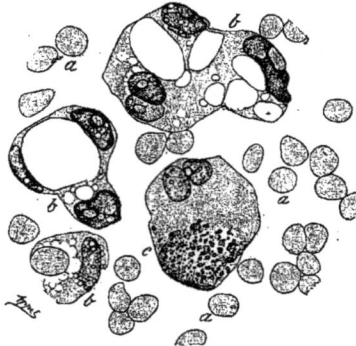

Fig. 110. — Pleurésie sarcomateuse : a, Globules rouges ; — b, Grosses cellules sarcomateuses avec noyau énorme, nucléole volumineux et vacuoles claires ; — c, Cellule sarcomateuse avec noyau éclaté. (D'après Bezançon et Labbé.)

Les pleurésies infectieuses présentent une formule différente : ce sont les polynucléaires qui dominent, mêlés de grandes cellules mononucléaires macrophages, témoignant de la lutte leucocytaire (pleurésies à streptocoques, et surtout à pneumocoques).

En cas d'épanchements inflammatoires de la cavité pleurale, il importe de pratiquer l'*examen bactériologique* du liquide ; parfois aussi il est

Comme on le voit, ces recherches aboutissent à l'usage d'un véritable cyto-diagnostic, en matière de pleurésie séro-fibrineuse. Il est intéressant de lui comparer les résultats obtenus, au point de vue du diagnostic de la nature des pleurésies, avec la recherche de la perméabilité pleurale. Cette méthode a donné des indications dont la valeur est encore à l'étude, et qui peuvent être résumées ainsi : le pouvoir absorbant de la plèvre est étudié par la technique suivante : on injecte sous la peau une substance soluble, bleu de méthylène (Ramond et Tourlet), salicylate de soude (Widal et Ravaut), et on en étudie l'élimination par les urines ; on compare ensuite cette élimination avec celle que donne l'injection du même corps dans la cavité pleurale ; les différences notées tant au point de vue du cycle de l'élimination qu'à celui du

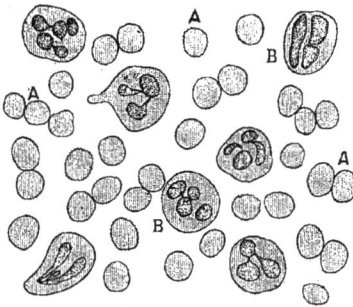

Fig. 111. — Pleurésie pneumococcique : A, Globules rouges ; — B, Leucocytes polynucléaires.
(D'après Besançon et Labbé.)

dosage de cette substance, dénoncent la valeur de la perméabilité pleurale. D'après Castaigne, le pouvoir absorbant de la plèvre est diminué et jamais augmenté dans les pleurésies tuberculeuses séro-fibrineuses ; il est normal ou augmenté dans les autres. Mais Widal et Ravaut ont montré des cas de pleurésies non tuberculeuses, dont la perméabilité pleurale était diminuée.

Dans les pleurésies purulentes, d'après Castaigne, le pouvoir absorbant de la plèvre est diminué lorsqu'il s'agit de tuberculose ou de pneumococcie, augmenté lorsqu'il s'agit de streptococcie. Dans les pleurésies hémorragiques, le même auteur a avancé que le pouvoir absorbant était diminué, sauf dans les pleurésies cancéreuses.

On a voulu aussi tirer de ces recherches des indications sur le pronostic et le traitement des pleurésies. Castaigne a soutenu que le pouvoir absorbant expérimental donnait des renseignements sur la faculté de résorption spontanée de l'épanchement. Mais Widal et Ravaut ont rapporté deux faits en opposition avec cette assertion. Castaigne tient compte aussi, pour le pronostic, de la perméabilité pleurale de dehors en dedans et de l'étude du point de congélation (point cryoscopique, Δ ; voyez Reins). D'après cet auteur, lorsque le point Δ est plus élevé que celui du sérum sanguin, et que la plèvre est perméable de dehors en dedans (ce qu'on reconnaît en recherchant dans le liquide pleural le bleu de méthylène, injecté sous la peau), cela signifie que la pleurésie est encore en activité ; il ne faut pas ponctionner. Lorsqu'au contraire il y a isotonie entre le liquide pleural et le sérum sanguin, et que la plèvre n'est plus perméable de dehors en dedans, le processus inflammatoire est arrêté ; et il convient de ponctionner ou de s'abstenir, selon que la perméabilité de dedans en dehors, étudiée comme précédemment, est diminuée ou normale. Toutes ces recherches, extrêmement intéressantes, demandent encore confirmation, d'autant plus que les constatations postérieures de Lesné et Ravaut en contredisent les résultats (*Presse médicale*, 20 février 1901).

désirable de l'inoculer, à des animaux, par exemple, en l'injectant dans la cavité péritonéale des cobayes (1).

(1) L'examen bactériologique comporte diverses manipulations très importantes : le simple examen sur lamelles ne donne en général aucun résultat, même pour les pleurésies à microbes pyogènes ordinaires (pneumocoques, Netter); pour les microbes, les cultures suffisent en général à en déceler l'identité. Pour le bacille de Koch, au contraire, il convient de recourir aux inoculations ; tout récemment cependant, MM. Bezançon et Griffon ont pu cultiver rapidement le microbe sur le sang gélosé ensemencé avec le dépôt du liquide pleural, centrifugé aussitôt après la prise.

Les inoculations doivent être faites avec certaines précautions : l'inoculation du dépôt obtenu par centrifugation est quelquefois infidèle : il est préférable d'injecter aux animaux de fortes doses de liquide, sans atteindre les limites de l'intoxication par le liquide, qui contient en effet des toxines tuberculeuses (Debove et Renault). Cette dernière propriété peut même être utilisée pour le diagnostic. Enfin Arloing et Courmont ont proposé de rechercher dans le liquide pleural la réaction agglutinante pour le bacille de Koch. Ces différentes méthodes, ajoutées au cyto-diagnostic, permettent de faire le diagnostic de la nature des pleurésies ; la recherche de la perméabilité fournit des indications que l'on ne peut pas encore considérer comme aussi précises et certaines.

7. — Examen du larynx.

Le diagnostic des affections du larynx s'établit à l'aide de deux méthodes d'explorations, à savoir, la palpation et l'inspection. Toutes les deux peuvent être appliquées à l'examen extérieur et intérieur du larynx. C'est l'inspection intérieure du larynx, la *laryngoscopie*, qui présente un intérêt capital, et à l'heure qu'il est on est en droit d'exiger de tout médecin la connaissance parfaite de ce procédé d'exploration.

A. — Palpation du larynx.

La palpation du larynx peut être externe ou interne. Dans la palpation externe, on se contente d'appliquer les doigts sur les diverses parties extérieures du larynx ; dans la palpation interne, on introduit les doigts dans la cavité buccale en tâchant d'atteindre, autant que faire se peut, certaines régions de l'organe.

Lorsque, pendant l'émission de la parole, on pose le pouce et l'index légèrement de chaque côté des cartilages laryngiens, en des points symétriques, on perçoit une trémulation spéciale que nous appellerons *frémissement laryngé*. Brücke, qui, le premier, a décrit ce phénomène, l'a expliqué par la transmission aux parois laryngées de vibrations perceptibles des cordes vocales.

Le maximum de netteté et d'intensité des vibrations correspond au bord inférieur du cartilage thyroïde, c'est-à dire aux points d'insertion des cordes vocales vraies. De là, elles se propagent, en s'affaiblissant progressivement, vers le haut et vers le bas, et peuvent être suivies jusque bien au delà du domaine laryngien proprement dit. On les sent très facilement tout le long de la trachée, tant que celle-ci demeure accessible à la palpation ; on les rencontre également au-dessus de l'os hyoïde. Plus la voix est intense et grave, plus prononcé est le frémissement laryngé, conformément aux lois exposées page 189.

A l'état normal, le frémissement laryngien a une intensité égale des deux côtés en des régions symétriques, parfois il est un peu plus intense à droite. Lorsque les cordes vocales ont perdu, à la suite d'une paralysie de certains muscles du larynx, plus ou moins de leur motilité et leur vibratilité, et cela d'un côté seulement, il se produit, comme l'a montré pour la première fois Gerhardt, des différences tellement notables dans l'énergie du frémissement laryngien, qu'elles suffisent et qu'il n'est pas besoin de laryngoscope pour établir le diagnostic de paralysie des cordes vocales. Malheureusement le phénomène n'est pas constant.

Dans la palpation externe, il faut rechercher aussi les *points doulou-reux* de la région du larynx. Il faut remarquer également que, notam-ment chez les vieillards dont les cartilages laryngés sont ossifiés, on perçoit quelquefois, en déplaçant latéralement le larynx, une sensation particulière de *crépitation*, due au frottement des cartilages contre la face antérieure de la colonne vertébrale (1).

Pour ce qui concerne *l'emphysème sous-cutané* de la région laryngée, voyez page 141.

Pour le diagnostic de certaines maladies du larynx, l'importance de la palpation interne l'emporte presque sur celle de la palpation externe. On comprend que, vu le peu de longueur du doigt, on ne puisse avec l'index, introduit dans la cavité buccale, atteindre que les parties supérieures de l'épiglotte et les ligaments ary-épiglottiques qui l'avoisinent. Mais là déjà se produisent des processus parfois très importants, dont le dia-gnostic est souvent plus aisé à établir à l'aide de la palpation qu'avec le secours du laryngoscope; citons l'œdème de la glotte et les corps étran-gers placés à l'entrée du larynx.

Lorsque, dans l'œdème glottique, l'épiglotte et les replis ary-épiglot-tiques sont fortement infiltrés d'exsudat inflammatoire, le doigt recon-naît facilement les gros bourrelets gélatineux, surtout si l'on a com-mencé par se rendre compte sur des personnes bien portantes de l'état ordinaire de ces parties. De même, on arrive souvent, avec le doigt seul, à diagnostiquer les corps étrangers situés à l'entrée du larynx et à les enlever.

Le manuel opératoire est aussi simple que facile. Le malade s'assied sur une chaise, le dos fortement appuyé contre le dossier, la tête un peu repliée en arrière (pour y arriver plus facilement, on recommandera au malade de regarder en haut), la bouche largement béante et la langue tirée aussi complètement que possible. Il est presque toujours très avan-tageux pour le médecin d'envelopper d'un linge l'extrémité de la langue et de la maintenir entre le pouce et l'index de la main gauche pour en empêcher la rentrée. Puis, on introduit l'index redressé de la main droite dans la bouche du malade, en partant de la commissure gauche des lèvres.

Afin d'éviter des mouvements de suffocation et des vomituritions pré-maturées, on fera bien de faire suivre à ce doigt la voûte palatine, car tout attachement de la partie postérieure de la langue donnerait nais-sance à l'inconvénient qu'il s'agit précisément d'éviter. Quand l'extrémité digitale arrive au voisinage de la luette, alors seulement on la recourbe

---

(1) La palpation externe du larynx permet de déceler un signe d'anévrisme de la crosse aortique, *le signe de Mac Donnell*. Dans ce cas, si l'on fait tendre le cou du malade et qu'on abaisse avec deux doigts le cartilage cricoïde, on perçoit la propagation des battements de la poche aortique, transmis le long de la trachée.

rapidement en crochet, on l'abaisse rapidement et on cherche à atteindre avec elle l'épiglotte et l'appareil ligamenteux avoisinant. Pour éviter d'être mordu, on aura soin, avant de procéder à l'examen, d'introduire entre les mâchoires un bouchon suffisamment épais ou le manche d'une cuiller posé de champ.

B. — INSPECTION DU LARYNX.

Comme pour la palpation, il faut, dans l'inspection, distinguer l'inspection externe du larynx d'avec l'inspection interne de cet organe.

L'*inspection externe* du larynx fait ordinairement reconnaître des processus dus à une affection laryngée non pas primitive, mais secondaire et propagée du voisinage : notamment les tumeurs qui ont pour point de départ tantôt la glande thyroïde, tantôt des ganglions contigus au larynx, et qui rétrécissent le larynx en le comprimant ou en l'écartant de sa situation normale.

Pour les maladies proprement dites du larynx, toute l'importance diagnostique revient a l'*inspection interne* de l'organe ou à la *laryngoscopie*. C'est à Czermak (1858) que revient le mérite de l'avoir introduite dans la pratique médicale, quoique déjà antérieurement quelques tentatives semblables eussent été faites (Senn, 1827 ; Warden, 1844 ; Manuel Garcia, 1855 ; Türck, 1857).

Le *principe physique de la laryngoscopie* est facile à saisir. Lorsqu'on laisse tomber des rayons de lumière sur un petit miroir, que l'on a placé au fond de la cavité bucco-pharyngienne, au-dessus de l'entrée du larynx, ces rayons, lorsque la position du miroir est bonne, se réfléchissent dans la cavité laryngienne et l'éclairent. Si l'observateur réussit à porter l'œil dans le faisceau des rayons dirigés sur le miroir, il est évident qu'il apercevra immédiatement dans le laryngoscope l'image éclairée du larynx. Toute la technique de la laryngoscopie se réduit par conséquent au maniement convenable du miroir laryngien et à l'emploi d'une source de lumière appropriée aux circonstances.

La forme et la matière première du *laryngoscope* ont subi bien des modifications ; et il est bien naturel que chaque inventeur ait préconisé son propre instrument. Un miroir rond en verre monté sur métal suffit pour tous les cas ; ce miroir est fixé par sa face postérieure à une tige d'argent malléable de force moyenne et d'une longueur de 8 à 10 centimètres. L'angle formé par le miroir et la tige sera de 135°, mais l'on fera attention à ce que l'on puisse varier la position du miroir, suivant les besoins. La tige elle-même est munie à son extrémité d'un manche en bois à huit faces d'égale largeur, qui permet de se servir de l'instrument avec toute certitude et commodément, comme d'une plume à écrire (fig. 112). Un laryngoscope à manche arrondi et poli est d'un maniement plus difficile.

Je ne puis recommander davantage la fixation de la tige dans le manche par une vis (fig. 113). En effet, l'état lisse du manche rond ne permet pas de le manier avec sûreté ; quant à la vis, elle ne tarde pas à se relâcher, et la tige oscille de tous les côtés au moindre mouvement.

Il est avantageux d'avoir à sa disposition des miroirs de différentes grandeurs (par exemple, de 2 cent., de 2 cm. 3 et de 2 cm. 5 de diamètre environ) : de la sorte, on pourra aisément se servir du miroir qui correspond le mieux au volume de la cavité bucco-pharyngée à examiner. L'exploration sera pratiquée avec un miroir aussi large que possible, car plus le miroir est large, plus on pourra réfléchir de rayons lumineux dans la cavité du larynx et plus sera éclairé l'intérieur de cet organe.

On aura des miroirs spéciaux pour l'examen des syphilitiques et des tuberculeux, et l'on fera attention de laver soigneusement et séance tenante l'instrument, après s'en être servi, dans une solution d'acide phénique à 5 p. 100. Autrement l'on s'exposerait à transmettre le virus aux personnes saines.

Avant d'introduire le laryngoscope dans la cavité bucco-pharyngée, il faut lui donner la température du corps. Autrement, la vapeur viendrait se condenser à sa surface et empêcherait l'examen. Pour cela, on se sert d'une lampe, en ayant soin de toujours tourner la face brillante de l'instrument du côté de la flamme. Sinon, la face métallique s'échauffe trop, le miroir se dessoude de sa monture et se brise.

Il faut éviter à tout prix d'introduire immédiatement le miroir une fois chauffé ; pour se rendre compte si la chaleur n'en est pas trop forte, on le touche avec la face dorsale de la main.

FIG. 112.

Laryngoscope avec tige fixe et manche à huit pans. 1/2 grand. nat.

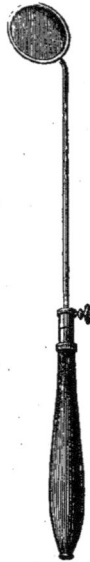

FIG. 113.

Laryngoscope à tige mobile et à manche arrondi. 1/2 grand. nat.

Faire cette épreuve sur la joue ou la paupière n'est pas à recommander, parce que, si l'on examine des syphilitiques ou des diphtériques, il y a danger d'infection pour le médecin.

Pour introduire l'instrument, on le saisit comme une plume à écrire : dans cette position, sa manipulation est plus commode et plus sûre.

On part de la commissure labiale gauche, en suivant le palais jusqu'à ce que la face dorsale du miroir touche la face antérieure de la luette. Tout contact inutile avec les côtés et notamment avec la langue est à éviter soigneusement, car si l'instrument touche la base de la langue, il se produit immédiatement de la suffocation qui empêche toute inspection.

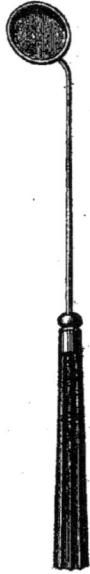

Aussitôt que le miroir se trouve au-dessous de la luette, on le pousse un peu en haut et en arrière, refoulant ainsi la luette dans la même direction. On peut dire qu'il est véritablement bien placé, quand sa face réfléchissante est à peu près parallèle à la surface de la base de la langue. La figure 114 montre qu'alors l'instrument est situé au-dessus de l'entrée du larynx. Pour donner un appui sûr à la main exploratrice, on posera doucement les 4e et 5e doigts contre la mâchoire inférieure du patient.

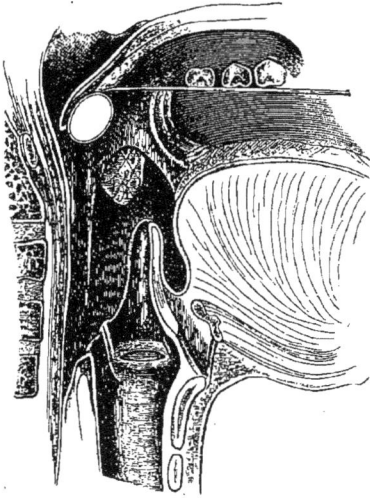

FIG. 114. — Position du laryngoscope dans la cavité buccale.

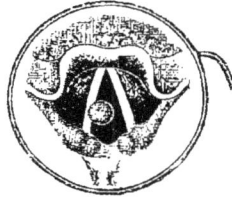

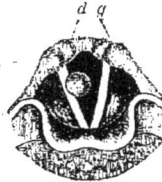

FIG. 115. — Rapports de l'image avec les parties laryngiennes.
d, Droite ; — g, Gauche.— Grandeur naturelle.

Le praticien fera bien de s'habituer à manier le laryngoscope indifféremment des deux mains, car, dans toute manipulation exécutée dans le larynx sous le contrôle de l'instrument, le miroir est confié à la main gauche, tandis que la droite pratique l'opération. On a construit, il est vrai, différents appareils de contention pour le laryngoscope, mais on ne s'en sert guère dans la pratique, à cause du peu de confiance qu'on peut leur accorder.

En raison de l'obliquité du miroir, on ne peut y voir les parties telles qu'elles sont situées réellement en avant et en arrière, mais bien en haut et en bas. Les parties antérieures y sont placées en haut, les postérieures en bas. Pour s'en rendre compte, on n'a qu'à regarder la figure 115. On voit en même temps, ce qui est facile à comprendre, que ce qui, dans le larynx du malade, est situé à droite ou à gauche, conserve, une fois réfléchi, la même disposition, mais seulement par rapport au malade. Or, comme l'observateur se trouve en face de ce dernier, tout ce qu'il aperçoit

à sa droite dans l'image doit être rapporté à la gauche du malade, et réciproquement.

Lorsqu'on introduit progressivement le laryngoscope dans la cavité
buccale, d'avant en arrière, on obtient successivement les images suivantes :

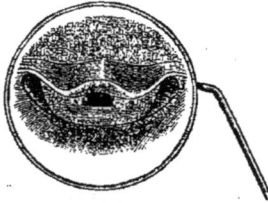

Fig. 116.

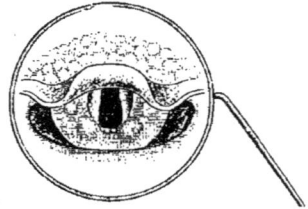

Fig. 117.

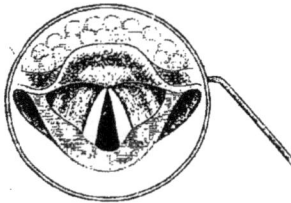

Fig. 118.

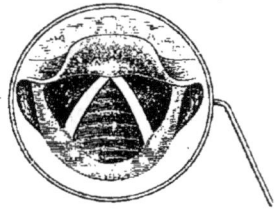

Fig. 119.

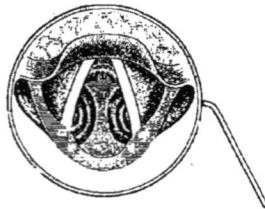

Fig. 120.

Série des images successives obtenues par l'introduction progressive du laryngoscope.

1. — Base de la langue avec ses papilles cylindriques ; surface antérieure de l'épiglotte avec le frein épiglottique moyen et des deux ligaments glosso-épiglottiques latéraux ; des deux côtés du frein épiglottique,
un sillon ; le bord supérieur de l'épiglotte ; les deux cartilages aryténoïdes, et au-dessus d'eux, le cartilage de Santorini (fig. 116).

2. — Partie supérieure de la face interne de l'épiglotte ; cartilages
aryténoïdes et de Santorini ; cartilages de Wrisberg et ligaments ary-

épiglottiques ; moitié postérieure des cordes vocales vraies et fausses (fig. 117).

3. — Moitié antérieure des vraies cordes vocales et insertion antérieure de la glotte ; fausses cordes vocales ; entre les cordes vocales vraies et fausses, les sinus de Morgagni ; partie inférieure de la face interne de l'épiglotte ; enfin le tubercule épiglottique (fig. 118).

4. — Lorsque la fente glottique est assez large, on plonge dans la trachée (fig. 119).

5. — Bifurcation de la trachée et vue de la portion initiale des bronches (fig. 120).

Les rayons de la *source lumineuse* que l'on utilise pour l'inspection du larynx, doivent être dirigés et concentrés vers la moitié supérieure de la luette, car c'est là qu'est placé le miroir pendant l'exploration. On peut, à cet effet, se servir de la lumière solaire, du jour ordinaire ou de la lumière artificielle.

C'est la lumière solaire qui mérite entre toutes la préférence. Avec elle on aperçoit les parties avec leurs couleurs naturelles ; en outre, la lumière artificielle ne peut atteindre en aucun cas l'intensité de la lumière solaire. Cette dernière a pour seul inconvénient de dépendre du temps et de la hauteur du soleil.

L'examen, quelle que soit la source de lumière utilisée, peut être direct ou indirect. Dans l'examen direct, le malade regarde le soleil directement, les yeux fermés bien entendu pendant toute la durée de l'exploration. Il ouvre largement la bouche, afin de laisser pénétrer les rayons en ligne droite dans la cavité buccale. Quant au médecin, il faut qu'il évite également de regarder le soleil avant de procéder à l'inspection, car il se trouverait ébloui d'une manière si vive et si prolongée qu'il faudrait renoncer pour quelque temps à pratiquer l'examen. Il est clair aussi qu'il faut que l'observateur se place sur le côté du sujet, pour ne pas intercepter par le dos les rayons lumineux.

Dans l'exploration indirecte, les positions du malade et du médecin sont renversées. Le malade tourne le dos au soleil, tandis que le médecin regarde en face. L'éclairage se fait par des rayons recueillis sur un miroir et pénétrant dans la cavité buccale par voie indirecte.

Pour recueillir les rayons solaires, on se sert d'un miroir en verre concave de 15 à 20 centimètres de distance focale, que l'on appelle *réflecteur*. Ce miroir est fixé à un manche en bois, sur lequel il se meut librement d'avant en arrière à l'aide d'une charnière ou dans n'importe quelle direction à l'aide d'une arthrodie. En son centre, il est perforé, ce qui est le mieux (fig. 121) ; ou bien sa monture métallique l'est seule, le verre demeurant intact, mais dépourvu, à cet endroit, de toute étamure. Ce dernier genre de miroirs n'est pas très recommandable, car, au bout de quelque temps, il s'accumule de la poussière entre le métal et le verre, et le miroir est perdu. En se servant du miroir, le mieux est d'employer le trou central pour regarder à travers ; en effet, la simple réflexion suffit à faire comprendre que c'est au centre de l'appareil que l'éclairage est le plus intense. Il faut également, pour éviter de blesser la cavité buccale des malades, veiller à ne pas placer la luette précisément dans le point focal du réflecteur ; avec un miroir de 6 pouces de distance focale, par exemple, la distance de la luette au miroir doit être non pas égale, mais un peu supérieure ou inférieure à ce chiffre.

L'emploi de ce genre de réflecteurs est très incommode, en ce sens que

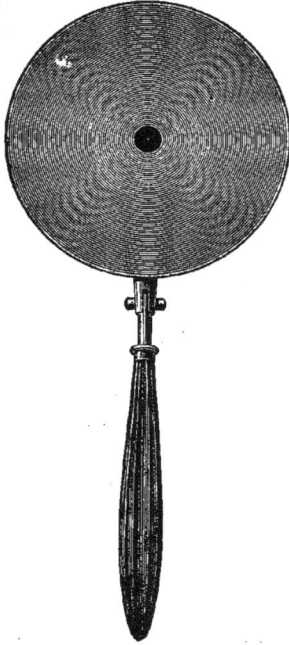

FIG. 121. — Réflecteur concave. Modèle sur charnière. 1/2 grandeur naturelle.

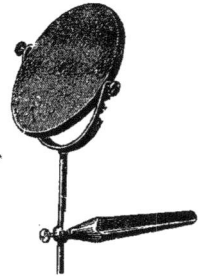

FIG. 122. — Réflecteur avec embouchure
de CZERMAK.

le médecin n'a pas de main libre et ne peut, par conséquent, pratiquer d'opération. Aussi Czermak faisait-il visser la tige métallique d'un réflecteur, mobile sur son axe horizontal, sur une tige horizontale en bois que le médecin tenait entre ses dents (fig. 122). Ce mécanisme n'est évidemment pas encore très pratique; outre que le médecin doit posséder toutes ses dents, il ne lui est plus possible de converser avec le malade et de lui donner les avis nécessités par les besoins de l'exploration. Ces inconvénients sont supprimés par l'emploi du bandeau de Kramer ou des lunettes de Semeleder.

Le bandeau de Kramer (fig. 123) se boucle autour du front et de l'occiput. A la partie antérieure est adapté un miroir concave en verre, percé

en son centre, qui est mobile en tous sens grâce à une arthrodie (1). La
manière de s'en servir découle de la description même. On meut le réflecteur devant l'œil jusqu'à ce que les rayons lumineux tombent dans la
cavité buccale ; quant au trou situé au centre, il sert à l'examen de l'image
laryngoscopique.

Les lunettes de Semeleder sont constituées par un squelette solide muni,
dans la partie interoculaire, d'un réflecteur concave, percé en son centre
et mobile en tous sens grâce à une arthrodie (fig. 124). Les médecins qui
portent d'habitude des lunettes feront bien de faire mettre les verres à leur
usage sur cette monture de Semeleder. Remarquons à ce propos que les
hypermétropes et les presbytes ont toujours besoin de verres de correction

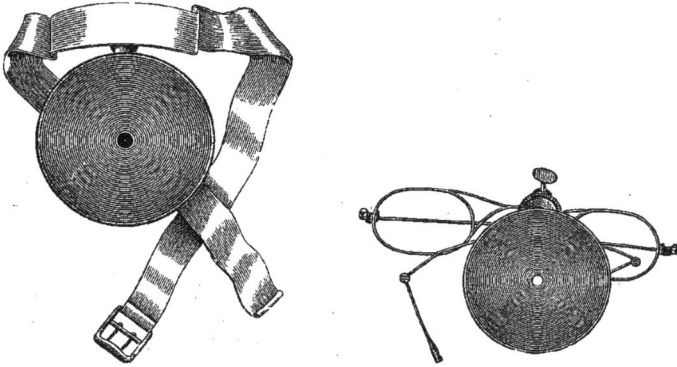

FIG. 123. — Bandeau de KRAMER. 1/2 grand. nat.   FIG. 124. — Lunettes de SEMELEDER. 1/2 gr. nat.

pour l'examen laryngoscopique ; quant aux myopes, la chose n'est nécessaire que si leur myopie est plus forte que 1/10 (— 4 Dioptr.). Entre 1/10
et 1/17 (— 2-4 Dioptr.), ils n'ont besoin de ces verres que s'ils veulent
inspecter la trachée et la bifurcation bronchique.

Pour ne pas recourir aux rayons directs du soleil, on peut se servir,
dans l'examen laryngoscopique de la simple *lumière du jour;* à cet effet,
Wintrich a proposé un moyen aussi simple que pratique. On opère dans
une chambre obscure ; dans le volet, on a fait ouvrir un trou rond d'environ 5 centimètres de diamètre. En émoussant de cette façon la lumière
diffuse, les rayons qui entrent par l'ouverture sont suffisants pour éclairer, soit directement, soit par l'intermédiaire d'un miroir concave, la
cavité du larynx.

Si, à défaut de chambre obscure, on désire user de lumière diffuse
pour la laryngoscopie, il faut mener le malade au fond de la salle et le

(1) C'est ce qu'en France les mécaniciens appellent une articulation à rotule ou une genouil-
lère.

placer le dos à la fenêtre, puis conduire les rayons lumineux dans la
bouche par l'intermédiaire d'un réflecteur.

On s'affranchit entièrement des caprices du ciel et du temps en employant la *lumière artificielle* et en donnant naturellement la préférence à
la source qui procure l'éclairage le plus intense et en même temps le plus

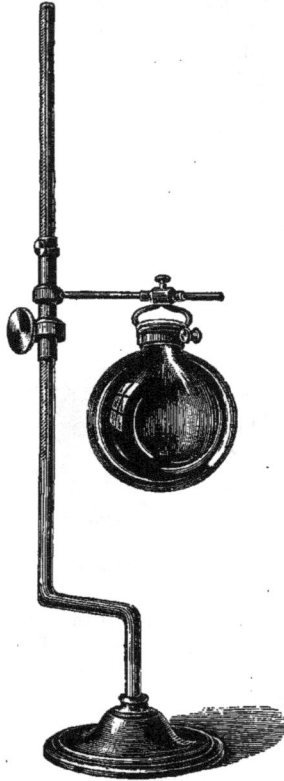

FIG. 125. — Appareil de TURCK pour l'utilisation de la boule de cordonnier.

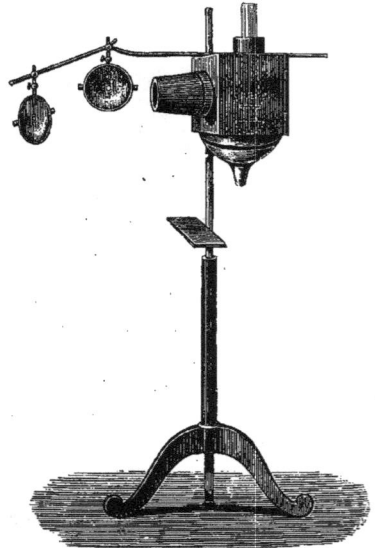

FIG. 126. — Appareil de LEWIN.

uniforme. Une lumière tremblotante est mauvaise. La lumière la plus
intense est la lumière électrique, et l'emploi en est à recommander. Du
reste, dans la majorité des cas, on sera obligé de se contenter de sources
lumineuses plus modestes ; parmi celles-ci, c'est à une *lampe à pétrole*
éclairant bien que l'on donnera la préférence.

Depuis très longtemps on a pensé à concentrer les rayons lumineux de
la lampe et à renforcer ainsi son pouvoir éclairant. L'appareil le plus

simple et le plus ancien est la boule des cordonniers, recommandée par Türck (fig. 125).

Les appareils formés par des lentilles biconvexes donnent une clarté bien plus intense. Le plus ancien, et peut-être aussi le plus pratique, est celui de Lewin, de Berlin. Construit sur le plan d'une lanterne de voiture, il possède sur la face tournée vers le malade une lentille biconvexe unique qui rassemble les rayons lumineux et les transmet directement ou par l'intermédiaire d'un réflecteur dans la cavité buccale du sujet (fig. 126).

L'appareil de Tobold, qui est très répandu, jouit à bon droit de la faveur des praticiens ; il est simple et facilement maniable (fig. 127).

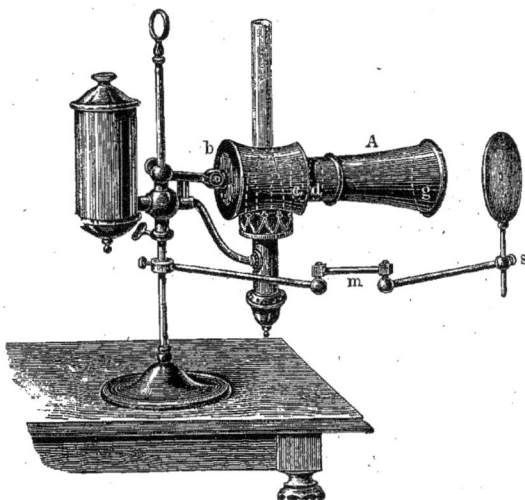

Fig. 127. — Appareil d'éclairage laryngoscopique de TOBOLD.

Il consiste en un tube en laiton que l'on fixe, à l'aide d'une vis et par l'intermédiaire d'un bras horizontal, au support de la lampe. Au moyen de la vis b, on fait mouvoir le tube d'avant en arrière, afin de modifier à son gré la distance entre le cylindre et le support et, en même temps, de rapprocher le plus possible les lentilles biconvexes du verre de la lampe. Dans le tube en métal proprement dit, A, se trouvent trois lentilles biconvexes. Deux d'entre elles, c et d, d'un pouvoir de réfraction égal et distantes entre elles d'une ligne, arrivent immédiatement devant le verre de lampe ; la troisième g, plus grande, a une puissance réfringente qui n'est que les trois quarts de celle des deux autres ; elle est située à l'extrémité antérieure du tube. Enfin le réflecteur est adapté à un support également en laiton, et à trois branches, ce qui permet de leur donner diverses positions, surtout lorsqu'on a encore recours à la vis s.

En employant cet appareil, il faut faire glisser le tube le long du verre jusqu'à ce que l'axe des lentilles soit placé en face du centre de la flamme. On voit qu'on a réussi, lorsqu'en regardant à travers la lentille antérieure on s'aperçoit qu'on a obtenu la plus grande intensité de la flamme.

Lorsqu'on place un objet obscur au-devant de la lentille antérieure, il faut que l'image de la flamme produise à sa surface un cercle à limites nettes et claires. Le réflecteur est placé de façon à ce que sa perforation centrale corresponde à l'axe des lentilles. Il ne faut jamais commencer un examen laryngoscopique sans avoir auparavant bien réglé l'éclairage. Il est évident que tout l'appareil doit être disposé de façon à ce que le tube soit situé à la hauteur de la cavité buccale du malade assis devant le médecin, afin que les rayons lumineux collectés pénétrant dans la bouche du malade soient contenus dans un seul et même plan.

Il est indifférent, en pratique, de faire l'examen debout ou assis ; tout dépend de l'habitude qu'on a prise. Dans le dernier cas, le malade et le médecin s'asseoient en face l'un de l'autre, le premier immédiatement à côté de l'appareil d'éclairage. Le médecin commet alors souvent la faute de placer son siège trop près du malade, de sorte que celui-ci, qui doit être assis droit et ne pas pencher en avant, n'a plus la place nécessaire pour se rapprocher du réflecteur. Il faut que le médecin recule sa chaise et se penche un peu en avant pour regarder à travers l'orifice central du réflecteur. On doit recommander au sujet de garder une attitude bien verticale, de ne pas s'affaisser et de ne pas faire de mouvements de tête latéraux. On le fait regarder un peu en haut, la tête suivant la direction du regard ; on l'engage à ouvrir la bouche le plus largement possible et à tirer la langue autant que faire se peut.

Pour tout cela, il n'est pas besoin d'user de force. Lorsque le malade exagère la manœuvre indiquée par le médecin, il peut se produire une luxation de la mâchoire inférieure, comme Guinier en a publié un exemple. Pour que la langue ne se retire pas pendant l'introduction du laryngoscope, on en enveloppera la pointe avec un linge, et on la maintiendra avec le pouce et l'index de la main gauche. Les premières fois il est avantageux de maintenir soi-même la langue du patient ; plus tard on peut confier ce soin aux malades déjà habitués.

Pour immobiliser le malade et principalement sa tête, certains spécialistes ont recommandé l'usage de sièges à soutien céphalique, tels que les emploient les photographes ; mais la chose étant superflue, a été abandonnée. Il est très commode, en revanche, de faire asseoir les malades sur un tabouret de piano, qui permet d'amener la bouche du malade à la hauteur exacte de l'œil du médecin, dont la tâche est ainsi facilitée.

Ces préparatifs terminés, l'appareil d'éclairage est placé à la hauteur des lèvres du malade, et le réflecteur tourné de telle façon que la lumière la plus intense corresponde à la partie supérieure de la lunette. Chez les personnes non encore habituées, on fera bien de ne pas trop se hâter d'introduire le laryngoscope. On les fait respirer profondément et tranquillement pendant un moment, la bouche ouverte et la langue tirée ; on les invite, le miroir une fois introduit, à continuer de respirer avec le même calme, et on leur fait prononcer, de temps en temps et plusieurs fois de suite, une voyelle, telle que l'*a*. Pour enlever toute inquiétude aux malades, il est bon de leur expliquer ce qu'est le laryngoscope et de les convaincre qu'il n'est nullement question de leur faire une opération.

Nous avons déjà parlé des détails que comporte l'introduction du miroir, ainsi que des différentes images obtenues successivement pendant cette manœuvre. On obtient l'image laryngienne bien plus facilement, si l'on fait prononcer au malade pendant l'exploration les voyelles *a*, *é* ou *i*; en effet, les mouvements font mieux saillir les cartilages aryténoïdes et les cordes vocales : cela est utile surtout pour le praticien inexpérimenté.

Comme les premiers essais offrent certaines difficultés au débutant, celui-ci se contente souvent de l'inspection des cartilages aryténoïdes et du segment postérieur de la glotte. Il est clair que cette manière de faire est inadmissible. Il n'est, en effet, permis de porter un diagnostic que lorsqu'on a examiné chaque segment isolé du larynx avec soin et minutie. Aussi faut-il s'habituer, dès le début, à procéder d'une façon méthodique et à explorer successivement et complètement la base de la langue, la face antérieure de l'épiglotte, les cartilages aryténoïdes, les replis aryépiglottiques, les fausses cordes vocales, les fossettes de Morgagni, les vraies cordes vocales et la face interne de l'épiglotte.

Pour obtenir la sûreté de main nécessaire au maniement des instruments, il est bon de s'exercer préalablement sur le mannequin. Les meilleurs mannequins sont ceux d'Oertel et d'Isenschmid de Munich.

Malgré toute l'habileté du médecin, il peut se produire de *telles difficultés dans l'exploration du larynx*, que le premier examen (et ces choses-là ne s'avouent pas facilement) échoue quelquefois, même entre les mains des plus renommés spécialistes. Certains individus possèdent une muqueuse pharyngienne tellement sensible que le moindre contact, si léger soit-il, avec la luette et les parties voisines provoque de violents accès de suffocation. Cependant on peut arriver à surmonter assez souvent l'obstacle en morigénant le malade et en l'exhortant à réagir.

Dans d'autres cas, il faut renoncer à tout examen proprement dit et chercher à diminuer progressivement la sensibilité de la muqueuse par l'introduction quotidienne du laryngoscope. Si l'on veut arriver au but dès la première exploration et si l'on use pour cela de violence, on constatera souvent que l'hyperesthésie augmente au lieu de diminuer.

Pour émousser la sensibilité de la muqueuse, on a proposé à diverses reprises des badigeonnages avec des anesthésiques (chloroforme, éther, chloral, morphine) ; toutefois ces substances sont inutiles lorsqu'on les emploie à petites doses et deviennent irritantes lorsqu'on a recours à de fortes doses; de plus, on s'expose au danger d'intoxication. Je me suis le mieux trouvé des badigeonnages pharyngiens avec la solution de Waldenburg (5 grammes de bromure de potassium pour 25 grammes de glycérine); toutefois avec elle le résultat se fait attendre environ une dizaine de minutes. Burow a conseillé des inhalations d'une solution concentrée de tanin (3 p. 100). On peut encore recourir à des badigeonnages de cocaïne (10 p. 100).

Une deuxième difficulté peut résider dans l'étroitesse de l'arrière-gorge, due, par exemple, à l'hypertrophie tonsillaire. Dans ces cas, il faut choisir un laryngoscope de dimensions convenables, ou bien pratiquer l'amygdalotomie avant l'exploration.

L'attitude de la langue elle-même peut devenir très gênante pour l'inspection laryngoscopique, car, chez bon nombre de malades, la base de cet organe s'élève au point de masquer le miroir et de rendre ainsi impossible l'exploration. On peut parfois tourner la difficulté, en faisant prononcer au malade la voyelle *a*, pendant qu'on procède à l'examen; tout le monde, en effet, peut se convaincre que, dans ce cas, la base de la langue s'aplatit fortement. Si l'obstacle persiste, il faudra déprimer préalablement la base de l'organe à l'aide d'une spatule linguale.

En admettant que rien dans la cavité buccale ne s'oppose à un examen laryngoscopique, la forme et la position de l'épiglotte empêchent quelquefois complètement l'inspection du larynx ou du moins la rendent difficile. Chez certaines personnes, en effet, l'épiglotte offre une rétroversion telle qu'elle ferme plus ou moins parfaitement l'orifice du larynx. On a conseillé pour le redressement de cet organe divers instruments : les uns agissent comme une pince, saisissent et relèvent l'épiglotte ; les autres la perforent et y passent un fil ; d'autres enfin perforent le frein épiglottique et le fixent à l'aide d'un fil. L'emploi de ces instruments n'est pas sans danger ; il vaut mieux ne pas y recourir. On court moins de risques en faisant usage d'une sonde boutonnée, avec laquelle on essaie de charger l'épiglotte et de la redresser. On obtient parfois ce redressement en engageant le malade à prononcer un *i* très aigu : et l'on observe que plus on fait prononcer la voyelle, plus le redressement est complet.

Si l'on n'obtient pas l'effet désiré, on remettra l'examen à un autre jour ; en effet, tous ceux qui sont familiers avec la laryngoscopie ont remarqué que la rétroversion de l'épiglotte est un phénomène variable et nullement constant.

Une forme d'épiglotte très gênante pour l'exploration, est la forme en oméga ou en fer à cheval (fig. 128), qui peut masquer ou obscurcir notablement certains segments des cordes vocales. Dans ce cas, également, on se trouvera bien de faire articuler un *i* aigu, pour redresser l'épiglotte.

L'examen laryngoscopique présente de très grandes difficultés chez les enfants ; l'absence de calme, la crainte, l'étroitesse de l'entrée du larynx sont des obstacles souvent insurmontables.

En tant qu'altérations physiques de la cavité du larynx révélées par le laryngoscope, on peut noter : les *changements de coloration*, les *pertes de substance*, les *tumeurs*, les *sténoses*, les *corps étrangers*, les *modifications de motilité*.

Changements de coloration. — Les cordes vocales vraies d'un homme bien portant offrent une coloration blanche éblouissante, analogue à celle des tendons. Près de leur insertion postérieure, on remarque souvent une petite tache ovale légèrement jaunâtre, décrite pour la première fois par Gerhardt et considérée avec raison par lui comme une émanation des cartilages aryténoïdes. Le reste de la cavité laryngienne a une teinte rose claire assez uniforme. L'épiglotte au contraire a une coloration plutôt jaunâtre et paraît par places plus injectée et plus rouge que le reste de la muqueuse du larynx.

Chez les personnes chlorotiques et anémiques, la muqueuse du larynx participe à la *pâleur* générale ; son ischémie sera surtout prononcée à la lumière solaire.

La *rougeur* exagérée de la muqueuse se rencontre avec son maximum de fréquence dans le catarrhe laryngien. La glotte perd sa teinte blanche et se colore en rose ; lorsque l'injection et le gonflement sont poussés à un haut degré, elle donne l'impression de masses charnues. La congestion de certains vaisseaux est quelquefois telle qu'on peut suivre une partie de leur trajet à la surface des cordes vocales. L'étendue de la rougeur catarrhale est évidemment subordonnée à la cause du mal. Dans le catarrhe aigu, la coloration est habituellement d'un rouge vif ; dans le catarrhe

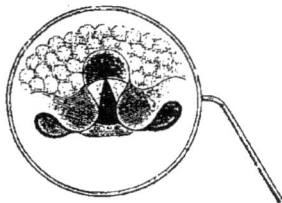

Fig. 128. — Image laryngoscopique en cas d'épiglotte en oméga.

chronique, la muqueuse a plutôt une teinte d'un rouge grisâtre.

Quelquefois les états inflammatoires du larynx s'accompagnent d'*extravasations sanguines* (laryngite hémorragique), qui sont ordinairement multiples et se développent, dans certains cas, pendant l'examen laryngoscopique, sous l'œil même de l'observateur.

Chez les malades atteints de diphtérie laryngée, on peut apercevoir les *fausses membranes grises* qui tapissent la muqueuse, ainsi que l'a montré, pour la première fois, Ziemssen. Naturellement les difficultés de l'exploration sont grandes, car on a affaire à des enfants d'abord, et ensuite à des enfants agités, en proie à de la dyspnée et exposés à l'asphyxie.

Gerhardt et Ziemssen ont attiré l'attention sur la coloration bleuâtre que prend la muqueuse du larynx dans les cas de *cyanose* intense, due par exemple à l'emphysème ou à des anomalies cardiaques congénitales. Ziemssen a également constaté la coloration jaune des cordes vocales dans l'*ictère*.

Pertes de substance. — On peut observer des ulcérations sur toutes les parties internes du larynx. Elles peuvent varier dans leur forme, leur étendue et leur profondeur ; tantôt il s'agit de lésions superficielles, de simples fentes ; tantôt de pertes de substance nettement circonscrites, rondes ou creusées en cratère. Le laryngoscope ne donne ordinairement pas d'indications sur la nature des ulcérations ; c'est à l'observation clinique de renseigner à ce sujet (1).

Tumeurs. — En dehors des productions néoplasiques proprement dites, on rencontre encore assez fréquemment, dans le cortège des lésions inflammatoires et ulcéreuses, l'augmentation de volume de certaines parties du larynx. Une altération qui mérite une attention toute spéciale est la tuméfaction inflammatoire aiguë de l'épiglotte, des replis ary-épiglottiques et souvent aussi des cordes vocales supérieures, que l'on désigne sous le nom d'*œdème glottique.*

Il faut accorder également une grande considération à l'accroissement de volume de l'un ou des deux cartilages aryténoïdes, qui est dû principalement à une *périchondrite aryténoïde* et qui d'habitude devance de beaucoup la rupture du foyer purulent formé autour de ces cartilages.

Parmi les *néoplasmes* proprement dits, on rencontre le plus souvent les polypes et les papillomes, dont le lieu d'origine doit, chaque fois, être déterminé par l'examen laryngoscopique. On observe également le carcinome et le sarcome, qui se distinguent par une marche envahissante des plus rapides.

Sténoses. — Les sténoses du larynx résultent tantôt de lésions internes, tantôt de compressions provenant du dehors. Sous l'influence des phlegmasies et des ulcérations de la cavité laryngienne, il se produit parfois des cicatrices ou des brides dont la rétraction amène souvent des coarctations très accentuées. Il peut encore, grâce à des soudures, se produire des espèces de diaphragmes qui occupent la plus grande partie du calibre du larynx et provoquent le rétrécissement de cet organe.

La maladie désignée sous le nom d'*inflammation hypertrophique des cordes vocales inférieures* (chordite hypertrophique) donne lieu à des sténoses très prononcées. L'affection consiste en une tuméfaction phlegmasique exagérée de la muqueuse de la face inférieure des cordes vocales inférieures ; la muqueuse vient faire protrusion dans la fente glottique qu'elle rétrécit de façon à menacer la vie du malade.

(1) Le diagnostic le plus difficile, en fait d'ulcérations du larynx, est celui des *ulcérations tuberculeuses* et des *ulcérations syphilitiques.* On a donné, comme pouvant servir à ce diagnostic, les signes différentiels suivants :

Les ulcérations tuberculeuses siègent surtout dans la région aryténoïdienne et sur les cordes vocales inférieures ; elles offrent des bords bourgeonnants, tuméfiés, en bourrelet ; elles ont une coloration rouge pâle ; le pharynx est le plus souvent indemne ; elles ne sont pas douloureuses, ou elles le sont peu et ne donnent pas d'adénopathie cervico–maxillaire.

Les ulcérations syphilitiques siègent surtout sur les parties épiglottiques et sus-glottiques ; leurs bords sont taillés à pic et ont une tendance à devenir condylomateux ; leur coloration est vineuse ; le pharynx est ordinairement ravagé par des lésions anciennes ; le larynx est douloureux à la pression ; enfin, on constaterait souvent de l'adénopathie cervico–maxillaire.

Mais ces signes ne sont rien moins qu'absolus, et le diagnostic est souvent impossible autrement que par le traitement.

Les *compressions* venant du dehors causent le rétrécissement de la trachée plus souvent que le rétrécissement du larynx ; elles sont reconnues très facilement à l'aide du laryngoscope, même lorsqu'elles portent sur la trachée. Ces sortes de sténoses sont dues le plus souvent à l'hypertrophie du corps thyroïde, plus rarement au cancer des ganglions lymphatiques voisins ; la compression la moins fréquente est celle causée par les anévrismes. Lorsque la pression continue de la poche anévrismale arrive à

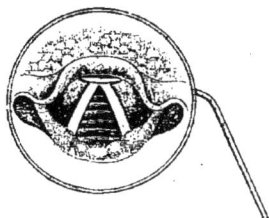

FIG. 129. — Image laryngoscopique d'un larynx sain pendant l'inspiration.

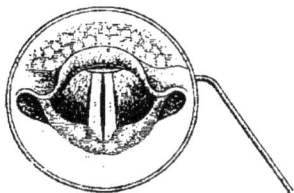

FIG. 130. — Image laryngoscopique d'un larynx sain pendant la phonation.

atrophier les anneaux de la trachée, on perçoit quelquefois, si l'éclairage est intense, des battements au niveau de l'endroit rétréci.

Corps étrangers. — Les corps étrangers du larynx ne sont pas d'une observation trop rare. Ils ne sont pas toujours faciles à découvrir avec le laryngoscope, d'autant plus que, le plus souvent, on a affaire à des enfants qui s'agitent sous les menaces d'asphyxie. C'est surtout dans ces cas qu'une exploration minutieuse s'impose, car toute tentative destinée à enlever le corps étranger devra être subordonnée aux résultats de l'examen laryngoscopique.

Modifications de la motilité. — Il nous faut considérer tout d'abord la motilité des cordes vocales inférieures. A l'état normal, elles s'écartent légèrement à chaque inspiration et se rapprochent au contraire à chaque expiration (fig. 129). Dans la respiration forcée, ainsi que dans tous les états dyspnéiques, ces mouvements sont notablement augmentés.

Pendant le chant, les cordes vocales vraies se rapprochent jusqu'au contact intime ; les cartilages de Santorini sont également placés très près l'un de l'autre, et même la distance qui sépare les cartilages de Wrisberg est diminuée (fig. 130). Sous l'influence du rire et de la toux, on voit les cordes vocales frapper l'une contre l'autre d'une façon intermittente.

Pendant un violent effort, ce ne sont pas seulement les cordes vocales inférieures, mais encore les supérieures qui se rapprochent ; en même temps l'épiglotte et son tubercule s'abaissent, et, celui-ci s'appliquant sur les ligaments thyro-aryténoïdiens supérieurs, il se produit ainsi une triple occlusion de la fente glottique (fig. 131).

Les altérations pathologiques de la motilité frappent principalement la glotte proprement dite. Ce n'est que rarement que l'on observe l'ankylose de l'articulation des cartilages aryténoïdes ; le plus souvent il s'agit de paralysie des muscles glottiques.

Un seul de ces muscles est innervé sûrement par le nerf laryngé supérieur (pneumogastrique), c'est le tenseur des cordes vocales ou crico-thyroïdien; quant à la musculature de l'épiglotte (muscles thyro-ary-épiglot-

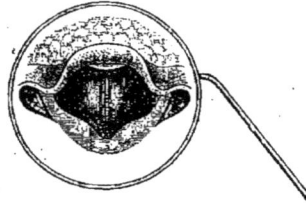

Fig. 131. — Image laryngoscopique d'un larynx sain au moment de l'effort.

tiques), on ne sait si elle est animée par le récurrent ou par le laryngé supérieur.

1. — La *paralysie du muscle crico-thyroïdien* se reconnaît moins facilement au laryngoscope que par les signes fonctionnels suivants : impossibilité d'émettre des sons aigus et rapprochement incomplet des cartilages thyroïde et cricoïde dans cette tentative. Les modifications observées au laryngoscope sont en partie déduites d'un point de vue théorique : on constaterait la disparition de l'apophyse vocale, la rétraction de la portion moyenne de la corde vocale paralysée pendant l'inspiration, et sa proéminence pendant l'expiration ; dans l'émission des sons aigus, la corde paralysée paraîtrait plus courte et plus profonde que celle du côté sain (1).

2. — Le *muscle thyro-ary-épiglottique* est destiné à attirer en arrière l'épiglotte et à empêcher, pendant la déglutition, les aliments de pénétrer

(1) Les crico-thyroïdiens sont tenseurs des cordes vocales et accessoirement constricteurs de la glotte. Longet a vu que, le nerf laryngé externe qui les anime étant coupé, les cordes vocales se relâchent, et la voix devient rauque. Si, avec une pince, on porte en avant le thyroïde, on simule l'action du crico-thyroïdien, et la voix redevient normale.

La paralysie isolée de ce muscle est fort rare ; elle est le plus souvent combinée avec celle des autres muscles, surtout avec celle des muscles thyro-ary-épiglottiques. Isolée ou associée, elle s'accompagne d'anesthésie complète de la muqueuse du larynx (filets sensitifs du laryngé supérieur) avec toutes ses conséquences de gêne de la déglutition, de raucité monotone de la voix et d'impossibilité de produire des sons élevés. Au laryngoscope : épiglotte immobile, penchée en arrière contre la base de la langue ; mouvements des cordes vocales normaux ; glotte onduleuse quand l'affection est bilatérale ; fréquemment, légère dépression de la portion centrale des cordes vocales pendant l'inspiration et l'élévation correspondante pendant l'expiration et la phonation.

La diphtérie est la cause principale de cette paralysie.

dans le larynx, Ce muscle est-il paralysé, les malades avalent si souvent de travers qu'ils sont obligés de se faire nourrir à la sonde œsophagienne. Au laryngoscope, on trouve l'épiglotte toute droite, immédiatement appliquée contre la base de la langue et absolument immobile.

Tous les autres muscles laryngiens obéissent au nerf récurrent. Au point de vue de la forme qu'ils donnent, en fonctionnant, à l'image laryngoscopique, on peut les diviser en dilatateurs et en constricteurs de la fente glottique. Les constricteurs sont les muscles thyro-aryténoïdien interne, aryténoïdien thyro-aryténoïdien externe, crico-aryténoïdien latéral. Le muscle crico-aryténoïdien postérieur est seul dilatateur.

3. — Dans la *paralysie unilatérale complète du récurrent*, la corde vocale correspondante demeure immobile pendant l'inspiration et l'expi-

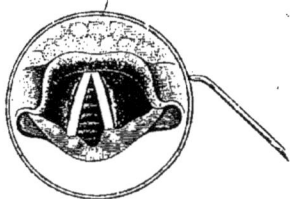

Fig. 132. — Image laryngoscopique dans la paralysie du nerf récurrent gauche pendant l'inspiration.

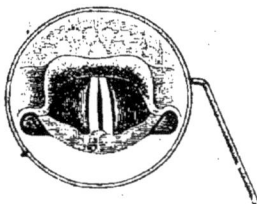

Fig. 133. — Image laryngoscopique dans la paralysie du nerf récurrent gauche pendant la phonation, avec entrecroisement des cartilages aryténoïdes.

ration, ainsi que dans toute tentative de phonation. Son attitude n'est cependant pas celle de l'inspiration forcée, mais, à peu près, celle que les cordes vocales ont sur le cadavre ; aussi Ziemssen l'a-t-il désignée à juste titre sous le nom de *position cadavérique* (fig. 132). Dans la phonation, la corde vocale saine non seulement s'avance jusqu'à la ligne médiane du larynx, mais la dépasse et cherche, en se rapprochant de la corde vocale paralysée, à réaliser l'occlusion de la glotte, manœuvre qui implique en première ligne une activité exagérée du muscle crico-aryténoïdien latéral. En même temps, il se produit un entrecroisement des cartilages de Santorini et très rarement aussi de ceux de Wrisberg, de telle sorte que le cartilage du côté sain se place devant (rarement derrière) celui du côté malade (fig. 133). Lorsque la paralysie du récurrent se prolonge quelque temps, la corde vocale paralysée s'atrophie et devient plus mince que sa congénère saine (fig. 134). La voix manque de timbre, elle est ronflante, aiguë et passe souvent au fausset. Ces phénomènes s'expliquent par la tension exagérée de la corde vocale saine et par l'irrégularité des vibrations de la corde vocale paralysée.

4. — Dans la *paralysie du nerf récurrent* des deux côtés, les deux cordes vocales sont dans la position cadavérique et incapables de tout mouve-

ment (fig. 135). Les malades sont absolument aphones et ne peuvent ni tousser ni expectorer fortement, parce que ces manœuvres nécessitent l'occlusion de la glotte (1).

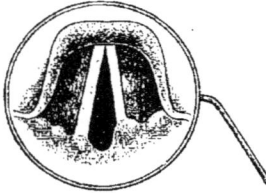

Fig. 134. — Image laryngoscopique dans la paralysie du récurrent gauche avec atrophie de la corde vocale paralysée.

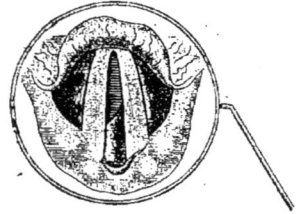

Fig. 135. — Image laryngoscopique dans la paralysie des deux nerfs récurrents. (D'après Turck.)

5. — Le *muscle crico-aryténoïdien postérieur* est chargé d'attirer en dehors l'apophyse antérieure des cartilages aryténoïdiens et d'élar-

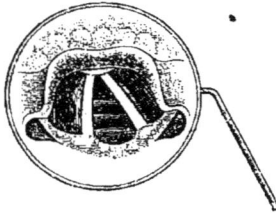

Fig. 136. — Image laryngoscopique dans la paralysie du muscle crico-aryténoïdien postérieur du côté droit, pendant l'inspiration.

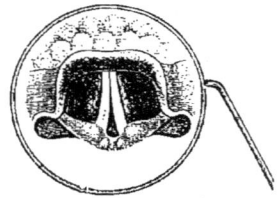

Fig. 137. — Image laryngoscopique dans la paralysie double des muscles crico-aryténoïdiens postérieurs, pendant l'inspiration.

gir ainsi la fente glottique. Il entre donc en jeu à chaque inspiration. Dans la paralysie unilatérale de ce muscle, la corde vocale paralysée

(1) Cette paralysie est très rare. Elle s'observe dans la compression des deux récurrents par un cancer de l'œsophage, par les tumeurs de la glande thyroïde, par un anévrisme de l'aorte et un anévrisme du tronc brachio-céphalique existant simultanément, par l'hypertrophie des ganglions bronchiques ; enfin, elle peut être due à une affection de la moelle.

Le nerf récurrent anime aussi bien les abducteurs que les adducteurs des cordes vocales. Lorsque tout le tronc du nerf est affecté, les cordes vocales restent dans la position cadavérique et il n'y a point de dyspnée, malgré une sorte de trop-plein respiratoire. Le malade ne peut ni tousser ni parler. L'expiration est très laborieuse.

Quand la paralysie est incomplète, les symptômes varient suivant le degré de compression du récurrent et suivant les filaments nerveux comprimés. Si les filets des adducteurs sont atteints, les abducteurs écarteront les cordes vocales. Dans le cas contraire, les adducteurs les porteront vers la ligne médiane. En règle générale, les abducteurs sont plus souvent paralysés que les adducteurs. La véritable cause de ce fait reste inconnue et a donné lieu à des discussions nombreuses.

reste, pendant l'inspiration, sur la ligne médiane, pendant que sa congénère saine se porte en dehors (fig. 136). En même temps l'extrémité de
l'apophyse vocale s'abaisse un peu. La voix est rude, surtout lorsque le
malade parle haut : en cas d'inspiration profonde, on perçoit quelquefois
du cornage, dû aux vibrations sonores transmises par le courant aérien
à la corde vocale paralysée.

Lorsque les *muscles crico-aryténoïdiens postérieurs* sont paralysés
tous deux, les deux cordes vocales demeurent sur la ligne médiane pendant l'inspiration ; lorsque celle-ci est énergique, leurs bords internes
sont attirés l'un contre l'autre, et il se produit de la dyspnée inspiratoire
(fig. 137). Ce qu'il y a de caractéristique, c'est que la phonation n'en souffre

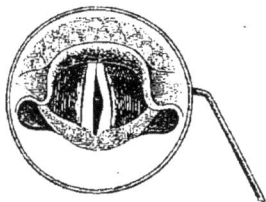

Fig. 138. — Image laryngoscopique dans la
paralysie du muscle thyro-aryténoïdien
interne gauche.

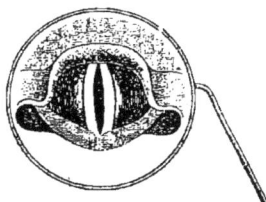

Fig. 139. — Image laryngoscopique dans la
paralysie double des thyro-aryténoïdiens
internes.

pas, car la tension et les mouvements centripètes des cordes vocales ne
sont troublés que d'une façon peu appréciable (1).

6. — Le *muscle thyro-aryténoïdien interne* tend les cordes vocales et
rétrécit par conséquent la glotte. Dans la paralysie unilatérale de ce
muscle, la corde vocale malade présente, au moment de la phonation, un
peu de concavité à son bord interne (fig. 138) ; lorsque la paralysie est

(1) Le muscle crico-aryténoïdien postérieur attire l'apophyse externe ou postérieure en
arrière et en dedans, et, par conséquent, l'apophyse antérieure ou interne en dehors ; il dilate
ainsi la glotte.

Dans sa paralysie bilatérale, les cordes vocales sont rapprochées ; l'ouverture de la glotte
n'est plus qu'une petite fente, qui se resserre encore à chaque inspiration. La position des
cordes s'explique par la contraction et même par la contracture des muscles antagonistes, les
adducteurs.

Symptômes fonctionnels : *Dypsnée purement inspiratoire*, d'abord inconstante et liée aux
efforts et à la fatigue, puis se développant peu à peu et devenant permanente ; *expiration
facile; stridor ou cornage ; voix normale* ou presque normale, puisque les constricteurs et
les tenseurs de la glotte fonctionnent normalement.

Causes principales : froid ; catarrhe du larynx ; fatigue musculaire due à des excès de phonation ; traumatisme (corps étrangers de l'œsophage, aliments trop durs, trop froids ou trop
chauds) ; syphilis (gomme du muscle) ; hystérie, etc.

double, la glotte tout entière est figurée par une échancrure elliptique (fig. 139) (1).

7. — Le *muscle aryténoïdien* est préposé à l'occlusion du tiers postérieur de la glotte, de ce que l'on appelle la glotte cartilagineuse. Dans la paralysie isolée de ce muscle, on voit, pendant la phonation, le segment postérieur de la fente glottique demeurer béant, et, alors, il se présente sous forme d'un triangle à travers lequel l'air peut circuler en toute liberté (fig. 140) (2).

8. — Il n'est pas rare d'observer en même temps la paralysie des *muscles aryténoïdiens* et celle des *muscles thyro-aryténoïdiens internes.* En

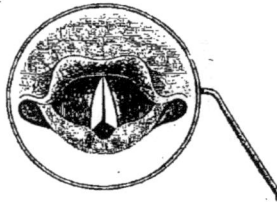

FIG. 140. — Image laryngoscopique, pendant la phonation, de la paralysie double des aryténoïdiens postérieurs..

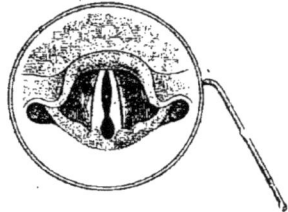

FIG. 141. — Image laryngoscopique dans la paralysie simultanée des muscles thyro-aryténoïdiens internes et des aryténoïdiens.

ce cas, les deux tiers antérieurs (glotte membraneuse) aussi bien que le tiers postérieur (glotte cartilagineuse) de la fente glottique demeurent béants au moment de la phonation ; ils sont séparés par une protubérance légère provenant de l'apophyse vocale et développée sur le bord interne des cordes vocales (fig. 141).

Les symptômes des paralysies isolées des *muscles crico-aryténoïdiens*

(1) Les deux muscles thyro-aryténoïdiens ne peuvent plus vibrer, d'où *aphonie*. Dans la paralysie unilatérale ou la parésie, il y a *dysphonie*. La muqueuse est tantôt pâle, tantôt congestionnée. Cette paralysie est rarement isolée. Elle peut être *intermittente ;* la voix peut paraître et disparaître. Elle est souvent combinée avec celle de l'aryténoïdien.

Causes principales : la fatigue exagérée de la voix, le catarrhe du larynx ; le rhumatisme ; l'intoxication par le plomb, l'arsenic, etc. ; enfin et *surtout l'hystérie*, et, dans ce dernier cas, la paralysie qui nous occupe s'accompagne fréquemment d'anesthésie du voile du palais, d'abolition du réflexe pharyngien, etc., toutes choses qui doivent tout d'abord mettre sur la voie du diagnostic.

(2) Dans la phonation, on voit, au laryngoscope, les cordes vocales se rapprocher d'une manière normale dans les trois quarts antérieurs de la glotte ; le quart postérieur, ou portion cartilagineuse, reste ouvert et forme un triangle isocèle à base correspondant à la paroi postérieure du larynx.

Le symptôme principal est l'enrouement ou même l'aphonie. Cette paralysie accompagne souvent celle des thyro-aryténoïdiens. Elle est due la plupart temps à un catarrhe aigu et quelquefois à l'hystérie.

latéraux (1) *et thyro-aryténoïdiens externes* ne sont pas encore connus avec certitude (2).

(1) La paralysie isolée du crico-aryténoïdien latéral, c'est-à-dire sans participation du thyro-aryténoïdien et de l'aryténoïdien est fort rare et très difficile à diagnostiquer. Si elle existe isolée, et si ces deux groupes de muscles sont restés sains et fonctionnent, les cartilages aryténoïdes peuvent encore glisser en dedans, et les cordes vocales se tendre. Aussi la voix est-elle alors peu troublée.

Au laryngoscope, on devrait, pendant la phonation, trouver à l'état béant la portion de la fente glottique voisine de l'apophyse vocale ou antérieure du cartilage aryténoïde.

(2) M. LUBET-BARBON, dans sa thèse inaugurale (Paris, 1887), étudie *les causes* des paralysies des muscles du larynx et les divise ainsi :

1° *Paralysies d'origine centrale* : Hémorragie cérébrale, ramollissement cérébral, tumeur du cerveau (syphilis), paralysie labio-glosso-laryngée, sclérose en plaques, sclérose latérale amyotrophique, atrophie musculaire progressive, ataxie locomotrice, hystérie ;

2° *Paralysies d'origine périphérique* : Section des récurrents ; compression (tumeurs du pharynx, du cou ou de l'œsophage, anévrismes, adénopathie trachéo-bronchique, tumeurs diverses du médiastin, maladies du cœur et du sommet du poumon) ; névrite primitive (tuberculose, diphtérie), fièvres graves, syphilis, rhumatisme, inflammations de la muqueuse, intoxications, anémie, parasites (trichinose).

Chez les tuberculeux, l'aphonie est due à des paralysies ou à des parésies des muscles laryngés, attribuées d'ordinaire à des compressions ganglionnaires sans lésions tuberculeuses du larynx. Souvent même, à la dernière période, le larynx est envahi à son tour par la tuberculose. Lubet-Barbon et Dutil ont observé et décrit des paralysies laryngées sans cause apparente. Au microscope, ils ont trouvé une névrite parenchymateuse très nette du récurrent du côté paralysé et une atrophie simple du muscle de la corde vocale. Aucun ganglion ne comprimant le nerf, il s'agirait là d'une névrite périphérique primitive, due à l'intoxication, à l'infection tuberculeuse.

8. — Examen du nez.

Les méthodes physiques d'exploration que l'on emploie pour le diagnostic des affections du nez ressemblent, sous tous les rapports, à celles dont on se sert pour l'examen du larynx ; elles consistent dans l'inspection et la palpation de l'organe (1).

A. — Palpation du nez. — On distingue comme pour le larynx une palpation interne et une palpation externe, et, selon qu'on introduit le doigt, lorsqu'on pratique la palpation interne, dans l'orifice antéro-externe ou dans l'orifice postérieur des fosses nasales, la palpation sera antéro-interne ou postéro-interne.

Dans la *palpation externe*, il s'agit le plus souvent de rechercher des points douloureux circonscrits, plus rarement de la fluctuation en cas d'abcès, ou de la crépitation emphysémateuse, qui se développe avec une fréquence remarquable à la suite de plaies du nez. La palpation externe acquiert de l'importance toutes les fois qu'elle sert à constater la perméabilité des fosses nasales. Pour cela, on ferme l'une des narines doucement mais solidement en pressant sur sa face externe, et on fait pratiquer une forte expiration à travers l'autre, et vice versâ.

Le bruit respiratoire doit aussi attirer l'attention, car si les fosses nasales ne sont pas entièrement oblitérées, mais simplement rétrécies, l'expiration s'accompagnera d'un bruit de sténose sifflant ou sibilant. Si du fait de la maladie il y a des modifications de la résonance, la parole prend un caractère nasonné particulier, presque spécifique des états pathologiques du nez.

Signalons enfin l'importance de la palpation externe pour le diagnostic, des *épistaxis*. En effet, si l'on veut arrêter une hémorragie nasale profuse, il faut d'abord connaître le siège de la lésion. Pour ce, on nettoie avec un mouchoir ou de l'ouate les narines ordinairement couvertes de sang, on ferme d'abord l'une d'elles, puis la seconde ; et de cette façon on arrivera rapidement et sûrement au but désiré (2).

(1) L'exploration des fosses nasales est aujourd'hui plus facile depuis qu'on emploie la cocaïne, et on peut dire que cet agent a produit une révolution dans le diagnostic et le traitement des affections du nez. Il est en effet devenu possible d'examiner une muqueuse insensibilisée et d'y faire les applications thérapeutiques nécessaires. Aussi, avant tout examen de la cavité nasale, conseillons-nous de badigeonner la muqueuse avec une solution de cocaïne au 1/10 ou 1/20. Cette pratique aura pour résultat non seulement d'anesthésier la muqueuse, mais encore de la faire rétracter et de permettre ainsi une inspection plus approfondie.

(2) L'inspection rendra ici de bien plus grands services. En effet, il n'est pas suffisant de savoir

On pratique la *palpation antéro-interne* à l'aide du petit doigt, qui permet de pénétrer plus profondément que les autres dans les fosses nasales (1). Le succès dépend naturellement de la grosseur du doigt et du diamètre des fosses nasales. Avant tout, il faut éviter tout mouvement rapide. Le mieux est d'enfoncer le petit doigt graduellement, avec lenteur, par une sorte de mouvement tournant, et s'arrêtant de temps en temps.

Il arrive très fréquemment que l'*aditus*, étroit au début et en apparence infranchissable, s'élargit peu à peu et permet au doigt de pénétrer assez loin. Avant l'examen, il faut avoir soin d'examiner minutieusement et, si c'est nécessaire, de couper et de limer l'ongle du doigt explorateur, afin d'éviter toute lésion de la muqueuse nasale qui saigne avec la plus grande facilité. La méthode que nous venons de décrire est importante surtout pour le diagnostic des corps étrangers, des tumeurs, des tuméfactions de la muqueuse et des processus ulcéreux des fosses nasales.

Dans la *palpation interne à travers l'orifice postérieur des fosses nasales* il est plus commode pour le médecin de se placer derrière le malade et un peu sur le côté, d'embrasser le cou du patient avec le bras gauche afin de maintenir la tête, pendant que l'index de la main droite est introduit vers l'arrière-cavité des fosses nasales en partant de la commissure labiale gauche. Chez la plupart des individus, la luette aussitôt touchée se contracte violemment, s'applique contre la paroi postérieure du pharynx et empêche ainsi le libre passage vers la cavité naso-pharyngienne. Elle donne au doigt la sensation d'un corps sphérique presque poli. Il faut que le débutant veille à ne pas confondre la luette contractée avec un néoplasme, d'autant plus que la palpation postéro-interne sert précisément beaucoup à diagnostiquer des tumeurs. Généralement on réussit, en reculant lentement le doigt qui palpe, à ramener la luette en avant et à ouvrir la voie désirée (2).

B. — Inspection des fosses nasales. — L'inspection des fosses nasales peut être pratiquée par leur partie antérieure ou postérieure ; aussi la

par quelle narine sort le sang, mais aussi quel est le point de la muqueuse qui saigne. En introduisant un *speculum nasi* et en étanchant, autant que possible, le sang avec des petits bourdonnets de coton, on ne tarde pas à remarquer que, dans la plupart des cas, l'hémorragie se fait au niveau d'un des vaisseaux situés à la partie inférieure de la cloison. Dans ces cas, on arrête l'hémorragie en cautérisant la petite érosion avec une perle de nitrate d'argent fondu sur un porte-caustique.

(1) Disons que ce mode d'exploration est peu employé et ne peut rendre que des services très modestes en comparaison de ceux que donne l'inspection. On peut d'ailleurs se rendre compte de l'état des parties (induration, corps étrangers) en touchant la muqueuse anesthésiée avec un stylet boutonné.

(2) Il est très utile de bien connaître et de bien pratiquer cette manœuvre, car elle permet de faire le diagnostic de la plupart des affections du pharynx nasal, et notamment d'affirmer la présence des végétations adénoïdes. Ces tumeurs, dues à l'hypertrophie de l'amygdale pharyngée, sont situées à la voûte du pharynx et peuvent par leur volume être une cause d'obstruction de l'orifice postérieur des fosses nasales ou de l'orifice tubaire, et amener des troubles dont nous ne pouvons aborder l'histoire ici.

rhinoscopie se distingue-t-elle en *rhinoscopie antérieure* et en *rhinoscopie postérieure.*

Lorsqu'on veut pratiquer l'*inspection à travers l'orifice externe*, sans avoir recours à des instruments, le malade s'assied sur une chaise, le dos appliqué contre le dossier et la tête fortement renversée en arrière, afin que les rayons lumineux puissent pénétrer dans le nez. En général, l'œil voit à une profondeur un peu plus grande si l'on a soin de relever le lobule légèrement en haut et en arrière. Il faut éviter cependant une trop grande pression, qui produirait l'affaissement latéral et l'inflexion des ailes du nez et la diminution du champ visuel. Les fosses nasales sont éclairées plus commodément à l'aide de réflecteurs, par exemple, à l'aide du bandeau de Kramer (p. 377, fig. 123).

Le regard pénètre à une profondeur plus considérable quand on fait usage d'instruments spéciaux. Ces instruments, connus sous le nom de *spéculums nasi*, sont de formes diverses et dus à des auteurs non moins divers. Ils sont de deux genres : les uns sont analogues aux *spéculums auris* et consistent en des tubes en caoutchouc durci, en corne ou en métal ; les autres sont des instruments à branches mobiles qui agissent à la façon d'un dilatateur. La préférence pour tel ou tel appareil est en majeure partie une question de pure habitude.

Zaufal a proposé l'emploi d'un spéculum nasi de 9 à 11 cm. 5 de longueur et de 4 à 8 millimètres de diamètre. On commence par nettoyer les fosses nasales à l'aide d'irrigations ; puis on relève le lobule du nez et l'on procède à l'intromission de l'instrument, lentement et par un mouvement de rotation. Les tumeurs de la cloison, les forts gonflements de la muqueuse, les brides néomembraneuses allant de la cloison aux cornets, enfin l'hyperesthésie de la muqueuse sont, il est vrai, des obstacles à l'introduction ; mais on les surmonte le plus souvent en ayant soin de tenir toujours l'extrémité de l'instrument dirigée en dehors. Enfin on sent que le bout antérieur du spéculum est mobile et se trouve dans l'arrière-cavité des fosses nasales; malgré l'exiguïté du champ visuel, on réussit quand même, dans ce cas, à apercevoir du dehors la paroi postérieure du pharynx, l'embouchure de la trompe d'Eustache, avec les bourrelets muqueux voisins et la face supérieure du voile du palais. On voit que cette méthode d'exploration est un excellent complément de la rhinoscopie proprement dite.

Fig. 142. — Spéculum nasal de Fraenkel.

Parmi les spéculums nasaux à branches mobiles, c'est celui de Fraenkel (fig. 142) qui mérite la préférence.

Il consiste en deux branches faites de fortes tiges d'aluminium qui peuvent être écartées à volonté au moyen d'une vis de rappel. On introduit l'instrument ou dans les deux narines à la fois ou dans une seule ; dans ce dernier cas l'une des branches vient s'appliquer contre la cloison. Lorsqu'on écarte les branches à l'aide de la vis, l'œil arrive souvent à une grande profondeur. On aperçoit la partie antérieure de la fosse nasale,

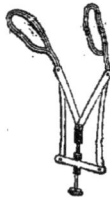

le segment antérieur du cornet moyen, les surfaces antérieure et interne
du cornet inférieur, la face interne de la cloison et la plus grande partie
du méat inférieur. Quelquefois même, on réussit à voir la paroi postérieure du pharynx.

C'est Czermak qui inventa la *rhinoscopie postérieure* en même temps
que la laryngoscopie.

On peut répéter, au sujet de l'éclairage, ce qui a été dit à propos de la
laryngoscopie ; aussi renvoyons-nous le lecteur à ce qui est exposé
page 376. L'usage de la lumière solaire est ici des plus avantageux, parce
que l'accès est moins facile pour les rayons lumineux et qu'il faut souvent choisir un miroir plus petit que celui qui sert à la laryngoscopie,

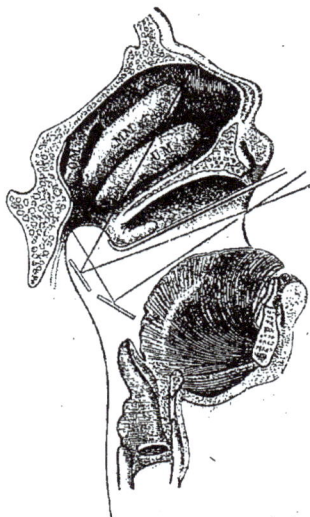

Fig. 143. — Marche des rayons lumineux dans l'examen rhinoscopique.
OM, Cornet supérieur ; — MM, Cornet moyen ; — UM, Cornet inférieur.

toutes choses qui ne se trouvent compensées que par une intensité de
lumière toute spéciale.

Comme *miroir rhinoscopique*, on peut sans inconvénient faire usage
d'un laryngoscope ordinaire. Il y a avantage à ce que l'angle du miroir
avec la tige soit de 90° environ. On introduira l'instrument préalablement
chauffé dans le pharynx, entre la luette et les piliers du voile du palais,
dans l'espace compris entre la base de la langue et la paroi postérieure
du larynx, la surface de réflexion dirigée en haut et en avant. En même
temps, on aura soin de rapprocher le bord supérieur du miroir autant que
possible de la paroi postérieure du pharynx. Il faut prêter une attention
extrême à l'introduction de l'instrument, parce que tout attouchement de

la base de la langue et des parties molles du pharynx provoque de la suffocation et des vomituritions qui font échouer la tentative d'exploration. Il faut veiller également à ce que le rhinoscope ne vienne pas se placer dans la direction de la ligne linguale médiane, mais latéralement à elle, car autrement la luette intercepterait une partie des rayons lumineux. Pour éclairer l'orifice postérieur des fosses nasales, il faut que la surface du miroir soit presque verticale ; on la dirigera plus horizontalement si l'on veut inspecter la paroi supérieure de la cavité naso-pharyngienne ; si enfin il s'agit de l'exploration des parties latérales du pharynx, il faut tourner le miroir latéralement sur un axe vertical (fig. 143).

Dans l'exploration rhinoscopique on ne fait pas tirer la langue comme dans l'examen du larynx ; elle demeure dans la cavité buccale, de façon à toucher par la pointe les incisives inférieures. L'introduction du rhinoscope est plus facile, si l'on a soin de déprimer la langue au moyen d'un abaisse-langue. C'est le médecin qui le place ; le malade le maintient pendant l'inspection.

On a cru jadis que dans toute exploration rhinoscopique, il fallait attirer en avant et relever la luette pour permettre aux rayons lumineux d'arriver sur le miroir. Tant que la luette est dans le relâchement, il n'est pas besoin d'instruments spéciaux, car les rayons lumineux trouvent sur les côtés un espace suffisant pour éclairer le miroir et par conséquent la cavité naso-pharyngienne. Il est vrai que cette position de la luette est une condition *sine quâ non* de l'examen rhinoscopique. Mais chez bon nombre d'individus la luette se contracte aussitôt que l'abaisse-langue vient toucher la base de la langue et qu'on introduit le miroir. Elle va s'appliquer contre la paroi postérieure du pharynx et ferme l'entrée de la cavité naso-pharyngienne. Czermak avait déjà recommandé de faire prononcer en tel cas, pendant l'examen, des sons à caractère nasal accentué, ou de faire res-

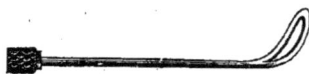

Fig. 144. — Crochet palatin de Czermak.

pirer par le nez. Malheureusement ces moyens échouent fréquemment. Il est vrai qu'on ne réussit pas toujours non plus en saisissant la luette avec des instruments spéciaux, destinés à l'attirer en avant avec plus ou moins de force ; il ne reste plus en somme qu'à émousser progressivement la sensibilité de la luette par des exercices quotidiens.

L'instrument le plus ancien destiné au relèvement de la luette est le *crochet palatin* ou *spatule palatine* de Czermak. Il consiste en une tige métallique, terminée par une anse fermée et courbée en haut sur le plat avec laquelle on la relève d'arrière en avant (fig. 144). Certains auteurs ont proposé l'emploi de pinces spéciales, destinées à ramener de force la luette en avant.

Türck embrassait la luette dans l'anse d'un fil.

En ce qui concerne l'attitude à donner à la tête du malade pendant l'examen rhinoscopique, les opinions des auteurs varient considérablement entre elles. Les uns recommandent le renversement prononcé de la tête en arrière, les autres préfèrent l'attitude opposée ; d'autres encore s'en tiennent à la position verticale.

Dans la plupart des cas, on arrivera au but que l'on se propose en plaçant le malade la tête droite, et au moins à une hauteur telle que sa cavité buccale se trouve au niveau des yeux du médecin. Il ne faut pas oublier toutefois de chercher si l'inspection est plus ou moins facilitée par la flexion de la tête ou son renversement en arrière. Chez certains malades, l'examen est entravé par la présence dans l'arrière-cavité des fosses nasales de grosses bulles de mucus. Il faut donc préalablement faire prendre au sujet des gargarismes détersifs. Si, malgré tout, cet inconvénient persiste, on aura recours à des nettoyages au pinceau de blaireau.

L'image rhinoscopique est soumise aux mêmes règles de l'image laryngoscopique ; ce qui est à droite du médecin correspond à la gauche du malade et vice versa.

La présence de la cloison partage l'*image rhynoscopique* en deux moitiés symétriques (fig. 145). La cloison offre, à sa partie supérieure, une teinte rougeâtre ; dans sa moitié inférieure, au contraire, une coloration plutôt jaune ; elle va s'élargissant en haut et en bas. Quelquefois elle présente une légère incurvation latérale, ordinairement en faveur du côté droit et aux dépens du côté gauche. Des deux côtés de la cloison, on aperçoit les orifices postérieurs des fosses nasales. Ces orifices ont une forme ovulaire et

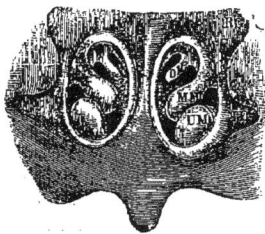

Fig. 145. — Image rhinoscopique (un peu schématisée).
OM, Cornet supérieur ; — MM, Cornet moyen ; — UM, Cornet inférieur ; — RG, Fossette de Rosenmüller ; — TE, Trompe d'Eustache.

laissent entrevoir les trois cornets sous forme de bourrelets gris rougeâtre, couverts de mucosités et faisant saillie dans l'intérieur de la cavité nasale. Le cornet supérieur, qui appartient à l'ethmoïde, est plus étroit ; celui qui occupe le plus d'espace dans l'image rhinoscopique est le cornet moyen ; l'inférieur se rapproche assez de celui-ci comme dimensions. Entre les cornets, on voit sous forme de fentes allongées les trois méats supérieur, moyen et inférieur. C'est l'image des cornets supérieur et moyen qui est la plus nette.

En général, la rhinoscopie n'est pas limitée aux fosses nasales ; on y a recours également pour l'inspection du pharynx. Elle devient, par conséquent, *pharyngo-rhynoscopie*. Cette combinaison est nécessitée par la propagation fréquente de processus morbides de l'une de ces régions à l'autre. Il est surtout intéressant d'explorer les parois latérales de la cavité naso-pharyngienne. A peu près à la hauteur du cornet inférieur, on rencontre dans une fossette jaunâtre peu profonde, entouré d'un bourrelet muqueux, l'orifice de la trompe d'Eustache. Un peu sur les côtés et en arrière, existe une seconde dépression, connue sous le nom de fossette de Rosenmüller, et qui a une certaine importance parce qu'elle est fréquemment le point de départ de végétations adénoïdes.

Les *altérations physiques* qui doivent attirer l'attention pendant l'examen pharyngo-rhinoscopique portent principalement sur la *couleur*, la *tuméfaction, les pertes de substance et les néoplasmes de la muqueuse.* On peut également se trouver en présence de *corps étrangers*, comme le prouve l'observation de Lowndes. Celle-ci a trait à un enfant de 15 mois, auquel ce médecin enleva à travers l'orifice postérieur des fosses nasales un anneau métallique. Il est probable que l'enfant avait essayé d'avaler l'anneau qui, pendant un violent effort de déglutition, s'était introduit dans l'ouverture postérieure des fosses nasales.

APPENDICE

Examen du thymus. — Le thymus est caché derrière le sternum. Aussi est-il compréhensible qu'il n'est accessible qu'à la percussion.

Dans le cas le plus favorable, on trouve au-devant du corps du sternum une zone de matité oblongue de la largeur d'un travers de doigt en moyenne, s'étendant du 2e au 4e cartilage costal. A l'état normal, cette matité n'existe que chez les enfants. En effet, à partir de la 15e année la glande va en diminuant de volume et, vers l'âge de 25-35 ans, elle finit par ne présenter qu'un rudiment mince formé de tissu conjonctif entremêlé de graisse. En cas de tumeurs du thymus, la zone de matité gagne en étendue, et la matité elle-même devient plus accentuée.

CHAPITRE IX

EXAMEN DE L'APPAREIL DE LA CIRCULATION

1. — Examen du cœur.

Le diagnostic des affections cardiaques repose presque exclusivement sur les données fournies par les méthodes physiques d'exploration, dont l'application pratique au cœur fut essayée avec succès par Laënnec d'abord, et ensuite par Skoda. Comme pour l'examen des organes respiratoires, on arrivera au but le plus sûrement et le plus rapidement en ayant recours successivement pour l'exploration à l'inspection, à la palpation, à la percussion et à l'auscultation du cœur.

A. — Inspection de la région précordiale.

En règle générale, il ne faut procéder à l'inspection, quel que soit l'organe en cause, qu'après avoir donné au malade une position convenable et avoir bien éclairé la région à explorer.

Pour le cœur, le mieux est de faire asseoir ou coucher le sujet; cependant le décubitus horizontal devient quelquefois pénible ou même impossible, en raison de la dyspnée ou de l'angoisse insupportable qu'il occasionne. Il est bon également que l'examen n'ait pas été précédé immédiatement d'excitations physiques ou intellectuelles.

L'éclairage doit être suffisant et frapper également les deux côtés du thorax. La lumière du jour ne peut être remplacée par aucune autre; s'il fait usage de lumière artificielle, le praticien le plus habile peut méconnaître des altérations importantes. En pratiquant l'inspection de la région précordiale, on fera attention aux points suivants :

    a) Choc de la pointe du cœur ;
    b) Choc diffus du cœur ;
    c) Voussure de la région précordiale ;
    d) Pulsations anormales dans la région précordiale.

D'ailleurs, les connexions entre l'inspection et la palpation sont si intimes qu'il serait absurde, pour l'amour de la systématisation, de les scinder d'une manière stricte.

a) **Choc de la pointe du cœur.** — Lorsqu'on examine la région précordiale d'un homme sain, pourvu qu'il ne soit pas trop obèse, on aperçoit ordinairement, dans le 5ᵉ espace intercostal gauche, un soulèvement rythmique circonscrit, qui demeure limité constamment à la région comprise entre la ligne mammaire et la ligne parasternale gauche. Ce soulèvement est désigné sous le nom de *choc de la pointe du cœur*. A la palpation, il se manifeste par un soulèvement circonscrit de la paroithoracique antérieure, qui donne à peu près l'impression que ressent l'extrémité du médius et de l'index appliqués sur l'arcade zygomatique pendant de lents mouvements de mastication.

En ce qui concerne l'étendue de la zone où l'on perçoit le choc de la pointe, disons qu'une seule extrémité digitale suffit pour la recouvrir ; cette largeur est d'environ 25 millimètres. Le soulèvement peut aller jusqu'au niveau des côtes avoisinantes ; il ne le dépasse jamais. Le choc de la pointe du cœur se produit au moment de la systole au cœur et coïncide avec le pouls de la carotide et de la radiale ; à dire vrai, il les précède d'un laps de temps court (de 0,093 à 0,224 secondes).

Le choc de la pointe n'est pas visible chez tous les individus sains. Il fait défaut fréquemment chez les gens obèses, chez les femmes et chez les personnes à thorax court et à espaces intercostaux étroits. Dans ces cas, il est cependant le plus souvent accessible à la palpation, et il sera d'autant plus net que l'on pénétrera plus avant et plus énergiquement dans l'espace intercostal. Mais on ne le sent pas lorsqu'au lieu d'être situé dans le 5ᵉ espace intercostal il siège derrière le 6ᵉ cartilage costal qui le sépare alors du doigt qui palpe. Plus les parois du thorax sont minces et élastiques, plus le choc de la pointe sera distinct ; c'est pourquoi il est ordinairement très accentué chez les enfants.

Il résulte de ce qui précède qu'on ne peut tirer aucune induction diagnostique de l'absence du choc de la pointe, parce que cette absence peut être l'effet de circonstances extérieures sans aucune importance.

Dans l'étude de ce phénomène, il faudra tenir compte de son *siège*, de son *étendue*, de son *énergie*, du *moment* où il se produit et du *rythme* qu'il possède.

Les diverses qualités du choc de la pointe du cœur ne varient pas toujours sous l'influence des altérations du cœur ; très souvent ces modifications sont causées par des influences physiologiques et des lésions des organes avoisinants.

I. Siège du choc de la pointe. — A l'état normal, le siège du choc de la pointe dépend de l'*âge*, de la *structure du thorax*, des *mouvements respiratoires*, de l'*attitude du corps* et de l'*excitation physique* ou *psychique*.

Le siège du choc de la pointe dépend, à l'état physiologique, de l'âge des individus. Chez les enfants de 2 à 10 ans, on le rencontre fréquemment dans le 4ᵉ espace intercostal gauche ; tandis que chez les vieillards il est souvent situé dans le 6ᵉ espace intercostal gauche. La cause de ce fait réside dans la voussure plus considérable du diaphragme infantile ; chez le vieillard, au contraire, la longueur et le redressement plus prononcés de l'aorte et de l'artère pulmonaire produisent l'abaissement du cœur et du diaphragme (1).

On observe en même temps chez les enfants que bien souvent, en raison du volume relativement plus considérable du cœur, la pointe dépasse en dehors la ligne mammaire gauche ; le déplacement dans ce sens peut atteindre jusqu'à 3 centimètres.

La structure du thorax influe également sur le siège du choc de la pointe Si le thorax est *court*, le choc se fait souvent dans le 4ᵉ espace et inversement ; si le thorax est allongé et les espaces intercostaux très larges, on le perçoit dans le 6ᵉ espace intercostal. Dans les déformations thoraciques consécutives à la *scoliose*, on observe très souvent aussi le déplacement du choc de la pointe.

A chaque inspiration profonde, il peut, en raison des mouvements respiratoires du diaphragme, s'abaisser de tout un espace intercostal et, à chaque expiration énergique, remonter d'une hauteur égale. Dans l'expiration le choc est également plus net et plus étendu, et se rapproche de la ligne mammaire, tandis qu'à l'inspiration il peut disparaître entièrement, recouvert par le poumon gauche qui vient se placer au-devant du cœur. Dans la respiration calme, les déplacements du choc de la pointe sont tellement insignifiants que l'on peut les considérer comme nuls. Si pour une raison quelconque les excursions du diaphragme se font péniblement, les déplacements du choc de la pointe se suppriment. On observe ce phénomène notamment dans l'inflammation de la plèvre diaphragmatique et dans la péritonite, alors que les malades cherchent à éviter autant que possible les mouvements si douloureux du diaphragme.

Ajoutons que, dans certains cas, il se produit une inversion dans les déplacements respiratoires normaux du choc de la pointe. Lorsque les grosses voies aériennes sont sténosées, il arrive parfois que pendant l'inspiration le diaphragme, non seulement ne subit pas d'aplanissement, mais s'élève dans la cavité thoracique plus fortement pendant l'inspiration que pendant l'expiration ; dans ces cas, le cœur et le choc de la pointe suivent nécessairement le diaphragme.

Le siège du choc de la pointe est variable avec l'attitude du corps. Dans le décubitus latéral gauche, il peut dépasser de beaucoup en dehors la ligne mammaire gauche, atteindre la ligne axillaire médiane gauche,

---

(1) Il est assez généralement admis que normalement, chez l'adulte, la pointe du cœur bat dans le 5ᵉ espace intercostal. C'est là une erreur *clinique* dont les conséquences sont importantes au point de vue de la séméiotique cardiaque, pouvant prêter à de fausses interprétations des constatations faites au lit du malade. En réalité, la pointe bat normalement dans le 4ᵉ espace, et tout abaissement comporte une signification pathologique, dont on retrouve ordinairement l'origine dans le passé des sujets (maladies infectieuses antérieures, souvent fièvre typhoïde). Ainsi s'explique peut-être aussi l'abaissement de la pointe chez le vieillard. En tout cas, ne doit-on considérer comme normale que l'impulsion dans le 4ᵉ espace, ainsi que l'enseigne depuis longtemps le professeur Landouzy.

ce qui équivaut à un déplacement de plus de 6 centimètres. Dans le décubitus latéral droit, le cœur se déplace vers la droite, mais beaucoup moins ; le déplacement ne dépasse guère 3 centimètres. En se plaçant la tête en bas, le cœur se déplace dans le sens correspondant.

Rumpf a fait remarquer que, dans les cures d'amaigrissement si fort à la mode aujourd'hui et si souvent poussées à l'extrême, le cœur montrait souvent une mobilité tout à fait extraordinaire, et ces cas justifient l'expression de *cœur mobile* ou *migrateur*.

Enfin l'excitation physique ou psychique exerce chez certains individus une légère influence sur le siège du choc de la pointe. Celui-ci devient un peu plus énergique, plus large et se déplace un peu vers la gauche et vers le bas.

Comme transition entre les variations physiologiques et les altérations morbides accentuées, nous citerons certains déplacements congénitaux du cœur et du choc de la pointe, par exemple la *transposition des viscères* (*dextrocardie*). Le cœur et, par conséquent, sa pointe ne se trouvent plus dans la moitié gauche, mais dans la moitié droite de la poitrine ; de même, les organes abdominaux ont aussi changé ordinairement de place : la rate siège à droite, le foie à gauche, l'orifice pylorique de l'estomac à gauche, et le cardia à droite, etc. Les individus ainsi conformés peuvent d'ailleurs être parfaitement sains et vigoureux.

Rezek a publié, sous le titre d'ectopie abdominale du cœur, une observation concernant un homme de 35 ans, chez lequel le cœur était situé et battait immédiatement sous la peau de l'épigastre.

Alors même que le déplacement de la pointe du cœur ne remplirait aucune des conditions physiologiques que nous venons d'énumérer, il n'en faudrait pas conclure à l'existence de lésions cardiaques. Cela n'est permis qu'après s'être assuré qu'il n'existe pas d'affections de la cage thoracique, des poumons, de la plèvre, de certains organes du médiastin et des viscères abdominaux.

En ce qui concerne les *lésions du thorax*, nous avons déjà mentionné la relation qui unit les incurvations scoliotiques du rachis avec des déplacements très prononcés du choc de la pointe en hauteur et en largeur.

Parmi les *maladies du poumon*, l'emphysème pulmonaire et l'atrophie du poumon sont fréquemment accompagnés d'ectopie de la pointe du cœur.

Dans l'emphysème, le volume du poumon augmente, ce qui amène un abaissement du diaphragme, partant du cœur et du choc de la pointe ; dans l'atrophie pulmonaire, c'est évidemment l'opposé qui a lieu. Dans ces cas, comme dans tous les états analogues, au déplacement dans le sens vertical s'en joint un autre dans le sens horizontal. Lorsque la pointe est située très haut, elle se dévie ordinairement à gauche ; lorsque la pointe est abaissée, elle se déplace dans la majorité des cas en dedans.

Les *affections de la plèvre* donnent lieu aux déplacements très prononcés du choc de la pointe du cœur. L'accumulation de grandes quantités de liquide ou de gaz dans la plèvre amène le refoulement du cœur et du choc de la pointe vers le côté opposé. Lorsque c'est le côté droit qui est malade, on trouve parfois le choc de la pointe sur la ligne axillaire gauche ; dans les cas où la lésion siège à gauche, l'ectopie n'est pas d'habitude aussi accentuée.

D'ailleurs, il faut savoir que, dans ce dernier cas, la position réciproque des diverses parties du cœur demeure la même. Donc, ce n'est pas la portion du cœur animée de pulsations située le plus près de la ligne axillaire droite qui est la pointe, mais bien celle qui est située le plus à gauche et qui se soulève d'une façon rythmique. Quant aux mouvements de rotation du cœur autour de son axe longitudinal ayant pour résultat le déplacement du choc de la pointe très en dehors, ils constituent des exceptions.

Friedreich a fait remarquer que dans bien des cas de pleurésie droite le choc de la pointe subissait un déplacement de bas en haut. Cela arrive lorsque le poids du liquide refoule de haut en bas le lobe droit du foie : ce refoulement amène précisément une élévation du lobe gauche et par conséquent du diaphragme et du cœur.

Il n'est pas rare, à la suite des affections de la plèvre, de voir persister l'ectopie du choc de la pointe. Le cœur contracte quelquefois des *adhérences* avec la région où il a été refoulé et ne peut plus, après la terminaison de la maladie pleurale, revenir en sa position primitive. Ou bien, si la guérison de la lésion pleurale s'accompagne de diminution de volume et d'atrophie notable du poumon correspondant, il peut arriver que le cœur soit attiré assez profondément vers le côté malade de la poitrine pour servir en quelque sorte de masse de remplissage.

Parmi les *maladies du médiastin*, ce sont surtout les tumeurs des ganglions lymphatiques qui déterminent le déplacement de la pointe du cœur. L'ectopie mécanique du cœur et du choc de la pointe se fait généralement de haut en bas, souvent aussi de dedans en dehors ; en même temps, le choc devient plus distinct, parce que les tumeurs rendent plus intime le contact de la face antérieure du cœur avec la paroi thoracique.

Les *lésions des viscères abdominaux* déterminent habituellement un déplacement de la pointe du cœur de bas en haut et de dedans en dehors. C'est dans ce sens qu'agissent les tumeurs des divers organes, les épanchements de gaz ou de liquide dans la cavité péritonéale, le météorisme, etc. La pointe peut être refoulée jusque dans le 2e espace intercostal gauche. Un fait digne d'attention est l'absence de déplacement du choc de la pointe chez les femmes grosses (Gerhardt).

Les *affections de l'appareil circulatoire* où l'on rencontre l'ectopie de la pointe du cœur sont les dilatations anévrismales de l'aorte. Le déplacement est la conséquence d'une simple pression et se fait de haut en bas, et souvent en même temps de dedans en dehors. Un épanchement liquide du péricarde peut également amener le déplacement de la pointe de haut en bas. Dans ce cas, plusieurs facteurs sont en jeu. Le muscle cardiaque ayant un poids spécifique plus considérable que le liquide, le cœur et avec lui le choc de la pointe s'abaissent, et le liquide gagnera partiellement les parties supérieures. D'autre part, il se produit un refoulement mécanique de haut en bas du cœur et du diaphragme, sous l'influence de l'augmentation du poids du contenu du péricarde.

Les déplacements du choc de la pointe sont d'une importance toute spéciale pour le diagnostic des maladies du *muscle cardiaque lui-même*. Le déplacement du choc de la pointe de haut en bas et de dedans en dehors constitue un symptôme très important de l'hypertrophie du ventricule gauche. Dans ces maladies, la pointe peut s'abaisser jusqu'au niveau du 8e espace intercostal gauche et atteindre en dehors la ligne axillaire gauche.

II. Étendue du choc de la pointe. — L'étendue du choc de la pointe est soumise, même à l'état normal, à des variations multiples.

A la suite d'excitations physiques ou morales, on voit le choc augmenter d'étendue, même chez les individus bien portants. Le même phénomène se produit pendant l'expiration, dans l'attitude debout et penchée en avant, parce que dans ces conditions la partie inférieure du cœur se rapproche davantage de la paroi thoracique.

A l'état pathologique on observe cette augmentation d'étendue du choc de la pointe toutes les fois que le cœur se trouve en contact intime avec la paroi antérieure de la poitrine, notamment quand ce rapprochement s'accompagne de rétraction du bord antérieur du poumon gauche.

L'augmentation d'étendue *vraie* du choc de la pointe ne se produit que lorsque le segment cardiaque correspondant a subi un accroissement de volume : outre le déplacement du choc de la pointe de haut en bas et de dedans en dehors, l'extension de ce choc en largeur est un signe très important de l'*hypertrophie du ventricule gauche*.

III. Énergie du choc de la pointe. — La force du choc de la pointe se mesure principalement d'après le degré de résistance et de soulèvement qu'éprouve le doigt enfoncé dans l'espace intercostal. Un choc très énergique est qualifié de résistant et d'impulsif. Il faut évidemment s'être exercé la main sur une série d'individus bien portants, avant de pouvoir apprécier la force du choc de la pointe dans des cas pathologiques.

L'inspection est ici moins digne de confiance que la palpation. Le point de repère essentiel, pour juger le choc de la pointe par l'inspection, est que le choc de la pointe, chez l'homme sain, ne dépasse jamais le niveau de la face antérieure des côtes avoisinantes.

La force du choc de la pointe est des plus variables chez les personnes d'ailleurs très bien portantes ; et nous avons dit précédemment que l'absence de choc ne permettait de tirer aucune déduction diagnostique. Il en est tout autrement lorsque ce choc change, quant à sa force, dans le cours d'une maladie, ou bien si, dès le début, il est d'une énergie absolument anormale.

Le choc *de la pointe, lorsqu'il est très résistant* et très impulsif, est un symptôme d'hypertrophie du ventricule gauche. Il est clair qu'une masse musculaire plus considérable développera une activité plus prononcée, et comme l'activité du ventricule gauche est précisément dans un rapport très intime avec le choc de la pointe, on comprend que l'hypertrophie du ventricule gauche soit accompagnée d'un choc de la pointe dont la résistance et l'impulsion sont anormalement exagérées.

Le simple renforcement du choc de la pointe peut être produit artificiellement. L'excitation physique ou psychique détermine l'augmentation d'énergie de ce choc ; aussi réussit-on souvent chez les individus dont le choc de la pointe n'est pas perceptible d'ordinaire à le faire apparaître en les faisant marcher rapidement ou respirer vivement et profondément et ainsi de suite.

En général, tous les états qui déterminent une accélération des mouvements du cœur s'accompagnent de renforcement du choc de la pointe. C'est ce qu'on observe dans la fièvre, par exemple, et dans les accès de palpitations cardiaques, tels que les présentent assez souvent les femmes hystériques et nerveuses. Dans tous ces cas, la cause du phénomène réside dans l'exagération de l'activité cardiaque.

Les conditions où se produit l'*affaiblissement du choc de la pointe* sont un peu plus variées. Celui-ci accompagne la *diminution de l'aptitude fonctionnelle du muscle cardiaque*, que celle-ci soit le résultat de troubles de l'innervation ou de dégénérescence de la substance musculaire elle-même. C'est pourquoi l'on voit fréquemment le choc de la pointe s'affaiblir au point de disparaître pendant une syncope, dans la stéatose du muscle cardiaque, dans le collapsus grave qui accompagne le typhus, le choléra, etc.

Parfois l'affaiblissement ou la suppression du choc de la pointe résulte de l'*interposition entre le cœur et la paroi thoracique d'un milieu étranger*. Le choc de la pointe fait ordinairement défaut chez les emphysémateux, parce que le poumon recouvre la face antérieure du cœur et masque l'impulsion cardiaque.

Dans l'*épanchement liquide du péricarde*, le choc de la pointe devient également de plus en plus faible, pour disparaître finalement tout à fait. En effet, dans le décubitus dorsal, le cœur, en raison de sa densité, tombe d'avant en arrière, de sorte que le liquide péricardique s'accumule à la partie antérieure, au-dessus de lui, et empêche ainsi la propagation du choc à la paroi pectorale. Ce n'est que dans la station debout et penchée en avant qu'on peut le faire apparaître parfois ; car dans ce cas le cœur se rapproche de la paroi antérieure du thorax et refoule le liquide à la partie postérieure de la cavité péricardique. Les changements de qualité du choc de la pointe se produisent d'une façon analogue en cas d'épanchement liquide peu abondant dans la cavité pleurale gauche, lorsque le liquide remplit le sinus pleuro-péricardique et qu'il n'y a pas eu refoulement du cœur du côté droit.

On peut artificiellement affaiblir le choc de la pointe chez beaucoup de personnes bien portantes en leur faisant faire des inspirations profondes.

Cet affaiblissement résulte de la superposition à la pointe du cœur du bord antérieur du poumon gauche.

Dans certaines circonstances pathologiques, le phénomène est inverse, c'est-à-dire que le choc de la pointe devient plus fort et plus distinct précisément au moment de l'inspiration. Riegel et Tuczek ont montré que l'on pouvait rencontrer pareille chose en cas de certaines *adhérences péricardiques* et en tirer parti pour le diagnostic. Qu'on se représente des brides conjonctives se rendant de la surface externe du péricarde au bord antérieur du poumon gauche. Il est possible, dans ces cas, qu'au moment de l'augmentation de volume inspiratoire du poumon, il se produise une traction sur ces brides, traction qui a pour effet de rapprocher le cœur de la paroi thoracique et de rendre le choc de la pointe plus distinct ; dans l'expiration, au contraire, le cœur tombe, en quelque sorte, un peu en arrière et le choc de la pointe devient par cela même moins net.

J'ai rencontré le même phénomène dans des conditions tout à fait différentes. Il s'agissait d'individus atteints de *catarrhe bronchique diffus*, mais prononcé surtout sur la *face antéro-inférieure du poumon gauche*. A l'inspiration, les espaces intercostaux se rétractaient très fortement et en même temps le choc de la pointe apparaissait net et énergique à son siège ordinaire. Pendant l'expiration au contraire, les sillons intercostaux s'aplanissaient entièrement et le choc de la pointe demeurait invisible. Le phénomène disparut en même temps que le catarrhe, ce qui exclut l'idée de l'existence de brides péricardiques. Le mécanisme, en ce cas, était évidemment autre, bien qu'il fût un peu plus analogue à celui des observations de Tuczek et de Riegel. Il nous semble que le rapprochement de la paroi thoracique du cœur et le défaut de mobilité du bord du poumon gauche en donnent une explication suffisante.

On observe fréquemment la diminution d'intensité et l'absence de choc de la pointe dans les cas de *soudure* des deux feuillets péricardiques. Le fait s'explique par la gêne apportée à la locomotion du cœur par l'effet des adhérences.

Il faut enfin noter que des altérations de la paroi thoracique elle-même peuvent déterminer un affaiblissement du choc de la pointe. C'est ce qui arrive dans l'*œdème*, l'*emphysème*, l'*inflammation* et l'*adipose* des téguments de la poitrine.

IV. MODIFICATIONS CHRONOLOGIQUES DU CHOC DE LA POINTE. — Parfois, le soulèvement systolique de la pointe du cœur fait place à une *dépression systolique de cette pointe*. Cette rétraction reste tantôt limitée au siège et à l'étendue du choc de la pointe, tantôt aussi elle s'exerce sur le voisinage. Dans ce cas, à chaque systole, il se produit une rétraction plus ou moins prononcée d'une partie de la paroi thoracique et même de la portion inférieure du sternum. Au moment de la diastole, les parties reviennent de nouveau sur elles-mêmes et donnent l'impression d'*un soulèvement diastolique de la pointe*. Les rétractions systoliques sont généralement plus nettes pendant l'inspiration que pendant l'expiration. Simpson a fait remarquer que la dépression coïncide seulement avec la fin de la systole, car, si on la compare avec les pouls carotidien et radial, on s'aperçoit qu'elle coïncide avec le battement de la radiale et par conséquent se trouve un peu en retard sur le pouls de la carotide.

Les rétractions systoliques de la région de la pointe du cœur se produisent toutes les fois que, l'énergie des contractions cardiaques étant suffisante, il y a obstacle à la locomotion systolique normale du cœur en bas et à gauche ; dans ces conditions il faut, en effet, qu'au moment du raccourcissement systolique du diamètre vertical du cœur la région de la pointe s'éloigne de la face interne de la paroi thoracique. A ce moment, il existe entre le cœur et la paroi thoracique un espace vide qui ne peut être comblé que par la rétraction de la musculature intercostale flexible, sous l'influence de la pression atmosphérique. Ce n'est que quand le bord antérieur du poumon gauche est très mobile et que la distance entre le cœur et la paroi pectorale n'est pas trop grande, qu'il pourrait se faire que le poumon en expansion systolique fût capable de combler le vide et empêchât ainsi le développement d'une rétraction systolique.

Si c'est la *symphyse du péricarde* qui empêche le déplacement du cœur, la rétraction systolique de la pointe peut s'effectuer suivant un autre mécanisme. En effet, si les adhérences péricardiques intéressent aussi la pointe du cœur, la rétraction peut s'opérer par une traction directe sur le cœur. Les rétractions les plus prononcées s'observent lorsqu'il existe également des *adhérences extra-péricardiques*, notamment lorsque le cœur est intimement soudé en avant à la paroi thoracique et en arrière à la colonne vertébrale (*médiastino-péricardite*) (1).

Le cœur, au moment de la rétraction systolique, étant obligé de surmonter une certaine résistance, c'est-à-dire d'opérer une certaine *traction*, on comprend facilement qu'en dehors des obstacles à la locomotion cardiaque le phénomène est encore soumis à l'influence de l'énergie des contractions cardiaques. La rétraction fera défaut et sera remplacée par l'absence du choc de la pointe, lorsque le muscle de la pointe sera assez affaibli pour ne pouvoir surmonter la résistance opposée par la paroi thoracique.

Les obstacles à la locomotion cardiaque sont le plus souvent constitués par les adhérences péricardiques. Traube a, le premier, montré que la soudure n'a pas besoin d'être parfaite et qu'il suffit de certaines brides isolées pour produire la rétraction systolique de la pointe du cœur. Le

---

(1) Morel-Lavallée a cherché à établir que la symphyse péricardique doit s'accompagner de médiastinite pour que la dépression systolique et le soulèvement diastolique de la région précordiale puissent s'observer (MOREL-LAVALLÉE, *De la Symphyse cardiaque*. G. Steinheil, éditeur, Paris, 1886). Mais, surtout chez l'enfant, ces mouvements anormaux de la région précordiale indiquent seulement que le cœur est très gros et en contact direct avec la paroi thoracique. Il est vrai que ces conditions ne sont guère réalisées, chez l'enfant, que par la symphyse du péricarde ; par suite, ces mouvements anormaux constituent un excellent signe de présomption de cette lésion (Voyez MARFAN, la Symphyse cardiaque et l'asystolie chez l'enfant. *Bulletin méd.*, 24 avril 1901).

siège des adhérences importe beaucoup. Aussi la rétraction systolique de la pointe du cœur s'observe notamment quand les adhérences péricardiques entravent l'excursion de la base du cœur, ou quand il y a soudure de la face postéro-inférieure du cœur avec le péricarde et le diaphragme.

La dépression systolique de la pointe du cœur est également provoquée parfois par des *replis* et des *plicatures du péricarde*, qui, à en croire Traube, se rencontrent assez souvent.

Friedreich a rapporté une observation de sténose très prononcée de l'orifice aortique, où il constata des rétractions systoliques de la pointe, sans qu'il existât le moindre repli ou la moindre adhérence péricardique. La rétraction systolique observée chez les *vieillards* serait due, d'après Weiss, à ce que la crosse de l'aorte devenue rigide ne se redresse que d'une façon médiocre au moment où le sang se précipite dans l'aorte ; Weiss est d'avis que cette explication s'appliquerait au même phénomène survenant en cas de rétrécissement aortique.

V. RYTHME DU CHOC DE LA POINTE. — Le choc de la pointe se manifeste ordinairement sous la forme d'un seul soulèvement systolique. Il est rare qu'il soit double ou triple, c'est-à-dire qu'on perçoive pour une seule pulsation artérielle un soulèvement double ou triple de la pointe du cœur.

Autrefois on expliquait le *redoublement du choc de la pointe* par le défaut de concordance entre la contracture du ventricule gauche et celle du ventricule droit. Mais, contrairement aux assertions de Traube et de Rodenstein, il est douteux que ce fait se réalise (1).

Leyden a montré qu'un choc redoublé de la pointe du cœur peut être le résultat d'une contraction du ventricule droit *indépendante et plus fréquente que celle du ventricule gauche* (hémisystolie). Dans les cas qu'il a observés, il s'agissait de lésions mitrales accompagnées d'insuffisance tricuspidienne relative. La contraction du ventricule gauche se reconnaissait à l'apparition du pouls radial ; quant aux contractions hémisystoliques indépendantes du cœur droit, elles ne provoquèrent jamais que des pulsations veineuses. Leyden a supposé, non sans raison, qu'il s'agit en ces cas d'une sorte d'action compensatrice : le ventricule droit cherche, *à l'aide de contractions plus souvent répétées*, à réaliser un travail supplémentaire. Malbranc considère le phénomène comme un symptôme grave de troubles de l'innervation.

Riegel a fait ressortir à juste titre que les signes de l'*hémisystolie vraie* peuvent très facilement être simulés par ceux du *pouls cardiaque bigéminé*. Ce pouls cardiaque bigéminé résulte d'un mode d'activité du cœur, où il se produit, toutes les deux contractions, une pause plus ou moins longue.

Or, si la deuxième contraction est trop peu énergique pour chasser le sang dans l'artère radiale de façon à y rendre le pouls palpable, alors que l'action du ventricule droit est encore suffisante pour la création du pouls

(1) D'après Potain, ce phénomène est impossible.

veineux, on comprend facilement qu'un examen superficiel puisse faire soupçonner l'hémisystolie. D'ailleurs, le pouls cardiaque bigéminé n'est nullement lié à l'existence d'une lésion mitrale et d'une insuffisance tricuspidienne consécutive. Sommerbrodt l'a observé, en effet, chez un homme bien portant toutes les fois que celui-ci éternuait, se mouchait ou toussait, probablement par suite de l'irritation du nerf vague pulmonaire.

Il faut bien se garder, du reste, de confondre l'hémisystolie et le pouls cardiaque bigéminé avec des *contractions frustes* du cœur. Il est des cas, en effet, où la force du muscle cardiaque est insuffisante pour chasser, à chaque contraction, le sang jusque dans l'artère radiale et y déterminer un pouls perceptible et où, par conséquent, il manque des pulsations. En procédant à l'exploration d'une façon trop hâtive, il peut arriver facilement que l'on interprète ce fait d'une manière erronée.

Le phénomène décrit par Unverricht sous le nom de *systole alternante* consiste en ce que, sur deux systoles, dans l'une c'est le ventricule gauche qui se contracte énergiquement ou tout seul, tandis que dans l'autre c'est le ventricule droit qui prend le dessus. Unverricht insiste sur le fait que l'hémisystolie, le pouls cardiaque bigéminé et la systolie alternante constituent des phénomènes très rapprochés, entre lesquels il y a des transitions et qui peuvent alterner les uns avec les autres.

Peut-être l'examen du choc de la pointe donnerait-il au diagnostic plus de ressources, si on était exactement fixé sur son déterminisme.

En ce qui concerne, en premier lieu, l'endroit du cœur correspondant au choc de la pointe, nous sommes d'avis qu'il faut adopter l'opinion de Bamberger, à savoir, que le choc de la pointe correspond exactement à la pointe du cœur elle-même. Les expériences sur les cadavres ne sont nullement démonstratives, la pointe du cœur exécutant sur le vivant, à chaque systole, un mouvement indépendant.

Jusqu'à il y a quelques années, on croyait que c'était le *recul*, c'est-à-dire le sang chassé dans l'aorte et l'artère pulmonaire et repoussant le muscle cardiaque de bas en haut et d'arrière en avant, qui contribuait le plus puissamment au choc de la pointe. Quelques auteurs attirèrent en outre l'attention sur le *redressement de la crosse de l'aorte* survenant pendant la systole. De plus l'aorte et l'artère pulmonaire présenteraient, l'une par rapport à l'autre, une direction en spirale : pendant la réplétion systolique, la spirale se détordrait pour ainsi dire, d'où *mouvement de rotation du muscle cardiaque*.

Toutes ces théories ne tiennent plus debout une fois admise la justesse de l'observation de Martius, basée sur l'étude des cardiogrammes, à savoir, que le choc de la pointe a lieu déjà dans la première phase de la systole cardiaque. Pendant cette période, que Martius a dénommée *temps d'occlusion* et v. Frey *temps de tension*, le ventricule est rempli de sang, mais toutes les valvules sont encore closes. L'origine du choc de la pointe pendant cette période ne peut s'expliquer que par les *modifications* que *la forme du muscle cardiaque* lui-même subit durant la systole, modifications sur lesquelles Ludwig a le premier attiré avec insistance l'attention. En effet, pendant la systole cardiaque, le diamètre longitudinal ainsi que le diamètre transversal (de droite à gauche) du cœur se raccourcissent, tandis que le diamètre antéro-postérieur s'allonge ; aussi la face antérieure du muscle cardiaque énergiquement contracturé et durci présente-t-elle une voussure plus accusée. Nous devons tout de même ajouter que les assertions de Martius sont contestées par quelques auteurs (Hürthle, Schmidt, Hilbert).

L'*étude du choc de la pointe à l'aide d'appareils enregistreurs (cardiographes)* a été faite, il est vrai, à plusieurs reprises dans ces dernières années, mais l'on est encore loin de tomber d'accord sur l'interprétation des *cardiogrammes* normaux, et les résultats obtenus ne peuvent nullement être utilisés pour le diagnostic.

b) **Choc cardiaque diffus ou total.** — Sous le nom de choc du cœur, nous entendons l'ébranlement diffus que l'on perçoit dans la région précordiale et qui est la conséquence de la systole cardiaque. Souvent ce choc diffus est, comme celui de la pointe, perceptible tant à la vue qu'à la palpation ; dans d'autres cas, au contraire, il est accessible au palper seulement.

Le rapport entre le choc du cœur et celui de la pointe se comprend très facilement dans les cas où ils existent simultanément, et où l'on voit et sent en même temps l'ébranlement cardiaque diffus et le soulèvement localisé de la pointe. Souvent le choc de la pointe disparaît, alors que le choc diffus persiste encore. Ce fait peut se réaliser dans toutes les circonstances qui favorisent l'affaiblissement du choc de la pointe ; car ce n'est que quand les causes d'affaiblissement du cœur s'exagèrent encore que le choc diffus du cœur disparaît à son tour.

Le choc du cœur s'observe avec le plus de netteté, lorsque les bords antéro-médians des poumons se sont écartés, de façon que le cœur se trouve en contact immédiat avec la paroi thoracique sur une plus large étendue.

En général, le renforcement du choc du cœur coïncide avec l'augmentation d'intensité du choc de la pointe.

L'*extension anormale du choc du cœur* a une grande importance diagnostique. Lorsqu'il existe de l'augmentation de volume du ventricule gauche, on voit le choc du cœur, de même que celui de la pointe, dépasser en dehors le domaine de la ligne mammaire gauche et en bas celui du 5e espace intercostal gauche. Si l'augmentation de volume du ventricule gauche s'est accompagnée d'un accroissement de masse, la région précordiale se trouve soulevée et ébranlée avec une énergie tout à fait anormale.

L'exploration du choc du cœur en cas d'altérations analogues du ventricule droit a plus de valeur encore, car dans ce cas le choc de la pointe proprement dit demeure intact. Les dilatations du ventricule droit se manifestent par l'extension vers la portion inférieure du sternum et au delà, vers le côté droit du thorax, du choc du cœur qui normalement n'est plus perceptible au niveau du bord gauche du sternum ; dans l'hypertrophie du ventricule droit, ces diverses régions se soulèvent d'une manière très accentuée.

Le redoublement du choc de la pointe s'accompagne nécessairement de redoublement du choc du cœur.

c) **Voussure précordiale.** — En inspectant le thorax d'un individu bien portant, on ne remarque point de différence dans la conformation de la région précordiale et de la zone symétrique du côté opposé. Il en est souvent autrement chez les personnes atteintes d'affections du cœur ; la lésion morbide se trahit à l'inspection par la voussure plus ou moins prononcée de la région précordiale, *voussure précordiale.*

On observe ce symptôme avec son maximum de fréquence dans l'*augmentation de volume et de masse du muscle cardiaque*, où la paroi thoracique subit constamment une impulsion violente. Le phénomène est, du reste, d'autant plus accentué que l'individu est plus jeune, c'est-à-dire la paroi thoracique plus souple. Il dépend évidemment encore du degré de développement des altérations du muscle cardiaque lui-même.

Toutes les lésions valvulaires du cœur amenant secondairement des altérations du myocarde, on s'explique pourquoi l'on rencontre presque toujours de la voussure précordiale dans les lésions valvulaires.

La voussure précordiale s'observe également dans les cas où le *péricarde est le siège d'un épanchement considérable de liquide péricardique* (hydropéricarde). Comme, là aussi, il s'agit d'effets de compression, on comprend que le thorax flexible des jeunes gens favorisera, toutes choses égales d'ailleurs, le développement de la voussure précordiale. On voit souvent, dans ces conditions, les espaces intercostaux élargis et effacés, phénomène auquel contribue parfois l'œdème des téguments correspondants. Quelquefois il se produit une légère voussure des espaces intercostaux. Il faut encore noter qu'en cas d'épanchement abondant la voussure ne se borne pas à la région précordiale, mais dépasse le sternum et atteint la ligne mammaire droite. Un œil attentif remarquera sans peine que le côté gauche du thorax prend une part moins active aux mouvements respiratoire que le côté droit.

Certains auteurs prétendent avoir observé, à la suite de la résorption d'épanchements péricardiques, une *rétraction de la région précordiale*, analogue à celle que l'on constate après la disparition d'exsudats pleurétiques ; ces assertions demandent à être confirmées.

La voussure précordiale est enfin un signe du *pneumopéricarde*. Le degré de voussure dépend de la flexibilité du thorax, de la quantité de gaz et de la configuration de la fistule, si fistule il y a. En cas de fistule à orifice large et toujours ouvert, la lésion sera moins prononcée, toutes choses égales d'ailleurs, que s'il existe des fistules à soupape, qui permettent aux gaz de pénétrer dans la cavité péricardique, mais s'opposent absolument à leur sortie.

Il ne faudra pas confondre la voussure précordiale vraie avec des voussures consécutives à des *déformations du thorax*, telles qu'elles se développent, notamment dans le rachitisme et les déviations de la colonne vertébrale.

d) **Pulsations thoraciques anormales.** — Les battements sphygmiques visibles de la région précordiale ne sont pas, dans bon nombre de cas, limités au choc de la pointe et au choc diffus du cœur. Assez souvent, on peut poursuivre les mouvements du cœur sur une étendue de plusieurs espaces intercostaux. Dans ce cas, ils commencent parfois dans le 3ᵉ espace intercostal gauche et vont jusqu'à la pointe du cœur. Ils se manifestent sous forme de soulèvements plus ou moins accentués de la paroi pectorale, qui débutent par l'espace intercostal le plus élevé et se succèdent rapidement dans les espaces voisins pour se terminer au niveau de la pointe.

Quelquefois, ces pulsations s'accompagnent de *rétractions systoliques légères* de certaines parties des espaces intercostaux, ordinairement des segments des 3ᵉ, 4ᵉ et 5ᵉ espaces intercostaux, immédiatement situés contre le bord gauche du sternum ; ces rétractions résultent évidemment de la diminution de volume que subit le cœur au moment de la systole et de l'effet de la pression atmosphérique sur les espaces intercostaux dépressibles.

Ces divers phénomènes peuvent être réalisés chez les individus bien portants à l'aide de contractions cardiaques accélérées et renforcées. Ils surviennent également dans l'hypertrophie du cœur, quand, par suite de l'augmentation de masse et de volume du cœur, l'activité du myocarde s'exagère par elle-même et que, par le refoulement du bord du poumon gauche, le cœur se trouve en contact plus intime et sur une plus large surface avec la paroi thoracique. Enfin on les voit apparaître comme conséquence de la rétraction primaire du poumon gauche et de tous les états qui rapprochent le cœur de la paroi thoracique.

Dans certains cas, on est frappé de voir *le second espace intercostal gauche être le siège de pulsations rythmiques.* Ces pulsations correspondent à la réplétion systolique de *l'artère pulmonaire* et s'observent dans l'atrophie du poumon gauche, lorsque le bord antérieur de l'organe s'est rétracté au point de permettre à l'artère pulmonaire d'arriver en contact de la face interne de la cage thoracique.

Il faut enfin signaler les pulsations que l'on constate dans les dilatations circonscrites des gros vaisseaux cardiaques, le plus souvent dans les *anévrismes de l'aorte ascendante.* Ces pulsations anévrysmales siègent habituellement dans le 2ᵉ espace intercostal droit, près du bord du sternum. De même que le choc de la pointe, elles se manifestent sous forme de soulèvements systoliques circonscrits. C'est à juste raison que Stokes a fait observer qu'il fallait toujours *soupçonner un anévrisme, lorsque deux soulèvements systoliques se produisent en des points séparés de la région précordiale.* C'est à l'éclairage oblique, quand l'œil est ramené au même niveau avec la face antérieure de la cage thoracique, que ces soulèvements systoliques acquièrent une netteté considérable.

Souvent, au lieu de pulsations, il s'agit d'une véritable *tumeur animée de battements*. Les tumeurs solides voisines du cœur, abcès péripleurétiques, tumeurs lymphatiques, etc., peuvent, il est vrai, présenter des battements communiqués, mais presque toujours il est facile, avec l'aide de la palpation, de les différencier des tumeurs pulsatiles *vraies*. Les pulsations communiquées consistent en une simple succession de soulèvements et d'affaiblissements. Il n'en est plus de même pour les pulsations réelles ; à chaque battement la tumeur *augmente de volume en tous sens*. Lorsque plusieurs doigts sont appliqués au pourtour de la tumeur, ils sont, à chaque palpation, écartés les uns des autres dans tous les sens.

Nous mentionnerons ici les *mouvements visibles de fluctuation*, qui s'observent dans certains cas d'épanchement liquide du péricarde, lorsque la quantité de liquide n'est pas trop petite, la paroi thoracique pas trop épaisse, et les contractions cardiaques assez énergiques. Si certains auteurs ont mis en doute l'existence de ce phénomène, mes propres observations me permettent d'en affirmer la réalité. Il s'agit là évidemment de mouvements de liquide visibles occasionnés par les contractions du cœur elles-mêmes.

B. — Palpation de la région précordiale.

On a vu dans le chapitre précédent jusqu'à quel point la palpation est utile pour l'exploration du choc de la pointe, du choc du cœur et des pulsations anévrismales. Il nous reste à étudier le choc valvulaire palpable et les bruits accessibles à la palpation.

a) **Choc valvulaire palpable.** — Assez souvent on réussit à sentir le déplissement des valvules sous forme d'un choc court et nettement tranché, que l'on désigne sous le nom de *choc valvulaire palpable*. Si ce choc coïncide avec celui de la pointe du cœur ou avec le pouls carotidien, on le rapportera, il va sans dire, à la valvule mitrale ou à la tricuspide ; dans le cas contraire, il sera dû aux valvules sigmoïdes de l'orifice de l'aorte ou de l'artère pulmonaire.

Le *choc valvulaire systolique* (mitral et tricuspidien) ne possède pas une signification diagnostique spéciale. On le rencontre chez bon nombre d'individus bien portants, quand une grande partie du cœur se trouve recouverte par le bord antérieur du poumon gauche. En cas d'absence complète du choc de la pointe, on observe dans ces conditions, comme le dit Traube, « dans la région comprise entre le 3e et le 6e cartilage costal et vers le segment inférieur du sternum, un ébranlement coïncidant avec la systole ventriculaire », et qui est dû uniquement aux vibrations systoliques des valvules mitrale et tricuspide.

D'après mes observations personnelles, le *choc valvulaire diastolique* (valvules sigmoïdes) est tout aussi fréquent, quoique les traités de pathologie n'en disent rien. Examinez un certain nombre de personnes bien portantes, et vous verrez que chez plusieurs d'entre elles vous percevrez un choc diastolique bref et net, qui semble venir de la profondeur. On le trouve habituellement avec son maximum de netteté sur le sternum, au niveau des 2e et 3e cartilages costaux ; toutefois, il se propage quelquefois plus bas sur une étendue plus ou moins considérable. Il ne faut point pour le produire une activité et une excitation cardiaques spéciales. Le choc diastolique, pas plus que le choc systolique, ne mérite donc une *mention* spéciale au point de vue du diagnostic.

Mais il en est tout autrement quand, au lieu d'avoir affaire à un choc valvulaire diffus, on se trouve en présence d'un *choc valvulaire diastolique localisé*. Celui-ci se rencontre le plus souvent dans le 2e espace intercostal gauche, immédiatement contre le sternum, et doit être rapporté, en ce cas, aux valvules semi-lunaires de l'artère pulmonaire. Les causes peuvent en être variées ; il peut s'agir soit de conditions de transmission particulièrement favorables, soit d'un excès de tension des valvules. Les conditions de transmission sont éminemment favorables lorsque le bord médian du poumon, qui recouvre l'artère pulmonaire à son origine et la sépare de la paroi de la poitrine, est infiltré et par conséquent privé d'air, ou s'il est rétracté au point de permettre le contact direct de l'artère avec la paroi thoracique ; on constate alors le plus souvent des pulsations visibles de l'artère pulmonaire.

L'augmentation d'énergie dans la tension des valvules sigmoïdes de l'artère pulmonaire se produit lorsque l'action du ventricule droit rencontre des résistances anormales. Cet accident s'observe le plus souvent dans les lésions de la valvule mitrale et dans les affections chroniques du poumon. Dans ce dernier cas, le phénomène devient d'autant plus frappant qu'il existe de meilleures conditions de transmission des vibrations valvulaires. Lorsqu'on applique l'index d'une main dans le 2e espace intercostal gauche, immédiatement contre le bord du sternum, et celui de l'autre sur la région du choc de la pointe, on perçoit alternativement le soulèvement systolique de la pointe et le choc diastolique bref de l'artère pulmonaire.

A plusieurs reprises, je fus à même d'observer un choc valvulaire diastolique énergique perceptible par la vue ; je constatai dans ces cas un ébranlement diastolique de très courte durée ayant lieu dans le 2e espace intercostal gauche.

Dans le 2e espace intercostal droit, près du rebord sternal, le choc valvulaire diastolique s'observe bien plus rarement. Il est alors dû aux valvules aortiques. Autant que je sache, on n'a, jusqu'à l'heure qu'il est, rapporté que des observations où il s'agissait d'augmentation d'énergie dans la tension des valvules sigmoïdes de l'aorte, par exemple dans l'hypertrophie du ventricule gauche consécutive à l'atrophie rénale.

b) **Bruits palpables.** — Les altérations morbides du cœur engendrent fréquemment des bruits pathologiques surtout perceptibles à l'auscultation, mais qui, dans certains cas, deviennent accessibles à la palpation. On divise ces bruits, suivant leur point d'origine, en *endocardiques* et *péricardiques* ; aussi les bruits palpables prennent, à leur tour, naissance soit dans les cavités du cœur, soit dans la cavité du péricarde.

Ordinairement la distinction des bruits endocardiques des bruits péricardiques est possible rien que par l'impression communiquée à la main exploratrice. Les bruits péricardiques déterminent une sensation de frôlement, de frottement, de raclage, de râpe en mouvement et se distinguent par leur caractère nettement interrompu ; les bruits endocardiques, au contraire, sont continus et donnent une impression pareille à celle que l'on ressent en caressant un chat qui ronronne, ou en palpant une corde exécutant des vibrations.

Le diagnostic différentiel est rendu plus facile toutes les fois que les bruits ne sont perceptibles que si la main exerce une forte pression sur l'espace intercostal ; on peut être certain qu'il s'agit alors de bruits péricardiques développés grâce au contact plus intime des feuillets péricardiques juxtaposés.

Il faut également tenir compte du moment où se produisent les bruits. Les bruits endocardiques correspondent toujours exactement aux phases de l'activité cardiaque et sont par conséquent systoliques, diastoliques ou présystoliques. Les bruits péricardiques, au contraire, n'ont pas de caractère systolique ou diastolique précis ; ils suivent les diverses phases cardiaques, se rapprochant tantôt de l'une, tantôt de l'autre. Si le doute persiste, il faut avoir recours à l'auscultation et à la percussion.

Les deux sortes de bruits palpables ont, en ce qui concerne la palpation, un seul caractère commun ; ils deviennent inaccessibles au palper (non pas pour l'ouïe) en cas d'inspiration profonde. Cela tient à ce que le poumon gauche va recouvrir la surface antérieure du cœur et rend impossible par conséquent la perception des bruits par la main exploratrice.

Les bruits endocardiques sont désignés sous le nom de *frémissement cataire* (Laënnec) ; ceux du péricarde sous le nom d'*affrictus* ou de *frottement péricardique*.

Le *frémissement cataire* implique généralement l'idée d'un bruit endocardique très intense. C'est ce qui explique pourquoi de temps à autre il disparaît lorsque le cœur fonctionne avec calme, et pourquoi aussi on peut le provoquer artificiellement par des efforts physiques ou des excitations psychiques, des inspirations profondes et accélérées, par une marche rapide, ou en passant vivement et coup sur coup de la position couchée à la position assise. La règle n'est évidemment pas sans exceptions. Parfois même il existe une disproportion frappante entre l'intensité du frémissement cataire et le peu de force acoustique du bruit. Comme tous les processus en question reposent sur la formation de tourbillons sanguins, Leichtenstern pense que, dans certains cas, ces tourbillons possèdent bien une intensité suffisante pour être perçus sous forme de frémissement cataire, mais qu'il leur manque la rapidité nécessaire pour frapper l'oreille sous forme de bruit ; et réciproquement que dans d'autres la rapidité des tourbillons et partant la formation du bruit ne laisse rien à désirer, mais le grand nombre de vibrations nuit à la discontinuité du bruit à la palpation, c'est-à-dire à la netteté du frémissement cataire.

Plus loin, nous dirons que les bruits endocardiques apparaissent tantôt à la suite de lésions valvulaires du cœur (*bruits organiques*) et que tantôt ils existent en l'absence de toute altération de ce genre (*bruits accidentels, anorganiques, anémiques ou sanguins*). Dans ces derniers cas, on n'observe pas d'habitude de frémissement cataire.

L'expérience nous apprend que la fréquence du frémissement cataire varie avec la nature de la lésion valvulaire. Lorsqu'il se perçoit à la pointe du cœur, il est en rapport avec des altérations de la valvule mitrale, l'insuffisance le produit plus rarement que la sténose. En connexion avec ce fait, on rencontre dans ces cas des frémissements plus souvent diastoliques ou présystoliques que systoliques. Les frémissements présystoliques sont fréquemment, et c'est là une particularité qui les distingue, plus nets au début et vers la fin que dans leur période intermédiaire.

Dans le rétrécissement de l'orifice aortique, on observe fréquemment un frémissement systolique particulièrement énergique, surtout dans le 2e espace intercostal droit et sur le segment sternal avoisinant. Le frémissement diastolique est rare dans l'insuffisance des valvules aortiques ; il offre son maximum d'intensité, comme le souffle correspondant, audevant du corps du sternum.

Les frémissements en rapport avec les lésions valvulaires du cœur droit sont rares, comme les lésions de ce genre. Par contre, lorsqu'ils existent, ils sont d'une intensité toute spéciale. S'il s'agit d'affections de l'artère pulmonaire, leur plus grande intensité correspond au 2e espace intercostal gauche ; dans les lésions tricuspidiennes, à la portion inférieure du sternum.

J'ai constaté plusieurs fois des frémissements systoliques très prononcés et très étendus dans des cas de communication anormale entre les deux moitiés du cœur (*cyanose congénitale*).

La plupart du temps, on n'observe de *bruit péricardique palpable* que lorsque les feuillets du péricarde sont devenus rugueux et dépolis à la suite de processus phlegmasiques et de dépôts fibrineux. Il n'est pas nécessaire toutefois que les feuillets soient malades tous deux ; Friedreich a montré que le frottement péricardique peut se produire en cas d'intégrité de l'un des deux. C'est au voisinage du bord gauche du sternum que le frottement péricardique siège le plus ordinairement.

Pour celui qui a beaucoup observé en clinique et assisté aux autopsies, il est certain que l'intensité du frottement n'est pas toujours en rapport avec l'étendue de la lésion. Le siège de cette dernière semble avoir une importance plus grande à ce point de vue. Il suffit quelquefois d'hémorragies insignifiantes pour déterminer un frottement péricardique très intense et très nettement perceptible à l'oreille et à la palpation.

C. —, PERCUSSION DU CŒUR.

Pour comprendre la signification de la percussion du cœur, il faut con-naître l'*anatomie clinique du cœur*. Nous allons en indiquer les éléments les plus importants.

Le cœur est suspendu dans la cavité thoracique par les gros vaisseaux. Il n'a une direction presque perpendiculaire que chez le fœtus ; chez l'homme bien portant, sa position est toujours oblique, de telle sorte que son axe vertical se dirige de droite à gauche et de haut en bas et forme avec l'axe général du corps un angle d'environ 60°. Le point de croise-

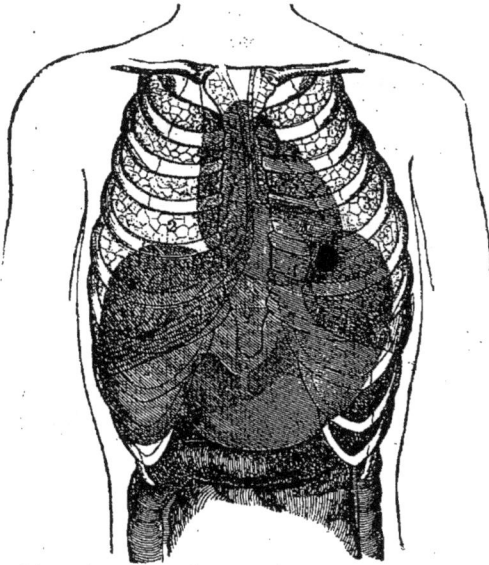

FIG. 146. — Position du cœur.
1, Cœur. — 2. Poumon droit. — 3. Poumon gauche. — 4. Espaces complémentaires.

ment de ces deux axes se trouve au-dessous du commencement du tiers moyen du sternum et à 3 centimètres environ au-dessus du milieu du diamètre cardiaque. Par conséquent, une petite portion seulement du cœur appartient au côté droit du thorax ; la plus grande appartient au côté gauche. Au point de vue du volume, les 2/3 environ siègent du côté gauche, l'autre tiers du côté droit. En regardant les figures 146 et 147, on voit que le côté droit possède : presque la totalité de l'oreillette droite à l'exception de son sommet, la moitié droite de l'oreillette gauche, la cloison interauriculaire, presque tout l'ostium veineux droit et un segment du ventricule droit large, en son milieu, d'environ 2 centimètres. À gauche, on trouve la plus grande portion du ventricule droit, la totalité du ventricule gauche, la moitié gauche de l'oreillette gauche et le sommet de l'oreillette droite.

Le point le plus élevé du cœur, qui est constitué par la limite supérieure

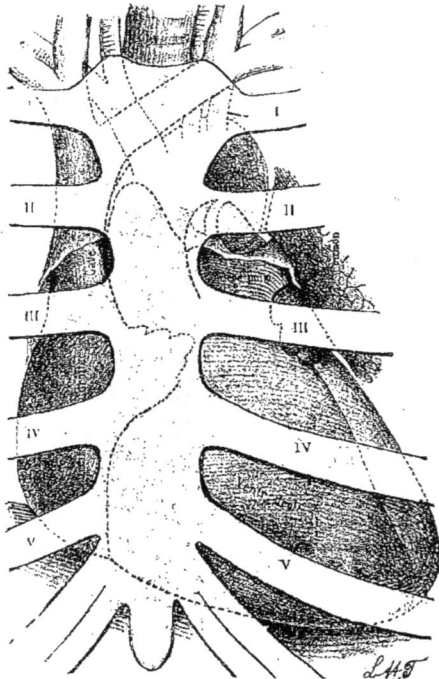

Fig. 147. — Rapports du cœur et des gros vaisseaux avec la paroi thoracique.
(D'après Farabeuf, Le système séreux. Th. agrégation.)

de l'oreillette gauche, correspond à une ligne horizontale passant par le bord supérieur des extrémités sternales des 2es cartilages costaux. Le cœur atteint ses dimensions transversales les plus considérables à la hauteur des cartilages des 4es côtes. En ce point, il dépasse la ligne médiane de 4 à 5 centimètres, à droite, et de 7 à 9 centimètres, à gauche, chiffres qui sont d'une importance extrême pour l'interprétation des figures de la matité cardiaque. Le point le plus bas du cœur correspond aux 6es cartilages costaux.

Par suite de sa direction oblique, le cœur présente trois bords : un droit, un gauche et un inférieur.

Le bord droit est formé par l'oreillette droite. Il commence au milieu de l'extrémité sternale du 2ᵉ espace intercostal droit, suit une ligne légèrement convexe dépassant le bord droit du sternum de dedans en dehors d'environ 2 centimètres, et se termine au niveau de l'extrémité sternale du 5ᵉ cartilage costal droit.

Le bord inférieur appartient au ventricule droit. Il a une direction oblique de droite à gauche et de haut en bas ; il part de l'insertion sternale du 5ᵉ cartilage costal droit, descend obliquement vers le bord inférieur de l'insertion sternale du 6ᵉ cartilage costal gauche, croise ce cartilage un peu plus en dehors et se dirige ensuite, le long du bord supérieur de la 6ᵉ côte gauche, vers la région où se fait le choc de la pointe.

Le bord gauche est formé par le ventricule gauche. Il commence à la même hauteur que le bord droit, au milieu du 2ᵉ espace intercostal gauche et s'étend jusqu'au milieu du 5ᵉ ; sur son trajet, il correspond successivement, à peu de chose près, aux points de réunion du cartilage avec l'os des 3ᵉ, 4ᵉ et 5ᵉ côtes gauches.

On ne peut pas, à vrai dire, parler d'une face antérieure et d'une face postérieure du cœur ; comme le diaphragme qui supporte ce viscère constitue un plan un peu déclive en avant, la face antérieure convexe est plutôt une face supérieure, et la face postérieure plane est plutôt une face inférieure.

La face antéro-supérieure du cœur est recouverte en grande partie par le poumon ; seule une portion de ventricule droit demeure libre et arrive en contact direct avec la paroi thoracique. (Pour ce qui concerne le trajet exact des bords antérieurs des poumons, voyez plus haut *Percussion topographique des poumons.*)

La percussion du cœur a pour but de déterminer, en premier lieu, la partie de cet organe qui est en contact immédiat avec la paroi thoracique. C'est ce que l'on appelle *petite matité cardiaque* ou la *matité absolue* (*superficielle*). Mais il faut tâcher, en outre, de déterminer à l'aide de la percussion les segments du cœur recouverts par les poumons. On obtient alors la *grande matité cardiaque* ou la *matité relative* (*profonde*) et, dans les cas où l'on a recours à la percussion palpatoire, la *résistance cardiaque.*

La percussion du cœur doit être pratiquée sur le sujet couché ; la position assise et la station debout sont moins favorables. On évitera le décubitus latéral qui occasionne des déplacements de l'organe.

Petite matité cardiaque (matité superficielle). — Pour déterminer cette matité (appelée aussi matité absolue), il est de toute nécessité de pratiquer la percussion faible ou superficielle. En effet, la percussion forte nous permettrait d'entendre le son fort donné par les bords pulmonaires aérés avoisinants. Elle est représentée, chez les sujets bien portants, par un triangle qui, théoriquement, peut se construire de la façon suivante : on relie à l'aide d'une horizontale la région du choc de la pointe avec le bord supérieur de l'insertion sternale du 6ᵉ cartilage costal ; puis on tire

une verticale suivant, de bas en haut et de très près, le rebord sternal
gauche, depuis l'insertion sternale du 6ᵉ cartilage costal jusqu'au bord
inférieur de la même insertion du 4ᵉ cartilage costal gauche, et enfin de
là une ligne droite qui rejoint la région du choc de la pointe. On obtient
ainsi un triangle à peu près rectangulaire, où l'on distingue un côté inférieur, un côté droit et une hypoténuse située à gauche. Les deux côtés
sont presque d'égale longueur et ont en moyenne de 5 à 8 centimètres.

Dans bien des cas l'hypoténuse n'est pas une ligne droite, mais une
ligne brisée ; dans ces cas le triangle de matité se transforme en un qua-

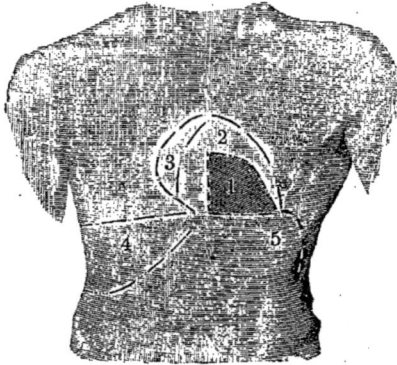

Fig. 148. — Configuration de la matité cardiaque.
1. Petite matité cardiaque. — 2. Grande matité cardiaque. — 3. Résistance cardiaque. —
4. Matité hépatique. — 5. Espace semi-lunaire. (D'après une photographie.)

drilatère irrégulier (fig. 148). Il s'agit là moins d'une ligne brisée que
d'une ligne courbe, dont la convexité regarde en dehors et qui court
d'abord parallèlement à la 4ᵉ côte gauche pour s'incurver ensuite vers le
bas.

La délimitation de la matité absolue du cœur ne rencontre aucune difficulté avec l'emploi de la percussion superficielle. Mais cela n'est vrai
que pour les limites droite et gauche. Bien souvent, la limite inférieure
est impossible à établir par la percussion, parce que le lobe gauche du
foie est situé contre le cœur et que le son de cet organe ne diffère en rien
de celui du cœur. Dans des cas semblables on sera obligé de construire
la limite inférieure d'une façon théorique, comme il vient d'être spécifié.

Dans certains cas, on réussit à déterminer par la percussion la moitié
gauche externe de la limite inférieure : c'est lorsque le lobe hépatique ne
s'étend pas jusqu'à la région du choc de la pointe et qu'alors le cœur est
sus-jacent à l'estomac ; la limite entre le cœur et ce dernier est reconnaissable à l'apparition d'une sonorité tympanique.

Quelques médecins se contentent de déterminer la petite matité cardiaque. Toutefois cette manière d'agir est parfois fallacieuse, car l'étendue de la petite matité cardiaque dépend non seulement des altérations du cœur, mais aussi de celles des bords pulmonaires avoisinants. C'est ainsi que l'infiltration et la rétraction des bords pulmonaires donnent lieu à un accroissement anormal de la petite matité cardiaque ; tandis qu'elle est considérablement réduite en cas d'emphysème pulmonaire. Le vrai état des choses peut parfois être démêlé si l'on prend en considération les modifications respiratoires de l'étendue de la petite matité cardiaque ; mais des difficultés sérieuses peuvent parfois surgir quant à l'interprétation diagnostique exacte des phénomènes observés, et cela toutes les fois que les bords pulmonaires sont immobilisés ou que l'on a affaire à l'oblitération des espaces pleuraux complémentaires destinés à les recevoir.

A n'en pas douter, la détermination de la grande matité cardiaque importe davantage pour le diagnostic des altérations vraies du cœur ; en effet, la grande matité ne dépend pas autant de l'état des bords pulmonaires.

Grande matité cardiaque (matité profonde). — Pour déterminer la grande matité cardiaque (appelée aussi matité relative ou totale), c'est à la percussion forte et profonde que l'on aura recours, la percussion légère ne permettant de percevoir que le son intense des bords pulmonaires recouvrant le cœur. Comme dans ce cas il s'agit non d'un son de percussion grave, mais d'un son de percussion relativement mat, il est aisé de comprendre que sa détermination présente plus de difficulté que celle de la petite matité cardiaque. Elle exige plus d'expérience et une oreille plus exercée.

La détermination exacte de la grande matité cardiaque devient difficile surtout quand la paroi thoracique est très épaisse ou est le siège d'une infiltration œdémateuse ; dans ces conditions, on trouve pour cette matité ordinairement une étendue trop petite.

La grande matité affecte, comme la matité absolue, une forme à peu près triangulaire, dans laquelle on distingue un côté droit, un côté gauche et un côté inférieur (fig. 148). Ce dernier se confond naturellement avec la limite inférieure de la petite matité, en la dépassant à droite comme à gauche. Le côté *droit* commence le plus souvent au bord sternal du 3e cartilage costal gauche, suit une ligne légèrement convexe vers la droite et se termine habituellement à l'extrémité sternale du 5e cartilage costal droit. Donc, en ce point, les limites droites de la grande et de la petite matité sont séparées entre elles par la largeur du sternum, ce qui correspond à un espace d'environ 4 centimètres. Le côté *gauche* de la grande matité cardiaque commence en haut, également à l'extrémité sternale du 3e cartilage costal gauche, dépasse en dehors la limite de la matité absolue de 2 à 3 centimètres, se dirige suivant une ligne à convexité regardant à gauche et en dehors vers le 5e espace intercostal, où il se termine à la partie la plus externe de la région du choc de la pointe.

Ce n'est qu'à ses limites inférieure et gauche que la grande matité cardiaque coïncide avec la position des bords correspondants du cœur. En haut, notamment à droite, la ligne de la grande matité reste en dedans des limites réelles du cœur, la percussion même forte ne permettant pas de reconnaître des organes vides d'air recouverts de couches aérées de poumon dont l'épaisseur dépasse 5 centimètres.

C'est en vue de déceler avec le maximum d'exactitude la limite droite du cœur que la détermination de la résistance cardiaque est à recommander.

Résistance cardiaque. — Pour la déterminer, c'est la *percussion palpatoire* qu'il faut employer. Personnellement, j'ai recours de préférence à la percussion digitalo-digitale, et je considère comme plus avantageux de presser les doigts les uns sur les autres que de percuter à proprement parler. Si en partant du voisinage de la ligne mammaire droite on se rapproche de plus en plus du bord sternal droit, on ressent, à 2-3 centimètres du bord sternal droit, une résistance nette ; comme l'ont démontré les recherches d'Ebstein et de ses élèves, cette résistance coïncide avec le bord droit du cœur. Les limites inférieure et gauche de la résistance cardiaque se confondent avec les limites correspondantes de la grande matité cardiaque (fig. 148). L'ossification des cartilages costaux et la rigidité de la paroi thoracique, ainsi que l'œdème accusé des téguments de la cage thoracique rendent plus difficile la détermination de la résistance cardiaque. En me basant sur des observations personnelles très nombreuses, je ne puis me rallier à l'opinion de quelques auteurs (Guttmann, Rosenstein, Weil) qui considèrent la détermination de la résistance cardiaque comme méthode d'exploration dénuée de toute valeur (1).

(1) MENSURATION CLINIQUE DU CŒUR. — Beaucoup d'auteurs ont cherché le meilleur procédé pour déterminer exactement le volume du cœur.

On vient de voir le procédé recommandé par M. Eichhorst, qui consiste à étudier successivement la petite matité, la grande matité, la zone de résistance, et à comparer les résultats obtenus par cette triple recherche.

Le procédé le plus simple est celui des anciens auteurs, préconisé par M. Peter, qui consiste à percuter sur toute la périphérie du cœur, en allant des parties sonores vers le cœur. Quand le lobe gauche du foie est très hypertrophie, on distingue le foie du cœur par la matité plus absolue au niveau du premier qu'au niveau du second.

Mais on a cherché à aller plus loin par la fixation d'un certain nombre de points de repère choisis spécialement sur le squelette. Citons à ce point de vue les procédés employés par Constantin Paul et Potain.

Procédé de C. Paul. — 1° On précise d'abord par la vue et la palpation la situation de la pointe du cœur. On note dans quel espace elle se trouve, et on mesure ensuite la distance qui la sépare de la ligne médiane ; 2° par la percussion, on note l'intersection du bord supérieur du foie avec la ligne mamelonnaire droite. Une ligne horizontale est menée par ce point. On précise ce point par l'insertion sternale du cartilage costal par lequel passe cette ligne horizontale. A l'état normal, c'est généralement à l'insertion du 5e cartilage costal que passe cette ligne ; 3° par la percussion encore, on détermine le bord droit de l'oreillette droite ; ce bord se trouve à 1 centimètre et demi environ du bord droit du sternum.

Ces trois points précisés, il est facile d'apprécier le volume du cœur. Le bord inférieur du cœur répond à une ligne qui joint la pointe au bord droit du sternum, en un point de ce der-

Occupons-nous, en premier lieu, de la petite matité cardiaque. Elle change, à *l'état physiologique*, avec l'*âge*. Chez les enfants de 2 à 10 ans, elle est relativement plus étendue que chez les adultes ; il n'est pas rare

nier qui répond à la ligne horizontale que représente le bord supérieur du foie. Quant à la longueur de ce bord inférieur, elle est mesurée par la distance qui sépare la pointe d'une part, et d'autre part l'intersection d'une verticale passant par le bord de l'oreille droite avec le bord inférieur. La différence de niveau entre ces deux extrémités du bord inférieur représente l'obliquité de ce bord. On a donc ainsi déterminé la situation, la longueur et l'obliquité du bord inférieur du cœur.

Les variations de ces trois facteurs permettent de juger les variations de volume des diverses parties du cœur ; ainsi l'abaissement de la pointe indique l'hypertrophie ou la dilatation du ventricule gauche ; il en est de même de l'éloignement de cette pointe de la ligne médiane qui indique un degré plus élevé d'hypertrophie ou de dilatation du ventricule gauche. L'abaisse-

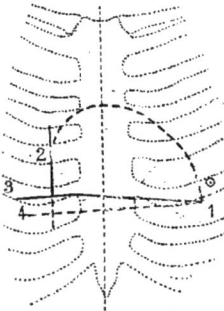

Fig. 149. — Limites données par la percussion d'après le procédé de C. Paul.
1. Pointe du cœur. — 2. Bord étroit du cœur. — 3. Bord convexe du foie. — 4. Abaissement du bord inférieur du cœur.

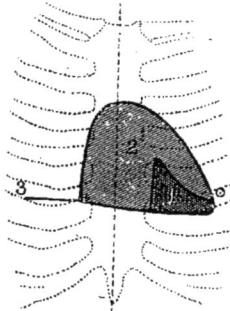

Fig. 150. — Contours donnés par la percussion, dans le procédé de Potain et Foubert.
1. Matité absolue. — 2. Grande matité. — 3. Bord convexe du foie.

ment de l'extrémité droite du bord inférieur trahit la dilatation du cœur droit qui généralement s'accompagne d'insuffisance tricuspidienne.

Le procédé de C. Paul présente un très grand avantage ; il permet de conserver les résultats d'un examen, de façon à pouvoir le comparer avec l'examen suivant (V. Constantin Paul, *Maladies du cœur*, 2e édition).

Procédé de Potain. — Ce procédé a été minutieusement décrit par M. Foubert, dans sa thèse de doctorat (*Variations passagères du volume du cœur*. G. Steinheil, 1887). Il est très compliqué. On détermine, comme dans le procédé de C. Paul, la situation de la pointe, celle du bord inférieur du cœur et celle du bord droit de l'oreillette ; on détermine en plus la situation du bord gauche ou supérieur, et cela par la percussion forte. Ensuite, toujours par la percussion forte, on détermine le point où les gros vaisseaux cessent d'être en contact avec la paroi thoracique. On a donc le contour complet du cœur. On détermine ainsi la petite matité ; mais cette détermination ne paraît pas très importante.

Le point capital, c'est de reporter sur le papier le contour complet du cœur et d'en découper la surface. On mesure ensuite sur du papier de même qualité, de même poids surtout, des surfaces carrées de dimensions déterminées, ce qui est facile ; et on sert de ces coupures pour peser les surfaces cardiaques. Avec ce procédé des pesées, on se convaincrait très facilement que le volume du cœur subit des variations plus nombreuses et plus étendues qu'on ne le croit.

de la voir commencer un espace intercostal au-dessus, pour cesser également un espace au-dessus. D'accord avec ce fait, nous avons remarqué plus haut que chez l'enfant le choc de la pointe se voyait et se sentait souvent dans le 4e espace intercostal gauche ; que ce phénomène était en rapport avec la position plus élevée du diaphragme et qu'il était encore favorisé par le volume relativement plus considérable du cœur. Le contraire s'observe chez les vieillards, chez lesquels la petite matité est extraordinairement réduite et se trouve fréquemment abaissée de la largeur d'un espace intercostal.

La petite matité cardiaque est encore influencée par les *mouvements*

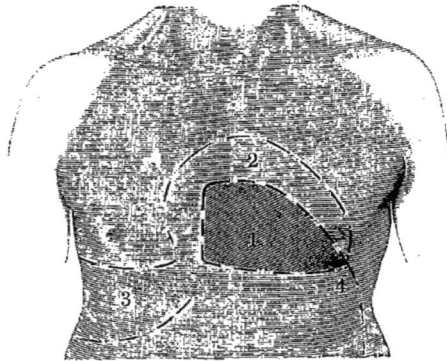

Fig. 151. — Configuration de la matité cardiaque.
1. Petite matité cardiaque. — 2. Grande matité cardiaque. — 3. Petite matité hépatique. — 4. Espace demi-lunaire. (D'après une photographie. Obs. personnelle.)

respiratoires profonds, comme Gerhardt l'a, le premier, bien montré. La respiration tranquille est sans influence notable. L'inspiration profonde abaisse et diminue la petite matité du cœur ; l'expiration forcée l'élève et en accroît l'étendue. La modification se fait exclusivement aux dépens des limites gauche et inférieure : la limite droite demeure immobile. Chez certains individus, les inspirations très profondes font même disparaître la petite matité d'une façon complète. Le phénomène s'explique par le déplacement respiratoire du bord antérieur du poumon gauche, dont l'expansion, en comparant le summum des deux phases respiratoires, dépasse 5 centimètres. Le bord antérieur du poumon droit subit bien, lui aussi, des déplacements respiratoires ; mais il demeure toujours derrière le sternum, de sorte que la déviation échappe à la percussion.

La matité absolue du cœur dépend aussi, à un haut degré, de l'attitude du corps. Dans le décubitus latéral gauche, elle dépasse en dehors la ligne mammaire gauche ; dans le décubitus latéral droit, elle dévie à droite ; d'après les observations de Penzoldt, le cœur peut même, quand la tête est plus bas que le reste du corps, se rapprocher de la tête. Il est étonnant qu'on n'observe pas en général, au moment du passage du décubitus dorsal à la position verticale, un déplacement correspondant du cœur. La déviation est plus prononcée pour le décubitus latéral gauche que pour le droit. Dans cette position, la limite droite de la petite matité cardiaque demeure immuable ; toutefois elle s'élève plus haut le long du bord sternal ; la limite inférieure, au contraire, peut se déplacer de plus de 6 centimètres de dedans en dehors. Dans le décubitus latéral droit, la limite inférieure du cœur se raccourcit de gauche à droite et en même temps la limite gauche se rapproche du sternum ; le son de percussion au niveau de la partie inférieure du sternum devient nettement mat, et ordinairement on observe à droite du sternum, à la hauteur de la 4e à la 6e côte, une zone d'obscurité du son.

A l'état pathologique, on observe des modifications de la petite matité cardiaque dans les *affections de la cavité pleurale*. Dans la pleurite exsudative, on voit très fréquemment la matité du cœur se déplacer du côté sain. Lorsque pour une cause ou pour une autre le déplacement du cœur est impossible, la délimitation de la matité cardiaque peut échouer parce qu'il est impossible de distinguer le son de percussion mat fourni par le liquide pleural de celui qui est dû au cœur. Lorsque dans le voisinage de ce dernier il existe de petites collections liquides enkystées, la matité cardiaque peut augmenter d'étendue en apparence. En ce cas, le diagnostic différentiel sera basé sur l'irrégularité des contours et l'absence des modifications respiratoires de la petite matité en cas de pleurésie. Ajoutons encore que le développement de la lésion indiquera une affection de la plèvre et que les symptômes ordinaires d'une maladie de cœur feront défaut.

Il peut se produire encore d'autres changements, après la résorption de l'épanchement pleural. Dans certains cas, le cœur reste fixé dans sa situation anormale ; dans d'autres, au contraire, il s'avance complètement du côté malade, parce que les poumons, en raison de la longue compression à laquelle ils ont été soumis, ont perdu de leur faculté d'expansion et demeurent atrophiés. Par suite, le cœur se trouve en contact avec la face interne du thorax sur une plus grande étendue, et la petite matité occupe ainsi une zone plus considérable.

Lorsque, par suite de processus inflammatoires, il survient une oblitération des espaces complémentaires, ou bien que le bord antérieur des poumons adhère à la plèvre par des brides conjonctives et se trouve gêné dans son excursion, les modifications respiratoires de la matité cardiaque font défaut.

En cas de *pneumothorax gauche*, on ne peut pas trouver trace de la matité absolue du cœur dans la région habituelle ; en revanche, le cœur étant refoulé vers la droite, on la rencontre à *droite* du sternum.

La disparition de la petite matité cardiaque a lieu aussi dans le cas où il y a accumulation de bulles d'air dans le médiastin antérieur (*emphysème du médiastin*).

Les *maladies du poumon* peuvent également produire parfois une diminution ou une augmentation de la petite matité cardiaque. Dans les emphysèmes aigu et alvéolaire du poumon, celle-ci est diminuée, parce que les poumons deviennent plus volumineux et recouvrent davantage la face antérieure du cœur. Si le processus morbide est très marqué, la petite matité peut disparaître entièrement. Elle augmente d'étendue dans l'atrophie du poumon gauche, toutes les fois que le bord antéro-médian du poumon gauche se rétracte en haut et en dehors, et laisse ainsi à découvert une portion plus considérable de la face antéro-supérieure du cœur. Souvent il existe simultanément un déplacement de la matité de bas en haut.

Il peut se produire un accroissement apparent de la petite matité cardiaque, en cas d'infiltration et d'imperméabilité du bord antérieur des poumons. Lorsque cette infiltration s'étend au lobe supérieur tout entier du poumon gauche, la délimitation de la matité cardiaque peut devenir chose impossible. Les résultats de l'auscultation (respiration bronchique, ronchus sonores) indiqueront alors généralement l'existence d'une affection pulmonaire et ne permettront pas de faire confusion avec une maladie du cœur.

Les *affections abdominales* augmentent la zone de la matité absolue du cœur, toutes les fois qu'elles déterminent le refoulement du diaphragme en haut et par conséquent l'accroissement en surface du contact du cœur avec la paroi thoracique (*tumeurs, accumulations notables de gaz ou de liquide dans la cavité abdominale*).

Le cœur peut encore être refoulé contre la partie thoracique et être ainsi en contact avec elle sur une plus grande largeur dans les cas de *tumeurs du médiastin et de déformations de la colonne vertébrale.*

Les modifications les plus prononcées de la matité absolue du cœur se rencontrent dans les *affections du péricarde.* Lorsque la cavité péricardique est *remplie de gaz,* cette matité disparaît entièrement et est remplacée par de la sonorité tympanique. S'il existe un orifice fistuleux perméable, la percussion peut donner le bruit de pot fêlé.

Lorsque le péricarde est le siège d'un *épanchement liquide,* la petite matité du cœur peut prendre un développement considérable. Sa limite inférieure peut s'étendre de la ligne axillaire gauche jusqu'à la ligne mammaire droite ; en haut, elle peut dépasser le 2e cartilage costal. Gerhardt a le premier fait remarquer que sa hauteur augmente souvent dans la station verticale. En cas d'augmentation de la matité cardiaque, ce symptôme peut être utile pour le diagnostic différentiel, s'il y a doute sur la cause du phénomène. Cette influence de l'attitude est le résultat du refoulement des bords des poumons par le péricarde distendu par le liquide. Ce signe fera donc défaut, si ces bords ont contracté des adhérences et ne peuvent se déplacer.

La *forme de la matité cardiaque* en cas d'épanchement péricardique mérite une étude spéciale. Le cœur ayant un poids spécifique plus considérable que le liquide épanché, celui-ci tendra donc toujours à occuper la position la plus élevée. Au début, le liquide s'accumule dans le voisinage immédiat des gros vaisseaux, et la petite matité a la forme d'un triangle dont le sommet mousse regarde en haut et la base vers le bas. Plus tard, le triangle augmente peu à peu d'étendue et en cas d'épanchement très abondant on obtient une figure où le sommet mousse est situé au niveau de la fourchette sternale, tandis que la base va du mamelon droit jusqu'à l'aisselle gauche, sur le trajet des 6e et 7e espaces intercostaux (fig. 152) (1).

Pour être reconnu par la percussion, l'épanchement doit atteindre, d'ailleurs, une certaine importance : si la quantité en est moindre que 100 à 120 centimètres cubes, son existence peut rester entièrement cachée.

Les modifications de la petite matité cardiaque sont très dignes d'attention lorsqu'il existe dans le péricarde du gaz en même temps que du liquide (hydropneumopéricarde).

Dans ce cas, le gaz et la sonorité tympanique qui en est la conséquence présentent, dans n'importe quelle attitude du corps, une tendance à occuper le point le plus élevé, et par suite les résultats de la percussion changent avec chaque position du corps. Dans le décubitus dorsal, on constatera principalement le son tympanique dans la région précordiale, tandis que ce son occupera la partie supérieure de cette région lorsque l'individu est debout, la partie inférieure demeurant mate. Dans le décubitus latéral, il se produit, bien entendu, des rapports nouveaux entre la zone de matité et la zone tympanique.

Parfois, on observe, au cours des différents changements d'attitude du corps, une variation dans la tonalité du son de percussion. Weil rapporte une observation où dans le passage du décubitus dorsal à la position verticale il a trouvé une augmentation d'acuité du son tympanique de percussion.

Les adhérences péricardiques peuvent ne pas amener de changement dans la petite matité cardiaque, alors même que l'oblitération est complète. Il n'en est plus de même lorsque le péricarde et avec lui le myocarde se trouvent reliés solidement à la paroi antérieure de la poitrine par des brides extrapéricardiques (médiastino-péricardite). Cette soudure se reconnaît à l'absence de déplacement du cœur et de la petite matité cardiaque dans le décubitus latéral.

Les modifications de la petite matité du cœur qui sont les plus importantes, sont celles que l'on rencontre dans les cas d'augmentation de volume du myocarde.

Quant aux diminutions de volume du muscle cardiaque, disons une fois pour toutes qu'elles échappent au diagnostic.

Lorsque l'augmentation de volume intéresse le ventricule gauche, le bord du poumon gauche est refoulé en dehors, et la matité cardiaque

---

(1) Dans ces cas, il pourrait exister une sorte d'encoche, à convexité droite, au niveau du tiers supérieur du bord gauche de la matité cardiaque (encoche de Sibson). Il en résulterait une figure qui a été comparée à la forme d'une brioche.

augmente vers la gauche, en dehors et en bas. Elle gagne surtout en longueur et affecte une forme ovale. Si la lésion frappe, au contraire, le ventricule droit, la petite matité s'accroît surtout en largeur, et en ce cas la portion inférieure du sternum donne, elle aussi, un son de percussion presque mat. La matité cardiaque tout entière prend ainsi une forme presque ronde.

Enfin, si les ventricules ont participé tous les deux au processus morbide, la matité cardiaque augmente dans tous les sens. Weil a fait remarquer que, dans ces conditions, non seulement les modifications respiratoires de la petite matité cardiaque persistent, mais qu'elles sont même ordinairement très accentuées.

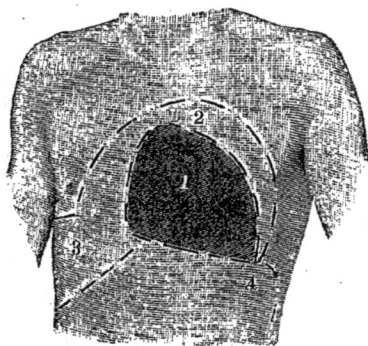

Fig. 152. — Configuration de la matité cardiaque grande et petite en cas de pleurésie avec épanchement.
1. Petite matité cardiaque. — 2. Grande matité cardiaque. — 3. Matité hépatique. — 4. Espace demi-lunaire. (D'après une photographie. Obs. personnelle.)

Il importe de remarquer que toutes ces modifications peuvent manquer lorsqu'il existe en même temps de l'emphysème pulmonaire, parce qu'alors le déplacement étendu des bords pulmonaires devient impossible. Le même phénomène se produit lorsque le bord antéro-médian des poumons est intimement soudé à la paroi interne du thorax et échappe ainsi à tout déplacement. Cet état se reconnaît, ainsi que nous l'avons dit, à l'absence de changements respiratoires dans l'étendue de la petite matité cardiaque. C'est précisément dans ces derniers cas que la détermination de la grande matité cardiaque du cœur acquiert une grande importance.

A l'état normal, les causes des modifications de la grande matité cardiaque concordent absolument avec celles de la matité absolue. C'est ainsi que chez l'enfant la grande matité est plus étendue et placée plus haut que chez l'adulte ; dans la vieillesse, au contraire, elle est plus inférieure et moins étendue. Les mouvements respiratoires profonds modifient également l'étendue de la grande matité, quoique la différence ne soit plus aussi prononcée que pour la matité absolue. Enfin, elle est aussi soumise à l'influence de l'attitude du corps, moins toutefois que la matité absolue.

L'hypertrophie cardiaque s'accompagne forcément, le fait est évident, de l'accroissement en surface de la grande matité cardiaque. Il est vrai que cet accroissement peut être masqué par l'existence d'un emphysème pulmonaire prononcé ; mais les adhérences contractées par le bord des poumons n'ont aucune influence. L'hypertrophie du ventricule droit ou du ventricule gauche se reconnaîtra suivant que la grande matité car-

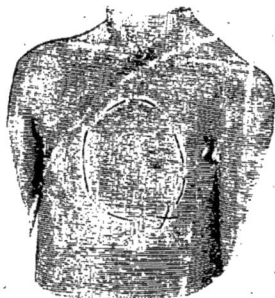

Fig 153. — Configuration de la grande matité cardiaque dans un cas d'hypertrophie et de dilatation du ventricule gauche, par suite d'insuffisance aortique. (D'après une photographie)

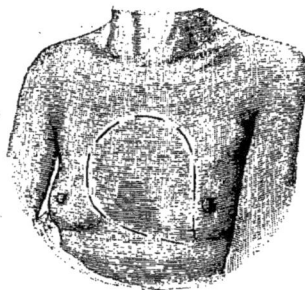

Fig. 154. — Configuration de la matité cardiaque dans un cas d'hypertrophie et de dilatation du ventricule droit, par suite de rétrécissement mitral. (D'après une photographie. Obs. personnelle.)

diaque dépasse en dehors le rebord droit du sternum ou la ligne mammaire gauche : dans ce dernier cas, il se produit aussi une augmentation de la matité vers la partie inférieure (fig. 153 et 154).

L'hypertrophie du ventricule droit est en outre reconnaissable à ce que, au niveau des 4e et 5e cartilages costaux droits, la *résistance cardiaque* dépasse le bord sternal droit de plus de 3 centimètres.

D. — AUSCULTATION DU CŒUR.

L'auscultation du cœur sera toujours pratiquée à l'aide d'un stéthoscope. En effet, comme il est indispensable d'ausculter séparément les divers orifices du cœur, et que ceux-ci siègent les uns à côté des autres dans un espace très limité, on comprend aisément que l'auscultation immédiate ne doit pas être employée.

Les différents valvules et orifices du cœur seront auscultés aux endroits que voici :

1° La valvule *mitrale*, au niveau du choc de la pointe ;

2° La *tricuspidienne*, sur la ligne médiane du sternum, à la hauteur du 5e cartilage costal ;

3° Les valvules de l'*artère pulmonaire*, dans le 2ᵉ espace intercostal gauche, immédiatement contre le bord gauche du sternum ;

4° Les valvules de l'*aorte*, dans le 2ᵉ espace intercostal droit, immédiatement contre le bord droit du sternum (1).

Ceux qui connaissent l'anatomie du cœur reconnaîtront sur le champ que les foyers d'auscultation des orifices ne répondent pas au siège réel de ces orifices (fig. 146, p. 417). Le tableau ci-dessous indique les différences entre le siège anatomique des valvules cardiaques et l'endroit où on les ausculte :

NOM DES VALVULES	SIÈGE ANATOMIQUE DE LEURS INSERTIONS	FOYER D'AUSCULTATION
1. — V. mitrale.	Bord supérieur du 3ᵉ cartilage costal gauche, immédiatement contre le sternum.	Région du choc de la pointe.
2. — V. tricuspide.	Ligne allant du 3ᵉ espace intercostal gauche au 5ᵉ cartilage costal droit.	Ligne médiane, à la hauteur du 5ᵉ cartilage costal droit.
3. — V. de l'artère pulmonaire.	Milieu du 2ᵉ espace intercostal gauche à 15 millimètres du bord gauche du sternum.	2ᵉ espace intercostal gauche, immédiatement contre le bord gauche du sternum.
4. — V. aortiques.	Entre la ligne médiane et le 3ᵉ cartilage costal gauche.	2ᵉ espace intercostal droit, immédiatement contre le sternum.

De ce tableau il résulte que les valvules de l'artère pulmonaire et la valvule tricuspide sont les seules qu'on ausculte à l'endroit de leur siège réel. La région anatomique de la mitrale est recouverte de couches de parenchyme pulmonaire trop épaisses pour que sa situation véritable puisse offrir quelque avantage à l'auscultation, tandis que les phénomènes acoustiques engendrés par elle se transmettent parfaitement à la pointe du cœur en suivant la direction du courant sanguin. L'origine de l'aorte est masquée en partie par celle de l'artère pulmonaire ; aussi ausculte-t-on les sons et les bruits aortiques, non pas au niveau du véritable orifice aortique, mais au niveau de l'aorte ascendante. Dans ce cas encore, l'expérience clinique montre que la transmission de ces phénomènes dans l'aorte ascendante, le vrai foyer d'auscultation, se fait dans des conditions éminemment favorables.

Il est avantageux pour l'auscultation que le sujet soit calme au point

(1) Toutefois, en ce qui regarde le souffle diastolique de l'insuffisance aortique, cette règle n'est plus exacte, ainsi que l'a fait remarquer M. Bucquoy et comme l'enseigne le professeur Landouzy : c'est sur la ligne médio-sternale, un peu au-dessus de l'insuffisance aortique, que ce souffle a son maximum ; c'est là qu'il faut le chercher en cas de lésions peu accentuées.

de vue physique et psychique. Lorsqu'il y a de l'excitation cardiaque extrême, l'examen peut devenir impossible, même pour le plus habile clinicien ; il faudra donc attendre en ce cas que le calme se soit rétabli spontanément ou à la suite de l'administration de certains médicaments, tels que la digitale.

Il est impossible d'indiquer une attitude du corps comme étant la meilleure pour pratiquer l'auscultation. On fera donc bien de procéder à l'examen dans diverses positions, parce que bien souvent il se manifeste dans l'une d'elles des signes anormaux qui disparaissent dans l'autre.

Waldenburg a en outre insisté avec raison sur ce fait, qu'il convient d'ausculter méthodiquement pendant la respiration superficielle, à la fin de l'expiration et au fastigium de l'inspiration ; autrement des anomalies très importantes échappent à l'observation. Quelquefois il est avantageux d'exagérer artificiellement l'activité du cœur par une promenade rapide dans la salle, par le passage répété de la position assise au décubitus dorsal, par une respiration accélérée et profonde, par l'élévation et l'abaissement alternatifs des bras, etc., parce que dans ces conditions on entend fréquemment des bruits qui demeurent latents à l'état de repos.

Sur la proposition de Skoda, on distingue, dans l'auscultation du cœur, entre les sons et les bruits (souffles ou frottements) (1) ; et suivant que ces derniers naissent dans l'intérieur ou en dehors des cavités du cœur, ils se divisent en bruits *endocardiaques* ou *extracardiaques*. Ces derniers prennent presque exclusivement naissance au cours des maladies du péricarde ; aussi peuvent-ils être appelés bruits péricardiaques (2).

Les sons cardiaques se manifestent à l'oreille sous forme de phénomènes sonores brefs, dont le commencement et la fin sont nettement tranchés. Les bruits, souffles ou frottements, au contraire, semblent avoir une durée plus longue et se distinguent le plus souvent par une certaine discontinuité.

L'opposition entre les sons et les bruits du cœur ne doit pas être comprise dans un sens strictement physique. Les sons n'ont jamais le caractère musical absolument pur, mais il s'agit toujours seulement d'une ressemblance avec un son ou de proches affinités avec un son. Cette parenté d'origine se manifeste en ce que les sons cardiaques sont, comme les sons musicaux, produits par des mouvements réguliers et rythmiques, alors que les bruits cardiaques sont le fait de processus irréguliers et arythmiques.

(1) En Allemagne, l'expression *bruit endocardiaque* a pris la place de l'expression bruit de souffle, uniquement employée en France. On réserve l'expression de *son* ou *ton cardiaque* aux bruits non soufflants.

(2) Nous verrons tout à l'heure que cette assertion est rendue inexacte par suite de la somme de connaissances que nous possédons aujourd'hui sur les souffles extracardiaques d'origine pulmonaire.

On comprend facilement qu'en pratique la différence entre les sons et les bruits n'est pas toujours très nette. Il existe des bruits intermédiaires où malgré toute son expérience, le médecin demeure dans le doute. Pour ces bruits, Skoda a proposé la désignation de « son indéterminé » ; mais elle n'a pas prévalu ; on a aujourd'hui l'habitude d'employer l'expression de *son impur* ou de *son ressemblant à un bruit.*

a) **Auscultation des sons du cœur.** — Quand on applique l'oreille sur la région précordiale, on entend deux sons, que l'on a justement comparés au tic-tac d'une montre. L'un d'eux porte le nom de premier ton ou ton *systolique*, l'autre celui de second ton ou ton *diastolique*. Tous deux trahissent leur connexion par ce fait qu'ils ne sont séparés l'un de l'autre que par une pause courte (*petit silence*), alors qu'ils sont séparés des deux suivants par un intervalle de temps notablement plus long (*grand silence*).

Le premier ton ou ton systolique coïncide, comme son nom l'indique, avec la systole du cœur, c'est-à-dire avec le choc de la pointe et le pouls carotidien ; il avance légèrement sur le battement des artères périphériques, comme les artères radiale et crurale. Donc, par la palpation du choc de la pointe et de la carotide, on peut facilement s'assurer lequel des deux sons est le son systolique. Les observateurs un peu plus expérimentés ne tardent pas à pouvoir se passer de la palpation, parce qu'à l'apparition du son systolique, ils perçoivent un ébranlement plus ou moins net du stéthoscope, provenant du choc de la pointe contre la paroi thoracique et le stéthoscope. Bientôt aussi l'oreille s'assimile le rythme particulier des sons du cœur, de sorte qu'il n'y a plus de confusion possible sur le caractère systolique ou diastolique du son perçu. L'erreur est cependant possible dans les cas de mouvements accélérés et irréguliers du cœur ; et souvent il n'y a d'autre ressource que d'attendre que les contractions soient redevenues calmes et régulières.

Puisque au niveau de chacun des quatre orifices du cœur, on perçoit un son systolique et un son diastolique, il semblerait au premier abord que le *nombre des sons du cœur* dût être de huit. En réalité cependant, ainsi que Bamberger l'a professé le premier, il n'existe que six tons cardiaques différents, car les sons diastoliques mitral et tricuspide ne naissent pas au niveau de ces valvules mêmes : ils sont propagés de l'aorte dans le ventricule gauche et de l'artère pulmonaire dans le ventricule droit. La justesse de cette opinion se reconnaît à ce que, d'une part, on ne peut physiquement admettre le développement de sons diastoliques au niveau des ventricules et des valvules auriculo-ventriculaires ; de plus la clinique nous apprend que, si les tons diastoliques perçus au niveau de l'aorte et de l'artère pulmonaire sont modifiés, les sons correspondants, entendus au niveau des ventricules gauche et droit, subissent les mêmes modifications. S'il semble qu'il y ait quelques exceptions à cette règle, c'est faute d'un examen attentif, car il est aisé de reconnaître que ces apparentes exceptions tiennent à une sorte de transmission transversale du son qui se fait du ventricule droit au ventricule gauche, ou inversement.

Ajoutons encore que certains auteurs, parmi lesquels Nega et tout récemment Geigel, ne comptent même que quatre sons différents du cœur. D'après eux, les deux sons diastoliques naissent au niveau de l'aorte et de l'artère pulmonaire; les sons systoliques, au contraire, au niveau des valvules mitrale et tricuspide; les premiers se propagent dans les ventricules, les seconds vers les grosses artères du cœur. Mais cette manière de voir n'est d'accord ni avec l'observation clinique ni avec les processus physiques de la circulation sanguine.

En ce qui concerne *la genèse des sons du cœur*, Carswel et Rouanet ont démontré les premiers que le facteur principal dans la production des sons du cœur revient au développement et à la tension brusque des valvules cardiaques ou des parois vasculaires.

Le *premier son ou son systolique* se produit, au niveau des valvules mitrale et tricuspide, par le développement et la tension systolique brusques des valves de ces valvules.

Toute membrane tendue subitement donne un son bref. D'accord avec ce fait, l'observation clinique montre que le son systolique se modifie, toutes les fois que le développement et la tension normaux des valvules se trouvent entravés. Mais le son systolique ventriculaire n'est pas exclusivement un son valvulaire. Il subit un certain renforcement et une certaine modification, par ce fait que le muscle cardiaque, comme tout muscle en activité, engendre, au moment de sa contraction, un phénomène sonore. Le premier son du cœur est donc un *son musculo-valvulaire*.

Peu d'auteurs se sont élevés contre l'opinion qui considère le son diastolique perçu au niveau de l'aorte et de l'artère pulmonaire comme un son purement valvulaire et produit par le développement et la tension diastoliques des valvules semi-lunaires. De même, on est à peu près d'accord pour admettre que le son systolique de ces deux gros vaisseaux est déterminé par la tension de la paroi artérielle, qui accompagne nécessairement la réplétion vasculaire systolique. Leared pourtant prétend que les deux sons se produisent indépendamment de la tension des membranes, par le seul fait du mouvement sanguin; tout récemment, Talma et Heinsius, se basant sur des recherches expérimentales, se sont en partie rangés à cette opinion.

Dans l'auscultation du cœur, il faut étudier le *rythme*, l'*intensité*, le *timbre* et la *multiplication des sons cardiaques*.

I. **Rythme des sons cardiaques.** — Lorsqu'on compare les deux sons du cœur perçus au niveau de la pointe et au milieu du sternum avec ceux que l'on entend au niveau de l'aorte et de l'artère pulmonaire, on reconnaît facilement qu'ils diffèrent de *rythme* et de *qualité acoustique*. Dans les régions auriculo-ventriculaires, le premier son ou son systolique est plus sourd, plus profond, plus long et moins nettement délimité que le son diastolique, qui est clair, bref et claquant ; dans ces mêmes régions (Rapp a insisté sur ce point) l'accent correspond au premier son, tandis qu'il tombe sur le second son diastolique au niveau des artères aorte et pulmonaire. Par conséquent, à la pointe et au milieu du sternum, c'est-à-dire dans l'aire des sons auriculo-ventriculaires, on obtient un *trochée* (1), et au niveau des deux grosses artères un *iambe* (2), ce qui peut se représenter graphiquement de la manière suivante :

Valvule mitrale...............
Valvule tricuspide...........
Valvules aortiques...........
Valvules de l'artère pulmonaire

D'ailleurs, le deuxième ton aortique paraît presque toujours plus intense que le ton diastolique de l'artère pulmonaire, ce qui tient essentiellement à la masse musculaire plus considérable et à l'activité fonctionnelle plus prononcée du ventricule gauche.

Chez les individus sains, le rythme des sons cardiaques peut subir des modifications ; parfois l'accentuation des divers sons fait défaut. Ailleurs, l'accentuation peut être inverse ; néanmoins il n'existe aucune altération grave de l'appareil circulatoire. D'autres fois on constate entre le premier et le deuxième son une pause plus longue, si bien que le petit silence et le grand silence deviennent égaux.

Si les sons cardiaques, d'intensité égale, se suivent à des intervalles égaux, ce rythme cardiaque qui rappelle celui du cœur fœtal, est dénommé *rythme embryocardiaque*.

II. **Intensité des sons cardiaques.** — L'intensité des sons cardiaques est, dans bien des cas, sous la *dépendance d'influences purement extérieures qui concernent la transmission du son* ; dans d'autres, elle est influencée par *l'augmentation de travail du cœur et par la tension exagérée des valvules*.

Plus la paroi thoracique est mince et plus la surface de contact du cœur avec elle est considérable, plus la perception des sons cardiaques sera distincte.

Cela explique pourquoi chez les enfants et les sujets émaciés, on entend les sons cardiaques bien plus nettement que chez les hommes obèses et les femmes. L'œdème de la paroi pectorale peut, lui aussi, diminuer notablement l'intensité des sons du cœur. Ceux-ci sont parfois très intenses chez les cypho-scoliotiques, parce que, chez ces derniers, le cœur est en contact immédiat avec le thorax sur une étendue plus considérable. L'at-

(1) *Trochée*, pied de vers de la prosodie grecque ou latine, qui se compose d'une longue et d'une brève.
(2) *Iambe*, pied de vers composé d'une brève et d'une longue.

titude du corps peut également avoir une influence, en ce sens que les sons cardiaques sont plus intenses dans la station debout que dans le décubitus dorsal.

En revanche, presque tous les milieux qui séparent le cœur de la paroi thoracique amortissent fortement les sons cardiaques. En cas d'inspiration profonde, le poumon recouvre la face antérieure du péricarde et l'intensité des sons diminue : dans l'emphysème pulmonaire, il arrive quelquefois qu'on cesse de les entendre, parce que dans cette affection l'ampliation excessive du poumon est persistante.

Au contraire, il faut citer comme un excellent conducteur du son le parenchyme pulmonaire infiltré et privé d'air. Aussi a-t-on proposé, dans les cas douteux, d'utiliser cette parfaite transmission des sons du cœur pour le diagnostic de l'induration tuberculeuse au début.

D'après les lois de la résonance, les sons du cœur sont également très renforcés, lorsque dans le voisinage du cœur il existe de vastes excavations remplies d'air, produisant des phénomènes de résonance : cavernes pulmonaires, pneumothorax, pneumopéricarde, tympanisme de l'estomac en contact immédiat avec le diaphragme et même excavations provenant de la fonte de masses néoplasiques voisines du cœur.

Souvent il s'agit, dans ces cas, de phénomènes très passagers, car, dès que les diamètres de la cavité se modifient d'une façon défavorable à l'acoustique, les conditions propres à la résonnance disparaissent aussitôt.

Les conditions de transmission mises à part, l'intensité des sons du cœur est en rapport direct avec l'activité de l'organe ; plus énergique est l'activité cardiaque, plus grande est la tension des valvules et plus aussi le son engendré sera intense.

Dans les états syncopaux, les sons du cœur peuvent devenir imperceptibles ; on a constaté aussi la disparition du premier son ventriculaire dans la fièvre typhoïde grave, le choléra asphyxique, les dégénérescences graisseuses ou autres lésions graves du myocarde. Dans l'excitation physique et psychique, dans les états fébriles et dans les accès de palpitations, on observe très souvent un renforcement des sons cardiaques, en raison même de l'augmentation d'activité du cœur.

Plus l'intensité des sons cardiaques est considérable, plus la *zone de propagation* sera étendue. On voit même ces sons dépasser les limites de la région précordiale chez des individus parfaitement sains, et sans qu'on puisse constater d'exagération dans leur intensité. Souvent, on les perçoit sur toute la surface antérieure du thorax, dans la plupart des cas plus nettement à gauche qu'à droite ; ils peuvent se propager dans les régions latérales et dans le dos, où on les trouve surtout dans l'espace interscapulaire gauche, et même atteindre les régions hépatique, splénique et épigastrique. Zenker a insisté sur la propagation possible de ces sons jusqu'aux os de la tête, où naturellement il ne faut pas les confondre avec les pulsations de l'observateur lui-même.

Lorsqu'il existe un renforcement notable des sons du cœur, il peut arriver que ceux-ci deviennent perceptibles à une certaine distance du malade (*sons à distance*). Le premier son systolique a été perçu à distance dans l'excitation nerveuse très prononcée du cœur, dans l'hypertrophie cardiaque, dans la pneumopéricarde et dans les cas où l'estomac était distendu par des gaz et se trouvait en contact immédiat avec la séreuse péricardique. Jusqu'ici on ne connaît pas de cas où l'on ait entendu à une certaine distance le son diastolique seul. Enfin, dans quelques cas, on a perçu les deux sons cardiaques à une distance assez grande : dans l'hyperkinésie du cœur sans altérations organiques, dans le pyopneumopéricarde ; dans un cas de rétrécissement mitral, on ne percevait à distance que les sons cardiaques seuls et non le souffle endocardiaque engendré par la lésion valvulaire.

Un fait très important pour le diagnostic, c'est quand le renforcement ou l'affaiblissement n'atteint pas tous les sons cardiaques également, mais ne frappe que certains d'entre eux. C'est ainsi que l'on observe le *renforcement* du son diastolique aortique dans tous les états d'hypertrophie du ventricule gauche, s'il n'y a pas de lésions des valvules aortiques. Ce fait se produit notamment dans l'*artériosclérose* et l'*atrophie rénale*. La cause en est qu'un ventricule hypertrophié est capable d'un travail plus considérable. Plus la force avec laquelle le sang est chassé au moment de la systole du ventricule gauche dans l'aorte est intense, plus aussi, à la diastole suivante, le sang refluera violemment contre les valvules semi-lunaires.

Pour le même motif, le renforcement du deuxième bruit pulmonaire est un signe très précieux de l'hypertrophie du ventricule droit ; seulement il faut se garder de confondre le renforcement réel avec le renforcement apparent, occasionné par des *conditions favorables de transmissions*, telles qu'on les rencontre précisément au niveau de l'artère pulmonaire par suite de la condensation du poumon ou de la rétraction de son bord médian. Dans un des chapitres précédents, nous avons dit que les sons renforcés de l'aorte et de l'artère pulmonaire étaient accessibles à la palpation (1).

Le renforcement du son systolique de la pointe s'observe, comme l'a fait ressortir Traube le premier, dans la sténose de l'orifice auriculo-ventriculaire gauche, c'est-à-dire dans le rétrécissement mitral. En voici la raison. Par suite du rétrécissement, le sang n'arrive que lentement et en

---

(1) Potain a signalé l'accentuation du second bruit de l'artère pulmonaire comme un signe des cardiopathies consécutives aux affections gastro-hépatiques. Potain admet le mécanisme suivant : consécutivement à l'affection gastro-hépatique, et vraisemblablement par l'intermédiaire du pneumogastrique, il se produit un spasme réflexe des vaisseaux du poumon qui augmente la pression dans le système de l'artère pulmonaire ; d'où la dilatation du cœur droit et l'accentuation du deuxième bruit pulmonaire.

Ajoutons que parfois le deuxième son cardiaque retentit avec exagération dans toute l'étendue de la base du cœur, aussi bien dans l'aire des bruits aortiques que dans l'aire des bruits pulmonaires. Dans ce cas, il s'agit ou bien d'une variété quelconque d'anémie, ou bien d'états morbides complexes, comme la coexistence d'une néphrite et d'une lésion mitrale (BUCQUOY et MARFAN, Étude séméiologique du second bruit du cœur. *Revue de médecine*, 1888).

petite quantité dans le ventricule gauche pendant la diastole. Si alors il survient une systole normale du ventricule, la différence de tension valvulaire pendant la diastole et la systole du cœur atteint un degré anormal, d'où tout naturellement exagération du son systolique. Au contraire, si le rétrécissement mitral est accompagné d'insuffisance des valvules aortiques, son influence est détruite par la masse de sang qui, pendant la diastole, reflue de l'aorte dans le ventricule gauche à travers les valvules insuffisantes ; aussi, en cas de combinaison de ces deux lésions valvulaires, le renforcement du premier son à la pointe fait-il habituellement défaut.

L'*affaiblissement des sons cardiaques* se constate dans les circonstances suivantes :

1. — Les sons diastoliques aortique et pulmonaire sont diminués d'intensité, lorsque les orifices de ces artères sont rétrécis ; et la diminution d'intensité est proportionnelle au degré de sténose. Le phénomène reconnaît ordinairement deux facteurs étiologiques : la diminution anormale de la pression sanguine, provoquée par le rétrécissement, et le peu de vibratilité des valvules semi-lunaires, épaissies et gênées dans leur fonctionnement.

Dans le rétrécissement ou l'insuffisance prononcés de la valvule mitrale, le son diastolique (aortique) peut manquer complètement. En effet, dans le rétrécissement prononcé, il ne pénètre que peu de sang, pendant la diastole, de l'oreillette gauche dans le ventricule gauche. Par suite, au moment de la systole suivante, l'aorte elle-même ne reçoit qu'une quantité minime de sang. Aussi, à la nouvelle diastose, les valvules semi-lunaires ne subissent qu'une tension médiocre, de sorte que le son qui y correspond n'est parfois pas assez intense pour se transmettre jusqu'à la pointe. Le même processus peut se répéter pour l'insuffisance mitrale, où l'aorte ne reçoit également qu'une petite quantité de sang, parce que, pendant la systole, une partie du liquide reflue dans l'oreillette gauche (1).

2. — On constate très souvent l'affaiblissement du son systolique de la pointe dans l'insuffisance aortique. Cela tient à ce que la valvule mitrale éprouve dès la fin de la diastole une tension notable sous l'influence du sang qui reflue de l'artère aorte, de sorte que l'augmentation de tension due à la systole et par conséquent l'intensité du son systolique ne sont que médiocres. H. Jacobson admet, il est vrai, qu'il s'agit en ce cas d'un affaiblissement du son musculaire provoqué par l'inaptitude des fibres musculaires, distendues par suite de la dilatation du ventricule gauche, à exécuter des vibrations énergiques et étendues. Rosenbach et Litten

---

(1) La diminution du deuxième bruit est un bon signe de l'affaiblissement du myocarde. Lorsque, pour une raison quelconque, le myocarde a une énergie moindre, c'est d'abord la faiblesse du pouls et du premier bruit qui traduit cet état morbide. Mais si cette énergie diminue encore, à la faiblesse du pouls vient s'ajouter l'affaiblissement du second bruit qui marque un degré plus élevé et plus irrémédiable de l'asthénie cardiaque. Il y a donc là une donnée séméiologique utilisable pour le pronostic (BUCQUOY et MARFAN, *Revue de médecine*, 1888.)

pensent, au contraire, que le phénomène est dû à ce que, dans l'insuffisance aortique, les muscles papillaires de la valvule mitrale sont souvent
tiraillés et aplatis, de sorte qu'une occlusion énergique et régulière des
valves de la valvule mitrale devient impossible.

On a essayé à plusieurs reprises de pratiquer la mensuration de l'intensité des sons et des souffles cardiaques (Hessler, Moeli, Möller et Vieroldt). Vieroldt constata qu'à l'état normal c'est le premier son mitral
qui est le plus intense, et que cette intensité est environ trois fois celle
du son cardiaque le plus faible, c'est-à-dire du premier son aortique.

III. **Timbre des sons du cœur.** — Dans certaines circonstances, les sons
du cœur prennent un timbre particulier. Ainsi Traube a fait remarquer
que dans l'artériosclérose le second son aortique est non seulement renforcé, mais possède encore un timbre éclatant.

Lorsque dans le voisinage du cœur il existe des excavations d'un certain calibre, les sons du cœur peuvent, par suite de phénomènes de résonance, acquérir une consonance métallique. Dans ce cas, on observe
d'habitude en même temps une augmentation remarquable de l'intensité
des sons cardiaques. Cela se voit en cas de cavernes pulmonaires, de
pneumothorax, de pneumopéricarde, de tympanite stomacale, de météorisme et parfois d'excavations provenant de la fonte de tumeurs.

Le timbre métallique des sons cardiaques s'observe avec une fréquence
extrême en cas de *symphyse du péricarde* (Riess).

Nous rangerons encore ici ce son systolique que l'on perçoit à la pointe
et au-dessus des ventricules, et qui a été décrit par Corvisart et Laënnec
sous le nom de *cliquetis métallique*. On l'observe souvent pendant les
accès de palpitations dont souffrent beaucoup les personnes hystériques
et nerveuses, dans l'hypertrophie cardiaque, notamment quand la paroi
thoracique est mince et le cœur très excité. Les avis diffèrent au sujet du
cliquetis métallique. Les uns le rapportent à un violent ébranlement de
la paroi pectorale, les autres le font provenir d'un renforcement du son
musculaire. Le cliquetis métallique s'entend parfois à une certaine distance du malade (1).

IV. **Multiplication des sons cardiaques.** — Il se produit parfois une

---

(1) *Éclat tympanique du deuxième ton aortique.* — Une des modifications de timbre les
plus intéressantes à étudier est l'éclat tympanique du deuxième ton aortique.

Signalé par Skoda, Gairdner, il a été étudié par MM. Gueneau de Mussy et Bucquoy, et par
Peter qui l'appelait *bruit de tôle.*

L'éclat tympanique semble produit par un coup de marteau sec donné sur une membrane
tendue. C'est une sorte d'écho métallique, plus ou moins accusé suivant les cas. Il a la résonance
bourdonnante d'un coup de tambour. L'éclat tympanique s'entend dans l'aire des bruits
aortiques ; il constitue une modification qui appartient en propre au 2e bruit aortique.

Il indique qu'il existe une induration athéromateuse des parois aortiques, avec ou sans excès
de la pression sanguine. Si à ces altérations athéromateuses s'ajoute l'insuffisance des valvules,
le souffle diastolique accompagne l'éclat tympanique. Enfin, dans le cas de complication par une
dilatation de l'aorte, le second bruit tympanique se diffuse, c'est-à-dire s'entend bien au delà de
l'aire normale des bruits aortiques (BUCQUOY et MARFAN, *Revue de médecine,* 1889).

multiplication des sons cardiaques. Le plus souvent il s'agit d'un dédoublement de l'un ou l'autre d'entre eux ; la dissociation en trois bruits est plus rare. Le rythme cardiaque diffère naturellement suivant que le dédoublement intéresse le son systolique ou le son diastolique. Dans le premier cas, il faut chercher le phénomène le plus souvent à la pointe ou au niveau de la valvule tricuspide ; dans le second, l'anomalie a son maximum dans l'aire des bruits aortiques ou pulmonaires.

Certains auteurs font une distinction entre le *redoublement* et le *dédoublement* des sons, suivant qu'on a affaire à une sorte de battement présystolique ou à des bruits séparés nettement les uns des autres. Nous ne pouvons accorder à cette distinction subtile une signification spéciale, et cela d'autant moins qu'il existe des transitions multiples et à succession très rapide entre ces deux phénomènes (1).

Souvent le symptôme est fugitif ; quelquefois même, pendant l'auscultation, les sons cardiaques, de simples qu'ils étaient, deviennent doubles, et cela avec une très grande rapidité ; d'autres fois, le redoublement disparaît brusquement et d'une façon durable. Aussi Potain est-il dans le vrai en prétendant que certaines formes de ces dédoublements n'ont aucune valeur diagnostique ; tout observateur expérimenté sait qu'on rencontre le phénomène avec une fréquence particulière chez les malades timorés, qui ont, lorsqu'on les examine, une respiration profonde et irrégulière, et une activité cardiaque accélérée.

Les causes capables d'engendrer le dédoublement des sons du cœur consistent dans un défaut de simultanéité dans l'occlusion de valvules cardiaques ou dans l'arrivée au maximum de tension des membranes valvulaires. Cependant, il arrive aussi que derrière un son cardiaque redoublé il se cache un bruit de souffle ; en ce cas, ce son redoublé se transforme en souffle lorsque l'activité cardiaque se trouve exagérée artificiellement.

Il faut ranger dans les formes de dédoublement physiologique celle qui dépend des phases respiratoires, comme Potain l'a fait remarquer le premier. Le plus souvent, le dédoublement frappe le son systolique, plus rarement le son diastolique, et très rarement les deux sons à la fois. Le dédoublement du premier son s'entend pendant la respiration tranquille à la fin de l'expiration et au commencement de l'inspiration ; le dédoublement du deuxième son, à la fin de l'inspiration et au commencement de l'expiration. Il s'agit d'une tension anisochrone des valvules mitrale et tricuspide dans le dédoublement du son systolique, et des valvules sig-

(1) Il convient de distinguer, avec Potain, dans la multiplication des bruits du cœur, celle qui est due au dédoublement d'un des bruits et celle qui est due à l'apparition d'un bruit de choc surajouté aux deux bruits normaux. Les *dédoublements* sont *physiologiques* et peuvent alors porter sur le 1er ou le 2e bruit, ou *pathologiques* : on n'en connaît guère pour le 1er bruit ; celui du 2e bruit s'entend dans la symphyse cardiaque ou dans le rétrécissement mitral. Quant aux bruits surajoutés, on en décrit deux (Potain) : le *claquement d'ouverture de la mitrale*, bruit mésodiastolique de la pointe, qui s'observe dans le rétrécissement mitral ; et les *bruits de galop*, dont nous reparlerons dans une autre note.

moïdes de l'aorte et de l'artère pulmonaire dans le dédoublement du son diastolique. L'absence d'isochronisme est due à l'influence qu'exerce la respiration sur la pression sanguine, l'expiration entravant la décharge du sang veineux, et l'inspiration celle du sang artériel. On conçoit comment les valvules mitrale et tricuspide, ou les valvules semi-lunaires de l'aorte et de l'artère pulmonaire se tendent, suivant la phase respiratoire, non pas en même temps, mais successivement.

Les dédoublements pathologiques des sons du cœur ont cela de caractéristique, qu'ils sont entièrement indépendants des phases respiratoires. Dans certains cas, leur genèse est en rapport avec l'épaississemens de certaines valvules, qui alors se tendent et résonnent plus tard que les valvules saines. Suivant que le processus s'est attaqué aux valvules sigmoïdes ou aux valvules auriculo-ventriculaires, le dédoublement se percevra au second ou au premier temps de la contraction cardiaque. Le dédoublement sera naturellement rapporté à l'appareil valvulaire au niveau duquel le son est perçu avec le maximum d'énergie.

Pour bien des cas où l'on n'a constaté aucune lésion anatomique, on a admis des troubles d'innervation ayant pour conséquences la contraction anisochrone des muscles papillaires et l'occlusion, anisochrone également, des replis valvulaires. Il est clair que cette hypothèse ne peut s'appliquer qu'au dédoublement des sons systoliques ventriculaires.

Dans certaines circonstances, un son cardiaque dédoublé apparaît à la place d'un bruit de souffle, et dans ce cas on réussit souvent, à l'aide d'une exagération artificielle des contractions de l'organe, à transformer le son dédoublé en bruit de souffle. Cela arrive rarement, il est vrai, dans les lésions de valvules aortiques ; cependant Drasche a publié deux observations d'insuffisance aortique, où il existait au niveau de l'aorte un double son diastolique qui, au moment de l'excitation fonctionnelle du cœur, se métamorphosait en souffle diastolique. Le *double son diastolique se rencontre plus fréquemment à la pointe dans le rétrécissement mitral*, ainsi que l'a fait ressortir notamment Guttmann (1) ; dans ce cas également, la transformation du son en bruit de souffle est chose facile à produire. Il est vrai que, d'après les études de Geigel, le dédoublement du deuxième son dans le rétrécissement mitral peut encore avoir d'autres causes et être dû à un développement anisochrone des valvules sigmoïdes de l'artère pulmonaire et de l'aorte, par suite de l'inégale tension dans ces artères. Dans le dernier cas, le dédoublement sera net, surtout à la pointe ; dans le premier, à la base du cœur.

Il existe encore certains phénomènes non expliqués. Ainsi Skoda rap-

(1) C'est Bouillaud qui a, le premier, signalé le dédoublement du second bruit dans le rétrécissement mitral. Ce dédoublement s'entend surtout dans la région moyenne du cœur, plutôt vers la base. Il est dû au défaut d'isochronisme du claquement des sigmoïdes droites et gauches ; et avec un peu d'attention, on peut préciser l'orifice qui se ferme le premier. Potain a observé que, dans une 1re période de la maladie, le dédoublement est à précession aortique (la première partie du bruit dédoublé a son maximum à l'orifice aortique). Dans une 2e période le dédoublement disparaît. Il reparaît dans une 3e période, mais avec précession pulmonaire.

porte avoir entendu, dans un cas de péricardite, un dédoublement du son diastolique au niveau des ventricules avant l'apparition d'un bruit de frottement péricardique. Gerhardt a constaté le dédoublement des sons du cœur, le plus souvent sur une étendue restreinte, dans des cas de plaques laiteuses du péricarde, de sorte qu'évidemment l'une des moitiés du double son était un bruit péricardique.

Sous le nom de *bruit de galop*, Potain et, indépendamment de lui, Johnson ont décrit un dédoublement particulier des sons du cœur, avec accentuation du deuxième son, qui rappelle le bruit lointain d'un cheval lancé au galop $\left(_u\underline{\mathbf{l}}_u\right)$. Il est vraisemblable au plus haut degré que le bruit de galop est dû à ce que, l'oreillette se contractant avec grande énergie, sa systole donne naissance à un son spécial. Leyden l'attribue à ce que la contraction du ventricule se fait en plusieurs temps. Quelques auteurs ont enfin cherché l'explication du bruit de galop dans la contraction anisochrone des deux ventricules. Potain a rencontré le bruit de galop surtout dans l'atrophie granuleuse des reins, *néphrite interstitielle*, accompagnée d'hypertrophie du cœur, et le considère comme un signe important de cette affection. Toutefois Johnson l'a observé également dans des cas d'emphysème avec troubles circulatoires, dans l'artériosclérose et dans quelques cas d'insuffisance mitrale.

D'après Fraentzel, le bruit de galop n'indiquerait pas autre chose qu'une débilitation extrême du cœur et serait un signe pronostique grave. D'après lui, on le rencontre dans des états morbides divers, maladies infectieuses graves, cachexie cancéreuse, anémie, etc. Le vin et les toniques qui relèvent l'activité cardiaque peuvent le supprimer (1).

(1) En 1875, Potain a décrit un rythme spécial de la révolution cardiaque, dont Bouillaud, en 1847, enseignait déjà l'existence dans le mal de Bright sous le nom de *bruit de galop*. Depuis, Fraentzel contesta, d'une part, la valeur séméiologique de ce signe et, d'autre part, la priorité des médecins français ; puis Potain, après avoir rétabli l'histori jue des faits, acheva complètement l'étude de ce symptôme. On doit décrire sous ce nom un « triple bruit du cœur constitué par l'addition aux deux bruits normaux d'un troisième bruit étranger à ceux-ci, qui n'est ni un soufile, ni un frottement, mais un bruit frappé, interposé entre les bruits normaux dans l'un ou l'autre silence ». Ce n'est donc pas un dédoublement, et il est facile de l'en distinguer par ses caractères : ce bruit est sourd et répond plutôt à une sensation tactile qu'à une sensation auditive de l'oreille ; il s'accompagne d'ailleurs d'une sorte de choc, de soulèvement de la paroi, qui se perçoit à travers le stéthoscope rigide et non à travers le stéthoscope flexible. Celui-ci ne transmet donc pas le bruit surajouté et laisse entendre les deux bruits normaux du cœur, alors que l'oreille ou le stéthoscope rigide révèle un bruit de galop. Il y a là un moyen de diagnostic entre le bruit de galop et les dédoublements.

Le bruit surajouté se produit soit dans la systole (petit silence) : bruit de galop systolique ; soit dans la diastole (grand silence) : bruit de galop diastolique. Les bruits de galop diastoliques sont de beaucoup les plus importants ; mais le bruit surajouté peut se produire à la fin, au milieu ou au début de la diastole ; dans le premier cas, il s'appelle présystolique ; dans le deuxième, mésodiastolique ; dans le troisième, protodiastolique. Enfin le bruit de galop peut avoir son maximum au niveau des cavités gauches : c'est le cas ordinaire du galop présystolique ; il peut avoir son maximum au niveau des cavités droites : c'est le cas ordinaire des deux autres. Nous aurons donc à distinguer : le bruit de galop gauche, le bruit de galop droit, le bruit de galop systolique.

Le bruit de galop gauche s'entend dans l'hypertrophie du cœur liée à la néphrite intersti-

Enfin Friedreich a encore attiré l'attention sur une forme spéciale de double son diastolique. Elle prend naissance dans les cas d'*adhérences péricardiques* et de rétraction systolique de la région du choc de la pointe ; elle est due à ce que la paroi thoracique, rétractée au moment de la systole, rebondit en avant au moment de la diastole et engendre ainsi un son bref diastolique.

b) **Bruits endocardiaques, ou bruits de souffle.** — Skoda a le premier fait ressortir que, pour l'utilisation diagnostique des bruits de souffle, il fallait tenir compte de deux choses, le *siège* et le *temps*. L'aire où le bruit endocardiaque est le plus distinct permet de préciser l'orifice ou la valvule malade ; tandis que le moment de son apparition permet de déterminer les conséquences mécaniques des altérations et apprend si ces dernières ont amené l'insuffisance ou le rétrécissement.

Le caractère acoustique d'un bruit de souffle est privé de toute signification diagnostique. Il est sujet aux plus grandes variations ; c'est ce qui explique les nombreuses comparaisons que l'on a pu établir à son sujet, sans les épuiser toutes. On a décrit des bruits de soufflet (Laënnec), de râpe, de scie ; des bruits ronflants, soufflants, mugissants. D'autres fois, ils prennent le caractère musical : ils sont sifflants, suspirieux, chantants ; reproduisent le bruit de la lime. Dans le voisinage de vastes excavations, les bruits peuvent acquérir une consonance métallique.

Sur la *genèse des bruits cardiaques musicaux*, nous possédons des documents récents, parmi lesquels nous signalons surtout les recherches de v. Drozda. Au niveau de la valvule mitrale, on entend fréquemment des bruits musicaux systoliques lorsque le ventricule gauche est traversé par des brides tendineuses anormales, qui se tendent davantage au moment de la systole cardiaque, ou encore quand il existe un épaississement et une contraction considérables des cordes tendineuses de la valvule auriculo-ventriculaire gauche. Dans la zone d'auscultation des valvules aortiques, on perçoit des sons musicaux systoliques toutes les

tielle, ou dans celle qui accompagne l'insuffisance aortique, dans la maladie de Basedow, la scarlatine.

Le bruit de galop droit est consécutif à la dilatation du cœur droit, qu'on voit survenir chez les dyspeptiques ou les individus atteints d'affections des voies biliaires ; c'est ainsi qu'il existe chez les chlorotiques à gros cœur. On l'entend encore dans certaines péricardites, où le myocarde est lésé.

Le bruit de galop systolique s'observe dans l'astériosclérose, chez les sujets porteurs d'aorte athéromateuse, et aussi dans la fièvre typhoïde (Guffer).

Le mécanisme qui produit le bruit de galop a été très discuté : les uns l'ont attribué à un dédoublement de la systole (d'Espine, Bouveret et Chabalier) ; les autres à l'exagération de la systole auriculaire (Exchaquet). Potain a fait valoir les raisons qui militent contre ces hypothèses et a soutenu que le bruit surajouté était dû à la tension de la paroi ventriculaire (galops diastoliques) ou aortique (galop systolique) altérée anatomiquement, au moment de l'afflux du sang ; le défaut de tonicité de cette paroi est la cause de ce choc, de cet ébranlement, qui constitue le bruit surajouté du bruit de galop.

fois que ces valvules sont reliées entre elles ou avec la paroi artérielle par des productions fibreuses, ou qu'il existe des cordes tendineuses anormales congénitales entre la paroi ventriculaire et la paroi aortique. De même, quand les valvules aortiques sont soudées entre elles, ou portent des plaques calcifiées, faisant saillie dans l'artère, ou formant des tubes rigides, les conditions pour la genèse de bruits musicaux systoliques se trouvent réalisées.

Il peut se développer des bruits musicaux diastoliques au niveau de la valvule mitrale, en cas de *sténose mitrale* très serrée. Au niveau de l'aorte on en perçoit lorsque l'une des valvules sigmoïdes est tellement criblée de trous que son bord libre aminci constitue une sorte de corde tendineuse (Schrötter), ou encore lorsque certaines portions valvulaires, déchirées, flottent librement, ou enfin lorsqu'il s'agit de valvules fenêtrées accessoires. En outre, Grödel a montré que les bruits musicaux aortiques diastoliques se produisent également quand, par suite de la dilatation de l'aorte ascendante, on se trouve en présence d'une insuffisance aortique relative. Il ne faut pas, du reste, confondre ces bruits de souffle musicaux avec les bruits musicaux qui prennent naissance dans les veines intrathoraciques et se propagent vers certains orifices, notamment les orifices artériels du cœur.

L'intensité des bruits de souffle est sujette à de grandes variations. Outre la nature et le degré de la maladie, il faut tenir compte ici de l'activité fonctionnelle du cœur.

Si le cœur est calme, les souffles peuvent disparaître entièrement pour réapparaître au moment où le travail cardiaque s'exagère sous l'influence d'excitations physiques ou psychiques. Toujours, ces dernières augmentent l'intensité des souffles cardiaques.

Ce qui précède explique également pourquoi, dans le cours de maladies graves ou à l'approche de la mort, les bruits de souffle disparaissent.

Dans bon nombre de cas, l'attitude du corps influe à son tour sur l'intensité de ces bruits. Dans la station debout, ceux-ci s'affaiblissent habituellement ou se suppriment ; cependant on observe aussi l'inverse. Les causes de ces faits sont encore inconnues. Quoi qu'il en soit, ils serviront à nous apprendre qu'il ne faut pas négliger d'ausculter le cœur dans les différentes positions du corps.

On peut diminuer artificiellement l'intensité des bruits de souffle par des inspirations profondes, parce qu'ainsi les poumons, venant recouvrir la face antérieure du péricarde, empêchent la propagation du son au thorax.

Friedreich a publié des observations où une forte pression sur la paroi thoracique faisait disparaître les bruits, surtout lorsque les bruits étaient d'origine mitrale et qu'il s'agissait de jeunes gens ayant un thorax élastique. Cet auteur pense que le phénomène est en connexion avec l'entrave apportée ainsi aux mouvements du cœur.

Lorsque les souffles cardiaques possèdent quelque intensité, ils peuvent de même que les sons, devenir perceptibles à une certaine distance du malade (*bruits à distance*). D'après Ebstein, c'est le bruit de souffle systolique qui accompagne le rétrécissement aortique que l'on perçoit à la plus grande distance, et aussi le plus fréquemment. En général, il s'agit de sténose poussée à un haut degré et compliquée de calcification ; cependant Stokes relate un cas où le phénomène existait sans lésions notables des valvules sigmoïdes.

Les souffles diastoliques de l'insuffisance aortique se transmettent bien plus rarement à distance ; quant aux souffles en rapport avec les altérations de la valvule mitrale, ils semblent être privés absolument de cette propriété. En revanche, il faut insister sur ce fait qu'en cas de bruits perçus à grande distance, ceux-ci ne sont pas toujours dus à des lésions valvulaires ; parfois l'on se trouve en présence de bruits de souffle auxquels il manque un substratum anatomique, et que, pour cette raison, on a nommés *bruits accidentels*.

Dans un des chapitres précédents, nous avons dit que souvent il se produit des bruits de souffle intenses, qui, sous forme de *frémissement cataire*, deviennent accessibles à la palpation ; mais en même temps nous avons fait ressortir qu'il existe souvent de la disproportion entre l'intensité du bruit et celle du frémissement.

Comme règle, on peut établir que *le siège de la plus grande intensité d'un bruit de souffle* correspond à son lieu d'origine. C'est ainsi que le souffle diastolique de l'insuffisance aortique se perçoit souvent plus clairement au niveau du corps du sternum que dans le 2ᵉ espace intercostal droit, ce qui tient à ce que le bruit prend véritablement naissance non à l'orifice de l'aorte, mais dans le ventricule gauche (1).

De même, le bruit systolique de l'insuffisance mitrale a souvent plus d'intensité au niveau de l'artère pulmonaire qu'au niveau de la pointe du cœur, et cela parce que le facteur étiologique du bruit est dans l'oreillette gauche ; de plus, celle-ci, au niveau du sillon transverse, s'enroule autour du tronc de l'artère pulmonaire de telle façon que sa pointe se rapproche beaucoup de la paroi pectorale et favorise ainsi la propagation du bruit né dans l'oreillette gauche (Naunyn).

Les souffles cardiaques se *propagent* souvent au delà de la région précordiale ; ceux provenant de l'aorte et de la valvule tricuspide se propagent surtout vers la droite ; les bruits mitraux et pulmonaires surtout vers la gauche. Quand on ne sait s'il faut rapporter un bruit à l'aorte ou à l'artère pulmonaire, il faut s'éloigner à gauche et à droite des zones typiques d'auscultation ; le bruit persiste-t-il lorsqu'on s'écarte avec le stéthoscope en dehors et à droite et disparaît-il lorsqu'on s'éloigne dans le sens contraire, c'est l'aorte qui est son lieu d'origine ; si l'inverse a lieu, c'est l'artère pulmonaire qui en est la source.

(1) C'est là un fait sur lequel a beaucoup insisté M. Bucquoy ; dans l'insuffisance aortique, la transmission du souffle se fait plutôt vers la pointe du cœur ; le souffle s'entend souvent mieux le long du sternum jusqu'à l'appendice xiphoïde qu'au niveau du 2ᵉ espace intercostal droit.

Les bruits se propagent même parfois au creux épigastrique ; dans ce cas, il s'agit toujours, d'après Vanni, de souffles auriculo-ventriculaires.

Enfin on peut les entendre assez souvent dans le dos et notamment dans l'espace interscapulaire gauche. J'ai observé une fillette de 8 ans qui présentait dans l'espace interscapulaire gauche un souffle systolique très intense, tandis qu'en avant les sons du cœur étaient purs. Niemeyer a constaté le même fait. Il rapporte le cas d'un garçon de 11 ans, atteint de rétrécissement aortique, chez lequel le souffle systolique était en avant très faible, ou n'était perceptible ni à l'oreille ni à la palpation, alors qu'on l'entendait et qu'on le sentait d'une façon continue et avec une grande intensité dans toute l'étendue du dos, et avec plus de netteté le long du bord interne de l'omoplate gauche.

En ce qui concerne le moment de leur apparition, les souffles, comme les sons, se divisent en *souffles systoliques et diastoliques*. Cette division suffit toujours en pratique. Il faut considérer comme une forme spéciale de souffle diastolique, le *bruit présystolique* qui caractérise une lésion valvulaire bien déterminée, le *rétrécissement mitral*. Ce bruit précède immédiatement le souffle systolique et finit au moment de la production de ce dernier, tandis qu'en cas de souffle diastolique pur, il existe une pause très appréciable entre ce souffle et le premier ton. Les auteurs qui ont nié la différence acoustique des souffles diastolique et présystolique ont commis une erreur. Du reste, pour ce qui est de leur importance au point de vue du diagnostic, ces deux bruits de souffle se valent absolument.

Relativement au temps, certains auteurs ont voulu rétablir pour les bruits des distinctions plus subtiles encore. Gendrin surtout est allé très loin dans cette voie.

Il a voulu diviser strictement les souffles suivant leurs rapports avec la systole ou la diastole. Il en est résulté une classification très compliquée et sans aucune importance au point de vue pratique (bruits présystoliques, *systoliques*, périsystoliques, prédiastoliques, *diastoliques*, péridiastoliques).

Le bruit de souffle peut, ou bien remplacer entièrement le son correspondant, ou bien exister en même temps que lui ; cela dépend tout d'abord de la perte de vibratilité des valvules correspondantes ou de leur intégrité relative et, par conséquent, de la conservation de leur aptitude à engendrer un son. Dans bien des cas, il est vrai, il s'agit de la propagation du son d'une valvule voisine. Il n'est pas toujours facile d'isoler par l'oreille un son d'un bruit de souffle concomitant.

Pour ces cas, Gendrin avait déjà recommandé d'éloigner un peu l'oreille du pavillon du stéthoscope ; de cette manière, le bruit de souffle s'affaiblit ou disparaît, tandis que le son, s'il existe, apparaît avec netteté. On atteint le même but en déplaçant l'oreille sur le pavillon de l'instrument, de telle façon que le conduit auditif externe ne corresponde plus à l'orifice du stéthoscope. On reconnaîtra si un son est propagé ou autochtone en comparant son intensité et son caractère avec ceux des sons des orifices voisins.

Au point de vue de leur *valeur diagnostique*, les bruits de souffle cardiaque forment deux groupes distincts, à savoir : les *bruits de souffle cardiaque organiques* et *fonctionnels (accidentels)*.

Sont dits *organiques* tous les bruits de souffle cardiaque consécutifs à des lésions anatomiques des valvules ou des orifices du cœur. En cas de *bruits de souffle cardiaque fonctionnels*, on ne constate pas l'existence de lésions anatomiques. On les observe assez souvent dans le cours de pyrexies (*bruits de souffle fébriles*) ; ils surviennent aussi chez les anémiques (*bruits de souffle anémiques*). Ils sont dépourvus de toute valeur spéciale ; aussi sont-ils dénommés aussi *accidentels*.

Considérée au point de vue physique, la genèse des bruits de souffle cardiaque organiques est due à des tourbillons du courant sanguin. En effet, d'après les lois de la physique, ceux-ci se développent toutes les fois que le sang pénètre brusquement d'un canal étroit dans un canal plus large ou que deux courants de sens inverses s'entre-choquent.

On qualifiait autrefois les bruits de souffle organiques de *bruits de frottement* ; on prétendait notamment qu'ils seraient dus au frottement du sang contre les valvules cardiaques malades devenues rugueuses. Or, comme le sang a la faculté de mouiller l'endocarde, c'est-à-dire de se répandre en couche mince sur la surface de l'endocarde, il s'ensuit que supposer un frottement entre le sang et l'endocarde est un non-sens physique.

Kiwisch et Weber rapportèrent les bruits de souffle organiques aux vibrations de la paroi vasculaire. Tout récemment R. Seigel s'est rallié à son tour à l'opinion que les bruits de souffle ne sont nullement des bruits sanguins, mais qu'ils sont engendrés par les vibrations transversales des valvules et des parois vasculaires élastiques. C'est, d'après lui, à juste raison que Th. Weber a comparé le sang à l'archet et la paroi à la corde exécutant des vibrations.

Suivant que le bruit de souffle cardiaque est engendré par tel ou tel orifice ou valvule, la genèse, les phénomènes acoustiques et le siège varieront de la manière que voici :

1. *Rétrécissement aortique.* — Au moment de la systole du ventricule gauche, le sang est obligé de passer par l'étroite fente de l'orifice aortique, avant d'atteindre l'origine libre de l'artère. Par suite, il se développe derrière le rétrécissement, c'est-à-dire à l'origine même de l'aorte, des tourbillons sanguins qui se traduisent à l'oreille par un bruit de souffle systolique. Très souvent, ce bruit se distingue par sa notable intensité et son caractère musical.

2. *Insuffisance aortique.* — En cas d'insuffisance aortique, le sang reflue, au moment de la diastole, de l'aorte dans le ventricule gauche dilaté et vide, à travers les valvules sigmoïdes insuffisantes. Par conséquent, il se produit dans le ventricule gauche des tourbillons sanguins ou, en termes acoustiques, des bruits de souffle diastoliques, dont le développement est encore favorisé par la rencontre du sang régurgité avec celui qui pénètre, d'une façon normale, de l'oreillette gauche dans le ventricule

correspondant. Comme la véritable cause du bruit diastolique siège dans le ventricule gauche, on comprend que, comme il a été dit plus haut, l'intensité de ce bruit soit souvent plus prononcée au niveau du corps du sternum que dans la zone d'auscultation proprement dite de l'aorte.

3. *Rétrécissement mitral.* — Au moment de la diastole du cœur, le sang qui sort de l'oreillette gauche passe d'abord par l'orifice mitral sténosé, avant de pénétrer dans le ventricule élargi par la diastole. C'est pourquoi, pendant cette dernière, le ventricule devient le siège de tourbillons sanguins et, par conséquent, d'un *bruit de souffle diastolique.* Comme celui-ci a une durée fort longue et se termine, d'ordinaire, sans silence intermédiaire au moment de l'apparition du son systolique, on l'a distingué avec raison du bruit diastolique pur en lui donnant le nom de *bruit présystolique.* Ainsi que nous l'avons déjà dit, ce bruit présystolique atteint son maximum d'intensité au début et à la fin de la diastole ventriculaire, moments où la rapidité du courant est la plus considérable. La grande rapidité du début tient à l'état de vacuité du ventricule ; celle de la fin est causée par la contraction de l'oreillette gauche.

4. *Insuffisance mitrale.* — Dans l'insuffisance mitrale, il se produit nécessairement un bruit systolique, parce qu'au moment de la systole du ventricule gauche le sang reflue en partie à travers les valvules insuffisantes dans l'oreillette vide où il se forme des tourbillons, favorisés encore par la rencontre du liquide régurgité avec le sang arrivant par les veines pulmonaires. La genèse du bruit dans l'oreillette gauche, notamment sa facile transmission à la paroi thoracique par l'intermédiaire de l'auricule gauche, expliquent pourquoi fréquemment le souffle systolique est perçu avec plus de netteté au niveau de l'artère pulmonaire qu'à la pointe du cœur.

5. Pour les *lésions valvulaires du cœur droit*, tout se comporte d'une façon analogue. Il suffit tout simplement, pour le temps des divers souffles, de se reporter pour l'artère pulmonaire à ce qui a été dit des lésions aortiques, et pour l'orifice tricuspidien, à ce qui a été dit des lésions mitrales.

6. Les troubles de la circulation sanguine, tout en étant la cause la plus fréquente, ne sont pas la cause unique du développement des bruits de souffle. Ceux-ci peuvent aussi se produire parfois sous l'influence de l'irrégularité et de la gêne dans les vibrations des valvules et du myocarde. En cas d'épaississement et de rigidité valvulaires, il peut arriver que, *malgré l'absence d'insuffisance des valvules et de sténose des orifices*, les sons soient remplacés par des souffles, parce que l'occlusion valvulaire se fait par des mouvements irréguliers (1). Dans les maladies graves du musclé

---

(1) Cuffer a décrit un *rétrécissement mitral spasmodique*. Cette affection, caractérisée par les signes physiques classiques du rétrécissement mitral pur (rythme de Duroziez), offre une marche très particulière : les symptômes, évoluant chez des sujets nerveux, intoxiqués (saturnisme), hystériques, disparaissent complètement, parfois pendant de longues périodes, puis reparaissent, pour s'effacer à nouveau ; pendant les périodes d'activité, l'affection expose aux mêmes complications pulmonaires que le rétrécissement vrai ; et de là vient le seul danger de la maladie. Car elle ne répond à aucune altération anatomique de l'endocarde. Chevereau, qui

cardiaque, il peut également se développer des bruits anormaux, parce que la fibre musculaire dégénérée a perdu l'aptitude aux contractions rythmiques.

Les souffles inorganiques sont presque toujours systoliques ; mais il est absolument incontestable qu'il se développe aussi, dans certains cas très rares, des souffles diastoliques que l'on ne peut expliquer par aucune altération de structure saisissable. On les constate avec le plus de fréquence au niveau de la valvule mitrale et de l'artère pulmonaire, soit dans l'une seulement de ces régions, soit dans toutes les deux à la fois. C'est au niveau de l'aorte qu'ils sont le plus rares (1).

Duroziez, Weil, Rosenbach et plus récemment Sahli et Litten ont de la tendance à ne pas rapporter au cœur les bruits diastoliques accidentels, mais à les considérer comme des bruits veineux intrathoraciques propagés. D'après Litten, il se produirait encore dans la région précordiale, dans le voisinage de l'appendice xiphoïde, des bruits diastoliques qui naissent dans la veine cave inférieure, et qui sont dus à la compression de la veine par le foie augmenté de volume.

La genèse des souffles inorganiques n'est pas encore très bien élucidée. Il est hors de doute que la cause n'est pas toujours la même. Dans certains cas, il semble qu'il s'agisse de troubles de l'inversion, qui entravent soit l'occlusion régulière des valvules mitrale et tricuspide, soit la contraction normale du myocarde. Dans d'autres cas, il se produit ce qu'on appelle de l'insuffisance valvulaire relative ; l'appareil valvulaire est intact, mais l'orifice subit une dilatation telle que les valvules saines deviennent impuissantes à l'obturer complètement. Comme conséquences naturelles de l'insuffisance, on voit bientôt survenir la dilatation et l'hypertrophie du ventricule. De par leur genèse, les bruits de souffle inorganiques ne diffèrent évidemment sous aucun rapport des bruits organiques ; eux aussi sont, dans les conditions sus-énumérées, engendrés par les tourbillons du courant sanguin.

Neukirch insiste sur ce fait qu'il n'existe pas seulement une insuffisance relative, mais aussi un *rétrécissement relatif des orifices du cœur.* En supposant que les cavités de ce viscère augmentent de volume et reçoivent par conséquent une quantité anormale de sang, il peut se faire que les orifices, tout en étant intacts, se trouvent relativement étroits par rapport à cette énorme masse sanguine (2).

l'a décrite dans sa thèse inspirée par Cuffer (Paris, 1896), pense que les signes objectifs de ce faux rétrécissement sont dus à la contracture des muscles papillaires auriculo-ventriculaires gauches et à la tension spasmodique de la grande valve mitrale ; cette tension est l'origine, dans le faux comme dans le vrai rétrécissement mitral, des signes d'auscultation. Ce phénomène de contracture partielle du cœur est à rapprocher des autres contractures, bien connues chez les hystériques en particulier.

(1) Il est à peu près acquis aujourd'hui que les souffles anémiques du premier bruit peuvent siéger aux quatre orifices du cœur. Mais il faut reconnaître, comme C. Paul l'a établi contrairement à l'opinion ancienne qui les plaçait à l'orifice aortique et dans l'aorte, que c'est au niveau de l'artère pulmonaire que ce bruit s'entend le plus *nettement* et le plus *habituellement.*

(2) Ajoutons à ces diverses théories sur le mécanisme du souffle anémique celle de C. Paul,

Le diagnostic différentiel entre les souffles organiques et inorganiques n'est pas toujours facile. On dit que les derniers ne sont pas aussi intenses et sont plus doux que les bruits organiques ; mais cette règle présente de trop nombreuses exceptions pour que l'on puisse l'utiliser pour le dia- gnostic. D'ailleurs, il est aussi faux de dire que les bruits inorganiques n'engendrent jamais de frémissements palpables. Ils se perçoivent quel- quefois même à distance. Bamberger fait remarquer que les bruits ané- miques ne masquent le son que rarement et que, le plus souvent, ils en sont comme un appendice. Quant à l'assertion d'Hutchinson qui prétend que ces bruits augmentent d'intensité, ou même ne font leur apparition qu'au moment du décubitus horizontal, elle est absolument fausse.

Les bruits de souffle inorganiques sont, la plupart du temps, fugitifs, de sorte que, si un souffle persiste des années sans changement, on peut presque affirmer l'existence d'une lésion organique (1). Le plus souvent, en cas de souffles anémiques, on observe des bruits de souffle vasculaires dans les veines du cou ; ce qui les caractérise surtout, c'est l'absence d'altérations du myocarde ; quand il s'en produit, il s'agit d'une simple dilatation passagère.

Le diagnostic des bruits de souffle cardiaque est facile. La confusion est possible d'abord avec les bruits de frottement péricardiques ; à ce sujet on consultera le chapitre suivant ; on peut aussi confondre le bruit de souffle cardiaque avec les *bruits d'aspiration*, ou *bruits cardio-pneuma- tiques*. Ces derniers sont la conséquence de l'influence exercée par les contractions du cœur sur le parenchyme pulmonaire, et ils disparaissent le plus souvent quand on arrête la respiration (2).

qui l'attribue à un spasme des parois artérielles qui détermine un rétrécissement passager de l'artère pulmonaire (bruit anémo-spasmodique), et celle de Potain qui fait des bruits anémiques des bruits extra-cardiaques (V. ci-dessous la note sur les bruits *extra-cardiaques*) ; celle-ci tend aujourd'hui à se substituer à toutes les autres.

(1) Cette règle souffre des exceptions ; Potain, Huchard en ont rapporté (V. la thèse de Magdeleine, citée plus loin).

(2) L'étude des bruits de souffle anorganiques, signalés déjà par Laënnec, a été poursuivie en France par C. Paul et surtout par Potain et ses élèves. Les notions enseignées par celui-ci ont été exposées dans les cliniques de la Charité et peuvent être résumées ainsi. La plupart des souffles anorganiques, dits anémiques, sont des souffles cardio-pulmonaires ; Potain ne reconnaît comme souffle cardiaque d'origine anémique qu'un bruit extrêmement rare, systolique, perçu au foyer aortique, pour la production duquel une déglobulisation considérable est nécessaire, telle qu'on n'en rencontre qu'à la suite d'hémorragies abondantes et très répétées. Les bruits péricardiques ne sont jamais des souffles ; les souffles anorganiques de la péricardite sont des bruits cardio-pulmonaires, se produisant par le même mécanisme que ceux que l'on rencontre dans d'autres états morbides et que nous énumérerons plus loin. Potain a montré en effet que les bruits de souffle anorganiques, ainsi nommés parce qu'ils existent sans aucune lésion du cœur, ont pour siège habituel la lame du poumon gauche, qui s'étend au-devant du cœur ; ils sont constitués par un acte inspiratoire, provoqué au niveau de cette lame par l'aspiration due au retrait du cœur ; les mouvements de la surface du cœur déterminent donc une ampliation et non, comme le pensait Laënnec, une compression de la lame pulmonaire, et c'est cette ampliation qui engendre le souffle.

Ces bruits de souffle ne se produisent pas chez tous les sujets, car ils dépendent de certaines conditions pulmonaires ou cardiaques : la lame pulmonaire doit conserver sa minceur, sa sou-

c) **Frottement péricardique (Bruits exocardiaques)**. — Les bruits exocardiaques ou péricardiques sont des *bruits de frottement*. Ils sont très souvent reconnaissables à leur caractère acoustique ; ils sont d'une dureté toute spéciale ; c'est tantôt un simple effleurement ; parfois du raclage ; le plus souvent du frottement. Il peut même se développer des bruits péricardiques qui rappellent le craquement d'une semelle de cuir.

Les bruits de frottement péricardique ont parfois un caractère très doux, si bien qu'on se demande s'il s'agit d'un frottement péricardique ou d'un bruit de souffle intracardiaque. Pour un *diagnostic différentiel du frottement et du souffle*, il faut tenir compte des points suivants :

1. — Les bruits de souffle ont des rapports étroits avec les diverses phases de l'activité cardiaque ; ils sont diastoliques, présystoliques ou systoliques. Il n'en est pas de même pour les frottements péricardiques.

---

plesse et sa perméabilité normale (ni adhérences pleurales, ni emphysème) ; les modifications de l'acte respiratoire et les différences que le cœur peut présenter au point de vue de son volume et de l'activité de ses battements rendent compte également de l'inconstance des souffles cardio-pulmonaires ; en particulier, ils se produisent surtout sous l'influence de l'excitation cardiaque. Ainsi s'explique leur apparition dans diverses circonstances physiologiques (souffles de consultation) ou pathologiques. Ces dernières sont surtout la maladie Basedow, la chlorose, le rhumatisme articulaire aigu, avec ou sans endocardite, la fièvre typhoïde, le saturnisme, etc. Ces souffles s'entendent à tout âge ; on admet en général qu'ils ne se rencontrent qu'après l'âge de 4 à 5 ans. Marfan, le premier, a publié un fait incontestable de souffle cardio-pulmonaire chez un nourrisson de 26 mois ; depuis, d'autres cas ont été rapportés ; on conçoit l'importance pratique de cette notion. Cependant, il faut reconnaître qu'ils sont très rares dans les premières années de la vie.

Les caractères des souffles anorganiques sont multiples, mais aucun d'eux n'est pathognomonique ; leur concomitance permet seule de diagnostiquer la nature du souffle.

Timbre. Ordinairement doux et superficiels ; cependant on en a signalé de rudes et de bruyants, semblables à des souffles organiques (Th. de Magdeleine, Paris, 1897).

Sièges. Ils sont diffus, avec un maximum difficile à préciser ; ce maximum peut siéger à un des foyers d'orifices ; mais le plus souvent il siège en dehors de ces foyers. Potain a distingué trois zones : la zone basilaire, la zone mésocardiaque et la zone de la pointe ou apexienne. A la zone basilaire, ils existent le plus souvent devant la région de l'artère pulmonaire (préinfundibulaire). A la zone mésocardiaque, ils existent le plus souvent dans la région préventriculaire gauche, là où il n'existe pas de souffles organiques. Enfin, à la zone apexienne, ils ne sont presque jamais localisés à la pointe même ; le plus souvent, on les entend au-dessus ou en dehors de la pointe.

Propagation. En général, ne se propagent pas ; il y a des exceptions.

Temps. Systoliques ou diastoliques. Systoliques, ils occupent seulement une partie de la systole (S. mérosystoliques), tandis que les souffles organiques l'occupent tout entière (S. holosystoliques). Diastoliques, ils sont ordinairement mérodiastoliques ; mais les souffles organiques peuvent l'être aussi. Ajoutons que, parmi les bruits cardio-pulmonaires, les bruits systoliques sont de beaucoup les plus fréquents.

Mutabilité. Quelquefois ils sont fixes, comme les souffles organiques. Ordinairement ils sont remarquables par leur mutabilité : ils sont influencés par la respiration, l'apnée les fait quelquefois disparaître, mais pas toujours ; par les changements de position surtout : ils disparaissent ordinairement par la position assise ; mais ce n'est pas là non plus un signe constant, ni exclusif.

Nous avons insisté sur ces souffles cardio-pulmonaires, en raison de l'importance pratique qui s'attache à leur connaissance, car ils mettent le médecin en présence de problèmes dont la solution intéresse le pronostic à un très haut degré.

Ceux-ci sont absolument indépendants des différents temps de la contraction du cœur ; ils se prolongent au delà ou s'intercalent entre eux.

2. — La pression sur le stéthoscope peut souvent augmenter l'intensité des frottements péricardiques, parce qu'elle favorise le frottement réciproque des feuillets péricardiques. Le phénomène n'est pas absolument constant, il dépend du siège des rugosités et du point où s'exerce la pression. De plus, il ne faut pas que cette pression dépasse une certaine mesure, sinon on entrave les mouvements du cœur et, au lieu du renforcement cherché, on obtient l'affaiblissement ou même la suppression du bruit. La compression d'intensité moyenne n'exerce aucune influence sur les bruits de souffle ; la compression exagérée, au contraire, peut, comme nous l'avons déjà dit, les faire disparaître. '

3. — L'inspiration agit ordinairement d'une façon inverse sur l'intensité des frottements péricardiques et des bruits de souffle. Tandis que les premiers sont d'habitude renforcés par l'inspiration qui, en dilatant les poumons, rend le contact des feuillets péricardiques plus intime, les bruits de souffle s'affaiblissent, parce que le parenchyme pulmonaire, s'insinuant entre le cœur et la paroi thoracique, rend les conditions de transmission du son moins favorables. Mais il y a des exceptions à cette règle.

Traube a fait remarquer que, dans les cas où le bord antérieur du poumon est immobilisé, les bruits de souffle augmentent également de force pendant l'inspiration, à cause de l'accroissement de la rapidité du courant sanguin intracardiaque. Et réciproquement, Lewinski a relaté une observation où, à la suite d'adhérences entre la plèvre médiastine, il se produisit contre toutes les règles une exagération du frottement péricardique précisément à l'expiration.

4. — Tandis que les bruits de souffle peuvent s'étendre bien au delà du domaine de la matité cardiaque, les bruits péricardiques ont cela de caractéristique qu'ils sont strictement limités à la région précordiale et, même dans la zone de la matité cardiaque, ne sont souvent perceptibles qu'en des points circonscrits.

5. — Les changements d'attitude ont une influence bien plus constante et plus frappante sur les frottements péricardiques que sur les bruits de souffle. Les frottements s'exagèrent surtout lorsque le malade est assis et penché en avant ou lorsqu'il est dans le décubitus latéral gauche.

6. — Dans bien des cas, il semble que les frottements péricardiques naissent immédiatement sous l'oreille, ils sont très superficiels ; tandis que les bruits de souffle endocardiques paraissent plutôt venir de la profondeur.

7. — Les frottements péricardiques ont une grande tendance à se modifier. Souvent, en peu d'heures, ils changent de caractère ; les bruits de souffles endocardiques, au contraire, ont une durée et un caractère acoustique plus constants.

8. — Dans bon nombre de cas, le diagnostic différentiel est donné par la forme de la matité cardiaque qui, dans les altérations du péricarde,

est ordinairement différente de ce qu'elle est dans les affections du cœur.

La cause la plus fréquente des bruits de frottement péricardiques est l'inflammation du péricarde ou *péricardite*. Mais naturellement, le frottement des surfaces devenues rugueuses par suite du dépôt de productions phlegmasiques ne se produit que si ces surfaces sont en contact l'une avec l'autre et ne sont pas séparées par du liquide. Dans la péricardite avec épanchement, on n'observe donc de bruits de frottement qu'au commencement et à la fin de la maladie, après le début de la résorption ou au-dessus du niveau du liquide. Le bruit se perçoit avec son maximum de fréquence au niveau de la base du ventricule et le long du bord gauche du sternum. Parfois il est tout à fait éphémère ; je l'ai vu persister pendant quelques heures, puis disparaître ensuite complètement ; mais il peut durer des semaines et des mois. Son intensité est fort variable, elle devient parfois tellement considérable que les malades le sentent ou l'entendent eux-mêmes et en sont incommodés, notamment pendant le sommeil. Le frottement est très souvent accessible à la palpation.

Lorsqu'une péricardite est à son déclin, on réussit parfois à développer des bruits de frottement par une certaine pression sur le stéthoscope, alors que, sans cette dernière, ils font défaut. Celui qui a assisté à un grand nombre d'autopsies, s'est bientôt convaincu que fréquemment l'étendue et l'intensité du processus inflammatoire est en disproportion évidente avec la force et la nature du bruit de frottement dont il est la source. A ce point de vue, il faut accorder une grande importance au siège de l'affection. Dans le voisinage du cône artériel de la base, il suffit parfois d'hémorragies insignifiantes avec ramollissement épithélial pour engendrer des bruits de frottement très intenses.

Dans quelques rares cas, c'est l'extrême *sécheresse des surfaces péricardiques* qui est la cause du bruit de frottement. Ces faits ne sont pas fréquents ; cependant Leichtenstern a relaté dernièrement une observation où la sécheresse avait été déterminée par des pertes aqueuses résultant de vomissements abondants. On a constaté parfois des bruits de frottement dans le choléra, et on les a interprétés de la même manière.

Les *taches laiteuses*, les *calcifications* et le *développement de néoplasmes* sur le péricarde peuvent également engendrer des bruits de frottement.

Enfin, I. Seitz rapporte avoir entendu, dans des cas d'*hypertrophie cardiaque* idiopathique, des bruits de frottement péricardiques, dont il fut impossible, à l'autopsie, de trouver une cause de nature péricardique.

De nouvelles observations sont nécessaires pour décider si l'exagération de l'activité cardiaque suffit, comme le prétend Gendrin, à engendrer des bruits de frottement péricardiques.

Il faut séparer du groupe des bruits de frottement péricardiques proprement dits celui des bruits de frottement *extra-péricardiques*. Ces derniers sont des bruits qui ont en apparence le caractère péricardique ; cependant leur cause réside non pas dans des altérations des surfaces péricardiques, mais, au contraire, dans des rugosités de la plèvre avoisinant le cœur ou de la séreuse péritonéale. On comprend aisément que les mouvements du cœur se communiquent au voisinage, produisant ainsi l'impression de bruits de frottement péricardiques vrais.

Les bruits de frottement *pleuro-péricardiques* se rencontrent presque toujours le long du bord antérieur du poumon gauche, le plus souvent dans le voisinage de la pointe du cœur. Ils se distinguent des bruits péricardiques vrais, en ce qu'ils dépendent plus des mouvements respiratoires que des contractions cardiaques, qu'ils disparaissent pendant l'arrêt de la respiration et qu'ils sont souvent supprimés par une inspiration profonde. D'une observation de O. Rosenbach, il semble résulter que ces sortes de bruits se propagent parfois à grande distance.

Les bruits de frottement *péricardo-diaphragmatiques* sont plus rares. Emminghaus en a publié un cas probant où il existait un bruit de frottement en apparence péricardique, dû à ce que les contractions cardiaques se communiquaient au diaphragme tendineux, dont le revêtement séreux abdominal était le siège d'une péritonite tuberculeuse. La même lésion existait au niveau de la surface du foie. Le diagnostic sera basé sur l'absence des autres signes de péricardite et des modifications décrites à propos des bruits de frottement péricardiques vrais.

Dans un certain nombre de cas d'emphysème du tissu cellulaire du médiastin, par conséquent d'*emphysème médiastinal interstitiel*, on a observé des bruits de crépitation particuliers, dont l'apparition était subordonnée aux contractions du cœur (E. Steffen, Petersen, Mueller).

Il se développe des bruits péricardiques d'un caractère absolument spécial, lorsque le péricarde renferme à la fois de l'air et du liquide (hydropneumopéricarde). Celui-ci se trouvant ballotté par les contractions du cœur, il se produit une sorte de *bruit de flot métallique* qui adopte fréquemment un rythme tout à fait déterminé grâce à la succession régulière des mouvements cardiaques. On a comparé très souvent ce bruit avec celui d'une roue de moulin ; en France, on l'appelle, avec Morel-Lavallée, bruit de moulin ou bruit de roue hydraulique. De par sa nature, il appartient au groupe des bruits de succussion, étudiés précédemment ; seulement, dans le cas actuel, c'est le cœur lui-même qui se charge de l'ébranlement du liquide. Ordinairement ce bruit est très intense et se perçoit par conséquent à une distance notable du malade. Parfois il disparaît en un temps très court, ainsi que le montrent les observations récentes de Mueller.

Il faut se garder de confondre les bruits de glouglou intrapéricardiques avec les bruits du même genre se développant en dehors du péricarde. Car si, dans le voisinage du cœur, il existe de vastes excavations remplies de gaz et de liquide, les contractions cardiaques peuvent se communiquer au liquide et engendrer ainsi des bruits de glouglou métalliques. C'est ce qui arrive, comme l'a montré Biermer, dans le pyopneumothorax ; le même fait se produit également dans les cavernes pulmonaires, dans la tympanite stomacale, et même en cas d'excavations provenant de la fonte de masses néoplasiques.

2. — Examen des artères.

Par suite des ramifications multiples de l'arbre artériel, l'exploration des artères peut être pratiquée sur la presque totalité de la surface du corps ; certaines régions offrent cependant un intérêt tout particulier et tout à fait spécial. Comme toujours, l'examen physique comporte l'inspection, la palpation, la percussion et l'auscultation.

A. — INSPECTION DES ARTÈRES.

a) **Pulsations visibles des artères.** — L'expression visible de l'activité d'une artère consiste dans la réplétion rythmique de l'artère, isochrone à la systole du cœur. C'est ce qui constitue la *pulsation*. Chez les individus bien portants, à l'état de repos physique et psychique, les pulsations des artères, même des grosses artères, sont d'ordinaire à peine perceptibles à l'œil nu. Il se produit alors des battements vifs et des chocs rythmiques dans la région latérale du cou ; aussi, on voit dans la fosse jugulaire survenir des ébranlements rythmiques ; quelquefois même les petites artères, telles que la temporale, sont le siège de pulsations distinctes. On observe ce fait à la suite d'efforts physiques, dans les états fébriles, dans l'excitation psychique et dans les troubles nerveux des mouvements du cœur. Il est de règle de constater la pulsation renforcée, visible, dans l'hypertrophie du ventricule gauche ; et cette pulsation atteint son plus haut degré, lorsqu'il s'agit d'une insuffisance aortique (1).

En effet, dans cette lésion de la valvule aortique, nous avons affaire non seulement à l'hypertrophie du ventricule gauche, mais encore à un système artériel rempli d'une quantité anormale de sang, à savoir, la quantité normale de sang augmentée du sang qui, en raison de l'insuffisance aortique, régurgite dans le ventricule gauche pendant la diastole. Un œil attentif s'apercevra bien vite qu'outre la pulsation dans les petites artères, il existe encore un autre caractère visible : nous voulons parler des *flexuosités anormales* des artères.

b) **Pouls capillaire.** — Il faut accorder une mention spéciale au *pouls capillaire*, qui a été étudié en détail, notamment par Quincke. Chez les

(1) Ce phénomène est désigné, dans l'insuffisance aortique, sous le nom de *danse des artères*.

individus bien portants, on peut déjà observer sur les capillaires de la matrice unguéale de la rougeur qui coïncide avec la systole cardiaque et de la pâleur pendant la diastole. Le phénomène apparaît avec le plus de netteté à la limite qui sépare la portion rouge de la portion blanche de l'ongle. Cette limite s'avance et recule d'une manière rythmique à chaque battement du cœur. On peut aussi percevoir distinctement le pouls capillaire en frottant la peau de la face, par exemple, au front, et en observant les déplacements rythmiques que subissent les limites de la zone cutanée rougie par le frottement. La rougeur et la pâleur rythmiques peuvent aussi s'observer sur la muqueuse palatine, de même que sur le tégument externe quand celui-ci est, d'une manière fortuite, fortement injecté en cas d'érysipèle. Le pouls capillaire augmente dans certaines conditions pathologiques. Quincke l'a constaté au maximum dans l'insuffisance des valvules aortiques. A la face, Lebert et Quincke ont rencontré le pouls capillaire dans l'anévrisme de l'aorte. Enfin ce dernier auteur l'a encore observé, plus prononcé que d'habitude, dans la chlorose et dans la paralysie de la tunique moyenne des artères.

· c) **Pulsations épigastriques.** — Les *pulsations épigastriques* se traduisent par des ébranlements cardio-systoliques des téguments abdominaux, que l'on constate principalement dans l'espace compris entre l'appendice xiphoïde et les arcs costaux avoisinants, et qui peuvent s'étendre jusqu'à l'ombilic et plus bas encore. Leur genèse n'est pas univoque, car tantôt il s'agit de pulsations transmises du muscle cardiaque, tantôt d'impulsions communiquées par l'aorte abdominale et plus rarement par les artères cœliaque et mésaraïque supérieure.

Les pulsations épigastriques sont d'origine myocardique, toutes les fois que le diaphragme et avec lui la totalité du cœur s'abaissent d'une façon absolument anormale. La position anatomique du cœur indique que la portion animée de battements doit être le bord inférieur du cœur, constitué par le ventricule droit. Il ne peut subsister aucun doute sur la nature de la pulsation, dans les cas où l'on peut palper directement, au moment de la systole, le muscle cardiaque dur et proéminent. Ajoutez à cela que les oscillations pulsatiles coïncident exactement avec le choc de la pointe et qu'à leur niveau on perçoit les sons du cœur d'une façon aussi distincte que sur tout le reste de la région précordiale. Le maximum d'intensité des ébranlements pulsatiles se constate exceptionnellement à gauche de l'appendice xiphoïde, tandis qu'à droite ils sont peu ou point perceptibles. L'abaissement du diaphragme et du cœur est fréquent surtout dans l'emphysème alvéolaire du poumon ; mais il peut se produire également dans l'hypertrophie cardiaque, par suite de l'augmentation de poids de l'organe. Moi-même, je l'ai observé aussi dans des cas de péricardite et de pleurésie gauche.

Dans certaines circonstances, le rythme des pulsations épigastriques change, en ce sens que durant la systole cardiaque on observe une légère rétraction et durant la diastole une voussure très nette. Cette éventualité peut se produire dans les cas de synéchie péricardique dont nous avons déjà parlé, ou encore dans la locomotion exagérée du cœur, lorsque le déplacement systolique de ce viscère en bas et à gauche est extraordinairement accusé. Dans ce dernier cas, il n'est pas rare de constater des rétractions systoliques des espaces intercostaux le long du sternum, rétractions dont nous avons déjà parlé dans un chapitre précédent.

Chez les individus sains, on observe quelquefois des pulsations épigastriques communiquées aux parois abdominales par l'aorte abdominale. Leur siège, en rapport avec le trajet de cette artère, est à gauche de la ligne médiane ; souvent, elles s'étendent vers la partie inférieure. Elles se distinguent des pulsations d'origine cardiaque principalement en ce que toujours elles sont en retard sur le choc de la pointe, le sang ayant besoin d'un certain espace de temps pour arriver du cœur dans l'aorte abdominale ; de plus, en ce qu'à leur niveau on n'entend rien, ou simplement un son cardio-systolique. Très souvent on peut atteindre du doigt l'aorte abdominale animée de pulsations et la suivre le long de la colonne vertébrale jusqu'à sa bifurcation iliaque (1).

La propagation des battements aortiques aux parois abdominales est naturellement favorisée si le cœur se contracte énergiquement. En certains cas, le lobe gauche du foie ou l'estomac rempli d'aliments solides servent à la transmission des battements aortiques, et c'est ce qui explique le caractère parfois passager du phénomène. Cette transmission peut être favorisée d'une façon spéciale par l'existence des tumeurs hépatiques ou stomacales ; par contre, une réplétion très médiocre de l'estomac et des intestins peut aussi engendrer des pulsations épigastriques, c'est ce qu'on observe dans le cancer de l'œsophage, dans l'ulcère rond de l'estomac, lorsqu'il est accompagné de vomissements violents dans la méningite cérébro-spinale et dans beaucoup d'états d'inanition (2).

Il n'est pas rare de rencontrer de violents battements épigastriques chez les hystériques et les nerveux ; il faut peut-être les attribuer à des troubles d'innervation locale des parois vasculaires (3).

La dilatation anévrismatique des artères abdominales est une cause très importante des pulsations épigastriques. Les anévrismes siègent le plus souvent sur l'aorte abdominale elle-même ; plus rarement sur les artères cœliaque et mésaraïque. L'existence d'une tumeur pulsatile et augmentant de volume dans tous les sens empêche de les confondre avec les états précédemment décrits.

(1) Les battements exagérés de l'aorte sont souvent un signe d'*aortite abdominale* ; ils s'accompagnent alors de sensibilité douloureuse du vaisseau et d'un signe, décrit par Brodier et Durand-Viel, qui consiste dans la déviation de l'aorte, rejetée à gauche de la colonne vertébrale.

(2) L'existence de ces pulsations aortiques transmises par le côlon rempli de matières fécales peut prêter à confusion et être prise pour une tumeur anévrismale.

(3) Ces pulsations épigastriques, si fréquentes chez les nerveux, M. Glénard les attribue à l'abaissement du côlon transverse, qui laisse l'aorte à nu au-dessus de l'ombilic. Cet auteur considère la chute des viscères abdominaux (splanchnoptose) comme une des principales causes de la neurasthénie.

Parfois l'on observe des *pulsations hépatiques artérielles*. Lebert les a rencontrées dans la maladie de Basedow et les explique par l'augmentation de la fluxion artérielle. O. Rosenbach en a constaté également dans deux cas d'insuffisance aortique.

Il ne faut pas confondre les pulsations artérielles hépatiques avec le pouls veineux hépatique, tel qu'il se présente dans l'insuffisance tricuspidienne (voir plus loin).

d) **Pulsations des anévrismes.** — Les *dilatations anévrismatiques* d'artères situées à la superficie apparaissent sous forme de tumeurs pulsatiles. Lorsque les artères sont situées dans la profondeur, la tumeur pulsatile ne se manifeste qu'après que les tissus sus-jacents ont été usés et refoulés. Il faut du reste éviter de regarder toute tumeur animée de battements comme un anévrisme, car, lorsque des tumeurs solides siègent au-devant d'une artère d'un certain calibre, elles se trouvent animées également de soulèvements rythmiques. La palpation établira le diagnostic différentiel. Dans le cas d'une tumeur solide située au-devant d'une artère, on constate de simples soulèvements et affaissements, tandis que l'anévrisme, par suite de l'afflux sanguin systolique, augmente de volume en tous sens à chaque battement ; il y a une expansion que la main appliquée tout entière sur la tumeur constate aisément : les doigts s'écartent les uns des autres.

e) **Pulsations artérielles dans le rétrécissement de l'isthme aortique.** — On remarque des modifications d'un caractère tout spécial du côté des artères périphériques, toutes les fois que *l'aorte est oblitérée ou notablement rétrécie au point d'insertion du conduit de Botal*. Dans ces conditions, le sang ne peut arriver à la moitié inférieure du corps que si la communication de l'aorte initiale avec l'aorte descendante se trouve assurée par des voies collatérales. Dans ce cas, les artères collatérales augmentent notablement de volume, et tandis qu'à l'état normal leurs pulsations sont pour ainsi dire insaisissables, on se trouve en face de cordons vasculaires de la grosseur du doigt, animés de battements très vifs et fortement vibrants à la palpation. Voici les principales d'entre ces voies collatérales :

a) Artères sous-clavière, mammaire interne, épigastrique supérieure, épigastrique inférieure, iliaque ;

b) Artères sous-clavière, mammaire interne, intercostales antérieures, intercostales postérieures, aorte descendante ;

c) Artères sous-clavière, transverse du cou, dorsale de l'omoplate, intercostales, aorte descendante ;

d) Artères sous-clavière, transverse de l'omoplate, sous-scapulaires, intercostales postérieures, aorte descendante.

B. — Palpation des artères.

a) **Pouls vibrant.** — Plus les artères battent violemment, plus leurs battements deviennent distincts et d'accès facile pour le doigt explorateur. Parfois, on perçoit pendant la palpation un frémissement bref, spontané, qu'on désigne sous le nom de *pouls vibrant*. Le plus souvent, ce phénomène est limité aux artères carotide et sous-clavière ; il se produit avec le plus d'intensité dans l'insuffisance aortique.

Il ne faut pas confondre avec ce dernier le pouls *frémissant* que l'on provoque artificiellement par la compression de l'artère avec le doigt, et que l'on peut développer au niveau de toutes les artères un peu volumineuses accessibles à la palpation. Ce frémissement est alors favorisé par l'accélération et l'excitation des contractions cardiaques. On réussit spécialement, chez les individus maigres, avec l'aorte abdominale, qui se laisse très facilement comprimer contre la colonne vertébrale. La pression doit, du reste, avoir une certaine énergie pour que le phénomène se produise, mais elle ne doit pas dépasser certaines limites, sinon tout disparaîtrait. Le frémissement ne possède point de signification diagnostique spéciale ; il se traduit acoustiquement par un souffle, le *souffle de compression*. Le frémissement et le bruit de souffle sont redevables de leur origine aux tourbillons sanguins se produisant au delà de l'endroit où a lieu la compression, dès que le sang a traversé le rétrécissement.

b) **Pouls palpable dans la fosse jugulaire.** — Quelquefois, l'on sent des *pulsations dans la profondeur de la fosse jugulaire*. En dehors des cas d'anévrisme de l'aorte, on les constate encore quand la crosse aortique occupe congénitalement une position très élevée ou que, en l'absence de toute lésion anévrismatique vraie, elle a subi une forte distension et une dilatation diffuse.

c) **Inégalité de caractère des pouls homonymes.** — A l'état physiologique, les artères homonymes des deux moitiés du corps présentent une réplétion et des qualités identiques. L'*inégalité de caractères des pouls homonymes* peut reconnaître bien des causes. C'est ainsi que les *embolies* et les *thromboses* se trahiront par l'absence ou l'affaiblissement considérable du pouls dans l'artère intéressée. Parfois ce sont des lésions locales et étroitement circonscrites des parois vasculaires qui amènent le rétrécissement du calibre artériel et l'affaiblissement du pouls. La contracture de la tunique musculaire des artères est capable également de produire les mêmes effets, le plus souvent d'une façon passagère. D'autres fois, il s'agit de compression par des tumeurs ou de processus inflammatoires. Enfin, le phénomène peut être le résultat d'anomalies artérielles ; le fait arrive fréquemment pour l'artère radiale.

d) **Pouls retardé.** — La réplétion de l'artère et par conséquent le pouls sont d'autant plus en retard sur le choc de la pointe que l'artère est plus périphérique ; mais les artères homonymes se remplissent des deux côtés en même temps. L'*augmentation du retard* sur le choc de la pointe ou l'absence d'isochronisme dans la réplétion d'artères homologues indique, la plupart du temps, des lésions pathologiques très importantes.

Tripier a fait remarquer que, dans l'insuffisance aortique, le pouls carotidien (et tous les autres, naturellement) est ordinairement très en retard sur le choc de la pointe : au début de la systole cardiaque, il faut d'abord en effet, que la résistance du sang refluant de l'aorte soit surmontée, avant que le courant sanguin puisse librement cheminer vers la périphérie. Le retard est plus accentué encore dans les cas où il existe sur l'aorte ascendante des dilatations anévrismales, car il est évident que le sang chassé du cœur éprouvera un certain ralentissement au niveau de ces dilatations.

On a constaté des modifications très curieuses et très importantes au point de vue du diagnostic, lorsque l'anévrisme siège en quelque autre endroit de l'aorte. Dans ce cas le pouls avance dans toutes les artères qui naissent de l'aorte entre l'anévrisme et le cœur. S'il existe, par exemple, un anévrysme sur l'arc aortique entre le tronc brachio-céphalique et la sous-clavière gauche, le pouls de la carotide et de la radiale droite avancera sur celui de la carotide gauche, de la radiale gauche et des deux artères crurales. Enfin, si la dilatation anévrismale s'est développée sur l'aorte descendante, les pouls des artères de la moitié supérieure du corps seront isochrones et en avance sur ceux des artères crurales.

Le pouls des artères crurales est considérablement affaibli et retardé dans les cas de sténose congénitale de l'aorte près du conduit de Botal. Cela tient à ce que ces artères ne reçoivent leur sang qu'après bien des détours.

Lorsque le pouls ne retarde que dans une seule artère, cela indique toujours des affections purement locales. Il en est ainsi dans les anévrismes périphériques et les rétrécissements d'une artère de la périphérie ; ces derniers peuvent résulter d'une compression extérieure, d'un épaississement des parois artérielles, d'une oblitération de nature embolique ou d'une contracture de la tunique musculaire.

e) **Pouls paradoxal unilatéral.** — Sous le nom de *pouls paradoxal unilatéral*, Weil a décrit un phénomène qui consiste en la disparition, d'un seul côté, du pouls radial au summum de l'inspiration, plus rarement pendant l'expiration. Il est dû, semble-t-il, à ce que, par suite de processus inflammatoires, il s'est développé des adhérences entre les parois de l'artère sous-clavière et la plèvre pulmonaire, de sorte que, selon l'étendue des synéchies, c'est tantôt le mouvement expiratoire du poumon qui distend, infléchit et rétrécit ou même obture la lumière du vaisseau. Le phénomène s'accompagne d'un frémissement et de la production d'un souffle au niveau de la sous-clavière ; ce dernier sera décrit ultérieurement sous le nom de *souffle de la sous-clavière*. Comme les lésions pleurales s'associent le plus souvent à des processus phlegmasiques des poumons, on ne peut nier que le phénomène en question ne soit de quelque valeur pour le diagnostic de la tuberculose pulmonaire.

Hamburger a attiré l'attention sur un phénomène qui se trouve, dans une certaine mesure, en opposition avec le précédent. En repoussant fortement les épaules en arrière et en bas, et en réunissant les mains derrière le siège, une inspiration profonde fait disparaître le pouls radial des deux côtés chez les individus bien portants. Hyrtl explique la chose par la compression qu'exerce la première côte sur l'artère sous-clavière. Lorsque, par suite de périchondrite ossifiante, la première côte est devenue immobile, le pouls radial persiste malgré l'inspiration la plus profonde. Et comme les altérations des cartilages costaux se développent avec fréquence dans la tuberculose pulmonaire, Hamburger a voulu utiliser le phénomène en question pour le diagnostic de cette affection. Sa manière de voir a été confirmée dans sept cas contrôlés par l'autopsie.

f) **Calcification palpable du tube artériel.** — Dans les artères périphériques, on reconnaît souvent la *calcification de la tunique moyenne* par la palpation ; on sent des nodosités, des inégalités le long du conduit vasculaire normalement lisse. On réussit quelquefois à sentir toute une série d'anneaux calcaires juxtaposés, comme si l'on passait le doigt le long de la trachée d'un animal de petite taille. Cette altération peut devenir très importante pour le diagnostic, parce qu'elle permet de supposer des lésions analogues du côté de l'aorte, qui donneront souvent l'explication d'autres phénomènes existant du côté de l'appareil circulatoire.

C. — Percussion des artères.

La percussion dans l'examen des artères est d'un usage très restreint. On y a recours pour la délimitation des anévrismes (fig. 155) ou pour le diagnostic différentiel de ces derniers avec les tumeurs gazeuses.

Les dilatations *diffuses* de l'aorte ascendante se traduisent à la percussion par une matité dépassant la largeur du doigt, sise à côté du bord droit du sternum, dans le domaine des 1ᵉʳ et 2ᵉ espaces intercostaux. Le plus souvent, il existe en même temps dans la région indiquée des battements isochrones au pouls (1).

(1) La percussion est un des moyens les plus sûrs de reconnaître le volume de l'aorte.

Il résulte des recherches de Peter que, par la percussion de la région préaortique, c'est-à-dire de cette partie de la paroi thoracique antérieure comprise entre les 3ᵉ et 2ᵉ espaces intercostaux gauches et droits et la portion du sternum correspondante, on constate une matité dont le diamètre transversal est, *chez l'homme*, au minimum de 4 centimètres, ordinairement de 5 centimètres et au minimum de 5 cm. 5 ; tandis qu'il est, *chez la femme*, au minimum de 2 cm. 5, ordinairement de 3 centimètres et au maximum de 3 cm. 5. Donc toutes les fois que, dans cette région, la percussion démontrera l'existence d'une matité plus étendue que celle que nous venons d'indiquer, on sera autorisé à conclure à une dilatation de l'aorte, attendu

C. — AUSCULTATION DES ARTÈRES.

L'auscultation des artères exige de grandes précautions. Toute pression imprudente du stéthoscope, toute position non convenable des membres en modifie le résultat. On a proposé de n'employer pour l'auscultation des artères que des stéthoscopes flexibles. Cela est inutile; mais

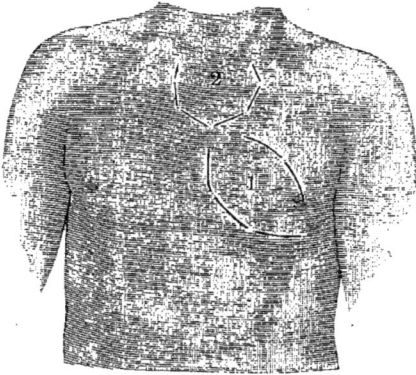

Fig. 155. — Grande matité cardiaque (1) et matité d'un anévrisme de l'aorte ascendante (2) chez un homme de 42 ans. (D'après une photographie. Obs. personnelle. Clinique de Zurich.)

ce qui, en tous cas, est nécessaire, c'est que l'orifice inférieur de l'instrument ne soit pas trop large, afin de pouvoir ausculter les petites artères. Les bords de cet orifice ne doivent pas non plus être aigus, afin que l'auscultation ne soit pas douloureuse pour le malade, alors même que pour une cause ou une autre il conviendrait d'exercer une certaine pression sur le stéthoscope. Au point de vue de la commodité, il nous semble qu'un stéthoscope d'une certaine longueur est très recommandable.

A l'état normal, on ne perçoit au niveau de grosses artères que des sons, c'est-à-dire des phénomènes acoustiques brefs et nettement limités. L'apparition de souffles indique toujours un processus pathologique. Ces derniers peuvent naître dans les artères, *bruits autochtones*, ou être trans-

que, les lésions de l'artère pulmonaire étant infiniment rares, c'est, dans la grande majorité des cas, à une maladie de l'aorte qu'il faut songer.

Quand le sternum est très bombé à la partie supérieure, il est nécessaire, pour pratiquer la percussion de l'aorte, de faire asseoir le malade et même de le faire pencher en avant, de façon à rapprocher le plus possible l'aorte du sternum. Autrement, si le malade reste couché, l'aorte se dérobe à la percussion en raison de son éloignement du sternum.

Cette exploration donne des résultats d'une parfaite précision si on se sert du plessigraphe de Peter, que nous avons décrit plus haut (V. *Technique de la percussion*).

mis par le cœur, *bruits propagés*. Ce qui complique la recherche, c'est que, sans aucune lésion, on peut produire des souffles artériels par la simple pression sur le stéthoscope. D'où il ressort que l'auscultation des artères, si l'on veut obtenir des résultats exacts, doit toujours être pratiquée en ayant le plus grand soin d'éviter toute pression.

I. **Sons et souffles artériels produits par la compression des artères.** — Il est bon, avant tout, de se familiariser avec les erreurs possibles, c'est-à-dire avec les *phénomènes acoustiques produits par la compression des artères*. On les étudie facilement sur l'artère humérale ; cela est moins facile avec la crurale et la carotide, impossible avec les artères de moindre calibre. Ou choisira pour l'auscultation le point de l'artère situé en dedans du biceps, au niveau du pli du coude. Le mieux est de coucher le malade sur le dos. Le membre supérieur, dans l'extension modérée, sera placé sur un coussin solide, le bras éloigné du tronc et l'avant-bras dans la position intermédiaire entre la pronation et la supination. En exerçant avec le doigt ou avec le stéthoscope une compression augmentant graduellement, il se développe bientôt un souffle qui se renouvelle avec chaque réplétion artérielle, dont l'intensité croît progressivement, pour diminuer et disparaître complètement lorsque la pression devient trop forte. C'est là le *souffle de compression* engendré par le rétrécissement artificiel, qui donne naissance au delà du point comprimé à des tourbillons sanguins.

Si l'on continue à comprimer, il se produit de nouveau subitement non un souffle, mais un ton bref, aigu, le *ton de compression* de l'artère. En contrôlant le pouls radial, on s'assure facilement que la pression nécessaire ne doit pas être énergique au point d'oblitérer la lumière de l'artère, car en ce dernier cas il y a disparition complète de tous les phénomènes acoustiques. Des recherches nombreuses et minutieuses de Weil il résulte qu'on ne peut chez tous les individus sains engendrer au niveau de l'artère brachiale un *souffle* de compression, qu'au contraire le *ton* de compression ne manque que très rarement. En outre, on rencontre encore souvent ce dernier au niveau de la carotide, de l'aorte abdominale et de l'artère crurale. Friedreich expliquait la production du ton de compression par l'élongation systolique de l'artère et le choc qu'elle exerce contre le stéthoscope.

C. I. B. Wolf rapporte avoir entendu au niveau de l'artère brachiale, chez les personnes maigres et surtout chez les individus convalescents de maladies aiguës, avant l'apparition du ton de compression, trois bruits musicaux brefs, qui correspondraient aux trois sommets de pouls tricrote. Gerhardt a fait également quelques observations de ce genre. Le phénomène toutefois paraît devoir être des plus rares. D'après Stein, on pourrait, à l'aide du microphone, percevoir acoustiquement le dicrotisme et le tricrotisme d'un pouls.

II. **Sons autochtones de la carotide et de la sous-clavière à l'état normal.**

— Chez les personnes bien portantes, on ne perçoit ordinairement des *sons autochtones* que dans la carotide et la sous-clavière. Au niveau de l'aorte abdominale, de la crurale et de la brachiale, on sent bien quelquefois un léger ébranlement du stéthoscope, mais on n'entend généralement rien.

Si l'on entend quelque chose, ce n'est qu'un son correspondant à la diastole artérielle, par conséquent à la systole du cœur.

L'auscultation de la carotide se pratique naturellement, comme l'indiquent les rapports anatomiques de l'artère, au niveau de son segment inférieur, entre les insertions du sterno-cléido-mastoïdien, et au niveau de son segment supérieur, contre le bord interne de ce muscle. Dans la plupart des cas on y entend deux sons, dont l'un coïncide avec la réplétion, l'autre avec la systole du canal artériel. Bien plus rarement l'on ne perçoit qu'un *son unique qui coïncide alors toujours avec la systole artérielle.*

Les auteurs sont d'accord sur les *causes du son correspondant à la systole artérielle.* Il s'agit du deuxième son aortique transmis par propagation ; la preuve en est que ce son subit dans la carotide toutes les modifications qu'éprouve le son aortique qui lui correspond ; sa qualité acoustique est la même, il se dédouble quand ce dernier se dédouble et se métamorphose en souffle lorsqu'il se produit un souffle au niveau de l'orifice aortique. Cependant, dans ces dernières conditions, le souffle peut manquer dans la carotide, parce que les souffles ne se propagent pas à une aussi grande distance que les sons. Si, à côté du souffle, il existe encore, au niveau de l'aorte un son, ce dernier peut seul se propager dans la carotide, et ce phénomène, en cas d'insuffisance aortique, indique que l'une ou l'autre des valvules est encore apte à l'occlusion et aux vibrations.

En revanche, les opinions sont partagées, lorsqu'il s'agit de déterminer les *causes du son correspondant à la systole artérielle.* La plupart des auteurs admettent qu'il faut le rapporter à une tension brusque de la paroi vasculaire due à l'apport sanguin, qu'il s'agit par conséquent d'un son artériel *autochtone.* Weil a essayé, à l'aide de nombreuses recherches cliniques, de prouver que ce son provient également de l'orifice aortique, d'où il se propage dans la carotide, et qu'il correspond au premier son aortique. Heynsius a également adopté récemment cette manière de voir en s'appuyant sur des études expérimentales et des raisonnements théoriques.

L'auscultation de l'artère sous-clavière peut se pratiquer au-dessus ou au-dessous de la clavicule. Dans le premier cas, il faut chercher le vaisseau dans l'angle formé par le bord postérieur du sterno-cléido-mastoïdien et la clavicule ; dans le second, on le trouvera dans le creux de Mohrenheim, situé entre le grand pectoral et le deltoïde. Dans l'immense majorité des cas, on entend, chez les individus bien portants, exactement la même chose qu'au niveau de la carotide, c'est-à-dire deux tons purs, dont les causes sont les mêmes que celles des sons carotidiens. Ajoutons que la transmission des sons est principalement l'œuvre des vaisseaux eux-mêmes, mais qu'il est cependant incontestable que les organes avoisinants sont capables d'y participer.

III. **Souffles artériels propagés.** — Il n'est pas rare de constater, au niveau de la carotide et de la sous-clavière, des *souffles propagés* dont la véritable origine se trouve aux orifices du cœur. Or, comme la systole cardiaque coïncide avec la diastole artérielle et réciproquement, il faut savoir une fois pour toutes qu'un bruit cardiaque systolique devient, par rapport à l'état de réplétion des artères, un bruit artériel diastolique, et ainsi de suite. Les souffles artériels propagés qui sont le plus intenses sont ceux qui proviennent des orifices aortique et pulmonaire ; cependant les souffles mitraux et tricuspidiens peuvent également se propager dans les grosses artères.

Les souffles aortiques se propagent de préférence dans la carotide *droite*, ceux de l'artère pulmonaire-dans la carotide *gauche* (Matterstock et Thomas). Or, comme les lésions valvulaires du cœur peuvent devenir également l'occasion de souffles artériels autochtones, il faudra chaque fois se rendre un compte bien exact de la nature étiologique de ces souffles. On reconnaîtra ces derniers pour des souffles de propagation à leur concordance avec les bruits du cœur ; de plus, contrairement aux souffles autochtones, ils ne sont pas limités au siège même de l'artère, mais ils se perçoivent encore lorsque le stéthoscope se rapproche de la ligne médiane du cou. En général, il s'agit de souffles cardio-systoliques (ou arterio-diastoliques), parce que, en raison de leur intensité spéciale, ce sont les plus susceptibles de propagation.

IV. **Souffles artériels autochtones.** — Les souffles artériels autochtones consécutifs à des lésions artérielles locales peuvent se développer au niveau de toutes les artères de calibre notable. Quant à leurs causes, ce sont des lésions de la paroi, *entraînant presque toujours des dilatations ou des rétrécissements brusques*. Dans ces deux cas, il se produit dans le courant sanguin des tourbillons' sanguins donnant naissance à des souffles. Nous allons en indiquer certaines formes spéciales.

Sous le nom de *bruit de souffle cérébral*, on a décrit un murmure vasculaire intermittent, synchrone au pouls carotidien, qui peut se développer sur la surface cranienne chez les enfants.

Ce souffle se perçoit le mieux en pratiquant l'auscultation immédiate du crâne ; il faut cependant éviter de le confondre avec des bruits respiratoires propagés, avec ceux dus aux mouvements de mastication et de déglutition, ou encore avec des bruits se produisant dans l'oreille même de l'observateur.

Ce genre de souffle ne s'observe qu'entre le troisième mois et la sixième année ; les anciens auteurs ont prétendu à tort que son existence était liée à la persistance des fontanelles. On ne le rencontre pas chez les adultes. On a cru jadis pouvoir utiliser l'apparition de ce souffle pour le diagnostic du rachitisme : certains auteurs ont même soutenu qu'on l'observait exclusivement chez les enfants rachitiques. Cela est faux ; d'après les recherches récentes de Jurasz, ce phénomène est d'ordre physiologique. On le rencontre avec son maximum d'intensité et de régularité au niveau de la grande fontanelle ; mais parfois on le rencontre aussi au niveau des autres fontanelles, dans la région temporale, à l'occiput et même au niveau des apophyses épineuses des premières vertèbres cervicales. Jurasz a surtout fait ressortir que, dans la région temporale, il est ordinairement plus intense qu'au niveau de la grande fontanelle.

En ce qui concerne son lieu d'origine, on a cru longtemps que le souffle cérébral était de nature veineuse et se développait dans le sinus longitudinal. D'autres l'ont regardé comme un bruit artériel et ont placé sa source dans les artères de la base de l'encéphale. Jurasz attire l'attention sur la coïncidence presque constante du bruit de souffle cérébral avec un bruit analogue dans la carotide ; aussi déclare-t-il que le bruit perçu au niveau de la grande fontanelle est un bruit carotidien propagé. Cet auteur fait remarquer que le canal carotidien subit dans son diamètre les changements les plus importants entre le sixième mois et la sixième année, et cela, en quelque sorte, sous une pression constante exercée par l'onde pulsative de la carotide sur le trou osseux qu'elle traverse ; ainsi se trouvent remplies les conditions nécessaires à la production dans la carotide d'un bruit de sténose.

Jurasz considère le bruit de souffle perçu plus haut, dans la région temporale, comme un bruit né dans l'artère méningée rétrécie au niveau du trou petit rond.

Il n'est pas rare de percevoir au niveau de l'artère pulmonaire certains souffles de compression cardio-systoliques. Ils peuvent être produits artificiellement sur un thorax élastique par la pression du stéthoscope. Parfois la compression et le rétrécissement de l'artère pulmonaire sont le résultat de l'inflammation et de l'induration chroniques du poumon gauche ou de la présence de tumeurs. Graves prétend même l'avoir observé dans un cas de pneumonie fibreuse et l'avoir vu disparaître au moment de la résolution de la maladie. Gerhardt rapporte un cas où la compression de l'artère était due à la dilatation de l'auricule gauche remplie de thromboses. Souvent les bruits de ce genre ne se perçoivent que pendant l'expiration ; ils atteignent leur summum d'intensité à la fin de l'expiration, si l'on retient la respiration. Il est cependant des exceptions à cette règle ; dans certaines circonstances les bruits n'apparaissent que durant l'inspiration, peut-être parce que les poumons dilatés refoulent violemment la portion solide et infiltrée contre le tronc de l'artère pulmonaire.

Dans d'autres cas, la sténose ou la dilatation du canal vasculaire siège non pas sur le tronc principal de l'artère pulmonaire, mais sur le trajet de ses ramifications.

Nous citerons quelques exemples. Aufrecht parle d'un malade chez lequel il trouva dans la zone de l'artère pulmonaire un souffle à la fois systolique et diastolique, ayant sa plus grande intensité dans le troisième espace intercostal, à environ 3 centimètres du bord gauche du sternum. A l'autopsie, on constata que le poumon gauche présentait une dilatation telle que son calibre dépassait celui du tronc lui-même. Par contre, les rameaux efférents suivants, situés dans le parenchyme pulmonaire, étaient extraordinairement rétrécis. Il est clair que ces modifications brusques de calibre du canal vasculaire engendraient des tourbillons sanguins systoliques et diastoliques, ces derniers probablement au moment de la régurgitation du liquide.

Litten a décrit un cas du même genre, observé à la clinique de Frerichs. On constata l'apparition subite, au niveau de l'artère pulmonaire, d'un souffle systolique qui était dû à l'occlusion d'une grosse branche de ce vaisseau par une embolie. On doit enfin à Bartels une série d'observations, qui malheureusement n'ont pas été suivies d'autopsies.

On a décrit sous le nom de *souffles sous-claviers* des bruits se produisant au niveau de l'artère sous-clavière et dépendant des phases de la respiration. Généralement ils se développent au summum de l'inspiration, plus rarement pendant l'expiration seule. Lorsqu'ils sont assez intenses, le doigt les perçoit comme un frémissement. On les rencontre plus fréquemment à gauche qu'à droite, rarement des deux côtés à la fois et plus rarement encore du côté droit seulement.

Le phénomène a été étudié surtout par les médecins anglais, qui en ont fait un signe de phtisie pulmonaire confirmée. On ne peut cependant regarder ces souffles comme un symptôme absolument infaillible, parce que souvent on les observe chez les individus bien portants. Fuller a trouvé un souffle sous-clavier 12 fois sur 100 personnes saines, et Palmer l'a constaté 37 fois sur un total de 129 ouvriers bien portants. Le mécanisme pathogénique n'est pas encore élucidé ; on a songé à une compression de l'artère sous-clavière, soit par la première côte en excursion élévatoire, soit par le muscle sous-clavier et même les scalènes. Il faut dire cependant que les souffles sous-claviers sont plus fréquents chez les phtisiques.

Voici comment Friedreich explique leur production. Par suite d'adhérences conjonctives entre les parois vasculaires et la plèvre pulmonaire, il survient, au moment des mouvements respiratoires, des inflexions du vaisseau. Il est d'autant plus porté à admettre cette explication dans tous les cas que l'on rencontre des adhérences pleurales chez des individus d'ailleurs parfaitement bien portants. Naturellement l'étendue et la direction des adhérences indiqueraient si la sténose vasculaire se produit pendant l'inspiration ou pendant l'expiration. Lorsque le souffle n'existe que d'un côté et que le rétrécissement est porté à un haut degré, on observe encore parfois le *pouls paradoxal unilatéral*, que nous avons déjà mentionné.

La subordination du bruit sous-clavier proprement dit aux phases respiratoires le distingue de tous les bruits de propagation.

Des bruits vasculaires *autochtones* sont ordinairement perçus au niveau des *anévrismes*.

En faisant abstraction des formes spéciales de bruits artériels que nous venons d'indiquer, il ne se produit ordinairement des bruits artériels *autochtones* qu'alors qu'il survient une dilatation ou un rétrécissement brusques du calibre des artères. Le meilleur exemple de ces dilatations nous est fourni par les *anévrismes*. Seulement, dans ces cas, les phéno-mènes acoustiques ne sont pas toujours identiques. Le phénomène le plus constant est un bruit coïncidant avec la diastole artérielle, par conséquent avec la systole cardiaque, qui est dû à la production dans la poche anévrismale de tourbillons sanguins, aussitôt que le sang venant du cœur a pénétré dans la dilatation.

Mais le développement d'un bruit synchrone à la systole artérielle peut être dû à d'autres causes. Au moment de la diastole du cœur, c'est-à-dire pendant la systole artérielle, s'il se produit dans les artères un reflux du sang vers le cœur, il se formera, si la rapidité du courant est suffisante, des tourbillons sanguins, au moment où le sang pénètre de l'extrémité périphérique de l'artère dans la poche anévrismale, ou encore quand il s'écoule de cette poche dans le vaisseau à travers un orifice central étroit. Les souffles nés dans la poche anévrismale peuvent devenir per-ceptibles à distance. Par contre, il peut arriver qu'il ne se produise point de bruit du tout, par exemple dans les cas où la paroi interne de la tumeur est garnie de dépôts solides tellement abondants, qu'en réalité il n'existe point de dilatation du canal vasculaire.

D'autres fois, il s'agit moins d'une dilatation circonscrite que d'une *ectasie diffuse* des artères, unie souvent à un état flexueux anormal de ces vaisseaux. Les tourbillons sanguins produits dans ces vaisseaux engendrent également des souffles. Dans ce groupe, il faut ranger les souffles artériels, que l'on entend, dans la maladie de Basedow, au niveau d'une dilatation vasculaire ou anévrismatique. On constate éga-lement des souffles et des frémissements coïncidant avec la diastole arté-rielle, au niveau des vaisseaux dilatés et flexueux que l'on observe dans le rétrécissement aortique congénital au voisinage de l'insertion du con-duit de Botal.

Dans ces derniers temps, Léopold a décrit dans le *cancer du foie* des souffles vasculaires, qu'il localise dans les artères et les capillaires dilatés de la glande hépatique. Ils se manifestent sous forme de susurrement continu augmentant d'intensité à chaque diastole artérielle. Gabbi les a observés aussi dans le sarcome du foie. Parfois ils surviennent en cas de rétrécissement cicatriciel de grosses branches de l'artère hépatique. Dans un cas de colique hépatique, Gerhardt a observé, pendant les accès, des souffles vasculaires cardio-systoliques au niveau du foie. On perçoit aussi des souffles vasculaires cardio-systoliques au niveau de la *rate* toutes les fois que celle-ci est augmentée de volume et que les malades présentent de la fièvre, par exemple dans la malaria et la fièvre récur-rente. Dans les cas de *néoplasmes utérins* et *ovariques*, il n'est pas rare de rencontrer des souffles artériels dus en partie à des dilatations anormales, en partie à de brusques rétrécissements des vaisseaux artériels (1). Ce sont également les tumeurs qui, au niveau des artères périphériques, donnent le plus souvent naissance à des rétrécissements et à des souffles. Wahl a fait ressortir qu'il se produit des souffles autochtones, en cas de *blessures des artères* n'ayant pas amené une section complète du vaisseau.

Ainsi que nous l'avons fait remarquer plus haut, il se développe également des tourbillons sanguins et des souffles, lorsque deux courants sanguins de direction contraire se rencontrent. Ce phénomène peut survenir, pour les vaisseaux, lorsqu'une artère entre en communication directe avec une veine avoisinante, de telle façon que le sang artériel pénètre dans le vaisseau veineux (anévrisme artério-veineux). Cossy a relaté un fait où un anévrisme de l'aorte s'était rompu dans la veine cave supérieure et engendrait jusque dans les veines du cou des souffles et des frémissements (2).

Il n'est pas rare de rencontrer des souffles vasculaires autochtones en cas d'insuffisance aortique et dans les états fébriles et anémiques. Ils sont observés le plus souvent au niveau de la carotide et de la sous-clavière, mais ils se rencontrent aussi au niveau de l'artère crurale et, dans des cas rares, même au niveau de l'humérale. Pour les différencier des souffles de compression produits artificiellement, on se gardera bien d'exercer la moindre compression; leur caractère acoustique spécial permet de ne pas les confondre avec les souffles cardiaques propagés. Un grand nombre d'auteurs expliquaient leur genèse par l'excessive tension de la paroi vasculaire qui ne peut exécuter que des vibrations irrégulières; mais tout récemment Weil a émis l'opinion qu'il s'agit de bruits produits par des liquides : d'après lui, ils seraient dus à l'accélération excessive du courant sanguin.

V. **Sons artériels.** — En cas d'insuffisance aortique, dans les *états fébriles* et *anémiques*, l'on trouve assez souvent un son synchrone avec la diastole artérielle (par conséquent, un son *cardio-systolique*) au niveau d'artères où à l'état normal on ne rencontre rien de ce genre. Ce son est caractérisé par une brièveté spéciale, qui avait amené Bouillaud à le

(1) Il faut mentionner ici le *souffle utérin de la grossesse*, qu'on peut entendre à partir de la fin du 4e mois, et qui siège vers les parties inférieures et latérales du ventre, plus rarement vers le fond de l'utérus. Ce souffle synchrone au pouls maternel est certainement un bruit artériel. Mais l'artère où il se produit est l'objet de contestations. Monod et Hohl le localisent dans les artères placentaires ; Bouillaud dans l'artère iliaque comprimée par l'utérus gravide ; Paul Dubois, Tarnier et Chantreuil dans les artères des parois utérines ; Kiwisch, dans l'artère épigastrique ; Glénard, dans une artère située sur la paroi antéro-latérale de l'utérus, dont le calibre est semblable à celui de l'humérale, artère appelée par Glénard *artère puerpérale* et qui représente une anastomose de l'utérine et de l'utéro-ovarienne.

(2) La caractéristique de l'anévrisme artério-veineux est la perception, au niveau de la communication anormale, d'un bruissement qu'on a comparé au bourdonnement d'une abeille. Ce bruissement est continu, mais renforcé au moment de la systole cardiaque.

comparer à une chiquenaude. Suivant la nature de l'affection causale, le son artériel se borne tantôt à l'artère brachiale, à l'aorte abdominale et à la crurale ; tantôt on le perçoit au niveau d'artères plus petites, telles que la radiale, la pédieuse, la temporale et même l'arcade palmaire. On reconnaît le caractère autochtone du son à la coïncidence parfaite de ce dernier avec le pouls des artères en question.

Pour que le développement de ces sons soit possible, il faut que l'élasticité des parois artérielles ne soit pas notablement altérée. Leur production s'explique par l'excessive tension diastolique de la paroi vasculaire, qui se traduit acoustiquement par un son.

VI. **Phénomènes de Traube et de Duroziez.** — Dans l'*artère crurale*, plus rarement dans l'*artère axillaire*, on a trouvé, le plus fréquemment dans l'insuffisance aortique, quelquefois aussi dans la sténose mitrale (Weil), dans l'intoxication saturnine (Matterstock), dans la syphilis (Bortsutzki) et pendant les 4e et 5e mois de la grossesse (Gerhardt), un double son, dont le premier élément coïncide avec la diastole, l'autre élément avec la systole artérielle. Dans un cas de Traube, il existait même un son artériel prédiastolique ; parfois le son artériel systolique était remplacé par un souffle. Aussi l'apparition du double son artériel porte-t-elle encore le nom de phénomène de Traube. Cet auteur l'expliquait par la tension excessive de la paroi artérielle au moment de la diastole et sa détente très rapide et très complète au moment de la systole. D'autres ont voulu considérer le son artériel synchrone à la systole artérielle comme une élévation de recul perceptible à l'oreille. Bamberger dit qu'en cas de tension énergique du vaisseau, il faut s'attendre à un son, et en cas de tension médiocre à un souffle. Une source d'erreur a encore été indiquée par Friedreich. Lorsque les maladies générales qui nous occupent sont accompagnées d'insuffisance tricuspidienne, il se produit à chaque systole cardiaque un développement des valvules des veines crurales qui entrent en résonance. Si l'on ausculte l'artère crurale, suivant la règle, la jambe étendue et légèrement portée en dehors, immédiatement au-dessous du ligament de Poupart, environ à distance égale de la symphyse pubienne et de l'épine iliaque supérieure, il peut arriver qu'on perçoive simultanément le son veineux valvulaire et le son artério-diastolique de l'artère crurale, et qu'on interprète le phénomène comme un double son artériel. Dans la veine crurale seule, il peut même se développer des doubles sons, qu'on prendra facilement pour artériels si l'on ne tient pas compte de leur maximum d'intensité qui correspond au siège de la veine, par conséquent à la région située en dedans de l'artère crurale.

Dans les cas de contractions hémisystoliques du cœur et de pulsation cardiaque bigéminée, tels que les a décrits Leyden, il peut même se produire un triple son, dont l'un doit être rapporté à l'artère, les deux autres au double développement des valvules de la veine crurale.

A côté des sons artériels doubles, nous avons les *souffles artériels doubles, phénomène de Duroziez.* Au point de vue de la genèse, ces derniers sont toujours artificiels et exigent l'emploi de la compression. On les observe le plus nettement et le plus fréquemment au niveau de l'artère crurale ; cependant, ils peuvent apparaître aussi au niveau de l'aorte abdominale, de l'artère humérale et de l'artère poplitée (Friedreich). Le plus souvent on les rencontre dans l'insuffisance aortique ; mais on les observe également dans les lésions mitrales, l'anémie, la fièvre, le saturnisme, l'atrophie rénale, l'athérome et, d'après Fischet, dans l'anévrisme de l'aorte.

On distingue deux sortes de doubles souffles suivant qu'il s'agit d'un dédoublement du souffle de compression artério-diastolique (cardio-systolique) ordinaire, ou de l'apparition d'un souffle vasculaire systolique et diastolique. La compression peut s'exécuter avec le stéthoscope lui-même, ou bien le doigt presse avec une certaine énergie sur le tube artériel au delà de la zone d'auscultation. L'énergie de la pression doit être déterminée empiriquement pour chaque cas ; elle est toujours plus forte que celle qui serait nécessaire à la production d'un simple souffle de compression artério-diastolique (cardio-systolique).

La genèse des doubles souffles artériels systoliques et diastoliques semble s'expliquer ainsi. Au point rétréci par la compression, on se trouve d'abord en présence d'une onde sanguine centrifuge, mais à laquelle vient s'ajouter, pendant la diastole cardiaque, une onde rétrograde suffisamment énergique.

On a rapporté des doubles souffles systoliques purs à une contraction intermittente du ventricule gauche (Gerhardt, Matterstock).

Freidreich a observé dans un cas un double souffle d'un genre particulier au niveau de l'aorte thoracique descendante. Cette artère était enserrée dans un tissu tuberculeux et fibreux ; aussi Friedreich pense-t-il que le souffle était d'origine périartérielle et dû au déplacement et au frottement de la paroi aortique contre le tissu qui l'enserrait.

3. — Examen des veines.

Dans l'examen des veines, c'est surtout à l'inspection et à l'auscultation qu'on a recours. On n'a que rarement occasion d'employer la percussion ; quant à la palpation, elle n'a guère qu'une valeur confirmative.

A. — Inspection des veines.

On s'est bien souvent contenté de pratiquer l'exploration des veines *jugulaires*, et c'est ce qui a donné lieu à l'opinion erronée, si répandue, que c'est à leur niveau que se concentrent les phénomènes morbides. Suivant nous, il ne faut jamais oublier de comprendre dans ses investigations les veines périphériques, quoiqu'il soit de règle que les phénomènes anormaux apparaissent avec le plus de netteté et soient le plus précoces du côté des veines du cou.

Il faut tenir compte principalement de la réplétion anormale des veines et de leurs mouvements visibles, ces derniers dépendant des processus de la respiration ou de la circulation, mouvements veineux *respiratoires* ou *circulatoires*.

A — *Turgescence anormale des veines.*

Chez beaucoup d'individus bien portants, les veines ne sont accessibles à l'inspection ni au cou, ni aux extrémités. Cela est vrai notamment pour les gens possédant un pannicule adipeux développé, comme les femmes et les enfants vigoureux. La peau est-elle au contraire pauvre en graisse et mince, on peut apercevoir par transparence les veines sous la forme de minces cordons bleuâtres.

La turgescence anormale des veines peut, selon la nature de l'affection fondamentale, être localisée ou généralisée. Dans les deux cas, la cause est la même : c'est une cause mécanique. C'est toujours un obstacle à la circulation veineuse.

Les *obstacles locaux* au retour du sang veineux sont constitués le plus fréquemment par des *thromboses ou des tumeurs de voisinage*. Toute la portion du vaisseau située en arrière de l'obstacle sera le siège d'une turgescence anormale et présentera souvent une flexuosité excessive non seulement du tronc principal, mais encore des branches les plus rapprochées.

A ce groupe de troubles circulatoires locaux appartiennent les dilatations des veines abdominales superficielles que l'on voit survenir à la suite des *affections du foie* (cirrhose atrophique) ou *du tronc de la veine porte* (pyléphlébite adhésive), affections qui s'accompagnent généralement d'*ascite*. Dès que la circulation est entravée dans le domaine de la veine porte, il se produit de l'ascite et une dilatation des veines de la paroi abdominale. Cette dilatation donne au ventre l'aspect d'une *tête de Méduse*.

Il n'est pas rare de voir des tumeurs du médiastin, parmi lesquelles nous classons les anévrismes, donner lieu à des troubles circulatoires locaux, qui s'étendent sur une zone plus ou moins considérable, suivant le vaisseau qui est rétréci ou oblitéré. Ces troubles seront extrêmement prononcés, cela est évident, si la compression s'exerce sur la veine cave supérieure elle-même.

Les troubles circulatoires locaux peuvent acquérir une valeur diagnostique extrêmement précieuse, lorsqu'il s'agit de *thrombose des sinus cérébraux*. Dans le cas d'obstruction du sinus longitudinal supérieur (sagittal), on trouve souvent des flexuosités et des dilatations très accentuées au niveau des vaisseaux veineux qui se dirigent de la grande fontanelle vers les régions auriculaires, parce que ces vaisseaux sont en relation intime avec le sinus longitudinal supérieur par l'intermédiaire des veines émissaires. Si au contraire l'oblitération frappe un sinus transverse ou la veine jugulaire interne elle-même, la veine jugulaire externe du même côté, comme Gerhardt l'a fait ressortir le premier, est remarquable par son peu de réplétion, parce que le retour du sang vers le cœur y devient extraordinairement facile, quand de la veine jugulaire interne le sang s'écoule en petite quantité vers la veine brachio-céphalique. Il est vrai qu'il faut songer que des anomalies congénitales peuvent engendrer la confusion.

Lorsqu'il y a *turgescence générale des veines*, il s'agit presque exclusivement de maladies du cœur ou des poumons. C'est ce qu'il est aisé de comprendre, étant donné que ces deux organes commandent la circulation du sang veineux.

Parmi les *affections du cœur*, celles qui produiront nécessairement la surcharge des voies veineuses sont celles où la force d'impulsion du ventricule droit est tombée au-dessous de la normale ; car il est clair que la sortie du sang veineux des veines caves supérieure et inférieure sera entravée, dès que l'expulsion complète du sang hors de l'oreillette ou du ventricule droit se trouvera diminuée. Cela se rencontre le plus souvent dans les lésions valvulaires, qui obligent le *cœur droit* à se charger de la compensation.

Il faut ranger dans cette catégorie tout d'abord les affections *mitrales*. Mais les maladies du myocarde peuvent aussi engendrer la turgescence anormale des veines, de même que les processus inflammatoires du péricarde ; s'il y a péricardite avec épanchement, il faut tenir compte encore de la pression qu'exerce l'exsudat médiatement ou immédiatement sur les veines caves.

· On rencontre encore des stases générales veineuses dans les *affections des poumons*. On sait que le cours du sang des veines caves vers le cœur est favorisé par ce fait qu'au moment de l'inspiration les poumons *aspirent* le sang veineux vers l'intérieur du thorax et le cœur. D'autre part, on comprend facilement que la force aspiratrice des poumons dépend de l'élasticité du parenchyme et que, par conséquent, toutes les affections pulmonaires qui sont liées à une diminution d'élasticité de l'organe, engendrent la stase du sang veineux. Il faut citer en premier lieu *l'emphysème du poumon*. Pour ne rien omettre du mécanisme pathogénique, il ne faut pas oublier que cette affection entrave aussi la sortie du sang hors du cœur droit, de sorte qu'à des causes pulmonaires s'ajoutent des causes d'origine cardiaque. Si l'emphysème, comme cela arrive souvent, s'accompagne de catarrhe bronchique, le ventricule droit rencontre une résistance encore plus grande ; et il peut arriver qu'à certains moments les phénomèmes de stase deviennent d'une intensité toute particulière au niveau des veines superficielles.

Il est aisé de comprendre que l'aspiration exercée par les poumons sur le sang veineux souffrira également, lorsque ces organes seront gênés dans leur expansion inspiratoire pour des causes purement mécaniques. Cela peut arriver dans les cas de sténose ou d'obstruction des voies aériennes, en cas d'accumulation de masses solides ou liquides dans les alvéoles pulmonaires, qui, dès lors, sont incapables de recevoir de l'air ; enfin en cas de compression des poumons du côté de la cavité pleurale, le plus souvent par un épanchement pleurétique.

L'excursion des poumons peut encore être entravée (et cette entrave être suivie de turgescence excessive des veines) par des affections abdominales, l'ascite, le météorisme, les tumeurs volumineuses.

C'est aux *veines du cou* que les phénomènes de stase générale sont les plus frappants ; ils sont accentués surtout dans le décubitus dorsal, parce que dans ce cas l'influence de la pesanteur sur la circulation veineuse ne se fait plus sentir. La veine jugulaire externe, placée immédiatement sous la peau, et qui descend verticalement au-devant du sterno-cléido-mastoïdien, peut acquérir le volume du petit doigt. La jugulaire interne, qui est située en haut dans le voisinage du bord postérieur du même muscle et qui se termine sous forme de dilatation — bulbe de la veine jugulaire interne — entre la portion sternale et la portion claviculaire de ce dernier, peut atteindre un volume plus considérable encore. La toux et les efforts exagèrent encore la stase déjà existante ; lorsque celle-ci a déjà duré un certain temps, il peut arriver que le bulbe de la veine jugulaire vienne, au moment de toutes les expirations énergiques, faire saillie entre les insertions du muscle sterno-cléido-mastoïdien sous forme d'une tumeur violette de la grosseur d'un œuf de pigeon.

Il n'est pas rare d'observer, en dehors de la turgescence excessive des veines, des mouvements visibles à l'œil nu, dont les plus fréquents, mais aussi les moins importants, sont ceux qui sont sous la dépendance des phases de la respiration.

B — *Expansions veineuses visibles.*

L'influence des excursions respiratoires des poumons sur la circulation veineuse ne devient, chez les sujets bien portants, visible que quand, par suite d'accès de toux ou d'efforts violents et prolongés, le cours du sang veineux se trouve entravé pour quelque temps.

Il en est tout autrement lorsqu'il existe déjà une surcharge veineuse préalable ; dans ce cas, des mouvements respiratoires calmes suffisent pour amener à chaque inspiration un affaissement visible des veines, à chaque expiration au contraire une augmentation de volume de ces vaisseaux. Souvent ces mouvements demeurent limités aux veines du cou, ce qui s'explique par le voisinage immédiat de la cage thoracique ; toutefois, j'ai pu dans certains cas suivre distinctement des yeux les variations respiratoires de la réplétion veineuse aux veines du bras et à celles de la peau de la face, de la poitrine et du ventre. Leur dépendance absolue des mouvements respiratoires et la possibilité de les modifier à l'aide de ces derniers, évitent toute confusion avec le pouls veineux.

Leur genèse a été étudiée récemment en détail par Immermann, qui les explique ainsi : par suite de conditions anormales de pression dans la cage thoracique, on se trouve en face d'ondes sanguines récurrentes qui provoquent l'épanouissement des valvules des veines jugulaires et interrompent ainsi temporairement l'écoulement du sang hors de la jugulaire interne et des autres veines qui se rendent au trou brachio-céphalique. Dans certaines circonstances, on observe aux veines du cou le phénomène opposé : les veines augmentent de volume à chaque inspiration et s'affaissent à chaque expiration. Kussmaul a montré qu'on rencontrait ce fait dans la médiastino-péricardite pseudo-membraneuse, plus rarement dans la péricardite avec épanchement, dans le goitre sous-sternal ou les tumeurs du médiastin, en un mot, dans tous les processus pathologiques rétrécissant l'orifice supérieur du thorax. En même temps, on constate le pouls daradoxal, parce que, par suite d'adhérences, les troncs veineux et artériels subissent, grâce à la dilatation inspiratoire du thorax, des dilatations et des sténoses successives.

C — *Pouls veineux.*

Le plus souvent les veines ne présentent des pulsations que lorsqu'elles sont extrêmement turgescentes. Ces pulsations sont caractérisées par leur subordination aux contractions cardiaques ; cependant il se peut qu'elles coexistent avec des expansions d'origine respiratoire ; et alors il devient parfois difficile de séparer les divers facteurs de ce complexus. En tous cas, pour établir le diagnostic différentiel, le moyen le plus simple et le plus sûr est de faire suspendre complètement la respiration : à ce moment la part que prend le cœur au mouvement veineux apparaîtra très clairement. On peut distinguer *quatre formes de pouls veineux*, à savoir, le *pouls veineux communiqué, négatif, positif et progressif*.

I. Pouls veineux communiqué.

— *Les pulsations veineuses communiquées* se rencontrent le plus fréquemment au niveau de la jugulaire externe, à laquelle elles sont transmises par la carotide sous-jacente. Si l'on réussit à déplacer la veine et à comprimer la carotide, le pouls carotidien disparaît et avec lui les pulsations veineuses. Au contraire, si l'on comprime la veine à peu près à la partie moyenne de sa position cervicale, il se produit par suite de la stase sanguine une plus forte turgescence du bout périphérique, où les pulsations deviennent plus accentuées, tandis que le bout central s'affaisse et ne trahit plus le moindre battement. C'est ce dernier caractère qui distingue la pulsation communiquée du pouls veineux proprement dit.

Il faut remarquer aussi que les pulsations veineuses communiquées, de même que le pouls artériel, présentent une ascension courte et une descente lente, tandis que dans le pouls veineux vrai le contraire se produit. Souvent les pulsations communiquées sont nettement dicrotes, exactement comme le pouls carotidien, où le dicrotisme est chose facile à constater.

II. Pouls veineux négatif.

— Le *pouls veineux négatif* se voit souvent au niveau de la veine jugulaire externe des personnes bien portantes ; il est plus ou moins accentué, et chez les individus à pannicule adipeux épais il fait ordinairement défaut. Il constitue donc, non un signe morbide, mais un phénomène purement physiologique, bien qu'il apparaisse plus nettement en cas de stase veineuse. Si l'on comprime les veines cervicales en leur milieu, il y a, il est vrai, affaissement du bout central comme du bout périphérique, mais jamais le pouls négatif ne disparaît.

Mosso est le premier qui ait décrit le pouls veineux négatif chez l'homme, mais c'est surtout Riegel qui a étudié sa genèse d'une façon détaillée. A l'aide du sphygmographe de Pond, Post démontra que le pouls négatif existait également aux veines périphériques des extrémités. Les auteurs anciens ont le plus souvent désigné ce phénomène sous le nom d'*ondulation veineuse*, sans avoir autrement éclairci sa signification.

Si l'on cherche à obtenir des tracés sphygmographiques de la veine jugulaire externe en même temps que de l'artère carotide, on reconnaît facilement qu'il y a alternance des sommets du pouls veineux négatif et du pouls carotidien (fig. 156), en d'autres termes que pendant la diastole veineuse il y a collapsus systolique de la carotide, et réciproquement. En ce qui concerne la forme générale de la courbe normale du pouls veineux négatif, on s'aperçoit aisément qu'elle est dans une certaine opposition avec celle du pouls carotidien, en ce sens que sa ligne d'ascension progresse plus lentement que sa ligne de descente et que c'est, non pas la ligne de descente, mais la ligne d'ascension qui subit une intermit-

tence; en un mot, le pouls veineux négatif est anacrote. D'ailleurs, l'anacrotisme n'est pas toujours aussi nettement accentué que dans la fig. 156;
parfois il n'existe à la place de la première petite élévation qu'un léger
aplatissement de la ligne d'ascension.

En poursuivant la comparaison des deux tracés, on voit que le sommet
principal de la courbe veineuse est synchrone à la diastole ventriculaire,
ou, ce qui revient au même, à la systole de l'oreillette. Aussi doit-on s'expliquer la genèse du pouls veineux négatif par les changements dans le
retour au cœur du sang veineux suivant les diverses phases cardiaques.
Au moment de la systole auriculaire, par conséquent de la diastole ventriculaire, le retour du sang veineux se trouve incontestablement plus
gêné, et la pulsation apparaît ; au moment de la diastole de l'oreillette, il

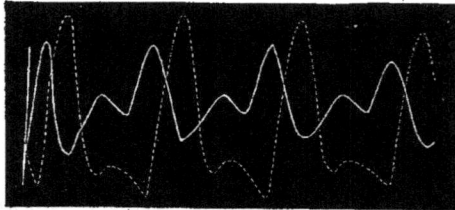

Fig. 156. — Courbe sphygmographique du pouls veineux négatif et du pouls carotidien
(ce dernier ponctué) chez une jeune fille de 20 ans.

n'y a plus d'obstacle, d'où le collapsus des veines ; au moment de la fermeture des valvules semi-lunaires, il se produit une légère stase du sang
veineux qui répond à la première élévation anacrote.

Mosso cherche à expliquer la genèse du pouls veineux physiologique
par la diminution de volume du muscle cardiaque à chaque systole, de
telle sorte que, grâce à la pression négative intrathoracique, le sang veineux se trouve aspiré plus violemment vers le cœur. Cette circonstance
peut bien participer à la production du pouls veineux, mais ce n'est pas
l'unique facteur étiologique, puisque chez les animaux on démontre la
persistance de ce pouls même après l'ouverture du thorax et par conséquent en l'absence de toute pression négative.

III. **Pouls veineux positif ou vrai. Pouls jugulaire. Pouls hépatique.** —
Le pouls veineux positif est toujours un signe *pathologique*. Il est engendré, sans exception aucune, par une onde positive rétrograde, provenant
du cœur droit, onde qui ne peut exister qu'en cas d'*insuffisance de la
valvule tricuspide* ; à chaque systole cardiaque, une partie du sang
pénètre du ventricule droit dans l'artère pulmonaire, alors qu'une autre
partie reflue à travers l'oreillette droite dans les veines caves et les jugulaires.

Reisch et Rosenstein ont constaté le pouls veineux positif dans des circonstances particulières. Il s'agissait, dans leurs observations, d'insuffisance mitrale compliquée de persistance du trou de Botal ; à chaque systole du ventricule gauche, le sang était refoulé à travers les valvules atteintes d'insuffisance dans l'oreillette gauche, de là, à travers le trou de Botal, dans l'oreillette droite et enfin dans les veines caves.

Le pouls veineux positif apparaît habituellement tout d'abord et le plus nettement au niveau de la *veine jugulaire interne*, soit uniquement à *droite*, soit plutôt à droite qu'à gauche. Cela tient à ce que la direction de la veine jugulaire interne droite est plus verticale par rapport à la veine cave supérieure que la gauche, de sorte qu'une onde sanguine récurrente peut y pénétrer plus facilement que dans cette dernière, dont le trajet est plus oblique et l'ascension plus progressive. Plus tard, le pouls veineux positif apparaît parfois aussi sur d'autres veines, celles de la face, par exemple, la veine thyroïdienne et la jugulaire externe. Gerhardt a même publié un cas où contre toutes les règles le pouls veineux n'existait que dans ce dernier vaisseau. On a constaté également le pouls veineux au niveau des veines cutanées des membres supérieurs. Walshe a pu l'observer sur la veine mammaire, et Rovida a publié un cas de cirrhose hépatique où l'on rencontrait le pouls veineux exclusivement dans une veine de la paroi thoracique qui établissait la communication entre la veine mammaire et la veine épigastrique.

Le pouls veineux positif se présente également, quoique rarement, dans le domaine de la veine cave inférieure (Geigel), notamment dans la veine hépatique ; Marey a même observé le pouls veineux sur la veine saphène.

Ordinairement le pouls veineux positif est mieux perçu par la vue que par la palpation ; cependant, au palper on sent une certaine dilatation bien nette du tube veineux ; celui-ci reste toutefois plus lâche et plus mou que le vaisseau artériel, dont il n'atteint que rarement la dureté et la résistance. La position horizontale favorise la perception nette du pouls au niveau des veines jugulaires ; dans certaines circonstances, il disparaît entièrement dans la station debout, parce que la pesanteur agit en sens contraire de l'onde sanguine rétrograde provenant du cœur. L'inspiration peut l'affaiblir ou le supprimer ; au contraire, d'après Geigel, la compression de la veine cave inférieure ou du foie le rend plus distinct.

Dans la veine jugulaire interne, le pouls veineux positif ne peut évidemment se produire que quand il existe une insuffisance des valvules situées au niveau du *bulbe de la jugulaire interne*, qui ont la tâche physiologique d'aller au-devant d'un semblable reflux. Cette insuffisance peut être congénitale et due au développement incomplet des valvules, mais dans d'autres cas elle est acquise. Ce dernier fait se produit lorsque les valvules ont été soumises pendant un certain temps à une distension anormale. On le constate notamment chez les individus atteints d'emphysème pulmonaire et de catarrhe chronique des bronches, chez lesquels le sang, par suite des quintes de toux répétées, se précipite de la veine cave supérieure contre les valvules du bulbe de la jugulaire interne et amène peu à peu leur insuffisance. Dans ces cas, il s'agit, pour ainsi dire toujours, d'une insuffisance relative des valvules veineuses ; la dilatation de l'orifice bulbaire en effet est telle que les valvules veineuses, intactes en elles-mêmes, ne suffisent plus à l'occlusion. Parfois l'insuffisance des valvules jugulaires se développe assez brusquement. Friedreich la vit survenir par exemple dans l'espace d'une nuit. Certes le pouls veineux jugulaire peut disparaître très rapidement malgré la persistance d'une insuffisance tricuspidienne, notamment dans le cas où la stase et par suite l'ectasie de l'embouchure bulbaire diminue au point de rendre de nouveau suffisantes les valvules du bulbe.

Aussi longtemps que les valvules de la jugulaire demeurent suffisantes, on ressent au niveau du bulbe, ainsi que l'a montré Bamberger, un choc violent, très bref, le *choc des valvules jugulaires*, auquel correspond à l'auscultation un son intense et net, le *son des valvules jugulaires*. Les deux phénomènes sont engendrés par l'épanouissement brusque et énergique des valvules de la veine jugulaire et sont surtout distincts, lorsque le bulbe avec ses valvules est situé, non plus, comme d'ordinaire, derrière l'articulation sterno-claviculaire, mais un peu plus haut. Au contraire, si les valvules sont devenues insuffisantes, l'onde sanguine récurrente pénètre sans rencontrer le moindre obstacle jusque dans le tronc de la veine jugulaire interne, qu'elle fait entrer en pulsation. La puissance de cette onde récurrente est-elle très considérable, la paroi veineuse peut subir, comme l'a observé Bamberger, une tension tellement forte et subite, qu'il se produit un son sourd, le *son des parois veineuses*, son veineux pariétal. Plus souvent on perçoit un souffle de régurgitation ou encore un double souffle.

De ce qui précède, il résulte que les pouls veineux positif et négatif se comportent d'une façon absolument différente par rapport aux diverses phases du mouvement cardiaque ; car, contrairement au pouls veineux négatif, le pouls veineux positif coïncide avec la systole du cœur, ou, ce qui revient au même, avec l'expansion des artères ; la ligne d'ascension du pouls veineux positif présente, il est vrai, le plus souvent une élévation préalable plus petite, mais cette dernière est synchrone à la systole auriculaire, par conséquent de nature présystolique (fig. 157). La courbe du pouls veineux positif montre donc un soulèvement présystolique et systolique et un collapsus cardio-diastolique.

Dans la représentation graphique du pouls veineux positif, on trouve également de temps à autre du catadicrotisme, que Friedreich rapporte volontiers à la production, pendant la diastole du cœur, d'une réflexion de l'onde sanguine contre la paroi interne du ventricule droit.

Pour distinguer le pouls veineux jugulaire positif du négatif, sans avoir recours aux instruments coûteux destinés à donner des tracés simultanés du pouls des veines jugulaires et de celui de l'artère carotide, il faut palper la carotide avec le doigt et noter avec attention si les expansions visibles de la veine *coïncident* avec les battements carotidiens (pouls veineux positif) ou *alternent* avec lui (pouls veineux négatif). Un signe plus important encore est que le pouls veineux positif dépasse en durée l'expansion de la carotide, ce qui n'existe pas dans le pouls négatif. On a cru jadis que la compression des veines jugulaires au milieu environ de leur hauteur pouvait servir au diagnostic différentiel, en ce sens que le pouls veineux positif non seulement persiste au-dessous du point comprimé, mais qu'il devient même plus intense, parce qu'il dépend, non de l'afflux du sang veineux de la périphérie, mais d'une onde récurrente provenant du cœur. Dans les mêmes conditions, le pouls veineux négatif est supprimé ; toutefois ce fait a été contredit par Riegel, et non sans raison.

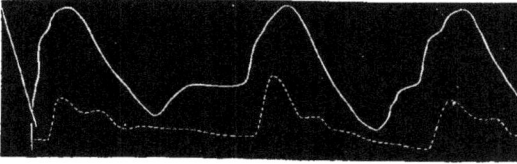

FIG. 157. — Courbe sphygmographique du pouls positif jugulaire. D'après RIEGEL. La ligne ponctuée représente le pouls de la carotide.

Mentionnons brièvement ici une forme spéciale de pouls veineux, le *pouls veineux positif double*. Il est caractérisé par la production de deux pulsations veineuses complètes pour une pulsation radiale. Ce phénomène ne peut évidemment se produire que dans deux cas : 1° quand le ventricule droit se contracte indépendamment du gauche (hémisystolie) ; 2° dans le cas de pulsation cardiaque bigéminée, lorsque la seconde contraction cardiaque n'est pas assez énergique pour engendrer le pouls artériel, mais est suffisante encore pour donner lieu au pouls veineux.

Ce sont les recherches de Seidel qui ont attiré l'attention sur l'importance du *pouls veineux hépatique*. Il ne se produit guère que dans l'insuffisance tricuspidienne et a une valeur plus considérable pour le diagnostic de cette lésion valvulaire que le pouls veineux jugulaire. Il peut, du reste, précéder de longtemps l'apparition de ce dernier, ce qui tient à ce que l'onde sanguine qui reflue dans la veine cave inférieure n'y rencontre aucun obstacle valvulaire. La pulsation a son maximum de netteté sur la moitié droite du foie.

On a prétendu que le pouls veineux hépatique était créé par un simple soulèvement du foie, soulèvement réalisé lui-même par la pulsation anormale de la veine cave inférieure ; cela est certainement faux. La puissance pulsative de la veine cave serait en effet insuffisante pour communiquer des pulsations distinctes à un viscère aussi lourd que le foie. En outre, Thamm et Taylor ont montré qu'en appliquant les mains d'avant en arrière ou de droite à gauche sur le foie pulsatile, on perçoit un écartement rythmique des mains l'une de l'autre, ce qui ne peut s'expliquer autrement que par une augmentation du volume total de la glande hépatique à chaque pulsation. On est donc forcé d'admettre que l'onde récurrente, qui reflue du cœur dans la veine cave inférieure, pénètre dans les veines hépatiques et produit un accroissement de volume rythmique du foie ; cependant Gerhardt n'a pu réussir à imiter le pouls hépatique par des injections rythmiques partant de la veine cave.

Le pouls veineux hépatique peut disparaître par instants. Cela arrive dans les états de débilitation anormale du myocarde ou encore quand, par suite de météorisme ou d'ascite, les parois abdominales s'éloignent de la surface du foie.

On a pu obtenir fréquemment, à l'aide du sphygmographe de Marey, des tracés de pouls veineux hépatique. Celui-ci présente une concordance remarquable avec celui des veines jugulaires. Parfois il est monocrote, mais le plus souvent il offre de l'anadicrotisme, ou en même temps de l'anadicrotisme et du catadicrotisme.

Il ne faut pas oublier de dire que, dans ces derniers temps, Rosenbach a constaté des pulsations hépatiques dans l'insuffisance des valvules aortiques et qu'il a cru devoir les rapporter à une congestion extrêmement prononcée du foie. Avant lui, Lebert prétendit avoir rencontré le pouls hépatique dans la maladie de Basedow. A-t-on affaire seulement à des pulsations communiquées au foie par l'aorte sous-jacente, on le reconnaîtra à ce que le foie ne fait simplement que s'élever et s'abaisser, mais qu'il ne s'agit nullement de pulsations se propageant dans tous les sens.

IV. **Pouls veineux progressif.** — Le pouls veineux progressif a été décrit pour la première fois par Anke (1835) et plus récemment par Quincke. Cet auteur l'observa au niveau des veines dorsales de la main et, dans un autre cas, sur les veines dorsales du pied ; il apparaît dans le cours des phlegmasies, dans l'anémie, le marasme et dans l'insuffisance aortique. Holst rencontra le pouls veineux progressif dans la pseudoleucémie, Senator dans la leucémie aiguë ; dans ces deux cas les malades étaient en outre atteints d'atrophie rénale. Ce pouls veineux est en retard sur le pouls radial, existe tantôt dans toutes les veines dorsales de la main et a une direction centripète, ce qui se reconnaît à ce que, si on comprime une veine, le bout périphérique continue à battre, tandis que le bout central s'affaisse. Le phénomène, qui se produit concurremment avec le pouls capillaire, est favorisé par des contractions cardiaques énergiques, par le relâchement de la musculature des artères, par le relâchement des veines en état de réplétion moyenne et par la finesse de la peau. Il suffit, pour le faire disparaître, d'influences légères, par exemple l'élévation et la torsion des bras, l'action de l'air froid, etc. (1).

(1) En France on distingue le pouls veineux en *vrai pouls veineux* et *faux pouls veineux*. Le vrai pouls veineux est celui qui correspond à l'insuffisance tricuspidienne ; les faux pouls

V. Collapsus diastolique des veines jugulaires. — Le collapsus diastolique des veines jugulaires consiste en une évacuation extraordinairement forte et rapide, à chaque diastole du cœur, des veines jugulaires auparavant turgescentes et en un affaissement concomitant du tube veineux. Friedreich a montré que c'était là un signe diagnostique important de certaines formes d'adhérences péricardiques. Ce phénomène est dû à ce que, pendant la systole cardiaque, la paroi thoracique subit un mouvement de rétraction de la part du cœur, pour revenir au moment de la diastole à l'expansion primitive avec une certaine énergie. Il se produit ainsi, au moment de la diastole du cœur, une aspiration brusque du sang des veines jugulaires, de telle sorte que celui-ci s'écoule le plus rapidement et le plus complètement possible vers le cœur au moment de la diastole même de cet organe. Cependant le collapsus veineux diastolique n'est pas un signe infaillible des adhérences péricardiques. Riegel l'a rencontré dans la persistance du trou de Botal ; parce qu'en ce cas le sang demeurait en stagnation dans les veines jugulaires pendant la systole cardiaque, pour se vider au moment de la diastole le plus parfaitement et le plus vite possible dans l'oreillette droite et aussi, à travers le trou ovale béant, dans l'oreillette gauche.

B. — AUSCULTATION DES VEINES.

Quand on ausculte les veines, on peut percevoir des sons et des souffles. La genèse physique des souffles est presque toujours liée à des tourbillons sanguins, qui se forment toutes les fois que le sang rencontre sur son chemin des sténoses ou des dilatations de la voie vasculaire. Les souffles veineux se distinguent la plupart du temps des souffles cardiaques et artériels par *leur continuité*, quoique en certains cas il se produise un renforcement intermittent des bruits veineux, continus par eux-

veineux sont des battements des jugulaires, simulant le vrai pouls veineux et n'en ayant pas la signification. Il était classique de les distinguer par les caractères suivants : le pouls veineux vrai est systolique et de grande amplitude ; en outre, si, avec un doigt, on refoule en haut le sang dans un segment de la jugulaire externe, le segment vidé se remplit par la systole ventriculaire ; ce phénomène n'apparaît pas dans les faux pouls veineux, qui, en outre, sont soit faibles et soit présystoliques (lorsque le pouls veineux est dû à la contraction auriculaire propagée grâce à l'insuffisance des valvules des jugulaires), soit systoliques (lorsqu'il est dû à la compression exercée sur la veine cave par les battements aortiques). Potain a montré que ces caractères différentiels étaient en partie inexacts ; il a montré que le moment où se produit le soulèvement de la veine n'avait rien de constant, ni de caractéristique ; il faut considérer le moment où se produit l'affaissement de la veine. Celui-ci marque toujours le début de la diastole, dans le vrai pouls veineux, celui de l'insuffisance tricuspidienne. L'affaissement a lieu avant ou en même temps que le pouls radial, s'il s'agit du faux pouls veineux. Celui-ci peut être dû, soit à la propagation des battements artériels, soit plus souvent à l'exagération de la contraction auriculaire ; dans ce cas, l'artifice de l'évacuation de la veine par la pression digitale peut induire en erreur, car le phénomène de réplétion s'y observe. Mais le soulèvement est présystolique, et, fait caractéristique, l'affaissement est systolique (Voir *Clin. de la Pitié* de JACCOUD, 1885, et *Clin. de la Charité* de POTAIN).

mêmes. Quelquefois on produit artificiellement des bruits veineux en rétrécissant, volontairement ou non, la veine avec le stéthoscope ; aussi n'est-on sûr d'entendre des bruits veineux autochtones que si l'on a soin d'éviter toute compression.

A. — Sons veineux.

Les *sons veineux* sont presque sans exception des sons dus aux vibrations des valvules veineuses. Ils surviennent lorsqu'il y a reflux violent du sang du cœur dans les veines caves, en sorte que les valvules veineuses les plus rapprochées subissent un épanouissement brusque et sonore. C'est ce qui arrive dans l'insuffisance de la valvule tricuspide.

Il n'est pas rare de trouver des sons veineux au niveau du bulbe de la veine jugulaire interne ; nous en avons déjà parlé précédemment sous les noms de son et de *choc valvulaires de la veine jugulaire* (voyez plus haut : *pouls veineux positif*). Cependant Friedreich a montré qu'ils sont perceptibles aussi au niveau des valvules de la veine crurale (*son cardio-systolique des valvules de la veine crurale*) et que d'ailleurs, dans la veine crurale, on peut entendre des sons valvulaires doubles, lorsque la systole de l'oreillette droite possède déjà suffisamment d'énergie pour engendrer une ondée sanguine puissante qui reflue jusqu'aux valvules de la veine crurale. Mais comme quelquefois on entend un son veineux, quand la veine crurale manque de valvules, cela permet de penser que, dans certaines circonstances, l'onde sanguine rétrograde donne à la paroi veineuse elle-même une tension telle que celle-ci entre en résonance (*son veineux crural cardio-systolique*). Dans les cas de cette nature, on peut, à l'aide d'une compression progressive avec le stéthoscope, engendrer un souffle et un son de compression absolument comme au niveau des artères.

Les conditions sont les mêmes en ce qui concerne la veine jugulaire interne, nous l'avons déjà dit plus haut. Nous avons également signalé qu'on était exposé à confondre les sons veineux de la fémorale avec les sons artériels de l'artère crurale.

Outre le son veineux valvulaire crural, survenant dans l'insuffisance tricuspidienne, on rencontre un son analogue chez certains individus bien portants, lorsqu'on leur fait faire des expirations brusques, par exemple, des efforts ou des quintes de toux ; ce son est surtout net chez les individus maigres. Il est évidemment dû aussi à un reflux sanguin qui provoque l'occlusion des valvules de la veine crurale. Quelquefois il se traduit au niveau de la veine crurale par un choc bref. Friedreich lui a donné le nom de *choc valvulaire expiratoire de la veine crurale*.

B. — Souffles veineux.

Lorsque les valvules des veines jugulaire ou crurale sont devenues insuffisantes, il peut se produire, au moment des quintes de toux suffisamment violentes ou d'efforts brusques, non plus des sons, mais des *souffles veineux*. On peut entendre aussi des souffles veineux dans l'insuffisance tricuspidienne ; mais, dans ce cas, ces souffles se produisent à chaque systole cardiaque.

Ces deux premières variétés de souffles représentent évidemment des bruits de régurgitation. Dès que le sang veineux, chassé hors du thorax par l'expiration, a passé l'endroit rétréci formé par les valvules veineuses insuffisantes, il entre en remous ; de plus, il y a rencontre de deux courants hématiques de direction contraire. Les tourbillons sont-ils assez prononcés, les souffles se perçoivent sous forme de frémissement, *frémissement bulbaire*.

Les souffles veineux de ce genre sont naturellement de nature transitoire et ne durent que le temps du mouvement expiratoire. Au niveau de la veine crurale on les rencontre surtout chez les hommes et du côté droit.

Friedreich a fait ressortir que l'insuffisance des valvules de la veine crurale n'est pas chose rare. On le rencontre notamment chez les gens qui mettent très souvent en action leurs muscles abdominaux, à l'occasion de toux chronique, constipation opiniâtre et en cas d'efforts nécessités par des travaux pénibles. Weil a fait remarquer avec raison qu'on entend également des souffles de régurgitation dans la veine crurale, lorsque les valvules ne siègent pas comme d'habitude à la hauteur du ligament de Poupart, mais à quelques centimètres plus bas, et qu'elles sont restées inaptes à l'occlusion. Ces souffles s'entendent alors immédiatement au-dessous du ligament de Poupart, ce qui s'explique par l'immuabilité de la veine crurale dans l'anneau crural interne, tandis qu'un peu plus bas, les ondes sanguines récurrentes peuvent facilement déterminer des dilatations du canal veineux. Le souffle de régurgitation n'est donc pas un signe certain de l'insuffisance des valvules de la veine crurale.

D'ailleurs les souffles veineux peuvent survenir partout où de gros vaisseaux veineux ont subi une dilatation ou une sténose subites. Ainsi Cejka a constaté des souffles veineux au niveau des veines dilatées sises entre le bord interne du scapulum droit et la colonne vertébrale ; Bamberger, Sappey et Davies signalent des bruits du même genre au niveau de dilatations veineuses des parois abdominales consécutives à de la cirrhose du foie ; enfin Friedriech en a entendu chez les goitreux au niveau des veines thyroïdiennes dilatées et flexueuses.

Des souffles veineux s'entendent aussi à l'état normal *au niveau du bulbe de la jugulaire*, où ils portent le nom de *bruit de toupie*, de *souffle veineux*, de *bruit de diable*. Laënnec, qui plaçait à tort leur source dans les artères, leur donna le nom de *chant des artères*. L'opinion de Laënnec était erronée ; car le bruit de diable, contrairement aux bruits artériels, est continu, et une légère compression de la veine jugulaire, qui n'aurait aucune influence sur la circulation carotidienne, suffit pour le supprimer absolument; enfin il se trouve renforcé par des facteurs qui demeurent sans action sur la circulation artérielle ou ne font que la gêner.

Ce souffle veineux se traduit la plupart du temps par un *susurrement continu*, dont l'intensité est fort variable et dont le caractère acoustique change souvent en l'espace de quelques secondes. Quelquefois il possède un caractère chantant, sifflant ou musical très prononcé. Dans bien des cas, comme l'avait déjà signalé Aran, il est perçu par les malades, sous forme de bourdonnement d'oreilles très pénible, ce qui leur cause une vive inquiétude. Souvent on le sent sous forme de frémissement, et, lorsque son intensité est très considérable, il devient perceptible à distance. De même que pour les souffles cardiaques, il n'y a pas de rapport constant entre l'intensité du bruit et la netteté du frémissement.

On a cherché une foule de comparaisons pour qualifier le caractère acoustique du souffle veineux. On l'a comparé au bourdonnement des insectes, au mugissement de la mer, au frémissement du vent dans les arbres, au bruit d'une scie circulaire ou d'un vieux jouet français qu'on appelait *jeu de diable*.

Les conditions de développement du souffle dans le bulbe de la veine jugulaire sont particulièrement favorables, parce qu'en ce point il se produit une ectasie brusque du canal vasculaire. Le souffle est renforcé artificiellement par tous les facteurs qui accélèrent la vitesse du courant dans la veine jugulaire, ou qui augmentent la différence de calibre dans le tronc veineux et le bulbe.

L'inspiration profonde accélère la vitesse du courant, tandis que l'expiration et la toux empêchent complètement, d'une façon passagère, le retour du sang veineux et peuvent ainsi supprimer les bruits de souffle. De plus, la rapidité du courant, et avec elle l'intensité du bruit de diable, augmentent dans la position verticale, tandis qu'elles diminuent dans la position horizontale et disparaissent entièrement lorsqu'on place à dessein la tête très bas. A droite, le bruit est plus fort qu'à gauche, il peut même exister uniquement à droite, ce qui tient à la direction plus verticale de la veine jugulaire droite. Enfin, la diastole du cœur, favorisant l'aspiration du sang veineux, renforce de ce fait également le souffle veineux. Lorsque des bruits de ce genre ne se produisent que pendant l'inspiration ou la diastole cardiaque, on les a appelés *bruits de diable inspiratoires* ou *diastoliques purs;* on peut toutefois, à l'aide d'une légère rotation de la tête ou de la compression avec le stéthoscope, les transformer en souffles continus ; il est plus rare de voir ces derniers se métamorphoser en souffles intermittents sous l'influence des mêmes causes (Friedreich).

La disproportion de volume entre le tronc veineux et le bulbe, et par conséquent l'intensité du bruit de diable peuvent être accrues, en faisant tourner un peu la tête du côté opposé, en ce sens que, par la tension des fascias cervicaux et du muscle omo-hyoïdien, la veine se trouve comprimée et rétrécie. Naturellement, il ne faut pas que la rotation soit poussée assez loin pour oblitérer complètement le vaisseau et amener ainsi la suppression entière du bruit. De même la compression directe de la veine détermine le renforcement du souffle veineux, à moins qu'on n'ait produit l'oblitération parfaite du vaisseau.

A chaque pulsation carotidienne, il se produit un renforcement apparent du bruit de diable, ce que Weil explique avec raison par la réunion en une impression acoustique unique du souffle veineux continu avec le son carotidien cardio-systolique.

Chez beaucoup de sujets, il est nécessaire d'user d'un des moyens énumérés précédemment pour engendrer le souffle veineux ; aussi a-t-on eu raison de distinguer un souffle veineux continu autochtone et un souffle veineux intermittent artificiel.

On a affirmé jusqu'à ces derniers temps que le bruit de diable existait de préférence chez les *chlorotiques* et les *anémiques*, et que dans ces cas il constituait un signe diagnostique précieux. Sous cette forme, cette proposition est tout à fait inexacte. Dickoré, Friedreich et tout récemment Bewley ont proposé de distinguer un bruit de diable *faible* et un bruit de diable *intense* ; dans ce dernier groupe, on devrait ranger les souffles qui se manifestent par un frémissement sensible, qui s'entendent par conséquent aussi quand on éloigne un peu l'oreille du pavillon du stéthoscope, souffles qui sont souvent perçus par le malade lui-même sous forme de bourdonnements d'oreilles.

Chez les personnes bien portantes, il ne se produirait que des souffles veineux faibles, tandis que, d'après Friedreich, les souffles veineux intenses sont spéciaux aux états chlorotiques et anémiques et peuvent être utilisés pour le diagnostic d'une aglobulie encore latente.

Dans l'anémie, les souffles veineux doivent leur intensité plus grande à la pauvreté du sang en hématies et souvent aussi à sa richesse trop considérable en eau, par conséquent à l'accélération de la circulation et à son aptitude plus prononcée à la création de tourbillons dans le bulbe de la veine jugulaire.

Le bruit de diable s'observe plus rarement dans les veines sous-clavière, axillaire, brachiale, brachio-céphalique et dans la veine cave supérieure. Pour la veine *sous-clavière*, il faut éviter la confusion avec les souffles propagés du bulbe de la veine jugulaire ; la qualité acoustique du bruit décidera. L'auscultation de la veine brachio-céphalique droite se pratique le long du bord droit du sternum, depuis l'articulation sterno-claviculaire jusqu'au premier cartilage costal ; celle de la veine brachio-céphalique gauche au niveau de la fourchette sternale ; enfin, celle de la veine cave supérieure le long du bord droit du sternum du premier au troisième cartilage costal. Ces zones d'auscultation correspondent au trajet des vaisseaux en question.

Les souffles de la *veine cave supérieure* se propagent quelquefois vers la face postérieure du thorax, où on peut les entendre à droite, à côté du segment supérieur de la colonne dorsale. Friedreich n'a observé des bruits de diable autochtones dans les domaines veineux que nous étudions, que dans les cas où il existait dans les veines jugulaires des souffles veineux intenses. Il leur accorde donc aussi une grande valeur pour le diagnostic de l'anémie et dit avec raison qu'ils montrent que, dans le cas de dilution du sang, la vitesse ordinaire du courant suffit pour engendrer dans les vaisseaux de calibre régulier des remous sanguins et des souffles vasculaires.

Il est clair qu'il peut se développer des bruits de sténose dans les veines intrathoraciques, lorsque celles-ci se trouvent rétrécies par des goîtres plongeants, des tumeurs du médiastin, ou des brides conjonctives.

Dans un cas, Weil perçut des souffles veineux continus au niveau de la *veine faciale* commune, au-dessous de l'angle du maxillaire inférieur du côté droit.

Les souffles veineux au niveau de la *crurale* sont rares dans la position horizontale du membre inférieur. Mais on peut les développer artificiellement en donnant à la jambe une position élevée, ou en comprimant les vaisseaux au tiers supérieur de la cuisse, ou encore, d'après le précepte de Friedreich, en exerçant une certaine pression avec le stéthoscope, pression que l'on supprime soit brusquement, soit peu à peu. Dans ce cas les souffles naissent grâce à l'accélération de la vitesse du courant consécutive à la stase sanguine préalable. Au bout de quelques secondes, lorsque les troubles circulatoires ont disparu, le bruit s'éteint peu à peu. Ce n'est que si l'on réussit à engendrer, par une compression lentement progressive, des souffles dans la veine crurale, que ceux-ci acquièrent un caractère continu (bruits de sténose proprement dits).

Tous les souffles dans la veine crurale appartenant à la catégorie que nous venons d'examiner n'ont pas de signification diagnostique particulière, quoiqu'il soit plus facile de les faire naître chez les individus anémiques que chez les personnes saines.

Il en est tout autrement pour les souffles veineux qui prennent naissance dans la veine crurale sans l'emploi de la compression et présentent le caractère de la continuité. Ceux-ci ne surviennent guère que dans les états anémiques et doivent également leur origine, selon Friedreich, à la dilution extraordinaire du sang. De même que les bruits dus à la compression, on les entend mieux immédiatement au-dessous du ligament de Poupart, en dedans de l'artère crurale, alors que la cuisse est placée dans l'abduction.

Il se produit des bruits veineux absolument analogues, tant artificiels que spontanés, au niveau de la veine cave inférieure, que l'on ausculte à droite de la ligne blanche, à la hauteur de l'ombilic et à l'aide d'un stéthoscope infundibuliforme.

Dans les veines crurales et la veine cave inférieure, aussi bien que dans les jugulaires, le bruit de diable augmente d'intensité à chaque inspiration ; bien plus, dans les unes comme dans les autres, il ne se perçoit que pendant ce temps de la respiration (bruit de diable inspiratoire pur).

Eichhorst, et plus tard Friedreich, ont cependant décrit un bruit de diable veineux intra-crural, dont l'intensité s'accroît précisément pendant l'expiration ou qui se présente comme un bruit purement expiratoire. Il ne faut pas oublier, en effet, que, quoique l'inspiration exerce une influence aspiratrice centripète sur le sang veineux, il se produit également et simultanément, par l'abaissement du diaphragme, une augmentation de la pression intra-abdominale et que, quelquefois, la seconde influence l'emporte sur la première.

En revanche, le renforcement diastolique des souffles veineux, tel qu'il se produit au niveau des jugulaires, a lieu tout au plus encore pour la veine cave inférieure, mais non plus pour les veines crurales.

4. — Diagnostic physique des maladies du cœur.

Tandis que dans le diagnostic des maladies du poumon les signes physiques sont souvent insuffisants en raison de leur difficile interprétation, dans le diagnostic des maladies du cœur les signes physiques bien constatés constituent l'élément capital. On peut, par exemple, reconnaître avec certitude des lésions de l'appareil valvulaire en une seule exploration, sans commémoratifs, sans renseignements détaillés sur la marche clinique, uniquement par l'examen physique.

Les maladies du cœur se divisent en trois catégories, d'après le siège des altérations : les affections du myocarde, les affections du péricarde et les affections de l'endocarde.

A. — Affections du myocarde.

Parmi les affections du myocarde, les plus importantes sont la *dilatation et l'hypertrophie du muscle cardiaque.* Ces deux lésions sont ordinairement combinées ; même dans l'hypertrophie pure à l'origine, on constate le plus souvent une légère dilatation de la cavité correspondante. Il est exceptionnel que l'hypertrophie ne dilate pas à un certain moment le volume des cavités cardiaques, plus rare encore qu'elle le rétrécisse (hypertrophie concentrique). Les signes varient, suivant que la dilatation et l'hypertrophie frappent l'un ou l'autre des ventricules, ou les deux à la fois.

On reconnaît l'*hypertrophie pure du ventricule gauche* aux signes physiques suivants :

Le choc de la pointe, son étendue et son siège étant normaux, possède une énergie tout à fait insolite, due sans aucun doute à ce que le myocarde hypertrophié est susceptible d'un développement de force plus considérable.

La matité du cœur a conservé ses dimensions ; mais cette matité est plus absolue, plus complète.

Le son diastolique est renforcé et offre souvent un timbre très sec.

En rapport avec l'augmentation de travail du ventricule gauche, le pouls radial subit une tension anormale et est difficilement dépressible sous le doigt.

L'hypertrophie pure du ventricule gauche se rencontre principalement dans l'*artériosclérose* et l'*atrophie rénale ;* elle s'observe également dans le *rétrécissement aortique*, l'oblitération, la compression ou l'étroitesse congénitale de l'aorte. Dans tous ces cas, le cœur gauche se trouve en face de résistances anormales qui ne peuvent être compensées que par une hypertrophie de la substance musculaire.

Dans la *dilatation du ventricule gauche*, on constate les signes suivants :

Le choc de la pointe dépasse en dehors la ligne mamelonnaire gauche et s'abaisse au-dessous du niveau normal. Son étendue est augmentée également. La matité du cœur a augmenté de surface en haut, en bas et à gauche ; sa forme est devenue ovale. Dans la région précordiale, on perçoit des ébranlements systoliques diffus.

La dilatation pure ne s'observe pour ainsi dire jamais. La dilatation se combine avec l'hypertrophie, et c'est précisément dans ces cas que la voussure précordiale est particulièrement prononcée. La cause de ce genre de lésion réside le plus souvent dans l'insuffisance aortique ou dans des anévrismes de la portion initiale de l'aorte.

La *dilatation du ventricule droit* se reconnaît à l'étendue plus grande vers la droite de la matité et de la résistance cardiaques. Ici comme dans tout autre cas, il faut nécessairement exclure tout déplacement de l'organe. La forme de la matité cardiaque se rapproche de celle d'un cercle.

Le choc de la pointe a gagné en étendue vers la droite.

La dilatation du ventricule droit se produit en cas d'obstacles anormaux dans le domaine de l'artère pulmonaire. Cela arrive notamment dans toutes les affections chroniques du *poumon* et dans les lésions des *valvules mitrales et de l'artère pulmonaire*. Dans la chlorose, les états fébriles et consomptifs, on rencontre également avec une certaine fréquence la dilatation du ventricule droit, altération qui doit être rapportée évidemment à des troubles de nutrition, qui affaiblissent particulièrement la musculature même du ventricule droit.

Quant à l'*hypertrophie du ventricule droit*, elle produit le renforcement du son pulmonaire diastolique et l'augmentation d'énergie du choc de la pointe, qui se fait plus à droite.

Les causes de cette altération résident dans les troubles cités précédemment de la circulation de l'artère pulmonaire (maladies chroniques du poumon, lésions de la valvule mitrale et des valvules de l'artère pulmonaire) ; il en résulte que l'hypertrophie s'accompagne presque toujours de dilatation.

Lorsque le cœur a subi en totalité une augmentation de volume notable, on peut à l'auscultation (du moins Seitz le prétend) observer des bruits de frottements péricardiques.

Dans l'hypertrophie du ventricule gauche, on perçoit quelquefois du cliquetis métallique.

Enfin, dans certains cas de dégénérescence ou de débilitation extrême du myocarde, le son ventriculaire systolique devient d'une faiblesse étonnante et peut presque disparaître. A un degré plus élevé encore les deux bruits ne forment qu'un murmure confus et indistinct (asystolie).

B. — Maladies du péricarde.

Les *rugosités des surfaces péricardiques* se manifestent par des bruits de frottement péricardiques, qu'il faut distinguer et des bruits de souffle cardiaques et des bruits extrapéricardiques, ces derniers pouvant être eux-mêmes de nature pleuro-péricardique ou péricardo-diaphragmatique. (Voyez plus haut *Frottement péricardique*.) Les rugosités sont le plus souvent engendrées par des processus inflammatoires, mais elles peuvent résulter également du grand état de sécheresse des feuillets séreux, des taches laiteuses, de néoplasmes ou de crétifications. On a observé des bruits du même genre dans l'hypertrophie totale du cœur ; Gendrin prétend même les avoir constatés dans la simple exagération de l'activité cardiaque.

L'*accumulation de liquide dans le péricarde*, lorsque l'épanchement a un certain volume, se trahit par une forme triangulaire caractéristique de la matité cardiaque. Dans la station verticale, on constate un signe très important, l'augmentation en hauteur de la zone de matité d'un tiers ou d'une moitié du rayon normal. On observe aussi que la matité dépasse notablement la région du choc de la pointe ; lorsque l'épanchement augmente par suite du refoulement en arrière du cœur, le choc de la pointe se supprime graduellement, et c'est là un signe de grande valeur pour le diagnostic. Dans ce cas, on peut parfois faire réapparaître ce choc en faisant lever et pencher le malade en avant. Très souvent, il existe de la voussure précordiale et l'on observe à ce niveau des mouvements d'ondulation. Lorsque la quantité du liquide est très considérable, le sac péricardique peut être fortement abaissé, au point que le diaphragme forme au-dessous du cartilage xiphoïde une tumeur résistante et saillante en bas et en avant. Les sons du cœur frappent par leur peu d'intensité ; parfois, au début de la maladie, le deuxième son est dédoublé (Skoda).

Dans l'*épanchement gazeux péricardique* ou *pneumopéricarde*, la matité cardiaque est supprimée dans le décubitus dorsal et remplacée par un son tympanique ou métallique. Lorsque l'attitude change, les résultats de la percussion peuvent changer ; mais le myocarde tend toujours à occuper la région la plus inférieure. S'il existe un orifice fistulaire béant, on perçoit le bruit de pot fêlé. Dans le décubitus dorsal, en raison du refoulement en arrière du cœur, le choc de la pointe fait souvent absolument défaut, la région précordiale présente une voussure. Les sons du cœur peuvent prendre un timbre métallique et être perceptibles à une grande distance.

Mais le pneumopéricarde se transforme bientôt en une *accumulation simultanée de gaz et de liquide dans la poche péricardique*, c'est-à-dire en *hydropneumopéricarde*. Alors, dans la région précordiale, on perçoit du tympanisme au-dessus de la zone de matité. Matité et tympanisme se déplacent en ce cas, selon l'attitude du corps, de telle façon que toujours le tympanisme siège au-dessus de la matité. Dans les changements d'attitude, il se produit également des variations .de tonalité. Enfin, il se développe des bruits de flot perceptibles à distance. Quant aux sons du cœur, ils peuvent adopter un timbre métallique que l'on perçoit au loin.

On reconnaît la *symphyse péricardique* à la rétraction systolique et parfois au soulèvement diastolique de la région du choc de la pointe; toutefois, ces phénomènes ne se produisent que si les adhérences entravent notablement la locomotion du cœur. L'étendue des adhérences n'entre en ligne de compte qu'en second lieu.

. Les *synéchies extrapéricardiques* accompagnent souvent la symphyse . du péricarde; on peut donc y rencontrer les mêmes signes. On constatera en outre, lorsqu'elles siègent en avant, la rétraction systolique, surtout dans le décubitus latéral. Enfin les synéchies peuvent donner lieu au pouls paradoxal de Kussmaul (voyez *Pouls*), avec gonflement inspiratoire des veines du cou.

C. — *Maladies de l'endocarde (Orifices et valvules).*

I. **Insuffisance aortique.** — Lorsqu'il y a insuffisance des valvules aortiques, on constate nécessairement les signes physiques suivants :

1° *Souffle diastolique dans la zone des bruits aortiques.* — Souvent ce souffle a son maximum d'intensité vers le milieu du sternum et se propage plus ou moins nettement vers la pointe. Parfois il se traduit à la palpation par du frémissement cataire diastolique. Si l'une ou l'autre des valvules est encore susceptible de vibrer, on entend, outre le souffle, un son diastolique (1). Le premier temps à la pointe est ordinairement très peu intense, et le premier ton aortique est souvent transformé en souffle. Ce dernier fait tient à ce qu'à chaque systole du ventricule gauche il pénètre dans l'aorte une masse anormale de sang, à savoir la quantité physiologique augmentée de celle qui, peu auparavant, a reflué à travers les valvules insuffisantes. Or, de là à la formation de tourbillons dans l'aorte et par conséquent à la production de souffles, il n'y a qu'un pas.

2° *Dilatation du ventricule gauche.* — Cette dilatation se produit parce que le ventricule gauche est obligé, à chaque diastole, de recevoir plus de sang qu'à l'état normal ; il reçoit, en effet, la quantité de sang physiologique provenant de l'oreillette gauche, plus le liquide de régurgitation aortique.

3° *Hypertrophie du ventricule gauche.* — Le ventricule gauche étant obligé de chasser, à chaque systole, une masse de sang tout à fait anormale, il ne peut subvenir à cette augmentation de travail que par le développement plus considérable de sa substance musculaire. La dilata-

(1) Dans ce cas, le second bruit du cœur a souvent le caractère tympanique ; et ce second bruit tympanique est immédiatement suivi du souffle diastolique (Bucquoy et Marfan).

tion et l'hypertrophie du ventricule gauche marchent naturellement de pair avec le degré d'insuffisance valvulaire.

4° *Symptômes artériels périphériques.* — La carotide est le siège de pulsations fortes, bondissantes. A la palpation, on sent fréquemment du frémissement cataire coïncidant avec la systole du cœur. L'auscultation révèle ordinairement un souffle systolique, isochrone de la systole cardiaque, qui, de même que le souffle aortique systolique, semble résulter de la tension anormale des parois vasculaires. Talma a voulu récemment faire de ce souffle un bruit sanguin. En auscultant la carotide pendant la diastole cardiaque, ou bien l'on ne perçoit rien, ou bien le souffle diastolique se propage jusqu'à l'artère, ou encore, s'il existe au niveau de l'aorte un son diastolique, ce dernier peut être entendu dans la carotide.

En raison de la réplétion anormale du système aortique, on entend, au niveau des petites artères, un son coïncidant avec la systole du cœur, et qui peut se métamorphoser en souffle systolique par l'effet de la pression du stéthoscope (artères temporale, radiale et même arcade palmaire).

C'est pour la même raison que l'on voit battre distinctement de très petites artères. Quincke a même fait remarquer qu'on pouvait apercevoir à l'œil nu les pulsations des capillaires au niveau des ongles des doigts ; c'est ce qu'on a appelé le *pouls capillaire visible.*

Le pouls *radial* est bondissant et dépressible ; sur le tracé sphygmographique, la ligne d'ascension est verticale et forme un angle très aigu avec la ligne de descente.

Certains auteurs attachent une importance spéciale, pour le diagnostic, à l'apparition de doubles sons ou de doubles bruits dans l'artère crurale. Nous avons montré qu'il ne s'agit pas là le moins du monde d'un signe pathognomonique.

II. **Rétrécissement aortique.** — Le rétrécissement aortique s'accompagne presque toujours d'insuffisance des valvules sigmoïdes ; aussi se trouve-t-on le plus souvent en présence d'un tableau clinique associant les signes physiques de ces deux lésions. Dans la sténose aortique pure, voici les signes physiques que l'on observe :

1° *Souffle systolique au niveau de l'aorte.* — Ce bruit a un caractère musical souvent très accentué ; il ressemble à celui d'une scie et se traduit à la palpation par du frémissement cataire. Le son diastolique, au contraire, est très faible ; on ne l'entend que difficilement à la pointe du cœur et pas du tout dans la carotide.

2° *Hypertrophie du ventricule gauche.* — Elle est due à la résistance anormale opposée par l'orifice aortique rétréci.

3° *Dilatation du ventricule gauche.* — La dilatation du cœur gauche n'a pas ici les mêmes raisons de se produire que dans l'insuffisance des valvules aortiques, car le ventricule gauche n'est plus obligé de recevoir plus de sang qu'à l'état normal. Aussi cette dilatation est-elle toujours minime.

4° Le *choc du cœur*, malgré l'hypertrophie du ventricule gauche, est très faible ou manque complètement, parce qu'à cause du rétrécissement aortique les conditions de recul du cœur sont très défavorables et qu'ainsi disparaît l'un des facteurs qui produisait le choc du cœur. Friedreich a même observé une dépression systolique de la région de la pointe.

5° Le *pouls* est dur, petit, lent; la première de ces qualités est due à l'hypertrophie du ventricule gauche, les autres à la lenteur avec laquelle se remplit le système aortique. Il mérite une attention spéciale dans les cas où le rétrécissement est combiné avec l'insuffisance des valvules aortiques et où il s'agit de savoir si le souffle systolique de l'aorte doit être rapporté à la sténose ou à des vibrations irrégulières des parois de l'artère.

III. Insuffisance mitrale. — L'insuffisance de la valvule mitrale se manifeste par les signes physiques suivants :

1° *Souffle systolique à la pointe du cœur.* — Ce bruit peut se propager aux autres orifices cardiaques et s'entend parfois avec la plus grande netteté au niveau de l'artère pulmonaire. Il n'est pas rare de le voir accompagné d'un son systolique. On peut le percevoir parfois sous forme de frémissement cataire. Le deuxième son aortique se distingue par son peu d'intensité.

2° *Dilatation du ventricule droit.* — Lorsque la valvule mitrale est insuffisante, une partie du sang du ventricule reflue, lorsque ce dernier entre en systole, dans l'oreillette gauche. Comme celle-ci reçoit du sang de deux côtés et en emmagasine, outre le sang provenant normalement des veines pulmonaires, celui qui reflue du ventricule, il se produira tout d'abord une dilatation de l'oreillette gauche. Nécessairement ce reflux entrave l'entrée du sang qui vient des veines pulmonaires, et, comme la stase se propage par l'intermédiaire de la circulation pulmonaire jusqu'à l'origine de l'artère pulmonaire, il en résulte fatalement une dilatation du ventricule droit.

3° *Hypertrophie du ventricule droit.* — Elle est due à ce que le ventricule droit fournit un travail exagéré, en raison des obstacles circulatoires créés par l'insuffisance de la valvule mitrale. Elle a pour signes l'augmentation d'intensité du second son pulmonaire, plus rarement l'exagération du soulèvement du choc de la pointe, qui se déplace vers la droite.

IV. Rétrécissement mitral. — Les signes physiques de la sténose mitrale sont les suivants :

1° *Souffle présystolique à la pointe.* — Très souvent ce bruit se perçoit sous forme de frémissement cataire. Dans beaucoup de cas il y a vraiment, quoi qu'on en ait dit, un souffle diastolique à la pointe qui se prolonge dans le grand silence et se confond avec le souffle présystolique.

En outre, il existe à la base un dédoublement du ton diastolique, dû au défaut d'isochronisme du claquement des sigmoïdes droites et gauches.

2° *Dilatation du ventricule droit.* — Par suite de la sténose, l'écoulement du sang des veines pulmonaires rencontre un obstacle, dont les effets rétroactifs se propagent à travers les veines pulmonaires, les capillaires du poumon et l'artère pulmonaire jusqu'au ventricule droit, dont ils provoquent la dilatation.

3° *Hypertrophie du ventricule droit.* — Cette lésion est la conséquence nécessaire de l'obligation où se trouve le ventricule de vaincre la résistance qu'il rencontre. Elle se traduit moins souvent par le renforcement du choc de la pointe que par l'augmentation d'intensité du deuxième son pulmonaire.

V. Sténose de l'orifice de l'artère pulmonaire. — Cette sténose se traduit par les modifications suivantes :

1° *Souffle systolique au niveau de l'artère pulmonaire.* — Ce bruit est ordinairement très intense, propagé au loin et perceptible à la palpation sous forme de frémissement cataire. Le deuxième son manque ou est très faible.

2° *Hypertrophie du ventricule droit.* — Elle est la conséquence de la résistance anormale que la sténose suscite au ventricule droit. Ces deux signes accompagnent presque toujours une *cyanose très prononcée.*

VI. Insuffisance des valvules de l'artère pulmonaire. — Dans cette lésion, les signes physiques sont les suivants :

1° *Souffle diastolique au niveau de l'artère pulmonaire.* — On le perçoit quelquefois à la palpation sous forme de frémissement cataire ; ce souffle peut se propager vers la pointe et dans les artères du cou.

2° *Dilatation du ventricule droit.* — Elle résulte de ce que, par suite de l'insuffisance valvulaire, une partie du sang reflue de l'artère pulmonaire dans le ventricule droit en diastole.

3° *Hypertrophie du ventricule droit.* — Elle provient de ce qu'à chaque systole le ventricule droit se trouve dans l'obligation de mettre en mouvement non seulement la quantité de sang normale, mais encore celui de la régurgitation.

VII. Rétrécissement tricuspidien. — La sténose de l'orifice auriculo-ventriculaire droit est une lésion très rare et ne se présente guère isolée. Les signes physiques que nous pouvons en donner sont donc surtout théoriques.

1° Un *souffle présystolique* au niveau de la valvule tricuspide. Le son pulmonaire diastolique sera très faible, l'artère pulmonaire étant suffisamment remplie.

2° *Dilatation de l'oreillette droite.* — Elle est provoquée par la stase sanguine et se manifeste à la percussion par l'augmentation en surface vers la droite de la matité cardiaque.

VIII. Insuffisance tricuspidienne. — 1° *Souffle systolique au niveau de la valvule tricuspide.* — Les sons de l'artère pulmonaire sont ordinairement très faibles.

2° *Dilatation de l'oreillette droite.* — Elle est due à ce que l'oreillette droite est obligée de recevoir, outre le sang des veines caves, celui qui, au moment de la systole, reflue du ventricule droit dans l'oreillette.

3° *Pouls veineux jugulaire* et *pouls veineux hépatique.*

CHAPITRE X

EXAMEN DU SANG

Dans ces dernières années, on s'est adonné de nouveau et avec ardeur à l'étude du sang. Il va sans dire que nous ne pouvons prendre en considération que ce qui, hors de toute contestation, intéresse le diagnostic. On fera bien de commencer l'examen du sang en s'enquérant de son aspect macroscopique.

1. — Propriétés macroscopiques du sang.

En clinique, on ne dispose ordinairement que d'une très petite quantité de sang, souvent de quelques gouttes seulement, que l'on obtient à l'aide d'une petite plaie faite à dessein par piqûre, section, ou à l'aide de ventouses. Aussi les changements dans les propriétés macroscopiques du sang ne fournissent-ils guère de résultats bien notables au point de vue du diagnostic. Dans les *anémies graves*, le sang s'écoulant d'une piqûre frappe assez souvent par son aspect rose pâle presque séreux, tandis que, en cas de *stase veineuse* et de *frisson fébrile*, sa couleur est rouge noir ; le sang est, pour ainsi dire, hyperveineux. Les *intoxications* provoquent assez souvent des changements dans la coloration du sang. Dans l'*empoisonnement par l'oxyde de carbone*, le sang se distingue par sa teinte d'un rouge très vif, rouge cerise, tandis que dans les empoisonnements par le *chlorure de potassium*, le *nitrobenzol*, le *nitrite d'amyle*, les *composés d'aniline* et les *morilles* il prend, par suite de la présence de méthémoglobine, une teinte brunâtre. Dans l'*anémie pernicieuse*, le sang brunâtre serait, d'après Gusserow, couleur café. Au cours de la *leucémie*, le sang a présenté souvent une couleur brunâtre ou de levure ; après coagulation il se formait, à la surface, des taches ou des stries grises constituées par des leucocytes agglomérés.

Le sang se distingue parfois par sa richesse en graisse (*lipémie*) ; c'est ce que l'on observe chez les obèses, les alcooliques et les diabétiques.

Dans l'*hémoglobinurie*, le *plasma sanguin* subit des changements très importants. L'élimination par l'urine d'hémoglobine libre est précédée d'une dissolution dans le sang des corpuscules rouges (hémoglobinémie). Pour s'en convaincre, le sang obtenu à l'aide d'une ventouse sera recueilli dans un vase de verre bien propre et laissé au repos pendant un certain laps de temps, dans un endroit frais. L'hémoglobinémie se reconnaîtra à ce que, après coagulation, le sérum sanguin surnageant le caillot sera coloré non en jaune, mais en rouge rubis.

Il résulte des recherches d'Ehrlich que, dans l'hémoglobinurie paroxystique, les corpuscules rouges sont très sensibles à l'action du froid. Ayant plongé dans de l'eau glacée la phalangette d'un doigt enserrée par un lien, il s'assura que les globules rouges se dissolvent (présence d'hémoglobine libre dans le sang, apparition de globules extrêmement pâles, etc.). Le sang des syphilitiques se comporte de la même manière envers le froid (Murri et Vitali).

Si l'on dispose de sang en plus grande quantité (par exemple, sang retiré par saignée ou provenant d'une épistaxis), on recourra avec avantage à la méthode de Welcker (Blutsedimentirungsmethode). Voici en quoi elle consiste : le sang recueilli dans une éprouvette cylindrique, on le laissera déposer ; la couche inférieure sera composée de globules rouges ; la couche intermédiaire mince contient des leucocytes, et la couche supérieure sera formée par le plasma.

En cas de diminution des globules rouges, comme par exemple dans l'anémie pernicieuse, on sera frappé par le peu de hauteur de la couche inférieure. Quant à la couche moyenne, elle atteint une épaisseur considérable dans toutes les affections où, comme, par exemple, dans la leucémie, le nombre des leucocytes est augmenté.

Dans ses derniers temps, C. Vierordt a étudié la *rapidité de la coagulation du sang* à l'état normal et pathologique ; il est arrivé au chiffre de 9,28 minutes pour les sujets bien portants. Il en constata l'accélération dans les troubles chroniques de la nutrition (phtisie pulmonaire, scorbut, leucémie splénique) ; et dans ces cas l'amélioration de la nutrition amenait également un retard de la coagulation.

Ce qui frappe dans l'*hémophilie*, c'est l'état lâche des caillots sanguins (Lossen). N'est-ce pas à cette cause qu'est due en partie la tendance à des hémorragies incoercibles ?

Le dosage de l'hémoglobine joue un rôle très important dans l'examen du sang (1).

---

(1) L'examen macroscopique du sang comprend plusieurs parties, dont l'utilité a été surtout mise en lumière par les travaux de M. le professeur Hayem et de ses élèves : 1° l'examen du sang complet ; 2° l'examen du caillot et du sérum sanguin.

Le sang, obtenu par piqûre, doit être recueilli dans une petite éprouvette ; il ne faut se servir ni de ventouses scarifiées, ni de seringue, dont l'emploi peut fausser les résultats. Dans ces conditions, on peut observer :

A. SANG COMPLET. — La *facilité* plus ou moins grande de l'écoulement ; 2° *la couleur* ; 3° *la réaction* au papier de tournesol, normalement alcaline ; 4° *la densité*. Ces différentes recherches se font peu en clinique et ont beaucoup moins d'importance pratique que les suivantes :

B. CAILLOT ET SÉRUM. — Cet examen comprend l'étude de :

1° *La coagulabilité du sang*, qui est conservée normale dans presque tous les états pathologiques. Lenoble n'a noté le retard de la coagulation que dans l'hémophilie ; elle est avancée dans les infections, d'après cet auteur. Normalement la coagulation apparaît en moyenne 25 minutes après la chute de la première goutte de sang (Lenoble) ; 10 à 20 minutes, d'après M. Hayem ;

2° *Le caillot* se rétracte, à l'état normal, pendant que le sérum transsude. La non-rétractilité du caillot s'observe dans l'anémie pernicieuse progressive protopathique (Hayem) ; dans les purpuras hémorragiques primitifs, où la non-rétractilité est d'autant plus accusée que la maladie est plus grave (Bensaude, Apert, Lenoble) ; dans ces états morbides, la non-rétractilité du caillot s'accompagne de la rareté des hématoblastes. Dans les purpuras secondaires, à petites hémorragies, ce phénomène est absent (Bensaude), ou seulement inconstant et peu marqué (Lenoble). Enfin on observe l'irrétractilité intermittente dans les infections profondes (Lenoble).

Le caillot doit encore être examiné au point de vue de sa forme, de sa couleur, de sa consistance.

Enfin on voit quelquefois la redissolution du caillot, surtout en cas de caillot non rétractile (Danlos), dans certaines infections profondes qui s'accompagnent de cet état et d'un sérum laqué (Lenoble) ;

3° *Le sérum* doit être examiné aux points de vue suivants :

a) *L'abondance* ;

b) *La réaction*. Normalement alcaline, cette réaction est presque toujours conservée à l'état pathologique ;

c) *La couleur*. Normalement jaune verdâtre, elle est plus pâle et fluorescente dans les anémies. La fluorescence s'accuse en cas d'urobilinémie et devient extrême lorsque le sérum contient à la fois de l'urobiline et des pigments biliaires (Lenoble). Dans l'ictère, la couleur est jaune verdâtre, et on constate en outre la réaction de Gmelin (V. Ictère). Enfin le sérum est dit laqué lorsqu'il présente une coloration variant du rose clair au rouge cerise. Le sérum laqué peut s'observer à la suite de circonstances accidentelles (récolte du sang par des ventouses ; température élevée de la salle, etc.). A l'état pathologique, il témoigne de la dissolution de l'hémoglobine dans le sérum. On l'observe dans les hémoglobinuries et dans l'hémoglobinémie qui surviennent au cours de certaines infections et intoxications ;

d) *La transparence* caractérise l'état normal. On peut quelquefois observer un aspect dit opalescent ou lactescent tout à fait spécial. Cet aspect est dû à la présence soit de corpuscules de graisse, soit de granulations albuminoïdes, soit encore d'un grand nombre de leucocytes ; dans ce dernier cas, le sérum se prend en gelée sous l'influence de l'éther (Lenoble). La signification de ce phénomène est encore très obscure ; il peut s'observer dans certaines circonstances physiologiques et pathologiques et n'est pas fréquent, quoi qu'on en ait dit, chez les sujets dont les reins sont lésés ;

e) *La spectroscopie* ;

f) *La cryoscopie*.

Ces deux ordres de recherches seront étudiés plus loin.

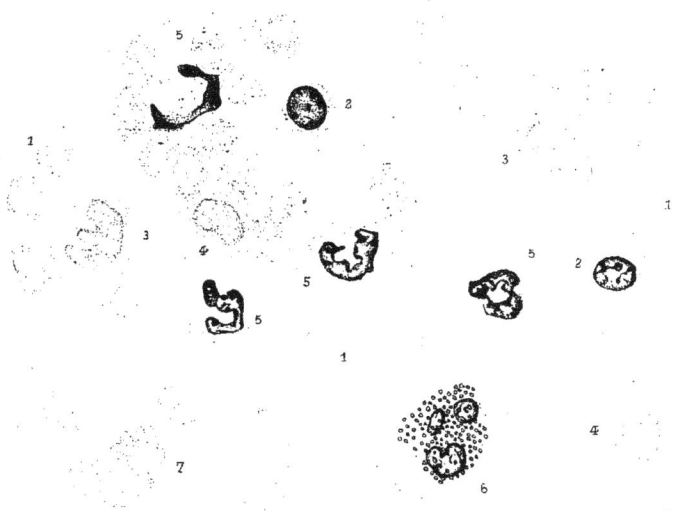

SANG NORMAL (*Coloration à l'hématéine-éosine*).

1. Globules rouges.
2. Lymphocytes.
3. Gros leucocyte mononucléaire.
4. Leucocyte mononucléaire moyen.

5. Leucocyte polynucléaire.
6. Leucocyte polynucléaire à granulations acidophiles.
7. Mastzelle

G.Steinheil, Éditeur.

Imp. Monrocq _ Paris

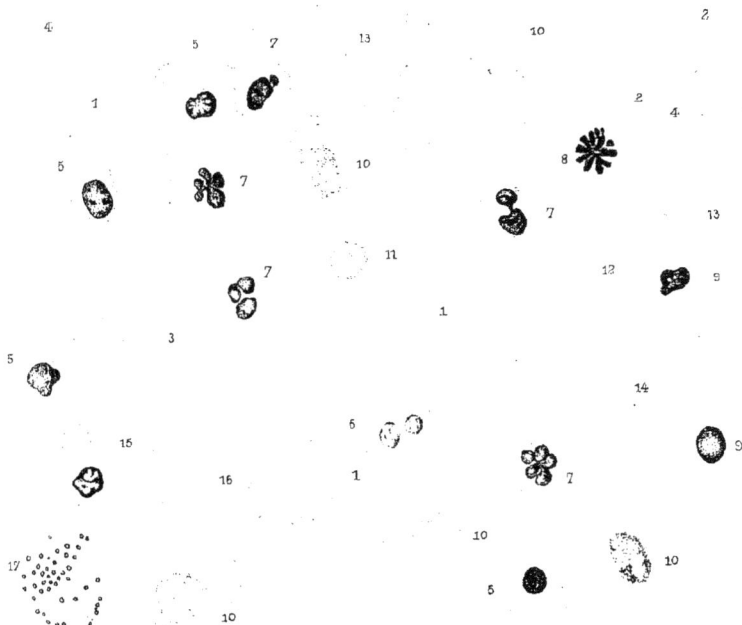

ANÉMIE PERNICIEUSE PROGRESSIVE *(hématéine-éosine)*.

1. Hématies décolorées.
2. Microcytes.
3. Macrocytes.
4. Poïkilocytes.
5. Normoblastes à noyau régulier.
6. Normoblastes à noyau bilobé.
7. Normoblastes à noyau irrégulier.
8. Normoblastes en karyokinèse.
9. Noyau d'hématie nucléée expulsé.
10. Mégaloblastes.
11. Lymphocytes.
12. Gros leucocyte mononucléaire.
13. Leucocyte mononucléaire moyen.
14. Leucocyte polynucléaire à noyau très divisé.
15. Leucocyte polynucléaire à protoplasma chargé d'hémoglobine.
16. Forme intermédiaire.
17. Leucocyte polynucléaire à granulations acidophiles rares.

G. Steinheil, Éditeur.

Imp. Monrocq. Paris

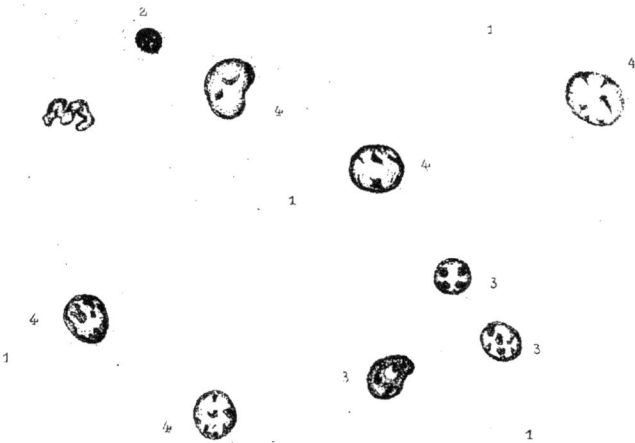

LEUCÉMIE LYMPHOIDE (*hématéine-éosine*).

1. Hématies
2. Hématie nucléée (normoblaste).
3. Lymphocyte.

4. Leucocyte mononucléaire moyen.
5. Leucocyte polynucléaire.

G. Steinheil, Editeur.

Imp. Monrocq _ Paris.

LEUCÉMIE MYÉLOÏDE (*hématéine-éosine*).

1. Hématies.
2. Normoblastes.
3. Microblastes.
4. Hématie nucléée en karyokinèse.
5. Lymphocyte.
6. Gros leucocyte mononucléaire (myélocytes neutrophiles probables).
7. Leucocyte mononucléaire.
8. Formes de transition.
9. Leucocyte polynucléaire.
10. Leucocyte en karyokinèse.
11. Gros leucocyte mononucléaire (myélocyte probable) en karyolyse.
12. Leucocyte polynucléaire à granulations acidophiles.
13. Formes de transition.
14. Gros myélocyte à granulations acidophiles.
15. Petit myélocyte acidophile.
16. Mégaloblaste.

G. Steinheil, Éditeur.

Imp. Monrocq – Paris.

2. — Dosage de l'hémoglobine.

C'est seulement le dosage de l'hémoglobine du sang qui donne au

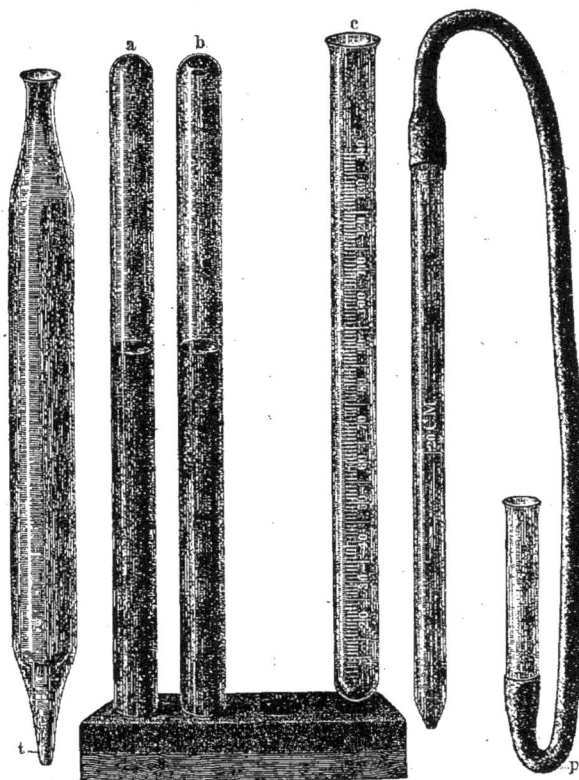

Fig. 158. — Hémoglobinomètre de Gowers. Grandeur naturelle.
p, Pipette de mensuration ; — *t*, Pipette compte-gouttes ; — *a* et *b*, Tubes de comparaison ; —
c, Vase à mélange gradué.

médecin le droit de se prononcer catégoriquement sur l'existence d'une

anémie et son intensité. Nous recommandons dans ce but l'hémoglobinomètre de Gowers. Cet appareil fonctionne avec une exactitude telle que,
d'après nos observations personnelles, il peut être employé au lit du
malade à l'exclusion de tous les autres appareils plus coûteux, y compris
l'hémomètre de Fleischl ; à plus forte raison son usage permet de se
passer des spectroscopes.

L'*hémoglobinomètre de Gowers* (fig. 158) consiste en une pipette de
mensuration (*p*), en une pipette compte-gouttes (*l*), en deux tubes de
comparaison remplis d'un mélange de glycérine, de carmin et d'acide
picrique (*a* et *b*) et, enfin, d'un vase à mélange gradué (*c*). Les tubes *a*,
b et *c* peuvent être fixés dans une plaque de liège.

Quant à la mesure de l'hémoglobine, voici comment elle s'opère : on
nettoie une extrémité digitale et on y fait une légère incision avec une
aiguille de Francke (V. p. 510) ou un bistouri. Avec la pipette de mensuration (*p*) on aspire le sang jusqu'au niveau d'une division marquée très
visiblement, ce qui correspond à peu près à 20 centimètres de sang. Puis
on chasse le sang dans le vase à mélange gradué, au fond duquel on a
versé préalablement un peu d'eau. A l'aide de la pipette compte-gouttes,
on ajoute de l'eau jusqu'à ce que la coloration devienne identique, si on
opère de jour, à celle du tube *a*, et la nuit à celle du tube *b*. Pour distinguer les deux tubes, le tube diurne est marqué d'une tache blanche, le
nocturne d'une tache noire. Si dans le vase à mélange gradué, la solution hématique se trouvait, par exemple, à la hauteur de la division 50,
cela voudrait dire que le contenu en hémoglobine du sang examiné n'est
que de 50 p. 100 de celui d'un sang normal. Toute l'opération est
terminée en quelques minutes.

La diminution dans la richesse de l'hémoglobine (*oligochromémie*) est
naturellement d'autant plus prononcée que l'anémie est plus grave. C'est
ainsi que dans l'anémie pernicieuse progressive j'ai vu le taux de l'hémoglobine tombé à 8 p. 100 de son chiffre normal. Le dosage de l'hémoglobine peut aussi être utilisé pour le diagnostic d'autres affections. Un de
mes anciens assistants, le docteur Häberlin, s'assura que, en cas de
cancer de l'estomac soupçonné, l'existence du cancer devient bien improbable du moment que le taux de l'hémoglobine est supérieur à 60 p. 100
du chiffre normal.

Dans la majorité des cas, le dosage de l'hémoglobine est essentiellement corroboré par la numération des globules rouges du sang (1).

---

(1) En France, deux méthodes sont en usage pour doser l'hémoglobine du sang : l'héma-
tospectroscopie de Hénocque, et l'hémochromométrie de Hayem. La première consiste à introduire une goutte de sang, par capillarité, entre deux lames de verre, dont l'écartement augmente d'une extrémité à l'autre de l'instrument qu'elles constituent. En observant avec un
petit spectroscope cette mince couche de sang, on note le point où apparaissent les raies de
l'oxyhémoglobine. Ce point, marqué par la graduation des lames de verre, indique l'épaisseur
de la couche de sang nécessaire pour faire apparaître le spectre. Une table de concordance
donne la quantité d'hémoglobine correspondant à cette épaisseur (V. F. BEZANÇON et M. LABBÉ,
Traité d'hématologie, Paris, 1904, p. 252.

L'hémochromométrie se rapproche, dans son principe, de la méthode de Gowers. Deux petites cuvettes de verre sont collées côte à côte sur une plaque de verre, et on y verse de l'eau distillée ; dans l'une d'elles, on introduit en outre une quantité connue du sang à examiner, et l'on fait passer au-dessous de l'autre une série de rondelles colorées dans la gamme du rouge, constituant une échelle colorimétrique. Quand la teinte est identique dans les deux cuvettes, on note le titre de la solution de sang qui correspond à la rondelle équivalente à la dilution examinée. On a ainsi le moyen de calculer : 1° la quantité d'hémoglobine contenue dans 1 millimètre cube de sang, ou *richesse globulaire*, R. : 5.000.000, à l'état normal ; 2° la quantité d'hémoglobine contenue dans chaque globule, ou *valeur globulaire*, G. : 1, à l'état normal.

3. — Numération des globules rouges.

Le nombre des globules rouges du sang (érythrocytes) peut être évalué à 5.000.000 par millimètre cube chez l'homme sain et à 4.000.000 chez la femme bien portante. Cela établi, il est facile de reconnaître les cas d'augmentation ou de diminution des globules rouges.

L'*augmentation des globules sanguins rouges* (*polycytémie, hyperglobulie*) se rencontre en cas de *stase et d'épaississement du sang* consécutifs à des sueurs et à des diarrhées profuses. J'ai également observé l'augmentation des érythrocytes dans l'empoisonnement par le *dinitrobenzol*. On a fait remarquer à plusieurs reprises (Banholzer, entre autres, l'a noté dans mon service) que, en cas de *cyanose congénitale*, le nombre des érythrocytes augmente considérablement et que, en même temps, la richesse du sang en hémoglobine s'élève notablement. Il faut ajouter encore que le *séjour dans les montagnes* augmente rapidement le nombre des globules rouges et la quantité d'hémoglobine (Viault, Egger, Wolf et Kœppe, Mercier, Miescher).

La *diminution des globules rouges* (*oligocythémie*) est propre à la chlorose et à tous les états d'anémie. Le degré de la diminution dépend de l'intensité de la maladie causale. Dans un cas d'anémie pernicieuse progressive, j'ai vu le nombre des globules rouges tombé à 500.000 par centimètre cube, et Quincke rapporte même un cas de la même affection où il n'a trouvé que 140.000 globules rouges par centimètre cube de sang.

En général, le nombre des globules rouges et la richesse en hémoglobine diminuent à peu près parallèlement. Des exceptions à cette règle ont été constatées dans la chlorose et l'anémie pernicieuse progressive. Au début de la chlorose, la teneur du sang en hémoglobine s'abaisserait plus rapidement que le nombre des globules rouges ; au contraire, dans l'anémie pernicieuse progressive, la diminution des globules rouges marcherait plus vite que celle de la teneur en hémoglobine, de sorte que chaque globule rouge pris isolément a son taux d'hémoglobine considérablement élevé (1). Des recherches personnelles très étendues nous per-

---

(1) L'augmentation de la richesse des globules rouges en hémoglobine se rencontre dans l'anémie pernicieuse progressive au même titre que dans toutes les autres anémies intenses ou extrêmes, quelle qu'en soit l'origine. Cette augmentation dépend du nombre des globules géants et du rapport qui existe entre ce nombre et celui des petits globules.

mettent d'indiquer que ces prétendues règles souffrent de nombreuses exceptions.

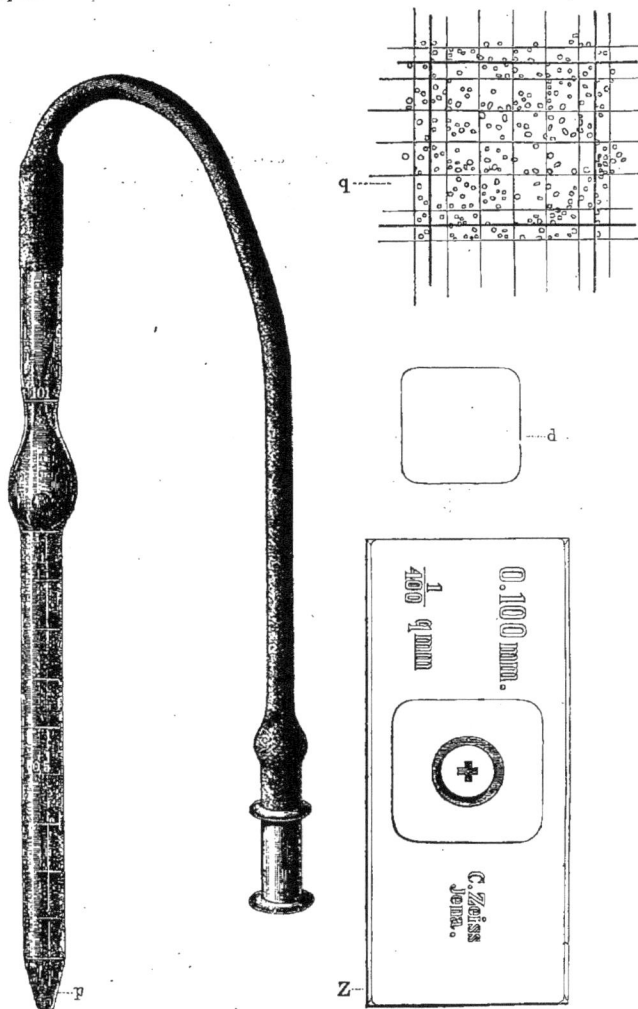

FIG. 159. — Appareil de THOMA-ABBE-ZEISS pour la numération des hématies.

p, Pipette à mélange; — Z, Chambre de numération; — d, Lamelle obturatrice, grandeur naturelle; — q, Division quadrillée du plancher de la chambre de numération, avec un grossissement de 90 diamètres.

On a construit un grand nombre d'appareils pour effectuer la numération des globules rouges. Mais, à l'heure qu'il est, c'est à peu près exclusivement de l'appareil de Thoma-Abbe-Zeiss que l'on se sert.

D'ailleurs, le principe de tous ces appareils est le même : diluer autant que possible une petite quantité de sang facile à déterminer, porter sous le microscope une petite portion de la dilution mesurée aussi exactement que possible et faire le compte des globules sanguins qu'elle renferme.

L'appareil de Thoma-Abbe-Zeiss est constitué par trois éléments : une pipette graduée (vase à mélange) (fig. 159), une chambre de numération Z et une lame obturante (d) à faces planes taillées pour la chambre de numération. Pour se servir de l'appareil, on nettoie avec soin l'extrémité d'un doigt du sujet à examiner et on la pique avec une aiguille lancéolée. Puis on plonge l'extrémité de la pipette dans la gouttelette de sang qui vient sourdre de la piqûre, et on aspire à l'aide du tube en caoutchouc fixé à l'autre bout jusqu'à la subdivision 0,5 ou jusqu'à la division 1. A ce moment on enlève à l'aide d'un linge le sang attaché extérieurement à l'extrémité de la pipette et on aspire une solution de chlorure de sodium à 3 p. 100, filtrée, jusqu'à ce que le mélange ait atteint la subdivision 101 située au-dessus du renflement de l'instrument. Puis on ferme avec le doigt l'extrémité de la pipette et on agite le liquide ; la régularité du mélange est considérablement favorisée par une petite sphère en verre placée dans l'ampoule de la pipette. Si au début on n'a fait monter le sang que jusqu'à la subdivision 0,5, le mélange est dans la proportion de 1 p. 200 ; si au contraire le sang est arrivé jusqu'à la division 1, la dilution est 1 p. 100 seulement.

Une fois que le mélange et la dilution sont terminés, on chasse, en soufflant dans le tube en caoutchouc, non seulement la solution salée pure qui se trouve encore dans la partie étroite de la pipette, mais encore la moitié environ du contenu de l'ampoule, par conséquent de la mixture hématochlorurée sodique. Puis on nettoie avec un linge l'extrémité de l'instrument et on laisse tomber la première gouttelette qui s'en écoule au milieu de la chambre de numération, pour la recouvrir immédiatement avec une lamelle obturatrice. Pour que les globules rouges puissent bien se déposer sur le fond de la chambre de numération, on place cette dernière pendant quelques minutes sur une table horizontale. Il importe beaucoup que la lamelle obturatrice s'adapte bien aux bords de la chambre de numération, ce qui se reconnaît du reste à la présence entre elle et ces bords d'anneaux colorés de Newton. On n'arrive toutefois à ce résultat que si l'on a préalablement nettoyé avec soin la chambre elle-même et la lamelle obturatrice, et s'il n'existe point de liquide entre cette dernière et les bords de la chambre de numération.

La *chambre de numération* est une lame de verre qui, en son milieu, sur le fond de la chambre proprement dite, présente une division quadrillée gravée, facile à voir au microscope (fig. 159, q). Chaque petit carré a une superficie de 1/400 de millimètre carré, et, comme la distance entre le plancher de la chambre et la face inférieure de la lamelle obturatrice est exactement de 1/10 de millimètre, chaque carré répond à un tube de $1/10 \times 1/400 = 1/4.000$ de millimètre cube. Pour faciliter la numération des divers carrés, chaque 5 centimètres carrés est séparé en deux, dans la série horizontale comme dans la verticale, par un trait. Si des globules rouges se trouvent juste à la limite de plusieurs carrés, on aura soin de ne compter que ceux occupant la limite gauche et supérieure ; sinon on s'expose à compter deux fois les mêmes érythrocytes, en faisant le compte des carrés voisins. On comptera le plus possible de ces carrés (200, si l'on peut) sous un grossissement approprié (de 60 à 90), on notera sur une feuille de papier la somme des globules rouges occupant chaque fois les cinq carrés, et ayant tiré en fin de compte les moyennes de ces sommes partielles, l'on en induira le nombre des globules sanguins contenus dans un centimètre cube de sang. Voici, du reste, un exemple :

La dilution du sang a été de 1 : 100, avec un chiffre de 3.000 hématies pour une moyenne de 200 carrés ;

200 carrés représentent $\dfrac{200}{4000}$ centimètres cubes de mélange, par conséquent dans $\dfrac{200}{4000}$ centimètres cubes de mélange il existe 3.000 hématies,

donc dans 1 centimètre cube de mélange il y a $= \dfrac{3000 \times 4000}{200}$ hématies, ou

dans 1 centim. cube de sang pur non dilué $= \dfrac{100 \times 3000 \times 4000}{200} = 6.000.000$ d'hématies.

La numération terminée, toutes les parties de l'appareil doivent être nettoyées avec le plus grand soin, d'abord avec de l'eau, puis avec de l'alcool, enfin avec de l'éther. On fera en outre passer un courant d'air à travers la pipette (1).

Tout récemment, on a proposé à plusieurs reprises de se faire, d'après le volume des hématies, une idée de leur nombre. Des tubes capillaires sont dans ce but remplis de sang, et on les soumet à la centrifugation. Hedin et plus tard Gärtner ont construit des *hémocrites* semblables. Malgré l'assertion de Niebergall, d'après laquelle les résultats fournis par ces appareils seraient, de par leur exactitude, supérieurs à ceux que donne l'appareil de Thoma-Abbe-Zeiss, je ne puis, d'après mes observations personnelles, que me rallier à l'opinion de Bleibtreu : moi aussi je me suis assuré que les hémocrites constituent des appareils peu recommandables et qu'ils ne peuvent nullement remplacer, pour la numération des hématies, l'appareil décrit plus haut.

Assez souvent il importe de faire la numération non seulement des érythrocytes, mais aussi des leucocytes.

(1) En France, on emploie les hématimètres de Malassez, ou de Hayem-Nachet, construits et fonctionnant d'après les mêmes principes que l'appareil décrit et employé par Eichhorst.

4. — Numération des leucocytes.

Le nombre des globules blancs oscille, chez les sujets bien portants, entre 6.000 à 9.000 par millimètre cube, en d'autres termes on compte un globule blanc pour 555 à 833 globules rouges (1). Même à l'état normal, le nombre des leucocytes est sujet à des oscillations chez un seul et même sujet ; c'est ainsi, par exemple, qu'il s'élève pendant la digestion.

Sous le nom de *leucocytose*, on comprend l'augmentation passagère du nombre des globules blancs ; quant à l'augmentation permanente de ces globules, on l'observe dans une maladie du sang bien définie, à savoir, la *leucémie* (2). Dans cette affection, les leucocytes peuvent tellement aug-

(1) Le rapport entre le nombre des globules blancs et celui des globules rouges varie avec le degré de l'anémie et dépend tout autant de la diminution du nombre des globules rouges que de l'augmentation de celui des globules blancs. Aussi est-il préférable de calculer, non pas ce rapport, mais le nombre même des globules blancs contenus dans le sang.

(2) Avec ce que nous ont appris les travaux de ces dernières années, il paraît actuellement malaisé de déterminer le critérium qui différencie les *leucocytoses* des *leucémies*. On invoquait autrefois le nombre des leucocytes contenus dans le sang : il y avait leucocytose quand ce nombre dépassait 10.000, et leucémie lorsqu'il atteignait des proportions plus considérables, difficiles d'ailleurs à préciser. On invoquait aussi la durée de l'augmentation des leucocytes, comme le fait Eichhorst. Mais on connaît aujourd'hui des leucocytoses permanentes, et où le chiffre des leucocytes est extrèmement accru. Enfin on a vu des faits de leucémie où le chiffre des leucocytes était peu ou pas augmenté.

Puis les recherches qui ont abouti à la différenciation des espèces leucocytaires, que nous retrouverons plus loin, ont donné l'espoir de fournir le critérium désiré : la leucocytose ne comprendrait que l'augmentation du nombre des leucocytes normaux du sang humain ; la leucémie serait caractérisée par la présence dans le sang circulant de formes leucocytaires anormales. Mais cette dernière distinction n'a pas davantage résisté aux travaux ultérieurs ; car il existe, nous le verrons, des maladies infectieuses (la variole, par exemple) dont la leucocytose présente des formes anormales et se traduit par une formule très voisine de celle de certaines leucémies.

Le problème doit peut-être être posé autrement : l'augmentation du nombre des leucocytes normaux et le passage dans le sang de leucocytes anormaux expriment des réactions des organes hématopoiétiques, sollicités par des atteintes morbides diverses : ces organes sont frappés au cours des maladies infectieuses, comme l'ont montré les travaux de Roger et Josué, de Bezançon et Labbé ; ils sont encore frappés au cours d'une maladie spéciale, qui leur est propre sans doute, la leucémie. Dans les deux cas, ces organes réagissent d'une manière différente, suivant la cause provocatrice ; leur réaction aboutit à des modifications quantitatives ou qualitatives de la teneur du sang en leucocytes. Ce sont ces modifications que, provisoirement au moins, il convient de désigner sous le nom générique de *leucocytoses*. Et il faut étudier successivement les diverses leucocytoses que l'on peut rencontrer, en particulier les leucocytoses des maladies infectieuses et les leucocytoses des leucémies. La leucocytose n'est donc qu'un symptôme, fonction de la réaction de certains organes au cours des maladies ; et même au cours des maladies

menter de nombre que non seulement ils ne le cèdent pas aux érythrocytes, mais parfois ils les dépassent même.

La leucocytose est loin d'être toujours et partout un phénomène morbide : il existe aussi une *leucocytose physiologique*. C'est ainsi que le sang des nouveau-nés se distingue par sa richesse en globules blancs : *leucocytose des nouveau-nés*. De même le nombre des globules blancs s'accroît à la suite d'ingestion d'une nourriture abondante (*leucocytose de la digestion*) ; et plus la nourriture est riche en albuminoïdes, plus la leucocytose est accusée. En outre, on sait que la leucocytose a lieu chez les femmes gravides (*leucocytose de la grossesse*). Enfin, la leucocytose peut être provoquée artificiellement par l'emploi des toniques, des stomachiques : *leucocytose médicamenteuse*.

Quant aux *leucocytoses pathologiques*, elles se divisent en *consomptives* (cachectiques, hydrémiques) et en *inflammatoires*.

La *leucocytose cachectique* ou *hydrémique* survient dans tous les états morbides s'accompagnant d'amaigrissement et de débilité. Aussi la rencontre-t-on assez régulièrement en cas de tumeurs malignes.

La *leucocytose inflammatoire* accompagne bon nombre d'affections fébriles infectieuses. D'après *Laehr*, on la rencontre dans la pleurésie, la péricardite, la péritonite, la méningite purulente, l'angine phlegmoneuse, la diphtérie, l'érisypèle et la pneumonie franche, tandis qu'elle fait défaut dans la rougeole, la fièvre récurrente, la fièvre intermittente, le purpura, la scarlatine, la septicémie et la fièvre typhoïde. C'est pourquoi l'on a proposé d'utiliser, pour le diagnostic des cas douteux, la présence ou l'absence de la leucocytose. Ainsi, dans un cas difficile à interpréter, l'existence de la leucocytose plaiderait en faveur de la pneumonie fibrineuse et contre la fièvre typhoïde. Autre exemple : se trouve-t-on en présence de symptômes méningitiques, le manque de leucocytose déciderait en faveur d'une méningite tuberculeuse, tandis que son existence permettrait de diagnostiquer une méningite purulente.

Déjà Müller (1890) s'était assuré que la leucocytose de la digestion fait défaut en cas de *cancer du pylore* et *du duodénum;* plus tard, Schneyer (1895) proposa de se guider, dans le diagnostic différentiel entre l'ulcère rond de l'estomac et le cancer de l'estomac, sur la présence de la leucocytose (ulcère rond) ou son absence (cancer de l'estomac).

Les recherches toutes récentes autoriseraient à attribuer à la leucocytose une *valeur au point de vue du pronostic*, notamment dans la pneumonie fibrineuse. L'absence de la leucocytose assombrirait le pronostic de cette affection (1).

qui atteignent spécialement ces organes, les organes hématopoiétiques, la leucocytose n'en est encore qu'un symptôme, qui, pour être prépondérant et des plus intéressants, n'a peut-être pas cependant une valeur de définition. En un mot, la leucocytose est un symptôme, la leucémie une maladie ; il n'y a donc pas à déliminer ces deux états, qui ne sont pas superposables ; mais, parmi ces symptômes, la leucémie comprend un type particulier de leucocytose.

(1) La précédente note montre que l'étude des différentes leucocytoses ne peut plus se con-

C'est aussi à l'appareil de Thoma-Abbe-Zeiss que l'on a recours pour déterminer le nombre des globules blancs ; seulement l'on se sert d'une autre pipette à mélange, avec laquelle on peut obtenir une dilution du sang à 1/10. Le sang sera dilué non avec une solution salée, mais avec une solution aqueuse d'acide acétique hydraté (1/3 p. 100). Cette solution

tenter de la détermination du nombre de leucocytes contenus dans le sang : elle exige encore la détermination de leurs types morphologiques divers et leur proportion réciproque. La suite de l'exposé de Eichhorst nous force à remettre plus loin la description de ces divers types, leur signification et leur origine, la manière de les compter et leur proportion à l'état normal. Le lecteur fera donc bien de se reporter aux pages et notes ultérieures, consacrées à ce sujet, avant de lire ce qui suit, et qui concerne les leucocytoses des maladies autres que la leucémie.

L'étude de ces leucocytoses a pris dans ces derniers temps, particulièrement en France, un grand développement ; il s'attache en effet à cette étude un double intérêt, théorique et pratique. Théorique : l'étude de la leucocytose d'une maladie permet d'entrevoir certaines des réactions spéciales à cette maladie, les processus physio-pathologiques qu'elle met en œuvre. En effet, il semble y avoir un rapport entre la formule leucocytaire du sang dans les maladies et la nature des réactions leucocytaires locales, qui caractérisent les lésions de ces maladies (Achard et Loeper). Etant donné tout ce que nous savons du rôle des leucocytes dans la défense de l'organisme contre les infections et de leur rôle dans la nutrition, l'étude des leucocytoses renseigne sur les modes réactionnels différents qu'emploie l'organisme pour résister aux maladies. Mais, comme chaque maladie provoque un processus de réaction leucocytaire spécial, il en résulte que l'étude de cette réaction peut permettre, dans une certaine mesure, de reconnaître cette maladie ; et comme cette réaction représente une partie de la lutte qui se livre entre l'organisme et la maladie, il en résulte qu'elle pourra annoncer, dans certains cas, la victoire ou la défaite. D'où l'intérêt pratique de ces études, qui fournissent un moyen de diagnostic et de pronostic. Toutefois, il n'en faut pas exagérer la portée : la leucocytose n'est qu'un symptôme ; et, tant au point de vue diagnostique qu'au point de vue pronostique, ce symptôme n'a qu'une valeur relative et nullement pathognomonique. Il vient s'ajouter aux autres symptômes déjà connus, et il convient, pour chaque maladie, d'en préciser la signification. C'est ce que nous allons faire rapidement, en laissant de côté les leucocytoses physiologiques.

Pneumonie. — Augmentation du nombre des leucocytes très marquée, débutant un peu après le frisson, persistant pendant toute la période d'état, se terminant avec la chute de la température. Cette augmentation porte surtout sur les polynucléaires neutrophiles ; lorsque cette polynucléose survit à la chute thermique, il faut craindre une complication ou même une terminaison fatale. Dans les cas à issue favorable, au contraire, les polynucléaires reviennent au taux normal ; les éosinophiles, qui avaient disparu au cours de la maladie, font retour. Les mononucléaires sont diminués d'une manière absolue ou seulement relative. Dans les pneumonies graves, il y a en général leucopénie (diminution du nombre des leucocytes). Telles sont les données fondamentales de la formule leucocytaire de la pneumonie, sur lesquelles tous les auteurs soient à peu près d'accord.

Erysipèle (Chantemesse et Rey). — Leucocytose assez abondante et concordante avec la courbe thermique ; la chute leucocytaire précédant habituellement la chute thermique, la persistance de la leucocytose fait craindre une rechute ou une complication. Dans les cas bénins, les polynucléaires diminuent jusqu'à la guérison, et les lymphocytes augmentent parallèlement ; ces caractères sont encore plus marqués chez l'enfant que chez l'adulte, et atténués chez le vieillard, où la polynucléose est constante. La guérison, annoncée par la chute des polynucléaires et l'apparition des éosinophiles, absents pendant la période d'état, est confirmée par lymphocytose.

Fièvre typhoïde. — Les opinions diverses émises par les auteurs, dues sans doute à la variabilité des cas, font que les applications au diagnostic et au pronostic doivent être réservées. Le fait qui domine est la leucopénie pendant la période d'état, à laquelle succède avant ou avec la convalescence le relèvement du nombre des leucocytes. La plupart des auteurs ont constaté plutôt la lymphocytose pendant la période fébrile ; la polynucléose a été affirmée par Courmont

détruisant les hématies, les leucocytes se dessinent avec plus de netteté. On fera bien d'additionner la solution d'un peu de violet de gentiane : les leucocytes colorés par le violet de gentiane deviennent encore plus per-

et Barbaroux d'une part, Stiénon d'autre part ; à coup sûr, vers la fin de la maladie, les lymphocytes prédominent, puis les éosinophiles apparaissent.

Méningites aiguës non tuberculeuses. — Leucocytose constituée surtout par des polynucléaires neutrophiles ; marche de la réaction leucocytaire peu étudiée.

Rhumatisme articulaire aigu et rhumatismes infectieux, en particulier rhumatisme blennorrhagique. — Leucocytose assez marquée pendant la période fébrile, constituée par de la polynucléose ; éosinophile à la fin de la maladie. Formule à peu près uniforme pour ses diverses arthropathies infectieuses (Achard et Loeper).

Zona idiopathique. — Leucocytose moyenne et progressive jusqu'à la suppuration des vésicules ; à ce moment, chute de la leucocytose, qui reparaît avec la desquamation et la dessiccation, après lesquelles (deux semaines) l'état normal se rétablit. Cette leucocytose est constituée surtout aux dépens des polynucléaires neutrophiles et éosinophiles, qui se retrouvent également dans le liquide des vésicules ; pas de myélocytes (Sabrazès et Mathis).

Rougeole. — Pas de leucocytose, et même leucopénie. Quantité accrue des grands mononucléaires. Pas grande valeur diagnostique.

Scarlatine. — Leucocytose assez marquée, surtout aux dépens des polynucléaires neutrophiles et éosinophiles. Formule encore incomplètement établie.

Variole (Courmont et Montagard, Em. Weil). — La formule hémo-leucocytaire, très spéciale, est très intéressante au point de vue théorique et d'un grand secours pour le diagnostic ; elle offre une grande analogie avec celle de la leucémie myélogène. La leucocytose survient dès le début et atteint son maximum à la vésiculation ; elle ne diminue qu'après la pustulation ; une chute brusque antérieure est d'un mauvais pronostic ; dans les formes hémorragiques, la leucocytose est moins accentuée. Cette leucocytose est caractérisée par la présence d'un grand nombre de mononucléaires, normaux et anormaux, parmi lesquels des myélocytes, principalement neutrophiles, des myélocytes basophiles et acidophiles moins nombreux ; des formes d'irritation de Türck ; des formes intermédiaires entre mono et polynucléaires. Aucune maladie infectieuse ne reproduit cette formule, que caractérise une mononucléose, constituée par une grande variété de formes anormales, d'origine myélogène. Seule *la varicelle* possède une formule qui se rapproche de la précédente.

Vaccine (Roger et Em. Weil ; Enriquez et Sicard). — Leucocytose variable, portant surtout sur les petits et moyens mononucléaires, chez l'enfant vacciné pour la première fois ; sur les polynucléaires neutrophiles, chez l'adulte déjà vacciné. Pas de formes myélocytaires, dans le plus grand nombre des cas.

Diphtérie. — Pas de leucocytose globale, mais augmentation relative du nombre des polynucléaires neutrophiles. Cette polynucléose est indépendante de la fièvre et tombe avec la convalescence. Lorsqu'elle n'existe pas, le pronostic est sombre, surtout s'il existe des formes intermédiaires entre mono et polynucléaires (Besredka). L'immunisation des animaux entraîne une polynucléose analogue, d'après Besredka ; elle peut s'établir sans polynucléose, d'après Nicolas et Courmont.

Coqueluche. — Leucocytose assez marquée, portant surtout sur les lymphocytes (H. Meunier).

Tuberculose. — Les recherches, encore peu avancées sur ce sujet, semblent donner une part prépondérante à la lymphocytose, mais ne peuvent encore être utilisées pour le diagnostic. Mêmes observations sont applicables à la *syphilis.*

Paludisme. — Le chiffre des leucocytes s'élève brusquement avec le début de l'accès intermittent ; il s'abaisse au-dessous de la normale au stade de chaleur ou à la fin de l'accès ; la leucocytose est une lymphocytose très accentuée (Vincent, Billet).

Fièvre récurrente. — Même marche cyclique de l'hyperleucocytose pendant l'accès fébrile ; mais celle-ci est constituée par les polynucléaires neutrophiles surtout.

Abcès du foie. — Leucocytose très marquée, portant sur les polynucléaires neutrophiles ; ce caractère du sang a permis dans plusieurs cas à Boinet de diagnostiquer des abcès tropicaux

ceptibles à la vue. Si le nombre des leucocytes est très considérable, le même manuel opératoire sera pratiqué que pour la numération des hématies. C'est ce que l'on fait en cas de leucémie. Dans d'autres cas, suivant le conseil donné par Thoma, tout le champ visuel sera utilisé pour la numération des leucocytes. Voici comment l'on opère : le tube du microscope sera orienté de sorte que le champ visuel soit limité à droite et à gauche par un trait de division. Supposons que le diamètre du champ visuel traverse exactement 10 carrés ; comme chaque carré est large de 1/20 millimètre, le diamètre du champ visuel égalera 10 $\times$ 1/20 millimètre, et le demi diamètre $= 5 \times$ 1/20 millimètre. La surface d'un cercle se déterminant d'après la formule $= r^2\pi$, la surface du champ visuel égalera $(5/20)^2\ \pi$ millimètres carrés. La hauteur de la chambre de numération étant de 1/10 millimètre, le volume de la chambre de numération occupant tout le champ visuel sera égal à 1/10 $\times$ $(5/20)^2\ \pi$ millimètres cubes. Supposons que le champ visuel contienne B leucocytes, nous saurons alors que 1/10 $\times$ $(5/20)^2\ \pi$ millimètres cubes du sang dilué contiennent B leucocytes. La dilution du sang étant à 1 : 10, le nombre de leucocytes contenus dans le sang non dilué sera obtenu en multipliant par 10 le nombre de globules blancs du sang dilué. Nous aurons donc les équations que voici :

Dans 1/10 $(5/20)^2\ \pi$ millim. cubes de sang, il y a 10 B.
— $(5/20)^2\ \pi$ —   —   100 B.
—   25/400 π —   —   100 B.
—   25/400   —   ,   — π. 100 B.
—   25   —   —   400 π. 100 B.

—   1 millim. cube il y a $\dfrac{400.\ \pi\ 100\ B}{25} = \pi\ 400.4.\ B = \pi.\ 1600\ B$,

π étant égal à 3,1416.

Pour que le résultat de la numération soit aussi exact que possible, on

d'autres affections des pays chauds. Les autres affections tropicales du foie (fièvre bilieuse, ictère, congestion et hépatite) ne s'accompagnent que d'une leucocytose modérée, d'après Maurel.

Ictères. — D'après Achard et Loeper, la formule hémo-leucocytaire est très différente suivant la cause de l'ictère.

Colique hépatique. — Leucopénie, hypopolynucléose.

Ictère catarrhal. — Leucocytose polynucléaire légère au début, suivie rapidement de leucopénie avec inversion de la formule (mononucléose et quelques formes myélocytaires).

Hépatites aiguës et angiocholites. — Leucocytose polynucléaire.

Cancer du foie. — Même formule, mais avec des variations.

Hépatites chroniques. — Leucocytose normale ou abaissée, avec prédominance des mononucléaires.

Cirrhose de Hanot (Hanot et Meunier). — Leucocytose polynucléaire modérée.

Intoxications. — D'après Achard et Loeper, les intoxications aiguës (alcool, plomb, mercure, morphine, antipyrine, éther) entraînent la leucocytose et la polynucléose ; ces mêmes intoxications chroniques, la leucopénie avec hypopolynucléose, pouvant aller jusqu'à l'inversion de la formule.

Cancer. — Leucocytose très marquée (Hayem). Elle est inconstante d'après Achard et Loeper ;

fera bien de compter, comme nous venons de l'indiquer, 15 champ visuels consécutifs et d'en prendre la moyenne (1).

Outre les hématies et les leucocytes, le sang contient encore d'autres éléments globulaires, les *plaquettes du sang*. Actuellement, nous savons très peu de chose sur leur rapport numérique. Bizzozero, qui découvrit les plaquettes du sang (2), affirme que, à l'état normal, l'on compte une plaquette de sang pour 24,8 globules rouges. D'après Muir, 1 millimètre cube de sang normal contient 200.000 à 250.000 plaquettes de sang. Dans un cas de purpura, leur nombre aurait diminué (Denys). Le nombre des plaquettes de sang diminuerait aussi en cas de fièvre persistante ; au contraire, il s'accroîtrait dans les anémies, à la suite des pertes de sang, et dans la leucémie (Affanassiew, Pruss, Fusari). Quelques empoisonnements (acide pyrogallique, glycérine) abaisseraient également le nombre des plaquettes du sang.

elle est constituée par de la polynucléose ; ces auteurs ont observé la mononucléose au cours de cancers squirreux, à évolution lente. Cette leucocytose a été utilisée pour le diagnostic du cancer de l'estomac, notamment.

Toutes ces observations n'ont pas encore une égale valeur séméiologique, et jusqu'à présent leur intérêt théorique dépasse peut-être leur portée pratique.

(1) Pour compter les globules blancs, on a l'habitude, en France, de se servir du même hématimètre que pour les hématies : mais on compte les leucocytes compris non dans un carré, mais dans un champ visuel ; on répète l'opération sur un grand nombre de champs visuels, et on prend la moyenne. Certains auteurs ont également proposé l'emploi de solutions colorées (violet de gentiane, Barjon et Régaud) ou d'acide acétique qui détruit les hématies (Lyonnet et Martel).

Quoi qu'il en soit, on ne peut plus se contenter aujourd'hui de cette numération globale : il faut compter les diverses variétés de leucocytes, pour établir leurs rapports numériques réciproques, ce qu'on a appelé l'*équilibre leucocytaire* (Leredde et Loeper), ou mieux la *formule hémo-leucocytaire*. Cette numération spéciale s'effectue sur les lamelles de sang coloré par l'examen d'un très grand nombre de leucocytes ; on peut ainsi fixer le pourcentage de chaque variété.

(2) Les corpuscules du sang, que Bizzozero appelle plaquettes du sang, ont été observés pour la première fois par Max Schultze, en 1865. Ils ont également été vus et décrits à l'état isolé ou agminé par Riess en 1872. Vulpian et Ranvier en 1873. En 1879, M. Hayem montra que les petits corpuscules aperçus par ces divers observateurs dans le sang des animaux supérieurs, et considérés par eux comme de simples particules protoplasmatiques ou fibrineuses, représentaient un véritable élément anatomique, que cet élément existait dans toute la série des vertébrés et correspondait, chez les ovipares, à un élément relativement volumineux et pourvu d'un noyau, c'est-à-dire à une cellule indubitable. Il détermina depuis le rôle important que cet élément joue dans le processus de rénovation des globules rouges et lui donna le nom d'hématoblaste.

C'est quatre ans au moins après la publication de M. Hayem que Bizzozero décrivit sous le nom de plaquettes, et sans en faire un véritable élément du sang, les corpuscules de MM. Schultze et Vulpian, ou hématoblastes de M. Hayem.

Des recherches récentes ont mis en lumière la diminution et même l'absence des hématoblastes dans les purpuras à grandes hémorragies (Bensaude).

5. — Examen microscopique du sang.

L'examen microscopique du sang peut se faire à l'aide de *préparations de sang humide ou sec*. Autant que possible, on commencera toujours par pratiquer l'examen en se servant d'une préparation de sang humide. Dans les deux cas, il faut s'entourer de certaines précautions, si l'on veut conserver dans les préparations la forme normale des hématies et des leucocytes.

Nous nous occuperons tout d'abord de la *production* et de l'*examen microscopique des préparations de sang frais*. Le sang sera retiré de l'extrémité du doigt ou du lobule de l'oreille. Pour prévenir à coup sûr toute souillure du sang par des substances étrangères, les endroits indiqués seront nettoyés soigneusement à l'eau. On s'abstiendra de nettoyer la peau à l'alcool et à l'éther pour se mettre sûrement à l'abri de tout changement dans la forme des globules sanguins.

Autant que possible, on tâchera de ne pas pratiquer la piqûre de la peau avec une aiguille ordinaire, de peur d'obtenir une plaie par trop petite ; or, il faut éviter à tout prix toute compression sur le voisinage de la plaie, sinon on s'expose à changer la forme des globules sanguins et même à altérer la constitution du sang en y mélangeant de la lymphe. On se servira donc d'un petit bistouri lancéolé ou de l'*aiguille de Francke* ; nous recommandons celle-ci toutes les fois qu'il s'agit d'enlever de petites quantités de sang.

L'*aiguille de Francke* est lancéolée ; en tirant sur le bouton supérieur (K) de l'instrument, on l'enfonce dans le manchon inférieur (H), tandis qu'en pressant sur le ressort (F), on la fait darder et pénétrer dans la peau. Pour régler la longueur du segment de l'aiguille qui sort du manchon, on fait préalablement décrire à ce dernier un plus ou moins grand nombre de tours de vis autour du filet de vis (H). Cette aiguille peut être stérilisée soigneusement ; il suffit pour cela de dévisser complètement le manchon (fig. 160).

Pour que la préparation de sang frais soit utilisable, il est absolument

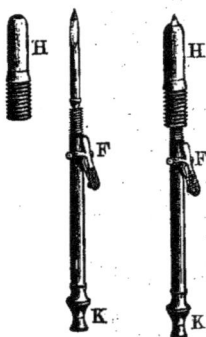

Fig. 160. — Aiguille de Francke. A gauche, avec la capsule enlevée, 1/2 gross. naturelle.

nécessaire de n'employer que des lames et des lamelles tout à fait propres.

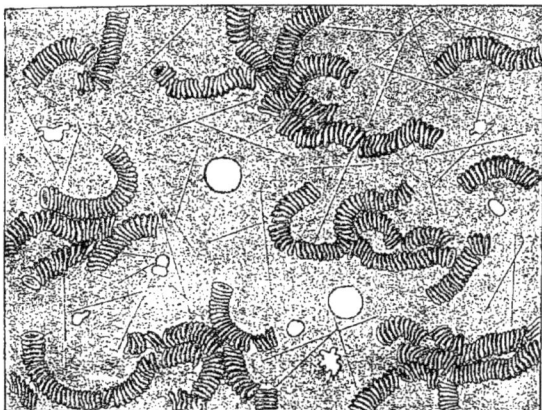

Fig. 161. — Réticulum fibrineux du sang normal. (D'après Bezançon et Labbé, *Traité d'Hématologie.*)

C'est alors seulement que le sang se répartira sur la plaque de verre en

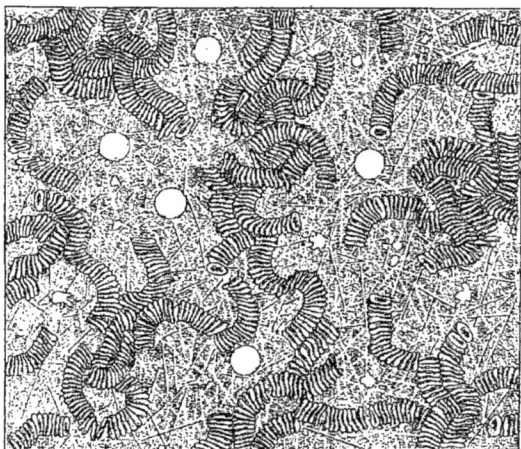

Fig. 162. — Réticulum fibrineux du sang phlegmasique. (D'après Bezançon et Labbé, *Traité d'Hématologie.*)

couche très mince et uniformément ; autrement, si un corps étranger s'interpose entre la lame et la lamelle obturatrice, il ne se forme plus qu'une petite masse hépatique inutilisable pour l'examen microscopique. Voici le meilleur manuel opératoire : la lame de verre sera rapprochée de la gouttelette de sang qui vient à sourdre, sans toucher la peau elle-même, et on laissera ensuite tomber lentement la lamelle obturatrice. Il faut éviter de recueillir une gouttelette trop grosse, car il serait alors plus difficile d'examiner toute la préparation (1).

Les *globules rouges* (pl. I, fig. 1) sont facilement reconnaissables à la coloration jaune et à la forme ronde et biconcave. Dans les états ané-

(1) L'examen du sang en nature doit se faire suivant les deux procédés suivants, préconisés par M. Hayem.

1° *Préparation de sang pur à l'état humide.* — Elle se fait à l'aide de la *cellule à rigole*. Cette cellule est représentée par une lame de verre au centre de laquelle un petit disque de 4 millimètres de diamètre est isolé par une rigole de 2 à 2 mm. 5 de large. Comme couvre-objet, il est indispensable de se servir d'une lamelle travaillée bien placée et assez mince pour permettre l'emploi de forts grossissements. Après avoir nettoyé soigneusement la cellule avec de l'éther, on enduit le bord externe de la rigole dont elle est creusée d'une petite couche de vaseline. On prend ensuite, avec un agitateur de verre de très petit diamètre, une gouttelette de sang au moment même où on la voit sourdre de la piqûre et on la dépose sur le disque qu'on recouvre immédiatement à l'aide de la lamelle. Il suffit de presser légèrement sur les quatre coins de cette lamelle pour avoir une couche de sang mince et uniforme. Ainsi disposée à l'abri de l'air, et possédant pourtant dans l'air de la rigole une réserve d'oxygène, cette préparation, quand elle est convenablement faite, se conserve près de 24 heures sans que les éléments subissent d'altérations.

2° *Préparation de sang sec.* — On recueille sur une lame de verre une goutte de sang au moment même où elle s'écoule de la piqûre et on l'étale rapidement en posant un agitateur de verre à plat sur la lame. On dessèche la préparation en l'agitant vivement à l'air. Les éléments ainsi desséchés sont fixés d'une façon définitive. On peut étudier ainsi les hématoblastes, les globules rouges et les globules blancs. Pour les recherches concernant les variétés de leucocytes, il convient de fixer avec l'alcool-éther et mieux à l'aide de la chaleur à 110°, sur la plaque de tolúene. Les préparations de sang sec ont encore l'avantage de pouvoir se conserver indéfiniment.

A l'aide de la préparation de sang pur on estimera : les altérations de forme, de volume, l'augmentation ou la diminution relatives du nombre des différents éléments. Enfin on étudiera, et c'est là un point capital, le processus de coagulation. Normalement, les globules rouges se montrent disposés dans ces préparations sous formes de piles baignées de toutes parts par des espaces ou mers plasmatiques. Dans les mers, on aperçoit des globules blancs disséminés et de petits amas composés d'hématoblastes. C'est à peine si l'on voit partir de ces derniers quelques fibrilles de fibrine qui vont expirer à peu de distance. Dans les maladies aiguës, les piles de globules rouges se réunissent, s'anastomosent entre elles, les mers plasmatiques se resserrent et se transforment en lacs, le nombre des globules blancs augmente dans des proportions considérables et toute la surface des lacs se couvre d'un réticulum fibrineux complet. Ce sont là les caractères du *sang phlegmasique*. Ils se rencontrent à leur plus haut degré dans la pneumonie fibrineuse et dans le rhumatisme articulaire aigu, et ils ont une valeur diagnostique considérable.

Ces caractères sont atténués dans les bronchites, les pleurésies, les péritonites, les méningites, la grippe, la diphtérie, l'érysipèle et les fièvres éruptives.

Enfin, dans la fièvre typhoïde, la granulie et quelques autres états fébriles, il n'y a pas d'augmentation de la fibrine. Comme on le voit, l'étude du réticulum fibrineux offre les éléments d'un *fibrino-diagnostic*.

A l'aide de la préparation de sang sec on étudiera plus spécialement les altérations globulaires et on cherchera la présence d'éléments anormaux, après coloration par les réactifs spéciaux, comme nous l'indiquerons plus loin.

miques, un œil exercé sera assez souvent frappé par la teinte extrèmement pâle des hématies et les intervalles anormaux les séparant les unes
des autres.

Les *changements dans la coloration* des hématies ont été observés à
plusieurs reprises, mais il s'agit plutôt d'altérations accidentelles ne
présentant aucune importance au point de vue du diagnostic. Rappelons
seulement que, dans l'anémie pernicieuse progressive, Stricker rencontra
des hématies brunes, tandis que, dans la malaria, quelques hématies
isolées prennent parfois la teinte du laiton.

En ce qui concerne la *forme des globules rouges*, on ne se prononcera
qu'avec beaucoup de circonspec-
tion, la dessiccation et l'évaporation
donnant facilement lieu à des altérations artificielles dépourvues de
toute valeur. On sait que les hématies émettent assez souvent des
prolongements nombreux et prennent une forme analogue à celle
d'une *pomme épineuse ;* mais quels
rapports ces altérations affectent-
elles avec des états morbides (fièvre,
septicémie) ? C'est ce qu'il est absolument impossible d'affirmer à
l'heure qu'il est. Dans les anémies,
les hématies présentent souvent une
très grande variété de formes ; depuis Quincke (1), on applique à
cet état des hématies le nom de

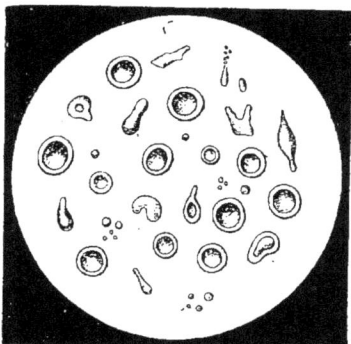

Fig. 163. — Poïkilocytose. Sang provenant
d'un individu atteint d'un cancer de l'estomac. Gross. 250 fois. (Obs. personnelle.)
Comparez avec Pl. II, fig. 4.

poïkilocytose (ποικίλος, varié). On voit alors des hématies dentelées
ou avec des prolongements en forme de biscuit, de massue, de poire, de
marteau, etc. (fig. 163). Plus l'anémie est grave, plus prononcée est la
poïkilocytose, aussi est-ce dans l'anémie pernicieuse progressive qu'elle
atteint son extrême degré. La poïkilocytose s'accompagne assez souvent de
microcythémie. On comprend sous le nom de *microcytes* des globules
rouges très petits. Ils peuvent atteindre la grosseur de petites gouttelettes
d'hémoglobine et donnent l'impression de s'être détachés d'hématies normales. Aussi Ehrlich leur propose-t-il la dénomination de *schizocytes*. A
la suite de brûlures de la peau, Wertheim nota la formation des microcytes aux dépens des hématies tombant en détritus. Il existe deux sortes
de microcytes, à savoir, les microcytes biconcaves et les microcytes
sphériques.

(1) Quincke avait attaché une grande importance à ces altérations globulaires qu'il regardait
comme spéciales à l'anémie pernicieuse progressive, mais elles se rencontrent également dans
toutes les anémies chroniques et acquièrent généralement leur plus haut développement dans
le cancer, et notamment dans le cancer de l'estomac.

L'étranglement des globules rouges est d'autant plus probable que, dans la leucémie, Friedreich et Mosler ont observé sur les hématies des mouvements amiboïdes. Laschkévitch signale le même phénomène dans la maladie d'Addison.

Parfois on est frappé aussi du peu de tendance des hématies à se superposer par leurs surfaces planes à la façon des rouleaux de pièces de monnaie ; mais la signification de ce phénomène nous échappe complètement.

Le *volume des érythrocytes* est très variable. Les globules rouges du sang, à l'état normal, ont un diamètre de 7 à 7,5 μ (1 μ = 0,001 millimètres) ; mais, même chez les sujets bien portants, l'on rencontre des hématies de dimensions supérieures ou inférieures, de sorte qu'on peut les diviser en *normocytes*, *macrocytes* et *microcytes*. Les macrocytes, appelés aussi *globules géants*, peuvent même dépasser 9 μ (1). Dans les états anémiques, nous l'avons déjà dit, le nombre des microcytes augmente, mais, en revanche, les macrocytes y peuvent aussi atteindre des dimensions considérables.

On rencontre parfois dans le sang des globules *rouges nucléés* dont on distingue plusieurs variétés suivant leur volume. On parle de *normoblastes* (pl. III, fig. 5, 6, 7 et pl. IV, fig. 2), toutes les fois que leur volume est égal à celui des hématies normales ; quant aux *mégaloblastes* (pl. III, fig. 10) ou aux *gigantoblastes*, ils dépassent le volume des globules rouges ordinaires. L'apparition des globules rouges nucléés n'est pathognomonique d'aucune maladie. Ils se rencontrent dans tous les états anémiques quelle qu'en soit la nature, même dans la chlorose ; mais c'est, à coup sûr, dans les anémies graves qu'ils sont le plus nombreux. C'est notamment dans l'anémie pernicieuse progressive que les mégaloblastes font leur apparition ; d'après Ehrlich, ils seraient voués à la destruction (2).

En soumettant le sang à l'examen, on y décèle de temps en temps des *globules rouges réduits à l'état d'ombre* (Blutkörperchenschatten). Ils se

(1) Les globules géants mesurent en général de 9,5 μ à 12 μ. Dans certains cas exceptionnels, ils peuvent atteindre 16 μ. Ils se rencontrent principalement dans les anémies intenses et extrêmes. Ils deviennent alors assez nombreux pour que, malgré la présence d'une proportion assez forte de globules altérés et de petits globules, la moyenne des dimensions globulaires atteigne ou dépasse la normale. Ces globules géants contenant une quantité d'hémoglobine proportionnelle à leur volume, on voit alors la teneur moyenne du globule en hémoglobine, s'élever au-dessus du taux ordinaire.

(2) L'apparition dans le sang d'hématies nucléées, coïncidant avec la présence de myélocytes et présentant des figures mitosiques, fait aussi partie du cortège hématique, qui caractérise *la réaction myologène*, c'est-à-dire la mise en activité du tissu de la moelle osseuse, avec pullulation et passage dans le sang des éléments qui le constituent, en particulier les mononucléaires granuleux et les hématies nucléées.

La réapparition des hématies nucléées est toujours le signe d'une anémie grave, sauf chez les nourrissons et les nouveau-nés, qui peuvent présenter le phénomène au cours d'anémies curables, sans doute en raison de ce qu'à cet âge les organes hématopoiétiques sont encore voisins de la période d'activité fœtale.

présentent sous forme de disques incolores, à double contour ; ce sont des hématies dépourvues de matière colorante. Je les ai rencontrées dans la fièvre typhoïde, mais on les trouve aussi dans l'hémoglobinémie (et hémoglobinurie) et l'anémie pernicieuse progressive (Escherich).

Davy et Makan, ainsi que Weste ont observé que dans l'anémie pernicieuse progressive, l'hémoglobine, détachée du stroma de quelques hématies, s'accumule dans certains endroits sous forme de gouttelettes.

Pour ce qui est des *globules blancs*, l'examen du sang frais ne nous rend essentiellement compte que de leur nombre et de leur volume. Pour l'étude de leur structure fine, il est nécessaire d'avoir recours à des préparations de sang sec colorées par les matières colorantes d'aniline. Assez souvent on rencontre par-ci par-là des leucocytes contenant de grosses granulations brillantes : nous étudierons plus tard ces éléments sous le nom de cellules éosinophiles.

Les *plaquettes du sang* sont des éléments extrêmement éphémères : elles se désorganisent facilement et se réduisent en une masse granuleuse décrite autrefois sous le nom de *granulations élémentaires* (fig. 164). D'ailleurs, une partie des granulations élémentaires est, à n'en pas douter, redevable de son origine à la destruction des globules blancs.

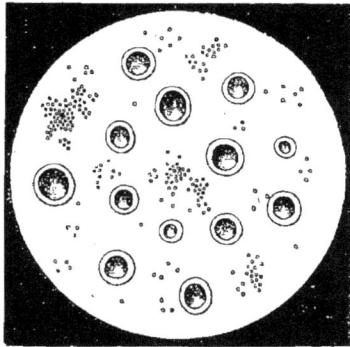

Fig. 164. — Granulations élémentaires provenant du sang d'un individu atteint de fièvre intermittente. Gross. 250 diam. (Obs. personnelle.)

Rappelons encore quelques autres trouvailles plus rares. Dans la fièvre typhoïde, des *cellules contenant des hématies* ont été trouvées par moi et plus tard par Wernicke. Heydenreich a constaté, dans le sang des sujets atteints de fièvre récurrente, de *gros amas de protoplasma;* d'après cet auteur, ils proviendraient de la rate, mais je les ai rencontrés aussi dans la fièvre typhoïde. On a décrit encore des *éléments fusiformes* considérés comme des cellules endothéliales des veines de la rate, des *caillots* et des *gouttelettes graisseuses;* ces dernières ont été décelées par Niemeyer et Eggel dans le sang des chiluriques. Enfin, le sang des leucémiques contient, déjà à l'état frais, par-ci par-là des *cristaux de Charcot-Neumann* (fig. 104, p. 359).

Parmi les *maladies du sang*, ce sont la leucémie et la mélanémie que l'examen du sang frais permet de diagnostiquer avec une extrême facilité et à coup sûr.

Ce qui frappe dès le premier coup d'œil dans la *leucémie*, c'est l'augmentation considérable des globules blancs. La leucémie se distingue de la leucocytose en ce que cette augmentation est persistante et plus accusée (1). La forme des leucocytes permet même de déterminer la forme de leucémie à laquelle on a affaire (2).

Dans la leucémie à *forme ganglionnaire*, en effet, les globules blancs ont la grosseur des globules rouges et renferment ordinairement un gros noyau unique occupant presque toute la cellule (fig. 165), tandis que dans la *forme splénique*, ils sont plus volumineux que les globules rouges et présentent le plus souvent des noyaux nombreux. Dans la *leucémie myélogène*, il s'agit aussi de leucocytes volumineux, mais ils ne contiennent qu'un noyau unique. Ces cellules sont aussi appelées *myélocytes* (pl. IV, fig. 14 et 15). Elles ne sont nullement pathognomoniques de la leucémie; en effet, Hammerschlag en a constaté également l'existence dans la chlorose (3).

La *mélanémie*, qui est une conséquence exclusive de la *malaria*, est caractérisée par l'apparition dans le sang de granulations pigmentaires (fig. 166). La coloration de ces dernières est presque toujours noir foncé; elles ont plus rarement une teinte brune ou ocreuse, plus rarement encore une teinte jaune rougeâtre. Tantôt les granulations se meuvent librement dans le liquide sanguin, tantôt elles sont réunies au milieu d'une masse hyaline transparente, en groupes arrondis, ovales, cylindriques ou de forme irrégulière; tantôt enfin elles sont renfermées dans des éléments cellulaires des masses cylindriques hyalines. Les cellules qui renferment le pigment ont tantôt l'aspect de leucocytes, tantôt elles sont fusiformes, en massue et de fort volume; on a regardé ces dernières comme des cellules endothéliales des veines spléniques. Les acides et les alcalis décolorent les masses pigmentaires d'origine récente; celles qui sont de date plus ancienne leur opposent au contraire une grande résistance.

(1) V. plus haut la note à propos de cette différentiation.

(2) Actuellement on tend à distinguer les formes de la leucémie non plus suivant l'organe, qui paraît primitivement et principalement frappé par la maladie, d'après les données objectives de l'examen clinique, mais bien suivant la nature des leucocytes que révèle l'examen hématologique. En effet, quelle que soit la participation des organes hématopoïétiques au cortège clinique, les faits de leucémie se répartissent en deux classes, selon que le sang renferme des éléments que l'on suppose issus du tissu lymphoïde, ou des éléments que l'on suppose issus du tissu myéloïde; on sépare donc une leucémie lymphatique d'une leucémie myélogène. Mais dans les deux cas, l'hyperplasie du tissu réticulé malade, tissu adénoïde dans le 1er cas, tissu myéloïde dans le second, peut envahir les différents organes hématopoïétiques. Il en résulte que, cliniquement, l'hypertrophie de tel ou tel de ces organes peut se retrouver dans chacune des deux formes, et ne peut donc servir à les caractériser. Ce qui les caractérise, c'est l'état du sang, qui permet de reconnaître pendant la vie la lésion initiale, le tissu primitivement malade, dont il est en quelque sorte la projection pathognomonique. Telle est du moins la conception, née des remarquables recherches d'Ehrlich, et qui est adoptée dans les travaux récents (V. le Rapport de Sabrazès, au Congrès de Lille, Paris, 1900). Nous verrons plus loin quels sont les éléments qui caractérisent la réaction lymphatique, et ceux qui caractérisent la réaction myologène.

(3) Nous avons vu dans la note sur les leucocytoses que les myélocytes peuvent apparaître dans le sang au cours de diverses maladies infectieuses, en particulier de la variole.

Grâce aux recherches remarquables d'Ehrlich qui nous apprit à nous

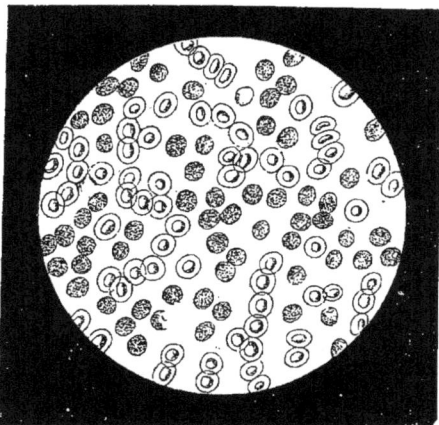

FIG. 165. — Sang dans la leucémie à forme ganglionnaire. Gross. 700 diamètres.
(Obs. personnelle.) Comparez avec planches III et IV.

servir, pour l'examen du sang, des *préparations de sang sec* colorées par

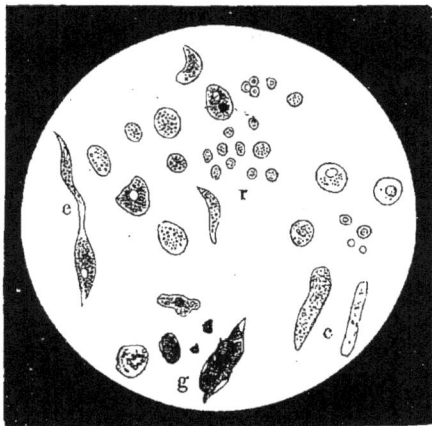

FIG. 166. — Sang de la veine porte dans la mélanémie. D'après FRERICHS.
r .Leucocytes contenant du pigment. — e. Cellules oblongues avec pigment, peut-être cellules endothéliales des veines spléniques. — g. Caillots pigmentés. — c. Éléments cylindriques renfermant du pigment.

les matières d'aniline, la technique de l'examen microscopique du sang a fait de grands progrès dans ces dernières années. On découvrit aux leucocytes une structure fine très variée. Il faut bien avouer que bon nombre d'hypothèses basées sur les données obtenues se sont montrées erronées et que, en général, ces recherches n'ont pas fourni, jusqu'à l'heure qu'il est, de résultats bien importants pour le diagnostic; néanmoins nous croyons utile de les résumer dans les pages qui von, suivre.

Voici le manuel opératoire que, d'après notre expérience personnelle, nous recommandons pour les *préparations de sang sec :* on choisira des lamelles obturatrices aussi minces que possible que l'on nettoiera soigneusement en les plongeant successivement dans de l'alcool additionné d'un peu d'acide chlorhydrique, dans de l'éther et de nouveau dans de l'alcool absolu. Le sang sera retiré du doigt à l'aide de l'aiguille de Francke. Une lamelle obturatrice saisie par une pince (non avec les doigts) sera doucement mise en contact avec la gouttelette de sang, qui sourd de la petite plaie; on fera attention à ce que le sang n'adhère pas à la lamelle en trop grande quantité. La face de la lamelle où adhère le sang sera posée sur une autre lamelle soigneusement nettoyée et tenue à l'aide d'une pince de manière à répartir le sang en couche mince sur ces deux lamelles. Les lamelles seront alors détachées l'une de l'autre à l'aide des pinces et on les laissera exposées à l'air pendant deux à cinq minutes jusqu'à dessiccation du sang.

A l'aide d'un compte-gouttes, on versera sur chaque lamelle une quantité d'un mélange, à parties égales, d'éther et d'alcool absolu suffisante pour que toute la surface du sang en soit recouverte. C'est après évaporation du mélange d'alcool et d'éther que l'on pourra procéder à la coloration du sang répandu sur les lamelles (1).

D'aucuns ont recommandé de laisser, pendant deux heures, les lamelles avec le sang desséché dans le mélange d'alcool et d'éther; mais cette manière d'agir, tout en demandant plus de temps, ne fournit guère de figures plus nettes.

Pour fixer les hématies et notamment l'hémoglobine, Ehrlich proposa de *dessécher les lamelles* à 120° C. Dans ce but, les lamelles étaient conservées pendant 10 à 12 heures, dans une étuve chauffée à 120° C.; ou encore on se servait d'une lame épaisse de cuivre laminée dont une extrémité était chauffée à l'aide d'un bec de gaz, tandis que sur l'autre extrémité étaient posées les lamelles. Une demi-heure de séjour sur la lame de cuivre chauffée suffit amplement pour fixer les hématies. Autant que mes nombreuses recherches personnelles me permettent de me prononcer, je puis affirmer que ce manuel technique assez compliqué ne fournit pas de figures plus élégantes que celles obtenues à l'aide du procédé que nous venons de décrire (mélange à parties égales d'alcool absolu et d'éther).

Ehrlich démontra qu'en traitant les préparations de sang sec par les couleurs d'aniline, les granulations des leucocytes sont douées d'une

(1) La fixation par la chaleur à 110°, à l'aide de la plaque de toluène, est préférable pour la coloration de certaines granulations leucocytaires.

affinité bien différente pour les diverses couleurs d'aniline. Suivant leurs propriétés, Ehrlich divise les couleurs d'aniline en acides, basiques, et neutres ; prenant en considération la *tendance* qu'ont les leucocytes *à se colorer* plutôt par telle ou telle couleur d'aniline, il a réussi à distinguer cinq espèces de globules blancs dénommés par lui leucocytes à granulations α, β, γ, δ et ε.

Les *globules blancs à granulations* α sont ceux qui s'incorporent les couleurs d'aniline acides. Ils sont *acidophiles* (planche I, fig. 6 et pl. II, fig. 17), et comme ils se colorent vivement par l'éosine, ils sont dits *éosinophiles* (1). Ce sont ces cellules que Max Schultze, en examinant des préparations de sang frais, avait déjà décrites sous le nom de leucocytes à grosses granulations. Quant à l'assertion d'Ehrlich, que les leucocytes éosinophiles prennent naissance dans la moelle osseuse, que leur apparition en grand nombre dans le sang témoigne d'altérations de la moelle osseuse, et que c'est surtout dans la leucémie qu'on les rencontre en très grande abondance dans le sang, cette assertion, dis-je, n'est pas confirmée (2). D'après Gollasch, la proportion des éosinophiles, dans le sang des sujets bien portants, est de 5 à 10 p. 100 de tous les globules blancs, tandis que d'après Canon ils n'en formeraient que 2 p. 100. Zappert a trouvé dans 1 millimètre cube de sang, 50 à 250 cellules éosinophiles, en d'autres termes, ils constitueraient 0,60 à 11 p. 100 de tous les globules blancs. La *solution triacide d'Ehrlich* peut être recommandée comme une très bonne solution colorante pour les cellules éosinophiles. On laissera les lamelles pendant 10 à 15 minutes en contact avec cette solution, on les lavera à l'eau, on les séchera entre deux morceaux de papier buvard et on les mettra dans une goutte de baume de Canada xylolé que l'on aura versée sur une lame porte-objets.

Zappert a poursuivi dans ces derniers temps l'étude des cellules éosinophiles contenues dans le sang ; il en constata l'augmentation dans la leucémie, l'asthme bronchique, l'emphysème pulmonaire, la néphrite, les maladies du foie, les névroses et les affections cutanées ; au contraire, leur nombre fut trouvé diminué en cas de fièvre, de cachexie, et durant l'agonie.

Les *leucocytes à granulations* β se colorent aussi bien par les couleurs d'aniline acides que par les couleurs d'aniline basiques ; ils sont donc *amphophiles*. Ces globules finement granulés se rencontrent dans la moelle osseuse, jusqu'à présent leur importance est bien minime.

Les *leucocytes à granulations* γ sont aussi appelés *mastzellen* (planche I, fig. 7). Ils sont *basophiles :* plongés dans un mélange de couleurs d'aniline, ils ne se colorent que par les couleurs d'aniline basiques, par exemple, le dahlia.

(1) Les figures 157 à 161 de l'édition précédente ont été remplacées dans l'édition présente par 4 planches empruntées au *Traité d'Hématologie* de F. Bezançon et M. Labbé. Ces très belles planches ont été exécutées d'après les aquarelles de M. Labbé.

(2) L'opinion d'Ehrlich a été confirmée en France par les travaux les plus récents, en particulier ceux de Josué et de Dominici.

Les *leucocytes à granulations* δ, tout en étant, eux aussi, basophiles, se distinguent par leurs granulations plus fines ; de plus, il s'agit, dans la majorité des cas, de grosses cellules munies d'un seul noyau (cellules mononucléaires).

Les *leucocytes à granulations* ε se colorent en violet grisâtre par la solution triacide d'Ehrlich. Leurs *granulations* sont *neutrophiles*, aussi ne se colorent-ils que par les couleurs d'aniline neutres. Leur noyau est extrêmement fin. Ce sont eux qui forment la majeure partie des globules blancs ; d'après Ehrlich, 75 p. 100 de tous les leucocytes sont neutrophiles et polynucléaires.

Ce sont justement les préparations de sang sec colorées par les couleurs d'aniline qui permettent de se rendre un compte exact des *noyaux des globules blancs*. Suivant que les leucocytes possèdent un ou plusieurs noyaux, ils sont dits *mononucléaires* (planche I, fig. 3 et planche II, fig. 4), ou *polynucléaires* (planche I, fig. 5 et planche II, fig. 5). Les leucocytes à noyau étranglé occupent pour ainsi dire une place intermédiaire entre les deux formes susnommées. Si l'on prend encore en considération le volume des globules blancs, on peut décrire les formes que voici :

1. *Petits lymphocytes.* Ils atteignent environ la moitié du volume des hématies et possèdent un gros noyau (cellules mononucléaires) entouré d'une zone protoplasmique très étroite (planche I, fig. 2 et planche II, fig. 3).

2. *Gros lymphocytes.* Le volume de ces éléments est environ le double de celui des petits lymphocytes ; eux aussi ne possèdent qu'un seul noyau, mais en revanche il est entouré d'une zone protoplasmique large (planche I, fig. 3, et planche IV, fig. 6). D'après Virchow, les deux formes que nous venons de décrire prennent naissance dans les ganglions lymphatiques.

3. *Formes de transition mononucléaires.* Ce qui caractérise cette forme de leucocytes, c'est le noyau lobé (planche IV, fig. 8).

4. *Leucocytes polynucléaires* (planche III, fig. 13, 14, 15, 16, 17, et planche IV, fig. 9, 12). Ces éléments possèdent plusieurs noyaux isolés ou un noyau multifissuré. D'après les calculs d'Erhlich, ils constitueraient, dans le sang des sujets bien portants, 70 p. 100 des leucocytes (1).

_____

(1) La classification d'Erhlich distingue les leucocytes du sang normal et ceux que l'on trouve à l'état pathologique :

A *l'état normal :*

1° *Lymphocytes*, cellules de petites dimensions (7 à 8 μ), à protoplasma basophile, sans granulations, en mince couche autour du noyau, qui paraît nu ;

2° *Grands mononucléés*, deux ou trois fois plus-grands que les précédents (14 à 20 μ), avec un protoplasma basophile sans granulations, et un noyau unique de même réaction ;

3° *Polynucléaires neutrophiles* (9 à 10 μ), noyau polymorphe, basophile ; le protoplasma contient de fines granulations neutrophiles (se colorent en violet par le triacide) ;

4° *Polynucléaires éosinophiles* (7 à 10 μ), noyau contourné ; le protoplasma contient de grosses granulations acidophiles ;

Des *figures de division* (*mitoses*) ont été parfois observées dans les leucocytes; on les a trouvées, par exemple, dans le sang des leucémiques.

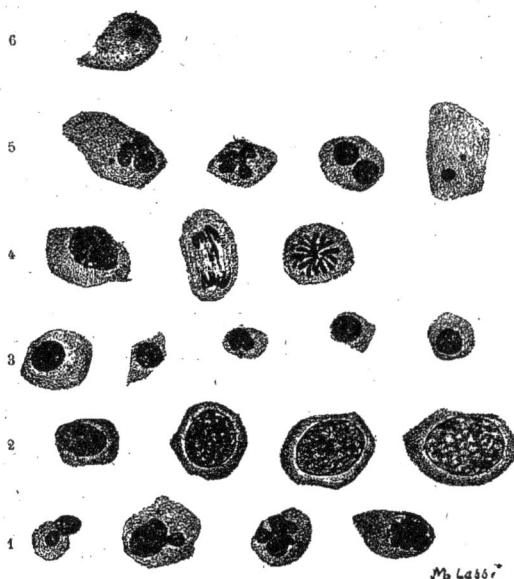

FIG. 167. — Hématies nucléées. — 1. Normoblastes à noyau irrégulier; — 2. Mégaloblastes; —
3. Normoblastes et microblastes; 4. Hématies en karyokinèse; 4. Hématies à noyau divisé;
à résidu nucléaire; — 6. Hématie nucléée à granulations basophiles. (D'après BEZANÇON et
LABBÉ. *Traité d'Hématologie.*)

Rappelons encore que, grâce aux procédés de coloration proposés par
Ehrlich, nos connaissances sur les hématies se sont également très enri-

5° *Polynucléaires basophiles* ou *Mastzellen*, noyau à peu d'affinité pour les réactifs; protoplasma à granulations basophiles;

6° *Formes de transition* entre les grands mononucléés et les polynucléés. Noyau incurvé; le
protoplasma tend à devenir neutrophile, sans contenir de granulations.

Les formules établissant les relations numériques de ces leucocytes à l'état normal sont:
Pour l'enfant (Courmont et Montagard; Besredka; Enriquez et Sicard).

Polynucléaires neutrophiles . . . . . .   12 à 20 p. 100 de 1 à 3 mois.
—   —   . . . . . .   40 à 50 p. 100 de 3 mois à 1 an.
—   —   . . . .   50 p. 100 de 1 à 12 ans.
Polynucléaires éosinophiles . . . . . .   7 p. 100 après 5 ans.

Petits et grands mononucléaires constituent le reste.
Il y a donc prépondérance des mononucléaires, au contraire de chez l'adulte.

chies. Les *globules rouges nucléés* sont facilement et nettement reconnaissables surtout sur des préparations de sang colorées. Le mieux est de

Chez l'adulte (Sabrazès) :

Lymphocytes	22 à 25 p. 100
Grands mononucléés.	1 p. 100
Formes de transition	3 à 4 p. 100
Polynucléaires neutrophiles	60 à 70 p. 100
— éosinophiles	1 à 2 p. 100
— basophiles	1/2

A l'état pathologique, on peut rencontrer dans le sang, en outre des formes précédentes,
des leucocytes qui ne s'y trouvent pas normalement. Ce sont :

1° *Les leucocytes mononucléés neutrophiles*, cellules volumineuses avec un noyau unique
et un protoplasma chargé de granulations neutrophiles ;

2° *Les leucocytes mononucléés éosinophiles*, à noyau unique et protoplasma chargé de
granulations éosinophiles.

Ces deux variétés cellulaires se trouvent dans la moelle osseuse en activité ; aussi les appelle-
t-on encore des *myélocytes*, neutrophiles et éosinophiles. On trouve encore dans le tissu myélogène des myélocytes basophiles, qui ne se rencontrent jamais dans le sang.

3° *Les pseudo-lymphocytes à granulations neutrophiles*, formes extrêmement rares ; ils

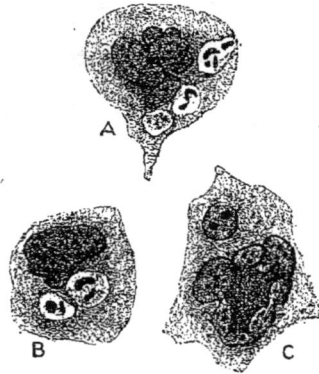

FIG. 168. — A, B, C, Mégacaryocytes englobant des polynucléaires (Dominici).

ont le volume des lymphocytes, dont ils se distinguent par le contenu de leur liséré protoplasmique en granulations neutrophiles.

Concernant l'origine de ces divers globules blancs, on admet généralement, quoique cela ne
soit peut-être pas prouvé d'une manière parfaite, que tous les éléments mononucléés non granuleux, de la série lymphocytaire, proviennent du tissu lymphoïde (ganglions lymphatiques et
rate) et tous les éléments à protoplasma granuleux proviennent de la moelle osseuse : les myélocytes sont les éléments jeunes, matriciels ; les polynucléaires représentent l'élément à matu-
rité, prêt à remplir sa fonction ; il passe alors dans le sang ; dans la moelle, on trouverait
tous les intermédiaires entre les myélocytes et les polynucléaires granuleux. Certains auteurs
admettent aussi que les grands mononucléaires non granuleux, qui se transforment dans le
sang en polynucléaires, proviennent également de la moelle osseuse, et aussi que tous les élé-

les colorer par l'éosine et l'hématoxyline ; nous recommanderons surtout dans ce but la solution d'éosine-hématoxyline d'Ehrlich. Les noyaux présentent parfois des figures karyokinétiques. Fait à noter : dans les anémies graves, notamment dans l'anémie pernicieuse progressive, les hématies se colorent par places par des matières colorantes qui, à l'état normal, ne les colorent point, par exemple, le bleu de méthylène et l'hématoxyline. Ces globules rouges sont dits *érythrocytes polychromatophiles*.

ments myéloïdes peuvent présenter une phase de mononucléaire à protoplasma homogène (Dominici).

Pour la compréhension des travaux récents sur le sang, nous ajouterons la définition de certains éléments du sang ou des organes hématopoiétiques, qui n'ont pas encore été mentionnés :

Macrophages. — Cellules mobiles ou mobilisables, caractéristiques du tissu lymphoïde, mononucléées et aptes à digérer et détruire d'autres éléments figurés de l'organisme. Metchnikoff les a opposés aux microphages, désignant ainsi les polynucléaires, qui englobent les microbes. Ces actes d'englobement et de digestion, exercés par certaines cellules, constituent le phénomène appelé *phagocytose*. Les phagocytes comprennent non seulement la plupart des leucocytes (sauf les petits lymphocytes, qui n'ont pas de mouvements amiboïdes), mais encore certaines cellules du tissu conjonctif mobilisables, les cellules endothéliales des vaisseaux lymphatiques et sanguins, les cellules de la pulpe splénique.

Mégacaryocyte. — Cellule géante de la moelle osseuse, possédant un énorme noyau bourgeonnant ; ne doit pas être confondu avec le myéloplaxe (Dominici).

Cellules d'irritation de Türck. — Eléments spéciaux, trouvés dans le sang à l'état pathologique ; noyau coloré en vert, et protoplasma en brun par le triacide.

Plasmazellen. — Cellules d'origine conjonctive, mobilisables, décrites avec leurs réactions spéciales dans le derme, à l'état pathologique, par Unna, et pouvant être trouvées dans le sang, les organes hématopoiétiques et certaines formations nodulaires.

6. — Examen bactério-diagnostique du sang.

Le diagnostic sûr et certain de quelques maladies infectieuses ne peu être établi qu'après examen du sang. Dans quelques-unes de ces affections, on peut se contenter de l'examen d'une préparation de sang frais, tandis que dans d'autres cas il faut avoir recours à des préparations de sang sec colorées par les couleurs d'aniline.

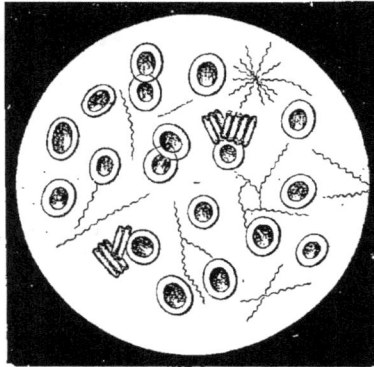

FIG. 169. — Spirilles de la fièvre récurrente. Gross. 1,150 diamètres.

Les préparations de sang frais permettent de diagnostiquer en très peu de temps la *fièvre récurrente ;* il y a encore plus : c'est exclusivement sur la présence des *spirilles de la fièvre récurrente* dans le sang que l'on peut baser un diagnostic sûr et certain de cette affection.

Depuis la remarquable découverte d'Obermeyer, on sait que dans la *fièvre récurrente* il est de règle de rencontrer dans le sang des champignons appelés spirilles de la fièvre récurrente, *spirochætes recurrentis seu Obermeieri.* Ces champignons se présentent sous la forme de filaments ténus, longs de 17 à 40 μ, qui se meuvent sous le microscope très vivement en produisant d'élégantes flexuosités en tire-bouchon. Assez souvent, les spirilles, en s'accolant par leurs extrémités, forment des filaments très longs ; en d'autres points, on les voit réunies en masses plus ou moins volumineuses où les spirilles sont enchevêtrées (fig. 162). La

force de leurs mouvements suffit pour écarter les globules sanguins et
constitue ainsi fréquemment un bon moyen pour les apercevoir, s'ils sont
en petit nombre et animés de mouvements très vifs.

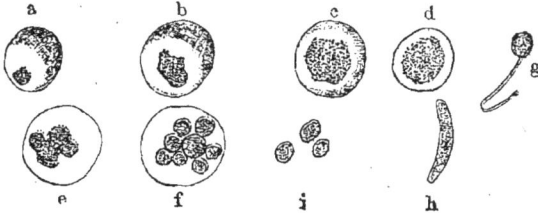

Fig. 170. — Diverses formes de plasmodies de la malaria. — *a-d,* plasmodies incluses dans
les globules rouges et s'y développant. — *e-f,* formes en voie de pulluler. — *g,* plasmodies
avec flagellum. — *h,* plasmodie en croissant. — *i.* plasmodies libres. (D'après préparations
personnelles.)

Il existe encore une autre affection dont le diagnostic ne se fait que
sur les données fournies par l'examen du sang, et pour laquelle il suffit
d'examiner des préparations de sang frais ; nous avons en vue la *malaria.*

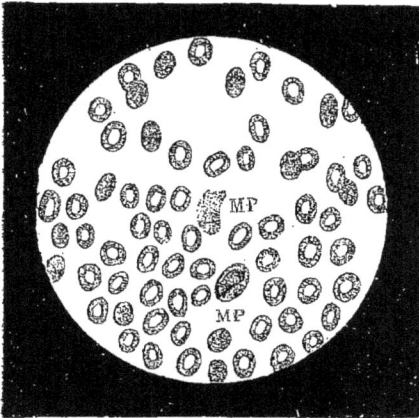

Fig. 171. — Plasmodies libres et incluses dans les globules rouges d'un homme atteint de
fièvre intermittente tierce. Coloration par l'éosine et le bleu de méthylène. Immersion dans
l'huile. Gross. 750 diamètres. (Obs. personnelle.)

On la reconnaît grâce à la présence des *plasmodies malariques* dans le
sang.

C'est Laveran (1880) qui le premier décrivit les *plasmodies malariques*
existant dans le sang des sujets atteints de malaria. Elles se présentent

sous forme d'éléments arrondis qui, au moment de l'accès, pénètrent dans l'intérieur des hématies et transforment la matière colorante du sang en un pigment brun et noir exécutant dans leurs corps des mouvements saltatoires très vifs. Ces éléments vont en augmentant de volume, tandis que les hématies deviennent de plus en plus pâles ; ils finissent par se trouver à l'état libre et se multiplient par scissiparité. La sporulation peut avoir lieu même dans l'intérieur des globules rouges. On rencontre parfois des plasmodies libres munies de 1 à 4 flagellums dont les extrémités présentent des renflements en forme de bouton. Les flagellums peuvent se détacher du corps maternel et se mouvoir dans le sang en décrivant des flexuosités serpentines. Reste encore à mentionner une forme spéciale de plasmodies, à savoir, la forme en croissant (fig. 170).

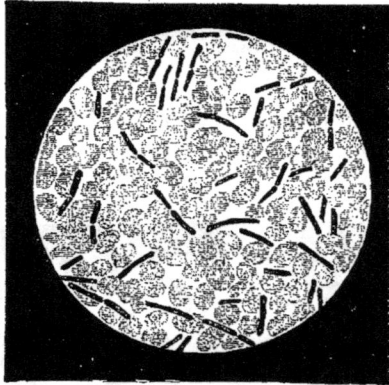

Fig. 172. — Bactéridies charbonneuses provenant du sang. Coloration par le Gram. Les globules rouges colorés par l'éosine. Immersion dans l'huile. Gross. 730 diamètres. (Obs. personnelle.)

Si l'on a à sa disposition des préparations de sang sec, on peut colorer les plasmodies malariques en les traitant par une solution de bleu de méthylène (fig. 171).

Le *charbon* (la *pustule maligne*) appartient également aux maladies que l'on peut diagnostiquer en se basant sur l'examen du sang : en effet, le sang contient dans cette affection des *bacilles charbonneux* (*bactéridies charbonneuses*) qui se colorent bien par les couleurs d'aniline toutes les fois que l'on se sert de préparations de sang sec.

Les bacilles charbonneux (*bactéries charbonneuses*) se présentent sous la forme de minces bâtonnets (fig. 172) dont la longueur varie entre 5 et 20 μ et la largeur entre 1,0 et 1,25 μ (1 μ = 0,001 millimètres). Assez souvent, en leur milieu ils offrent un trait transversal plus clair, au niveau duquel ils s'infléchissent souvent sous un certain angle.

On a trouvé des *bacilles de la tuberculose* dans le sang des sujets atteints de *tuberculose miliaire généralisée ;* mais ils s'y présentent si peu nombreux qu'avant d'apercevoir quelques bacilles isolés, il est nécessaire de colorer d'après le procédé décrit plus haut (V. *Crachats*) un grand nombre de préparations de sang. On peut rencontrer dans le sang des *bacilles d'Eberth (fièvre typhoïde)*, des *bacilles morveux (morve)* et des *bacilles de Hansen (lèpre)*. Dans les *processus septiques* on a noté également dans le sang la présence des *coques.* Canon, Péchère et Bruschettini ont trouvé les *bacilles de Pfeiffer-Canon* dans le sang des sujets atteints de *grippe.* Quant à la présence des *flagellés* dans le sang des sujets atteints d'*anémie pernicieuse progressive*, elle est au moins sujette à caution.

Dans ces derniers temps on a essayé à plusieurs reprises (Littmann, Petruschky, Canon) d'étendre la recherche des schizomycètes dans le sang, on s'est attaché à obtenir du sang des *cultures* de schizomycètes. Dans un grand nombre de cas de processus septiques on a réussi à obtenir des streptocoques, des staphylocoques et des pneumocoques.

7. — Parasites animaux dans le sang.

Il y a quelques années, Lewis a trouvé un ver nématode dans le sang d'individus souffrant de *chylurie* contractée dans les pays chauds (1). Il l'a décrit sous le nom de *filaria sanguinis humani*, mais ajoute qu'il peut vivre dans le sang sans provoquer d'accidents et que d'un autre côté on ne le rencontre pas dans toutes les chyluries, en sorte qu'il faut distinguer une chylurie parasitaire et une chylurie non parasitaire (2). Dans le sang, la filaire n'apparaît jamais qu'à l'état embryonnaire. C'est un élément cylindrique d'environ o m.o35 millimètres de longueur et de o m.oo7 millimètres de largeur, à tête arrondie et à appendice caudal aigu (fig. 173).

Dans les pays tropicaux, un autre parasite animal, le *distoma hemato-*

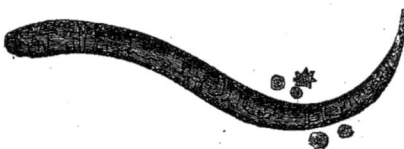

FIG. 173. — Filaire du sang. D'après Ewald.

bium, appartenant au groupe des trématodes, coexiste souvent avec la filaire du sang et contribue à produire des accidents. Du sang, il passe facilement sur la muqueuse des voies urinaires où il cause des troubles sérieux (voir plus loin le passage relatif aux *sédiments urinaires*).

(1) La filaire du sang avait été vue d'abord dans les urines chyleuses par Wucherer.
(2) Ce parasite n'est pas seulement la cause de l'hématochylurie, mais encore celle de l'éléphantiasis des Arabes, des hydrocèles chyleuses, de l'adéno-lymphocèle. L'embryon de la filaire ne doit être cherché dans le sang que pendant la nuit (Damaschino). C'est l'ignorance de cette règle qui a peut-être permis de décrire des chyluries non parasitaires.

8. — Examen spectroscopique du sang.

Lorsqu'on examine le sang d'un individu sain avec le spectroscope, en diluant le sang avec de l'eau et faisant ainsi, grâce à la dissolution des hématies dans l'eau, une solution d'hémoglobine ou plutôt d'oxyhémoglobine, on sait que l'oxyhémoglobine, c'est à-dire la combinaison de l'hémoglobine avec l'oxygène, est caractérisée par deux bandes d'absorption dans le spectre, située entre les lignes D et E de Frauenhofer, dans le vert et dans le jaune (fig. 174, a). En additionnant l'oxyhémoglobine

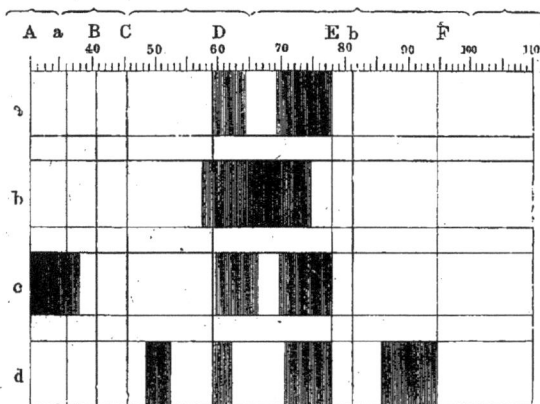

Fig. 174. — a. Spectre de l'oxyhémoglobine. — Spectre de l'hémoglobine réduite. — c. Spectre de l'hémoglobine chargée d'oxyde de carbone. — d. Spectre de la méthémoglobine.

d'une substance réductrice, en l'agitant par exemple avec du sulfure d'ammonium, les deux bandes en question se fondent en une seule qui occupe à peu près l'espace des deux autres ou dépasse la ligne D en se rapprochant du rouge (fig. 174, b).

Les bandes d'absorption se comportent d'une toute autre façon lorsqu'on se trouve en présence d'une intoxication par l'*oxyde de carbone*, où le sang est caractérisé déjà par une teinte rouge vif, écarlate. Tout d'abord, il est vrai, l'hémoglobine chargée d'oxyde de carbone donne comme l'oxyhémoglobine deux bandes d'absorption ; mais ces bandes sont plus étroites ; de plus, la première d'entre elles est plus éloignée de la ligne D et plus rapprochée de la ligne E (fig. 174, c). Si alors on ajoute à cette hémoglobine un peu de sulfure d'ammonium, les deux bandes demeurent intactes, contrairement à ce qui se produit pour l'oxyhémoglobine, et c'est là un des signes les plus sûrs de l'empoisonnement par l'oxyde de carbone.

Il nous faut dire encore quelques mots de la *méthémoglobine*, qui, comme l'oxyhémoglobine est une combinaison d'oxygène et d'hémoglobine, mais une combinaison plus intime. On la rencontre entre autres dans le sang des individus empoisonnés par le chlorure de potassium, le nitrite d'amyle, les préparations d'aniline, le nitrobenzol et les morilles. Au spectroscope, elle est caractérisée principalement par l'apparition entre les lignes C et D de Frauenhofer d'une bande sombre très accentuée, à côté de laquelle existent encore trois autres bandes moins intenses, visibles entre D et E et à côté de la ligne F (fig. 174, d) (1).

Les méthodes que nous venons de décrire n'épuisent pas tout le chapitre des procédés tirés de l'examen du sang, mais elles suffisent pour le diagnostic des maladies internes. Quant aux recherches sur le poids spécifique, les parties constituantes solides, la réaction du sang, etc., tout en présentant un grand intérêt au point de vue scientifique, elles sont jusqu'à présent restées sans valeur pour le diagnostic (2).

(1) M. Hayem a montré qu'il était plus aisé de faire ces diverses recherches spectroscopiques sur le sérum sanguin que sur le sang. En dehors des substances décrites dans le texte, l'analyse spectroscopique permet encore de déceler d'autres corps :

Les *pigments biliaires normaux* effacent toute la partie droite du spectre du bleu au violet.

L'*urobiline* se caractérise par une bande à l'origine du bleu. Lorsqu'elle n'existe dans le sang qu'à l'état de chromogène, il suffit d'ajouter au sérum une goutte de solution iodo-iodurée pour faire apparaître la bande spectrale.

La recherche des pigments biliaires dans le sérum sanguin est extrêmement importante ; car parfois, ils ne passent pas dans les urines, pour des raisons diverses ; et ces faits constituent un groupe d'états morbides, classés par MM. Gilbert et Lereboullet sous le nom d'*ictères acholuriques*.

(2) Nous voulons cependant dire quelques mots de deux méthodes cliniques, tirées de l'examen du sérum sanguin, qui se trouveront réunies ici, malgré la diversité de leur nature : l'une, s'appuyant sur des phénomènes physiques, la cryoscopie ; l'autre, sur des phénomènes biologiques, la réaction agglutinante.

1° CRYOSCOPIE DU SÉRUM SANGUIN. — Cette méthode consiste à déterminer, à l'aide d'un appareil très simple, le point de congélation du sérum sanguin, et, par là même, sa concentration moléculaire. En effet, l'abaissement du point de congélation d'une solution, du sérum en particulier, est en rapport proportionnel avec le nombre de molécules dissoutes, quels qu'en soient le poids et la nature. Les exceptions à cette loi physique n'empêchent pas que l'on ait pu appliquer ce principe et la méthode qui en dérive à l'étude des phénomènes biologiques ; et, en clinique, la cryoscopie du sérum a déjà donné quelques résultats intéressants. A l'état normal, le point de congélation (Δ) du sérum sanguin de l'homme est de : — 0,56. Les modifications de ce point ont été étudiées dans divers états pathologiques (V. Th. de BOUSQUET, Paris, 1899), particulièrement dans les néphrites. Il a été, dans ces cas, trouvé généralement plus élevé qu'à l'état normal.

Aussi certains auteurs ont-ils voulu tirer du point de congélation du sérum un moyen de diagnostic et de pronostic au cours des néphrites, l'abaissement de ce point Δ étant, d'après eux, d'autant plus prononcé que l'urémie était plus accusée (Koranyi, Lindemann). En cas de lésion unilatérale des reins, l'insuffisance compensatrice du rein opposé se traduirait également par l'élévation du Δ sanguin, qui contre-indiquerait la néphrectomie (Kummel). Ces différentes conclusions ne doivent pas être entièrement acceptées : Léon Bernard a constaté que le Δ sanguin peut être normal et même moindre que normalement dans la néphrite parenchymateuse chronique. Il peut être au contraire plus élevé qu'à l'état normal, indépendamment de toute insuffisance rénale : dans le diabète, par exemple. Pour apprécier la valeur de la fonction sécrétoire du rein, il convient de comparer le Δ du sérum sanguin au Δ de l'urine (V. plus loin).

Dans d'autres états morbides, on a établi la confrontation de Δ du sérum et de Δ de diverses sérosités pathologiques ; ces faits n'ont pas encore acquis une grande importance clinique.

Waldragel a montré que le sérum des typhiques présentait un Δ considérablement augmenté, indépendamment de toute néphrite concomitante ; il a même soutenu que, lorsque le fait ne se réalisait pas, le pronostic était grave. Ces recherches demandent confirmation. (V. Th. de MULON, Paris, 1901).

2° RÉACTION AGGLUTINANTE. — La réaction agglutinante du sérum au cours de certaines infections, étudiée par Charrin, Gruber et Pfeiffer, a été utilisée par Widal pour le diagnostic de la *fièvre typhoïde*. Elle consiste dans le phénomène suivant : Si on examine au microscope une culture jeune de bacille d'Eberth, on constate que les microbes sont isolés et mobiles ; si, à dix gouttes de cette culture, on ajoute une goutte de sérum de typhique, on voit, après quelques minutes, les bacilles s'immobiliser et se réunir en gros amas, disséminés dans la préparation. Les variations numériques du mélange permettent de mesurer l'intensité de la réaction. Lorsque celle-ci est positive, le diagnostic de fièvre typhoïde est certain ; lorsqu'elle est négative, aucune conclusion n'en peut être tirée, et il faut recommencer l'opération les jours suivants, car la réaction apparaît dans le sang des malades après un temps variable selon les cas.

Le séro-diagnostic de la fièvre typhoïde, dont la valeur est confirmée par un très grand nombre d'observations, rend de très grands services en clinique. Les applications qu'on a tenté d'en faire pour le pronostic sont au contraire restées sans résultats.

La réaction agglutinante a été proposée pour le diagnostic d'autres infections, telles que le choléra (Achard et Bensaude), les pneumococcies (Griffon), la tuberculose (Arloing et Courmont). Jusqu'à présent ces applications ne sont pas entrées dans la pratique courante, à cause de difficultés techniques ou de l'inconstance de leurs résultats.

CHAPITRE XI

EXAMEN DE L'APPAREIL DIGESTIF

Les organes que nous allons étudier maintenant sont situés pour la plupart dans la cavité abdominale. Il ne sera donc pas superflu de signaler les points de repère qui facilitent notablement la localisation des phénomènes morbides du côté de cette cavité. On utilise pour cela des prolongements des lignes dont on se sert pour l'exploration des viscères thoraciques; en outre, le niveau de l'ombilic sert à la détermination de la hauteur.

Les divisions en régions admises par les anatomistes ne sont pas toujours suffisantes pour la localisation exacte. Pour les anatomistes, la paroi abdominale antérieure est divisée en régions hypogastrique, mésogastrique et épigastrique. Les deux dernières ont pour limite commune l'horizontale qui réunit l'extrémité libre des 12es côtes; quant à la limite des régions mésogastrique et hypogastrique, elle est figurée par une ligne qui joint les deux épines iliaques antérieures et supérieures. Sur les côtés, la limite est formée par une ligne allant de l'articulation sterno-claviculaire à l'épine iliaque antérieure et supérieure correspondante.

La paroi abdominale latérale a été divisée en un segment supérieur (région hypochondriaque) et un segment inférieur (région iliaque); la paroi postérieure est constituée par la région lombaire.

1. — Examen de la cavité buccale.

L'exploration de la cavité buccale présente rarement des difficultés. Il suffit presque toujours de faire ouvrir la bouche largement, de saisir les lèvres et de les écarter des gencives, de faire élever la pointe de la langue, de faire enfin projeter la langue du malade, pour jeter un coup d'œil d'ensemble et pouvoir examiner successivement toutes les parties de la cavité buccale. Nous supposons évidemment qu'on dispose d'un éclairage convenable : pour cela, il n'y a qu'à placer le malade devant une fenêtre, à lui élever un peu la tête et faire ainsi pénétrer en plein la lumière du jour dans la cavité buccale. Parfois, il est nécessaire d'imprimer à la tête des mouvements de latéralité, pour avoir un jour suffisant. Il est clair que le médecin doit se placer aux côtés du malade, car sans cette précaution ce serait son propre dos qui empêcherait la lumière d'arriver sur la région à examiner.

A l'aide d'une *spatule buccale ou linguale*, on réussit à mieux voir les

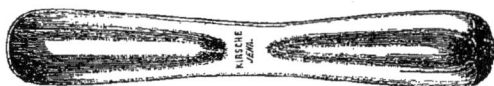

Fig. 175. — Spatule buccale. Demi-grandeur naturelle.

diverses parties de la cavité buccale. Dans la pratique, on peut employer à cet effet le manche d'une cuiller ordinaire ou d'un coupe-papier en bois. Chez lui, le médecin fera évidemment usage d'une spatule spéciale. On a donné à ces spatules des formes diverses. Je me sers, quant à moi, d'une spatule en métal blanc représentée par la figure 175. Après s'en être servi, on lavera soigneusement la spatule dans de l'eau phéniquée à 5 p. 100, sinon on s'expose au danger d'infecter d'autres malades avec les sécrétions contaminées de syphilis ou de tuberculose provenant de la cavité buccale d'une personne atteinte d'une quelconque de ces maladies.

Dans bien des cas, l'exploration de la cavité buccale échoue à cause de la mauvaise volonté du malade, surtout lorsqu'il s'agit d'enfants ou d'aliénés. Ceux-ci serrent les lèvres et les arcades dentaires l'une contre l'autre avec une force telle qu'il faut des artifices spéciaux pour pouvoir arriver à introduire la spatule. Dans ce but on fermera énergiquement les narines de l'individu et l'on profitera, pour l'introduction de l'instrument, du moment où le malade ouvre la bouche pour respirer. Dans ces cas, Sachs a proposé d'insinuer dans l'espace compris entre la dernière molaire et la joue une sonde mince, la barbe d'une plume ou une soie, de s'en servir pour titiller la luette et, au moment de l'apparition des mouvements de suffocation, d'introduire la spatule. Celle-ci une fois introduite, il ne sera plus difficile de déprimer la mâchoire inférieure et de créer ainsi à l'œil un accès facile dans la cavité buccale.

L'*examen microscopique* est parfois d'un grand secours pour l'exploration de la cavité buccale. C'est lui qui permet de déterminer la nature, parasitaire ou non, des dépôts blancs ou jaunâtres que l'on rencontre sur les organes intra-buccaux.

Lorsque l'édification du diagnostic exige qu'on recueille la sécrétion des grosses glandes salivaires, on introduira dans les canaux salivaires des tubes en verre très fins, mousses sur leurs bords et destinés à cet usage (1).

(1) Séméiotique de la langue. — On a, de tous temps, beaucoup discuté sur la valeur diagnostique de l'examen de la langue. Ces discussions viennent de ce qu'on a demandé à cet examen ce qu'il ne peut donner. La langue ne dénonce pas la maladie, mais l'état du malade qui en est atteint. Ses modifications acquièrent une grande importance dans les fièvres ; elles permettent, en effet, de résoudre le problème de la solidité du malade, ou, comme on disait autrefois, de la résistance des forces (Lasègue).

Nous ne ferons que mentionner ici les *lésions locales propres* à la langue ; celles-ci consistent en glosso-stomatites aiguës (érythémateuse, aphteuse, ulcéro-membraneuse, gangréneuse, et muguet) ou chroniques (mercurielle, des fumeurs, leucoplasie buccale), et en ulcérations (simples ou dentaires, syphilitiques, tuberculeuses, cancéreuses). Nous ne faisons que signaler aussi les troubles de la *motilité* : *tremblement* de la paralysie générale, de l'alcoolisme, du nervosisme, des états graves ; *paralysies* dues à une lésion du grand hypoglosse, ou celles qui accompagnent l'hémiplégie, la paralysie glosso-labio-laryngée, et l'atrophie musculaire progressive. Cet ensemble de troubles ne peut pas nous arrêter ici, car leur étude est du ressort de la pathologie interne.

Nous voulons surtout attirer l'attention sur les modifications de la langue dans certaines maladies générales, modifications qui ont une réelle importance en séméiotique. Comme nous le disions plus haut, cet examen indique très souvent la gravité du cas en présence duquel on se trouve. Les indications sont tirées du *volume*, de la *couleur*, de la *sécheresse*, et surtout des *enduits* de la face dorsale.

1° *Langue dite saburrale, catarrhale.* — La langue est augmentée de volume ; elle est œdémateuse, et garde sur ses bords l'empreinte des dents ; elle est humide et recouverte d'un enduit blanchâtre, très épais, très profond ; les saillies papillaires sont très accentuées.

L'enduit saburral, comme tous les enduits blanchâtres, est dû à une prolifération très active de l'épithélium, peut-être aussi à une diminution de la sécrétion buccale. On y trouve des microorganismes, peut-être en plus grande quantité que dans la sécrétion buccale normale.

Cet état de la langue correspond à un état semblable de l'estomac et de l'intestin ; c'est surtout dans ce cas que l'aphorisme ancien est applicable : la langue est le miroir de l'estomac.

En clinique, quand on constate cet état de la langue, on trouve en même temps des troubles digestifs presque toujours les mêmes : anorexie, soif, nausées, parfois vomissements, épigastre sensible, constipation.

Or, de deux choses l'une : ou ce syndrome constitue avec la fièvre toute la maladie, et alors on a ce qui a été appelé très improprement *embarras gastrique* ; c'est en réalité, une gastrite catarrhale légère, chez un individu qui habituellement digère mal (dyspepsie ou dilatation de l'estomac).

Ou bien ce syndrome accompagne une maladie fébrile, déterminée, telle que la grippe, la pneumonie, la variole, et il indique alors une localisation accessoire de la maladie, ou, mieux encore, il est l'expression du mode spécial de réaction du tube digestif sous l'influence de la maladie primordiale.

Parfois l'enduit saburral est teinté en jaune par la bile ; le patient a la bouche amère ; on dit alors que la maladie affecte la forme *bilieuse*. Cette particularité tient à la polycholie qui accompagne l'état saburral ;

2° *Langue de la fièvre typhoïde et des états typhoïdes.* — Dans la fièvre typhoïde *bénigne*, la langue est d'abord amincie, rouge aux bords et à la pointe ; humide, blanche, couverte d'un enduit peu épais et visqueux sur la face dorsale. Vers le deuxième septénaire, l'enduit disparaît peu à peu ; la desquamation s'opère d'avant en arrière et suivant un triangle dont le sommet répond à la pointe de la langue (triangle typhique de la langue).

Dans les formes *graves* de la fièvre typhoïde, comme dans les états typhoïdes avec ataxo-adynamie, la langue se dépouille très vite ; elle apparaît rouge vif ; elle se dessèche et se raccornit (langue de perroquet) ; ou bien elle se couvre de croûtelles noires très adhérentes, appelées fuliginosités, qui sont dues vraisemblablement à de petites hémorragies se faisant jour par des crevasses et des fissures dont la langue ne tarde pas à se couvrir. Les gencives et la gorge participent du reste à ce processus. Cet état de la langue indique la déchéance progressive de l'individu, le défaut de résistance de l'organisme à la maladie ; il n'indique pas une aggravation des lésions locales. Associé au tympanisme, cet état de la langue doit faire porter un pronostic très grave, suivant l'aphorisme ancien : *Lingua arida et tympanitis, signa mortis imminentis.*

3° *Langue dite rhumatismale de Lasègue.* — Sous le nom de langue rhumatique, Lasègue décrivait une langue *molle et mince, pâteuse, blanchâtre à sa surface.* Dans quels états morbides observe-t-on cette langue ? Notre observation personnelle nous permet d'affirmer qu'elle n'est pas le propre de l'arthritisme ; nous l'avons rencontrée chez des individus atteints de *sténose nasale* qui étaient obligés de respirer par la bouche, chez des *dyspeptiques* et chez les individus qu'on désigne sous le nom d'*arthritiques*, que M. Lancereaux appelle des herpétiques, qui ont des troubles morbides dus au ralentissement de la nutrition (Bouchard), et qui sont en général des héréditaires.

4° *Langue des phtisiques.* — Que le patient ait ou n'ait pas de troubles gastriques, qu'il ait ou non de la fièvre, la langue est toujours, *au début de la phtisie*, nette et humide comme à l'état normal. D'où cette formule de Lasègue : tout patient qui a la langue nette et humide, qui mange de bon appétit et qui a de la fièvre le soir, est un phtisique.

Dans les *périodes terminales* survient une *gastrite* dont Marfan a décrit les lésions et les symptômes dans sa thèse inaugurale (*Troubles et lésions gastriques dans la phtisie*, 1887). Or, cette gastrite, on peut la diagnostiquer presque à coup sûr par l'état de la langue : la langue devient *rouge, sèche, dépouillée ;* elle acquiert les caractères des phases prodromiques du muguet ; et de fait, le muguet germe assez souvent dans la bouche des phtisiques atteints de gastrite.

On remarque quelquefois sur le rebord festonné des gencives, un liseré rouge vif. Frédéricq, Thompson et Stricker pensent que ce signe est le propre de la phtisie chez les jeunes gens du sexe masculin et que partant il pourrait servir au diagnostic. Nos observations personnelles ne nous permettent pas d'accepter cette affirmation.

5° *Dilatations ampullaires des petits vaisseaux de la langue.* — M. Gillot (d'Autun) a remarqué sur le trajet des petits vaisseaux de la face inférieure de la langue des dilatations plus ou moins nombreuses et rappelant comme aspect et comme structure les anévrismes miliaires du cerveau. Il suppose qu'il y a une relation étroite entre ces dilatations ampullaires et les anévrismes miliaires du cerveau ; leur existence peut donc faire supposer la présence de ces anévrismes miliaires dans le cerveau et, par conséquent, faire pronostiquer l'imminence d'une hémorragie cérébrale, et, jusqu'à un certain point, permettre de les prévenir ; ce serait ainsi une sorte de *cérébroscopie linguale.*

En terminant, disons qu'on ne doit jamais oublier d'examiner les dents et les gencives. Sur les gencives on peut trouver, au bord libre, le liseré gris bleuâtre caractéristique du *saturnisme*. Les *dents* peuvent apparaître mal formées, mal plantées, échancrées, érodées : caractères qui sont un stigmate ou de syphilis héréditaire, ou de dégénérescence. (A.-B. MARFAN.)

2. — Examen de la cavité pharyngienne.

Pour l'exploration de la cavité pharyngienne, on a recours à l'*inspection* et à la *palpation*.

A. — Inspection. — L'inspection directe du pharynx se borne à une petite zone, car, la bouche ouverte, la portion seule du pharynx est visible, qui se trouve en face de l'isthme du gosier. Les dimensions de cette zone varient considérablement avec les individus ; il y a même des personnes dont l'isthme du gosier est tellement étroit qu'on n'aperçoit pour ainsi dire rien de la paroi postérieure du pharynx.

La zone d'inspection s'élargit notablement lorsque, comme dans l'examen laryngoscopique, on fait fortement tirer la langue, pratiquer des inspirations profondes et prononcer les voyelles *a, e*. On provoque ainsi l'ascension du voile du palais et la dépression du dos de la langue, ce qui élargit considérablement le champ visuel.

On obtient plus encore en se servant d'une spatule linguale que l'on applique sur la base de la langue et sur laquelle on presse d'arrière en avant et de haut en bas. Si pendant cette manœuvre il se produisait des accès de suffocation, ces derniers serviront, ainsi que l'a fait remarquer Voltolini, à faciliter l'inspection de la profondeur du pharynx. On peut réussir, en ce cas, à apercevoir l'épiglotte et les cartilages aryténoïdes et à faire pénétrer le regard jusqu'à une profondeur notable de la cavité pharyngienne.

Voltolini a recommandé aussi, pour certains cas, d'embrasser la langue du malade entre le pouce et l'index de la main gauche et, avec les 3e et 4e doigts de la même main, de relever vigoureusement la pomme d'Adam. Si en même temps on déprime énergiquement le dos de la langue avec une spatule, on arrive à voir assez facilement jusqu'au niveau de l'épiglotte.

Pour l'inspection *complète* de la cavité pharyngienne, il faut des appareils d'éclairage spéciaux. Celle des zones supérieures se pratique comme la rhinoscopie ; quant à celle des parois latérales et du segment inférieur le laryngoscope et ses accessoires suffisent.

Ajoutons que l'*examen microscopique* des dépôts siégeant sur les organes pharyngiens peut être d'un grand prix pour le diagnostic. L'examen microscopique des dépôts permet parfois d'y déceler la présence des bacilles de Lœffler, ce qui autorise à poser le diagnostic sûr de diphtérie.

L'existence des bacilles de Koch dans les sécrétions des ulcérations douteuses plaide en faveur de leur nature tuberculeuse, et ainsi de suite (1).

B. — Palpation. — La palpation du pharynx se pratique avec l'index de la main droite, que l'on introduit suivant le cas dans les régions supérieure ou inférieure de la cavité pharyngienne. On fera attention à ce qu'il n'y ait pas de plaie sur le doigt, sinon on s'expose facilement à une infection par des sécrétions syphilitiques, diphtériques ou tuberculeuses. Cette palpation est soumise aux mêmes règles que celle du larynx. Parfois il peut être nécessaire d'opérer un palper *médiat* à l'aide de sondes et de cathéters.

(1) Au point de vue du diagnostic des angines, il faut distinguer les angines chroniques et les angines aiguës : et parmi ces dernières, les angines aiguës primitives et les angines aiguës secondaires à la scarlatine, au rhumatisme articulaire aigu, etc.

A. — Les *angines aiguës primitives* étaient autrefois distinguées en angines rouges (angine catarrhale aiguë, angine phlegmoneuse) et angines blanches (angine herpétique, pultacée, ou pseudo-membraneuse). On divise plus volontiers aujourd'hui les angines selon leur nature bactériologique ; et tout l'intérêt du diagnostic réside dans ce fait que l'une d'entre elles, l'angine diphtérique, offre une gravité spéciale et possède un traitement spécifique ; aussi, dans ces dernières années, a-t-on surtout insisté sur l'importance du diagnostic bactériologique. Partant de ce fait que le streptocoque et le pneumocoque peuvent déterminer des angines pseudo-membraneuses, comme le bacille de Lœffler ; que, d'autre part, le pneumocoque est très fréquent (Netter), constant (Bezançon et Griffon), à la surface de l'amygdale, on a voulu n'assurer le diagnostic d'angine diphtérique que sur l'existence du bacille de Lœffler reconnu par la culture sur sérum solide d'un fragment de fausse membrane. Pourtant la clinique suffit dans beaucoup de cas à affirmer le diagnostic, et la plupart du temps on observe une parfaite concordance entre les données et les présomptions de l'examen clinique, les résultats et les certitudes de l'examen bactériologique. Aussi M. Marfan a-t-il adopté les règles pratiques suivantes, qu'il a indiquées dans son enseignement :

1° Une angine aiguë primitive qui, dès le début, revêt la forme pseudo-membraneuse, doit a priori être considérée comme diphtérique et exige l'injection du sérum antidiphtérique avant l'examen bactériologique. Il est d'ailleurs toujours utile de faire celui-ci par la suite et même de le répéter, ce qui montrera presque toujours la nature réellement diphtérique de l'angine ;

2° Les angines pultacées, ponctuées ou diffuses ne doivent généralement pas être regardées comme diphtériques et n'exigent pas l'injection de sérum. Cependant, comme il est démontré qu'en quelques rares circonstances la diphtérie revêt la forme de l'angine pultacée, on devra en soupçonner l'existence si cette forme d'angine s'accompagne d'une adénopathie cervicale très prononcée, ou d'un coryza dont les caractères rappellent ceux de la diphtérie nasale, ou si elle coexiste avec une laryngite, ou enfin si elle s'est produite dans un milieu épidémique. En pareil cas, il appartient au médecin de juger d'après le degré de probabilité de la diphtérie si l'injection de sérum doit être faite immédiatement, ou s'il faut attendre le résultat de l'examen bactériologique pour décider de faire cette injection.

Dans le doute, si on suppose que la temporisation puisse nuire au malade, on fera une injection de sérum sans attendre le résultat de l'examen bactériologique ; cette injection n'offre aucun inconvénient ;

3° Les règles précédentes fournissent les indications de la sérumthérapie en l'absence de l'examen bactériologique. Mais cet examen sera fait toutes les fois qu'il sera possible ; il dirigera plus sûrement la pratique ; il est indispensable dans les cas douteux, pour pouvoir prendre en connaissance de cause les mesures prophylactiques nécessaires dans la famille, dans l'école, dans la salle d'hôpital, en un mot dans les collectivités dont le malade fait partie.

B. — *Angines chroniques et ulcérations de la gorge.* Les maux de gorge chroniques sans ulcérations sont représentés soit par l'hypertrophie des amygdales, soit par l'angine catarrhale chronique, dite aussi angine granuleuse, avec catarrhe rétro-nasal et troubles de l'ouïe.

Quand il existe des ulcérations, il faut songer à la syphilis (chancre, plaques muqueuses, ulcérations tertiaires, gommes), à la tuberculose, au lupus et au cancer.

3. — Examen de l'œsophage.

L'œsophage se divise en trois segments qui sont, de haut en bas et suivant les régions qu'il traverse, les segments cervical, thoracique et abdominal. Le premier seul est quelque peu accessible à une exploration directe; quant aux deux autres, on ne peut les explorer qu'avec le secours de procédés plus ou moins compliqués.

Pour localiser d'une manière exacte les affections de l'œsophage, il est nécessaire de se rappeler les rapports de cet organe.

La *portion initiale de l'œsophage*, c'est-à-dire celle qui fait suite au pharynx, est située à peu près à la hauteur du ligament interarticulaire des 6ᵉ et 7ᵉ vertèbres cervicales. L'extrémité inférieure de l'œsophage, son abouchement dans l'estomac, correspond d'habitude au corps de la 11ᵉ vertèbre dorsale, mais se rencontre quelquefois à la hauteur de la neuvième. Par rapport aux organes situés au-devant de lui, l'œsophage correspond par sa portion initiale au bord inférieur du cartilage cricoïde, tandis que son extrémité inférieure se trouve à la hauteur de l'insertion sternale du cartilage de la 6ᵉ côte, c'est-à-dire à l'union du corps du sternum avec l'appendice xiphoïde.

La *longueur de l'œsophage* chez l'adulte est en moyenne de 25 centimètres. Or, comme le commencement de l'organe est à une distance d'environ 15 centimètres des incisives, une sonde introduite par la bouche n'arrive dans la poche stomacale qu'après avoir pénétré d'une longueur de 40 centimètres. La longueur totale de l'œsophage se divise, pour les trois segments, de la façon suivante :

Segment cervical.	5 centimètres.
— thoracique.	17 —
— abdominal.	3 —

Le point, où le conduit œsophagien croise la bronche gauche, correspond ordinairement à la réunion des 4ᵉ et 5ᵉ vertèbres dorsales et serait, par conséquent à 8 centimètres environ au-dessous du commencement de l'œsophage ou, ce qui revient au même, à 23 centimètres en arrière des incisives. Les mesures que nous venons d'indiquer nous donnent le moyen de déterminer exactement le siège des lésions reconnues à l'aide de la sonde. Voici le procédé de contrôle que nous proposons : ayant retiré la sonde de l'œsophage, la portion de la sonde qui fut introduite sera appliquée le long de la cavité bucco-pharyngienne et de la colonne vertébrale, et on marquera, sur la colonne vertébrale, par un trait la hauteur à laquelle s'arrête le bec de la sonde.

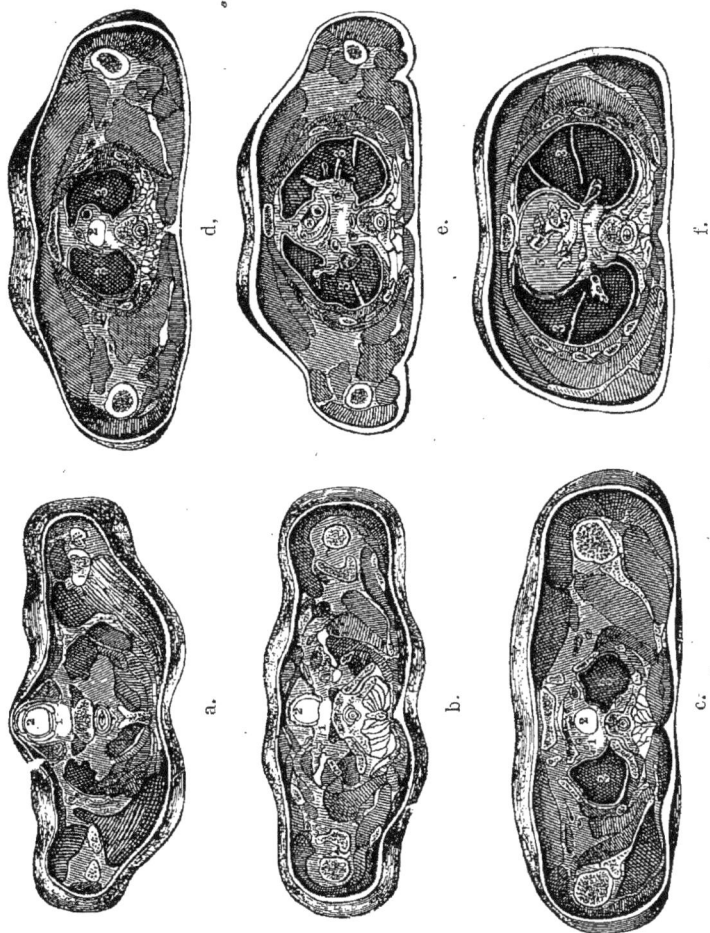

Fig. 176. — Rapports de l'œsophage avec la trachée et la colonne vertébrale.
Coupes transversales.

a. Hauteur de la 7ᵉ vertèbre cervicale. — b. Bord inférieur de la 1ʳᵉ vertèbre dorsale. — c. Bord supérieur de la 4ᵉ vertèbre dorsale. — d. Milieu de la 4ᵉ vertèbre dorsale. — e. Bord supérieur de la 6ᵉ vertèbre dorsale. — f. Bord supérieur de la 8ᵉ vertèbre dorsale. — 1. OEsophage. — 2. Trachée. — 3. Poumons. — 4. Vertèbre sectionnée en travers. — 5. Cœur. — D'après BRAUNE, Atlas anatomo-topographique.

Vide, l'œsophage est affaissé de telle façon que ses parois antérieure et postérieure sont juxtaposées et que son calibre se réduit à une fente transversale. Le diamètre de l'œsophage n'est pas uniforme sur tout le parcours. C'est dans ses segments supérieur et inférieur que ce conduit est le plus étroit. Mouton détermina cette largeur à l'aide de moules en plâtre et trouva pour le tiers supérieur jusqu'à hauteur de la bifurcation bronchique 14 millimètres , pour le segment moyen, le plus long, 22 millimètres et pour le bout inférieur 12 millimètres de diamètre ; en dilatant l'œsophage, on obtint, comme chiffres maxima, 18 millimètres pour le segment supérieur, 35 millimètres pour le moyen et 25 millimètres pour l'inférieur. Ces chiffres ont une grande valeur pratique ; ils montrent que, dans le cathétérisme de l'œsophage, il ne faut pas faire usage d'instruments dont le diamètre dépasse 18 millimètres.

Pour bien comprendre les méthodes d'investigation physiques, il est important d'avoir présents à l'esprit les *rapports de l'œsophage avec les organes voisins*.

A leur extrémité supérieure, l'œsophage et la trachée sont exactement situés dans le plan médian du corps (fig. 176, a) ; mais bientôt ces deux organes se séparent. C'est d'abord la trachée qui se déjette vers la droite de telle sorte que l'œsophage dépasse le bord gauche du conduit aérien (fig. 176, b). Ces rapports subsistent dans toute la portion cervicale de l'œsophage ; pour cette portion, il faut donc pratiquer l'exploration directe de cet organe sur le côté gauche du cou.

Vers le commencement de la portion thoracique, l'œsophage lui-même se dévie à gauche de la ligne médiane, et cette déviation est au maximum à la hauteur de la 3e vertèbre dorsale environ (fig. 176, c) ; au niveau de la 4e dorsale elle est encore telle qu'ordinairement trachée et œsophage se croisent, non pas au niveau de la bifurcation bronchique proprement dite, mais au niveau de la bronche gauche (fig. 176, d). D'où il résulte qu'il faut chercher la moitié supérieure du segment thoracique de l'œsophage sur le côté gauche de la colonne vertébrale.

Au contraire, la moitié inférieure du même segment est à chercher à droite de la colonne vertébrale, car au niveau de la 6e vertèbre dorsale l'œsophage a regagné la ligne médiane (fig. 176, e) ; puis de la 7e à la 9e dorsale, on la rencontre à droite des corps vertébraux (fig. 176, f), et ce n'est qu'à la hauteur de la 10e dorsale qu'elle s'incurve vivement vers la gauche pour traverser le diaphragme et s'aboucher, environ 3 centimètres plus bas, dans l'estomac.

Nous n'avons pu nous empêcher d'entrer dans les détails de ces rapports anatomiques, parce qu'on a professé à tort que la portion thoracique de l'œsophage se trouve pendant tout son trajet à *gauche* de la colonne vertébrale. Il faut, en effet, établir nettement une distinction entre les deux moitiés supérieure et inférieure de cette portion, dont la limite commune est située à hauteur de la 6e vertèbre dorsale ; la moitié supérieure est située à gauche ; la moitié inférieure, au contraire, à droite de la colonne vertébrale.

Depuis sa portion initiale jusqu'au niveau de la bifurcation bronchique, la paroi antérieure de l'œsophage est en contact avec la trachée. Au-dessous de la bifurcation, elle est en rapport le plus direct avec les ganglions bronchiques, qui forment en quelque sorte un coin de 3 centim. 5 de hauteur. Aussi voit-on fréquemment les affections de ces ganglions se propager à l'œsophage. Plus bas, l'œsophage est en contact immédiat sur un espace de 5 centimètres avec la face postérieure du péricarde, ce

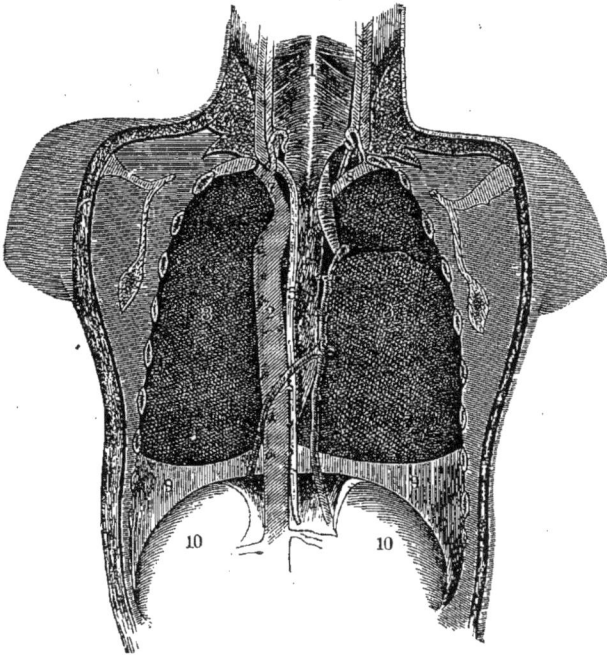

FIG. 177. — Rapports de l'œsophage avec l'aorte. Thorax vu de dos.
1. Œsophage. — 2. Aorte thoracique. — 3. Poumons. — 4. Trachée. — 5. Canal thoracique. — 6. Veines azygos et hémiazygos. — 7. Artère sous-clavière gauche. — 8. Tronc anonyme. — D'après RUDINGER. *Anatomie chirurgicale topographique*

qui explique la propagation fréquente au péricarde des maladies de l'œsophage.

Les rapports de l'œsophage avec l'*aorte* sont très caractéristiques. Immédiatement au-dessous de la bifurcation des bronches, il est situé à droite de l'aorte thoracique. Mais pour pouvoir gagner plus bas le trou œsophagien du diaphragme, il faut qu'il croise la paroi antérieure de l'aorte, en sorte qu'il forme autour de celle-ci une sorte de spirale incomplète et très allongée (fig. 177). Il s'ensuit que les dilatations et d'autres affections de l'aorte peuvent avoir une influence sur les fonctions de l'œsophage.

Les rapports intimes entre l'œsophage et le nerf récurrent nous expliquent comment certaines affections œsophagiennes se compliquent de la paralysie du récurrent.

C'est le *cathétérisme* qui occupe le premier rang parmi les *procédés d'exploration de l'œsophage*. Quant à l'inspection, à la percussion et à l'auscultation, les résultats fournis par elles sont de minime importance; et encore n'en fournissent-elles pas toujours !

A. — Inspection de l'œsophage.

L'*inspection directe* de l'œsophage n'est évidemment praticable que pour le segment cervical de l'organe. On peut ainsi parfois percevoir sur le cou des *dilatations sacciformes (diverticules)* qui siègent le plus souvent du côté gauche, plus rarement à droite ou des deux côtés à la fois. Un fait caractéristique, c'est l'augmentation de volume de ces diverticules au moment des repas et leur diminution après les repas. Pendant que le malade absorbe des aliments, on les voit se gonfler et se tendre fortement; au contraire, les mouvements de suffocation, les vomissements, la compression manuelle régulière, les évacuent et diminuent leur volume. Quand le diverticule se remplit, il se produit parfois des bruits qui offrent le caractère de gargouillements, de gloussements; ces bruits peuvent se reproduire au moment de l'évacuation du diverticule par la compression. Leur intensité est parfois tellement prononcée qu'on les entend d'une extrémité à l'autre de la salle.

Les résultats de la *percussion* de ces diverticules sont variables. Lorsqu'ils contiennent des matières solides, le son sera sourd; lorsqu'ils contiennent des gaz, on obtiendra de la sonorité ou de la matité tympanique. On peut distendre artificiellement ces diverticules, en administrant successivement au malade dans de l'eau une pincée d'acide tartrique, puis la même quantité de bicarbonate de soude. Ces tentatives demandent toutefois à être faites avec de grandes précautions et l'on fera bien de n'y avoir recours que dans le cas où le diagnostic reste douteux. En effet, si l'un de ces diverticules éprouve une distension exagérée, il peut exercer sur les voies aériennes avoisinantes une compression telle qu'il se produit de la dyspnée avec menace d'asphyxie.

On a essayé à diverses reprises de pratiquer l'endoscopie de l'œsophage, *œsophagoscopie*, d'après le principe de la laryngoscopie. Mais jusqu'à présent les appareils employés dans ce but sont encore trop compliqués et d'un prix par trop élevé pour que leur emploi soit devenu d'une pratique courante.

Lorsqu'il existe une communication anormale entre l'œsophage et les voies aériennes, le laryngoscope peut devenir d'une certaine utilité pour le diagnostic, ainsi que le prouve une observation d'Obermeier, où il s'agissait d'une fistule œsophago-bronchique. En faisant avaler au malade de la poudre de charbon dans de l'eau, on la voyait, grâce au miroir laryngien, réapparaître en partie dans la profondeur de la trachée. Souvent on s'est contenté d'administrer par la bouche des liquides colorés, du lait par exemple, qui, arrivés en partie dans les voies respiratoires, excitaient la toux et étaient expulsés au dehors par l'expectoration.

B. — Palpation de l'œsophage. — Cathétérisme.

Le doigt introduit dans la bouche ne peut atteindre directement l'œsophage dont la partie initiale siège environ à 15 centimètres derrière l'arcade dentaire ; et la longueur de l'index ou du médius est insuffisante pour arriver jusque dans la cavité même de l'organe.

Du côté de la portion cervicale de l'œsophage, nous avons déjà dit dans le précédent paragraphe qu'il pouvait se développer sous les téguments des modifications très importantes pour la palpation. Il faut y joindre un phénomène nouveau, la formation d'emphysème sous-cutané, en cas de *perforation œsophagienne*. Cet emphysème est un signe précieux pour le diagnostic des solutions de continuité de la paroi œsophagienne, alors que l'air pénètre de l'intérieur de l'œsophage dans le tissu cellulaire du médiastin et de là sous les téguments du cou et plus loin encore. Cette lésion, l'expérience le prouve, se rencontre plus fréquemment dans les ruptures subites que dans les perforations graduelles. La crépitation spéciale de l'emphysème le fait facilement reconnaître, surtout si elle est accompagnée du gonflement de la région intéressée.

Nous dirons ici que, dans certaines circonstances, l'acte de la *déglutition influe sur le pouls de l'artère radiale droite*, en l'affaiblissant et en le supprimant entièrement. Cela arrive lorsque l'artère sous-clavière du côté droit a une origine anormale, lorsqu'elle naît de l'arc postérieur de la crosse aortique derrière l'artère sous-clavière gauche, et pour arriver à la zone d'épanouissement, elle est obligée de se diriger à droite entre le rachis et l'œsophage ou, plus rarement, entre l'œsophage et la trachée. En ces cas, il est facile de voir que chaque mouvement de déglutition exerce une compression passagère sur le tronc vasculaire.

De toutes les méthodes physiques d'exploration de l'œsophage, nous l'avons déjà dit, celle qui tient la tête au point de vue de l'importance diagnostique est la palpation médiate de l'organe par les *sondes œsophagiennes*.

On peut faire usage, comme sonde œsophagienne, de petites tiges de baleine portant à leur extrémité un bouton conique, ovalaire (fig. 178) en ivoire. Le mieux est d'avoir à sa disposition une série de baleines à olives de diverses grosseurs. Jamais il ne faut négliger, avant l'intromission de la sonde, de s'assurer si le bouton est fixé bien solidement à la tige, parce qu'autrement ils pourraient demeurer enclavés dans l'œsophage au moment de l'extraction de l'instrument et donner lieu à des désordres très graves. On s'abstiendra d'employer des *sondes œsophagiennes avec une petite éponge* aux lieux et place de l'olive en ivoire, car le contenu de l'œsophage dont elles s'imbibent ne s'enlève pas facilement par le nettoyage. En tout cas, avant d'introduire la sonde, la petite éponge doit être ramollie dans de l'eau chaude.

Fig. 178. — Sonde en baleine avec olive en ivoire. 1/4 grandeur naturelle.

Les sondes les plus fréquemment employées sont les sondes dites anglaises. Elles sont constituées par un tube creux, long, flexible et de couleur rouge brunâtre, qui s'amincit en cône à son extrémité inférieure et se trouve muni au-dessus de cette extrémité de deux fenêtres ovales, dont l'une est située plus haut que celle du côté opposé. Les sondes noires dites françaises sont moins bonnes, parce qu'elles cassent plus facilement (fig. 179, f).

Pour parer à toutes les éventualités, il faut souvent des sondes de diffé-

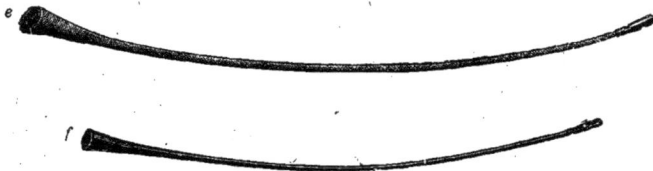

Fig. 179. — Sondes œsophagiennes. — e, Anglaise. — f, Française. 1/4 grandeur naturelle.

rents calibres ; mais en tout cas, leur diamètre ne devra pas, comme nous l'avons dit plus haut, dépasser 18 millimètres.

Mackenzie a recommandé récemment l'emploi de sondes qui, au lieu d'être cylindriques, sont ovalaires, à cause de la forme ovalaire de la coupe normale de l'œsophage. Pour certains cas, on s'est servi pour le cathétérisme de l'œsophage, de *bougies en corde à boyaux ;* parfois aussi on a eu recours à des *sondes à modeler.*

Avant l'introduction il faut, en le plongeant dans l'eau chaude, rendre le quart inférieur de la sonde anglaise plus mou et plus malléable ; il faut éviter l'emploi de l'eau bouillante, qui détériore rapidement les sondes et rend leur surface, lisse auparavant, rugueuse et écaillée. L'extrémité inférieure de la sonde doit être mousse, car un bout aigu provoque facilement des traumatismes. Les sondes qui présentent des inflexions ou une surface rugueuse doivent être immédiatement rejetées.

En enduisant l'extrémité de la sonde avec un corps gras, on facilite le glissement de l'instrument. Nous nous servons dans ce but de glycérine qui, de par son aspect plus engageant et sa saveur plus agréable, est préférable à l'huile, au beurre, à la crème et au blanc d'œuf. Il est ordinairement suffisant de tremper simplement la sonde dans l'eau.

Les premières tentatives de cathétérisme sont presque toujours pénibles pour les malades. Ce n'est que peu à peu qu'ils s'habituent à l'irritation provoquée par ce corps étranger et arrivent à la supporter sans peine. Au début il survient des accès de suffocation ; les malades ont une violente dyspnée, deviennent cyanotiques, et pris de peur mordent énergiquement soit la sonde, soit le doigt du médecin ; souvent ils cherchent à saisir le bras de ce dernier et à repousser la sonde et celui qui la manie, ils se lèvent remuant la tête en tous sens pour échapper à l'exploration et expulsent fréquemment par le vomissement, et la sonde et le contenu de l'estomac.

Ces accidents seront naturellement d'autant plus prononcés que la sonde sera entre les mains d'un observateur plus inexpérimenté ; ils diminuent beaucoup d'intensité lorsqu'on sait procéder rapidement et avec de la sûreté de main. En tout cas, on fera bien de prévenir le malade avant d'intervenir ; la confiance de celui-ci en son médecin ne fera qu'augmenter, s'il voit que ce dernier connaît les éventualités pouvant se produire durant l'examen. D'ailleurs, il ne faut pas en général se laisser effrayer par ces symptômes et cesser l'exploration ; ce n'est qu'en cas de vomissements que la circonspection devient nécessaire, nous le verrons plus loin.

L'introduction de la sonde se fait presque toujours par la bouche ; on peut toutefois, si le malade refuse d'ouvrir celle-ci, la faire passer par le nez à travers le conduit nasal moyen. Dans le premier cas, le malade devra être assis ; dans le second, la position la plus commode est le décubitus dorsal, la tête dans l'extension forcée.

Le cathétérisme de l'œsophage pratiqué par la bouche s'opère de la façon suivante :

Le malade est assis devant le médecin et penche la tête un peu en arrière : le mieux est d'engager le malade à regarder en l'air. Celui-ci ouvre la bouche aussi largement que possible et tire fortement la langue. Si l'on craint d'être mordu pendant l'exploration, on interposera entre les arcades dentaires un gros bouchon. Certains malades sollicitent même cette interposition, qui leur rend l'examen moins pénible. Le médecin place alors l'index de la main gauche sur le dos de la langue et l'introduit, si possible, assez loin pour atteindre l'épiglotte. Les trois premiers doigts de la main droite saisissent comme une plume à écrire la sonde préalablement ramollie et enduite d'un corps gras. On la tient d'abord près de son bout antérieur que l'on mène le long et sous la conduite de l'index gauche jusqu'à la paroi postérieure du pharynx. A ce moment, par le soulèvement du segment de l'instrument resté hors de la bouche, on fait glisser l'extrémité inférieure par-dessus l'index derrière l'épiglotte et dans l'entrée de l'œsophage. La manœuvre est souvent facilitée par une légère pression sur le bout antérieur de la sonde. On fait pénétrer celle-ci avec beaucoup de prudence et le plus rapidement possible de haut en bas en évitant soigneusement toute violence.

Si l'on rencontre un obstacle, on retire un peu la sonde pour la faire avancer à nouveau avec la plus grande circonspection. Quelquefois l'on sent que l'instrument se trouve brusquement serré et entravé dans sa descente. Dans ces cas, il s'agit le plus souvent d'une *contracture de la tunique musculaire de l'œsophage*, amenée par l'irritation même que produit la sonde. Aussi laisse-t-on l'instrument en repos pendant quelques secondes, sa progression ne pouvant qu'exagérer le spasme ; puis, le passage redevenu libre, on pénètre de nouveau plus avant. Il n'est pas rare de rencontrer de ces contractions spasmodiques en différents endroits de l'œsophage, dans le cours d'une même exploration.

Si l'obstacle au cathétérisme persiste, il faut avoir recours à des sondes de plus petit calibre ; il peut arriver qu'il faille s'adresser en dernier ressort à des bougies en corde à boyau. Le diamètre de la sonde, capable de passer l'endroit difficile, indique le *degré de la sténose ;* quant à sa longueur, elle sert à en reconnaître le *siège*. On constate qu'il y a des rétrécissements multiples lorsque la sonde, ayant heureusement traversé une première coarctation, se trouve arrêtée de nouveau plus bas.

Le cathétérisme de l'œsophage peut présenter *certains dangers* et rencontrer des obstacles anormaux, dont nous allons signaler les plus fréquents.

Tout d'abord, il ne faut jamais procéder au cathétérisme de l'œsophage sans s'être assuré préalablement qu'il n'existe point d'*anévrisme de l'aorte thoracique*. En raison des rapports intimes de l'aorte et de l'œsophage, il se produit souvent un rétrécissement du calibre de ce dernier en cas de dilatations circonscrites du tube artériel. Lorsque les parois de l'anévrisme et de l'œsophage sont très amincies, il peut arriver que la sonde détermine la perforation de la poche sanguine et amène une hémorragie rapidement mortelle. Dans certains cas, les pulsations imprimées à la sonde introduite avertissent le médecin qu'il existe un anévrisme de l'aorte.

Le danger de pénétrer avec la sonde dans le larynx n'est pas aussi grand qu'on veut bien le dire dans les traités de pathologie ; car, au moment de l'introduction du cathéter, l'épiglotte s'abaisse immédiatement et obture l'entrée de cet organe. Si contre toute attente on avait pénétré dans le larynx, on reconnaîtrait bien vite l'erreur aux violents accès de toux du malade, à la dyspnée et aux menaces de suffocation ; enfin, à l'entrée bruyamment sifflante de l'air dans la sonde à chaque inspiration, suivie de son expulsion partielle à l'expiration. Lorsque la sonde se trouve entre les cordes vocales, le malade est incapable d'articuler un son aigu.

Le danger est plus réel, lorsqu'il existe de la paralysie de l'épiglotte et de l'anesthésie de la muqueuse laryngée, telles qu'on en rencontre notamment à la suite de la diphtérie. Dans ce cas, l'entrée du larynx demeurant béante d'une façon permanente, la sonde peut facilement y pénétrer, et comme, en outre, en raison de l'anesthésie de la muqueuse, la toux fait entièrement défaut, les opérateurs inexpérimentés ne s'aperçoivent pas de la fausse route. L'emploi du laryngoscope supprime tous les doutes. Sinon, on placera en face du bout postérieur de la sonde une bougie allumée qui, si l'instrument est engagé dans le larynx, donnera une flamme dont les oscillations coïncideront avec l'inspiration et l'expiration.

Tant que la sonde se meut dans le segment thoracique de l'œsophage, elle est soumise, comme l'a montré surtout Emminghaus, à toutes les conditions de pression existant dans la cage thoracique. C'est ce qui explique que, en introduisant l'instrument avec lenteur, on entend chez presque tous les individus une aspiration inspiratoire, sibilante, d'air dans la sonde tant que celle-ci reste dans le segment thoracique, en supposant, bien entendu, des mouvements respiratoires profonds. On peut même faire naître ainsi le signe de la bougie que nous avons cité plus haut. De l'existence seule de ces symptômes on ne peut donc conclure qu'au lieu d'être dans l'œsophage on se trouve dans les voies aériennes. Il faut distinguer des courants aériens respiratoires qui se produisent dans la sonde l'expulsion violente d'air qui s'observe dans le vomissement et les quintes de toux, alors que l'extrémité inférieure de la sonde se trouve dans l'estomac.

D'après Rossocha et Schreiber, les conditions de pression sont les mêmes dans l'estomac que dans le segment intrathoracique de l'œsophage. Pour déterminer la position du cardia, c'est-à-dire l'embouchure de l'œsophage, Schreiber recommande de fixer au bout antérieur de la sonde un ballon en caoutchouc, d'insuffler celui-ci lorsqu'il a largement pénétré dans l'estomac, puis de retirer la sonde et de marquer l'endroit où l'on sent de la résistance, le cardia entravant la sortie du ballon gonflé d'air.

Martins a démontré l'existence d'une fistule broncho-œsophagienne en introduisant dans l'œsophage une sonde dont le bout antérieur était mis en relation avec une capsule de Marey et un appareil enregistreur. Tandis que chez les individus bien portants le levier s'abaisse à chaque inspiration pour se soulever à l'expiration, il se produisit là pendant l'expiration une entrée de l'air de la trachée dans l'œsophage, de telle sorte que l'abaissement initial du levier fut bien vite compensé et la différence entre les impulsions inspiratoire et expiratoire minime.

La pénétration de la sonde dans les voies aériennes peut encore être favorisée par l'*étroitesse congénitale* et anormale du pharynx. Duplay rapporte une observation très intéressante où la fausse route ne fut reconnue qu'à l'aide du laryngoscope. L'emploi fortuit de bromure de potassium avait, en ce cas, créé en même temps une insensibilité extraordinaire de la muqueuse du larynx.

Parfois c'est l'épaississement prononcé et l'*ossification du cartilage cricoïde* qui font échouer le cathétérisme de l'œsophage. Le cartilage épaissi peut rétrécir la portion initiale de l'œsophage au point d'amener finalement la mort par inanition. Parfois on réussit à refouler le larynx en avant et à se procurer ainsi accès dans l'œsophage.

L'apparition de vomissements pendant le cathétérisme n'est pas tout à fait sans danger. Blanche relate le cas d'un aliéné chez lequel une partie des matières vomies pénétrèrent dans le larynx et déterminèrent la mort par asphyxie. Emminghaus vit également cet accident être suivi de pneumonie par déglutition.

Il nous reste enfin à signaler l'extrême gravité des *fausses routes*. On doit supposer leur production lorsqu'en cas d'obstacle rencontré dans l'œsophage, on réussit subitement à passer la sonde. Ordinairement on ne demeure pas longtemps dans le doute à ce sujet, par suite des conséquences immédiatement graves d'un pareil accident. Les fausses routes se font le plus souvent du côté du tissu cellulaire du médiastin, de la cavité pleurale ou des poumons ; on a cité des cas où l'extrémité de la sonde avait pénétré directement dans une caverne pulmonaire.

Dans le cathétérisme de l'œsophage, il faut tenir compte des points suivants :

A. Douleur. — Lorsque dans le cathétérisme de l'œsophage on provoque de la douleur toujours et à chaque tentative au même endroit, on peut être certain de se trouver en présence d'*altérations locales, le plus souvent inflammatoires, de la muqueuse œsophagienne.* On soupçonnera l'existence de *lésions ulcéreuses* dans le cas où, en dépit d'une exploration très circonspecte, la sonde revient tachée de sang ou de bandes hématiques (1).

B. Formation de diverticules. — Les protrusions de l'œsophage créent de grandes difficultés au cathétérisme, en ce sens que l'extrémité de la sonde pénètre dans le diverticule et y demeure engagée. A l'aide de mouvements de latéralité imprimés au bout antérieur de l'instrument, on sent bientôt qu'on se trouve dans un espace libre plus ou moins vaste. Mais le signe vraiment caractéristique de la présence de diverticules, ce sont les alternatives d'échec et de réussite de l'exploration, suivant qu'on passe au-devant de l'orifice du diverticule ou qu'on s'y engage. Parfois

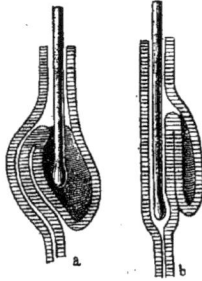

FIG. 180. — Diverticules de l'œsophage. — a. Cathétérisme, le diverticule étant plein. — b. Cathétérisme, le diverticule étant vide. D'après DE ZIEMSSEN et ZENKER (*Mal. de l'œsophage*, p. 85).

(1) Le cancer est la cause la plus commune des ulcérations de l'œsophage. Dans ces derniers temps on a démontré que l'œsophage pouvait être atteint d'un *ulcère simple* absolument semblable à celui de l'estomac. Cet ulcère simple de l'œsophage siège presque toujours dans le segment inférieur de l'organe et serait l'origine des coarctations fibreuses qui s'observent à ce niveau.

on arrive, à l'aide d'une pression exercée dans un sens déterminé, à introduire la sonde sans peine. Plus l'orifice du diverticule est large et sa réplétion prononcée, plus on a de chances de s'y engager et d'y être arrêté, et inversement. Zenker et Ziemssen ont démontré ce fait à l'aide d'un dessin schématique très clair (fig. 180), où l'on voit qu'en cas de réplétion du diverticule, l'orifice de ce dernier tend à se placer dans l'axe vertical de l'œsophage. L'évacuation par la compression des diverticules pleins pourrait, par conséquent, faciliter le cathétérisme.

C. Sténoses. — Le cathétérisme indique tout d'abord le siège et le degré du rétrécissement. Il peut renseigner également sur sa nature, parce qu'en cas de sténoses consécutives à l'infiltration cancéreuse, il reste dans les fenêtres de la sonde des particules de tumeur facilement reconnaissables au microscope, cellules épithéliales pavimenteuses stratifiées concentriquement. On ne devra donc jamais négliger de faire l'examen microscopique des éléments ramenés au dehors par l'instrument.

Dans certains cas rares, la sténose de l'œsophage est engendrée par une accumulation énorme de champignons *du muguet ;* ce sera encore l'examen microscopique qui éclairera ici le diagnostic. Dans toute autre circonstance, ce seront les commémoratifs et les phénomènes cliniques qui indiqueront si le rétrécissement est dû à des corps étrangers de l'œsophage, à des lésions des parois ou à la compression exercée par les organes avoisinants.

On a encore tenté d'établir la *forme* et la *longueur de la stricture,* choses qui sont d'un intérêt plutôt chirurgical. Pour le diagnostic de la forme, on s'est servi de sondes à modeler, en d'autres termes, de bougies en cire molle ou en gutta-percha, ramollies dans l'eau chaude avant leur introduction. Toutes deux donneraient l'image exacte de la forme du rétrécissement. Le procédé le plus simple pour mesurer la longueur du rétrécissement consisterait à noter quand l'olive de la sonde œsophagienne vient en contact avec la limite supérieure du rétrécissement, à faire passer la sonde à travers l'endroit rétréci, à la retirer avec circonspection et à noter de nouveau quand la sonde rencontre une légère résistance à l'extrémité inférieure du rétrécissement. Sainte-Marie a proposé l'emploi d'une sonde qui possède à son extrémité antérieure une olive fermée et compressible en caoutchouc, tandis que l'autre bout se termine par un tube en verre gradué. On remplit la sonde d'un liquide coloré jusqu'à la hauteur du 0 marqué sur le tube. L'olive rencontre-t-elle un endroit rétréci, elle se trouve comprimée et le liquide monte dans le tube. Le rétrécissement une fois passé, le liquide retombe au point ; la différence entre les deux niveaux indique directement la longueur du passage sténosé. Ferrié opérait d'une façon analogue. Il se servait d'une sonde graduée par centimètres et munie à son extrémité antérieure d'une petite vessie en baudruche, qu'il introduisait jusqu'à l'endroit rétréci. A ce moment, il marquait la longueur de la partie introduite. En passant le rétrécissement, la baudruche s'affaisse ; puis celui-ci passé, on insuffle à nouveau le petit sac et on retire la sonde jusqu'au moment où l'on sent la résistance opposée par la partie inférieure du rétrécissement. En retranchant de la longueur du segment de sonde introduit à ce moment celle obtenue précédemment, on obtient immédiatement la longueur du rétrécissement.

Il faut distinguer des rétrécissements organiques, les *rétrécissements spasmodiques* que peut développer déjà le simple cathétérisme. Ils apparaissent comme entité morbide chez les personnes nerveuses. Le plus souvent on triomphe de ces rétrécissements spasmodiques, si l'on a soin de laisser la sonde en repos pendant quelque temps dans l'intérieur de l'œsophage.

D. — Il peut survenir des *dilatations de l'œsophage* au-dessus d'un rétrécissement, ou, d'une façon plus diffuse, dans la paralysie de la tunique musculaire de l'organe. On reconnaît leur existence à la facilité avec laquelle on imprime à la sonde des mouvements étendus de latéralité.

C. — Percussion de l'œsophage

La percussion n'est que d'un emploi restreint dans l'exploration de l'œsophage. Nous avons déjà mentionné précédemment la percussion des diverticules siégeant dans la portion cervicale de l'organe. Si les diverticules sont situés plus bas, ils peuvent se manifester par de la matité circonscrite à côté de la colonne vertébrale. Cela n'arrivera cependant que dans les cas où ces diverticules seront remplis de masses solides.

Dans le rétrécissement œsophagien, Ziemssen a réussi à distendre la portion dilatée située au-dessus de la sténose en administrant des solutions d'acide tartrique et de bicarbonate de soude et à la rendre ainsi accessible à la percussion. La distension se traduit naturellement par de la sonorité tympanique ou de la matité tympanique.

D. — Auscultation de l'œsophage

Dans certaines affections de l'œsophage, il se développe des phénomènes sonores tellement intenses,' qu'on peut les entendre à distance. Nous avons dit précédemment que la *réplétion des diverticules peut s'accompagner de gargouillements très prononcés*. Les mêmes phénomènes peuvent être créés artificiellement par la réduction d'un diverticule rempli.

L'acte de la déglutition s'annonce par des grondements, des grouillements, des glouglous, lorsqu'il existe de la *paralysie* de la tunique musculaire de l'œsophage. Les anciens désignaient ce symptôme du nom de *dysphagie* ou *déglutition sonore*.

L'*auscultation médiate de l'œsophage* a été fondée par Hamburger. Pour la pratiquer, on place le sthétoscope, pour la portion cervicale, à gauche et en arrière de la trachée ; pour la portion thoracique sise au-dessus de la 6e dorsale, à gauche également, près de la colonne vertébrale, et pour le reste de la longueur, à droite de cette dernière. Il est regrettable qu'Hamburger, par ses exagérations et ses subtilités, ait fait plus de mal que de bien à cette méthode d'investigation, excellente pour certains cas.

Voici comment on procède. On engage le malade à garder dans la bouche une gorgée de liquide et à l'avaler à un signal déterminé : commandement bref ou , comme le faisait Hamburger, pression exercée sur l'os hyoïde. Ce dernier moyen mérite la préférence, parce que l'ascension de cet os indique le début de l'acte de la déglutition et permet ainsi, à l'auscultation, d'en juger la rapidité.

En auscultant un *œsophage sain*, on perçoit partout un bruit bref, clair, glougloutant, qui a la plus grande analogie avec celui que chacun peut entendre soi-même en avalant à vide. Le bruit est d'autant plus intense qu'on ausculte plus haut.

Pour nous, la cause du bruit œsophagien normal réside dans le frottement des ingesta contre la muqueuse de l'organe. Sainte-Marie l'explique de la façon suivante : à l'état de vacuité, les surfaces de la muqueuse de l'œsophage sont juxtaposées ; au moment de la déglutition, elles s'écartent l'une de l'autre, en produisant le bruit que l'on perçoit.

Dans les rétrécissements de l'œsophage, quand on ausculte au-dessous du point rétréci, ou bien ce bruit ne se perçoit plus du tout, ou il ne se perçoit qu'au bout d'un certain temps, ou encore il est extraordinairement affaibli et modifié dans son caractère. Voilà, suivant nous, tout ce que l'auscultation de l'œsophage peut fournir de certain comme symptôme. Hamburger prétend, cependant, avoir entendu, au moment du cathétérisme, le frottement de la sonde contre les parois rétrécies.

En auscultant le creux épigastrique, pendant et après la déglutition, suivant Kronecker et Meltzer, on entend deux bruits, le premier qu'ils ont appelé *Durchspritzgeräusch* et le second *Durchpressgeräusch* (1). En cas de réplétion de l'estomac, le second bruit fait défaut (Meltzer). On a essayé d'utiliser pour le diagnostic des maladies de l'œsophage les modifications de ces bruits ; mais les interprétations données à ces phénomènes sont pleines de contradictions. Je me suis assuré que, en cas de rétrécissement de l'œsophage, le premier bruit est perçu avec un retard notable et le second bruit fait assez souvent défaut. D'après Frankel, dans la paralysie de l'œsophage, le second bruit serait en retard de beaucoup sur l'instant de son apparition normale (6 à 7 secondes après la déglutition) et durerait très longtemps.

(1) Bruit de jaillissement ou de seringue, bruit de pression.

4. — Exploration de l'estomac.

L'exploration de l'estomac comprend deux parties bien distinctes : d'une part, l'*exploration physique de cet organe*, et, d'autre part, l'*examen des fonctions de l'estomac*. Dans certains cas on procédera encore à une autre exploration importante, à savoir l'*examen des masses vomies*.

Exploration physique de l'estomac.

A. — INSPECTION DE LA RÉGION ÉPIGASTRIQUE

A l'inspection de l'épigastre, on ne remarque presque rien de frappant chez l'individu bien portant.

L'*augmentation du volume de l'estomac*, qu'elle soit aiguë (accumulation de gaz, plus rarement quantité excessive de chyme), ou chronique (dilatation de l'estomac) se manifeste ordinairement à l'œil par une voussure, une distension de la région épigastrique. Dans la dilatation de l'estomac, on peut suivre cette voussure le plus souvent jusqu'au-dessous de l'ombilic, où elle se termine par une ligne de convexité inférieure qui correspond au trajet de la grande courbure de l'organe (1). L'ectasie est parfois telle que la grande courbure est située immédiatement au-dessus de la symphyse pubienne.

Les symptômes n'en sont pas toujours prononcés avec la même netteté, car ils dépendent de l'état de réplétion de l'estomac et surtout de sa distension par les gaz. Il est aussi bon de procéder à l'inspection, le malade étant dans le décubitus dorsal, parce que dans la position verticale les muscles abdominaux se contractent et dissimulent les altérations morbides. L'éclairage latéral permet quelquefois de reconnaître les contours de l'estomac, dans les cas où l'éclairage direct ne révèle rien d'extraordinaire. Bouillaud rapporte que dans certains cas le météorisme stomacal est tellement considérable qu'il produit la voussure des fausses côtes du côté gauche.

La petite courbure de l'estomac est recouverte par le lobe gauche du foie et demeure ordinairement inaccessible à l'inspection ; mais si l'esto-

(1) La voussure épigastrique est le fait de la distension gazeuse de l'estomac ; dans la dilatation vraie, permanente, cette voussure manque habituellement ; la paroi abdominale est même très souvent flasque et excavée.

mac est abaissé, elle peut être au-dessous du bord inférieur du foie et devenir ainsi accessible.

On peut, d'habitude, même chez les personnes saines, rendre la limite inférieure de l'estomac perceptible à l'œil par un procédé imaginé par Frerichs et excellent pour l'exploration de cet organe. Il consiste à *distendre artificiellement l'estomac par l'acide carbonique*. On administrera au sujet, successivement, dans de l'eau une ou deux cuillerées à dessert d'acide tartrique dans une petite quantité d'eau et une égale quantité de bicarbonate de soude. Au bout de quelques secondes, on voit la saillie de la région épigastrique se prononcer de plus en plus et manifester comme limite au-dessus de l'ombilic une ligne à convexité inférieure. La hauteur de ce contour au niveau de la ligne médiane n'est pas la même pour tous les individus ; il peut évidemment atteindre l'ombilic, mais le plus souvent il en est distant de 2 à 5 centimètres.

La quantité de bicarbonate de soude et d'acide tartrique ne doit pas être trop forte ; autrement il survient des vomissements spumeux ou de la dyspnée, de l'anxiété, de la cyanose légère et de l'accélération du pouls. J'ai observé chez une hystérique une perte de connaissance de peu de durée. Les troubles sont dus évidemment à la gêne qu'apporte aux mouvements du diaphragme l'estomac fortement distendu, et au refoulement en haut du diaphragme et du cœur. Ces accidents ne sont pas dangereux ; il suffit de quelques éructations pour les faire disparaître en quelques minutes. S'ils persistaient, la sonde œsophagienne donnerait une issue rapide aux gaz en excès et supprimerait tout symptôme pénible ; mais dans la majorité des cas on n'a qu'à passer la main doucement sur la région épigastrique, du pylore vers le cardia.

Dans ces derniers temps, on a modifié le procédé de Frerichs en introduisant une sonde molle dans l'estomac et en insufflant de l'air à travers l'instrument avec une poire en caoutchouc. Ce procédé modifié présente deux inconvénients : d'une part, l'introduction d'une sonde dans l'estomac est pénible pour un grand nombre de personnes ; d'autre part, l'air insufflé s'échappe parfois, à travers le pylore, de l'estomac dans le tractus intestinal ; en effet, contrairement à ce qui a lieu pour l'acide carbonique, l'air atmosphérique n'exerce aucune action stimulante sur l'anneau musculaire du pylore qui demeure, par conséquent, béant.

Pour le diagnostic des maladies de l'estomac, le procédé de Frerichs présente des avantages tout à fait particuliers ; non seulement il permet de reconnaître le volume et la forme de l'organe, mais il renseigne sur l'aptitude obturatrice du *pylore* et facilite, dans bien des cas, le diagnostic des *tumeurs* stomacales en établissant par des surfaces plus ou moins larges le contact de l'organe avec la paroi abdominale.

Dans la dilatation de l'estomac, les limites de l'organe se dessinent, grâce au même procédé, avec bien plus de netteté que pour l'estomac non dilaté ; la grande courbure, naturellement, descend au-dessous de l'ombilic, et, de plus, elle s'étend très loin à droite et à gauche.

Dans quelques cas, j'ai pu reconnaître sur le vivant l'existence d'un *estomac en sablier* à un retrait profond vers le milieu de la courbure stomacale, et mon diagnostic a été confirmé par l'autopsie.

Quelquefois on constate que, très peu de temps après le gonflement artificiel de l'estomac, l'intestin grêle et le côlon se remplissent de gaz, de telle sorte que tout le ventre est tendu et météorisé. Dans certains cas même la distension visible de l'estomac manque presque complètement, et l'on n'obtient qu'une dilatation aiguë des anses de l'intestin grêle. Ce signe indique l'*insuffisance du pylore*. Ordinairement il s'agit de destruction de la musculature du pylore par un ulcère ou une tumeur cancéreuse, plus rarement de troubles d'innervation ou de relâchement du sphincter pylorique à la suite d'une gastrite intense. D'après Kussmaul, l'insuffisance physiologique du pilore n'existe que pour l'estomac à jeun.

Dans certains cas, on aperçoit les *mouvements péristaltiques* de l'estomac. Ces mouvements se traduisent par des étranglements et des soulèvements qui ondulent et progressent de gauche à droite et sont souvent même perceptibles à la palpation. Bamberger a remarqué aussi qu'il se produisait un étranglement d'abord vers le milieu de l'organe, qui prend pour ainsi dire la forme d'un 8, et que de là partent les mouvements pour se diriger vers le pylore et le cardia. Quelquefois la succession des mouvements est extrêmement irrégulière, de telle sorte qu'ils se font tantôt dans un sens, tantôt dans un autre. Souvent ils apparaissent spontanément ; d'autres fois, on les produit par la percussion, l'aspersion avec de l'eau froide, ou l'excitation faradique des parois abdominales. Ces mouvements se rencontrent surtout dans le rétrécissement du pylore qui a amené la dilatation de l'estomac et l'hypertrophie de sa tunique musculaire. Cependant Kussmaul a fait remarquer qu'ils pouvaient se produire également sans cette lésion, par une sorte de névrose de la motilité, appelée par lui *agitation péristaltique de l'estomac*. Dans la dilatation stomacale, il faut veiller à ne pas confondre le péristaltisme avec des mouvements analogues que peuvent engendrer des anses intestinales intercalées entre l'estomac et la paroi abdominale.

A l'inspection, on voit parfois s'exécuter des mouvements de l'estomac qui se dirigent du pylore au cardia : ce sont les *contractions antipéristaltiques*.

Dans certains cas, on constate à l'œil dans la région épigastrique *des tumeurs lisses* ou *noueuses*. Le plus souvent, elles existent à droite et un peu au-dessus de l'ombilic ; dans ce cas il s'agit d'une tumeur du pylore. Mais comme le pylore, chez l'homme bien portant, est masqué par le lobe gauche du foie, ces tumeurs ne peuvent devenir visibles que si l'orifice pylorique est situé plus bas qu'à l'état normal, accident que favorise déjà le poids même des tumeurs. Dans les mouvements respiratoires, les tumeurs visibles de l'estomac ne changent ordinairement pas de place, ce qui les distingue des tumeurs du foie et de la rate, à moins toutefois que les mouvements ne leur soient communiqués par des adhérences existant entre le foie et l'estomac. Parfois, ces tumeurs présentent des soulèvements et des affaissements pulsatiles qui leur viennent de l'aorte abdominale. Leur présence n'est pas toujours également facile à constater par l'inspection, ce qui tient aux changements de position de l'estomac suivant qu'il est plein ou à jeun. A l'aide de la distension par l'acide carbonique, on peut se rendre compte de ces changements et les utiliser pour le diagnostic différentiel avec les tumeurs d'organes voisins.

On a encore tenté à plusieurs reprises de pratiquer l'inspection de l'estomac par voie directe. C'est ainsi que Leiter et Nitze ont construit des *gastéroscopes* qui nécessitent l'emploi de la lumière électrique, tandis que Milliot, Einhorn, Pariser, Kuttner et Jacobson, Mastieur et d'autres introduisirent dans l'estomac une lampe électrique pour éclairer les parois stomacales. Einhorn donna à ce procédé d'exploration, la dénomination de *gastrodiaphanie*. Jusqu'à l'heure qu'il est, la gastrodiaphanie et la gastéroscopie n'ont pas encore réussi à obtenir le droit de cité dans la pratique courante, on est en droit d'élever des doutes quant à leur supériorité sur les autres procédés d'exploration physique.

Les *pulsations épigastriques* visibles ne sont pas en connexion immédiate avec des affections gastriques et ne peuvent être utilisées pour le diagnostic de ces dernières. En ce qui concerne leur nature et leur signification, nous renvoyons le lecteur au chapitre de l'examen des artères (1).

B. — Palpation de l'estomac.

De même que le palper abdominal, celui de l'estomac nécessite certaines mesures de précaution, si l'on veut atteindre le but désiré. Tout d'abord, il faut toujours palper avec des mains chaudes, afin d'éviter la contraction réflexe des parois abdominales qui s'oppose naturellement à l'examen. Il faut éviter également tout mouvement saccadé des doigts et pénétrer lentement, mais d'une façon continue, vers la profondeur. Pour obtenir le relâchement le plus prononcé possible des parois abdominales, il est bon de faire fléchir au malade les cuisses sur le bassin et les jambes sur les cuisses. On fera bien aussi de s'entretenir avec le malade pendant l'exploration pour détourner son attention, ce qui amènera le maximum de relâchement des parois abdominales. Ou encore on l'engagera à respirer vite et superficiellement. Si, malgré tous ces tours de main, l'on n'arrive pas au but, l'*exploration* devra être pratiquée *dans la narcose chloroformique*.

Dans la *palpation*, l'attention doit être dirigée avant tout sur la *sensibilité de l'épigastre*. Cette sensibilité peut être circonscrite ou diffuse,

---

(1) Nous avons dit plus haut que, d'après M. Glénard, les pulsations épigastriques indiqueraient un abaissement du côlon transverse, abaissement corrélatif d'une chute plus ou moins marquée de tous les viscères de l'abdomen (splanchnoptose).

ce qui indique, selon le cas, l'existence de foyers morbides localisés (ulcère, cancer) ou des lésions plus étendues de la paroi stomacale (gastrite) (1).

Afin de mesurer le degré de la sensibilité, Boas construisit un appareil spécial, l'*algésimètre* ; mais on peut très bien s'en passer.

Les parois stomacales saines ne deviennent accessibles à la palpation que dans les cas où l'organe sain a été distendu artificiellement par l'acide carbonique, ou dans ceux où le viscère est fortement rempli de gaz. On éprouve alors au palper une sensation de résistance qui rappelle celle d'un coussin de caoutchouc insufflé. En cas de dilatation de l'estomac, cette sensation est éprouvée très souvent, et la résistance se poursuit jusqu'au-dessous de l'ombilic.

Il importe beaucoup, dans l'exploration de l'estomac, de faire attention aux *tumeurs* et aux *sensations de résistance*. C'est dans la *dégénérescence cancéreuse de l'estomac* qu'on les rencontre le plus souvent ; mais les *cicatrices des parois* et l'*hyperplasie de la tunique musculaire* peuvent produire le même effet. Les abcès de la paroi de l'estomac sont très rarement perceptibles à la palpation sous forme de tumeurs.

Les *corps étrangers* de l'estomac peuvent se manifester à la palpation sous forme de tumeurs ; par exemple, des cheveux avalés constituant une pelote volumineuse, cellules végétales formant un feutrage (Kookyer), et des boules de gomme de laque ayant précipité dans l'estomac des menuisiers ivrognes, qui ont absorbé la solution alcoolique de gomme de laque nécessaire pour le vernissage.

Dans certains cas, les lésions des parois stomacales se traduisent simplement par un *accroissement de la sensation de résistance ;* dans d'autres, au contraire, on peut tracer exactement les limites des parties malades. Les tumeurs cancéreuses fournissent le plus souvent la sensation de masses *bosselées, dures ;* tandis que dans l'hypertrophie de la tunique musculaire, le point lésé est souvent lisse sous la main. Si l'hypertrophie se borne exclusivement à la musculature du pylore, on doit, malgré l'absence d'inégalités sur les parois de la tumeur, soupçonner l'existence d'une production maligne.

Ordinairement les tumeurs stomacales sont mobiles ; elles n'offrent cependant aucun déplacement respiratoire. Cela tient à l'élasticité de l'estomac, élasticité qui lui permet de compenser par une distension latérale toute pression venant du diaphragme. Lorsque les parois du viscère sont dégénérées dans leur totalité, leur distension se trouve gênée et il peut se produire des déplacements respiratoires. Il en est de même quand la tumeur a contracté des adhérences avec le foie qui lui communique ses mouvements. Comme les parois abdominales se dilatent à chaque

---

(1) La sensibilité est obtuse dans la gastrite et dans le cancer, très vive et très localisée dans l'ulcère simple, très vive et diffuse si l'ulcère se complique de péritonite. Dans les gastralgies qui ne sont pas liées à une lésion des parois stomacales, la douleur est plus souvent calmée que provoquée par la pression. En cas de douleur épigastrique survenant par accès, il faut toujours penser à la possibilité d'une *colique hépatique pseudo-gastralgique*.

inspiration, il faut encore veiller à ne pas confondre le déplacement de celles-ci à la surface du néoplasme avec un déplacement de la tumeur elle-même. Dans le cas où des tumeurs de l'estomac présenteraient des pulsations, on reconnaîtra que ces dernières lui sont communiquées par l'aorte abdominale à ce fait qu'au lieu de se trouver en face d'une dilatation pulsative en tous sens, comme dans les anévrismes, on n'a affaire qu'à de simples soulèvements et affaissements successifs.

Lorsque l'estomac renferme en même temps des gaz et des liquides et qu'on lui imprime des secousses intermittentes, on obtient des *bruits de succussion* qui se traduisent à la palpation par de grosses ondulations. On peut les produire chez l'homme bien portant ; toutefois, leur maximum d'intensité se constate dans la dilatation de l'estomac. Ferber a essayé d'utiliser la constatation de ces bruits pour déterminer les limites de la grande courbure de l'estomac, ces bruits cessant naturellement d'être perceptibles au-dessous de celle-ci (1).

Le *cathétérisme de l'estomac* constitue une sorte de palpation médiate. Pour le pratiquer, on peut se servir des instruments que l'on emploie pour le cathétérisme de l'œsophage; la sonde doit naturellement être plus longue, le point à atteindre étant situé beaucoup plus bas. Les instruments dont on fait le plus souvent usage sont les sondes œsophagiennes ou gastriques anglaises.

Par le cathétérisme on peut déterminer la position du cardia, en reconnaître les sténoses et établir les limites de la grande courbure de l'estomac. Le premier de ces diagnostics a une importance très grande en cas de tumeurs cancéreuses du cardia, celles-ci restant souvent inaccessibles aux autres méthodes d'investigation ; le dernier est précieux dans les cas de gastrectasie. Leube a montré le premier qu'on pouvait sentir à travers

---

(1) BRUIT DE CLAPOTAGE GASTRIQUE. — A tous les signes fournis par l'auteur pour le diagnostic de la dilatation de l'estomac, nous préférons la recherche du bruit de clapotage.

Le clapotage est un bruit hydro-aérique qu'on perçoit en palpant, avec de petites secousses, la région stomacale. Il a été décrit d'abord par Chomel qui le considérait toujours comme un signe morbide indiquant une dyspepsie des liquides, c'est-à-dire une dilatation de l'estomac. Mais cette manière de voir est inexacte. Le bruit de clapotage gastrique peut être perçu chez les sujets dont l'estomac est normal.

Pour que le bruit de clapotage gastrique devienne un signe de dilatation de l'estomac, il faut qu'il remplisse deux conditions, l'une topographique, l'autre chronologique ; ces conditions ont été bien établies par MM. Bouchard et Le Gendre, par M. Audhoui, M. Baradat.

Le bruit de clapotage gastrique est un signe de dilatation stomacale : 1° lorsqu'il s'entend hors des limites normales de l'estomac, c'est-à-dire au-dessous d'une ligne qui va de l'ombilic au point le plus proche du rebord costal gauche (Bouchard) ; 2° lorsque le sujet est à jeun (Bouchard), ou immédiatement avant le repas suivant (Audhoui) ou six heures après la fin du repas précédent.

Il faut éviter de confondre le bruit de clapotage gastrique avec gargouillement des côlons. C'est une erreur qui se commet communément chez l'enfant.

Ajoutons que la recherche de la dilatation stomacale doit être faite avec le plus grand soin et dans presque tous les cas. Cette règle s'impose surtout depuis que M. le professeur Bouchard a montré que l'estomac était un centre pathogénique de premier ordre et que bon nombre de troubles éloignés étaient liés à une auto-intoxication ayant son origine dans les fermentations anormales qui se passent dans un estomac dilaté.

les parois abdominales la sonde introduite dans l'estomac ; il a même réussi, par la palpation des parois abdominales combinée au toucher rectal, à sentir l'extrémité de la sonde entre les deux mains exploratrices. Or, comme le contact de la paroi inférieure de l'estomac se trahit par une légère résistance, on voit que le cathétérisme de l'estomac donne le moyen de délimiter la position de la courbure inférieure de l'organe. Leube a reconnu que chez les individus bien portants on sentait l'extrémité de la sonde au moins à la hauteur de l'ombilic ; sur le cadavre, il a pu faire descendre la région située en face du cardia jusqu'au niveau d'une ligne horizontale allant de l'une à l'autre des épines iliaques antérieures et supérieures. Il conclut de là, avec raison, qu'il y a certitude de dilatation stomacale lorsque sur le vivant le bout de la sonde descend au-dessous de cette ligne. Il ne faut pas tout de même perdre de vue que l'abaissement anormal de l'estomac peut, même en l'absence de toute dilatation, donner naissance au même phénomène.

Penzoldt a cherché, à l'aide d'une série de mensurations pratiquées sur des individus bien portants, à savoir de combien de centimètres on pouvait faire pénétrer la sonde dans l'estomac et à utiliser le résultat obtenu pour le diagnostic de la gastrectasie. Il trouva comme moyenne un chiffre de 60 centimètres, chiffre inférieur à la longueur de la colonne vertébrale ; dans trois cas de dilatation de l'estomac, le segment de sonde introduit fut de 70 centimètres, chiffre égal à la longueur de la colonne vertébrale.

Purjesz s'y prit d'une façon un peu différente. Il mit la sonde en communication avec un manomètre. Tant qu'elle fut dans l'œsophage, ce dernier indiqua une pression négative qui devint positive aussitôt que l'instrument eut passé le trou œsophagien du diaphragme. Lorsque l'estomac est normal, on peut, à partir de cet endroit, introduire la sonde encore sur une longueur de 27 à 30 centimètres avant de sentir la résistance du côté de la paroi stomacale opposée au cardia. Avec ce procédé, le diagnostic de la gastrectasie paraît facile.

Schreiber a essayé d'adapter à l'extrémité inférieure de la sonde, au-dessus des yeux, une petite vessie en caoutchouc, de l'insuffler une fois arrivée dans l'estomac et de rendre visibles de cette façon les limites de la poche stomacale.

Rosenbach introduisait dans l'estomac une sonde munie à son orifice supérieur d'une poire de caoutchouc. Lorsque l'estomac contient des liquides et que les yeux de la sonde plongent dans ce liquide, si on injecte de l'air par la sonde et qu'on ausculte en même temps l'épigastre, on entend des râles amphoriques à grosses bulles et du bruit de glouglou. En retirant plus ou moins la sonde on peut déterminer le niveau du liquide, qui est évidemment situé à la hauteur exacte où cessent les râles. Si l'on introduit dans un estomac sain environ 100 centimètres cubes de liquide, on constate que le niveau du liquide a monté sensiblement ; inversement, on constate que ce niveau a baissé quand on a retiré le liquide. Au contraire, dans un estomac dilaté, l'introduction de quantités de liquide bien plus considérables ne produit qu'une ascension légère du niveau du liquide ; de plus, souvent le niveau ne tarde pas à baisser.

Mais avant tout, Rosenbach pense qu'on peut utiliser ce procédé avec beaucoup d'avantage pour le diagnostic des périodes initiales d'une gastrectasie confirmée, périodes qu'il a proposé de désigner sous le nom d'*insuffisance stomacale*. Il entend par là un état où les forces expulsives de l'estomac sont insuffisantes, d'une façon d'abord intermittente, puis permanente. La limite de l'aptitude fonctionnelle de la musculature de l'estomac est donnée par le défaut d'ascension du niveau du liquide sous l'influence de l'ingurgitation de liquide et quelquefois même par sa baisse immédiate.

Jaworski s'est servi également dans ces derniers temps de ce procédé, et il a montré que, si l'on introduit dans l'estomac une substance dont le dosage quantitatif est facile et si, au bout d'un certain temps, on retire avec un siphon le contenu du viscère pour en déterminer à nouveau le rapport quantitatif, la dilution de la substance primitivement introduite permet de conclure à la quantité de liquide existant dans l'estomac.

G. — PERCUSSION DE L'ESTOMAC

La percussion de l'estomac sain donne des résultats éminemment variables. Le son de percussion dépend en effet du contenu stomacal aussi bien que de la tension des parois gastriques. On trouve donc tantôt de la sonorité tympanique, tantôt un son métallique, tantôt un son mat ou obscur, tantôt enfin des combinaisons de ces diverses modalités de son. Comme l'estomac subit des dilatations et des rétrécissements actifs, il peut facilement arriver que le son de percussion change en très peu de temps quant à sa hauteur et à son caractère acoustique tout entier. De même, on comprend aisément que les limites de l'estomac ne seront pas toujours les mêmes, quoique à chaque estomac corresponde un maximum de distension déterminé. C'est dans ces conditions complexes que résident les difficultés réelles de la percussion de l'estomac.

L'estomac, par son fond, est logé dans la concavité de la voûte gauche du diaphragme et occupe, dans la cavité abdominale, une situation telle qu'environ 5/6 de son volume sont à gauche de la ligne médiane et 1/6 seulement à droite de cette même ligne. Évidemment cela n'a lieu que parce que la position de l'estomac n'est pas horizontale, comme on le professait jadis à tort, mais plutôt verticale.

Le point où l'œsophage fait place au *cardia* n'est pas toujours situé à la même hauteur ; le plus souvent il correspond au commencement du corps de la onzième vertèbre dorsale ; il peut cependant s'élever jusqu'à la neuvième. En avant, le niveau serait à peu près celui de l'insertion sternale du cartilage de la 7e côte gauche. Il faut bien se garder cependant de croire que c'est là le plus élevé de l'estomac. Ce point est, en effet, le sommet du fond de l'organe, qui atteint la hauteur de la 9e dorsale et dépasse le cardia d'environ 3 à 5 centimètres (fig. 181).

La *petite courbure de l'estomac* suit tout d'abord le côté gauche du rachis en se dirigeant verticalement de haut en bas. A la hauteur de la première vertèbre lombaire, elle s'infléchit presque à angle droit vers la droite et, arrivée à droite de la ligne médiane, elle remonte vers la portion pylorique en demeurant très voisine de cette même ligne. La petite courbure est entièrement recouverte par le lobe gauche du foie (fig. 182). Elle n'est donc accessible à une exploration directe que si l'estomac est situé plus bas qu'à l'état normal.

Le *pylore* est masqué par le lobe droit du foie. Il se trouve à droite de la ligne médiane, à une distance maxima de 4 centimètres environ ; en tous cas, il ne fait jamais saillie dans l'hypochondre droit et est le plus souvent en contact par son bord latéral avec le point d'union des 7ᵉ et 8ᵉ cartilages costaux (fig. 182). En moyenne, il est situé à 7 centimètres au-dessous du niveau du cardia. Il en résulte que les affections du pylore ne sont justiciables d'un examen direct que si le pylore est plus bas que l'état normal. Du reste, le pylore n'est pas le point situé le plus à droite ; le point le plus éloigné de ce côté appartient à une portion de la région pylorique située au-dessous de lui (fig. 182).

La *grande courbure de l'estomac* a sa convexité dirigée vers l'hypochondre gauche et la paroi antérieure de l'abdomen. Dans son segment supérieur, elle est en grande partie entourée de parenchyme pulmonaire; dans ses segments inférieur et antérieur, au contraire, elle est en contact avec l'hypochondre gauche et l'épigastre. A droite de la ligne médiane, elle s'élève petit à petit, et à partir du bord médian du fond de la vésicule biliaire elle se dirige vers la portion polyrique (fig. 182). Sa distance de l'ombilic, sur la ligne médiane, varie avec l'état de réplétion de l'estomac ; elle est ordinairement, l'estomac étant plein, de 2 à 4 centimètres; mais il est également des cas où la grande courbure descend jusqu'au niveau de l'ombilic.

La partie de l'estomac qui est en contact avec l'hypochondre gauche et l'épigastre est seule directement accessible à la percussion. Cette partie correspond à une portion de la paroi antérieure et supérieure de l'organe. Lorsque celui-ci est rempli de gaz, ce département est limité en haut et à gauche par la transformation du son pulmonaire en sonorité tympanique, la limite latérale se trouvant dans la ligne axillaire antérieure gauche. En haut et à droite, la délimitation est indiquée par le passage de la matité hépatique à la sonorité tympanique. En bas, cette délimitation n'est possible pour l'estomac et le côlon que lorsque le son tympanique de l'estomac devient mat, parce que cette portion du tube digestif renferme des matières solides, ou qu'il est moins élevé et moins intense en raison de la présence en cette dernière de fluides gazeux. On peut donc pour l'estomac distinguer trois limites : en haut et à gauche, la limite *gastro-pulmonaire;* en haut et à droite, la limite *gastro-hépatique;* et en bas, la limite *gastro-colique.*

Dans les cas où le lobe gauche du foie ne va pas jusqu'à la région du choc de la pointe du cœur, il existe encore entre les limites gastro-pulmonaire et gastro-hépatique une limite *gastro-cardiaque.* Nous devons insister sur les *difficultés inhérentes à la percussion de l'estomac.* Lorsque ce dernier est entièrement vide ou rempli de masses solides, sa délimitation avec le foie devient chose impossible ; si le côlon lui-même contient encore des masses solides, il sera impossible également d'établir la limite stomacale inférieure. Quand l'estomac ne contient que de petites quantités de gaz et que le côlon est aussi distendu par des gaz, le son tympanique stomacal peut être absolument identique à celui du côlon, de sorte qu'on ne peut déterminer la limite gastro-colique par la percussion.

Dans les deux cas, la méthode de Frerichs, c'est-à-dire la distension de l'estomac par l'acide carbonique, offrirait des avantages. Dans le premier cas, elle donnerait au niveau de l'estomac de-la sonorité tympanique ; dans le second, ce même son tympanique, en raison de la distension plus considérable de l'estomac, aurait une tonalité plus basse. On pourrait encore, il est vrai, obtenir la délimitation gastro-colique d'une autre manière. Il faudrait, comme l'a proposé Mader, introduire par la voie rectale dans le côlon, suivant le cas, du gaz ou du liquide, en sorte que la délimitation devînt possible.

La percussion de l'estomac se pratique le plus facilement dans le décubitus dorsal, parce que dans la position verticale, la forte tension des parois abdominales peut devenir gênante. Cette percussion devra toujours être superficielle.

La figure fournie par la percussion de l'estomac au niveau de l'*hypochondre gauche* occupe un espace s'étendant du 6e au 9e cartilage costal et de-la région de la pointe du cœur jusqu'à la ligne axillaire antérieure. Cet espace a à peu près la forme d'un croissant, le bord inférieur de la moitié gauche du thorax figurant la corde d'un arc à légère convexité supérieure ; il atteint une longueur moyenne de 12 centimètres et sa hauteur maxima est de 8 à 10 centimètres. Cette zone constitue l'*espace semi-lunaire* de Traube, qui correspond principalement au fond de l'estomac (fig. 183). Dans bien des cas, la limite supérieure de cet espace, au lieu d'être convexe, présente une légère concavité supérieure ; mais c'est là, quoi qu'on en dise, une exception qui dépend essentiellement du trajet du bord inférieur du poumon gauche immédiatement au-dessous de l'appendice linguiforme ; en ce point, on constate d'habitude une légère convexité qui regarde en haut ; dans certains cas plus rares, on observe un trajet plutôt rectiligne dirigé directement de haut en bas.

Le segment épigastrique de l'estomac, lorsque ce dernier a subi une distension artificielle préalable, peut être suivi souvent jusqu'au niveau de l'ombilic, mais se termine la plupart du temps à 4 centimètres au-dessus de ce point.

A droite de la ligne médiane, on peut explorer l'organe, ainsi que l'a dit Wagner, en se basant sur des études très bien faites, sur une largeur de 5 centimètres environ ; plus loin il disparaît derrière le lobe hépatique droit.

Les chiffres moyens obtenus par Wagner pour le contour de la percussion de l'estomac sont les suivants :

Plus grande largeur. . . . . 20 centimètres.
Hauteur sur la ligne mammaire gauche. . 12 cm. 5.
» » parasternale gauche. 15 cm. 5.
» » médiane. . . . . 9 centimètres.
» » parasternale droite. . 4 »

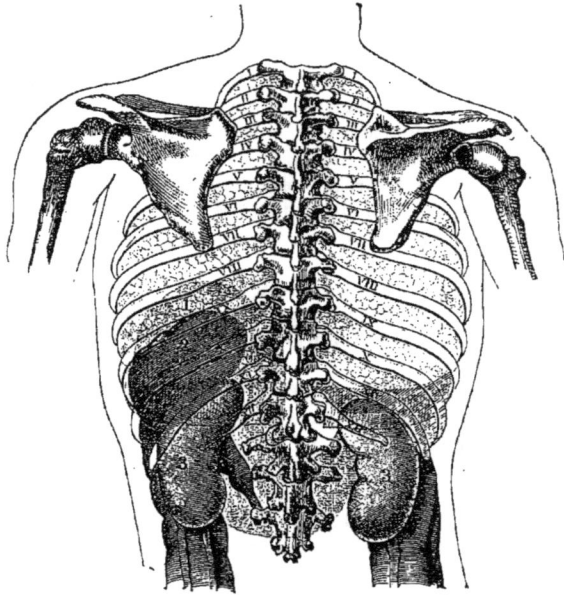

FIG. 181. — Situation de l'estomac, vue postérieure
1. Estomac. — 2. Rate. — 3. Reins.

Par la percussion de l'estomac, on peut chercher à apprécier la *diminution ou l'augmentation de volume, les déplacements et les tumeurs de l'organe.*

Diminution de la figure de percussion de l'estomac. — Il peut exister une diminution de la figure de percussion de l'estomac, sans que celui-ci soit lui-même diminué de volume. Lorsque le lobe gauche du foie est notablement hypertrophié, la limite gastro-hépatique se déplace nécessairement en bas et à gauche. La diminution du côté de la limite gastro-pulmonaire se produit lorsque l'espace complémentaire antérieur de la plèvre gauche est rempli de liquide et réduit par conséquent l'espace semi-lunaire de Traube d'au moins la largeur de l'espace complémentaire. Traube et Fraentzel ont fait remarquer à juste titre que lorsque le diagnostic hésite entre une *pleurésie* ou une *pneumonie gauches*, la réduction de l'espace semi-lunaire plaide en faveur de la première de ces affections ; dans la seconde, en effet, ce symptôme est exceptionnel et nécessiterait une infiltration très étendue du poumon gauche (1).

Le *pneumothorax* diminue également les dimensions de l'espace de

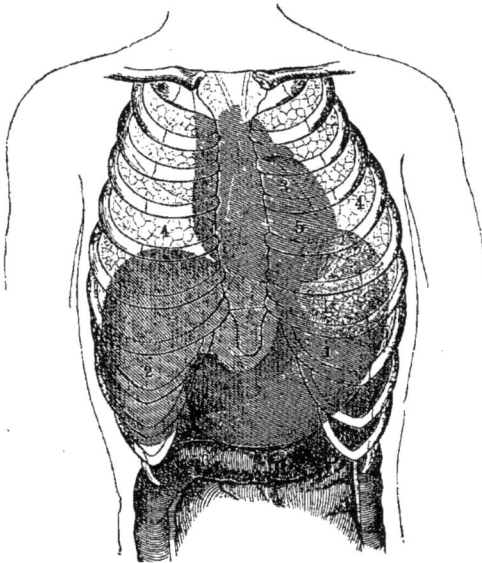

Fig. 182. — Position de l'estomac, vue antérieure.
1. Estomac. — 2. Foie. — 3. Cœur. — 4. Poumons. — 5. Espaces pleuraux complémentaires. — 6. — Côlon transverse.

Traube ; cela peut encore arriver par suite d'*épanchement péricardique* ou d'*hypertrophie cardiaque*, ces lésions produisant le refoulement du bord antérieur du poumon gauche et l'abaissement de la limite inférieure du cœur. L'augmentation de volume de la rate peut déterminer cette diminution du contour des limites gastriques dès que cet organe hypertrophié recouvre une partie de la paroi antérieure de l'estomac.

(1) Il faut ajouter que la disparition de la zone sonore de Traube dans la pleurésie gauche indique presque toujours un épanchement très abondant.
Cette séméiologie de l'espace semi-lunaire de Traube a été bien étudiée en France par MM. Jaccoud et Grancher et, dans une monographie, par M. Artigalas.

Il ne faut pas oublier qu'à chaque inspiration profonde il survient une réduction physiologique des limites de l'estomac due à ce que le bord inférieur du poumon gauche s'abaisse et va ainsi recouvrir une plus grande étendue de la paroi antéro-supérieure de l'estomac, en produisant en même temps une diminution de surface de l'espace semi-lunaire.

Il existe, il est vrai, des cas de diminution réelle de volume de l'estomac ; mais ces cas ne sont guère accessibles à un diagnostic direct.

Augmentation de la figure de percussion de l'estomac. — L'agrandissement de la figure de percussion de l'estomac, celui-ci ayant conservé son volume normal, se produit soit quand le lobe gauche du foie est diminué de volume, soit quand le bord inférieur du poumon gauche s'est déplacé en haut. Dans le premier cas, le lobe hépatique gauche se rétracte vers la ligne médiane et il se produit entre les limites gastro-hépatique et gastro-pulmonaire une limite gastro-cardiaque. La seconde éventualité s'observe dans l'atrophie du poumon gauche. Dans ces cas, l'espace semi-lunaire augmente de hauteur.

La figure de percussion de l'estomac peut encore augmenter de dimensions dans l'*abaissement de cet organe*. On l'observe, par exemple, dans les tumeurs gastriques qui, par leur poids, produisent l'abaissement mécanique du viscère. Dans ces cas, il s'agit évidemment d'un déplacement de la limite stomacale inférieure.

Kussmaul a encore fait remarquer que lorsque l'estomac avait une position verticale la limite inférieure de l'organe s'abaissait. Cette position verticale peut être congénitale ou due à la compression. Ce dernier cas est désigné sous le nom de *gastéroptose*. Dans ce cas, en effet, une constriction peut refouler à gauche et en bas le foie et la portion pylorique de l'estomac qui est mobile, tandis que le cardia conserve sa position normale. Une partie du segment pylorique peut ainsi descendre jusqu'au-dessous de l'ombilic ; il faut bien se garder de confondre cette déviation de l'estomac avec de la gastrectasie ; pour cela, on se souviendra que, dans ce cas de déviation, l'estomac ne dépasse que très peu la ligne médiane vers la droite et n'atteint pas dans ce sens la limite normale extrême.

Il faut attacher une importance spéciale à l'accroissement de la figure de percussion de l'estomac que produisent la *gastrectasie* et plus rarement l'hypertrophie congénitale de l'estomac (*mégalogastrie*). On doit affirmer l'existence de la dilatation de cette nature lorsque, après distension de l'estomac par l'acide carbonique, la limite inférieure de l'organe dépasse l'ombilic et que le segment situé à droite de la ligne médiane *s'étend plus loin que d'habitude à droite et en dehors* (fig. 184) (1).

_____

(1) Pacanowski a établi, pour les dimensions stomacales obtenues par la percussion, des moyennes qu'il est bon de retenir.

Chez l'*homme*, la hauteur la plus grande de l'estomac est de 11 à 14 centimètres ; la limite supérieure de l'estomac passe ordinairement par le 5ᵉ espace intercostal sur les lignes mam-

Lorsque l'estomac dilaté renferme à la fois des gaz et des liquides, les limites de percussion varient avec les diverses attitudes du corps ; car, tandis que dans le décubitus dorsal le liquide gagne la paroi postérieure et quitte la grande courbure de l'organe, dans la position verticale il retombe sur cette dernière et transforme le son tympanique qu'elle fournissait à la percussion *en une zone de matité* plus ou moins étendue, à

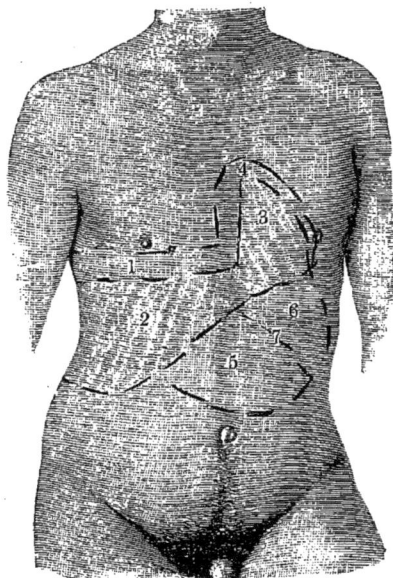

Fig. 183. — Limites de percussion de l'estomac chez un adulte.

1. Grande, 2. petite matité hépatique. — 3. Grande. 4. petite matité cardiaque. — 5. Limites de l'estomac. — 6. Espace semi-lunaire de Traube. — 7. Bord thoracique gauche. (D'après une photographie.)

convexité inférieure et à limite supérieure horizontale. Dans le décubitus latéral gauche, on constate aisément, par la percussion, que le liquide a gagné la grosse tubérosité de l'estomac.

maire et parasternale gauche. La plus grande largeur est de 21 centimètres, et le point extrême à gauche se trouve sur la ligne axillaire antérieure gauche, derrière la 7ᵉ côte. Chez la *femme*, la plus grande hauteur est de 10 centimètres, et la plus grande largeur de 8 centimètres. Ces moyennes obtenues avec des sujets sains pourront servir à apprécier les dimensions de l'estomac à l'état pathologique.

M. Malibran a remarqué que lorsqu'il y a distension passagère de l'estomac par des gaz, la sonorité gastrique s'élèverait aux dépens de la sonorité pulmonaire. Dans la dilatation permanente, au contraire, la zone de sonorité stomacale s'abaisse.

Dans les cas où l'on est dans le doute au sujet de la direction de la grande courbure de l'estomac, on peut se servir de ces notions (Piorry, Penzoldt) pour lever l'incertitude. Si l'on administre, à jeun, à un homme dont l'estomac est sain un litre de liquide, il se produit dans la station verticale, le long de la grande courbure, une matité de la forme que nous avons indiquée et qui n'existait pas auparavant. Cette matité n'atteint jamais l'ombilic. En répétant cette expérience chez des dilatés, la matité descend au-dessous du niveau de l'ombilic. Si l'on retire le liquide à l'aide de la pompe stomacale, le son mat se changera en son tympanique ; et de cette façon on déterminera avec certitude la limite de la grande courbure stomacale.

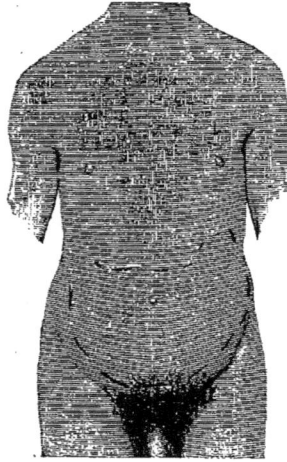

Fig. 184. — Configuration d'un estomac ectasié obtenue par la percussion. D'après une photographie. (Obs. personnelle.)

Dehio employait la même méthode, mais d'une façon un peu différente. Il donnait à l'individu à jeun un quart de litre d'eau et établissait par la matité la position de la grande courbure ; ayant ainsi continué jusqu'après absorption d'un litre, il reconnut que jamais l'estomac sain, dans ces conditions, ne descendait au-dessous de l'ombilic. Il n'en était pas de même pour l'estomac dilaté. Chez certains gastrectasiques, la dilatabilité anormale de l'organe se trahissait par son abaissement extraordinaire après absorption d'un verre ou deux ; enfin, à chaque nouveau verre, l'estomac descendait davantage (ce dernier phénomène a lieu aussi chez les sujets sains). Donc, avec ce procédé, on réussit à diagnostiquer les états d'insuffisance mécanique de l'estomac.

Leichtenstern a tenté de déterminer la limite inférieure de l'estomac à l'aide de la percussion linéaire. Quand on ausculte l'estomac et qu'en même temps dans le voisinage du stéthoscope on percute le plessimètre avec un corps dur, on réussit la plupart du temps à produire au niveau de l'estomac un beau son métallique. Le côlon peut donner un son analogue, mais Leichtenstern pensait pouvoir différencier les deux sons à leur qualité acoustique et tracer ainsi la limite entre l'estomac et le côlon. Weil a fait remarquer avec beaucoup de raison qu'une différence nette entre les deux sons peut faire défaut, que le timbre métallique disparaît graduellement quand on s'avance vers la limite inférieure de l'estomac et qu'enfin, au point de vue de la tonalité, le timbre est soumis à des variations incessantes, dépendant des contractions péristaltiques et des modifications de capacité qui en résultent.

Percussion des déplacements de l'estomac. — Les déplacements de l'estomac peuvent se faire de bas en haut, de haut en bas ou latéralement.

Dans la distension prononcée, il n'est pas rare de rencontrer la limite gastro-pulmonaire plus haute qu'à l'état normal, surtout s'il y a en même temps météorisme intestinal.

Le déplacement de haut en bas est fréquent en cas de tumeurs et frappe principalement la portion pylorique mobile.

Une forte pression latérale, comme nous l'avons déjà vu, peut également dévier le pylore et le refouler en bas et vers la ligne médiane. Cet abaissement avec déviation en dedans peut être congénitale.

Il faut enfin signaler les cas de *transposition des viscères* où le cardia et le fond de l'organe siègent à droite et le pylore à gauche.

Percussion des tumeurs de l'estomac. — Pour le diagnostic des tumeurs de l'estomac, la percussion est importante, parce qu'au niveau de ces dernières elle donne non pas une matité *vraie*, mais presque constamment une sorte de matité *tympanique*. Ce phénomène permet fréquemment, dans des cas difficiles, d'établir le diagnostic différentiel avec les tumeurs du foie ou de la rate, qui donnent une matité absolue. Mais la règle n'est pas sans exceptions, et Leube rapporte un cas où l'absence de matité tympanique fit diagnostiquer une tumeur du foie et où, à l'autopsie, on trouva un cancer de l'estomac.

D. — Auscultation de l'estomac.

L'auscultation de l'estomac n'est pas sans valeur pour le diagnostic. Nous avons dit que chez l'individu bien portant on entendait pendant et peu après la déglutition deux bruits, le « durchspritzgeräusch » (bruit de jaillissement) et le « durchpressgeräusch » (bruit de pression). La réplétion de l'estomac supprime le premier de ces bruits. Meltzer perçut 15 à 20 minutes encore après la déglutition, dans la région du foie, un bruit continu, qu'il appelle bruit pylorique.

L'auscultation de la déglutition peut faciliter le diagnostic des *rétrécissements du cardia*. Dans ces lésions, il faudra évidemment un temps assez long avant que le liquide ingurgité passe de l'extrémité de l'œsophage dans l'estomac ; les bruits changent souvent de caractère, on les perçoit sous forme de bruits à grosses bulles, d'assez longue durée, analogues à des gargouillements. Fréquemment le premier bruit fait défaut et le second seul se produit.

Dans les cas où l'estomac contient en même temps du liquide et des gaz, on provoque, en secouant le malade ou son estomac seulement, un *bruit de succussion* qui s'entend souvent à grande distance. La plupart du temps les malades le produisent à volonté par des inspirations saccadées ; parfois, il apparaît sous l'influence des changements d'attitude du corps. Cette sorte de bruit s'observe également chez les personnes bien portantes, mais il possède une intensité toute spéciale chez les gastrectasiques ; nous avons dit à propos de la palpation qu'on le percevait, dans certains cas, sous forme de mouvements de flot (bruit de clapotage).

Des bruits de succussion, il faut séparer les *bruits de fouet et de gargouillement*. Ils se développent, il est vrai, dans les mêmes conditions que les précédents, c'est-à-dire quand on secoue le malade ; toutefois Kussmaul fait ressortir avec raison qu'ils sont d'autant plus nets et plus intenses que l'estomac ne contient que de l'air, ou de l'air avec très peu de liquide.

En auscultant un estomac dilaté, on perçoit quelquefois des *bruits d'ébullition, de bouillonnement, de chantonnement*, d'un caractère tout particulier, qui semblent provenir de nombreuses petites bulles d'air. Ils sont dus évidemment à la fermentation du contenu de l'estomac ; aussi leur valeur diagnostique n'est-elle pas à négliger. On peut les produire artificiellement en distendant l'estomac à l'aide d'acide carbonique. Jamais on ne les entend plus bas que la grosse courbure, en sorte que l'auscultation constitue un excellent moyen de contrôle pour les résultats de la percussion.

Quelquefois on a vu se produire une *rupture de la paroi de l'estomac* avec accompagnement d'un bruit détonant nettement perceptible. C'est ainsi que Williams relate un cas de cancer de l'estomac où une perforation mortelle se produisit avec un bruit très distinct au moment où le malade s'asseyait ; Thorspecker parle d'un cas de gastromalacie chez un enfant de trois mois où la rupture de l'estomac s'accompagna d'une légère détonation.

Nous avons déjà signalé que l'estomac influençait parfois les phénomènes acoustiques qui se produisent du côté des appareils respiratoire et circulatoire. Il peut leur imprimer un caractère métallique et les renforcer par résonance au point qu'ils deviennent perceptibles à une grande distance. Federici insiste sur ce qu'on n'entend les sons propagés du cœur qu'au niveau de l'estomac et non au niveau des anses intestinales avoisinantes, ce qui permet de déterminer par l'auscultation la limite inférieure de l'estomac. Ce n'est qu'en cas de pénétration de gaz dans la cavité péritonéale que les sons du cœur deviennent perceptibles sur une plus grande étendue de l'abdomen ; ce fait est à utiliser pour le diagnostic de la *pneumo-péritonite*.

Exploration des fonctions stomacales. — De même qu'à toutes les autres explorations cliniques on procédera avec méthode à l'exploration des fonctions stomacales. Personnellement, nous commençons toujours par étudier le *pouvoir absorbant de l'estomac ;* nous passons ensuite à sa *motilité*, et nous terminons par l'*examen du suc gastrique.*

1. — EXPLORATION DU POUVOIR ABSORBANT DE L'ESTOMAC

L'étude du pouvoir absorbant de l'estomac sera pratiquée à l'aide de l'*iodure de potassium :* le matin à jeun, une capsule gélatinée contenant o gr. 2 d'iodure de potassium sera administrée avec un peu d'eau. On se munira d'avance de *papier amidonné* préparé de la manière que voici : après avoir délayé de l'amidon dans de l'eau jusqu'à formation d'une pâte peu consistante, on y trempera du papier buvard blanc et on laissera sécher ce papier. Les expériences démontrent que dans la salive des sujets bien portants l'iodure de potassium ingéré peut être décelé en dix à quinze minutes. La muqueuse gingivale sera touchée légèrement avec du papier amidonné pour l'humecter de salive. Une goutte d'acide azotique fumant sera, à l'aide d'une baguette en verre, projeté sur l'endroit humecté. La présence de l'iodure de potassium dans la salive se reconnaîtra à ce que l'iode, mis en liberté par suite de la décomposition de l'iodure sous l'influence de l'acide azotique, colorera, suivant la quantité d'iode libre, le papier amidonné en rougeâtre, en rouge violet ou en bleu.

En pratiquant cette expérience on fera attention à ce que le malade n'écrase pas la capsule dans la cavité buccale, ce qui aurait pour résultat le dépôt de l'iodure de potassium sur la muqueuse buccale et, par conséquent, fausserait les résultats. En effet, de temps en temps je suis tombé sur des personnes qui, malgré toutes mes exhortations, n'étaient pas à même d'avaler la capsule gélatinée sans la faire éclater dans la bouche. L'expérience ne sera jamais entreprise après les repas : pendant la digestion la durée de l'absorption peut osciller dans des limites très larges chez un seul et même individu ; parfois l'absorption n'a lieu qu'après quatre-vingt-dix minutes. Quant à la couleur jaune que prend le papier amidonné traité par l'acide azotique, elle n'a rien à faire avec l'absorption stomacale de l'iodure de potassium ; elle est due exclusivement à l'action de l'acide azotique.

Nous sommes dans l'incertitude complète pour tout ce qui concerne l'*accélération de l'absorption ;* en tout cas, jusqu'à l'heure qu'il est, elle ne présente aucun intérêt pour le diagnostic.

Le *ralentissement de l'absorption* s'observe dans le catarrhe gastrique, la gastrectasie, l'ulcère rond de l'estomac, le cancer de cet organe et chez les fébricitants. D'après mes observations personnelles, le cancer de l'estomac y donne lieu presque constamment, aussi dans des cas douteux suis-je enclin à considérer ce phénomène comme d'une importance capitale pour le diagnostic. Dans tous les cas de cancer, sans exception aucune, l'absorption demandait plus de deux heures.

2. — EXAMEN DE LA MOTILITÉ STOMACALE

Un estomac sain se débarrasse du chyme dans un laps de temps déterminé. Le séjour des aliments dans l'estomac dépasse-t-il ce délai, ce fait démontre, à n'en pas douter, l'insuffisance motrice de l'estomac.

Le meilleur procédé pour examiner la force motrice de l'estomac, c'est d'administrer un *repas d'épreuve* composé d'une assiette de bouillon ou de potage, d'un bifteck et d'un petit pain. Un estomac sain est trouvé vide sept heures après l'ingestion de ce repas. Pour s'assurer de l'état vide ou plein de l'estomac, on y introduira une sonde (il est préférable de s'adresser à une sonde stomacale *molle*) et on engagera le sujet en expérience à pousser énergiquement. Si l'estomac n'est pas encore complètement vide, les efforts feront remonter le contenu stomacal le long de la sonde et, en la retirant préalablement fermée, il sera facile de l'extraire. Il arrive même souvent que les efforts chassent le contenu stomacal à travers l'orifice antérieur de la sonde. La *méthode d'expression* que nous venons de décrire n'échoue jamais ; aussi peut-on se passer complètement de l'emploi de seringues aspiratrices ou de ballons en caoutchouc que l'on adapte à l'orifice antérieur de la sonde et que l'on comprime et relâche alternativement. Il faut faire attention, non seulement à l'existence dans l'estomac des substances alimentaires, mais aussi à l'état dans lequel elles se trouvent ; en effet, chez bon nombre de personnes les affections chroniques de l'estomac dont elles souffrent sont exclusivement dues à ce qu'elles mangent avec trop de hâte et ne se donnent même pas la peine de réduire les aliments en petits morceaux.

La *motilité stomacale* est parfois *exagérée*, mais nous savons très peu de choses là-dessus. Puthoswki a rapporté une observation où, à la suite d'une chute et d'une commotion cérébrale, il survint de la boulimie : or, chez ce malade, l'estomac fut trouvé vide déjà une heure après l'ingestion d'un repas copieux. Léo a publié des observations semblables.

L'*abaissement de la motilité stomacale* se rencontre surtout dans la dilatation et le cancer de l'estomac. Les aliments séjournent également très longtemps dans l'estomac toutes les fois que l'on a affaire à un rétrécissement du pylore d'origine quelconque et à l'atonie stomacale.

Ewald et Sievers ont proposé le *salol* pour contrôler la force motrice de l'estomac. Si l'on fait avaler pendant la digestion 1 gramme de salol, celui-ci traverse l'estomac tel quel et ce n'est que dans l'intestin que, sous

l'influence du suc pancréatique, il se dédouble en phénol et en acide
salicylique ; or, l'acide salicylurique, produit de dédoublement de l'acide
salicylique, peut être décelé dans l'urine. L'urine sera dans ce but additionnée d'acide chlorhydrique, agitée avec de l'éther, et le résidu éthéré
sera additionné d'une solution neutre de perchlorure de fer à 5-10 p. 100.
La présence de l'acide salicylurique sera reconnaissable à ce que l'urine
se colore en bleu violet sale. D'après Ewald et Sievers, cette réaction
apparaîtrait chez les sujets bien portants quarante à soixante minutes
après l'administration du salol. Toutefois, Brunner et dans mon service,
Huber, se sont assuré que, aux divers moments de la journée, ce délai
varie de quarante à soixante-quinze minutes chez le même sujet, l'estomac étant tout à fait intact. On voit donc que ce procédé d'exploration
n'est guère utilisable pour le diagnostic, au moins sous la forme proposée par Ewald. Mais Huber fait remarquer que, chez les sujets bien portants, l'élimination de l'acide salicylurique par l'urine ne dure pas plus
de vingt-quatre à vingt-sept heures, tandis que, en cas de motilité stomacale abaissée (par exemple, dans la dilatation et le cancer de l'estomac), cette élimination exige beaucoup plus de temps.

Ayant introduit, à l'aide d'une sonde stomacale, 105 grammes d'huile
dans l'estomac, Klemperer trouva que, chez les sujets bien portants, 70 à
80 grammes d'huile ont passé après deux heures dans l'intestin grêle.
Aussi, si, à l'expiration de ce délai, il réussissait à aspirer de l'estomac
plus de 25 à 35 grammes d'huile, il se prononçait pour l'existence d'une
insuffisance motrice de l'estomac. Huber fait remarquer avec raison
que cette méthode est sujette à caution et qu'elle est en outre trop compliquée pour être utilisée dans la pratique courante.

3. — EXAMEN DU SUC GASTRIQUE

L'examen du suc gastrique a essentiellement pour but la recherche des
acides, de la pepsine et du *labferment*. Pour que le suc gastrique remplisse convenablement ses fonctions digestives, il faut qu'il contienne en
quantités suffisantes des acides, de la pepsine et du labferment (ferment
de la présure).

Pour *obtenir du suc gastrique*, on administrera au sujet à examiner, le
matin à jeun, un déjeuner ou un dîner d'épreuve.

Le *déjeuner d'épreuve* recommandé par Ewald et Boas est composé
d'une grande tasse (250 centimètres cubes) de café non sucré et d'un petit
pain (35 grammes). On veillera à ce que le petit pain soit mâché soigneusement. C'est une heure après l'administration de ce repas qu'est le moment le plus convenable d'extraire le contenu stomacal et d'y rechercher
la présence des acides et des ferments.

Nous avons déjà dit plus haut que le *repas d'épreuve*, qui exige une
activité stomacale plus énergique, se compose d'une assiette de bouillon

ou de potage, d'un bifteck et d'un petit pain. Ici il faut également faire
attention à ce que les substances alimentaires solides soient finement tri-
turées par les dents. Il résulte des expériences faites jusqu'à présent que
le moment le plus convenable pour retirer du suc gastrique, c'est la quatrième heure après l'administration du repas d'épreuve. Certains médecins donnent la préférence au dîner d'épreuve sur le déjeuner d'épreuve,
parce que celui-ci exercerait peut-être sur la muqueuse stomacale une
excitation trop faible pour faire éclater dans la perfection l'activité sécrétoire dont elle est capable. Autant que nous pouvons en juger d'après
notre expérience personnelle, cette crainte est illusoire. Aussi adminis-
trons-nous le plus souvent un déjeuner d'épreuve qui présente l'avantage de fournir un suc gastrique contenant des débris alimentaires moins
grossiers, d'où la facilité plus grande d'exécuter les diverses manipulations chimiques requises.

Le suc gastrique nécessaire pour l'examen sera obtenu en introduisant
dans l'estomac une *sonde stomacale molle* qui
n'est autre chose qu'un long et épais cathéter
en caoutchouc de Nélaton (fig. 185). Sur le
conseil d'Ewald on peut se servir, aux lieu et
place d'une sonde stomacale spéciale, d'un
tube de caoutchouc ordinaire en ayant pris
soin d'émousser, à coups de ciseaux, les bords
libres de l'extrémité destinée à l'intromission.
On n'oubliera pas non plus de tailler, sur la
paroi latérale du tube et près du bout inférieur, quelques orifices à travers lesquels le
contenu stomacal fera irruption dans le tube.
Un tube ainsi préparé porte aussi le nom de
tube stomacal.

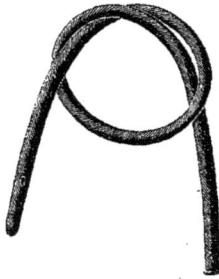

FIG. 185. — Sonde stomacale
molle. 1/4 de grandeur naturelle.

Les règles exposées page 545 sont applicables
à l'introduction de la sonde stomacale molle
ou du tube stomacal. On fera bien d'engager le malade à exécuter, dès
que le bout antérieur de l'appareil aura pénétré dans la cavité pharyngienne, des mouvements de déglutition et, pour ainsi dire, à avaler la
sonde. Il va sans dire que l'on se gardera bien d'introduire une sonde
stomacale lorsque des hématémèses se sont produites peu avant ou que
l'on aura des raisons de soupçonner l'existence des processus ulcéreux
de la muqueuse stomacale. L'introduction de la sonde stomacale sera
aussi proscrite chez les sujets atteints d'affections cardiaques ou pulmonaires graves ou d'anévrismes.

Dès que la sonde aura pénétré dans l'estomac aussi profondément que
possible, on engagera le malade à pousser énergiquement. Nous avons
déjà indiqué plus haut (p. 544) que, sous l'influence des efforts, le contenu stomacal remonte le long de la sonde et assez souvent fait même
irruption à travers l'orifice antérieur : aussi, pour recueillir tout le contenu, est-il nécessaire de maintenir devant la bouche un vase pendant

toute la durée de l'expression. A en juger d'après notre expérience personnelle, il est tout à fait superflu d'avoir recours à des instruments aspi-
rateurs mis en communication avec le bout antérieur de la sonde.

Il va sans dire que la masse retirée par la sonde stomacale est loin
d'être du suc gastrique pur. On a affaire au *contenu stomacal*, c'est-à-dire
à un mélange d'ingesta et de suc gastrique, et le terme de *suc gastrique*
appliqué à ce mélange est de pure convention. Mais l'expérience nous
enseigne que le suc gastrique retiré d'après les règles sus-énumérées,
possède des propriétés bien déterminées toutes les fois que l'on a affaire
à des sujets bien portants : ses altérations nous permettent donc de déterminer l'existence d'états morbides.

On commencera par étudier les propriétés qui tombent immédiatement
sous l'œil, telles que, par exemple, couleur, odeur, substances étrangères, anormales, et ainsi de suite. On ne négligera pas non plus de pratiquer l'examen microscopique du dépôt. Après quoi le contenu stomacal sera filtré, et c'est sur ce filtrat que seront faites les recherches plus
fines que nous allons décrire. Il s'agit, en premier lieu, de la recherche
des acides.

Recherche des acides dans le suc gastrique. — A l'état normal, le suc
gastrique contient de l'acide chlorhydrique, et en général c'est seulement
en présence de l'acide chlorhydrique libre, que, grâce à son ferment, la
pepsine, le suc gastrique est capable de transformer les albuminoïdes
en peptones. Ewald et Boas ont prétendu que l'acide lactique appartient
également aux acides normaux du suc gastrique et que, au début de la
digestion stomacale, le suc gastrique contient de l'acide lactique qui
n'est remplacé par l'acide chlorhydrique que petit à petit. Cette assertion
est inexacte : l'acide lactique décelé dans le contenu stomacal au début
de la digestion, est redevable de son origine aux substances alimentaires
ingérées.

Des albuminoïdes séjournent-ils dans l'estomac, l'acide chlorhydrique
sécrété par la muqueuse stomacale ne tarde pas à se combiner à eux.
C'est seulement après s'être combiné à tous les albuminoïdes en présence
que l'acide chlorhydrique libre apparaît dans le contenu stomacal. C'est
justement l'acide chlorhydrique libre qui importe pour la digestion ultérieure des albuminoïdes, car l'acide chlorhydrique combiné est déjà engagé par la digestion des albuminoïdes et, pour ainsi dire, déjà épuisé.
Ainsi qu'il résulte des expériences, c'est une heure après l'administration
du déjeuner d'épreuve et quatre heures après l'administration du dîner
d'épreuve que l'on peut, chez les sujets bien portants, déceler dans le contenu stomacal la présence de 0,15 à 0,25 p. 100 d'acide chlorhydrique
libre. Ceci une fois admis, il n'est pas malaisé de reconnaître et d'apprécier les altérations pathologiques du suc gastrique.

La recherche de l'acide chlorhydrique libre du suc gastrique ne peut
nullement se faire à l'aide du papier de tournesol. En effet, presque tous
les sucs gastriques rougissent le papier de tournesol bleu, en d'autres

termes, possèdent une réaction acide, mais celle-ci a lieu même en l'absence d'acide chlorhydrique libre, l'estomac tenant en solution des sels (phosphates acides) doués, eux aussi, d'une réaction acide.

On commencera par mettre en contact le suc gastrique avec le papier du Congo (papier buvard coloré au rouge du Congo). Le papier plongé dans le contenu stomacal bleuit-il, ce fait témoigne de la présence des acides libres. Mais il n'est nullement dit que cet acide libre soit nécessairement de l'acide chlorhydrique libre ; on peut aussi avoir affaire à l'acide lactique, acétique ou butyrique qui se trouvent dans le contenu stomacal dans des conditions déterminées.

Pour s'assurer que l'acide libre décelé par le papier du Congo est bien de l'acide chlorhydrique, on aura recours au *réactif de Günzburg* (*phloroglucine-vanilline*, à savoir : phloroglucine, 2 gr. ; vanilline, 1 gr. ; alcool, 30 gr.). 3 à 5 gouttes de contenu stomacal seront versées sur une capsule en porcelaine et additionnée d'une quantité égale de réactif de Günzburg. On chauffera alors avec précaution la capsule sur la flamme d'un bec de gaz ou d'une lampe à alcool jusqu'à évaporation du mélange (on aura soin d'incliner la capsule tantôt d'un côté, tantôt de l'autre). La présence de l'acide chlorhydrique libre se reconnaît à l'apparition, pendant l'évaporation, d'une coloration rouge carmin superbe.

Le réactif de Günzburg se décomposant à la lumière du jour, il est nécessaire de le conserver dans l'obscurité (dans une boîte, par exemple). Diverses couleurs d'aniline (violet de méthyle, vert de malachite, vert brillant, fuchsine, outre-mer) ont été proposées comme succédanées de la phoroglucine-vanilline ; mais, d'une part, la réaction peut être entravée par les peptones, les albuminates et les sels (sels de cuisine, phosphates); d'autre part, les solutions de couleurs d'aniline sont moins sensibles que le réactif de Günzburg ; enfin, elles réagissent aussi sur des acides organiques (acides lactique, acétique, butyrique), quoique, à la vérité, les acides organiques doivent pour cela être en quantités telles qu'on n'en trouve presque jamais dans le contenu stomacal.

Tout au plus un seul réactif, celui de Boas (*résorcine*), peut être comparé au réactif de Günzburg, auquel il est même supérieur par son prix moins élevé et sa stabilité plus grande. Voici sa composition : résorcine bien sublimée, 5 grammes; sucre, 3 grammes et alcool dilué, quantité suffisante pour faire 100 grammes. Le manuel opératoire est identique au précédent. La présence de l'acide chlorhydrique libre est reconnaissable à l'apparition, pendant l'évaporation, d'une coloration rose jusqu'au rouge vermillon et disparaissant lentement au refroidissement. Si nous donnons la préférence au réactif de Günzburg, la raison en est que sa technique présente moins de difficulté et que les résultats fournis peuvent être appréciés avec plus de rigueur.

En règle générale, on se contentera dans la pratique d'avoir démontré dans le suc gastrique la présence de l'acide chlorhydrique libre. Pour que l'examen fût complet, il faudrait encore faire l'*analyse quantitative de l'acide chlorhydrique libre* contenu dans le suc gastrique. Malheureusement nous ne possédons encore, à l'heure qu'il est, aucun procédé d'analyse sûr qui ne présenterait pas de difficultés pour le praticien. Il y a encore plus : les procédés d'analyse employés dans les laboratoires de médecine sont entachés d'erreurs si grossières qu'ils sont devenus à juste titre la risée des chimistes bien instruits.

Les pages qui vont suivre ne contiendront qu'un résumé superficiel de *l'analyse quantitative de l'acide chlorhydrique se trouvant dans le contenu stomacal*.

Dans bon nombre de cas, la *détermination de l'acidité totale du suc gastrique* suffit à elle seule pour nous autoriser à porter un jugement sur la diminution ou l'augmentation de la quantité de l'acide chlorhydrique libre trouvée dans des analyses précédentes. Cette recherche ne présente point de difficulté et peut être menée à bonne fin, même par des praticiens. On se servira, dans ce but, d'une lessive de soude normale au 1/10, dont 1 centimètre cube neutralise 0 gr. 003646 d'acide chlorhydrique. Voici comment on opérera : 10 centimètres cubes de suc gastrique seront versés, à l'aide d'une pipette, dans une coupe de cristal et on les additionnera de 5 gouttes d'une solution alcoolique de phénolphtaléine. Le trouble qui survient alors est tout à fait négligeable. Tout en imprimant à la coupe un mouvement de balancement ininterrompu, on y laissera tomber, d'un tube gradué, goutte à goutte, une lessive de soude normale au 1/10 jusqu'à la première goutte qui produira une coloration rougeâtre *persistante*. A ce moment, toutes les substances à réaction acide du contenu stomacal sont exactement neutralisées par la lessive de soude normale ; en effet, dès que la soude normale est tant soit peu en excès, elle prend une coloration rouge rose en présence de la phénolphtaléine. Du nombre des centimètres cubes de lessive de soude normale employée il est facile de déduire le degré d'acidité du contenu stomacal rapporté à l'acide chlorhydrique. Si, par exemple, la coloration rougeâtre est apparue après que l'on avait versé 4 centimètres cubes de lessive de soude normale, nous aurons le calcul que voici :

$$
\begin{array}{llll}
1^{cc} \text{ de lessive de soude normale} & = & 0 \text{ gr. } 00364 \text{ HCl} \\
4^{cc} & \text{—} & \text{—} & \text{—} & = & 0 \text{ gr. } 01456 \text{ »} \\
10^{cc} \text{ de suc gastrique} & = & 0 \text{ gr. } 01456 \text{ »} \\
110^{cc} & \text{—} & \text{—} & = & 0 \text{ gr. } 15 = 0{,}15 \text{ p. } 100.
\end{array}
$$

Si 4 centimètres cubes de lessive de soude normale au 1/10 sont nécessaires pour neutraliser 10 centimètres cubes de suc gastrique, 100 centimètres cubes de ce suc auraient exigé $4 \times 10 = 40$ centimètres cubes de lessive de soude normale au 1/10 ; aussi, pour être plus bref, on dit que le degré d'acidité du suc gastrique = 40. A l'état moral, l'acidité totale du suc gastrique oscille entre 30 et 70, ce qui, rapporté à l'acide chlorhydrique, correspond à 0 p. 100, 1 — 0 p. 100, 25. L'acide chlorhydrique constituant la partie principale des corps acides contenus dans le suc gastrique, on peut affirmer que des chiffres au-dessous de

3o témoignent de la pauvreté du suc gastrique en acide chlorhydrique, et ceux supérieurs à 70, en faveur de sa richesse excessive en cet acide.

La recherche devient beaucoup plus compliquée et moins certaine dès que l'on désire déterminer non l'acidité totale du suc gastrique, mais l'acide chlorhydrique libre tout seul. Sans nous arrêter aux procédés de Cahn et Mehring, de Sjöquist, de Helmer-Seemann, de Bourget, de Hoffmann, de Müntz, de Hayem et Winter et de Lüttke, nous nous bornerons à décrire le procédé de Leo dont nous nous servons à la clinique de Zurich (1).

Un mélange, à parties égales, de 60 à 80 centimètres cubes de suc gas-

(1) Tous les auteurs sont aujourd'hui d'accord sur ce point, que la mesure de l'acidité totale associée à la recherche de l'HCl libre par les réactifs colorants constitue un procédé tout à fait insuffisant. Aussi différents médecins ont-ils proposé des méthodes destinées à doser directement l'HCl libre ; mais MM. Hayem et Winter ont montré que cela était insuffisant : l'HCl libre ne constitue pas, en effet, l'élément le plus important de l'acidité du suc gastrique ; les combinaisons chloro-organiques sont prépondérantes et insensibles aux réactifs colorants de l'HCl libre, qui n'est en quelque sorte qu'un résidu ; ainsi s'expliquent les contradictions notées par les observateurs qui associaient l'acidimétrie à la recherche qualitative de l'HCl libre. Il est donc nécessaire de doser le chlore dans les divers états qu'il présente dans le suc gastrique. Ainsi est né le procédé de Winter, qui est généralement adopté en France et aussi à l'étranger, à l'heure actuelle. Nous le décrirons donc succinctement :

Dans trois petites capsules de porcelaine a, b, c, on verse 5 centimètres cubes de liquide stomacal filtré. Dans la capsule a on ajoute un excès de carbonate de soude, et on porte les trois capsules à l'étuve. Après dessiccation, on reprend la capsule a, où tout le chlore se trouve à l'état de chlorures fixes, grâce à l'addition de carbonate de soude. C'est donc elle qui donnera le chiffre du chlore total T. Pour cela, on en calcine le contenu avec les précautions usitées ; on reprend par l'eau distillée, et on verse quelques gouttes d'acide nitrique ; puis on fait bouillir pour chasser l'acide carbonique, et on neutralise avec du carbonate de soude pur ; on filtre et on dose le chlore du liquide filtré avec une solution titrée de nitrate d'argent en présence du chromate neutre de potassium. La valeur T (chlore total) ainsi obtenue est exprimée en HCl.

Les capsules b et c, soumises à une évaporation prolongée, ne contiennent plus d'HCl libre. Dans la capsule b, on ajoute alors du carbonate de soude, qui fixera tout le chlore restant. On dose ce dernier à l'aide des mêmes manipulations employées pour la capsule a. La valeur $a-b$ fournit donc la quantité d'HCl libre (H).

La capsule c est soumise alors à la calcination, sans addition de carbonate de soude. Les combinaisons organiques sont détruites, et il ne reste plus dans le résidu que les chlorures fixes. Ceux-ci sont dosés toujours par la même méthode, qui donne la valeur F.

En outre, b représentant le chlore moins HCl libre, et c représentant les chlorures fixes, $b-c$ donnera le chlore combiné aux matières organiques (C).

Cette méthode, d'une conception très simple, n'est pas d'une application malaisée ; la seule difficulté, qui réside dans les trois calcinations, est rapidement levée avec un peu d'habitude. Elle fournit des indications très complètes sur les actes digestifs : T (chlorurie) donne la quantité de chlore sécrétée par la muqueuse gastrique ; elle est en rapport avec l'activité sécrétoire de cette muqueuse, H + C (chlorhydrie), mesure l'intensité du travail fermentatif opéré dans l'estomac. Enfin, à l'état normal, l'acidité totale (A) égale à peu près la somme de H + C, ce qu'on exprime par la formule $\dfrac{A - H}{C} = 1$ (exactement 0,86), valeur qu'on désigne par α. A l'état pathologique, A augmente sans augmentation parallèle de H + C, lorsqu'il se produit des acides par fermentations anormales. L'élévation de α indique donc la présence de ces acides anormaux. Toutes ces données résultent de la théorie de la sécrétion gastrique de Hayem et Winter, que nous ne pouvons exposer ici.

trique et d'éther sera agité énergiquement et longtemps dans un entonnoir séparateur (fig. 186). Les acides organiques (acétique, lactique, butyrique) existant, le cas échéant, dans le suc gastrique se dissoudront dans l'éther surnageant, et le séparateur laissé au repos, le suc gastrique qui en occupera le fond sera débarrassé d'acides organiques. Au-dessus du suc gastrique se trouve l'éther. En ouvrant avec précaution le robinet du séparateur, il devient facile de recueillir le suc gastrique dans une coupe. On versera alors dans deux coupes, à l'aide d'une pipette, 10 centimètres cubes de suc gastrique. Après avoir laissé tomber dans la première coupe 7 centimètres cubes d'une solution concentrée de chlorure de potassium, on y ajoutera 5 gouttes d'une solution alcoolique de phénolphtaléine et, en se servant du procédé décrit plus haut, on déterminera, à l'aide d'une lessive de soude normale au 1/10, l'acidité totale du suc gastrique.

Quant à la seconde coupe, on commencera par y jeter une pincée de craie pulvérisée. Tandis que l'acide chlorhydrique libre est complètement neutralisé à froid, les autres composés acides, notamment les phosphates acides, restent tels quels. Le suc gastrique sera filtré après cinq minutes et l'acide carbonique du filtrat sera chassé en le soumettant à l'ébullition. On procédera alors comme on l'a fait avec la première coupe : addition de 5 centimètres cubes d'une solution concentrée de chlorure de potassium et de 5 gouttes d'une solution alcoolique de phénolphtaléine et détermination de l'acidité totale à l'aide d'une lessive de soude normale au 10e. L'acide chlorhy-

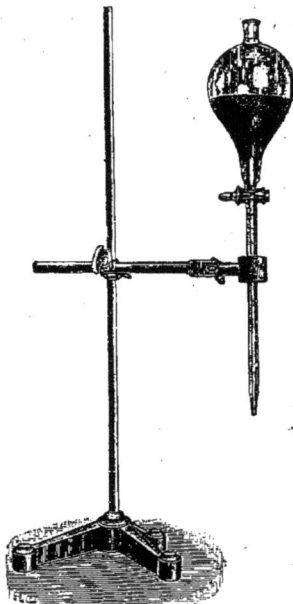

Fig. 186. — Entonnoir séparateur, 1/4 de grandeur naturelle.

drique libre ayant été neutralisé par le carbonate de chaux, il est tout naturel que la neutralisation de la seconde coupe demande moins de lessive sodique normale au 10e. La différence entre le nombre des centimètres cubes de lessive sodique normale au 10e nécessaires pour la neutralisation soit de la première, soit de la seconde coupe, nous fournit immédiatement le taux de l'acide chlorhydrique libre.

Voici un exemple qui permettra de suivre le calcul à faire :

Employé pour coupe 1. 6,5 centimètres cubes de lessive sodique normale.

Employé pour coupe 2. 0,3 centimètres cubes de lessive sodique normale.

- Employé pour HCl libre 3,8 centimètres cubes de lessive sodique normale ; 3,5 centimètres cubes de lessive sodique normale correspondent à o gr. 0127575 d'acide chlorhydrique.

·Donc, dans 10 centimètres cubes de suc gastrique il y a o gr. 013 de HCl libre ou 100 centimètres cubes = o gr. 13 = 0,13 p. 100 d'acide chlorhydrique libre.

Les *changements quantitatifs de l'acide chlorhydrique libre contenu dans le suc gastrique* peuvent se manifester de trois manières différentes, savoir, l'acide chlorhydrique libre est complètement absent (*anacidité* ou plutôt *anachlorhydrie*), le taux peut en être abaissé (*hypochlorhydrie*) ou, au contraire, élevé (*hyperchlorhydrie*). Aucune de ces modifications n'est pathognomonique d'une maladie de l'estomac bien déterminée; aussi cette constatation peut tout au plus appuyer un diagnostic douteux. Mais, en revanche, cette constatation a de l'importance pour le traitement. En effet, il serait tout à fait absurde de prescrire de l'acide chlorhydrique en cas d'hyperacidité du suc gastrique (et néanmoins la plupart des médecins agissent ainsi sans discernement aucun dès qu'ils ont affaire à une affection stomacale !), tandis que l'acide chlorhydrique est bien indiqué en cas d'anacidité ou d'hypoacidité du suc gastrique.

L'*anacidité du suc gastrique* est de règle très commune dans le *cancer de l'estomac*, mais on connaît tout de même des exceptions à cette règle. Dans les cas où le cancer s'est greffé sur un ulcère rond de l'estomac, on a même observé de l'hyperacidité. Ce qui diminue encore l'importance diagnostique de ce symptôme, c'est qu'on constate également l'anacidité du suc gastrique dans la *gastrite chronique* et *aiguë*, l'*atrophie* et la *dégénérescence amyloïde de la muqueuse stomacale* et en cas de *cicatrices étendues* consécutives à des corrosions. Nous avons encore observé l'anacidité dans les *états anémiques, cachectiques et fébriles*. Enfin, l'anacidité accompagne parfois les *troubles sécrétoires d'origine nerveuse*.

L'*hyperacidité du suc gastrique*, tout en étant fréquente dans l'*ulcère rond de l'estomac*, n'est nullement de règle courante. Elle se présente parfois sous forme d'une *névrose sécrétoire de l'estomac*. Elle coexiste quelquefois avec une sécrétion de suc gastrique anormalement exagérée — hypersécrétion de suc gastrique, *gastrorrhée* — tant et si bien que l'estomac qui, chez les sujets sains, est complètement vide à jeun, contient jusqu'à 500 centimètres cubes et au delà d'un liquide riche en acide chlorhydrique libre. C'est l'acide chlorhydrique libre et son action digestive énergique sur les albuminoïdes qui plaident en faveur de l'identité de ce liquide avec le suc gastrique.

Outre l'acide chlorhydrique, on peut également constater dans le suc gastrique la présence d'acides organiques, tels que acides lactique, acétique et butyrique que nous avons déjà mentionnés plus haut.

·Nous avons dit que Ewald et Boas considèrent l'acide lactique comme un produit de sécrétion normale de la muqueuse stomacale. Mais cela est inexact : si, au début de la digestion, on réussit à déceler dans le contenu stomacal la présence de l'acide lactique, celui-ci provient des aliments ingérés. Si l'on prend soin que la nourriture des personnes bien portantes soit absolumént dépourvue d'acide lactique, par exemple, en leur administrant une soupe de farine d'avoine de Knorr, l'acide lactique fait alors complètement défaut dans le contenu stomacal des sujets nourris de la sorte. En revanche, le contenu stomacal devient très riche en acide lactique dès que les hydrates de carbone stagnant dans la cavité stomacale subissent la fermentation lactique. C'est dans le *cancer de l'estomac* que les conditions de la production de l'acide lactique semblent être le mieux réalisées : aussi Boas affirme-t-il que, dans les cas douteux, la grande richesse persistante du contenu stomacal en acide lactique plaide en faveur d'un cancer de l'estomac. L'avenir nous apprendra si les observations recueillies en plus grand nombre confirment cette assertion.

Le meilleur procédé pratique de *démontrer la présence de l'acide lactique* dans le contenu stomacal, c'est incontestablement le *réactif d'Uffelmann* (perchlorure de fer 1 goutte, acide phénique 0 gr. 4, eau distillée 30 gr.). Le réactif étant très instable, on ne se servira que d'un réactif facilement préparé. Le procédé de Boas est trop compliqué pour être employé dans la pratique courante.

En additionnant au réactif d'Uffelmann un liquide contenant de l'acide lactique, on voit la couleur bleue du réactif passer au jaune serin. Les acides chlorhydrique, acétique et butyrique exerçant également une influence sur la couleur du réactif d'Uffelmann, les débutants sont sujets à commettre des erreurs. Mais dans ces cas il ne s'agit point d'une couleur jaune serin, mais d'une teinte grise ou grisâtre. Du reste, ces changements de couleur exigent la présence de ces acides en concentration telle que l'on n'en rencontre presque jamais dans le suc gastrique. Le sucre de raisin et l'alcool provoquent aussi le changement de couleur du réactif d'Uffelmann. Mais on peut se mettre à l'abri de ces causes d'erreur en utilisant la solubilité de l'acide lactique dans l'éther. Ayant agité du suc gastrique avec de l'éther et laissé évaporer ce dernier, le résidu sera dissous dans de l'eau : c'est dans cette solution aqueuse contenant l'acide lactique du suc gastrique, que cet acide sera recherché à l'aide du réactif d'Uffelmann.

A l'état normal, on ne trouve pas dans le contenu stomacal d'acides acétique ni butyrique, à moins qu'ils ne soient ingérés avec les aliments. Comme l'acide lactique, ils se rencontrent dans le contenu stomacal en cas de stagnation, notamment dans la dilatation de l'estomac; ils sont redevables de leur origine à la fermentation anormale des hydrates de carbone. L'odeur du contenu stomacal en décèle souvent la présence : l'odeur acide mordante témoigne de la présence de l'acide acétique, tandis que la rancissure est en faveur de la présence de l'acide butyrique.

Voici comment sera pratiquée la *recherche de l'acide acétique :* le contenu stomacal sera agité avec de l'éther; puis décanté et évaporé, et le résidu sera dissous dans l'eau. La solution aqueuse sera alors soigneusement neutralisée avec une solution diluée de carbonate de soude. La présence de l'acide acétique dans cette solution se reconnaîtra à ce que, additionnée d'une goutte d'une solution diluée de perchlorure de fer, elle prend une coloration rouge sang et que, soumise à l'ébullition, il se forme un précipité rouge brunâtre composé d'acétate ferrique basique.

C'est également la solution aqueuse du résidu éthéré du contenu stomacal qui sera utilisée pour la *recherche de l'acide butyrique*. Cet acide étant insoluble dans les solutions contenant des sels, sa présence se reconnaîtra à ce que, à la surface du liquide, apparaîtront des gouttelettes huileuses dès que l'on y aura ajouté un grain de chlorure de chaux.

Quant à l'analyse quantitative des acides organiques dans le contenu stomacal, vu sa complexité et l'insignifiance des résultats diagnostiques et thérapeutiques que l'on peut en tirer, on s'abstiendra, en règle générale, de la pratiquer.

Recherche de la pepsine dans le suc gastrique. — On peut poser comme règle que tout suc gastrique, dans lequel on trouve de l'acide chlorhydrique libre, contient en même temps de la pepsine. Pour s'assurer que la pepsine existe en quantité suffisante, on procédera à la *digestion artificielle* que voici : 4 éprouvettes seront remplies jusqu'au même niveau avec du suc gastrique exprimé et filtré ; l'éprouvette 1 sera, en attendant, laissée telle quelle ; l'éprouvette 2 sera additionnée de 0 gr. 2 à 0 gr. 5 de pepsine ; l'éprouvette 3 sera additionnée de 1 à 2 gouttes d'acide chlorhydrique officinal, et l'éprouvette 4 sera additionnée de pepsine et d'acide chlorhydrique officinal aux doses précitées. On laissera alors tomber dans chacune de ces éprouvettes un petit disque mince, de volume égal, de blanc d'œuf enlevé à l'emporte-pièce d'un œuf dur. Toutes les éprouvettes séjourneront ensuite, pendant une heure, dans une étuve à la température du corps. Si le disque de l'éprouvette 1 est énergiquement érodé, le suc gastrique contient en quantité suffisante de la pepsine aussi bien que de l'acide chlorhydrique. Une digestion énergique a-t-elle lieu seulement dans l'éprouvette 2, on peut en conclure au manque d'acide chlorhydrique. La digestion devient énergique dans l'éprouvette 3 quand le suc gastrique est pauvre en pepsine, tandis que la digestion, s'accomplissant énergiquement seulement dans l'éprouvette 4, témoigne de la pauvreté du contenu stomacal en acide chlorhydrique libre en même temps qu'en pepsine. Les disques d'albumine peuvent, dans l'essai de digestion artificielle, être remplacés par des flocons de fibrine ayant tous le même volume : un séjour d'une heure suffit pour faire constater les modifications que leur aura fait subir la digestion.

Recherche du labferment (ferment de la présure) dans le suc gastrique. — Dix centimètres cubes de lait cru seront additionnés de 5 gouttes de suc gastrique filtré, et le tout sera mis dans une étuve à la température de 37° à 40° C. Le contenu stomacal n'est-il pas dépourvu de labferment, on constatera dans le lait, après un quart d'heure à une demi-heure, un précipité de caséine. Tout suc gastrique contenant de l'acide chlorhydrique libre contient probablement en même temps du labferment. Comme l'acide chlorhydrique, il fait défaut dans le cancer de l'estomac et l'atrophie de la muqueuse stomacale.

Le suc gastrique contient parfois non du labferment, mais du *labzymogène* ne se transformant en labferment que sous l'influence de l'acide chlorhydrique. Pour que le lait cru tourne en présence du labzymogène, le mélange susdécrit devra préalablement être additionné de 2 centimètres cubes d'une solution concentrée de chlorure de calcium.

Rappelons aussi en passant que, au début de la digestion stomacale, s'accomplit dans la cavité stomacale la *digestion de l'amidon*. C'est seulement après sécrétion abondante d'acide chlorhydrique qu'est suspendue dans l'estomac la digestion de l'amidon pour n'être reprise que dans l'intestin. La digestion de l'amidon est troublée par l'hyperchlorhydrie, ce qui se reconnaît à ce que le contenu stomacal additionné d'une solution d'iodure de potassium iodo-ioduré (liqueur de Lugol) se colore en bleu foncé ; on sait, en effet, que l'iode bleuit l'amidon. L'amidon est-il déjà transformé en amylodextrine, le contenu stomacal additionné de liqueur de Lugol prendra une couleur violette. Sous l'influence du même réactif, l'érythrodextrine prend une coloration rougeâtre allant jusqu'au brun d'acajou, tandis que les produits ultimes de la digestion amylacée, l'achrodextrine et la maltose, ne subissent aucun changement de coloration.

Examen des matières vomies

En règle générale, l'examen macroscopique et microscopique des matières vomies suffit complètement pour établir le diagnostic. Quant à *l'analyse chimique*, elle n'a qu'une valeur minime ; en effet, la composition des matières vomies dépend de tant d'événements imprévus, que les données de l'analyse chimique ne permettent guère de tirer des conclusions bien fermes sur la composition du suc gastrique. C'est dans les cas où le cathétérisme de l'estomac est absolument contre-indiqué, que l'analyse chimique des matières vomies aura quelque importance. Les matières vomies filtrées seront alors traitées de la même façon que le suc gastrique filtré obtenu par cathétérisme stomacal.

1. *Examen macroscopique des matières vomies.*

Dans l'*examen macroscopique des matières vomies*, on devra considérer l'abondance, la consistance, l'odeur, la saveur, les éléments visibles et avant tout l'aspect particulier que présentent les vomissements.

L'*abondance des matières rejetées* dépend en première ligne de l'état de réplétion de l'estomac, ainsi que de l'intensité et de la durée de l'acte même du vomissement. Elle est considérable principalement dans la dilatation de l'estomac ; ce qui se comprend, lorsqu'on se rappelle que, dans ce cas, l'estomac peut occuper la majeure partie de la surface antérieure de l'abdomen et contenir plus de 10 kilogrammes de liquide. La gastrectasie est en même temps caractérisée par l'expulsion, à des intervalles espacés, en une seule fois, de masses souvent excessivement considérables ; dans un cas de Blumenthal, le malade rendit, d'un seul coup, jusqu'à 8 kilogrammes de liquide. Des matières alimentaires en abondance sont-elles évacuées par vomissement même à jeun, ce fait témoigne de l'*insuffisance motrice de l'estomac* ; il en est de même si les matières alimentaires sont vomies longtemps après l'ingestion, au moment où un estomac sain est d'ordinaire déjà vide.

La *consistance* des matières rejetées est le plus souvent subordonnée à la nature des aliments et des modifications que leur a fait subir la digestion. Les éléments solides en sont tantôt grumeleux, en morceaux, tantôt à l'état de bouillie ou de liquide. Il est cependant, comme nous le verrons plus tard, certaines formes de vomissements où il n'est rejeté presque exclusivement que des liquides de consistance tantôt fluide et aqueuse, tantôt visqueuse et mucilagineuse. Dans les hématémèses abondantes, le sang est expulsé presque toujours sous forme de caillots, de masses de cruor que tout le monde connaît. Dans la dilatation de l'estomac, les matières vomies laissées au repos présentent assez souvent plusieurs couches : l'inférieure est constituée par un dépôt grumeleux, au-dessus d'elle se trouve une couche aqueuse, souvent transparente elle-même, surmontée d'une couche dans laquelle nagent des particules alimentaires solides ; la couche supérieure est spumeuse.

La *réaction* des matières vomies est facile à déterminer par le papier de tournesol ; elle est ordinairement acide. L'acide s'exagère lorsqu'il existe des processus anormaux de désagrégation et de fermentation dans la digestion amylacée de l'estomac, ainsi qu'on l'observe le plus fréquemment dans le catarrhe chronique de l'estomac et la gastrectasie. Dans ces cas, les malades se plaignent que leurs dents leur semblent émoussées ; cette sensation suit de près le vomissement. Dans un cas, j'ai vu le tapis vert de ma table, sali fortuitement par des matières vomies, se couvrir en cet endroit de taches rougeâtres et se transformer après quelques heures en véritable amadou.

La réaction est également fortement acide en cas d'*hyperacidité* et d'*hypersécrétion du suc gastrique*.

La réaction alcaline s'observe dans la gastrorrhée, sur laquelle nous reviendrons en détail plus tard, ou lorsque le contenu stomacal est mêlé à de notables quantités de sang, qui font plus que neutraliser l'acidité gastrique.

L'*odeur des matières vomies* est presque toujours *aigrelette ;* dans les cas que nous venons de mentionner, où l'acidité gastrique est accentuée d'une façon anormale par suite des fermentations, elles présentent souvent une odeur aigre mordante ou rance qui témoigne de la présence de l'acide acétique ou butyrique. Cette odeur se combine parfois avec celle des aliments ingérés précédemment.

L'odeur *fécaloïde* des vomissements est un signe pronostique très fâcheux ; elle indique presque toujours une obstruction de l'intestin (*ileus*, passion iliaque ou colique de miserere). Mais ce serait une erreur de croire que les vomissements fécaloïdes se produisent exclusivement dans l'occlusion du gros intestin ; aussi a-t-on à distinguer le vomissement fécal et le vomissement fécaloïde, le premier impliquant l'existence d'une obstruction du gros intestin et le second de l'intestin grêle.

Les *vomissements urémiques* répandent souvent une odeur piquante et ammoniacale caractéristique, que l'on peut nommer urineuse. Cela est dû à l'excrétion par la muqueuse stomacale d'urée qui se transforme rapidement en carbonate d'ammoniaque. S'il se produit chez les urémiques des hématémèses, les matières prennent une odeur repoussante et cadavérique. Dans le *cancer de l'estomac*, surtout quand il s'accompagne de gastrectasie, on observe parfois une odeur putride, cadavérique ou rappelant l'hydrogène sulfuré.

L'odeur des vomissements peut devenir un signe très précieux pour le diagnostic de certains empoisonnements. Dans l'intoxication par le phosphore, l'odeur est *alliacée*, dans celle par le nitrobenzol, elle rappelle celle des amandes amères, etc.

Dans un cas de *kystes hydatiques* ayant fait irruption dans l'estomac, j'ai observé une *odeur spéciale rappelant celle de la prunelée*.

Les renseignements sur la *saveur* des matières vomies sont évidemment fournis par le malade. Ceux-ci indiquent le plus souvent une saveur acide, ou amère si les vomissements contiennent les éléments biliaires ou des peptones (Ewald).

Parmi les *éléments solides les plus visibles* contenus dans les vomissements, on reconnaît souvent plus ou moins distinctement des aliments. Lorsque les vomissements sont fécaloïdes, ils peuvent renfermer des fèces ayant leur forme normale, dans le cas où l'obstacle siège très bas dans le gros intestin. On a vu quelquefois dans les matières rejetées des ascarides, des anneaux de tænia, des oxyures, des ankylostomes et des trichines, ayant pénétré préalablement de l'intestin dans l'estomac. On y a vu aussi des vésicules hydatiques qui s'étaient rompues dans l'estomac et provenaient du voisinage, le plus souvent du foie. Meschede a relaté une observation où l'on trouva dans les vomissements une très grande quantité de tyroglyphes vivantes ; Gerhardt y a rencontré des larves de diptères, et Küchenmeister, Lublinski, Gerhardt et Kölliker des larves de mouche de diverses espèces (musca domestica, musca vomita, anthomya scolaris, anthomya canicularis, tachomyca fusca tabnus). Nous devons rappeler ici que le médecin est exposé à être trompé, surtout par les hystériques, qui lui présentent quelquefois comme ayant été rejetés par le vomissement des larves d'insectes, des animaux vivants, etc., afin de se rendre intéressants.

D'un autre côté, on ne doit pas ignorer que, dans certains cas, des particules alimentaires, qui ont été réellement vomies, donnent lieu, lorsque l'examen a été superficiel, aux hypothèses les plus fantastiques. C'est

ainsi que Fritsch a publié une observation très instructive où le vomissement aurait soi-disant rejeté un animal vivant ; un examen plus approfondi montra qu'il ne s'agissait que du canal gastro-intestinal non digéré
d'une lote, *lota fluvialis* (fig. 187).

Dans bien des cas, on a trouvé dans les vomissements des *calculs
biliaires*, qui ne pouvaient évidemment s'être introduits dans l'estomac
qu'en détruisant d'abord par ulcération les voies biliaires et la paroi de
l'estomac ou de l'intestin.

Chez les adultes, dans la gastrite fibrineuse (croupale), on a rencontré
dans les vomissements des *pseudo-membranes fibrineuses*.

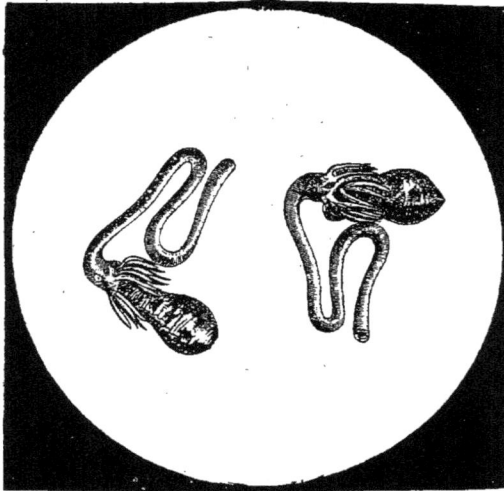

Fig 187. — Canal gastro-intestinal de la lota fluvialis. Vomissement d'un homme de 45 ans.
D'après Fritsch (*Arch. de Virchow*, tome 65, pl. XVIII.)

Laboulbène a rapporté le cas d'un empoisonnement par l'acide sulfu-
r. que dans lequel, au 15e jour, le malade expulsa par vomissement un
ambeau de muqueuse long de 20 centimètres et large de 12 centimètres.

On a observé à plusieurs reprises de petits lambeaux de muqueuse après
es *lavages de l'estomac*, surtout si l'on se servait de la pompe stomacale.
Boas en rencontra assez souvent dans le contenu stomacal évacué à jeun à
'aide d'un tube stomacal : l'examen microscopique de ces lambeaux lui
permit souvent de prendre connaissance des lésions anatomiques dont la
muqueuse était le siège.

Souvent les matières vomies sont mélangées de bulles d'air ; et dans
es cas de fermentation gastrique anormale, on voit se développer des
bulles de gaz plus ou moins nombreuses, les matières vomies se couvrent

d'écume et s'échappent petit à petit du vase dans lequel on les avait recueillies,

On se gardera bien de prendre pour des matières vomies les *masses rendues avec de grands efforts de l'œsophage*, comme cela a lieu surtout en cas de rétrécissement et divercule pulsatile de cet organe. Les substances alimentaires ne sont pas digérées, mais seulement macérées, leur réaction n'est pas acide, mais souvent alcaline. En tout cas, leur réaction dépend absolument de celles des aliments eux-mêmes. Dans un cas de *muguet de l'œsophage*, Gerhardt a observé l'expulsion d'un bouchon long de plusieurs centimètres et composé exclusivement de champignons de muguet. Dans l'*œsophagite*, Birch-Hirschfeld et Scharnnov ont observé également l'expulsion d'éléments tubuleux constitués par des cellules desquamées de l'épithélium œsophagien.

Parmi les différentes formes de vomissements qui présentent un aspect particulier, nous décrirons les suivantes :

Vomissements aqueux ou pituiteux. — Dans le catarrhe chronique de l'estomac, surtout chez les alcooliques, dans l'ulcère rond et dans le cancer, les malades vomissent assez souvent le matin à jeun un liquide peu épais, aqueux et plus ou moins limpide, que Frerichs a démontré être constitué essentiellement par de la salive déglutie ; les malades avalent leur salive la nuit sans s'en apercevoir, et la rejettent le matin par le vomissement : *vomitus matutinus*. Le phénomène est connu sous les noms d'*hydrémèse*, de *pituite*, de *ver cardiaque*, etc. Généralement le liquide contient quelques flocons, composés de quelques cellules épithéliales, de gouttelettes graisseuses, etc., qui après un certain temps de repos, tombent au fond du vase. Sa réaction est plus souvent alcaline ; toutefois, l'addition du suc gastrique et du contenu stomacal peut lui donner une réaction neutre ou acide. Son poids spécifique varie entre 1004 et 1007 , il est donc pauvre en éléments solides (4,52 à 6,88 p. 100). Sous l'influence du perchlorure de fer, il prend une teinte rouge sang foncé, ce qui signifie qu'il renferme, comme la salive, du sulfocyanure de potassium. Très pauvre en albumine, il forme par l'addition d'alcool un précipité floconneux qui transforme l'amidon en glycose.

On observe les vomissements aqueux dans le cours du *choléra asiatique*. L'estomac se débarrasse d'abord des aliments, puis rejette des masses liquides dont l'aspect rappelle celui bien connu des selles riziformes du choléra. Ces masses contiennent de nombreux flocons qui bientôt tombent au fond du vase en laissant surnager un liquide jaunâtre ou gris, plus rarement tirant sur le vert. On trouve au microscope, dans les flocons, des amas d'épithélium cylindrique de la muqueuse de l'estomac et de l'intestin, agglutinés par du mucus. Quant au liquide, il répand une odeur fade ; au début, cette odeur est légèrement aigrelette ; sa réaction est tantôt alcaline, tantôt acide. Sa densité varie entre 1002 et 1007 ; ses éléments solides entre 4,0 et 6,0 p. 1000. Il est pauvre en albumine ; cette substance est cependant plus abondante si la réaction est alcaline. On y trouve presque toujours de l'urée et du carbonate d'ammoniaque; parmi les sels minéraux, le plus abondant est le chlorure de sodium. On n'y observe que très rarement le bacille virgule de Koch.

Vomissements muqueux. — Dans certains états phlegmasiques de la muqueuse gastrique, on observe quelquefois des vomissements *muqueux*. Il s'agit en ce cas de masses visqueuses, gélatineuses, plus ou moins opaques, qui sont tantôt incolores, tantôt colorées en vert par la bile et fréquemment mêlées de résidus alimentaires.

Il ne faut pas confondre avec elles les produits visqueux, filants, muciformes qui sont le résultat de la fermentation muqueuse des hydrocarbures dans l'estomac. Frerichs, le premier, a attiré l'attention sur ce phénomène et démontré que ces masses sont fréquemment rejetées par le vomissement en grande quantité, et le plus souvent, à cause de leur viscosité, après des efforts considérables. Il a signalé également que le mucus véritable ne se trouve pas ordinairement en grande abondance dans les matières vomies. Dans chaque cas particulier d'ailleurs, l'examen chimique déciderait facilement si l'on a affaire à des vomissements réellement muqueux ou non.

Vomissements de sang. Hématémèse. — L'aspect des vomissements hémorragiques dépend principalement de la quantité de sang et de la nature de l'hémorragie. Parfois, à la suite de violents efforts de vomissement, on observe des hémorragies insignifiantes, dues sans doute à la rupture de petits vaisseaux de la muqueuse sous l'influence des contractions violentes des parois gastriques. La production de sang, dans ces cas, est médiocre ; les vomissements présentent le plus souvent des stries et un semis punctiforme rouge vif.

Lorsqu'il s'est produit des hémorragies peu importantes, mais répétées, et que le sang a séjourné quelque temps dans l'estomac, la matière colorante du sang se transforme bientôt sous l'influence du suc gastrique et l'estomac rejette alors des masses d'un brun sale ou noirâtre, couleur de suie ou couleur de chocolat, ou encore présentant l'aspect du marc de café. On professait jadis que ce genre de vomissements ne survenait que dans le cancer de l'estomac. C'est là une erreur, car on les rencontre également dans l'ulcère rond; dans les phlegmasies toxiques de la muqueuse gastrique, notamment dans les empoisonnements par les acides et les états de dissolution sanguine; dans le cours de la cholémie et de l'urémie, par exemple, et cela toutes les fois que le séjour du sang dans l'estomac a été suffisamment long.

Dans les hématémèses aiguës et abondantes, l'estomac se débarrasse d'habitude très rapidement de son contenu et rejette le sang sous forme de gros caillots ou de coagulums cruoriques lâches et de couleur noir foncé, plus rarement rouge vif et écumeux.

La quantité du sang est très variable, mais peut dépasser un litre. Le plus souvent, ces hémorragies sont causées par un ulcère rond. Dans un des chapitres précédents, nous avons fait remarquer la confusion possible entre l'hémoptysie et une hématémèse abondante.

Il faut encore faire ressortir que le rejet de sang par le vomissement n'est pas toujours imputable à une lésion de l'estomac. Les hémorragies de l'œsophage, du pharynx ou des cavités nasales peuvent donner lieu, lorsque le sang est descendu en quantité assez notable dans l'estomac, à des hématémèses indépendantes de toute hémorragie stomacale. Il est très rare que des hémorragies de l'intestin grêle, refluant vers l'estomac, soient expulsées par le vomissement et simulent ainsi une hématémèse.

On ne peut guère confondre les vomissements de sang avec des vomissements ayant une apparence analogue, si l'on apporte quelque attention à l'examen. Brinton a cru devoir insister spécialement sur la possibilité de vomissements *noirâtres* chez les individus soumis à un traitement par les ferrugineux, et sur la possibilité de la confusion avec l'hématémèse. L'erreur serait vite reconnue grâce à l'anamnèse, à l'examen microscopique et à la réaction du fer. Il en est de même pour les vomissements noirâtres des personnes faisant usage de préparations de bismuth. Là aussi le microscope révélerait facilement la nature des cristaux noirs de sulfure de bismuth. Le diagnostic est tout aussi aisé chez les gens ayant ingéré en excès des aliments et des boissons de couleur rouge et qui, pris de vomissements, croient avoir une hémorragie stomacale. J'ai observé surtout cet accident chez des individus qui avaient mangé trop copieusement des betteraves rouges ou des saucisses, ou bu trop de vin rouge.

Vomissements purulents. — Les vomissements de pus sont un accident très rare. Ils sont exceptionnellement en connexion avec une affection des parois stomacales, telle que la gastrite phlegmoneuse ; il s'agit presque toujours d'abcès d'organes voisins ouverts dans l'estomac.

Vomissements bilieux. — Les vomissements sont très fréquemment mélangés de bile : ils ont alors une couleur verdâtre ou jaunâtre et une saveur extrêmement amère. Cet accident ne présente pas de signification diagnostique spéciale.

Dans les états phlegmasiques des organes abdominaux, notamment dans la péritonite par perforation, on constate souvent le rejet par le vomissement de masses assez épaisses et offrant une coloration vert herbacé ou vert-de-gris spéciale, que l'on a appelées pour cette raison *masses herbacées* ou encore *vomitus aeruginosus* (vomissement porracé). Cette teinte est due à sa richesse en matière colorante de la bile transformée en biliverdine sous l'influence de l'acide libre de l'estomac, et dont la présence est facile à démontrer par l'acide azotique. Frerichs trouva à ces vomissements une réaction acide et un poids spécifique de 1005. Les flocons qui nagent dans le liquide porracé sont composés d'épithéliums pavimenteux et cylindriques, de gouttelettes graisseuses, de mucus amorphe, tous éléments colorés en vert plus ou moins intense par la matière colorante de la bile.

Vomissements fécaloïdes. — Les vomissements fécaloïdes frappent tout d'abord par leur odeur fécale. Ils ont une teinte verdâtre ou jaunâtre; sont ordinairement liquides, mais contiennent cependant quelquefois des matières stercorales solides. Ces vomissements indiquent presque sans exception l'existence d'une occlusion mécanique du tube intestinal, quoiqu'on ait pu les observer dans la péritonite et la fièvre typhoïde, sans qu'on pût trouver d'occlusion intestinale, probablement par suite d'une paralysie partielle de l'intestin.

Rosenstein rapporte l'observation d'un garçon âgé de 9 ans qui, atteint de convulsions et de perte de connaissance, expulsait par le vomissement et par accès des masses stercorales. L'administration de bromure de potassium amena la guérison. Dans ce cas, les vomissements fécaloïdes étaient peut-être dus à une contracture circonscrite de la musculature intestinale?

Dans un cas, Nasse rencontra de la graisse dans les matières vomies, bien qu'aucun des aliments ingérés n'eût pu avoir introduit de principes gras dans le tube digestif.

Régurgitations œsophagiennes. — Il faut distinguer des vomissements vrais ceux qui surviennent chez les individus atteints de rétrécissement de l'œsophage et qui sont rejetés hors de ce dernier organe par des mouvements de suffocation. Ils consistent en éléments alimentaires qui, en raison de leur volume et de leur consistance, n'ont pu franchir l'obstacle opposé par la sténose. Ils s'accumulent parfois en grande quantité dans des diverticules et y séjournent plusieurs heures. Quoique les masses rejetées se trouvent le plus souvent ramollies et macérées, il n'est pas difficile de déterminer leur nature, surtout avec le concours des anamnestiques.

Des éructations. — Nous dirons un mot, en terminant, de la valeur diagnostique des *éructations*, qui sont fréquentes chez les individus atteints d'affections gastro-intestinales. Les gaz évacués ont ordinairement une odeur spéciale, tantôt aigrelette, acétique ; tantôt fermentée, empyreumateuse, rance ; tantôt pareille à celle de l'hydrogène sulfuré. Il existe des observations très intéressantes d'éructations de gaz inflammables : elles ont fait l'objet des descriptions de Carnis, Popoff, Friedreich et Schultze et, surtout, de Frerichs et Heynsius. Dans tous les cas, il s'agissait de dilatation de l'estomac avec fermentations anormales. La constatation du fait a presque toujours été due au hasard : les malades allument un cigare au moment de l'éructation, les gaz évacués s'enflamment et leur brûlent barbe et figure. On a observé des flammes atteignant 35 centimètres, et produisant une légère détonation. Dans les cas de Popoff et de Schultze, la flamme brûlait avec une coloration bleuâtre en n'éclairant que médiocrement ; chez le malade de Frerichs, elle avait une teinte jaunâtre. L'analyse révéla la présence de l'oxygène, de l'azote, de l'hydrogène et de l'acide carbonique. Le rapport entre l'oxygène et l'azote était à peu près comme dans l'air atmosphérique. Chez le malade de Frerichs, on constata nettement la présence de gaz des marais, et même des traces de gaz oléfiant (hydrogène bicarboné). Kuhn y décela la présence de l'oxyde de carbone, et Boas celle de l'hydrogène sulfuré.

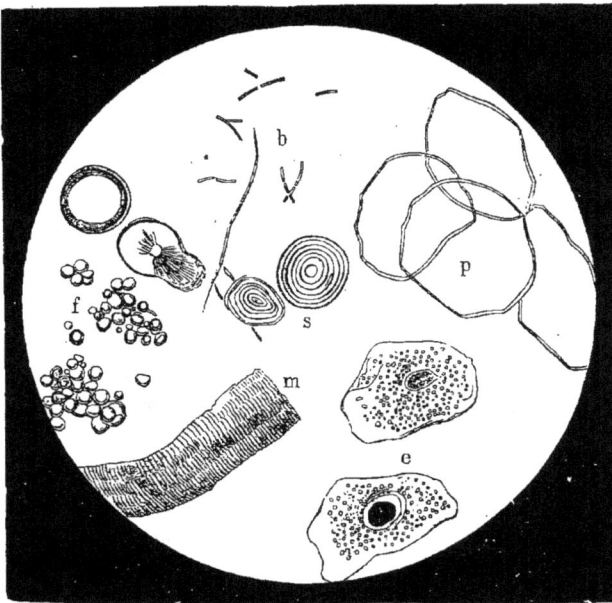

Fig. 188. — Éléments que l'on rencontre le plus fréquemment dans les matières vomies.
m, fibres musculaires. — *e*, épithélium buccal. — *p*, cellules végétales. — *b*, bactéries et filaments de leptothrix. — *f*, gouttelettes graisseuses provenant de lait avec des cristaux gras.— *s*, granulations amylacées. Gross. 275 diamètres. (Obs. personnelle.)

2. — *Examen microscopique des matières vomies.*

Les éléments microscopiques des vomissements sont essentiellement variables. D'habitude ils sont constitués en majeure partie d'aliments ; il est donc tout à fait inutile d'insister sur toutes les éventualités possibles. Si l'on est familiarisé avec l'examen microscopique des éléments des tissus végétaux et animaux, on se trouvera rarement embarrassé pour reconnaître la nature et l'origine de certains éléments alimentaires (fig. 188). Bien entendu, les modifications des tissus sont très variables selon les différents cas. L'énergie digestive du suc gastrique, la nature des ingesta et la durée de leur séjour dans l'estomac exercent sur ces modifications une influence décisive. Aussi rencontre-t-on les parties alimentaires tantôt simplement gonflées et macérées, tantôt en état de dissolution plus ou moins avancée. C'est surtout sur les fibres musculaires striées que l'on peut suivre distinctement la dissociation moléculaire progressive produite par le suc gastrique, ainsi que l'a montré et étudié Frerichs dans ses recherches célèbres sur la digestion. Le processus destructif frappe tout d'abord le tissu connectif lâche et détermine la séparation des divers faisceaux musculaires primitifs. Puis l'on voit disparaître le sarcolemme et la substance interstitielle, de sorte que les faisceaux musculaires primitifs se désagrègent en une série de disques qui eux-mêmes se transforment finalement en une masse granuleuse. Ce processus de destruction a une marche lente et va de la superficie vers la profondeur.

On comprend très bien que les altérations des particules alimentaires soient bien plus avancées, quand les matières expulsées proviennent non de l'estomac, comme dans la plupart des cas, mais de l'intestin.

En ce dernier cas, quelquefois même dans le vomissement simple, les matières vomies renferment des éléments *biliaires* qui, au microscope, apparaissent sous forme de masses verdâtres ou jaunes fécaloïdes, qui tantôt sont en grumeaux, granulations ou flocons, tantôt imbibent les particules alimentaires et leur donnent une coloration anormale.

Il n'est pas rare de rencontrer dans les matières vomies des champignons, parmi lesquels il faut citer surtout les cryptococcus cerevisiæ (levure de bière) et les schizomycètes.

Quand les éléments de la *levure* sont isolés, leur présence n'a aucune signification pathologique. On les rencontre souvent en petit nombre dans le contenu de l'estomac (Frerichs). Mais ils augmentent très notablement de nombre et constituent un symptôme grave lorsqu'il s'est produit des processus de fermentation et des anomalies dans la digestion intra-stomacale des matières amyloïdes. Le champignon de la levure est facilement reconnaissable à sa forme ovale (fig. 189).

Parfois l'on rencontre dans les matières vomies *l'oïdium albicans*, qui provient souvent de la cavité buccale ou de l'œsophage, rarement de la muqueuse de l'estomac.

Outre le champignon de la levure, on a aussi trouvé dans les vomissements des *mucédinées*.

Les *schizomycètes* se rencontrent presque exclusivement dans les matières qui viennent d'être vomies ; leur nombre augmente surtout en cas de stagnation des aliments dans l'estomac. Ils pénètrent dans l'estomac en même temps que les aliments, et cela d'autant plus que des schyzomycètes d'espèces très variées pullulent en abondance dans la cavité buccale.

Miller et de Bary ont montré que l'estomac renferme des formes très diverses de schyzomycètes, qui remplissent diverses fonctions et sont doués de propriétés zymogènes variant d'une espèce à l'autre.

Il est évident qu'il faut différencier de ces derniers les champignons dont les spores ne se sont mêlées qu'après coup aux matières évacuées par le vomissement, qui proviennent de l'atmosphère et qui ont trouvé dans ces matières un milieu de culture favorable. Il faut faire remarquer aussi qu'aux matières vomies peuvent se mélanger, comme éléments fortuits et secondaires, des champignons originaires de l'œsophage et de la cavité buccale. Dans certains cas, l'on y constate la présence des spores ovales et des filaments larges ramifiés de l'oïdium albicans ; dans d'autres, on rencontre les filaments minces et délicats du leptothrix buccal.

A ces diverses formes de champignons s'associent très fréquemment

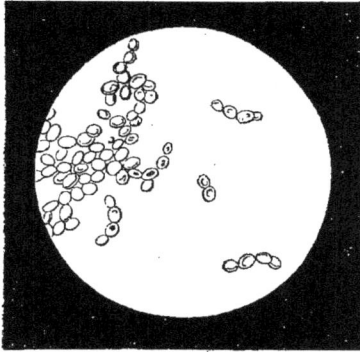

Fig. 189. — Champignons de la levure, provenant de l'estomac d'un homme de 42 ans souffrant de gastrectasie et de cancer du pylore. Le contenu stomacal a été obtenu à l'aide du siphon. Gross. 275 diamètres. (Obs. personnelle.)

la *sarcina ventriculi*, dont la véritable nature est l'objet de bien des discussions. Jadis on la rangeait au nombre des algues ; aujourd'hui on la compte parmi les schyzomycètes. Elle a été rencontrée pour la première fois dans les matières vomies, en 1842, par Goodsir et décrite par lui ; mais l'histoire de son développement n'a été élucidée que grâce aux recherches remarquables de Frerichs. La forme fondamentale de la sarcine est constituée par une cellule cubique, divisée en quatre portions régulières par des sillons profonds (fig. 190). Les cellules sont tantôt isolées, tantôt réunies par groupes de 2, 4, 8, 16, 32, etc. Leur aspect les a fait comparer avec raison à un ballot de marchandise ficelé. Il existe deux formes de sarcine, l'une plus grande et diaphane, l'autre plus petite et plutôt brunâtre. La cellule elle-même atteint jusqu'à o m. o1 millimètre de diamètre. Ordinairement, en son centre on aperçoit deux à quatre noyaux pâles ou légèrement rougeâtres. Très souvent, plusieurs lames de sarcine se superposent, de façon à former des amas brunâtres, opaques, dont la véritable constitution n'est perceptible que sur les bords. Si on ajoute à une de ces préparations une goutte de solution étendue de potasse et si l'on se hâte d'enlever aussitôt le réactif au moyen de papier buvard, on voit les amas de sarcines se séparer les uns des autres et montrer avec beaucoup de netteté qu'ils sont composés de cellules diverses. La sarcine se développe de la façon suivante : chacun des quatre segments cellulaires primitifs subit à son tour un étranglement et une division quadruple et donne naissance à de petites cellules arrondies, qui à leur tour éprouvent en leur milieu un étranglement visible sous forme d'une ligne sombre, auquel s'ajoute plus tard un second étranglement à angle droit et médian également. Ces lignes en croix s'étendent

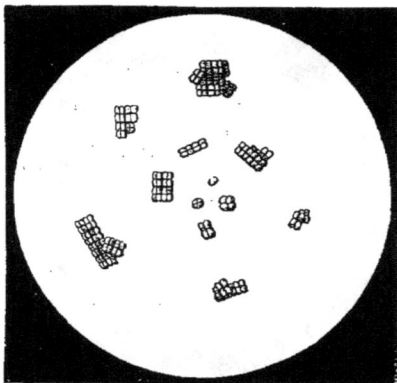

Fig. 190. — Sarcina ventriculi provenant de vomissement. Gross. 275 diamètres.
(Obs. personnelle.)

du centre à la périphérie; la dépression augmente en profondeur et alors apparaît la sarcine à développement parfait.

D'après Duckworth, la sarcine possède une vitalité extraordinaire, car au bout de trois ans, on en trouvait encore parfaitement conservées dans des matières vomies que l'on avait enfermées dans des flacons hermétiquement bouchés.

La sarcine se rencontre très fréquemment dans le contenu de l'estomac et de l'intestin et dans les matières expulsées par le vomissement ; on admettait jadis que sa présence indiquait *toujours* des anomalies de la digestion stomacale ; c'est une erreur, bien qu'il soit exact de dire qu'elle est surtout abondante dans les vomissements en cas de stagnation du contenu stomacal, surtout dans la dilatation de l'estomac.

J'ai rencontré pour la première fois des *cristaux* dans les vomissements alcalins d'une jeune fille chlorotique ; c'étaient des cristaux de phosphate ammoniaco-magnésien, faciles à reconnaître à leur forme rhomboïdale et à leur solubilité dans l'acide acétique. J'ai pu en observer depuis dans des cas analogues.

Boas a trouvé à jeun dans le contenu stomacal des *tablettes de cholestéarine* et des *boules de leucine*, tandis que, en cas de dilatation de l'estomac, Naunyn a constaté dans le contenu stomacal évacué par le cathétérisme la présence de *cristaux d'oxalate de chaux*.

Parmi les éléments cellulaires provenant du tractus digestif, on rencontre, dans le vomissement, presque constamment des *cellules épithéliales de la cavité buccale*. Leur forme polygonale, leurs parois presque toujours plicaturées, leur volume et leur élimination fréquente sous forme de lames composées les font facilement reconnaître. Bien entendu, elles constituent un élément sans signification diagnostique.

Il est bien plus rare de rencontrer des *cellules épithéliales cylindriques de la muqueuse gastrique*, et, dans ce cas, elles sont profondément modifiées dans leur forme par une dégénérescence muqueuse plus ou moins avancée.

Certains auteurs prétendent avoir trouvé des *cellules de glandes à pepsine ;* il nous semble difficile de le reconnaître avec certitude par le microscope. Mais, en revanche, Boas a trouvé assez souvent des portions de glandes à pepsine dans le contenu de l'estomac à jeun.

On aperçoit souvent aussi des *globules de pus* et des *leucocytes* isolés ; la plupart du temps, toutefois, ils sont fortement altérés par le suc gastrique et on ne peut plus en retrouver que les noyaux, de forme si caractéristique. Ils sont fort abondants dans les vomissements de pus, où presque sans exception on a affaire à des abcès de voisinage qui se sont rompus dans la cavité gastrique ; dans la gastrite phlegmoneuse elle-même, on n'a, chose étonnante ! signalé que rarement des vomissements purulents.

Un signe diagnostique fort important est l'apparition du *sang* dans les matières vomies. Les altérations microscopiques des globules rouges varient avec la forme de l'hémorragie et partant avec le temps pendant lequel le sang a séjourné dans l'estomac. En cas d'hémorragies abondantes, qui sont expulsées rapidement de l'estomac, on trouve des hématies conformées et groupées comme dans le sang frais. Lorsque le sang a séjourné quelque temps dans l'estomac, les globules rouges sont gonflés où dentelés, ou bien encore ils perdent leur matière colorante et apparaissent au début sous forme de disques à double contour nettement accentué ; plus tard ils peuvent paraître rouges, crénelés et en voie de dissociation.

Assez souvent toutes les hématies sont détruites, et leur matière colorante de forme granuleuse, homogène ou irrégulière, s'accumule en masses bleuâtres ou presque d'un rouge brunâtre.

Le vomissement est rarement mélangé d'*éléments néoplasiques* provenant de tumeurs des parois de l'estomac ; théoriquement la chose est possible ; mais les cellules ont ordinairement, dans ce cas, des caractères individuels si peu tranchés (si même elles ne les ont pas perdus sous l'influence des sucs digestifs), que l'utilisation pratique de cet élément de diagnostic ne peut être que très restreinte.

Très souvent l'on observe la destruction de presque toutes les hématies, et leur matière colorante se présente sous forme de masses granuleuses, à configuration homogène ou irrégulière, de couleur jaune brunâtre ou presque brun rougeâtre.

Visconti rapporte une observation où l'on trouva dans les vomissements des cellules hépatiques, ce qui conduisit à soupçonner l'existence d'un ulcère stomacal envahissant la profondeur et détruisant le foie.

Lorsque l'intestin récèle des helminthes, tels qu'ascarides, oxyures, ankylostomes, on observe parfois dans les matières vomies des œufs de ces parasites qui, contrairement à la règle, ont pénétré de l'intestin dans l'estomac.

4. — Examen de l'intestin.

L'examen physique de l'intestin peut être pratiqué par deux voies différentes. La plus commode est celle qui a pour point de départ les parois abdominales ; toutefois, il ne faut pas négliger de compléter les résultats obtenus de ce côté par les touchers rectal et vaginal. L'examen du rectum à l'aide d'instruments spéciaux (spéculums rectaux, sondes rectales) peut également fournir des résultats importants pour le diagnostic. Le devoir d'un médecin consciencieux est de ne pas se laisser arrêter par le peu d'attrait d'un examen rectal et de le pratiquer dès que l'on peut s'attendre à en tirer pour le diagnostic un avantage quelconque, si minime qu'il soit.

En faisant le massage de la région de la vésicule biliaire et du lobe hépatique gauche, on peut, le malade étant à jeun, faire refluer de l'intestin dans l'estomac du *suc intestinal*, surtout du suc pancréatique, que l'on évacuera de l'estomac à l'aide d'une sonde stomacale (Boas Tophlenoff) ; mais ce procédé, autant que je sache, n'a pu jusqu'à présent être utilisé pour le diagnostic.

Au contraire, l'*examen des fèces* est très important pour le diagnostic des affections intestinales ; aussi ferons-nous suivre l'examen physique de l'intestin de l'étude de la valeur que possèdent les matières fécales pour l'établissement du diagnostic.

Pour ce qui est des *mesures de précaution* à prendre pour l'examen physique de l'intestin, nous renvoyons aux règles exposées dans l'examen de l'estomac (p. 540).

A. — **Inspection**. — Chez les individus à parois abdominales minces et pauvres en graisse, il n'est pas très rare de constater à l'œil les *contractions péristaltiques de l'intestin*. Elles apparaissent le plus souvent sous forme d'ondulations transversales de peu de durée. Si l'on frotte ou percute les parois abdominales, si on les asperge d'eau froide, ou si on les excite par le courant faradique, on constate que le rythme des contractions s'accélère et que leur intensité s'accroît.

On les observe surtout fréquemment chez les femmes dont les accouchements antérieurs ont considérablement relâché les parois ventrales. Elles sont également plus apparentes quand les muscles droits de l'abdomen sont très écartés. D'habitude, elles ont pour origine les anses de l'intestin grêle et occupent par conséquent l'espace limité par l'ombilic, la symphyse pubienne et les lignes mammaires gauche et droite latéralement prolongées.

Les mouvements péristaltiques visibles sont d'autant plus accentués que l'intestin est rétréci ou obstrué en quelque point de son parcours. Sous ce rapport, ils ont une certaine importance diagnostique, parce qu'ils peuvent servir à déterminer le siège approximatif de la lésion. Ce qui frappe également dans quelques cas, c'est la distension énorme des anses intestinales situées immédiatement en amont de l'obstacle.

A l'inspection, les *saillies permanentes circonscrites* des parois abdominales méritent une attention spéciale. Elles peuvent être dues à des causes très diverses. Dans certains cas il s'agit de *coprostase*, et alors les masses fécales arrondies et pelotonnées — surtout sur le trajet du côlon — font saillie sous la paroi du ventre sous forme de proéminences moniliformes. Les *tumeurs cancéreuses* de l'intestin peuvent se présenter sous la même apparence.

Dans l'accumulation de grandes quantités de gaz dans l'intestin, *météorisme intestinal*, tout l'abdomen augmente de volume, en sorte que le ventre ressemble à un ballon fortement tendu. Dans ce cas il se produit d'ordinaire des déplacements de certains viscères abdominaux ; le foie, l'estomac et avec eux le diaphragme, le bord inférieur du poumon et du cœur, sont refoulés fortement de bas en haut.

Quand l'intestin est presque vide, comme cela se produit par exemple dans le rétrécissement de l'œsophage, du cardia ou du pylore, l'abdomen présente la *rétraction en bateau*, les parois abdominales sont très rapprochées de l'aorte abdominale et présentent souvent des pulsations très étendues. Mais cela peut se produire également à la suite de contractures énergiques de la musculature intestinale, telle qu'on l'observe dans la *méningite* (irritation du nerf vague) et dans la *colique de plomb*.

L'exploration de l'intestin *par le rectum* intéresse en partie la région anale, en partie le segment inférieur du rectum. En ce dernier cas, on peut se servir de spéculums rectaux que l'on introduit par l'anus pendant le sommeil anesthésique. Dans ces derniers temps Leiter et Nitze ont indiqué pour l'examen du rectum des appareils avec éclairage électrique.

B. — **Palpation.** — Dans la palpation, on doit surtout porter son attention sur la *sensibilité de l'intestin*, qui peut être *diffuse* ou *localisée*. La douleur localisée est capitale pour le diagnostic, surtout quand elle siège dans les fosses iliaques. Lorsqu'on soupçonne l'existence d'ulcérations intestinales de nature *tuberculeuse*, une douleur limitée à la région iléocæcale est un symptôme des plus précieux. La même région est également très sensible à la pression dans les cas de *typhus abdominal*, *d'inflammation du cæcum* et de l'*appendice vermiculaire* ainsi que les parties avoisinantes (*typhlite*, *paratyphlite* et *pérityphlite*). Dans la *dysenterie*, on observe de la sensibilité dans la fosse iliaque gauche, sur le trajet du côlon descendant, de l'S iliaque.

Les *saillies* solides sur le trajet de l'intestin sont plus souvent reconnues par la palpation que par l'inspection. Lorsqu'elles consistent en accumulations de matières fécales (tumeurs fécales), elles sont parfois dépressibles ; dans la majorité des cas, elles se déplacent avec facilité. Dans d'autres cas, il est vrai, elles donnent la sensation de tumeurs inégales solides, d'où une source de confusion avec les tumeurs abdominales vraies. L'usage prolongé des purgatifs les fera disparaître et décélera ainsi leur nature ; mais parfois il faut les administrer pendant un temps très prolongé. La confusion est surtout facile avec le *cancer intestinal*, où d'habitude on constate également des surfaces dures et bosselées.

Dans la *typhlite*, la paratyphlite et la pérityphlite, on observe une résistance plus grande dans la région iléo-cæcale et on y sent une tumeur facile à circonscrire. L'existence d'une tumeur palpable est précieuse également pour le diagnostic des *invaginations*, des *étranglements internes* et du *volvulus*.

Enfin, l'on peut encore reconnaître par la palpation les *indurations circonscrites* de la *paroi intestinale* et le siège de *cicatrices*, sous forme de proéminences solides.

Lorsque les anses intestinales renferment en même temps des gaz et du liquide, la pression provoque l'apparition de *gargouillements*, qui proviennent du déplacement du liquide mélangé aux bulles d'air. On les observe assez fréquemment dans la *diarrhée*. Dans la région iléo-cæcale, ils existent dans la *fièvre typhoïde*, sans pour cela constituer un signe pathognomonique. Dans la fosse iliaque gauche enfin, ils surviennent souvent en cas de *dysenterie*.

Lorsque, par suite de processus inflammatoires, le revêtement séreux de l'intestin est devenu rugueux, il peut se développer des *bruits de frottement* palpables, qui apparaissent tantôt spontanément au cours des mouvements péristaltiques, tantôt sous l'influence de la compression des parois abdominales.

La palpation par les *voies rectale* et *vaginale* a une très grande importance pour le diagnostic de certaines affections de l'intestin. On arrive ainsi à atteindre des tumeurs qui tout d'abord demeuraient inaccessibles à la palpation. La palpation par la voie rectale ne se borne pas à l'introduction de l'index ou du médius (huilé) : on arrive aussi, comme le recommandait Maunder et comme le pratiquait Simon, à faire pénétrer dans le rectum la main tout entière enduite d'un corps gras et disposée en forme de cône, suivie d'une partie de l'avant-bras, pendant le sommeil chloroformique, bien entendu. Le toucher rectal offre de grands avantages, surtout dans les maladies du rectum lui-même.

La palpation comprend encore l'exploration du rectum et du côlon à l'aide de *sondes* flexibles ; on s'en sert notamment dans les rétrécissements du gros intestin. L'introduction de masses liquides abondantes peut renseigner également sur la présence et le siège d'obstacles intra-intestinaux. On se sert, à cet effet, d'après le conseil de Hegar, d'un tube en caoutchouc, dont le bout inférieur armé d'une sonde est introduit dans le rectum, tandis que le bout supérieur porte un entonnoir destiné à verser l'eau.

C. — **Percussion.** — La percussion intestinale donne des résultats fugitifs et irréguliers. Lorsque l'intestin renferme des gaz, le son est tympanique ou métallique et sa tonalité dépend dans chaque cas particulier du
calibre de l'intestin et de la tension de ses parois. Si au contraire il contient surtout des masses solides, on constate de la matité, qui cependant
présente le plus souvent un timbre métallique. Il est impossible de procéder à une délimitation spéciale des anses intestinales par la percussion,
car si elle est fortement distendue par des gaz, une anse de l'intestin
grêle peut donner exactement le même son que le côlon, bien plus
volumineux à l'état normal.

Nous avons insisté plus haut déjà sur les difficultés de la délimitation
du côlon transverse et de l'estomac. Suivant que ce dernier renferme des
gaz ou des matières solides, il peut être avantageux de remplir le côlon,
par le rectum, avec de l'eau ou de l'air, pour rendre cette délimitation
possible. Ce procédé a été recommandé récemment par Ziemssen, qui
s'est servi à cet effet de bicarbonate de soude et d'acide tartrique, et par
Runeberg, qui a eu recours à un pulvérisateur de Richardson mis en
communication avec une sonde. Nous recommandons surtout le procédé
de Runeberg. L'insufflation du côlon avec de l'air nous rend compte non
seulement des limites entre l'estomac et le côlon, mais aussi de la *distension* anormale de celui-ci, de son *déplacement* (*entéroptose*) et enfin de
l'existence de *tumeurs* dans les parois intestinales.

D. — **Auscultation.** — Lorsque l'intestin renferme simultanément des
gaz et du liquide, les contractions intestinales s'accompagnent fréquemment de *borborygmes* intenses, perceptibles quelquefois à de grandes
distances. Ces sortes de bruits se produisent notamment dans le catarrhe
et le rétrécissement de l'intestin.

Si la quantité de gaz et de liquide est considérable, on réussit souvent
à provoquer, comme dans l'estomac, des bruits de succussion par la palpation saccadée.

Dans un cas de rétrécissement intestinal consécutif à des ulcérations
intestinales tuberculeuses, König a entendu des bruits particuliers analogues à ceux produits par un liquide expulsé d'une seringue.

Si la séreuse intestinale est couverte de rugosités, il peut se développer
des bruits de frottement plus fréquemment accessibles à l'auscultation
qu'à la palpation.

Pour ce qui concerne les signes de la perforation intestinale, nous renvoyons le lecteur à l'un des chapitres suivants où nous traitons de l'épanchement de gaz dans le péritoine (1).

---

(1) RECHERCHE DE L'ENTÉROPTOSE. — M. F. Glénard a attiré l'attention sur une forme de
dyspepsie nerveuse dont les symptômes se rattachent à la chute de l'intestin *entéroptose*.

Cette affection succède à l'atonie gastrique, ou elle survient primitivement chez les femmes
qui ont eu plusieurs enfants ou à la suite du traumatisme.

La caractéristique anatomique de l'entéroptose réside en ceci : les divers points d'attache de

5. — Examen des fèces.

Sous le nom de fèces, on désigne les particules alimentaires qui, non digérées ou non digestibles et mélangées aux produits de sécrétion des organes digestifs, abandonnent le tractus intestinal et sont évacuées au dehors par la voie anale.

Il ne faut pas croire que la totalité des aliments soit élaborée et absorbée dans le tractus intestinal ; pour les aliments de digestion facile et très assimilables, les fibres musculaires, par exemple, une partie seulement est dissoute et absorbée, tandis que l'autre partie se retrouve dans les fèces relativement bien conservée. Il en résulte que l'examen des matières fécales nous permet de juger si l'intestin digère d'une façon

de l'intestin sont les uns très fixes et les autres très mobiles. Si l'intestin se vide de gaz, comme cela a lieu dans certaines formes d'inertie gastrique, le poids spécifique de la masse intestinale augmente et cette masse tire sur ses points d'attache. Cette réaction engendrera des sténoses aux points solidement fixés et des abaissements aux points plus mobiles.

C'est ainsi qu'il se fait : 1° une sténose à l'orifice jéjuno-duodénal, point le plus fixe du tube digestif ; cette sténose exagère encore la vacuité de l'intestin grêle qui augmente de poids et tombe dans le bassin ; 2° une sténose au milieu du côlon transverse, car de ce milieu part un ligament qui va s'attacher très solidement à la portion pylorique de l'estomac ; il en résulte un gonflement du côlon ascendant et du cæcum et un abaissement du côlon descendant et de l'S iliaque ; il en résulte aussi un abaissement du pylore, du foie et du rein droit ; 3° un abaissement de l'angle droit du côlon transverse qui est mal fixé.

Lorsqu'on examine l'abdomen du sujet atteint d'entéroptose, on constate que dans le décubitus dorsal, l'abdomen est flasque, plat ou en bateau ; il a la forme d'un sablier avec dépression ombilicale ; il est submat, sauf dans le flanc droit où il est sonore. On constate aussi que l'estomac clapote hors de ses limites normales, parce qu'il est abaissé ou dilaté.

Mais les signes majeurs de l'entéroptose sont les suivants :

a) Corde colique transverse. — Si on palpe à 2 centimètres au-dessus de l'ombilic, on constate une corde aplatie, large de 2 centimètres, épaisse de 1 centimètre, mobile de haut en bas ; mais tandis qu'en la poussant en haut, le doigt ne tarde pas à la perdre, en la poussant en bas, elle résiste et au niveau de l'ombilic elle échappe au doigt et remonte. Cette corde qui est, en quelque sorte, appliquée contre le rachis, n'est autre chose que le côlon transverse sténosé et abaissé.

b) Corde iliaque gauche. — Si on comprime le flanc gauche sur une ligne parallèle à l'arcade de Fallope, et si l'on palpe successivement de haut en bas et de bas en haut, on sent rouler sous le doigt un cordon dur et étroit. C'est l'S iliaque rétrécie.

c) Boudin cæcal déjeté en dedans, cylindrique, rénitent, modérément sonore, un peu douloureux.

Disons en outre que par un procédé de palpation que nous exposerons plus loin, on constate fréquemment un déplacement du rein. Enfin, dans l'entéroptose, les matières fécales sont rubanées et les évacuations toujours irrégulières.

normale les aliments ingérés ou s'il expulse avec les fèces des quantités trop considérables de substances alimentaires non digérées. De plus, l'examen des fèces renouvelé longtemps nous permet de juger si le traitement institué est apte à augmenter l'activité digestive du tractus gastro-intestinal.

Dans certains cas, l'aspect seul des fèces nous autorise déjà à diagnostiquer des affections intestinales bien. définies ; il en est ainsi pour le catarrhe intestinal, les hémorragies intestinales, la fièvre typhoïde, le choléra, la dysenterie et plusieurs autres affections intestinales, ainsi que certains parasites intestinaux.

Ces derniers sont souvent reconnus avec certitude dès que l'examen microscopique des fèces y fait déceler la présence d'œufs de parasites intestinaux. L'examen microscopique des matières fécales importe aussi beaucoup pour le diagnostic de certaines maladies infectieuses de l'intestin (choléra, tuberculose intestinale, fièvre typhoïde).

Signalons ici un fait qui a une certaine importance au point de vue pratique : il est possible de découvrir un écart de régime que le malade cherche à cacher, par l'examen microscopique des matières fécales ; celui-ci décèle en effet des particules qui ne devraient pas s'y trouver si les prescriptions du médecin avaient été suivies. Nous insistons sur la valeur que peut avoir un contrôle de ce genre dans une étude scientifique sur le régime alimentaire.

Un examen des matières fécales complet devrait tenir compte et des caractères physiques et des propriétés chimiques ; ces dernières n'ayant jusqu'ici rendu aucun service pratique, nous les laisserons complètement de côté. Quant aux propriétés physiques des fèces, elles se divisent en macroscopiques et microscopiques.

Propriétés macroscopiques des matières fécales.

Parmi les *caractères macroscopiques* des fèces, nous avons à considérer la quantité, la couleur, la réaction, la consistance, la forme, l'odeur et le mélange d'éléments anormaux.

Quantité des fèces. — La *quantité des fèces* s'élève chez un individu bien portant à 120-180 grammes dans les vingt-quatre heures, dont 75 p. 100 d'eau et 25 p. 100 de matières solides (Berzélius, 1804). Ces chiffres n'ont naturellement rien d'absolu, la quantité des fèces dépendant surtout de l'alimentation. Les études de Bischoff et Voit ont éclairé cette question. Les aliments carnés sont ceux qui donnent le moins de résidu fécal ; le pain et les aliments végétaux sont ceux qui en donnent le plus.

A la suite d'une période de constipation, il se produit des évacuations bien supérieures aux chiffres indiqués, et on est étonné parfois de l'importance des amas stercoraux qui peuvent s'accumuler dans le canal intestinal. Les selles diarrhéiques dépassent aussi en quantité les chiffres normaux, ce qui s'explique aisément par la gêne apportée à la résorption des aliments. L'abondance des selles est tout à fait extraordinaire, lorsqu'en plus de l'exagération des contractions péristaltiques de l'intestin, cause de diarrhée, on constate une transsudation énergique de liquide hors des vaisseaux de la paroi, comme cela a lieu dans le choléra asiatique. Dans cette affection on a observé des quantités allant jusqu'à 5 kilogrammes de fèces par vingt-quatre heures. L'abondance anormale des sécrétions digestives peut aussi augmenter la quantité des matières fécales ; il est aisé de le comprendre en se rappelant les recherches de Bidder et Schmidt ; ils ont montré que, en vingt-quatre heures, l'intestin reçoit dix litres d'eau, tant en salive et en suc gastrique qu'en bile, suc pancréatique et suc intestinal.

Couleur des fèces. — La *couleur des fèces*, chez les individus bien portants, est brun jaunâtre ou brune. Cette couleur est due presque exclusivement à des produits de transformation de la matière colorante de la bile (urobiline, hydrobilirubine ou stercobiline). Celle-ci ne s'y rencontre que rarement à l'état primitif ; il en est de même pour les acides biliaires.

Il ne faut cependant pas oublier que la nourriture elle-même influe sur la coloration des matières fécales. On sait que les fèces des nourrissons ont une teinte jaune claire. L'ingestion de myrtilles (vaccinium myrtillus) en grande quantité colore en noir les matières fécales. L'épinard et le chou sont-ils ingérés en abondance, la chlorophylle colore les selles en vert. Il faut surtout tenir compte de l'ingestion de *médicaments déterminés*. Les préparations et les eaux minérales ferrugineuses, ainsi que les préparations de bismuth et de manganèse colorent les selles en noir ou en noir verdâtre, par suite de la formation des sulfures de fer, de bismuth ou de manganèse. L'indigo donne aux fèces une teinte verte ; le calomel donne aussi la même teinte, en grande partie parce qu'il s'est formé dans l'intestin du sulfure de mercure. Après l'administration de préparations iodées, on observe souvent dans les selles des particules de couleur bleue, qui sont constituées par des grains d'amidon colorés par l'iode. Les préparations à base de bois de campêche colorent quelquefois les selles en rouge sang, coloration que les profanes confondent avec le melæna. J'ai noté aussi l'apparition de selles rouges après l'administration prolongée du vin rouge.

La rhubarbe, le séné, la gomme gutte, la santonine et le safran donnent aux selles une teinte jaune ou rouge sang.

En dehors de ces circonstances, la coloration anormale des fèces ne peut provenir que de transformations anormales de la matière colorante de la bile, de processus anormaux de la sécrétion biliaire ou enfin de la présence dans l'intestin de substances étrangères, surtout de sang.

Le péristaltisme exagéré de l'intestin consécutif au catarrhe de la muqueuse intestinale produit souvent des selles liquides ayant une couleur porracée. Chez les enfants, on constate assez fréquemment que les selles, jaunes aussitôt après leur évacuation, verdissent en très peu de temps au contact de l'air.

Salut a décrit des selles vertes dont la couleur est due à la présence du bacille pyocyanique.

Après une période de constipation opiniâtre, les selles présentent ordinairement une coloration brun noirâtre ou noirâtre ; ces selles sont connues dans le public sous le nom assez juste de selles brûlées.

Lorsque l'écoulement de la bile dans l'intestin est entravé, les selles perdent leur coloration brune ou jaune et prennent une teinte grise, cendrée, argileuse, que l'on a comparée à celle de la terre glaise ou de la litharge (*rétention biliaire ou acholie*).

Parfois on observe ce genre de selles, sans qu'il existe d'obstacle à l'écoulement de la bile. Il en est ainsi dans la tuberculose intestinale, dans la néphrite chronique, la chlorose, etc. Malheureusement on ne connaît pas jusqu'à présent les causes de cette particularité. V. Jacksch suppose qu'il s'agit, dans ces cas, de produits de décomposition anormale de la matière colorante de la bile.

Lorsque l'intestin est le siège d'une transsudation très abondante, il peut arriver que la bile ne suffise pas pour colorer nettement en jaune les masses stercorales ; il en est ainsi le plus souvent pour les selles cholériques qui, très aqueuses, ont une teinte grise ou blanchâtre, en sorte qu'on les a comparées à des décoctions de riz et appelées selles riziformes. R. Koch les désigne sous le nom de selles fromentoïdes.

Lorsque les selles renferment du *sang*, elles offrent une teinte rouge, rouge brun ou noire. Plus le segment intestinal, siège de l'hémorragie, est élevé, plus le mélange du sang et des fèces est intime et plus les altérations de l'hémoglobine sont prononcées. Dans les hémorragies rectales, les parties périphériques et superficielles des fèces sont mêlées de sang, et les selles n'ont le plus souvent perdu que très incomplètement leur aspect ordinaire. Lorsque l'hémorragie se produit plus haut, la quantité de sang perdu et, partant, la rapidité de l'évacuation fixent le degré d'altération subi par la matière colorante. Tantôt on se trouve en face de masses couleur chair très liquides, tantôt d'une bouillie couleur goudron et coagulée en partie ; tantôt enfin de matières solides, noires, analogues à de la suie. L'examen des selles sanguinolentes ne peut rien indiquer d'utile pour préciser davantage le siège anatomique de l'hémorragie ; il ne permet pas davantage de décider si l'on a affaire à une hémorragie stomacale ou intestinale. L'examen microscopique et spectroscopique des selles, ainsi que le procédé de Reichmann pour la recherche du sang permettront facilement et sûrement d'éviter toute confusion entre les selles sanguinolentes et les selles dont la teinte rouge ou noire est le résultat de l'ingestion de certains médicaments, le plus souvent de préparations martiales. Le procédé le plus simple, c'est de mélanger les selles avec de l'eau et de laisser déposer. Les selles renferment-elles du sang, l'eau se colore alors en rouge sang, tandis que dans tous les autres cas elle prend une coloration grise ou noirâtre.

Réaction des fèces. — La *réaction des fèces* est le plus souvent neutre ou alcaline. Les aliments végétaux ingérés en abondance les rendent acides, par suite de la présence d'acides gras (acides acétique, butyrique, etc.) développés pendant la fermentation des hydrates de carbone.

Consistance des matières fécales. — La *consistance des matières fécales* peut être comparée, chez l'homme bien portant, à celle d'une bouillie épaisse. Dans la *constipation*, elle augmente notablement, et si les portions de matières séjournent pendant quelque temps en certains points de l'intestin, elles peuvent acquérir la consistance de la pierre et former ce qu'on a appelé des scybales ou des pseudo-calculs stercoraux.

Dans le cas où le péristaltisme du gros intestin est augmenté d'intensité de telle façon que le contenu intestinal n'a pas assez de temps pour s'épaissir par la résorption de son eau, on observe des selles extrêmement liquides. Cela a lieu dans tous les catarrhes aigus et dans beaucoup de catarrhes chroniques de la muqueuse du gros intestin et du segment inférieur de l'intestin grêle. Le degré de liquéfaction est en rapport avec l'intensité et l'extension du processus anatomique, et peut aller jusqu'à la consistance aqueuse. Cette dernière éventualité se produit notamment lorsqu'un catarrhe simple s'accompagne d'une transsudation abondante du côté des vaisseaux intestinaux. On a cru également que l'augmentation de production de certaines sécrétions pouvait engendrer des selles liquides ; on l'a prétendu principalement pour le pancréas. On a donné le nom de *diarrhée pancréatique* (flux cœliaque ou pancréatique, salivation abdominale) à des selles aqueuses que l'on prétendait avoir observées dans les affections du pancréas et que l'on considérait comme le produit direct d'une exagération de la sécrétion pancréatique. Cette manière de voir est peu vraisemblable ; en tout cas, elle n'est rien moins que démontrée.

Lorsqu'on laisse déposer des selles claires, les éléments corpusculaires tombent au fond, tandis que la couche liquide surnage ; la surface peut même être couverte d'écume.

Forme des fèces. — La *forme des fèces* dépend en partie de leur consistance ; elle peut avoir parfois une grande valeur diagnostique. La forme normale est *cylindrique* ; dans la constipation, les matières stercorales forment des sortes de boules ; quant aux selles diarrhéiques, elles constituent une bouillie informe. Lorsqu'il existe des tumeurs pédiculées du gros intestin, les polypes par exemple, il arrive quelquefois que les fèces présentent un sillon longitudinal plus ou moins prononcé, qui leur est imprimé mécaniquement par la tumeur. Dans la sténose du segment inférieur du gros intestin, telle qu'on l'observe surtout dans l'infiltration can-

céreuse de la paroi rectale, la forme des fèces est tout à fait caractéristique : ou bien elles sont extrêmement amincies, rubanées ; ou bien
elles consistent en petites masses oblongues ovalaires s'amincissant aux
extrémités, que l'on a comparées avec raison aux déjections des chèvres
ou des moutons (matières ovillées). Toutefois, le même phénomène
peut se réaliser dans les états d'inanition et dans la constipation provoquée par la contracture spasmodique de la musculature intestinale.

Odeur des fèces. — L'*odeur des fèces* peut présenter également des
variétés. Lorsque l'écoulement de la bile dans l'intestin est supprimé,
elles sont d'une puanteur repoussante ; elles répandent une odeur putride
et cadavérique, qui est due à l'absence de l'influence antiseptique de la
bile. Cette odeur putride existe souvent aussi dans les catarrhes chroniques simples du gros intestin. Dans les ulcérations cancéreuses et
syphilitiques du rectum, les selles sont parfois constituées par un liquide
ichoreux infect. L'odeur des fèces est parfois aigrelette ; cela s'observe
dans le catarrhe intestinal des enfants et chez les adultes, quand ils
ont absorbé en grande abondance des aliments hydrocarbonés ; enfin
quand la diarrhée est très copieuse, les matières stercorales perdent
souvent tout à fait l'odeur fécale, comme cela s'observe dans le choléra. Cette odeur est alors remplacée, dans certains cas, par une odeur
fade particulière que l'on a comparée à celle du sperme. D'après
Krieger, cette odeur est due à ce que les selles contiennent de la cadé-
vérine.

Éléments anormaux des fèces. — Les *éléments macroscopiques anormaux* des fèces consistent tantôt en restes non digérés ou non digestibles d'aliments, tantôt en corps étrangers, tumeurs ou parasites de
l'intestin. On y rencontre souvent des morceaux de chair, notamment de
tissu tendineux, sous forme de pelotes plus ou moins serrées, chez les
individus d'ailleurs parfaitement bien portants, qui s'en effrayent et
se croient atteints de quelque maladie. Cela arrive à la suite de repas
copieux, surtout chez les personnes qui ne mastiquent pas suffisamment.
Les fragments d'os de petits oiseaux se retrouvent également dans les
selles. Toute erreur sera évitée par l'emploi du microscope.

On rencontre plus souvent encore des résidus d'aliments végétaux, des
baies par exemple, qui ont été avalées entières et qui se retrouvent avec
leur forme et leur couleur dans les selles. On y observe encore assez souvent des morceaux de pommes de terre, de pommes, de salade, etc.
Frerichs cite le cas d'un théologien fort inquiet d'avoir trouvé une feuille
de salade en examinant ses fèces. J'ai donné mes soins à un homme qui
avait ingéré des asperges dures et ligneuses ; celles-ci furent évacuées vingt-
quatre heures après, presque intactes et sous forme d'une grosse pelote ;
l'évacuation fut tellement difficile qu'il fallut les retirer fibre à fibre, en
partie à l'aide des doigts. Dans ces cas on est exposé à confondre ces
masses stercorales avec des tumeurs ou des parasites. Il existe, en ce

genre, d'intéressantes observations de Virchow; on avait pris des fibrilles
d'oranges pour des parasites intestinaux, jusqu'à ce que Virchow en eût
indiqué la véritable nature (fig. 191).

A l'état pathologique, les selles contiennent des aliments non digérés
dans le catarrhe intestinal, notamment quand le malade a commis des écarts
de régime. Lorsqu'il existe une communication anormale entre l'estomac
et le côlon, les aliments pénètrent dans le gros intestin non digérés en
partie, et ils sont évacués à peu près intacts. Dans les deux cas, la défécation des masses non digérées survient fréquemment très peu de temps

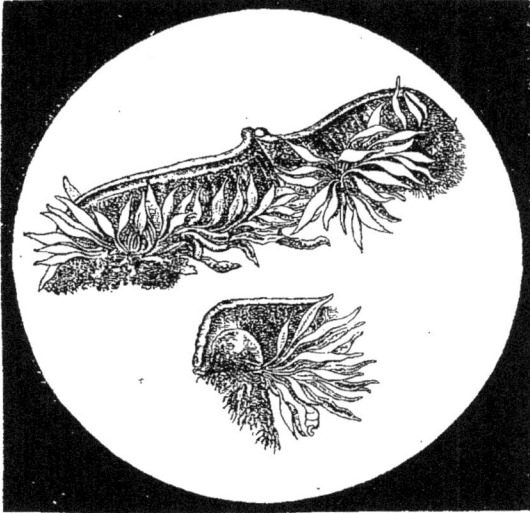

Fig. 191.— Fibres d'oranges trouvées dans les selles. D'après Virchow. (*Virchow's Arch.*,
vol. 52, tabl. IX.)

après le repas. C'est là, lorsque le phénomène est chronique, ce que l'on
appelle la *lientérie*. Bamberger a d'ailleurs fait remarquer que la destruction étendue des villosités intestinales et les altérations pathologiques
des ganglions mésentériques créaient également la lientérie; ces lésions
se rencontrent principalement à la suite de la fièvre typhoïde et de la
dysenterie.

Ces corps étrangers sont le propre des enfants et des aliénés. Il est
extraordinaire de constater avec quelle facilité des objets volumineux et
pointus traversent l'intestin sans causer de troubles ni de lésions sérieuses.
On a souvent relaté l'évacuation de clous longs et même de fourchettes.
Foville parle de deux aliénés dont l'un avait avalé un jeu de dominos tout
entier et le rendit par l'anus, quatre jours après; l'autre avait ingéré un

chapelet de 62 centimètres de longueur avec la croix et l'avait rejeté avec les selles sans accidents particuliers. Zoja a fait des expériences à ce sujet sur des chats auxquels il faisait avaler des aiguilles en partie par la pointe. Sur 127 aiguilles, 2 seulement s'étaient implantées, l'une au-dessus du pylore, l'autre dans le rectum ; toutes les autres sortirent par l'anus au bout d'un intervalle de 4 à 140 heures ou furent trouvées libres dans le mucus du gros intestin, chez les chats sacrifiés.

Dans quelques cas rares, on a constaté dans les fèces des larves d'insectes ; il faut toutefois se rappeler à ce sujet que les fraudes sont faciles et pratiquées sur une vaste échelle, principalement par les hystériques. Lortet, par exemple, rapporte qu'un garçon de 13 ans, qui avait souffert un certain temps de l'estomac, évacua un beau jour par l'anus une larve d'œstre. Cette évacuation fut suivie de la disparition des accidents. Possata trouva dans les selles des larves de diptère, Salzmann et Wacker des larves de mouches de fosses d'aisance, et Chatain des larves de techomyca fusca.

Parfois les corps étrangers ne se mêlent aux fèces que dans l'intérieur même du tractus intestinal. Parmi ceux-ci, il faut ranger les *calculs biliaires* qui pénètrent dans l'intestin par le canal cholédoque ou directement de la vésicule dans le côlon à la suite d'ulcération préalable. Il est bien évident que lorsqu'on soupçonne des coliques hépatiques, il faut examiner les selles avec le plus grand soin. Pour cela, on les place dans un tamis fin sous un filet d'eau continu et on les remue jusqu'à complet lavage.

Il y a quelque temps, une dame qui souffrait d'accès abdominaux douloureux par suite de rein mobile, m'apporta un petit flacon à contenu granuleux brun, qu'elle avait obtenu en délayant des selles et qu'elle considérait comme de la gravelle biliaire. Lorsque j'examinai ces granulations au microscope, il se trouva que c'étaient uniquement des cellules pétrifiées et par conséquent non digérées d'une poire, facilement reconnaissables à leur paroi épaisse, brillante et déchiquetée. Fürbringer a rapporté un cas identique. Halter a publié une autre observation où les grains provenaient d'une banane.

Ceci nous conduit à parler des *calculs stercoraux vrais*. Leur nombre peut être très considérable. C'est ainsi qu'Aberle signale un cas où, en l'espace de trois à quatre semaines, le malade évacua 32 calculs d'un poids total de deux livres et demie. Chacun des calculs avait en son centre un noyau de cerise, entouré d'une coque de phosphate de chaux, de phosphate de magnésie, de sulfate de chaux, de graisse, de gélatine et de cholestérine.

Dans le catarrhe chronique du gros intestin, accompagné d'une sécrétion abondante de mucus, il peut arriver que les mucosités soient éliminées sous forme d'éléments cylindriques constituant parfois un véritable moule de l'intestin, n'ayant d'autres fois que l'épaisseur du petit doigt et offrant des ramifications analogues aux caillots fibrineux bronchiques. Ces caillots peuvent, d'ailleurs, atteindre une longueur de 50 centim. On les a encore appelés *infarctus intestinaux*, ou regardés comme les produits d'une *entérite pelliculaire ou pseudo-membraneuse*, d'une diarrhée tubulaire. Longuet a trouvé de ces caillots même chez un nouveau-né. Au microscope, on y reconnaît une substance fondamentale amorphe, très indistinctement fibrillaire par places, où sont renfermés des noyaux libres, des leucocytes, des cellules épithéliales plus ou moins altérées, de temps en temps aussi des tablettes de cholestérine, des aiguilles d'acide gras et des débris alimentaires, pour la plupart en petite quantité. Chimiquement, ils sont composés de mucine, mais peuvent aussi contenir de la fibrine et de la globuline (Hirsch).

Dans les ulcérations de la muqueuse intestinale, on ne rencontre que rarement dans les selles des *lambeaux de muqueuse* éliminés et visibles macroscopiquement. Cela n'arrive guère que dans les dysenteries graves des pays chauds, où Annesley et Griesinger en ont observé qui avaient les dimensions de la paume de la main.

A la suite d'*invagination intestinale*, il se produit parfois une expulsion de longs segments nécrosés de l'intestin; il y a des cas où ces segments ont jusqu'à 3 mètres de longueur.

Il n'est pas très rare de rencontrer dans les selles des *tumeurs* arrachées de leur pédicule par l'effort de la défécation et évacuées avec des selles. Il s'agit, le plus souvent, de polypes muqueux ou de lipomes; cependant Wunderlich rapporte un cas de cancer du côlon où le malade rejeta un segment cancéreux de la grosseur d'une noix; il s'était produit en même temps une violente hémorragie et des douleurs expulsives. Quelquefois les tumeurs éliminées spontanément ont un volume bien plus considérable. Castelain, par exemple, parle d'un lipome, long de 12 centimètres et épais de 6 centimètres. L'examen microscopique indiquera facilement la nature de la tumeur.

Il est facile sans microscope de distinguer dans les selles certains parasites intestinaux. Parmi les vers ronds, l'ascaride lombricoïde a l'aspect d'un ver de terre, l'oxyure vermiculaire celui des mites du fromage; le trichocephalus dispar lui-même est facile à reconnaître à son ext émité antérieure filiforme et son extrémité caudale épaissie en forme de hampe.

En traitant des éléments microscopiques des fèces, nous parlerons en détail de l'ankylostome duodénal et des anguillules intestinale et stercorale.

Parmi les vers plats, le bothriocephalus latus se distingue du tænia solium et du tænia mediocanellata par la présence de son système sexuel au centre des divers anneaux, alors que ceux des deux tænias le portent sur le côté. Les anneaux du bothriocéphale sont larges et courts, ceux des tænias, au contraire, longs et étroits. Pour différencier le tænia solium du tænia mediocanellata, il faut se rappeler que chez le premier les branches latérales de l'utérus présentent des ramifications moins nombreuses (15 à 20) (fig. 192-194). Le diagnostic acquiert toute certitude par l'examen microscopique de la tête, qui, chez le tænia solium, porte quatre

ventouses et un rostre entouré de 26 à 30 crochets. Celle du tænia mediocanellata est bien garnie de quatre ventouses, mais ne possède ni rostre

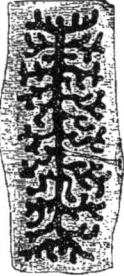

FIG. 192. — Anneau de tænia solium.

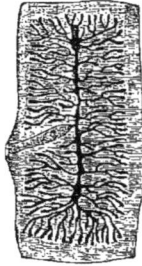

FIG. 193. — Anneau de tænia saginata. (Obs. personnelle.)

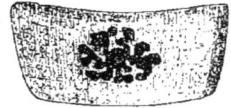

FIG. 194. — Anneau de bothriocephalus latus.

Anneaux de vers plats grossis 4 fois.

ni crochets; enfin celle du bothriocéphale est garnie de chaque côté d'une
ventouse profonde et allongée (fig. 195-197).

Quelquefois on trouve dans les selles des kystes à échinocoques. Ces
kystes proviennent le plus souvent d'organes du voisinage (foie, reins,
rate, etc.) et se sont frayés une voie par l'intestin. Cependant Laënnec a
publié une observation où un kyste hydatique s'était développé entre les
tuniques de l'intestin et en avait rétréci la lumière.

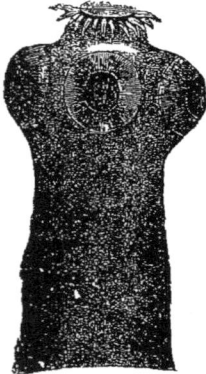

FIG. 195.— Tête du tænia solium. Gross. 45 fois.

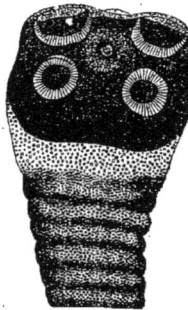

FIG. 196.— Tête du tænia saginata ou mediocanellata.

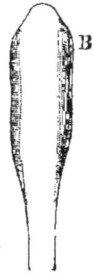

FIG. 197.— Tête du bothriocephalus latus.

Dans certaines circonstances pathologiques, les selles revêtent souvent
un caractère particulier qui peut être un élément précieux du diagnostic
différentiel. On distingue, à ce point de vue, des selles bilieuses,

muqueuses, purulentes, muco-purulentes, aqueuses, sanguinolentes et graisseuses.

SELLES BILIEUSES. — Parmi les selles bilieuses, celles de la fièvre typhoïde méritent une mention spéciale. Dans la plupart des cas, les selles de la fièvre typhoïde sont liquides et colorées en jaune d'or; on les a comparées à une soupe aux pois. Elles ont une odeur fétide et une réaction alcaline très prononcée, en raison de la richesse de leur contenu en carbonate d'ammoniaque. Si on les laisse déposer, elles se divisent en deux couches, la supérieure liquide, l'inférieure composée de masses grumeleuses et floconneuses, ce qui justifie encore davantage la comparaison avec une purée de pois mal faite. Dans le dépôt on trouve, outre des noyaux libres, des épithéliums, des globules muqueux et purulents, des résidus d'aliments non digérés, des phosphates triples, des hématies en plus ou moins grand nombre, enfin une foule de petites masses jaunâtres, molles, de grandeurs très différentes, qui sont constituées par de la graisse, de l'albumine, du pigment et des combinaisons de chaux. Dans la plupart des cas, les selles contiennent encore en abondance des schizomycètes dont le plus important est sans contredit le bacille typhique. Pour le reconnaître, il ne suffit guère de pratiquer l'examen microscopique, il est nécessaire d'en préparer des cultures; or il est difficile de les obtenir des selles.

SELLES MUQUEUSES. — Les selles muqueuses se produisent dans le catarrhe du gros intestin, surtout quand le processus pathologique intéresse le segment inférieur. Tantôt les masses stercorales semblent, revêtues d'une couche de laque, tantôt elles sont parsemées d'îlots muqueux, tantôt enfin le mucus est intimement mélangé avec elles. Il peut arriver aussi que les selles soient exclusivement composées de mucus, qui est alors ou transparent et vitreux, ou opaque par l'addition de cellules rondes.

Les selles contiennent parfois de petites masses gélatineuses et transparentes, que Bamberger a comparées à du frai de grenouille ou à des grains de sagou gonflés. On croyait jadis que ces altérations témoignaient des ulcérations des follicules du gros intestin et seraient dues à des accumulations de mucus sur les surfaces ulcérées. Mais cette manière de voir est erronée. Ainsi que Virchow l'a montré le premier dans beaucoup de cas il ne s'agit nullement de mucus, mais de masses muciformes produites pendant la digestion des amylacés. On les reconnaîtra à ce que, additionnées d'une solution d'iodure de potassium iodo-ioduré, elles se colorent en bleu.

Nothnagel a signalé la présence de globules muqueux jaunes qui atteignent la grosseur d'un grain de pavot, qui sont tantôt jaunes, tantôt brunâtres, et donnent avec l'acide azotique la réaction de la matière colorante de la bile. Cet auteur prétend que leur présence indique une affection de l'intestin grêle.

Nous avons parlé précédemment de l'expulsion de caillots muqueux cylindriques (entérite pelliculaire).

SELLES PURULENTES. — Les selles purulentes sont rares. On les rencontre dans les ulcérations syphilitiques étendues du rectum, dans certains cas de dysenterie et notamment lorsque des abcès d'organes voisins, le plus souvent des organes génitaux, se sont fait jour dans l'intestin.

En ces cas, on voit les évacuations fécales alterner avec les déjections exclusivement purulentes.

SELLES MUCO-PURULENTES. — Les selles muco-purulentes s'observent avec le plus de fréquence dans les catarrhes chroniques du gros intestin. Parfois les masses muqueuses prennent un aspect louche, blanchâtre, presque laiteux, par suite de leur mélange avec un grand nombre de corpuscules de pus : c'est là ce que l'on a appelé la chylorrhée ou le flux cœliaque. Les anciens croyaient à tort avoir affaire à du chyle vrai.

SELLES AQUEUSES. — Les selles aqueuses sont remarquables, comme l'indique leur nom, par leur fluidité et parfois aussi par leur pauvreté en bile. On les rencontre dans les cas où il se produit une transsudation considérable hors des vaisseaux intestinaux. On peut les provoquer artificiellement par l'administration de purgatifs drastiques. On les rencontre encore dans l'indigestion, dans la maladie de Bright et dans l'anasarque.

Une signification spéciale doit être attribuée aux selles semblables à l'eau de riz; elles sont caractéristiques du choléra asiatique. Ces selles sont aqueuses, quelquefois limpides, mais presque toujours troublées par des flocons gris clair. Elles ont une réaction alcaline et sont le plus souvent privées de toute odeur fécale : fraîchement évacuées, elles ont fréquemment une odeur rappelant celle du sperme. Les flocons gris, appelés raclures d'intestin, sont composés en grande partie de mucus et d'épithélium intestinal, ce dernier enlevé aux villosités et éliminé sous forme de gros lambeaux. Au point de vue chimique, ces sortes de selles contiennent fort peu de matières solides (1 à 2 p. 100), où il n'existe que des traces d'albumine, et dont la masse principale est constituée par du chlorure de sodium, du phosphate de soude et du carbonate d'ammoniaque.

SELLES SANGUINOLENTES. — En parlant de la couleur des fèces, nous avons déjà signalé le mélange de sang à ces dernières. Actuellement nous ne parlerons que de selles dysentériques.

Dans la dysenterie, les selles sont le plus souvent liquides et rougeâtres. Elles renferment en même temps de gros flocons jaunes et présentent presque toujours une réaction alcaline. Au microscope, on trouve des résidus d'aliments non digérés, des globules muqueux et des corpuscules de pus, des cellules épithéliales, des phosphates triples, des schizomycètes et quelquefois des lambeaux mortifiés de muqueuse intestinale. Chimiquement, elles sont remarquables par leur richesse en albumine ; dans certains cas, elles renferment du carbonate d'ammoniaque.

SELLES GRAISSEUSES. STÉATORRHÉE. — A l'état normal, on peut déjà voir dans les fèces, à l'aide du microscope, de la graisse sous forme de gouttelettes, de petits amas ou d'aiguilles cristallines. La quantité en est évidemment subordonnée à la nature de l'alimentation. Ce sont principalement les selles des nourrissons qui sont riches en graisse ; chez les adultes, les déjections deviennent plus adipeuses à la suite d'ingestion d'aliments gras ou d'huile (huile de foie de morue, huile de ricin).

Lorsque la graisse apparaît à l'œil nu dans les selles, il faut soupçonner un état morbide. Ce phénomène s'observe le plus souvent dans l'ictère où la résorption des graisses est en souffrance, dès que l'écoulement de la bile dans l'intestin devient impossible. Dans ces cas on voit, à la surface des selles, de nombreuses gouttelettes de graisse.

Dans le catarrhe intestinal simple, les selles peuvent contenir également de grandes quantités de graisses, notamment quand le malade n'a pas été soumis à un régime. C'est le fait qui paraît avant tout favoriser la stéatorrhée.

Bright regardait à tort les selles graisseuses comme caractéristiques des affections de l'intestin grêle ; Kuntzmann les a rapportées en première ligne aux maladies du pancréas : elles ne sont nullement pathognomoniques de la dégénérescence pancréatique ; cela ressort et des considérations ci-dessus et des expériences entreprises par Frerichs. En liant chez des chats le canal pancréatique et en leur donnant comme nourriture surtout des graisses, Frerichs démontra que la graisse continuait à passer dans les vaisseaux chylifères, sans doute parce que la bile, et probablement aussi le suc intestinal, étaient aptes à se charger des fonctions du pancréas. Même quand ni le suc pancréatique, ni la bile ne pénètrent dans l'intestin, il n'en résulte pas forcément des selles graisseuses.

La stéatorrhée se présente sous des formes diverses. Tantôt la graisse est à l'état de boules molles et jaunes, ou plus dures, semblables à du suif et atteignant le volume d'une noix ; tantôt elle constitue une masse liquide huileuse qui, en se refroidissant, forme assez souvent une couche superficielle dure et grumeleuse. On prétend enfin avoir observé des selles graisseuses pures sans aucun mélange de matières stercorales.

Examen microscopique des fèces.

Pour *examiner les fèces au microscope*, on en prend de petites particules à l'aide d'une pince et on les dissocie avec des aiguilles spéciales sur un verre à objectif, en les additionnant d'eau ou d'une solution de chlorure de sodium à 0,5 p. 100. L'addition de glycérine étendue n'est pas à recommander, parce que quelque fois les éléments les plus fins des fèces ne se mélangent pas à elle. Comme dans tout examen, il ne faut pas opérer sur de grosses particules à la fois.

Lorsqu'on a affaire à des selles très liquides, il faut les laisser reposer un certain temps et procéder ensuite à l'examen séparé de la couche liquide et du sédiment grumeleux. En se servant d'une pipette en verre, on ne rencontrera pas de difficulté à enlever à ces deux couches des parties constituantes que l'on portera sur le verre à objectif. Dispose-t-on d'un centrifugeur, on l'utilisera pour obtenir le sédiment en peu de temps et tout entier.

Pour la coloration des préparations microscopiques, Szydlowski a recommandé l'emploi d'une solution aqueuse étendue d'éosine. Lorsque l'examen doit porter sur les schizomycètes, il faut faire des préparations sèches que l'on colore après coup avec des couleurs d'aniline.

Les réactifs micro-chimiques varient avec chaque cas particulier et se composent essentiellement d'acide acétique, de teinture d'iode, d'acide sulfurique et d'une solution de potasse caustique.

Pour la plupart des cas, il suffira d'avoir recours à des grossissements moyens (250-500 diam.), excepté quand il s'agit de schizomycètes, pour lesquels il faut employer des grossissements plus forts, des objectifs à immersion dans l'huile et l'appareil d'éclairage d'Abbe.

Les éléments microscopiques des matières fécales dépendent en partie de l'alimentation et de la digestion. Cela se comprend, vu que leur masse principale consiste en résidus alimentaires. Plus l'ingestion d'aliments est abondante, moins l'action des sucs digestifs est énergique et plus les aliments traversent rapidement le tractus intestinal, plus aussi on trouve dans les selles de substances alimentaires non digérées. Ces trois facteurs devront être soumis à une appréciation très soigneuse, afin de ne pas s'exposer, dans l'examen microscopique, à des erreurs de diagnostic. Après des repas copieux, on trouve dans les selles des individus même bien portants de grandes quantités d'aliments non digérés. D'un autre côté, des personnes suivant toutes règles diététiques, mais débilitées ou atteintes de diarrhée, évacueront également par les fèces une foule d'aliments n'ayant pas été touchés par les sucs digestifs.

Parmi les éléments microscopiques des fèces provenant de la nourriture, il faut ranger tout d'abord les *fibres musculaires*.

On trouvera presque toujours des *fibres musculaires* dans les selles chez les individus même sains, qui se nourrissent de viande ; dans le cas seulement où ce genre de nourriture est réduit à son minimum, ces fibres peuvent être dissociées et résorbées complètement dans le canal intestinal. Elles présentent une teinte jaune que leur donne la matière colorante de la bile qui les imprègne fortement.

Szydlowski admet pour elles quatre périodes de dissociation, qui figurent très bien morphologiquement les progrès de ce phénomène. Dans la première période, on a affaire à des segments plus ou moins volumineux, anguleux, à contours très nets, où les stries longitudinales et transversales sont parfaitement distinctes. Dans la deuxième période, les stries transversales s'effacent en partie, et sur le trajet des stries longitudinales on observe de fines granulations et des gouttelettes graisseuses. Dans la troisième période, les contours de segments s'émoussent ; les stries longitudinales disparaissent et il se développe des éléments granuleux, ovales et pigmentés en jaune, qui dans leur intérieur présentent des fentes et des scissures multiples. Dans la quatrième période enfin, la granulation elle-même n'existe plus, et ce qui reste se transforme en amas homogènes ronds et de couleur jaune.

Chez les personnes dont les selles contiennent en quantité très abondante des fibres musculaires aux deux premières périodes de dissociation, alors qu'il n'y a pas eu excès dans l'ingestion de viandes, on peut conclure que l'activité digestive est en souffrance, soit par insuffisance de sucs digestifs, soit par pauvreté en ferments protéolytiques.

Les individus dont l'appareil digestif est intact n'ont de selles contenant du *tissu conjonctif* que s'ils ont ingéré des quantités considérables de viande. L'origine de ce tissu est alors facile à saisir. Chez les individus, au contraire, qui présentent des troubles digestifs, il suffit d'un usage modéré de la viande, pour rendre possible le passage dans les selles de tissu conjonctif.

Le *tissu élastique* résiste absolument à toutes les influences digestives; aussi ne sera-t-on pas étonné de rencontrer très fréquemment ce tissu dans les selles aussi bien des malades que des personnes en bonne santé. Leur forme caractéristique (contours nets et ondulations) et la grande

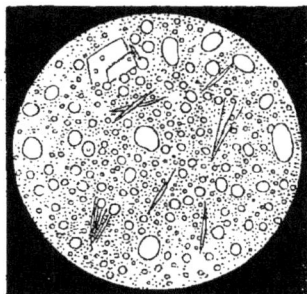

Fig. 198. — Particule riche en graisse provenant des selles d'un nourrisson.
Elle contient des gouttelettes graisseuses, des aiguilles cristallines de graisse et des cristaux de cholestérine. Daprès UFFELMANN. Gross. 540 fois.

résistance qu'ils opposent à tous les réactifs chimiques, même à la potasse suffisent pour les faire reconnaître.

Il est rare que les selles, même de sujets bien portants et se nourrissant d'une façon régulière, ne renferment pas des quantités plus ou moins considérables de *graisse*. Plus la nourriture est riche, plus aussi les fèces renferment de cette substance. A l'état pathologique, la quantité de graisse peut augmenter considérablement toutes les fois que l'absorption intestinale des corps gras est entravée. Nous avons dit précédemment que dans ces cas les selles trahissent déjà par leurs caractères macroscopiques leur grande richesse en graisse. Cela s'observe le plus souvent dans l'ictère, quelquefois aussi dans les maladies du pancréas, parce que la bile et le suc pancréatique sont les agents principaux de la digestion des corps gras.

La graisse se rencontre le plus souvent sous forme d'aiguilles plus ou moins longues, tantôt fines et délicates, tantôt plus grossières, qui forment par places des faisceaux (fig. 198). D'autres fois, elle est figurée par des gouttelettes ou des masses amorphes foncées. Les aiguilles cristallines et les faisceaux, abondants surtout dans les selles des ictériques, sont constitués, d'après Gerhardt et Oesterlein, par du savon magnésien; Stadelmann, au contraire, les regarde comme du savon de soude.

Chez les personnes bien portantes, les albuminates qui ont été ingérés à peu près à l'état de pureté (œuf, fromage, lait) sont ordinairement dissous et absorbés dans le canal intestinal. Ce n'est qu'en cas de régime lacté exclusif que Szydlowski a trouvé dans les selles des individus sains de petites masses de *caséine*. Il en est tout autrement lorsque l'appareil digestif est malade. Frerichs a signalé à plusieurs reprises la présence d'albumine coagulée dans les selles typhiques, mais on en rencontre souvent aussi dans le catarrhe intestinal vulgaire et dans les états cachectiques.

Comme éléments rares, Szydlowski a trouvé, dans deux cas, des *cheveux* parfaitement conservés et dans un autre un petit *vaisseau sanguin* à peine altéré. Frerichs parle également de l'apparition dans les selles de particules osseuses.

Dans toutes les selles, on constate une quantité plus ou moins considérable de résidus d'*aliments végétaux*. La dissolution et la résorption parfaites des végétaux paraît être exceptionnelle. Leur abondance dans les fèces dépend, en outre, des quantités ingérées et de l'état d'intégrité de l'appareil digestif, surtout de la nature de ces aliments et de la façon dont ils ont été préparés.

Les jeunes légumes seuls sont susceptibles d'une digestion complète. Plus les végétaux ont subi une division mécanique considérable avant l'ingestion et plus ils ont été soumis à l'action de la chaleur, plus ils sont accessibles à l'influence des sucs digestifs. Les légumes [pris à l'état de crudité reparaissent souvent dans les selles à l'état primitif.

Ce sont surtout les végétaux à base de cellulose qui sont indigestes. Cependant, d'après les travaux de Szydlowski, les sucs digestifs de l'organisme sain paraissent altérer la cellulose de telle façon qu'elle perd sa réaction caractéristique (coloration bleue avec l'iode et l'acide sulfurique); dans les maladies du tractus intestinal au contraire, elle demeure intacte.

Les cellules végétales enveloppées de leur coque de cellulose se rencontrent dans les selles tantôt à l'état isolé, tantôt par agrégats plus ou moins nombreux. Elles sont ou privées de leur contenu, ou bien l'on y trouve encore des granulations d'amidon, des restes de chlorophylle et de protoplasma granuleux. Ce qui est le mieux conservé, c'est la couche épidermique et les productions épidermoïdes, telles que les poils. Enfin l'on y constate assez souvent aussi des vaisseaux provenant de ces végétaux.

Les *grains d'amidon* libres ne s'observent dans les selles des individus bien portants que s'il y a eu ingestion très abondante d'aliments végétaux. Lorsqu'il existe des troubles digestifs, c'est au contraire chose très fréquente. La présence même des moindres parcelles est décelée par la coloration bleue intense que leur donne l'addition de teinture d'iode. Leur aspect est, du reste, varié. Tantôt ils ont une forme ovoïde à stratification concentrique, tantôt ils sont représentés par de petites granulations sphériques sans la moindre structure, ou par des particules polygonales, qui constituent une grande partie des détritus granuleux qu'on rencontre sans aucune exception dans les selles.

Les éléments des fèces dont la constatation est la plus utile pour le diagnostic des affections intestinales, sont évidemment ceux qui proviennent du *tractus intestinal* lui-même. Le nombre des éléments cellulaires dans les fèces est à l'état normal extraordinairement minime ; aussi toute augmentation de ces éléments, quelque insignifiante qu'elle soit, indique nécessairement un état pathologique.

Dans les selles des individus bien portants, on ne rencontre que quelques *cellules épithéliales* isolées. Il faut en conclure que l'épithélium intestinal n'a aucune tendance à l'élimination ou encore qu'il subit dans l'intérieur du tractus intestinal une dissolution complète. Les cellules seront faciles à reconnaître à leur forme cylindrique et au noyau oblong et net qu'elles possèdent en leur centre ; elles sont le plus souvent incolores, et ont peu de tendance à s'imbiber de matière colorante de la bile.

Quelquefois l'on trouve dans les selles des personnes saines des *cellules épithéliales pavimenteuses;* ces cellules proviennent de l'orifice anal et sont en nombre considérable surtout lorsqu'il existe de la constipation ou lorsque les selles ne sont évacuées qu'avec effort.

Dans les maladies de l'intestin, le nombre des cellules épithéliales desquamées et évacuées par les fèces peut être très considérable. Cela arrive dans tous les cas d'inflammation aiguë de la muqueuse intestinale accompagnée de diarrhée, et principalement dans le choléra asiatique, où la desquamation épithéliale est énorme. Dans ce cas, les cellules épithéliales se détachent par lambeaux plus ou moins considérables qui sont déjà visibles à l'œil nu sous forme de flocons gris et contribuent notablement à l'aspect caractéristique des selles du choléra.

Tantôt les cellules épithéliales sont pour ainsi dire intactes; tantôt elles sont boursouflées ou granuleuses et graisseuses; le noyau peut alors devenir moins distinct ou être masqué entièrement. Quelquefois aussi ils sont en état de destruction commençante ou avancée. Dans ces cas, le noyau peut devenir libre et persister comme élément indépendant. Les cellules sont fréquemment changées en productions grossières, gonflées et privées de noyau ; elles sont atteintes de *nécrose de coagulation.* Les épithéliums imbibés de bile, additionnés d'acide nitrique, donnent souvent la réaction de la matière colorante de la bile.

On a signalé à plusieurs reprises la présence dans les selles de *cellules glandulaires* de la muqueuse intestinale, cellules pâles et rondes ou oblongues et granulées. Toutefois, il nous semble que le diagnostic différentiel doit être difficile à édifier entre ces cellules glandulaires et les globules muqueux ou purulents.

Dans les selles des individus bien portants, il n'existe que très peu ou point de *globules muqueux* ou *purulents (cellules rondes).* Ils peuvent en revanche être très nombreux dans les selles diarrhéiques ; ils le sont surtout lorsque l'aspect macroscopique des déjections indique déjà la présence d'une notable quantité de mucus et surtout de pus. Nothnagel prétend que les selles muqueuses riches en cellules rondes indiquent l'existence de processus ulcéreux de la muqueuse de l'intestin. Les éléments en question ont, ici comme partout, l'aspect de leucocytes; cependant, on les voit assez souvent gonflés, granuleux ou en état de dégénérescence graisseuse.

La présence d'*hématies* dans les selles est toujours un symptôme pathologique. Leur nombre est extrêmement variable; il peut même arriver que les selles soient uniquement composées de sang. Il n'est pas étonnant que les globules rouges subissent en très peu de temps des modifications

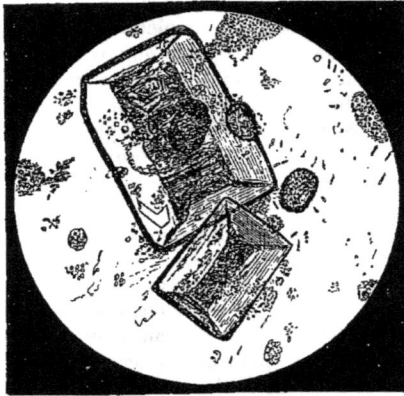

Fig. 199. — Cristaux de phosphate ammoniaco-magnésien dans les selles. Gross. 275 diamètres. (Obs. personnelle.)

physiques et chimiques dans le trajet du tractus intestinal ; aussi ne les rencontre-t-on à l'état normal que lorsqu'ils proviennent du segment inférieur du gros intestin et qu'ils ont été évacués rapidement.

On les trouve souvent en état d'imbibition plus ou moins accusée ; ils sont alors augmentés de volume, décolorés à l'un des pôles ou aux deux; plus tard ils se criblent finement en un endroit unique et prennent enfin une forme entièrement sphérique. Quelquefois ils ne représentent absolument que des amas d'hémoglobine.

En d'autres cas, les hématies perdent leur matière colorante et se transforment en disques incolores, ovales, plus rarement ronds, à double contour, dont l'origine est facile à reconnaître, grâce à leur forme biconvexe. Parfois on y remarque des traces de destruction commençante ou avancée; leur contour prend un aspect irrégulier, sillonné et déchiqueté par places.

Dans les hémorragies du segment supérieur de l'intestin, il arrive souvent que les selles, tout en ayant un aspect sanguinolent, ne contiennent pas les éléments figurés du sang. Il faut alors recourir au spectroscope ou à la micro-chimie pour déceler la présence de l'hémoglobine dans les selles.

Dans toutes les selles, on trouve, à côté des éléments cellulaires nettement dessinés, un *détritus granuleux*. L'examen de ce détritus permet très bien d'apprécier l'activité digestive du tractus intestinal; car plus un individu est bien portant, moins ses fèces sont riches en éléments cellulaires et plus elles contiennent de ce détritus granuleux. Ce dernier est évidemment composé d'un mélange de résidus d'aliments et de produits de la paroi intestinale. De tout ce qui précède il résulte qu'à l'état normal la quantité des premiers est de beaucoup la plus importante. L'addition de teinture d'iode y décèle l'amidon, la réaction par l'eau et l'acide sulfurique les restes de cellulose, et la chaleur ou l'addition d'éther, les granulations graisseuses.

Dans les selles humaines on décèle assez souvent la présence de *cristaux*. On rencontre, tant à l'état normal qu'à l'état pathologique des cristaux de *phosphate ammoniaco-magnésien* (phosphate triple) caractérisés par leur forme rhomboïdale et leur solubilité dans l'acide acétique (fig. 199).

Schönlein, qui a trouvé ces cristaux pour la première fois (1836) dans les selles typhiques, pensait qu'ils constituaient un signe caractéristique de la fièvre typhoïde et pouvaient être utilisés pour le diagnostic différentiel. Déjà Jean Müller exprima des doutes à ce sujet; et aujourd'hui l'on sait que ces cristaux existent dans toutes les selles, qu'elles soient alcalines, neutres ou acides. Ce n'est que dans les selles des ictériques que Szydlowski a constaté leur absence. Ils se produisent sans doute dans le canal intestinal, car on les trouve en quantité notable, même dans les selles fraîchement évacuées. On ne connaît point, quant à présent, les raisons pouvant faire prévoir l'apparition de quantités toutes spéciales de phosphates triples dans les déjections.

On rencontre aussi dans les fèces du *phosphate de chaux neutre* (coins groupés en druses) et d'autres *sels de chaux* (sulfate et carbonate de chaux), ces derniers souvent colorés en jaune par du pigment biliaire. En cas d'ingestion abondante de lait, par conséquent chez les nourrissons, on trouve des cristaux de lactate et d'oléate de chaux (fig. 200). Parfois on trouve des cristaux d'*oxalate de chaux*, faciles à reconnaître à leur forme qui est celle d'une enveloppe de lettre. Ils proviennent le plus souvent des aliments et sont d'autant plus abondants que ceux-ci sont plus riches en oxalate de chaux.

Dans certains cas, les selles renferment des lames quadrangulaires de *cholestérine* (fig. 102). Les *cristaux de Charcot-Neumann* (fig. 104) ont été rencontrés dans les selles des sujets atteints de catarrhe gastro-intestinal, de fièvre typhoïde et de dysenterie. C'est surtout quand l'intestin est devenu l'habitat de parasites animaux qu'ils se trouvent dans les déjections en abondance et d'une façon régulière. Mais, en revanche, de l'absence de ces cristaux dans les selles il n'est nullement permis de conclure à l'absence de parasites intestinaux.

Quelques auteurs ont signalé dans les fèces la présence de *cristaux hématiques*. Uffelmann a rencontré, dans certains cas, dans les selles de nourrissons bien portants des *cristaux de bilirubine;* nous avons dit précédemment qu'on y trouvait de la *graisse* sous forme de fines aiguilles ramifiées ou réunies en pelotes sphériques. Dans la diarrhée chronique, Levier a constaté la présence de boules de *leucine*. On n'a que des documents insuffisants sur la présence de la *tyrosine* dans les selles. Huguenin prétend l'avoir rencontrée dans les selles des sujets atteints d'anémie

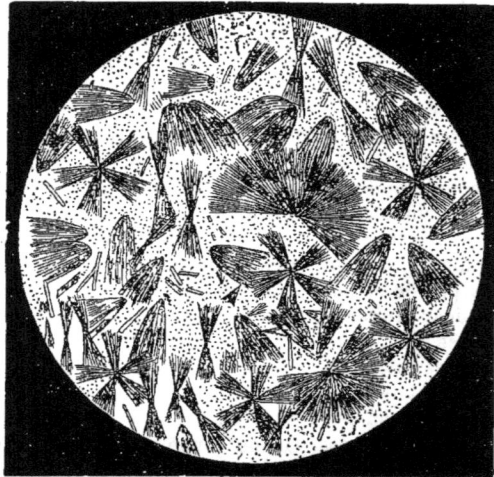

Fig. 200. — Cristaux d'oléate de chaux provenant des fèces de nourrissons. Gross. 350 diamètres
(D'après Uffelmann.)

pernicieuse progressive. Chez les personnes auxquelles on aurait administré les préparations de bismuth, on prendra garde de ne pas confondre les *cristaux de sulfure de bismuth* avec des cristaux d'hématoïdine.

Les *schizomycètes* existent en quantité innombrable dans toutes les selles. Seules les déjections des nouveau-nés, dans les premières heures après la naissance, en sont exemptes (Escherich); mais ils y apparaissent 3 à 24 heures après. Un grand nombre de ces champignons jouent un rôle important dans la digestion intestinale des aliments. Ils pénètrent principalement de l'estomac dans l'intestin ou bien s'y introduisent par l'anus. Nous sommes loin de connaître toutes les espèces de schizomycètes qu'on rencontre dans les selles à l'état normal.

Dans 25 espèces diverses qui existent dans la cavité buccale, Miller put en retrouver 12 dans le contenu intestinal.

Pour reconnaître les diverses formes de schizomycètes, il faut tenir compte des caractères morphologiques, microchimiques et enfin biologiques de ces organismes.

Nothnagel a, par exemple, signalé la présence dans les selles de schizomycètes se colorant en bleu sous l'influence de la teinture d'iode. Tantôt cette teinte bleue est très foncée ou violacée et envahit la totalité du corps microbien; tantôt il existe une marge périphérique jaune ou brunâtre; tantôt enfin l'un ou les deux pôles sont garnis de corpuscules incolores (spores). Leur forme est tantôt en bâtonnet, tantôt en ellipse, tantôt en citron. En général, ils ne sont pas uniques, mais réunis deux à deux. Il s'agit probablement, dans ces cas, de *clostridium butyricum* (fig. 201, a).

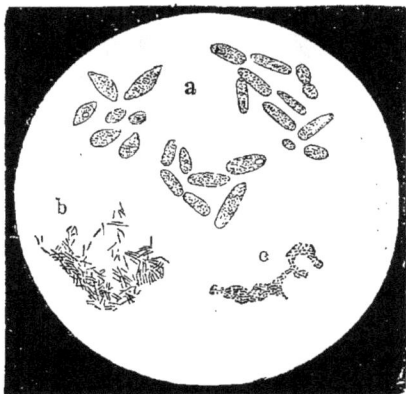

FIG. 201. — *a*. Clostridium butyricum provenant des selles. — *b*. et *c*. Cocci et bactéries provenant des selles qui se colorent également en bleu par l'iode. Gross. 1120 diamètres. D'après NOTHNAGEL.

Plus les éléments végétaux abondent dans les déjections, plus le nombre des clostridium y est grand.

Outre le clostridium butyricum, on rencontre encore dans les selles des cocci et de petites bactéries qui bleuissent également par l'addition d'iode (fig. 201, b, c); on ignore si ces éléments constituent des formes de développement du clostridium butyricum.

Bienstock ne s'est pas contenté, comme Nothnagel, de l'examen microscopique des fèces qui, en somme, n'a pas grande importance; il a fait des cultures d'après la technique bactériologique moderne, et n'a pu obtenir que des bacilles; il faut dire cependant qu'on y rencontre des cocci des formes les plus variées. Parmi les bacilles, il y a une forme à laquelle Bienstock reconnaît des propriétés d'un ferment de l'albumine. C'est le bacille en *baguette de tambour*. Il put distinguer dans le développement de ces organismes huit périodes différentes.

Il ressort des recherches de Miller qu'il se développe également dans le

tube digestif des schizomycètes qui agissent à la façon de la diastase et
ont notamment la propriété de produire la fermentation lactique. Dans
les selles des nourrissons, Escherich a trouvé constamment deux bactéries
caractéristiques qu'il appelle *bacterium lactis aerogenes* (*bacterium ace-
ticum* de Baginsky) et *bacterium coli commune* (1). Dans le méconium, on
rencontre le *proteus vulgaris*, le *streptococcus coli gracilis*, et le *bacillus
subtilis*. Enfin l'on y constate encore dix formes de bactéries et quatre
de levures. La *sarcina ventriculi* (fig. 190) fut trouvée à plusieurs reprises
dans les selles (pour la première fois par Hasse). Elle semble s'y rencontrer surtout quand elle est contenue en grand nombre dans l'estomac.
Les selles des cholériques la contiendraient en abondance. Il nous serait
loisible d'énumérer encore toute une série de schizomycètes trouvés dans

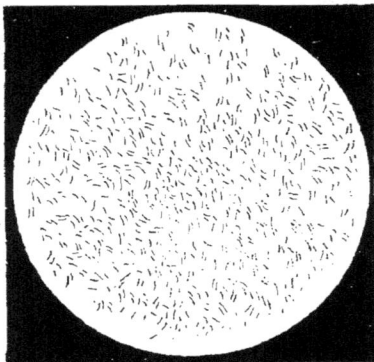

Fig. 202. — Bacilles virgules en culture pure. Préparation colorée par la fuchsine phéniquée.
Immersion dans l'huile. Gross. 925 diamètres. (Obs. personnelle.)

les selles, mais, jusqu'à l'heure qu'il est, ces champignons sont dépourvus
de toute signification diagnostique.

C'est le *bacterium coli commune* qui forme le trait d'union entre les
schizomycètes intestinaux normaux et *pathogènes*. Tout en se trouvant
dans le contenu intestinal des sujets sains, ce champignon, dont on a
étudié récemment de nombreuses espèces, peut acquérir des propriétés
pathogènes et provoquer des processus inflammatoires de l'intestin lui-
même. Quelques médecins prétendent qu'il peut se transformer en
bacille d'Eberth, mais cette assertion ne paraît pas se confirmer.

Parmi les schizomycètes pathogènes proprement dits, nous avons en
premier lieu : le *bacille virgule de Koch*, le *bacille typhique* et le *bacille
tuberculeux;* mais on peut aussi tomber sur la *bactéridie charbonneuse*

(1) Pour la bactériologie des selles du nourrisson, V. la thèse de H. Tissier, *Rech. sur la
flore intestinale du nourrisson.* Paris, 1900.

(fig. 172), le *bacille morveux*, le *bacille lépreux* et l'*actinomyces* (fig. 98).

Le *bacille virgule de Koch* est l'agent pathogène du choléra et, avant d'avoir réussi à l'obtenir des selles, on n'est pas autorisé à diagnostiquer

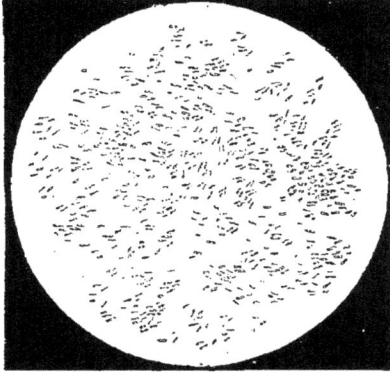

Fig. 203.— Bacilles typhiques en culture pure. Coloration par le bleu de méthylène de Lœffler. Immersion dans l'huile. Gross. 925 diamètres. (Obs. personnelle.)

cette affection. La préparation de ce bacille est facile ; on étend un flocon fécal cholérique sur une lamelle de verre que l'on passe à la flamme jusqu'à siccité. Puis on arrose la lamelle avec une solution aqueuse de fuchsine ou de bleu de méthyle ; on lave à l'eau, et on sèche de nouveau

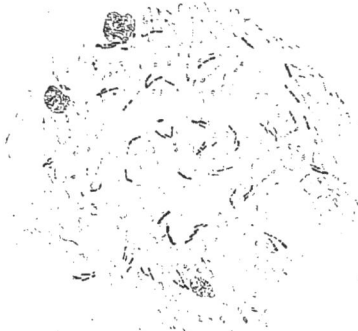

Fig. 204. — Bacilles tuberculeux provenant des selles. Immersion dans l'huile. Gross. 925 dia-. mètres. (Obs. personnelle.)

en passant la lamelle à travers la flamme d'une lampe à alcool ou d'un bec de gaz ; on recouvre avec cette lamelle une plaque à objectif préala-. blement garnie d'une goutte de Baume du Canada au xylol ou au chloroforme. Les bacilles de Koch sont constitués par des bâtonnets recourbés en virgules, un peu grossiers, très faciles à reconnaître à cause de leur forme (fig. 202). A en juger d'après les expériences très étendues de Koch, dans plus de la moitié des cas l'examen microscopique tout seul suffit pour établir à coup sûr le diagnostic du choléra. Si l'on échoue, on tâchera d'obtenir ce bacille à l'aide des cultures.

C'est Pfeiffer qui a le premier constaté, à l'aide des cultures, la présence dans les selles du *bacille typhique* (fig. 203). Mais, par suite de la présence dans les fèces d'un grand nombre d'autres bactéries, ces recherches sont très laborieuses ; aussi ne les entreprend-on que rarement pour confirmer le diagnostic, d'autant plus que le tableau clinique de la fièvre typhoïde est assez caractéristique et aisément reconnaissable dans la majorité des cas. Nous ne possédons pas encore de procédé sûr et certain de préparation microscopique pour le bacille d'Eberth.

Dans la tuberculose ulcéreuse de l'intestin, on rencontre dans les selles des *bacilles tuberculeux* (fig. 204) ; il ne faut pas oublier que les bacilles de Koch trouvés dans les fèces peuvent aussi provenir de crachats avalés. Pour la préparation, V. le chapitre sur les crachats.

Parmi les sporomycètes, ceux que l'on rencontre le plus fréquemment dans les fèces sont les *cellules de la levure*. Les cellules isolées semblent rondes ou ovales, incolores ou légèrement teintées en jaune et ont en leur centre un ou plusieurs noyaux. On observe quelquefois de l'*oïdium albicans* dans les selles des enfants atteints de muguet.

Les *parasites animaux de l'intestin* occupent une place importante parmi les parties constituantes microscopiques des selles. Ces parasites appartiennent aux *protozoaires* ou aux *vers*.

Protozoaires dans l'intestin. — Les protozoaires habitant l'intestin se répartissent en deux groupes, les rhizopodes et les infusoires, dont on a étudié les espèces que voici :

Rhizopodes : amœba coli.

Infusoires : cercomonas intestinalis, cercomonas coli, trichomonas intestinalis, megastomum entericum, balantidium coli.

Les protozoaires se rencontrent dans l'intestin au cours de certaines formes de diarrhée chronique ; mais l'on ignore encore s'ils sont les agents pathogènes de ces diarrhées ou s'ils ne font que les entretenir en pullulant en abondance toutes les fois que l'intestin est atteint de processus inflammatoire. Quoi qu'il en soit, dans toutes les diarrhées chroniques et notamment dans celles dont l'étiologie reste obscure, on doit pratiquer l'examen microscopique attentif des selles. Toutefois, les résultats ne sont probants que si l'on opère sur des matières récemment évacuées, car très peu de temps après l'évacuation des selles, les amibes et infusoires perdent leur mobilité et s'atrophient pour se transformer en éléments ronds granulés, impossibles à distinguer des globules muqueux et des corpuscules de pus.

On doit même recommander de recueillir des matières fécales et muqueuses directement dans le rectum, en introduisant dans l'anus un tube en verre à extrémité mousse.

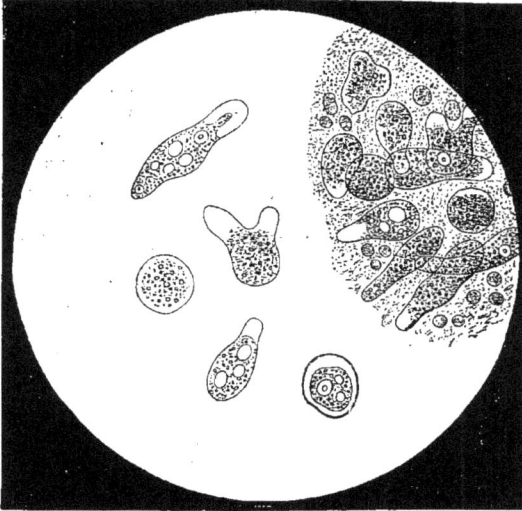

FIG. 205. — Amœba coli. D'après LŒSCH. (*Arch. de* VIRCHOW, vol. 65.)

C'est Lösch qui le premier a trouvé l'*amœba coli* dans les selles d'un paysan russe atteint de diarrhée chronique dysentériforme. Les amibes

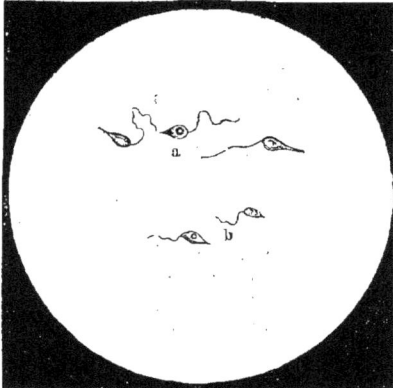

FIG. 206. — Cercomonas intestinalis. D'après DAVAINE.
a. Grande variété. — *b*. Petite variété. (LEUCKART, *Les parasites de l'Homme*, p. 306.)

étaient rondes, ovales, piriformes ou de formes tout à fait irrégulières, à l'état de repos, leur volume était d'environ cinq à huit fois celui d'un globule rouge (0,02 à 0,06 millimètres).

Elles étaient surtout remarquables par leurs changements de forme accompagnés de mouvements, elles lançaient des prolongements hyalins et homogènes, d'où résultaient des mouvements de progression (fig. 205). Leur corps était en partie grossièrement granuleux, en partie hyalin ; il contenait un gros noyau et de une à huit vacuoles hyalines contractiles. Elles ne possédaient point de membrane d'enveloppe. A leur intérieur, on apercevait encore, comme des globules sanguins rouges et blancs qui leur servaient sans doute d'aliment, des débris d'épithélium, des grains amylacés, etc.

Dans ces derniers temps on s'est aperçu que, aux pays tropicaux, des

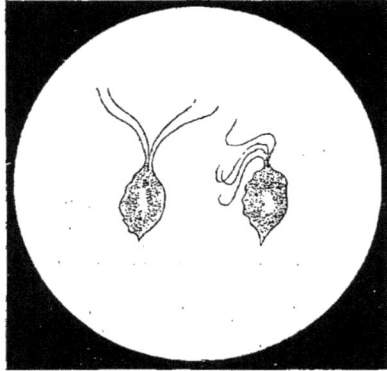

Fig. 207. — Cercomonas coli. D'après May. (*Deut. Arch. f. klin. Med.*, B. XLIX.)

amibes se rencontrent assez fréquemment dans les selles des personnes atteintes de dysenterie ; aussi parle-t-on d'une *amibe dysentérique*.

D'après Huincke et Boos, il y a plusieurs espèces d'amibes dénommées *amœba coli* (Lösch), *amœba coli felis*, *amœba coli mitis* et *amœba intestinalis vulgaris*.

Le *cercomonas intestinal* fut découvert par Davaine dans les déjections des cholériques et des typhiques.

Cet animalcule a la forme d'une poire et une longueur de 0,008 à 0,01 millimètre. Davaine en a distingué deux formes, d'après la longueur. De l'extrémité céphalique part un flagellum long de 0,083 à 0,004 millimètres, dont les ondulations produisent la locomotion de l'individu. L'extrémité postérieure est munie d'un court prolongement caudal (fig. 206). Dans la salive et l'urine leur forme et leurs mouvements se conservent longtemps (Eckekrantz).

May a trouvé le *cercomonas coli* (fig. 207) chez un herboriste atteint de diarrhée chronique. Cet animalcule atteint à peu près le volume d'une hématie : d'une de ses extrémités partent quatre flagellums dont les ondu-

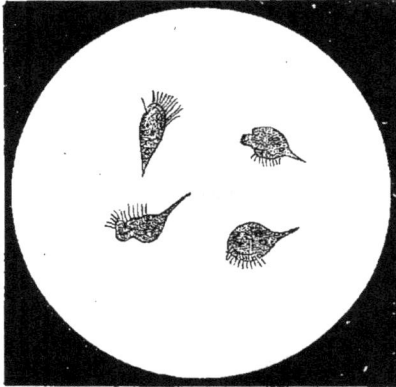

FIG. 208. — Trichomonas intestinalis. D'après ZUNKER. (Deut. Zeitschrift f. prakt. Med., 1878, n° 1.)

lations produisent la locomotion de l'individu. Un des côtés longitudinaux est limité par une ligne sinueuse. Un noyau à peine visible occupe l'intérieur de la cellule.

Le *trichomonas intestinalis* (Leuckart) fut découvert par Marchand

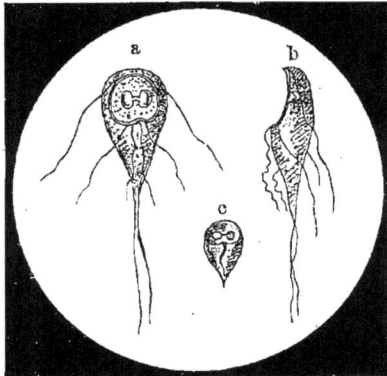

FIG. 209. — Megastomum entericum. D'après GRASSI.
a et b, à l'état frais ; c, parasites morts.

dans les selles des typhiques ; Zunker le retrouva plus tard dans un certain nombre de cas de diarrhée chronique. Sa forme est ovale et son extrémité postérieure étirée en queue. Sur le côté, il porte au moins

12 cils vibratiles, ce qui le distingue du cercomonas. Sa longueur est de
0,01 à 0,015 millimètres ; sa largeur de 0,007 à 0,01 ; la longueur de son
appendice caudal atteint jusqu'à 0,003 millimètres. Il est animé de mouvements très vifs et sa forme éprouve des changements presque comme
les amibes (fig. 208).

C'est Grassi qui trouva le premier (1881) le *megastomum entericum*
dans les selles diarrhéiques. Il ressemble à une poire sectionnée perpendiculairement à son axe longitudinal (fig. 209) et il exécute des mouvements de progression en agitant 6 cils vibratiles. Ces derniers ne sont

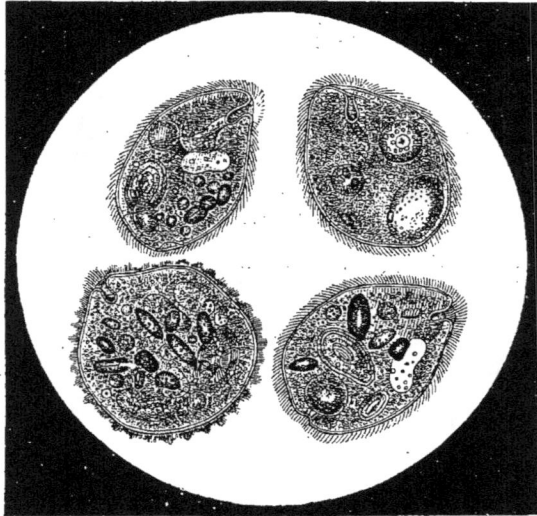

FIG. 210. — Paramæcium coli. D'après MALMSTEN. (VIRCHOW'S *Arch.*, V. 12, pl. X.)

plus visibles après la mort de l'animalcule ; mais néanmoins il est facile-
lement reconnaissable à sa forme caractéristique.

Le *paramæcium* ou *balantidium coli* a été découvert en 1857 par
Malmsten, mais l'on a des raisons de supposer que déjà Leeuwenœk
l'avait vu dans les selles. La forme de cet infusoire est ovoïde ; sa longueur varie entre 0 m. 07 et 0 m. 01 millimètres et sa largeur entre
0 m. 05 et 0 m. 07 millimètres. Sa surface abdominale est moins bombée
que sa surface dorsale. Il est garni sur toute sa périphérie de cils vibratiles, qui sont particulièrement longs et touffus près de son orifice
buccal antérieur (fig. 210). L'anus se trouve à l'extrémité opposée. On
remarque à l'intérieur du parasite un noyau assez grand et pâle, deux
vacuoles contractiles, et des aliments ingérés, par exemple, des granulations d'amidon, des globules sanguins et des gouttelettes graisseuses.

Virchow, Klebs et Eimer ont trouvé dans le canal intestinal de l'homme des *psorospermies*. Szydlowski a constaté dans un cas leur présence dans les selles. Ce sont des corpuscules elliptiques à double contour, qui sont tantôt remplis uniformément de grossières granulations, tantôt transparents et ne renfermant qu'une vacuole arrondie finement granulée.

Vers intestinaux. — L'examen microscopique des selles est encore d'un secours précieux pour le diagnostic des vers intestinaux. En effet, une fois qu'on a trouvé les *œufs*, facilement reconnaissables, et qui sont souvent évacués en abondance avec les selles, on peut déjà diagnostiquer à coup sûr la présence des vers et même en déterminer l'espèce dans

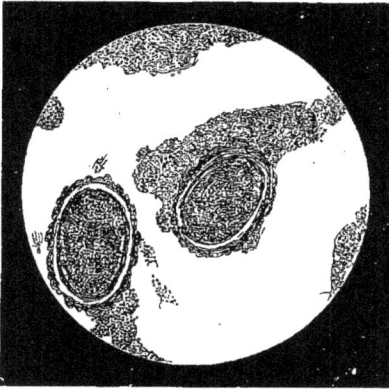

FIG. 211. — OEufs d'ascaris lombricoïdes. Gross. 275 fois. (Obs. personnelle).

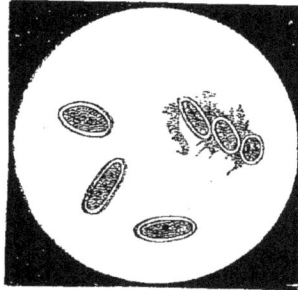

FIG. 212. — OEufs d'oxyure vermiculaire des résidus stercoraux, demeurés au pourtour de l'anus chez un garçon de 11 ans. Gross. 275 fois (Obs. personnelle.)

chaque cas donné. Chez les enfants, il suffit, dans un grand nombre de cas, de soumettre à l'examen microscopique, les particules fécales qui souillent très souvent la peau du pourtour de l'anus.

Parmi les *vers ronds* ou *nématodes*, ceux qui présentent un intérêt pratique sont les suivants : l'*ascaris lombricoïde*, l'*oxyure vermiculaire*, le *trichocephalus dispar*; l'*anchylostome duodénal*, l'*anguillule intestinale* et *stercorale* et la *trichine spirale*.

Les *œufs* de l'*ascaris lombricoïde* découverts pour la première fois dans les selles par Zimmermann (1854), sont ronds, longs de o m. o5 à o m. o6 millimètres, fortement granulés dans leur intérieur et munis d'une coque double et solide. Ils sont toujours entourés d'une enveloppe albumineuse ondulée, irrégulière, qui prend souvent une teinte brun verdâtre en s'imbibant de matière colorante de la bile (fig. 211).

Les œufs de l'*oxyure vermiculaire* sont ovoïdes, longs d'environ o.o52 millimètres, larges de moitié et possèdent un contenu granuleux dont la coque épaisse, à contours nets, s'écarte un peu ; on aperçoit parfois un noyau plus ou moins volumineux avec un nucléole (fig. 212).

Les œufs du *trichocephalus dispar* ont une forme ovale, un contenu

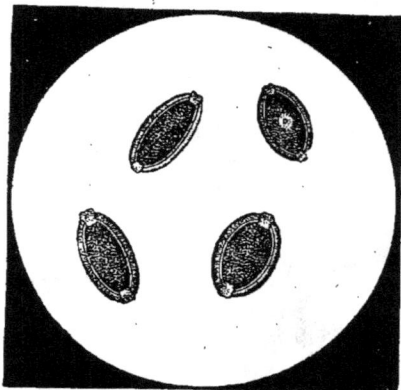

FIG. 213. — OEufs de trichocephalus dispar. Gross. 27 diamètres.

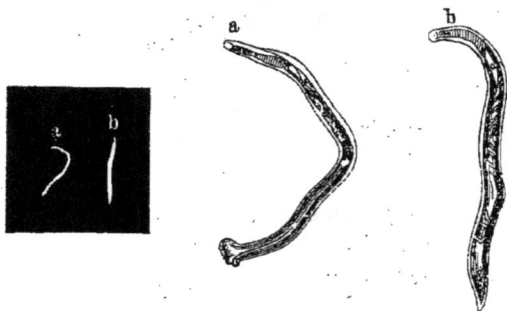

FIG. 214. — Ankylostome duodénal.
1. Grandeur naturelle.— *a*, mâle ; *b*, femelle.— 2. individus grossis.
D'après HELLER et ZIEMSSEN, *Handb. der spec. Path. u. Ther.*

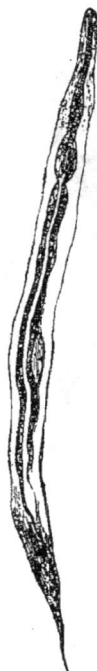

FIG. 215.— Anguillula Intestinalis. Gross. 100 diamètres. D'après SEIFERT.

granuleux et se reconnaissent aisément à ce que les deux pôles sont garnis de petites éminences brillantes en forme de condyles. La membrane d'enveloppe est à double contour net et généralement colorée en brun, ainsi que son contenu (fig. 213).

L'examen microscopique des fèces peut encore être d'une grande utilité.

Dans certaines variétés d'anémie, observées surtout dans l'Italie septentrionale, l'Égypte et quelques contrées des tropiques, récemment aussi

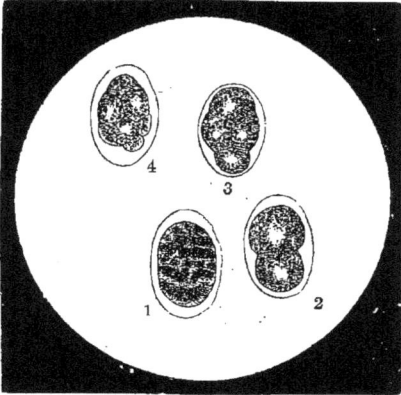

Fig. 216. — OEufs d'ankylostome duodénal. D'après Bugnion

chez les ouvriers du tunnel du Saint-Gothard, dans les tuileries de Liège, Cologne, Bonn, Aix-la-Chapelle, Würzburg et Berlin, enfin dans quelques

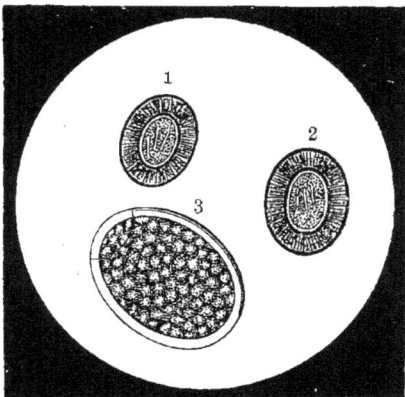

Fig. 217. — OEufs de vers plats. D'après Heller et de Ziemssen. (*Handb. d. spec. Path.*, etc. V. VII, 2, p. 269.). Gross. 85o diamètres.

1. OEufs de tænia solium. — 2. OEufs de tænia mediocanellata. — 3. OEufs de tænia bothriocéphale.

districts miniers, on a trouvé dans l'intestin et le contenu intestinal l'*ankylostome duodénal* (*dochmius* ou *strongylus duodenalis*). Le mâle atteint

une longueur de 6 à 10 millimètres ; la femelle 10 à 18 millimètres.
(fig. 214). Les œufs ont une forme ovale et atteignent une longueur de
0.05 millimètres et une largeur de 0.023 millimètres. Ils ont une coque
hyaline et un contenu granuleux; dans les selles, on les rencontre le plus
souvent en voie de segmentation (fig. 216).

Chez les ouvriers du tunnel du Saint-Gothard, on a trouvé, outre l'ankylostome duodénal, l'*anguillule stercorale* et l'*anguillule intestinale* (fig.
215). Celles-ci se rencontrent également dans le contenu intestinal des
personnes qui vivent sous les tropiques, en Cochinchine par exemple, qui
souffrent de dyspepsie; ces malades s'anémient progressivement. D'après
Seifert, l'anguillule stercorale ne serait qu'une forme de développement
de l'anguillule intestinale.

L'examen microscopique des fèces peut encore être d'une grande utilité pour le diagnostic de la trichinose : car quelquefois, rarement cependant, les selles contiennent des trichines intestinales parfaitement conservées.

Parmi les *platodes*, ce sont, à proprement parler, seulement les *cestodes* qui méritent d'être étudiés. Parmi eux, seuls le *tænia solium*, le
tænia saginata ou *mediocanellata* et le *bothriocephalus latus* présentent
un intérêt pratique.

Les œufs du *tænia solium* sont d'une forme elliptique et atteignent une
longueur d'environ 0.036 millimètres et une largeur d'environ 0.035 millimètres. Ils sont entourés d'une coque épaisse, qui présente des stries
rayonnées très nettes et est souvent enveloppée encore d'une auréole
hyaline albuminoïde (fig. 217, 1).

Les œufs du *tænia mediocanellata* ou *saginata* ressemblent beaucoup à
ceux du tænia solium. Ils s'en distinguent surtout par le volume ; leur
longueur est en moyenne de 0.039 millimètres et leur largeur de
0.035 millimètres (fig. 217, 2). Cependant la distinction entre ces deux
sortes d'œufs n'est guère possible, la différence étant pour ainsi dire insignifiante.

Les œufs du *bothriocephalus latus* ont en moyenne 0.07 millimètres
de longueur et 0.045 millimètres de largeur. Ils ont une coque brune
simple, à l'extrémité de laquelle on aperçoit distinctement un petit
opercule. L'intérieur est rempli d'une masse plus ou moins grossièrement
granuleuse.

Outre les cestodes, les *trématodes* appartiennent aussi aux platodes
habitant l'intestin. On connaît le *distomum crassum*, le *distomum heterophyes*, le *distomum hæmatobium*, le *distomum hepaticum* et le *distomum
lanceolatum*. On ne les observe que très rarement. Du reste, dans tous
les cas décrits, le distomum crassum et le distomum heterophyes siégeaient d'abord dans les voies biliaires et ce n'est que de là qu'ils émi-
grèrent dans l'intestin.

6. — **Examen du foie.**

Le diagnostic des maladies du foie se fait, en règle générale, à l'aide de l'inspection, mais surtout à l'aide de la palpation et de la percussion ; quant à l'auscultation du foie, elle n'a ordinairement qu'une importance secondaire. Pour les mesures de précaution à prendre dans l'examen du foie, voir les règles exposées p. 552, applicables à l'exploration de tous les organes abdominaux.

A. — Inspection de la région hépatique

Chez les adultes bien portants, la région hépatique est à peu près semblable à la région correspondante du côté gauche du thorax. Dans les premiers temps de la vie elle paraît un peu plus saillante, et la légère voussure qu'on observe dépasse quelquefois le bord inférieur du thorax pour s'étendre jusqu'à la hauteur de l'ombilic. Cela tient à ce que les enfants ont un foie particulièrement volumineux, cet organe étant à cet âge en état d'infiltration adipeuse physiologique.

La distension et l'*accroissement de la région hépatique* deviennent *visibles* lorsque le foie a notablement augmenté de volume. La glande s'étend souvent au delà de ses limites normales et il peut arriver que, par suite de cette augmentation de volume, toute la paroi abdominale antérieure soit voussurée. Un fait digne de remarque, c'est qu'en cas de dilatation prononcée du thorax les côtes subissent une torsion anormale ; leur surface interne devient inférieure et leur surface externe supérieure. Il faut encore noter que les sillons intercostaux subsistent presque toujours, ce qui peut être utile au diagnostic différentiel dans les cas où l'on se demande si la dilatation thoracique doit être rapportée à un épanchement liquide dans la cavité pleurale ou à une hypertrophie du foie. Dans le premier cas, il faut évidemment s'attendre à trouver un effacement de sillons intercostaux.

Lorsque le foie est augmenté de volume, son bord inférieur devient souvent visible sous les parois abdominales. On reconnaît ce bord à ce qu'immédiatement au-dessous de lui existe un sillon superficiel ; c'est ce qu'on voit parfois très nettement lorsqu'on se place non pas devant le malade, mais sur ses côtés et qu'on a recours à l'éclairage oblique,

Presque toujours on observera des déplacements respiratoires du bord inférieur du foie, le sillon mentionné s'abaissant à chaque inspiration pour remonter à l'expiration.

La mobilité respiratoire est un caractère commun aux tumeurs du foie et aux tumeurs spléniques ; cependant les excursions sont en général plus prononcées du côté du foie, probablement parce que le diaphragme transmet plus facilement ses mouvements à cette glande, dont la surface est plus volumineuse que celle de la rate.

Les déplacements respiratoires font au contraire défaut dans les tumeurs des reins, de l'estomac, du pancréas, de l'épiploon et de l'intestin, et c'est là un signe différentiel qui peut, dans les cas douteux, devenir précieux pour le diagnostic. Pourtant, dans ces dernières conditions, on peut observer des déplacements respiratoires, lorsque les organes en question ont contracté des adhérences avec le foie, qui les avoisine et peut leur communiquer ses mouvements.

Le bord inférieur du foie n'est pas seulement visible quand celui-ci est hypertrophié ; il le devient encore dans les cas où il est abaissé ; l'abaissement est le plus souvent consécutif à un épanchement liquide dans la plèvre droite ; mais on l'observe également dans le pneumothorax, l'hydropneumothorax, les tumeurs du médiastin, la péricardite, quelquefois dans les déformations du thorax consécutives à des incurvations de la colonne vertébrale.

Chez les multipares, les ligaments suspenseurs du foie se relâchent fréquemment, de sorte que cet organe, d'ailleurs intact, occupe une position plus basse qu'à l'état normal ; sa limite inférieure devient accessible à l'inspection (1). Dans tous ces cas, l'inspection sera d'autant plus facile que la paroi abdominale sera plus mince et moins chargée de graisse. Le phénomène que nous étudions peut cesser d'être manifeste quand les parois abdominales sont distendues par suite d'une accumulation exagérée de gaz dans les intestins (météorisme) ; il en est de même dans les cas d'ascite, parce que l'épanchement liquide qui occupe la séreuse péritonéale distend les parois du ventre, et, s'il est abondant, peut même s'étendre entre ces parois et la surface antérieure du foie. Si l'on évacue le liquide par la ponction, les lésions du foie deviennent souvent appréciables d'une façon étonnante ; naturellement elles sont de nouveau masquées au bout de peu de temps, de quelques heures parfois, si le liquide vient à se reproduire.

Dans bien des cas, on aperçoit sur la surface du foie augmenté de volume des *saillies*, qui prennent part aux excursions respiratoires de la totalité de l'organe. L'inspection n'est d'aucun secours pour reconnaître leur nature anatomique. Tantôt il s'agit de tumeurs solides, tantôt de collections purulentes circonscrites, tantôt enfin de tumeurs kystiques.

Parfois les parois abdominales elles-mêmes participent au processus

_____

(1) L'abaissement du foie coïncide souvent avec une chute anormale des différents viscères abdominaux, comme nous l'avons dit dans une note précédente.

morbide du foie. Dans les calculs biliaires et l'abcès du foie, l'on voit survenir dans la région du foie, mais souvent aussi à une grande distance, de la rougeur et du gonflement ; plus tard les téguments de l'abdomen sont soulevés par des saillies fluctuantes qui finissent par se perforer, et laisser écouler au dehors du pus contenant de la bile et des calculs biliaires. Il peut en résulter une fistule biliaire, d'où s'échappent pendant longtemps de grandes quantités de bile normale. Ces sortes de lésions ne sont évidemment possibles que s'il existe des adhérences entre la surface du foie et la surface interne des parois abdominales.

Dans quelques cas de cancer du foie, j'ai observé le développement de *nodules durs au niveau de l'ombilic :* c'est le long du ligament suspenseur que les végétations cancéreuses se propagent du foie à l'ombilic.

On observe une saillie d'un caractère tout spécial dans le cas de *réplétion de la vésicule biliaire* par de la bile, du pus ou de la sérosité, ou encore lors de *dégénérescences cancéreuses* des parois de la vésicule biliaire. Dans le premier cas, la tumeur est lisse, ordinairement de forme oblongue, ronde, piriforme, ; les tumeurs cancéreuses au contraire ont une surface bosselée, inégale et d'habitude ne rappellent en rien la forme normale de la vésicule. Ces tumeurs atteignent parfois un gros volume : on les a vues, en cas d'épanchement séreux dans la vésicule biliaire, dépasser le volume d'une tête d'enfant. Benson, par exemple, relate une observation où l'on prit la vésicule biliaire ainsi distendue pour de l'ascite et où l'on pratiqua la ponction.

Il nous reste à parler des *pulsations visibles* de la région hépatique. Ces pulsations, comme nous l'avons dit plus haut, sont de nature très variées. Dans un certain nombre de cas, elles sont communiquées par l'aorte abdominale sous-jacente, intéressent exclusivement ou principalement le lobe hépatique gauche et se traduisent par de simples soulèvements et affaissements.

Les pulsations *vraies* du parenchyme hépatique et l'expansion systolique en masse de l'organe sont des symptômes importants d'insuffisance de la valvule tricuspide (pouls veineux hépatique). Nous avons dit précédemment que Lebert et plus récemment Rosenbach ont signalé la possibilité de *pulsations artérielles* du foie.

B. — Palpation du foie

Souvent la palpation est singulièrement gênée ou même rendue impossible par un pannicule adipeux exagéré, par une tension excessive et douloureuse de la paroi abdominale, par le météorisme et l'ascite. Dans ce dernier cas, on arrive à peu près au but désiré en pratiquant la palpation saccadée, chacun des chocs refoulant le liquide qui recouvre le foie et permettant à la main d'atteindre la surface hépatique pour un court espace de temps. On essaiera aussi de l'atteindre mieux en plaçant le malade dans le décubitus latéral gauche. Dans ces conditions, la position génu-brachiale peut rendre des services parce qu'elle produit le contact immédiat du foie avec la paroi antérieure du ventre et le refoulement du liquide sur les côtés.

Après évacuation du liquide ascitique, la palpation peut fournir des données d'une précision extraordinaire, ce qui est dû principalement au relâchement excessif des parois abdominales ; malheureusement, au bout de quelques heures, la reproduction du liquide entrave à nouveau l'exploration.

La marche de l'exploration doit être méthodique. Il ne suffit pas de promener la main et de passer tantôt d'un côté, tantôt d'un autre ; il faut palper région par région et n'en omettre aucune.

Les renseignements fournis par l'inspection et la palpation ne sont pas toujours identiques ; souvent la palpation peut donner des indications, alors que les résultats de l'inspection sont restés négatifs.

Chez les adultes bien portants, la surface et le bord inférieur du foie demeurent souvent inaccessibles au doigt. Il en est autrement chez les enfants. Le gros foie infantile est fréquemment palpable dans sa moitié inférieure ; en ce cas, on obtient tantôt une sensation de résistance diffuse, tantôt la délimitation plus ou moins parfaite du bord inférieur mousse de l'organe. Ce dernier apparaît d'autant plus distinctement que l'enfant respire plus profondément.

Chez les femmes adultes et saines, le bord inférieur du foie est souvent accessible à la palpation. Cela arrive lorsque les femmes sont habituées à porter un corset étroit, qui agit mécaniquement sur le foie et le refoule de haut en bas. Dans les cas extrêmes, une notable portion du segment inférieur du foie, surtout du lobe droit, peut subir une sorte d'étranglement, *foie à sillon*. On sent parfois ce sillon sous la forme d'une dépression superficielle de la surface de l'organe. La portion ainsi étranglée atteint souvent l'épine iliaque et possède d'habitude une grande mobilité, en sorte qu'il est parfois facile de lui imprimer des mouvements de bas en haut et de haut en bas. Quelquefois elle présente une forme sphérique à bosselures, ce qui expose à la confusion avec un néoplasme.

Dans certains cas aussi l'union de la portion étranglée avec le foie devient indistinct. Cela arrive surtout quand le côlon transverse s'est engagé dans le sillon de constriction : dans ce cas, cette portion semble entièrement séparée de la masse principale du viscère, A la percussion, on trouverait alors entre la matité hépatique proprement dite et le segment étranglé une zone de sonorité tympanique, ce qui contribuerait encore à faire admettre l'existence d'une tumeur indépendante du foie. Par une très forte pression, on peut, il est vrai, arriver à sentir à travers l'intestin le pont d'union ; l'application énergique du plessimètre permet aussi quelquefois de transformer le son intestinal d'abord tympanique en un son mat. Dans ces cas, l'attention se portera avant tout sur les déplacements respiratoires de la tumeur, qui n'appartiennent qu'au foie et à la rate. S'il en existe et que la matité splénique soit normale, il ne restera plus le moindre doute sur l'origine de la tumeur.

En dehors de la constriction exercée par le corset, il est une autre cause encore qui, chez les femmes, rend souvent le foie accessible à la palpation, nous voulons parler du relâchement post-gravidique des ligaments suspenseurs du foie et de la chute consécutive de cet organe. Il peut en résulter un état qui a été décrit pour la première fois par Cantani sous le nom de *foie flottant*. Le foie, dans ces conditions, abandonne sa position normale et vient former une tumeur perceptible dans la profondeur de la cavité abdominale. Il est vrai que, même dans ce cas, cette tumeur présente toujours une convexité dirigée en haut ; sa plus grande portion siège dans le côté droit du ventre ; seul un petit segment est situé du côté gauche.

C'est surtout la palpation du bord inférieur de la tumeur qui rendra le plus de services ; s'il s'agit du foie, on doit y trouver deux scissures : une latérale qui appartient à la vésicule biliaire, l'autre médiane qui correspond au ligament suspenseur. Winkler et Sutugin ont même pu sentir ce ligament fortement tendu entre la surface du foie et les arcades costales. Il fut possible également d'atteindre la face inférieure du viscère avec le doigt et d'y constater très nettement les sillons normaux. Presque toujours l'organe est soumis à des excursions respiratoires. Bien entendu, la configuration de la tumeur ne doit pas être l'unique point d'appui pour le diagnostic ; en effet, Frerichs et Müller ont fait ressortir que les dégénérescences carcinomateuses de l'épiploon peuvent reproduire la forme du foie. Il faut donc, pour établir le diagnostic, un symptôme de plus. Le foie déplacé est toujours remarquable par sa grande mobilité, de sorte que dans le décubitus latéral, par exemple, il tombe du côté où l'on fait coucher le malade ; il faut donc que l'on puisse replacer l'organe flottant en sa position normale. La réduction opérée, les phénomènes de percussion changent dans la région hépatique proprement dite ; car, tandis qu'auparavant on y constatait de la sonorité tympanique, la région hépatique étant occupée par des anses intestinales, on obtient de la matité après la réduction (1).

(1) M. Glénard a insisté sur l'importance prépondérante qu'il faut attacher à la palpation du foie, dont les indications sont plus riches que celles de la percussion. Il a indiqué un procédé de palpation spécial, dit « procédé du pouce ». Le médecin, placé en face du malade couché, insinue les doigts de la main gauche derrière le rebord costal, en dehors et en arrière du tronc, de manière à repousser le foie en avant ; avec la pulpe du pouce de la main droite, il va chercher la résistance du foie, et il ordonne de faire une inspiration profonde ; celle-ci abaisse le foie, le présente au pouce, qui décrit un mouvement rapide de bas en haut, en sorte d'atteindre la face supérieure de l'organe. Le procédé du pouce donne des renseignements sur les limites, la consistance, la forme, la sensibilité de l'organe. Enfin il montre que les modifications de ces divers caractères peuvent être soit généralisées, soit localisées à un ou deux lobes seulement. Fr. Glénard a insisté sur ces localisations lobaires hépatiques, dont la clinique et l'expérimentation lui ont montré la réalité. Cliniquement, on peut distinguer trois lobes, séparés par deux incisures, le lobe droit, le lobe moyen, et le lobe gauche. Il existe une certaine indépendance entre ces lobes, expliquée par l'indépendance des départements vasculaires de

Lorsqu'il y a *abaissement du foie* à la suite d'états morbides comme la pleurite, le pneumo-thorax, les tumeurs du médiastin, la péricardite, les épanchements péritonéaux entre le foie et le diaphragme, ou qu'il existe une *augmentation du volume du foie*, cela aussi se traduit à la palpation par ce fait que le segment inférieur de la glande devient accessible à l'exploration manuelle. Parfois il ne s'agit que d'un accroissement diffus de résïstance de la région hépatique, tandis que, dans d'autre cas, on peut délimiter nettement le bord inférieur de l'organe. Celui-ci est encore reconnaissable avec certitude à la présence de deux scissures, dont l'une située à droite correspond à la vésicule biliaire et l'autre située à gauche répond au ligament suspenseur du foie, cette dernière se distinguant de la première par un angle plus aigu. Si le foie est hypertrophié, les incisures, étant devenues plus profondes, sont souvent aussi plus distinctes.

On peut évidemment se contenter de savoir que la limite inférieure du viscère est située plus bas qu'à l'état normal ; il faut étudier en même temps l'*état de sa surface*, sa *consistance*, sa *sensibilité* et sa *mobilité*.

La *surface palpable du foie* peut être lisse ou bosselée. Les inégalités peuvent être de grosseur et de nombre très variables. Lorsqu'elles sont en petit nombre, on fera bien de palper avec un soin tout particulier le bord inférieur de l'organe, car c'est précisément à cette place qu'elles viennent faire des saillies reconnaissables.

Des bosselures petites en nombre anormal à la surface du foie se rencontrent principalement, comme l'a montré Frerichs, dans les cas d'atrophie de l'organe ; en cas d'échinocoques, on sent le plus souvent au contraire des saillies d'une grosseur extraordinaire. Dans les noyaux cancéreux volumineux, on peut quelquefois reconnaître une dépression centrale qui correspond à l'ombilication cancéreuse, et peut servir, dans les circonstances douteuses, au diagnostic différentiel (1).

Autant que faire se peut, il ne faut pas se borner à la palpation de la surface antérieure du foie, on doit aussi tenter de pénétrer avec le doigt sous sa face inférieure et l'explorer le plus loin possible. Cela est important surtout lorsqu'il s'agit de différencier du foie des tumeurs d'organes voisins (estomac, côlon, pancréas, reins, épiploon).

La *consistance palpable du foie* décide souvent de la nature d'une affection hépatique. Ainsi la consistance d'un foie gras se distingue à peine de la consistance normale, tandis que la dégénérescence amyloïde donne à l'organe une dureté ligneuse. La consistance est précieuse surtout pour le diagnostic des tumeurs hépatiques, parce que les tumeurs à contenu

l'organe. Aussi, selon leur point de départ, certaines maladies frappent-elles plus particulièrement, au moins au début, tel ou tel lobe hépatique ; il en résulte que les localisations lobaires, lorsqu'elles auront été plus étudiées, acquerront une valeur séméiologique importante dans le diagnostic différentiel, étiologique, des affections du foie.

(1) Dans la syphilis hépatique, la palpation rend de grands services ; on sait que dans ce cas le foie est irrégulièrement atrophié et présente des saillies et des dépressions profondes (foie ficelé).

liquide (abcès, kystes hydatiques) se distinguent des tumeurs solides par la sensation de fluctuation (1).

Cette règle admet cependant des exceptions, et déjà Frerichs a fait remarquer qu'en cas de kystes à échinocoques multiloculaires le foie avait fréquemment une consistance cartilagineuse (2) ; d'autre part, on observe dans le foie des tumeurs cancéreuses tellement molles qu'elles donnent une sorte de fluctuation.

Dans les kystes hydatiques du foie, on observe de temps en temps une fluctuation à ondes petites et très nettes, décrite pour la première fois par Briançon et Piorry sous le nom de *frémissement hydatique*, et dont ces auteurs se sont exagéré l'importance diagnostique. Le phénomène est loin d'être constant, car Frerichs en a constaté l'absence dans plus de la moitié des cas ; il ne l'a observé que lorsque le kyste était peu tendu et contenait un assez grand nombre de vésicules ; toutefois, ces dernières règles souffrent des exceptions. Ce frémissement spécial se perçoit le mieux lorsque, ayant saisi la poche kystique entre le pouce et l'index de la main gauche, on lui donne un coup bref avec la main droite. Il est encore très net à la percussion lorsqu'après chaque choc on laisse le doigt percuteur immobile quelque temps sur le plessimètre. Davaine recommandait d'étendre trois doigts sur la partie la plus saillante de la tumeur et de percuter ensuite avec celui du milieu. Enfin Desprès a préconisé le procédé suivant : on serre fortement un doigt de la main gauche contre la tumeur et l'on percute celle-ci à coups brefs. Si en même temps une autre personne a appliqué la paume de la main sur un endroit de la tumeur voisin du point percuté, cette personne perçoit le frémissement d'une façon très distincte (3).

En étudiant la *sensibilité du foie* il faut faire une distinction très nette entre la sensibilité *diffuse* et la sensibilité *circonscrite*. Cette dernière a une grande importance dans les abcès hépatiques, où elle peut servir de point de repère pour les interventions chirurgicales.

Toutes les lésions palpables du foie se distinguent par leur subordination à des *excursions respiratoires* prononcées. L'inspiration produit l'abaissement ; l'expiration, l'ascension. Il est évident que ces excursions ne sont pas également accentuées dans tous les cas. Les tumeurs des autres organes abdominaux, ainsi que le météorisme et l'ascite, peuvent restreindre notablement le déplacement respiratoire du foie. Un foie très volumineux ne présente que des excursions respiratoires médiocres ;

(1) Dans quelques cas de cirrhose hypertrophique, on a obtenu une sensation de fluctuation ; dans une observation rapportée par M. Jaccoud, l'idée d'une tumeur liquide s'imposait tellement qu'on pratiqua quatre ponctions.

(2) C'est ce qui explique pourquoi le plus souvent les kystes multiloculaires sont pris pour des cancers du foie.

(3) On peut aussi percevoir le frémissement hydatique en combinant la percussion et l'auscultation. Cruveilhier attribuait ce phénomène à la collision des hydatides filles ; on admet généralement, avec Davaine, que le bruit prend naissance quand la paroi est souple, la poche volumineuse, la tension du liquide moyenne et la consistance très fluide.

celles-ci manquent complètement lorsque l'organe remplit les deux hypo-chondres et s'appuie contre eux avec une énergie telle que la locomo-tion devient impossible. Dans certains cas, les tumeurs du foie exercent sur le diaphragme une pression tellement violente qu'elles provoquent l'atrophie du muscle diaphragmatique ; et cette atrophie est accusée au point de rendre le diaphragme incapable d'imprimer au foie des mouve-ments respiratoires étendus.

Les excursions respiratoires du foie diminuent naturellement lorsqu'il existe des adhérences étendues entre la surface hépatique et la paroi abdominale ; elles feront défaut dans les phlegmasies douloureuses du revêtement séreux du diaphragme, parce que les malades apprennent d'instinct à conserver en repos leur diaphragme dont la contraction leur cause des souffrances.

Pour le diagnostic différentiel entre les tumeurs du foie et celles de l'estomac, de l'épiploon, du pancréas, du côlon et des reins, il importe non seulement de prendre en considération la présence ou l'absence d'ex-cursions respiratoires, mais encore de s'assurer si l'on réussit à l'aide de la palpation à séparer la tumeur de la surface du foie ; en outre, il faudra utiliser pour le diagnostic différentiel les résultats de la percussion (voir plus loin) et les symptômes fonctionnels. Pour différencier les abcès de la paroi abdominale des abcès du foie, Sachs recommanda de faire pénétrer des aiguilles longues et minces. En cas d'abcès du foie, leur tête présente des mouvements respiratoires, tandis que dans l'autre genre d'abcès elle demeure immobile. Peut-être pourrait-on employer ce moyen aussi, dans les cas douteux, pour d'autres affections hépatiques.

Quelquefois les excursions respiratoires s'accompagnent de *bruits de frottement*, perceptibles à la palpation ; Beatty et Bright ont été les pre-miers à les décrire. Ils sont dus à des rugosités de la surface du foie (périhépatite), suite de processus inflammatoires le plus souvent subaigus ou chroniques. On les rencontre plus rarement en cas de plegmasie aiguë ; toutefois, Patterson en a constaté la présence avec certitude à la palpa-tion. Ces bruits de frottement se manifestent tantôt par un léger frôle-ment, tantôt par un craquement dur et grinçant qui ne dépend pas uniquement des mouvements de la respiration, mais peut encore être produit par le déplacement des parois abdominales sur la surface du foie. A plusieurs reprises j'ai observé ces bruits de frottement avec une netteté extrême à la suite d'évacuations de liquide ascitique ; mais ils disparais-saient aussitôt que celui-ci se renouvelait et venait se glisser entre la surface du foie et la paroi abdominale. Dans ces derniers temps, Erb a fait remarquer qu'on rencontrait assez souvent ces bruits de frottement dans l'espace compris entre le bord inférieur du poumon droit, le rachis, la ligne axillaire moyenne et la crête iliaque ; de sorte que ce sont surtout ces régions que, dans la périhépatite et dans la péritonite subaiguë et chronique, il faut palper avec soin, au point de vue de l'existence de bruits de frottement.

La *palpation de la vésicule biliaire* mérite une attention spéciale

D'après Gerhardt cet organe, chez beaucoup d'individus bien portants dont l'estomac et l'intestin sont vides, serait visible sous forme d'une saillie plane qui, comprimée, disparaît avec production d'un râle fin. Il est certain que l'on peut souvent atteindre avec les doigts et délimiter la vésicule biliaire, lorsqu'il y a du côté du canal cholédoque un obstacle à l'écoulement de la bile. Elle apparaît alors sous la forme d'une tumeur lisse, tendue, piriforme et fluctuante. Dans l'abaissement du foie on réussit fréquemment à percevoir par la palpation la vésicule biliaire, alors même qu'elle n'est pas dans un état anormal de réplétion.

Il se développe de très grosses *tumeurs* dans les cas où, à la suite d'oblitération du canal cystique, il se produit dans la vésicule biliaire une accumulation considérable d'un liquide séreux ou plus rarement purulent (*hydropisie de la vésicule biliaire*). Il peut en résulter des tumeurs du volume d'une tête d'enfant, mais qui conservent la forme primitive de la vésicule et sont fortement tendues, lisses et fluctuantes. Dans certains cas, on peut leur imprimer facilement des mouvements de latéralité ; elles présentent également des excursions respiratoires.

Ces tumeurs deviennent d'un diagnostic difficile lorsque le côlon transverse s'insinue entre elles et le bord inférieur du foie, en sorte qu'elles paraissent, tant à la palpation qu'à la percussion, distinctes et indépendantes de la glande hépatique. Les difficultés augmentent quand la tumeur offre une configuration réniforme, par suite de constriction de sa face inférieure, par des fibres circulaires. Dans ces cas, l'attention doit se porter en premier lieu sur les déplacements respiratoires de la tumeur en question ; en même temps, il faut rechercher directement sa connexion avec le foie à l'aide d'une forte pression sur l'intestin sus-jacent.

Dans la *dégénérescence cancéreuse des parois de la vésicule biliaire*, on trouvera au-dessous de la scissure où est logée cette dernière une tumeur solide et bosselée. Le diagnostic est très difficile. Les plegmasies chroniques périvésiculaires peuvent engendrer exactement les mêmes signes ; seulement, il n'y aura plus, en raison des adhérences contractées avec les parois abdominales, d'excursions respiratoires. Il en est de même pour les accumulations de matières fécales dans le côlon transverse, la vésicule biliaire étant en contact immédiat avec cette portion de l'intestin. Dans ce dernier cas, les purgatifs lèveront tous les doutes.

Il ne faut pas confondre le cancer de la vésicule biliaire avec les *calculs biliaires palpables*. Si la vésicule contient plusieurs de ces concrétions, on perçoit quelquefois en les déplaçant une sensation de raclage et de cliquetis toute spéciale, qui à l'auscultation se traduit par du *cliquetis métallique*. J.-L. Petit la comparait à celle que l'on obtient en percutant un sac de noix.

Les excursions respiratoires de la vésicule biliaire peuvent également être accompagnées de frottements perceptibles à la palpation. Mosler en a décrit un exemple dans un cas de dégénérescence cancéreuse de la vésicule, tandis que Gerhardt a observé des frottements perceptibles à la palpation dans un cas de colique hépatique.

Enfin la *sensibilité à la pression* localisée à la vésicule biliaire peut devenir un signe précieux de diagnostic dans les cas où il s'agit d'irritation de l'organe et du canal cystique par des calculs biliaires.

Les *mouvements pulsatiles* du foie peuvent devenir un sujet d'étude pour la palpation ; toutefois, nous n'avons rien à ajouter à ce qui a été dit à ce propos en d'autres endroits de cet ouvrage. (Voyez : *Pouls veineux hépatique.*)

Parmi les phénomènes palpatoires, il faut encore ranger la *toux hépatique*. Dans ces derniers temps, Naunyn a de nouveau fait remarquer qu'il existe des individus atteints d'hypertrophie du foie chez lesquels la pression exercée sur certaines parties de l'organe provoque la toux. Le phénomène s'épuise si l'on répète immédiatement le palper ; et la toux ne reparaît qu'après un certain intervalle de repos. Il s'agit là évidemment d'une irritation mécanique des filets terminaux du pneumogastrique, qui se transmet aux muscles de la toux par l'intermédiaire de la moelle allongée.

Dans certains cas il est nécessaire de pratiquer la *ponction exploratrice du foie et de la vésicule biliaire* pour éclaircir les données de la percussion. On se servira dans ce but d'une seringue de Pravaz soigneusement stérilisée. On aura recours à la ponction exploratrice notamment en cas de foyers morbides fluctuants : grâce à cette ponction exploratrice, il sera possible de savoir si l'on a affaire à du pus, à des kystes hydatiques, à des masses néoplasiques molles ou à un liquide séreux, s'il s'agit d'hydropisie de la vésicule biliaire. Se trouve-t-on en présence de calculs de la vésicule biliaire, on pourra parfois percevoir et entendre un bruit de raclage dur provoqué par la pointe de l'aiguille au contact des calculs. Toutefois, il ne faut pas perdre de vue que la ponction exploratrice n'est pas une intervention dépourvue de tout danger : il peut arriver que, à travers l'orifice de ponction, du liquide suinte dans la cavité péritonéale et l'infecte, d'où péritonite aiguë. Aussi remplace-t-on souvent la ponction exploratrice par l'*incision exploratrice* qui est de beaucoup moins dangereuse

C. — Percussion du foie

L'interprétation des phénomènes de percussion du foie n'est possible que si l'on connaît parfaitement ses rapports anatomiques ; aussi commencerons-nous par les indiquer brièvement.

La masse principale du foie, la glande la plus volumineuse du corps humain, est située dans l'hypochondre droit ; mais son lobe gauche dépasse la ligne médiane et s'étend un peu dans l'hypochondre gauche. La ligne médiane le divise de façon à laisser les trois quarts dans la cavité abdominale droite, et l'autre quart à la moitié gauche. Dans la moitié droite de l'abdomen se trouvent : le lobe droit, le lobule de Spiegel et le plus souvent aussi tout le lobe carré, tandis qu'à gauche on ne rencontre que le lobe gauche. Ce dernier dépasse la ligne médiane en moyenne de 5 à 7 centimètres.

Par sa surface convexe le foie proémine dans la concavité du diaphragme. Son bord supérieur est un peu plus élevé à droite qu'à gauche, car tandis que sur le vivant le point le plus élevé du bord supérieur droit (situé entre la ligne mammaire et la ligne parasternale) correspond au cartilage de la 5ᵉ côte, celui du côté gauche est situé plus bas d'une largeur de côte, c'est-à-dire au niveau du bord inférieur du 5ᵉ cartilage costal (fig. 218).

La partie supérieure du foie est entourée à droite de toutes parts par le poumon. D'où il résulte que la percussion devra donner deux formes de matité hépatique, comme elle donne deux formes de matité cardiaque. On obtient : 1° une petite matité hépatique (absolue, superficielle, matité hépatique) qui correspond au segment du foie qui se trouve en contact immédiat avec la paroi thoracique ; 2° une grande matité hépatique (relative, profonde), qui appartient à la portion recouverte par le poumon. La première donne un son mat, la seconde, un son submat seulement. Pour la première, il sera nécessaire d'employer la percussion faible ; pour la seconde, la percussion forte.

La grande matité hépatique ne représente nullement le volume total du foie ; au point le plus élevé de cet organe, le poumon qui le masque a une épaisseur de 5 centimètres. Ce point ne peut donc être déterminé par la percussion ; il est situé environ 3 à 5 centimètres au-dessus du bord inférieur du poumon.

En arrière, la grande matité hépatique n'est pas d'habitude aussi nette. Cela tient à ce que le bord postérieur du poumon ne s'amincit pas progressivement comme le bord antérieur, mais se termine assez brusquement au-devant du foie par une couche encore épaisse.

Le bord supérieur gauche du foie est situé immédiatement au-dessous du cœur, d'où l'impossibilité de le déterminer par la percussion ; on ne peut que le déterminer théoriquement, en réunissant par une ligne horizontale la région de la pointe du cœur et le point de réunion du sternum avec l'appendice xiphoïde.

Le bord inférieur répond, du côté de la colonne vertébrale, à l'extrémité rachidienne de la 12ᵉ côte. Il s'appuie bientôt contre le bord inférieur de la 11ᵉ côte, à côté duquel on le trouve sur les lignes scapulaire et axillaire droites. Sur la ligne mammaire droite, il dépasse le rebord costal, et de là se dirige graduellement en haut et en dedans de façon à atteindre la ligne médiane au plus bas à distance égale de l'extrémité de l'appendice xiphoïde et de l'ombilic.

Sur la ligne médiane commence le bord inférieur du lobe gauche. Celui-ci conserve la direction de bas en haut, rencontre le bord gauche du sternum ordinairement au point de jonction des 7ᵉ et 8ᵉ cartilages costaux et se continue par le bord supérieur gauche dans l'espace compris entre les lignes mammaire et parasternale gauches. Son point le plus extrême est tantôt situé au-dessous de la région de la pointe du cœur, tantôt plus en dedans ; toutefois, il peut arriver aussi qu'il s'étende jusqu'à la ligne axillaire gauche et atteigne la rate. L'estomac s'insinue le plus souvent entre la rate et le lobe gauche du foie.

Le bord inférieur du foie ne peut être déterminé par la percussion ni dans tout son contour, ni dans toutes les circonstances. Immédiatement contre le rachis, ce bord est en contact intime avec le rein droit dont il découvre même un segment, de sorte qu'en ce point la matité hépatique se confond avec la *matité rénale* (fig. 219). Partout ailleurs, il est entouré

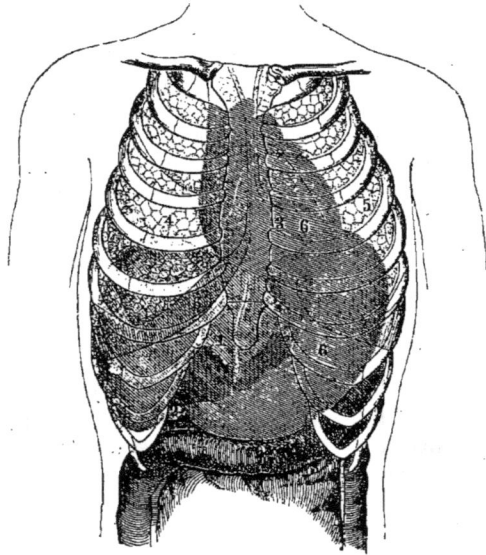

Fig. 218. — Rapports du foie, région antérieure.
1. Foie. — 2. Vésicule biliaire. — 3. Cœur. — 4. Poumon droit. — 5. Poumon gauche. – Espaces pleuraux complémentaires.

par l'estomac ou l'intestin, et la délimitation a pour base la transformation du son mat hépatique en sonorité tympanique. Si l'estomac et le côlon sont remplis de masses solides, la délimitation du bord inférieur du foie peut devenir impossible, et il faut alors remettre l'exploration à un moment plus favorable ou évacuer préalablement l'intestin au moyen de purgatifs.

Comme le bord inférieur du foie se termine en s'amincissant jusqu'à n'avoir qu'une épaisseur de 1 centimètre, il faut pour le délimiter recourir à la percussion superficielle. Dans bien des cas, on retire de grands avantages de la percussion palpatoire. Si l'on percute avec force, la limite inférieure de la matité hépatique est trop élevée ; dans tous les cas possibles d'ailleurs cette limite est indiquée, non pas par l'apparition d'un son tympanique, mais par la transition de la matité tympanique à la sonorité tympanique.

Au niveau du bord inférieur du foie, il faut accorder encore une attention spéciale aux deux échancrures. L'échancrure destinée à la vésicule biliaire est située entre la ligne mammaire droite et le bord externe du muscle droit immédiatement au-dessous du bord du thorax, à 3-6 centi-

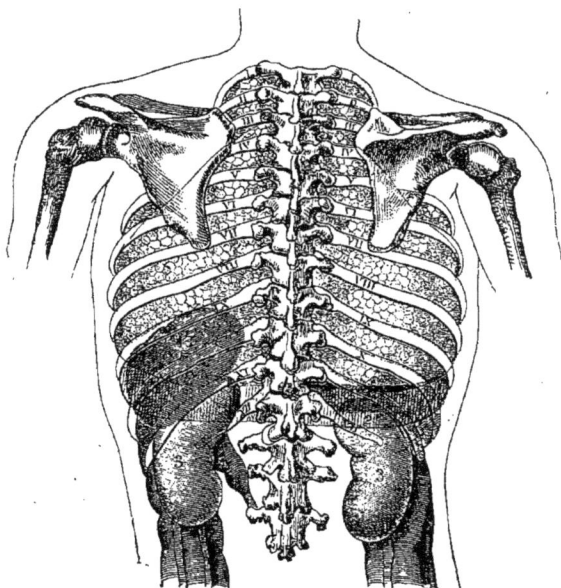

FIG. 219. — Rapports du foie, région postérieure.
1. Foie. — 2. Espaces pleuraux complémentaires. — 3. Rein. — 4. Rate

mètres environ de la ligne médiane. La scissure destinée au ligament rond correspond d'habitude exactement à la ligne médiane.

La percussion des faces antérieure et latérale du foie se pratique le plus facilement dans le décubitus dorsal, tandis que, pour la face postérieure, la meilleure attitude est la position assise ou la station debout. Pour la délimitation supérieure de la grande matité hépatique, il est nécessaire, d'après ce qui précède, d'employer la percussion forte, tandis que les limites supérieure et inférieure de la petite matité hépatique sont faciles à fixer par la percussion superficielle. Quel que soit le cas, la percussion palpatoire facilite la délimitation du foie. On percute successivement suivant la direction verticale des lignes thoraciques et l'on obtient la limite supérieure de la grande matité hépatique par la transformation de la sonorité pulmonaire en matité, et la limite supérieure de la petite matité hépatique par le début du son mat; enfin la limite inférieure de cette petite matité par l'apparition d'un son tympanique intense.

La détermination de la petite matité hépatique est facile. Celle de la grande matité est plus difficile parce que là il s'agit non plus d'un son mat, mais d'un son relativement *obscur;* et dans ces conditions les praticiens même les plus expérimentés peuvent être en désaccord. Pour cette raison, certains auteurs ont paru devoir renoncer à la détermination de la grande matité hépatique, parce qu'ils étaient d'avis que toutes les lésions se manifestaient aussi bien par des modifications de la petite matité hépatique. Cette opinion est erronée. Car, comme la limite supérieure de la petite matité dépend uniquement de la position du bord inférieur du poumon, il peut arriver qu'en cas de position plus basse ou plus élevée qu'à l'état normal de ce dernier, la petite matité soit d'une petitesse ou d'une étendue extraordinaires, sans que le foie ait subi lui-même des modifications de volume.

Les *limites de la petite matité hépatique* suivent en haut le trajet du bord inférieur du poumon et coïncident en bas avec la direction anatomique du bord inférieur du foie. Donc les limites supérieures sont situées :

Sur la ligne sternale droite, au niveau du bord inférieur du 5e cartilage costal ;

Sur la ligne parasternale droite, au niveau du bord supérieur du 6e cartilage costal ;

Sur la ligne mamillaire droite, au niveau du bord inférieur de la 6e côte ;

Sur la ligne axillaire droite, au niveau du bord inférieur de la 7e côte ;

Sur la ligne scapulaire droite, au niveau de la 9e côte ;

A côté du rachis, au niveau du bord inférieur de la 11e côte.

Cette limite supérieure forme autour du thorax une horizontale ou une ligne à légère convexité inférieure (fig. 220).

La limite inférieure de la petite matité hépatique ne peut être séparée de la matité rénale, à côté de la colonne vertébrale (fig. 220). Sur les lignes scapulaire et axillaire, elle suit le trajet de la 11e côte. Sur la ligne mamillaire, elle se croise avec le bord du thorax. De là elle se dirige en haut et à gauche de façon à couper la ligne médiane au plus bas en un point équidistant de l'ombilic et du commencement de l'appendice xiphoïde. Enfin, elle se termine, au-dessous de la région du choc de la pointe, entre la ligne parasternale et la ligne mamillaire gauche. La rencontre du bord gauche du foie et du bord inférieur du poumon gauche forme l'*angle hépato-pulmonaire* (fig. 220). Si, au contraire, le lobe gauche du foie n'arrive pas jusqu'au-dessous de la région de la pointe du cœur, en s'arrêtant par conséquent en dedans de cette pointe, il se développe entre le bord inférieur du foie et la limite inférieure de la matité cardiaque un *angle hépato-cardiaque.*

La *matité splénique* est séparée de la matité hépatique par une zone

tympanique appartenant à l'estomac ; quand le lobe hépatique gauche
atteint la rate, ces deux matités se fusionnent sans transition distincte.
Cela est plus rare à l'état normal qu'en cas d'hypertrophie du lobe hépatique gauche. En même temps, il se produit entre le bord inférieur du
foie et le bord antérieur de la rate un *angle hépato-splénique anormal.*

On a donné, à diverses reprises, les mesures de la petite matité hépatique ; toutefois, les chiffres des divers auteurs diffèrent notablement
entre eux, car l'étendue absolue varie énormément d'un sujet à l'autre ;

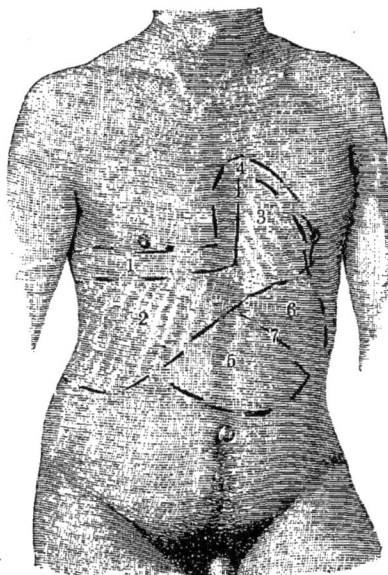

Fig. 220. — Limites du foie déterminées par la percussion.
1. Grande. — 2. Petite matité hépatique. — 3. Petite. — 4. Grande matité cardiaque. — 5. Limite
de l'estomac. — 6. Espace semi-lunaire de Traube. — 7. Bord de la cage thoracique. (D'après
une photographie).

aussi vaut-il mieux s'en tenir aux limites anatomiques qu'à des chiffres.

La *grande matité hépatique*, par son bord supérieur, suit une direction
parallèle presque partout à celle de la petite ; ce bord est situé à peu
près à 3 ou 4 centimètres au-dessous du bord supérieur de la dernière.
Nous avons déjà dit plus haut que cette grande matité ne correspond
pas aux dimensions vraies de l'organe.

Déjà, à l'état physiologique, la matité hépatique peut éprouver des
augmentations et des diminutions d'étendue.

La *respiration* et l'*attitude du corps* modifiant la situation du foie,
l'étendue de sa matité dépend en premier lieu de ces deux facteurs.

Gerhardt désigne comme *mobilité active* du foie les excursions respiratoires de cet organe, tandis qu'il dénomme *mobilité passive* le changement de position dépendant de l'attitude du corps.

La petite matité se trouve notablement réduite à chaque inspiration, parce que le bord inférieur du poumon s'abaisse fortement, bien plus que la totalité du foie ; car tandis que l'excursion respiratoire du bord inférieur du foie ne comporte que 10 à 15 millimètres, celle du bord inférieur du poumon atteint 3 à 4 centimètres. Dans le décubitus latéral

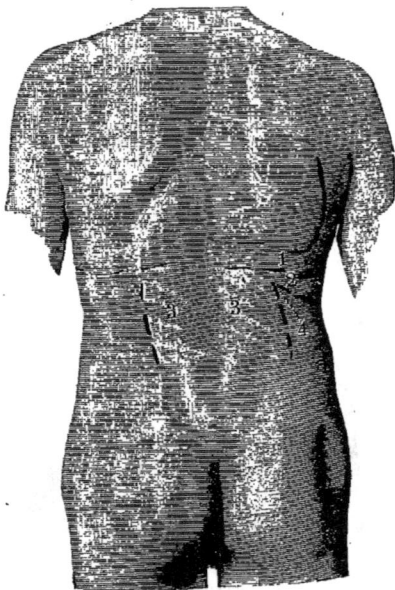

FIG. 221. — Matité hépatique par derrière (matité dorsale).
1. Grande. — 2. Petite matité hépatique. — Matité soi-disant rénale. — 4. Angle hémato-rénal.
(D'après une photographie. Obs. personnelle.)

gauche il peut, dans l'inspiration profonde, ne plus rester de la petite matité qu'une bande inférieure étroite, en raison de la réplétion presque complète de l'espace pleural complémentaire par le poumon droit.

L'étendue de la matité hépatique dépend également de l'attitude du corps. Ainsi que l'a montré pour la première fois Gerhardt, le lobe hépatique gauche, dans le décubitus latéral gauche, est situé plus haut que le droit, et vice versâ. En même temps, l'abaissement est toujours associé à une diminution de surface du domaine mat correspondant. Dans la station debout, le bord inférieur du foie serait également placé de 1 centimètre plus bas que dans la position horizontale.

A l'état pathologique, la matité hépatique peut manquer, être augmentée ou diminuée d'étendue ou encore déplacée.

L'*absence de matité hépatique* s'observe dans les cas où le foie a quitté sa position normale pour tomber profondément dans la cavité abdominale (foie flottant). En tel cas, la sonorité pulmonaire est suivie immédiatement du son tympanique intestinal; mais la matité hépatique reparaît lorsqu'on réussit à remettre en place l'organe mobile et accessible à la palpation.

Cette matité fait encore défaut lorsqu'il y a eu rentrée de gaz dans la cavité péritonéale et séparation du foie d'avec la paroi thoracique. Dans ces cas la matité hépatique est remplacée par de la sonorité tympanique. Le phénomène fait évidemment défaut, si la surface du foie et le diaphragme ont contracté des adhérences.

Il ne faut pas confondre l'absence de matité hépatique avec les états où le foie et la rate sont transposés, et où la région hépatique normale est occupée en majeure partie par de la sonorité tympanique, tandis que l'on trouve la matité propre au foie dans l'hypochondre gauche. Ordinairement, en ces cas, le cœur siège dans le côté droit de la poitrine; toutefois, Salomone-Marino et Mosler ont relaté des observations où la transposition des viscères se bornait au foie et à la rate.

Il ne faut pas identifier la *diminution de surface de la matité hépatique* avec la diminution de volume du foie. C'est ainsi que l'on observe la diminution d'étendue de la matité hépatique, lorsque le côlon s'est insinué entre la surface du foie et la paroi thoracique. Dans ces cas, il faut essayer, par une application énergique du plessimètre, de comprimer l'intestin et de transformer de cette façon le son tympanique en matité hépatique. Frerichs fait remarquer que cette éventualité est à soupçonner notamment quand les divers diamètres de la matité hépatique accusent des différences frappantes.

Dans d'autres cas, le bord inférieur du poumon s'étend très loin au-devant du foie et diminue ainsi l'étendue de la petite matité hépatique, comme on a occasion de le constater dans l'emphysème pulmonaire alvéolaire.

La diminution de la matité hépatique est encore réalisée par le météorisme abdominal, parce que dans ces conditions, lorsqu'on percute le bord inférieur du foie, l'estomac et l'intestin entrent facilement en vibrations concomitantes. Là plus que partout ailleurs, il faut avoir soin d'employer, pour la délimitation du bord inférieur du foie, la percussion superficielle et la percussion palpatoire.

Tous les états qui provoquent le refoulement prononcé de bas en haut du diaphragme et du foie diminuent l'étendue de la matité hépatique. Telles sont surtout, outre le météorisme et l'ascite, les tumeurs de l'épiploon et des ovaires. Ces lésions marchent de pair avec une déviation du foie que Frerichs a appelée *position en arête* du foie; cet organe exécute un mouvement de rotation d'avant en arrière autour de son bord postérieur comme axe, de telle sorte qu'il ne reste plus en contact avec la paroi thoracique que par une petite portion de sa face antérieure ou même uniquement par son bord antérieur. De cette façon, la petite matité hépatique peut se trouver réduite à une bande extrêmement étroite.

Dans l'atrophie jaune aiguë, il se produit en peu de jours une diminution notable de la matité hépatique, par suite de la diminution de volume du foie (1) ; cet organe offre une consistance pulpeuse, se rétracte contre la colonne vertébrale, et est recouvert en avant par des anses intestinales. Dans tous les processus atrophiques chroniques de la glande hépatique, cet organe subit également une diminution graduelle de volume ; l'atrophie débute presque toujours par le lobe gauche qui diminue de hauteur et se rétracte, par son segment extrême, vers la ligne médiane, de sorte que l'angle hépato-pulmonaire se transforme en angle *hépato-cardiaque* (2).

(1) Au début de l'ictère grave, le foie est souvent augmenté de volume.

(2) LES VARIATIONS DE VOLUME DU FOIE ont une très grande importance pour l'étude séméiologique des affections de cette glande. Il faut constamment, pour arriver au diagnostic, tenir compte des modifications survenues en même temps du côté de la rate, dont l'hypertrophie a une importance capitale, du côté de la circulation de la veine porte (ascite, développement des veines sous-cutanées abdominales) et des voies biliaires (ictère).

L'*atrophie du foie* coïncidant avec l'hypertrophie de la rate et l'ascite indique une cirrhose atrophique ; mais les mêmes phénomènes peuvent se rencontrer, quoique plus rarement, dans la périhépatite atrophique et le foie cardiaque ; dans ce dernier cas, l'état du cœur suffit à établir le diagnostic. La cirrhose atrophique graisseuse se reconnaît à sa marche rapide (Hanot). Quant aux atrophies consécutives à l'oblitération des voies biliaires, elles ont été précédées d'une longue période d'hypertrophie et s'accompagnent d'ictère chronique.

L'*hypertrophie du foie* se rencontre dans certaines cirrhoses, dans les dégénérescences, les tumeurs, les abcès et la simple congestion.

Au point de vue clinique, on peut distinguer les hypertrophies en deux groupes, suivant que le foie a conservé sa forme normale ou qu'il présente des saillies ou des bosselures. Dans ce dernier cas, le diagnostic est généralement assez facile ; une surface marronnée doit faire penser au cancer ; un foie complètement déprimé est le plus souvent l'indice d'une lésion syphilitique ; une tumeur bien circonscrite est due généralement à un kyste hydatique ou à un abcès ; dans ce dernier cas, les antécédents (dysenterie), les phénomènes fébriles et douloureux suffisent au diagnostic.

Les hypertrophies sans déformation de l'organe sont bien plus importantes à connaître. Une hypertrophie considérable du foie, avec hypertrophie de la rate, ictère chronique et état général relativement bon, tels sont les principaux caractères cliniques de la cirrhose hypertrophique biliaire de Hanot. A côté d'elle, il faut ranger une affection d'allures semblables, due à la syphilis (Hanot), et la cirrhose biliaire lithiasique. Il convient de leur opposer les faits de cirrhose hypertrophique sans ictère : une variété, qui semble liée à la tuberculose et est désignée sous le nom de cirrhose hypertrophique graisseuse ; dans cette affection, le foie et la rate sont volumineux, le foie douloureux, l'ascite assez fréquente, l'ictère exceptionnel ; enfin l'état général du malade devient rapidement mauvais, la fièvre est quelquefois assez vive pour avoir fait penser à une dothiénenterie ; la mort survient en quelques semaines, 2 à 4 mois au plus. D'autres variétés répondent aux cirrhoses hypertrophiques alcooliques (Hanot et Gilbert), dyspeptiques (Hanot et Boix), cardiaques, etc.

Les antécédents du malade feront reconnaître les hypertrophies du foie liées au paludisme, au diabète (cirrhose pigmentaire), ainsi que les dégénérescences amyloïde ou graisseuse. Enfin l'état de la rate, quelquefois l'engorgement des ganglions et surtout l'examen microscopique du sang permettent d'affirmer que l'hypertrophie du foie dépend d'une leucocythémie.

Dans les congestions hépatiques, le volume du foie est assez variable ; sa consistance est

Il ne faut pas non plus croire que l'*augmentation en surface de la matité hépatique* indique toujours un accroissement de volume du foie lui-même. Lorsque les deux processus sont connexes, on constate un abaissement anormal du bord inférieur de l'organe, le bord supérieur demeurant en place. En même temps, le lobe gauche empiète sur le côté gauche, jusqu'à atteindre souvent la rate, avec le bord antérieur de laquelle il constitue un angle *hépato-splénique*. Ce n'est que dans les cas où des tumeurs se développent dans la région supérieure du foie, qu'elles peuvent faire remonter la limite supérieure de la matité hépatique ; cette élévation est alors plus ou moins circonscrite, irrégulière ou curviligne. Cela se présente très fréquemment pour les kystes hydatiques, dans lesquels le refoulement peut aller jusqu'à la hauteur de la deuxième côte ; on est alors exposé à confondre avec des exsudats pleurétiques et des infiltrations circonscrites du poumon. Dans cette dernière affection, il existe cependant, en dehors de la matité, de la respiration bronchique, des râles sonores et du frémissement renforcé ; quant à l'épanchement pleurétique, il s'accompagne d'effacement des espaces intercostaux et d'absence d'excursions respiratoires.

Ces symptômes peuvent également, il est vrai, se produire dans quelques cas rares de kystes à échinocoques ; Frerichs en a relaté des exemples ; il faut alors, pour établir le diagnostic, l'appuyer sur l'évolution de la maladie (1). Les exsudats péritonitiques, enkystés entre la surface du foie et le diaphragme (abcès sous-phréniques), peuvent engendrer au niveau du bord supérieur du foie des matités analogues à celles que déterminent les tumeurs. Leurs symptômes sont à peu près ceux des épanchements pleurétiques enkystés, avec lesquels ils ont été d'ailleurs fréquemment confondus.

On observe souvent une pseudo-extension de la matité hépatique, lorsque l'estomac et le côlon sont remplis de matières solides, ou lorsqu'ils sont le siège de tumeurs. Dans le premier de ces cas, il faut attendre

moins dure que dans la cirrhose. Cet état se rencontre dans bien des circonstances ; on peut admettre quatre groupes pathogéniques : 1° La congestion est due à des matières irritantes amenées par la veine porte (mets épicés, boissons spiritueuses, putréfactions gastro-intestinales, particulièrement dans la dilatation de l'estomac) : c'est ainsi qu'après un repas trop copieux on peut éprouver des douleurs dans l'hypochondre droit ; le foie augmente rapidement de volume. Dans la dilatation stomacale, le gros foie est fréquent (Bouchard) et expliquerait le déplacement du rein droit observé dans cet état morbide ; 2° la congestion tient aux altérations du sang (goutte, diabète, fièvres éruptives, typhoïde, dysenterie, empoisonnement par l'oxyde de carbone, etc.) ; 3° elle relève d'un trouble nerveux (congestions supplémentaires à la ménopause) ; 4° elle est liée à des troubles de la circulation sus-hépatique (asystolie, emphysème avec dilatation du cœur, épanchements pleuraux, tumeurs du médiastin, etc.). Tous ces états dits congestifs peuvent d'ailleurs aboutir à la sclérose.

Enfin certaines altérations hépatiques sont peut-être consécutives à des affections spléniques (Chauffard, maladie de Banti) ; ainsi l'hypertrophie du foie est souvent observée au cours de la tuberculose splénique massive avec hyperglobulie dont quelques cas ont été rapportés récemment.

(1) Le kyste hydatique donne une matité à convexité supérieure, tandis qu'en cas de pleurésie la matité est limitée par une ligne parabolique dont la concavité est tournée en haut.

l'évacuation spontanée ou artificielle du tube intestinal ; dans le second, délimiter les organes à l'aide de la palpation et voir si le son de percussion au niveau de la tumeur est mélangé de sonorité tympanique ; car, s'il s'agit d'hypertrophies réelles du foie, le son de percussion est remarquable par l'augmentation d'intensité de la matité et l'absence de toute consonance tympanique.

Les exsudats pleurétiques et les infiltrations arciformes des poumons peuvent simuler une extension de la matité hépatique à sa partie supérieure. Dans les infiltrations pulmonaires, on constatera de la respiration bronchique, des râles sonores et du renforcement du frémissement vocal, dans la pleurite, on tiendra compte de l'effacement des espaces intercostaux, du défaut d'excursions respiratoires prononcées et de la forme même de la matité, qui a son point le plus élevé à côté de la colonne vertébrale et se dirige de là obliquement en bas et en avant ; les matités consécutives à l'augmentation de volume du foie ont souvent leur limite la plus élevée en avant et en arrière et commencent à s'abaisser environ à la rencontre de la ligne axillaire. Stokes fait remarquer que, si par suite d'épanchements abondants le diaphragme est refoulé de façon à former une convexité inférieure, il se produit entre ce muscle et la face supérieure du foie un sillon qui est souvent perceptible à la palpation, et même à l'inspection. D'après Frerichs, ce symptôme ne mérite pas une confiance absolue ; en tous cas, il ne survient qu'en cas d'exsudats très considérables, et, si les parois abdominales sont fortement tendues, il devient impossible de le constater. Un sillon analogue peut aussi être produit par les tumeurs du foie, lorsqu'elles siègent près du rebord du thorax.

Une *tension excessive* des parois abdominales peut encore simuler l'extension de la matité hépatique.

Le *déplacement* de la matité hépatique peut s'observer dans des conditions très diverses. Elle est déviée *en haut* dans le météorisme, l'ascite et les tumeurs des viscères abdominaux. Cette déviation est souvent accompagnée, comme nous l'avons déjà expliqué, par la situation en arête du foie et la réduction de la petite matité hépatique. L'atrophie du poumon droit peut produire encore le même résultat.

La matité est déplacée *vers le bas* dans les degrés élevés d'emphysème alvéolaire du poumon, dans la pleurite exsudative, le pneumothorax, la péricardite, les tumeurs du médiastin, dans les exsudats péritonéaux insinués entre le diaphragme et le foie et dans le relâchement des ligaments suspenseurs du foie. La déviation se produit de la même façon dans la pleurésie et le pneumothorax. Lorsque c'est le côté droit qui est malade, on trouve le bord inférieur du lobe hépatique droit situé très bas, tandis que le lobe gauche remonte plus haut qu'à l'état normal, et cela parce que l'organe a exécuté autour du ligament rond un mouvement de droite à gauche et de bas en haut. En même temps, le cœur peut avoir été refoulé en haut par le lobe hépatique gauche, ce dont il est facile de s'assurer par la position du choc de la pointe.

En cas de lésion du côté gauche, le lobe hépatique gauche se déplace de haut en bas ; cependant, il se produit en général un refoulement du foie tout entier vers la droite. Frerichs a fait voir que quelquefois cet organe est situé en totalité à droite de la ligne médiane. Un fait plus rare est la production, dans la pleurésie, d'une sorte de flexion à la limite des deux lobes hépatiques : celui qui correspond au côté sain conserve sa position normale ; l'autre, qui porte le fardeau de l'épanchement, semble refoulé de haut en bas par suite de la flexion dans le voisinage du ligament rond. Dans la péricardite exsudative, il survient d'ordinaire aussi un abaissement de tout le bord inférieur du foie ; mais cet abaissement sera prononcé surtout du côté du lobe gauche.

D'après Gerhardt, la *percussion de la vésicule biliaire* serait possible même chez les individus bien portants, alors que l'estomac et les intestins sont vides. Quoi qu'il en soit, on peut, par la percussion, délimiter cet organe, lorsqu'il est augmenté de volume, que cette augmentation soit due à une turgescence extraordinaire de la vésicule ou à une dégénérescence cancéreuse de ses parois.

D. — Auscultation du foie

En auscultant le foie, on entend des *bruits respiratoires* ou *des sons cardiaques propagés*.

Dans certains cas rares, il pourrait se développer au niveau du foie des *bruits vasculaires autochtones*. Ces bruits ont été entendus en cas de *cancer du foie très vasculaire* (Léopold), de *sarcome du foie* (Martini), de *cicatrices du foie* ayant enserré et rétréci des vaisseaux sanguins du foie (Gabbi), de *colique hépatique* (Gerhardt) et *d'anévrismes de l'artère hépatique*.

Parmi les phénomènes acoustiques possibles, nous avons à ranger les *bruits de frottements*, qui sont souvent accessibles même à la palpation, qui tantôt apparaissent pendant la respiration, tantôt sont déterminés par la pression, et qui toujours indiquent la présence de rugosités sur les surfaces hépatique ou cholécystique.

Enfin, l'on entend parfois du *cliquetis métallique*, lorsque la vésicule biliaire est remplie de calculs mobiles (1).

---

(1) La séméiotique des affections du foie ne comprend pas seulement les procédés d'exploration physique de l'organe qui renseignent sur son état anatomique, mais encore des procédés d'exploration chimique, qui renseignent sur sa valeur fonctionnelle. Les indications que fournissent ces derniers seraient bien plus précieuses que les autres, si les méthodes employées possédaient une exactitude rigoureuse. Quoiqu'elles n'aient pas atteint à ce degré de perfection, elles n'en sont pas moins très utiles, très utilisées, et il nous paraît indispensable d'exposer succinctement ici les *procédés d'exploration des fonctions hépatiques*, quitte à discuter leur valeur.

1° *Recherche de l'urée de l'urine.* — On sait que le foie joue un très grand rôle dans la production de l'urée. Les recherches de Meissner, confirmées par Brouardel, Schœder, Minkowski, ont montré que le foie transforme en urée diverses substances azotées, particulièrement

7. — **Examen de la rate**

A. — Inspection de la région splénique

La *voussure de la région splénique* indique *l'hypertrophie de la rate*. Ordinairement, la voussure fait défaut dans les hypertrophies aiguës de la rate, comme celles des maladies infectieuses aiguës (fièvre typhoïde, par exemple), parce que l'accroissement de l'organe est trop peu notable et que sa consistance est trop molle. Les lésions visibles décèlent donc surtout les *hypertrophies chroniques de la rate*. Elles occupent parfois une grande partie de l'abdomen, et dans ces cas, les lésions se traduisent à l'œil, même sous les vêtements ; chez les femmes, la tumeur pourra simuler une grossesse, et cela d'autant mieux que la colonne vertébrale pré-

les acides amidés et l'ammoniaque. Au début de certaines maladies du foie, alors qu'il y a suractivité de l'organe, on peut voir augmenter l'excrétion de l'urée. Plus tard, l'activité hépatique diminue, l'urée tombe à un taux très peu élevé (quelquefois 1 à 2 grammes en 24 heures); en même temps on voit augmenter l'excrétion des matériaux moins oxydés, de la leucine, de la tyrosine et même de l'ammoniaque, comme l'ont vu Stadelmann et Hallervorden dans la cirrhose hépatique.

2° *Recherche dans l'urine des substances albuminoïdes.* — Ce n'est pas seulement sur les matières azotées excrémentitielles que le foie exerce son action, il modifie aussi la peptone et l'albumine. Aussi, dans les maladies de cette glande, peut-on observer de la peptonurie et de l'albuminurie. La peptonurie a été signalée par Schulze et Riess et plus tard par Gerhardt dans l'empoisonnement phosphoré, c'est-à-dire dans une maladie destructive du foie ; on l'a rencontrée depuis dans l'atrophie jaune aiguë, la cirrhose, la congestion hépatique liée à la dilatation de l'estomac.

L'albuminurie a un intérêt double : tantôt c'est une albuminurie légère et passagère dépendant simplement d'un trouble fonctionnel du foie ; tantôt l'albuminurie coïncide avec la présence de cylindres urinaires, elle a alors une grande valeur pronostique. Elle indique que le rein a été secondairement atteint et doit faire craindre l'apparition des phénomènes d'ictère grave dus, comme on sait, à une insuffisance fonctionnelle des deux grands émonctoires de l'économie, le foie et le rein.

3° *Recherche dans l'urine des pigments biliaires. Urobilinurie.* — Nous ne parlerons pas ici de la valeur séméiologique des urines biliphéiques (Voyez : *Ictère* et *Examen des urines*). Mais l'urine peut contenir d'autres pigments, ayant une très grande importance au point de vue clinique, nous voulons parler de l'*urobiline*. MM. Engel et Kiener et M. Hayem ont fait une excellente étude de l'urobilinurie d'origine hépatique et en ont fixé la valeur séméiologique. L'urobilinurie, qui correspond à l'*hémaphéisme* de Gubler, est caractérisée par la présence dans l'urine de l'urobiline, qui y est ordinairement accompagnée d'un autre pigment, appelé le *pigment rouge brun*. La présence de ces pigments se reconnaît facilement au moyen de réactifs chimiques (l'acide nitrique donne une coloration brun acajou) et surtout par l'examen spectroscopique après acidification. L'urobilinurie se rencontre au cours d'états morbides divers, et en particulier au cours des maladies qui déterminent des troubles fonctionnels

sente dans ce cas vers le segment inférieur, comme chez les femmes enceintes, une lordose fortement accentuée.

Lorsque les parois abdominales ne sont pas trop tendues et qu'il n'existe ni ascite ni météorisme, les *limites inféro-médianes de la tumeur splénique* se manifestent sous forme d'un soulèvement léger; vers le haut on constate même quelquefois un ou plusieurs sillons, tels qu'ils existent sur la rate saine, et qui sont caractéristiques de la forme de cet organe. Parfois la délimitation de la tumeur se trouve facilitée lorsque l'explorateur a recours par conséquent à l'éclairage latéral.

Lorsque les tumeurs spléniques ne sont pas trop volumineuses, elles offrent encore deux caractères pathognomoniques, la *mobilité dans les changements d'attitude* et les *excursions respiratoires*. Dans le décubitus latéral droit, leur contour se déplace vers la droite; il s'abaisse un peu dans la station debout. A chaque inspiration, la tumeur, comprimée par le diaphragme, s'abaisse pour remonter à l'expiration. Les déplacements respiratoires de la rate sont, il est vrai, moins étendus que ceux du foie, ce qui tient à ce que la rate est en contact avec le diaphragme par une moindre surface.

Les abcès de la rate peuvent, dans quelques cas rares, développer des *saillies limitées* dans la région splénique.

J'ai observé une femme atteinte de *rate mobile* à parois abdominales

et des altérations organiques de la cellule hépatique : l'urobiline représente le pigment du foie malade. Dans les cirrhoses, dans l'alcoolisme chronique avec lésion du foie, dans la tuberculose, on peut trouver une urobilinurie légère, qui augmente s'il survient de la fièvre ou de la fatigue, c'est-à-dire des causes augmentant la destruction des globules sanguins ; l'hémoglobine mise en liberté se transforme dans un foie malade, non en bilirubine, mais en urobiline. L'urobilinurie n'a de valeur que lorsqu'elle est habituelle ou constante ; elle peut se rencontrer d'une façon transitoire dans les maladies aiguës (grippe, rhumatisme, pneumonie) où il y a destruction active de globules rouges et congestion hépatique.

La théorie hépatique de l'urobilinurie a été très contestée ; beaucoup d'auteurs ont soutenu que l'urobiline se formait dans l'intestin et qu'elle était résorbée lorsqu'elle se formait en trop grande quantité.

Actuellement on tend à admettre une théorie mixte, entéro-hépatique, d'après laquelle l'urobiline est normalement formée dans l'intestin et arrêtée par le foie. Quand elle est produite en trop grande quantité ou que le foie malade ne l'arrête plus, elle passe dans l'urine (Achard et Morfaux).

4° *Recherche de l'indican dans l'urine*. — D'après Gilbert et E. Weil, lorsque le foie est altéré, il n'arrête plus l'indican, qui résulte des putréfactions intestinales, et l'indicanurie serait un signe d'insuffisance hépatique. Mais ce phénomène se retrouve dans un trop grand nombre d'affections pour pouvoir être pris en considération.

5° *Recherche de la toxicité urinaire*. — Le foie étant normalement chargé d'arrêter une partie des poisons de l'organisme (Schiff, Roger), il en résulte que lorsque l'organe est malade un plus grand nombre de principes toxiques reste ou passe dans le sang, et de là est déversé dans l'urine. Aussi la toxicité de l'urine peut-elle donner des renseignements sur l'état de la fonction hépatique : elle est augmentée en cas d'insuffisance hépatique (Surmont). Dans ces dernières années, de nombreuses critiques ont été adressées à cette méthode (V. plus loin, *Examen de l'urine*), qui l'ont fait un peu délaisser par les cliniciens.

En dehors de ces procédés, qui sont basés sur l'étude de l'urine du malade (analyses chimique et physiologique), il en est deux autres destinés aussi à déterminer la valeur fonctionnelle du foie, qui sont des procédés expérimentaux, ne présentant d'ailleurs aucun inconvénient pour le malade.

excessivement relâchées : chez elle, malgré l'absence de toute hypertrophie splénique, j'ai réussi à reconnaître nettement, à travers les parois abdominales, la présence de la rate dans la fosse iliaque gauche.

B. — PALPATION DE LA RATE

La rate saine, lorsqu'elle occupe son siège normal, est inaccesible à la *palpation*, même en se mettant dans les conditions les plus favorables (position diagonale droite dont nous allons parler, respiration profonde), la rate ne peut être sentie par la main. On ne réussit à palper la rate que dans deux cas : quand il y a augmentation de volume ou déplacement de l'organe.

Dans les cas d'*hypertrophies spléniques* dures et très volumineuses, il n'est pas difficile de pratiquer la palpation de l'organe, quelle que soit la position du corps. Il faut, au contraire, certains artifices, lorsque l'accroissement de volume n'est pas très considérable et que la rate a une consistance molle. On fera prendre au malade la position diagonale droite, recommandée pour la première fois par Schuster pour l'exploration de la rate, c'est-à-dire une position intermédiaire entre le décubitus dorsal et le décubitus latéral droit et dans laquelle le malade repose sur l'omoplate

6° *Epreuve de la glycosurie alimentaire.* — Normalement le foie arrête le sucre ingéré qui lui arrive par la veine porte, et qui y est emmagasiné sous forme de glycogène. Lorsque le foie est malade, le sucre n'est pas modifié et passe directement dans l'urine. Colrat observa le phénomène dans la cirrhose atrophique, en lui assignant d'ailleurs une autre interprétation, et la méthode suivante fut constituée : on donne au sujet étudié 120 à 150 grammes de sirop de sucre, on recherche la glycosurie dans les urines recueillies systématiquement après l'ingestion du sucre. Si les urines contiennent du sucre, c'est que la cellule hépatique est insuffisante. Cette méthode est passible de nombreuses objections, et son application a montré qu'elle était viciée par de multiples causes d'erreur. Néanmoins, elle n'est pas dénuée de toute valeur, à la condition que l'on emploie du glucose au lieu de saccharose, qu'on le fasse prendre à la dose de 100 grammes, que l'on s'enquière en même temps du pouvoir glycolytique des tissus (Achard et E. Weil), de l'état de la perméabilité rénale et de l'absorption intestinale (ingestion et injection hypodermique de bleu de méthylène).

7° *Epreuve du bleu de méthylène.* — L'élimination par l'urine du bleu de méthylène, injecté ou ingéré, selon le procédé que nous décrivons à propos de l'exploration des fonctions du rein, fournit un autre renseignement touchant l'état de la fonction hépatique. A l'état normal, le bleu élimine colore l'urine d'une manière régulièrement progressive, puis régulièrement décroissante. Chauffard, Cavasse et Castaigne ont montré que, lorsque la cellule hépatique est atteinte dans son fonctionnement, l'élimination, au lieu de se faire d'une manière cyclique, est polycyclique ; c'est-à-dire qu'il y a des à-coups, et même des intermittences dans la coloration des urines par le bleu ; celles-ci sont successivement plus ou moins colorées, et peuvent même présenter des périodes de coloration, et cela durant tout le temps de l'élimination. Ce phénomène a une certaine valeur pour l'appréciation de la fonction hépatique ; cependant il peut se produire sous l'influence d'autres facteurs que le trouble de cette fonction.

Il en est d'ailleurs ainsi de tous les procédés que nous venons de passer en revue ; tous les phénomènes qu'ils mettent en lumière peuvent être déterminés par des conditions indépendantes d'altérations hépatiques ; il en résulte que l'un d'entre eux n'a pas, employé isolément, une valeur absolue, et qu'il est indispensable, dans l'examen méthodique de la fonction hépatique, d'associer tous les procédés, et de les contrôler les uns par les autres.

droite. En même temps, ce dernier élève le bras gauche et le place
derrière la tête. L'examen est plus facile quand le médecin se tient
derrière et à gauche du malade. Il ne faut jamais explorer avec des mains
froides et par des manœuvres brusques, parce qu'alors le malade contracte les parois abdominales, ce qui empêche toute palpation. Il sera
bon de détourner son attention en causant avec lui ; de cette façon, l'on
obtient le relâchement des parois du ventre.

À l'aide des trois doigts réunis de la main droite, on exercera une pression très légère, dans l'angle formé par l'extrémité libre de la 11ᵉ côte
gauche et le cartilage de la 10ᵉ côte du même côté. Au moment d'une
inspiration profonde, on sentira un corps arrondi en avant venir au-devant
des doigts un peu fléchis, pour disparaître en partie, à chaque expiration,
derrière les fausses côtes gauches. Lorsque la tumeur splénique est de
consistance très molle, il peut arriver qu'on ne distingue pas de contours
proprement dits, et qu'on ne perçoive qu'un accroissement diffus de
résistance, au moment de l'inspiration.

On ne doit pas exercer avec les doigts à chaque inspiration de pressions trop énergiques, car si la rate hypertrophiée est très molle, on peut
ainsi enlever toute netteté aux déplacements respiratoires de l'organe, et
on s'expose à une erreur sur laquelle l'attention a été attirée principalement par Leichtenstern. Si les parois abdominales étant relâchées, on
pénètre avec les doigts dans la profondeur au moment d'une inspiration
énergique, on atteint parfois les dentelures costales du diaphragme qui
étant contractées, donneront à un observateur inexpérimenté la sensation d'un corps à arêtes obtuses se déplaçant au moment de l'inspiration.

La palpation est le meilleur procédé d'investigation pour le diagnostic
des tumeurs spléniques. La rate que l'on sent par le palper et qui n'est
pas déplacée est une rate hypertrophiée. Les résultats de la percussion de
ce viscère sont, au contraire, souvent douteux, comme nous le verrons
plus loin. Mais il ne suffit pas d'établir par le palper l'existence d'une
tumeur splénique, il faut encore obtenir des renseignements plus détaillés
sur la forme, les dimensions, la consistance, la sensibilité, la mobilité et
l'état de sa surface.

I. **Forme.** — La rate, en s'hypertrophiant, conserve le plus souvent la
forme elliptique. Cette forme typique ne disparaît qu'en cas de tumeurs
vraies, telles que carcinome et lymphosarcome. Signe très caractéristique des hypertrophies spléniques dont on peut se servir surtout pour
établir le diagnostic différentiel : on constate sur le bord antéro-supérieur
de la rate hypertrophiée de 1 à 4 *sillons* (crenæ lienis, fig. 222). Ces sillons, que la rate présente à l'état normal, augmentent notablement de profondeur lorsque le viscère s'hypertrophie, et ils apparaissent alors très
nettement à la palpation.

II. **Dimension.** — Le *volume* des tumeurs spléniques est essentiellement variable. Certaines envahissent la plus grande partie de la cavité abdominale. Hyrtl cite le cas d'un soldat hongrois chez lequel on trouva à l'autopsie une rate hypertrophiée et indurée qui comprimait l'os iliaque gauche d'une façon telle qu'elle y avait créé un trou de la largeur d'une pièce de 5 francs.

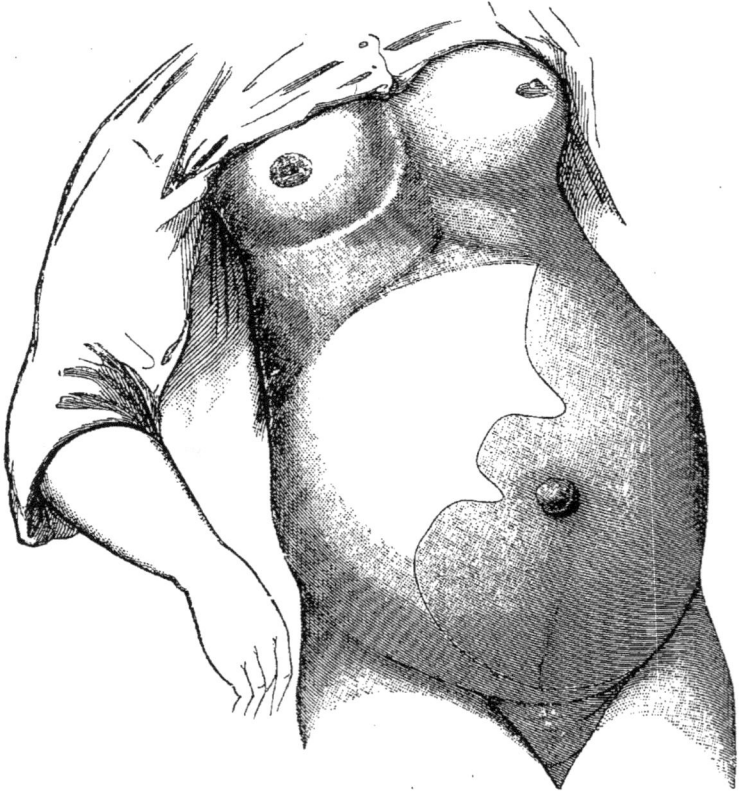

Fig. 222. — Rate leucémique considérablement hypertrophiée. Deux sillons sur le bord antéro-supérieur. (Obs. personnelle.)

III. **Consistance.** — La *consistance* d'une tumeur splénique dépend en partie de son volume, de son âge. Les hypertrophies dues aux maladies infectieuses aiguës, sont ordinairement moins considérables et bien plus molles que les tumeurs chroniques, qui peuvent atteindre un extrême degré de dureté.

Les tumeurs spléniques peuvent offrir par places de la *fluctuation*. Barbieri a publié récemment une observation dans laquelle l'on trouva sur une tumeur splénique consécutive à un abcès un point fluctuant qui fut incisé et traité chirurgicalement avec succès. Une fluctuation à petits flots, le frémissement *hydatique*, se rencontre dans quelques cas d'échinocoques de la rate, mais le fait est rare. Pour la recherche du frémissement hydatique, v. p. 637.

IV. **Sensibilité**. — Les tumeurs spléniques n'offrent d'habitude aucune *sensibilité*, à l'exception des tumeurs cancéreuses. Une compression exagérée peut, il est vrai, développer aussi une douleur sourde dans les autres cas ; mais elle est plutôt le résultat des tiraillements de la capsule splénique que de l'irritation des nerfs du parenchyme splénique.

V. **Mobilité**. — Ordinairement les tumeurs spléniques sont *très mobiles ;* on le constate par les mouvements respiratoires, les changements d'attitude et la pression. A chaque inspiration, l'organe hypertrophié s'abaisse, pour remonter pendant l'expiration. Dans la station verticale, la limite inférieure de l'organe hypertrophié est également située plus bas que dans le décubitus dorsal ; dans le décubitus latéral droit, il se déplace à droite et le plus souvent aussi de haut en bas. Par la pression, on peut la dévier dans toutes les directions; naturellement la déviation sera toujours plus prononcée dans un sens que dans les autres. Pour que la mobilité des tumeurs soit bien manifeste, il faut qu'elles atteignent un certain volume et une certaine consistance, sans cependant que ce volume arrive à être trop considérable.

VI. **État de la surface**. — La *surface de la rate hypertrophiée* peut être lisse ou inégale et bosselée. Les bosselures résultent plus souvent d'affections du parenchyme de l'organe que d'une induration irrégulière de la capsule; tel est le cas dans l'infarctus, le carcinome, le sarcome, les gommes, les kystes à échinocoques, les kystes et les abcès. On a pu quelquefois sentir à la palpation des saillies spléniques résultant de fortes dilatations variqueuses des veines spléniques (Cohnhein).

VII. **Frottement de la périsplénite**. — Nous avons à mentionner encore une particularité propre à la palpation des tumeurs spléniques. Quelquefois on perçoit en les palpant un *frottement sec* particulier, une sorte de grincement qui peut simuler complètement le *bruit de cuir neuf* de la pleurite. Tantôt ce frottement apparaît à chaque phase respiratoire, tantôt on peut le produire en déplaçant les parois abdominales à la surface de la rate, lorsqu'à la suite de phlegmasies, ordinairement chroniques, le revêtement séreux de la rate est devenu inégal, rugueux, épaissi et a contracté des adhérences avec les organes voisins. Beatty et plus tard Bright ont les premiers attiré l'attention sur ce fait ; c'est pourquoi on donne encore à ces bruits péritonéaux tangibles et perceptibles à l'oreille le nom de bruits de frottements de Bright.

VIII. Pulsations spléniques. — Gerhardt, Pryor et Drasche ont signalé les *pulsations de la rate hypertrophiée* chez les sujets atteints d'insuffisance aortique.

IX. Rate flottante. — La *rate* est dite *mobile*, lorsqu'elle a abandonné sa position normale pour s'abaisser dans la cavité abdominale. Elle peut ainsi descendre jusque dans le petit bassin; Morgagni et Ruysch ont une fois trouvé ce viscère déplacé dans une hernie inguinale.

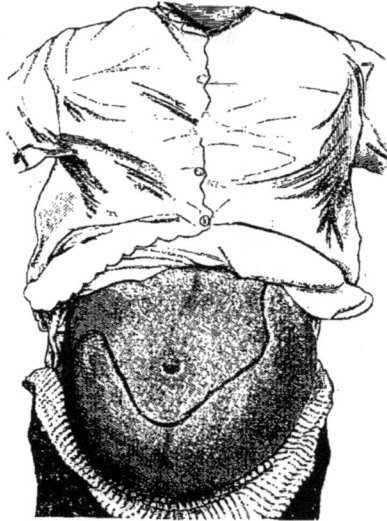

Fig. 223. — Rate mobile.

La rate est hypertrophiée par suite de la leucémie concomitante. On a cru cette femme enceinte et on l'a envoyée à la clinique d'accouchements de Zurich. (D'après une photographie. Obs. personnelle.)

Ordinairement la rate mobile est facile à reconnaître à sa forme caractéristique. La tumeur semi-lunaire possède une face convexe inférieure et une face concave supérieure (fig. 223). Sur le bord antérieur, on sent un ou plusieurs sillons et parfois l'on réussit à atteindre sur la face concave un vaisseau animé de battements. Le plus souvent l'organe déplacé est très mobile et peut être ramené dans sa position normale. En même temps, les phénomènes de percussion se modifient, car tant que la rate demeure déplacée, la matité splénique fait défaut dans la région normale du viscère et ne reparaît qu'après la réduction. La rate mobile peut être augmentée de volume et fortement altérée dans sa structure. Elle est d'habitude très peu sensible à la pression ; la sensation douloureuse est qualifiée par les malades de sourde et d'impossible à localiser exactement.

Les anciens auteurs qui ont confondu la rate mobile avec l'utérus en gestation auraient évité l'erreur s'ils avaient pratiqué avec soin l'auscultation du soi-disant utérus et l'exploration bimanuelle des organes du bassin. Tout récemment on a publié, en Angleterre, une observation où la rate déplacée était venue se loger au-devant de l'aorte abdominale et fut prise au début pour un anévrisme de cette artère. L'absence d'expansions pulsatiles uniformes fit reconnaître l'erreur.

On observe des déplacements de la rate moins importants, lorsque par suite d'épanchements liquides ou gazeux dans la plèvre, l'organe est fortement refoulé en bas avec le diaphragme ; dans ces cas, la rate, quoique non augmentée de volume, peut être accessible à la palpation. Il faut cependant se garder de la confondre avec les saillies à convexité inférieure, qui, dans ces cas, peuvent se développer sur le diaphragme. Dans la *cypho-scoliose*, la rate peut également être refoulée en bas et devenir accessible à la palpation.

· **X. Toux splénique.** — Il nous reste à parler de la *toux splénique*. Il arrive parfois, en effet, que les malades atteints d'hypertrophie de la rate se mettent à tousser lorsqu'on comprime certains endroits du viscère. Si l'on renouvelle la compression trop souvent, la sensibilité tussigène s'émousse, et il faut attendre un certain temps pour reproduire le phénomène. Le léger ébranlement de la percussion lui-même est suffisant pour le provoquer. Les malades accusent un chatouillement particulier qu'ils ne peuvent localiser exactement, mais dont ils placent ordinairement le siège immédiatement au-dessous de l'appendice xiphoïde. Il s'agit là évidemment d'une irritation mécanique des filets terminaux du nerf vague, qui se transmet aux nerfs tussigènes dans la moelle allongée.

C. — PERCUSSION DE LA RATE

La percussion de la rate présente de grosses difficultés et expose à bien des erreurs. Il arrivera souvent qu'on croira à une hypertrophie de l'organe alors qu'il n'en existe point ; on fera donc bien de ne diagnostiquer l'hypertrophie de la rate que lorsque l'organe est devenu accessible à la palpation.

Rappelons en quelques mots la configuration et les rapports de la rate.

La rate a une forme le plus souvent ovalaire, allongée; son plus grand diamètre court parallèlement à la direction des 9°-11° côtes ; son extrémité postérieure et en même temps supérieure est donc tournée vers la colonne vertébrale et son extrémité antérieure et inférieure vers la ligne médiane. Ce n'est que rarement que la première est en contact direct avec la face latérale du corps de la 10° dorsale ; elle en est distante ordinairement de 2 centimètres (fig. 224). L'extrémité antérieure est située généralement contre la ligne axillaire et ne dépasse pas la ligne qui réunit l'extrémité libre de la 11ᵉ côte gauche à l'articulation sterno-claviculaire gauche et que l'on appelle ligne costo-articulaire. La largeur de la rate occupe le plus souvent un espace compris entre le bord supérieur de la 9ᵉ côte gauche et le bord inférieur de la 11ᵉ du même côté.

La rate présente trois faces. La face externe convexe regarde la concavité du diaphragme ; la face interne concave est située contre le fond de l'estomac et la face inférieure, la plus petite des trois, recouvre le segment supérieur du rein gauche. De cette dernière condition il résulte,

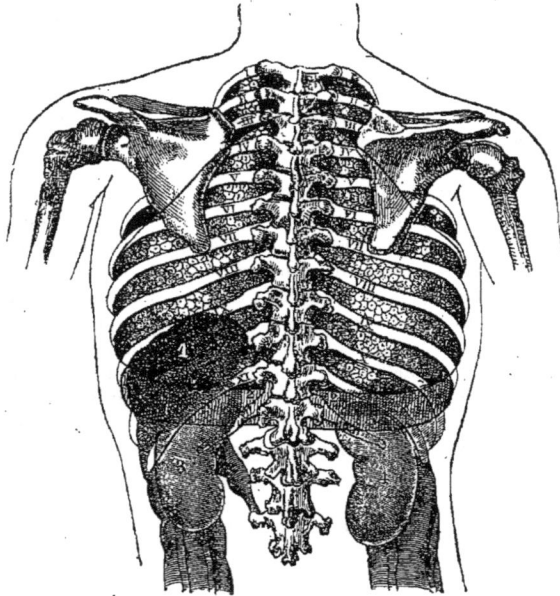

Fig. 224. — Position de la rate.
1. Rate. — 2. Espaces pleuraux complémentaires. — 3. Rein gauche. — 4. Rein droit.

chose importante pour la percussion, que la matité splénique se continue directement en arrière et en bas par la matité rénale, de sorte qu'il est impossible de délimiter les deux organes par la percussion (fig. 224).

Chez les individus bien portants, il peut y avoir des anomalies de forme et de position de la rate. Celle-ci a souvent la forme d'un quadrilatère irrégulier; d'autres fois elle est très allongée, linguiforme; d'autres fois encore elle a plutôt la forme d'un disque. Il arrive souvent aussi que le diamètre longitudinal de l'organe ne suit pas le trajet des dernières côtes, mais leur est plutôt perpendiculaire.

Sur la figure 224, on voit qu'une grande portion du segment supérieur de la rate est recouverte par du parenchyme pulmonaire. Aussi seule la portion qui, non masquée par le poumon, est en contact immédiat avec la paroi thoracique, sera accessible à une percussion certaine. Si certains auteurs, Friedreich, Quincke, Edlefsen, J. Meyer, ont voulu délimiter par la percussion la totalité du viscère, on a eu raison de douter des résultats qu'ils ont obtenus ; leur prétention est vaine, ainsi que le montrent la théorie d'abord, puis les cas où la figure de percussion est en contradiction flagrante avec le volume réel de la rate.

Le segment splénique non recouvert par le poumon et accessible à la percussion est limité en haut par le bord inférieur du poumon. Son bord antérieur et supérieur apparaît sous ce dernier à la hauteur de la 9e côte sur la ligne axillaire postérieure, et forme à ce niveau l'angle spléno-pulmonaire occupé par l'estomac et le côlon. L'extrémité splénique antérieure peut atteindre, nous le répétons, la ligne axillaire antérieure. A la hauteur du 10e espace intercostal, elle se continue par le bord splénique inférieur, qui suit la direction de la 11e côte et se croise avec le bord latéral du rein gauche, immédiatement en avant de la ligne scapulaire gauche. Là nous trouvons l'angle spléno-rénal, qu'occupe le côlon descendant (fig. 224).

Il résulte directement de la situation anatomique de la rate que le segment splénique non recouvert par le poumon est limité en haut par de la sonorité pulmonaire et sur les côtés par de la sonorité tympanique. Cette situation explique aussi les difficultés de la percussion splénique et montre combien l'erreur est facile. Les épanchements pleurétiques enkystés ou les infiltrations circonscrites du poumon gauche font supposer très facilement l'existence d'une hypertrophie liénale, lorsqu'ils occupent le voisinage de la limite supérieure de la rate. Les difficultés sont créées plus fréquemment encore par l'estomac et les intestins, car si ces organes sont remplis de masses solides, ils réaliseront aisément un faux agrandissement de la matité splénique. Aussi comprend-on que Piorry ait conseillé, pour plus de sûreté, d'administrer avant la percussion un lavement destiné à vider le côlon, car une purgation supprime souvent totalement ce qu'on prenait pour une rate hypertrophiée.

Un autre cas où la délimitation de la rate est impossible, c'est lorsque, dans certaines conditions pathologiques, le lobe gauche du foie empiète de beaucoup sur le côté gauche et est en contact immédiat avec la rate. De même, un épiploon riche en graisse, qui s'étend jusqu'à l'extrémité gauche du côlon transverse et l'écarte de la paroi thoracique, peut créer un faux accroissement d'étendue de la matité splénique.

Rappelons encore que les lésions de la portion supérieure de la rate s'accompagnent presque nécessairement de lésions pulmonaires concomitantes, tandis que si c'est le segment inférieur de la rate qui est touché, l'agent vulnérant n'intéresse que l'espace pleural complémentaire, d'où coexistence possible d'un pneumothorax avec la lésion splénique.

Pour percuter la rate, on se sert habituellement de la *percussion faible*. Car tout se résume en ceci : tracer exactement les limites qui séparent la matité splénique du bord du poumon et des portions voisines de l'in-

testin. Il faut tenir compte encore du peu d'épaisseur du viscère, le maximum n'en étant guère que de 3 centimètres. Avec la percussion forte on
n'arrive quelquefois au but que quand l'estomac et l'intestin renferment
des masses solides ; on réussit alors, dans certains cas, à distinguer la
matité splénique du son appartenant à ces deux organes.

On a pratiqué la percussion de la rate dans toutes les attitudes possibles. L'exploration dans le décubitus dorsal sert exclusivement pour les
malades qui ne peuvent se placer sur le côté. L'examen dans le décubitus
abdominal ou dans la position assise est incommodée et ne présente pas
d'avantage spécial. Dans le décubitus latéral droit, il arrive souvent
que la crête iliaque se rapproche du rebord gauche du thorax jusqu'à
contact intime ; l'on peut parfois éviter cet inconvénient en glissant
des coussins sous le côté. Aussi la position diagonale droite, recommandée chaleureusement par Schuster, et la station verticale, prônée récemment par Ziemssen, sont-elles les meilleures attitudes pour la percussion
de la rate. On ne peut assez recommander de percuter la rate dans
l'une et l'autre de ces positions et de comparer entre eux les résultats
obtenus.

Voici comment on procède à la percussion de la rate dans la station
debout : on détermine d'abord le trajet du bord inférieur du poumon
gauche en cherchant à fixer successivement la limite inférieure de ce
poumon à côté de la colonne vertébrale sur la ligne scapulaire, et sur les
lignes axillaires (fig. 225). A côté du rachis et sur la ligne scapulaire, il
existe au-dessous du bord pulmonaire une matité qui se continue le plus
souvent jusqu'à la crête iliaque et qui appartient tant à la rate qu'au rein
avoisinant. Sur les trois lignes axillaires aussi, au-dessous du bord inférieur du poumon, on perçoit un son mat ; mais plus bas, vers le bord
inférieur de la 11ᵉ côte, ce son se transforme en sonorité tympanique.
C'est à ce niveau que siège le bord inférieur de la rate. Pour délimiter
l'extrémité antérieure du viscère, il est nécessaire, en partant de la zone
de matité splénique située en dedans de la ligne axillaire moyenne, de
percuter en partie horizontalement vers la ligne médiane, en partie en
rayonnant vers le haut et le bas, et toujours en dedans. La limite antérieure de la rate est obtenue ainsi par l'apparition de sonorité tympanique. Au niveau de la ligne axillaire moyenne, la hauteur de la matité
peut atteindre 5 à 6 centimètres ; dans certains cas rares, même 7,2 centimètres (Weil) (1).

L'extrémité antérieure de la rate ne dépasse que rarement la ligne
sterno-costale. Sur un très grand nombre d'observations Schuster ne
rencontra cette anomalie que dans 1/8 à 1/10 des cas. Donc l'extrémité
antérieure de la rate reste en moyenne éloignée de 4 à 5 centimètres du
rebord des fausses côtes gauches. Il est vrai que Leichtenstern remarque

_____

(1) Cette petite étendue de la matité splénique normale, d'ailleurs difficile à limiter, fait que
beaucoup de praticiens considèrent qu'une rate, nettement perceptible à la percussion, n'est pas
une rate normale.

avec raison que la direction de la ligne sterno-costale dépend uniquement des conditions de structure du thorax, avec lesquelles le volume de la rate n'a pas de rapports directs. On ne peut donc s'étonner qu'en cas de thorax très long et très étroit la ligne en question soit dépassée par l'extrémité antérieure de la rate, alors qu'en cas de thorax très large cette extrémité reste de beaucoup en deçà de cette ligne.

Les limites de percussion de la rate dépendent essentiellement de l'attitude du corps et des mouvements respiratoires. Déjà dans la position diagonale droite les limites sont un peu différentes parce que dans cette

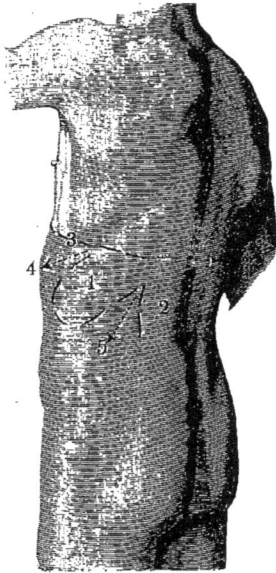

FIG. 225. — Configuration de la matité splénique.
1. Matité splénique. — 2. Matité rénale. — 3. Bord inférieur du poumon gauche. — 4. Angle pulmonaire splénique. — 5. Angle spléno-rénal. (D'après une photographie. Obs. personnelle.)

position le bord inférieur du poumon s'abaisse de 2 à 4 centimètres. Par suite, la limite supérieure de la rate s'abaisse nécessairement d'autant, et comme ce viscère ne supporte pas un déplacement aussi prononcé, la matité splénique se rétracte d'environ 1 centimètre en surface. L'extrémité antérieure de la rate se déplace en bas et en avant, de façon à dépasser assez fréquemment un peu en avant la ligne costo-articulaire. La position abdominale, elle aussi, influe sur la situation de la rate et, par conséquent, sur la figure de percussion ; d'après Schuster, en ce cas, l'extrémité antérieure de l'organe se porte en avant, la totalité de l'organe prenant une position se rapprochant davantage de l'horizontale.

Sur les déplacements respiratoires de la rate, les études de Gerhardt nous ont fourni des détails très précis. Dans l'inspiration profonde, la matité splénique diminue d'étendue et s'abaisse d'un centimètre par sa limite inférieure ; bien plus, dans l'inspiration profonde, le malade étant dans le décubitus latéral droit, cette matité peut être supprimée à l'exception d'une petite bande inférieure. La diminution inspiratoire considérable de la zone de matité splénique est due à ce que le déplacement du bord inférieur du poumon gauche est plus prononcé que le déplacement inspiratoire de la rate.

La réplétion de l'estomac et du côlon n'est pas non plus sans influence sur la position de la rate et, partant, sa figure de percussion. C'est ainsi que Leichtenstern a montré qu'en cas de météorisme stomacal le bord supérieur de la rate s'abaisse et prend une position se rapprochant plus de la verticale.

A l'état pathologique, on constate ou l'absence, ou la diminution, ou l'augmentation de la matité splénique.

La *matité splénique fait défaut* naturellement dans les cas où il n'existe pas de rate. Ces cas sont de nature congénitale et excessivement rares (Meinhardt, Koch, Wachsmuth).

La matité splénique peut disparaître lorsque, par suite d'une *péritonite par perforation*, des gaz se font jour dans la cavité péritonéale. Ceux-ci s'insinuent entre la paroi thoracique et la rate, écartent celle-ci de celle-là et transforment la zone de matité splénique en zone tympanique.

L'absence de matité splénique s'observe également dans les cas où la rate a subi un fort déplacement de haut en bas (rate mobile) ; mais on la reproduit en replaçant l'organe dans sa position primitive.

La transposition des viscères constitue une forme spéciale de déplacement splénique. Dans ces cas, la matité liénale siège non plus à gauche, mais à droite ; à sa place on trouve la matité hépatique. Ordinairement aussi le cœur est situé à droite ; toutefois, Salomone-Marino et Mosler ont publié chacun une observation où les viscères thoraciques avaient conservé leur position normale, alors que le foie et la rate avaient changé la leur.

Il y a des individus bien portants chez lesquels la matité splénique manque. Schuster en a vu plusieurs exemples. Cela arrive notamment chez les gens d'un certain âge ; vers la vieillesse, en effet, la rate subit une notable diminution de volume. Mais le même phénomène peut encore être provoqué par une forte distension de l'estomac et du côlon par des gaz.

La *diminution de la matité splénique* se rencontre avec son maximum de fréquence dans l'emphysème alvéolaire du poumon. Cela tient à ce que le poumon plus volumineux recouvre une plus grande portion de la rate. Le météorisme agit d'une façon analogue en refoulant la rate de bas en haut dans la profondeur de la voûte diaphragmatique. Il en est encore de même pour l'ascite ; seulement dans ce cas la matité splénique se continue souvent directement avec la matité du liquide.

En ce qui concerne la valeur diagnostique de l'*augmentation d'étendue de la matité splénique*, elle n'est pas considérable lorsque la palpation ne permet pas de reconnaître une hypertrophie de la rate. Il faut aussi être très circonspect lorsque la matité splénique donne, dans les différentes attitudes du corps, des figures très dissemblables. Il faudra aussi ne pas se laisser tromper par les modifications notables survenues d'un jour à l'autre, ou après des selles copieuses préalables. Enfin on n'oubliera pas que la rate hypertrophiée conserve la forme générale de la rate normale.

Les hypertrophies peu prononcées de la rate se traduisent par l'accroissement du diamètre vertical de la matité splénique au niveau de la ligne axillaire moyenne. En ce cas, la limite inférieure de l'organe s'abaisse, tandis que la supérieure remonte en refoulant le bord inférieur du poumon. En même temps, les angles spléno-pulmonaire et spléno-rénal changent forcément de place. Le refoulement du poumon a pour conséquence une déviation du cœur, en sorte que le choc de la pointe peut être déplacé jusque dans le 4e espace intercostal. L'extension en largeur marche de pair avec un déplacement de l'extrémité antérieure du viscère. Ordinairement la matité d'une rate hypertrophiée est plus intense que celle de la rate normale, parce que l'organe augmente notablement d'épaisseur. Lorsque, l'hypertrophie progressant, la rate et le lobe gauche du foie, passant au-devant de la paroi gastrique, se rejoignent, il se produit entre eux un angle spléno-hépatique.

On évitera facilement la confusion avec des tumeurs d'autres viscères abdominaux ; il est vrai que Magdalaine a publié un cas où le chirurgien extirpa, croyant enlever une tumeur ovarique, une rate atteinte de dégénérescence kystique (1).

D. — AUSCULTATION DE LA RATE

L'auscultation de la rate n'a qu'une importance tout à fait secondaire. En cas d'épaississement et de rugosité de la capsule splénique, il se

(1) Il faut distinguer les SPLÉNOMÉGALIES AIGUES, qui s'observent au cours des maladies infectieuses, qui ne sont jamais très considérables et dont le diagnostic n'offre pas de difficultés, — et les SPLÉNOMÉGALIES CHRONIQUES, dont le diagnostic différentiel est parfois malaisé. En face d'une grosse rate, il faudra d'abord interroger le malade, ce qui pourra faire retrouver l'origine *syphilitique* ou *paludéenne* de la splénomégalie. L'examen du sang pourra également établir le diagnostic de *rate leucémique*. Enfin la constatation d'une affection hépatique permettra de lui rattacher certaines splénomégalies, que celles-ci lui soient cliniquement secondaires (*cirrhoses veineuses et biliaires*) ou primitives (*maladie de Banti*). En dehors de ces circonstances, il n'existe que les *tumeurs de la rate* (infarctus, kystes hydatiques, cancers secondaires, sarcome), et ce groupe de faits encore mal classés, qu'on range sous le nom de *splénomégalie primitive ou essentielle* (Debove, Brühl). Dans ce groupe, on peut déjà dégager l'existence de l'*épithélioma primitif de la rate de Gaucher*, la *splénomégalie de Banti* (avant la phase d'atrophie hépatique), la *tuberculose primitive massive de la rate* (avec hyperglobulie et parfois cyanose) ; d'autres séparations de faits interviendront dans l'avenir, qui permettront, entre autres, de préciser la place que doit occuper le *lymphadénome aleucémique* de la rate.

produit parfois des *bruits de frottement* péritonéaux, dont nous avons déjà fait mention (p. 637) à propos de la palpation. Ils sont tantôt en connexion avec les mouvements respiratoires, tantôt on les provoque artificiellement par la pression sur le stéthoscope ; parfois aussi ce sont les contractions péristaltiques des anses intestinales avoisinantes qui leur donnent naissance. De même que les bruits de frottement pleuraux et péricardiques, ils peuvent parcourir tous les degrés d'intensité, depuis le frôlement doux jusqu'au bruit sec et bruyant de cuir neuf.

Dans certains cas, on perçoit au niveau de la rate des *bruits vasculaires*. On les a rencontrés dans la fièvre intermittente, la fièvre récurrente, la leucémie, la pseudo-leucémie, la rate flottante, la péricardite (Piazza) et la cirrhose hépatique, mais jusqu'à présent ils ont toujours fait défaut dans le kyste hydatique de la rate, et encore les bruits vasculaires n'ont été entendus qu'en cas d'hypertrophie de la rate. Les auteurs sont très divisés sur les causes des bruits vasculaires au niveau de la rate. Griesinger rapporte les bruits vasculaires aux gros troncs veineux du bas-ventre ; Mosler les attribue à la contraction des artères spléniques ; Tersti en rend responsables la torsion et le relâchement des vaisseaux spléniques afférents et efférents ; enfin Piazza croit qu'ils sont dus au rétrécissement par compression des artères de la rate et, en cas de rate de consistance molle, à la dilatation de ces mêmes vaisseaux.

Rappelons encore que Gerhardt entendit un double son sourd au niveau d'une tumeur splénique pulsatile, chez un individu atteint d'insuffisance des valvules aortiques.

8. — Examen du pancréas.

Il est fort difficile d'établir exactement le diagnostic des affections du pancréas, car les troubles fonctionnels aussi bien que les signes physiques de ces affections — si toutefois il en existe — sont fort incertains.

Parmi les méthodes physiques d'investigation, celle qui est la plus utile est la *palpation*. Mais si l'on tient compte de la situation profonde de l'organe, caché derrière l'estomac et le foie, de son peu d'épaisseur (2,8 centimètres environ) et de largeur (4,5 centimètres environ), on comprendra facilement qu'un pancréas normal demeure inaccessible à la palpation. Toutefois, nous devons ajouter que v. Leube prétend avoir perçu, à travers les parois abdominales, la tête du pancréas lorsque l'estomac et l'intestin étaient vides, et qu'Ewald affirme à son tour avoir perçu le pancréas sous forme d'une corde horizontale.

Lorsqu'il s'agit d'une tumeur solide, l'organe augmente de volume, apparaît parfois sous forme d'une tumeur oblongue perpendiculaire à la colonne vertébrale, et qui siège un peu au-dessus du milieu de la ligne xiphoïdo-ombilicale. Cette tumeur peut présenter des pulsations qui lui sont communiquées par l'aorte abdominale sous-jacente ; aussi faut-il veiller à ne pas la confondre avec un anévrisme de cette artère. La palpation devra porter sur le *volume*, l'*état de la surface*, la *consistance* et la *sensibilité de l'organe*. Les déplacements respiratoires font défaut, à moins qu'ils ne soient communiqués par le foie ou la rate, avec lesquels le pancréas peut contracter des adhérences.

Il est très facile de confondre les tumeurs du pancréas avec des tumeurs d'organes voisins, par exemple avec l'hypertrophie des ganglions lymphatiques placés à côté de la colonne vertébrale, dans le voisinage immédiat de la glande.

Au niveau de tumeurs pancréatiques volumineuses, la *percussion* donne un son obscur, mais qui présente souvent une consonance tympanique provenant de l'estomac et de l'intestin sus-jacents. A l'aide d'une forte pression sur le plessimètre, on arrive souvent à supprimer le timbre tympanique et à n'entendre que de la matité.

A *l'auscultation*, on devra s'attendre à des bruits vasculaires cardio-systoliques, lorsque l'organe hypertrophié comprime les artères du voisinage.

Les *tumeurs kystiques* du pancréas acquièrent quelquefois un volume considérable ; on les sent dans la cavité abdominale sous forme de tumeurs fluctuantes. On les confond facilement avec des kystes de l'ovaire ou des kystes hydatiques du foie. Kuester fait ressortir que, contrairement aux kystes de l'ovaire, leur bord inférieur est toujours séparé de la symphyse par une zone de sonorité tympanique et que, si on a recours à la distension artificielle de l'estomac par l'acide carbonique, on peut toujours constater que la tumeur est située derrière l'estomac. Ce dernier signe différencie également les kystes du pancréas des kystes hydatiques du foie. En pratiquant la *ponction du kyste*, on retire dans la majorité des cas un liquide sanguinolent contenant des ferments diastasiques et émulsifs, plus rarement des ferments doués de propriétés digestives envers les albuminoïdes.

Les recherches de v. Mehring et Minkowski ont démontré que l'extirpation totale du pancréas provoque chez le chien le diabète sucré ; depuis longtemps déjà on a observé des lésions du pancréas chez les personnes atteintes de *diabète sucré*. Mais ces lésions sont loin d'être de règle dans cette affection ; aussi la présence, même persistante, du sucre dans l'urine n'autorise nullement à conclure avec certitude à l'existence d'un état morbide du pancréas. Nobel et V. Ackeren supposent que l'apparition de la *maltose dans l'urine* milite en faveur d'une altération pathologique du pancréas. De même encore parlerait dans le même sens le *manque d'indican dans l'urine*, lorsqu'il est constaté dans des conditions où l'on pourrait s'attendre à le rencontrer en plus grande quantité qu'à l'état normal (Eichhorst et Gerhardi, Pisenti). Fr. Muller a insisté sur ce fait que, dans les maladies du pancréas, les *graisses neutres* abondent dans les selles, tandis que les sels des acides gras diminuent de quantité. Les *selles graisseuses (stéatorrhée)*, l'*urine graisseuse (lipurie)*, et la *coloration bronzée de la peau* sont sans valeur aucune pour le diagnostic des affections du pancréas, parce qu'elles surviennent aussi lorsque le pancréas est intact ; quant à l'apparition dans les selles d'un grand nombre de fibres musculaires consécutives à l'ingestion de la viande, ce signe n'est guère pathognomonique (1).

(1) Malgré les travaux nombreux, les symptômes fonctionnels des maladies du pancréas sont peut-être encore plus obscurs que les signes physiques. La colique pancréatique due à des calculs du canal de Wirsung (Baumel) est problématique ; la stearrhée, la sialorrhée manquent fréquemment et n'ont rien de caractéristique. Peut-être faudrait-il attribuer une plus grande importance à l'absence de dédoublement du salol. A l'état normal, le salol ingéré se dédouble dans l'intestin en acide phénique et acide salicylique, qu'il est aisé de constater dans l'urine avec le perchlorure de fer. La rétention ou le défaut de sécrétion du suc pancréatique empêcheraient ce dédoublement de se produire (épreuve de Sahli).

9. — Examen de l'épiploon.

L'attention n'est attirée sur le grand épiploon que lorsque celui-ci est atteint d'une affection qui augmente considérablement son volume, comme le cancer, les échinocoques et les phlegmasies chroniques.

Ces affections peuvent déjà se manifester à l'*inspection* sous forme de saillies, circonscrites ou diffuses, que l'on rencontre ordinairement dans la région ombilicale. Ces saillies ne présentent pas de déplacements respiratoires, à moins qu'elles n'aient contracté des adhérences avec le foie. Il faut d'ailleurs se garder de prendre le glissement des parois abdominales sur la tumeur pour un déplacement de la tumeur elle-même.

La *palpation* a pour but de délimiter nettement ces tumeurs, notamment par rapport aux organes voisins, elle devra reconnaître l'état de leur surface, leur consistance, leur sensibilité et leur mobilité. Celle-ci est le plus souvent très considérable, il suffit d'un changement d'attitude pour déplacer la tumeur. Les tumeurs épiploïques sont facilement confondues avec des tumeurs d'organes voisins ; notamment avec celles du foie et de l'estomac. Avec celles du foie, la confusion est d'autant plus aisée que l'épiploon dégénéré peut reproduire les contours du foie (v. p. 635). Dans le diagnostic différentiel, il faut tenir compte, en dehors des résultats de l'examen physique, de la marche et des autres symptômes de la maladie.

A la *percussion*, on obtient, au niveau des tumeurs, de la matité. L'*auscultation* ne fournit aucun résultat.

10. — Examen des ganglions mésentériques et rétro-péritonéaux.

Le diagnostic des affections des *ganglions mésentériques* n'est possible que dans les cas où l'on constate leur hypertrophie à travers les parois abdominales ; il s'agit le plus souvent de ganglions ayant subi la dégénérescence tuberculo-caséeuse, plus rarement la dégénérescence cancéreuse. Ils apparaissent sous forme de tumeurs bosselées, mobiles, qui donnent à la percussion de la matité ou de la matité tympanique. Il est facile de les confondre avec des tumeurs d'organes voisins. Les accumulations de matières fécales durcies sont une cause fréquente d'erreurs de diagnostic : l'administration de purgatifs suffit pour lever les doutes.

Pour les *ganglions lymphatiques rétro-péritonéaux*, le *palper* ne permettra de les reconnaître que quand ils constituent d'assez grosses tumeurs bosselées, situées à la hauteur de l'ombilic (au moins au début), en contact, en arrière, avec la colonne vertébrale, non mobiles et pouvant s'étendre en bas jusque dans le bassin.

A la *percussion*, lorsqu'on comprime fortement avec le plessimètre l'intestin sus-jacent, ils donnent un son mat, ou même de la matité tympanique.

La confusion avec des tumeurs d'organes voisins est facile. Rutherford-Haldam cite un cas de tumeur ganglionnaire rétro-péritonéale prise pendant la vie pour un anévrisme de l'aorte.

11. — Examen du péritoine.

Dans l'examen du péritoine, l'attention doit se porter essentiellement sur les lésions que voici :

a) — **Rugosités de la surface péritonéale.** — Les phlegmasies aiguës, subaiguës ou chroniques sont le plus souvent l'origine des rugosités sur la surface péritonéale. Ces rugosités ne sont guère accessibles au diagnostic physique que si elles donnent lieu à des *bruits de frottement* perceptibles au palper ou à l'ouïe ; mais l'apparition de ces bruits est chose rare. L'expérience démontre qu'ils se produisent plutôt dans la péritonite subaiguë ou chronique que dans la péritonite aiguë. Ils ont été décrits pour la première fois par Beatty, puis par Bright ; on les désigne parfois sous le nom de *bruits Beatty-Bright.*

On les perçoit assez fréquemment sur le revêtement séreux du foie et de la rate. On les a observés aussi au niveau de la vésicule biliaire bourrée de calculs. Ils ne sont pas très rares au niveau des tumeurs utérines ou ovariques. Ils peuvent encore se produire au niveau des anses intestinales isolées ; c'est ainsi, par exemple, que Gerhardt dit les avoir observés dans la pérityphlite. A plusieurs reprises je les ai entendus très intenses après la ponction d'une ascite, mais ils ne tardèrent pas à disparaître dès que l'exsudat s'était de nouveau accumulé dans la cavité abdominale.

A la *palpation*, ils se traduisent par un frôlement doux ou un frottement craquant et grinçant, qui le plus souvent présente, comme le frottement pleurétique, un caractère saccadé. Les caractères sont les mêmes à l'auscultation. Tantôt leur apparition est en relation avec les mouvements respiratoires, tantôt ils se produisent quand on comprime ou quand on frotte les parois abdominales, tantôt enfin ils accompagnent les contractions péristaltiques de l'intestin. Lorsqu'ils naissent sur le revêtement péritonéal du diaphragme, ils peuvent coïncider avec les mouvements du cœur et en imposer à un observateur inexpérimenté pour du frottement péricardique (V. p. 442). Leur durée est généralement courte ; dans certains cas, cependant, ils se prolongent pendant des mois et même, comme je l'ai constaté une fois, pendant des années.

b) — **Épanchement liquide libre dans la cavité péritonéale. Ascite.** — L'accumulation de liquide libre dans la cavité péritonéale est le plus souvent la conséquence d'une transsudation exagérée ; cet état morbide porte le nom d'*hydropisie abdominale, d'ascite.* La péritonite chronique séreuse survenant comme une maladie indépendante ou consécutivement à la péritonite tuberculeuse, peut, elle aussi, donner assez souvent naissance à un exsudat libre dans la cavité péritonéale que l'on confondra facilement avec l'ascite. Au contraire, dans la péritonite aiguë, il se produit ordinairement dès le début, entre les anses intestinales, des adhérences qui empêchent la libre locomotion de l'exsudat liquide.

Les signes physiques d'ascite varient en partie avec la quantité de liquide ; et l'on fera bien par conséquent de choisir, pour l'étude, un degré moyen de cette affection.

A l'*inspection*, on est frappé de l'*augmentation de volume du ventre*. Dans le décubitus dorsal, elle intéresse notamment les côtés, où le liquide s'accumule en raison même de son poids ; dans la position verticale, au contraire, la pesanteur entraîne le liquide dans la moitié inférieure de l'abdomen qui alors proémine fortement. Dans le décubitus dorsal, la surface abdominale antérieure paraît aplatie (ventre de batracien). L'*ombilic* est effacé ; il ne fait saillie qu'en cas d'ascite très prononcée et alors il est translucide et évidemment rempli de liquide. Les parois abdominales, distendues, sont extrêmement lisses ; elles ne présentent pas le moindre pli et ont souvent une sorte de brillant miroitant. Les *veines sous-cutanées* y sont dilatées et flexueuses, parce que le sang veineux des extrémités inférieures, par suite de la compression par le liquide et le rétrécissement consécutif de la veine cave inférieure, gagne le cœur par des voies collatérales. On voit alors des deux côtés les veines épigastriques inférieures s'élever au milieu du ligament de Poupart et s'anastomoser avec les branches terminales des veines épigastriques supérieures, avec lesquelles elles forment autour de l'ombilic une sorte de couronne vasculaire. On constate alors une figure, que l'on a appelée, par comparaison, *tête de Méduse* ou *cirsomphale*. Parfois l'on perçoit à leur niveau un bruit de diable et l'on entend un bruit veineux continu. Ce phénomène s'observe dans la cirrhose du foie lorsqu'un grand nombre de branches de la veine porte étant devenues imperméables, une partie du sang de la veine porte se fraie une voie au cœur à travers la veine ombilicale demeurée perméable. Parfois l'on constate la présence sur les parois inférieures et latérales du ventre de *bandes* rosées ou violacées, à stratification souvent parallèle, dont l'aspect est exactement pareil à celui des vergetures des femmes enceintes et qui, comme celles-ci, sont dues à la distension par places des téguments.

Par la *palpation*, on peut percevoir la *sensation de flot*. En appliquant sur l'un des côtés du ventre la paume de la main et en percutant l'autre côté à coups brefs, on perçoit le choc des ondes ainsi produites. Des mouvements ondulatoires sont très souvent visibles à la surface du ventre. Ces ondulations sont tantôt très lentes, tantôt brèves et se succèdent rapidement. Il n'est même pas rare de sentir d'une façon très distincte ce que l'on appelle le *frémissement hydatique*. Un épanchement exagéré et une tension excessive des parois abdominales enlèvent sa netteté à la sensation de flot.

Pour pouvoir suivre la marche d'une ascite, la *mensuration* est important. On se sert pour cela d'un ruban divisé en centimètres, avec lequel il est facile de contrôler les progrès ou la diminution de l'épanchement, si l'on a soin de toujours mesurer la même région ; le mieux est de pratiquer la mensuration au niveau de l'ombilic.

A la *percussion*, le son obtenu varie avec l'attitude du corps, car le liquide, libre de ses mouvements, tend toujours à occuper les parties les plus basses, tandis que les anses intestinales remplies de gaz viennent flotter à sa surface. Aussi, dans le décubitus dorsal, trouve-t-on à la partie supérieure le son tympanique intestinal ; sur les côtés au contraire, ainsi qu'en arrière et en bas, la matité propre au liquide. C'est seulement entre les lignes axillaire et scapulaire que l'on rencontre souvent au milieu de la zone mate une bande verticale de sonorité tympanique qui correspond au côlon ascendant et au côlon descendant, les mésocôlons n'ayant pas une longueur suffisante pour permettre à ces portions des intestins d'atteindre le niveau supérieur du liquide. Cette bande de sonorité tympanique ne fait défaut que lorsque les côlons renferment des masses solides ou subissent une compression énergique venant du liquide épanché dans la cavité péritonéale.

Dans le décubitus latéral, la matité primitive du côté opposé se transformera en sonorité tympanique, parce qu'en ce cas les anses intestinales qui flottent au-dessus du liquide arrivent en contact immédiat avec ce côté qui est devenu le point le plus élevé de l'abdomen. Il ne faut pas trop se hâter de percuter, car la transposition du liquide et de l'intestin exige quelquefois un certain temps.

Dans la station debout, la moitié supérieure du ventre est sonore, la moitié inférieure est mate.

Enfin, dans la position génu-brachiale, la matité siège sur la paroi abdominale antérieure, tandis que la paroi postérieure donne un son tympanique.

Lorsqu'on essaie, dans le décubitus dorsal, de tracer la limite exacte qui sépare la zone de tympanisme de la zone de matité, on obtient, comme l'a fait remarquer Breslau le premier, un contour non pas régulier, mais à dentelures et à ondulations multiples. Cela tient à ce que la surface du liquide s'insinue entre les diverses anses intestinales.

Lorsque l'ascite est très considérable, les signes énoncés ci-dessus peuvent subir des modifications. La tension exagérée des parois abdominales rend la fluctuation moins distincte ; le niveau du liquide étant très élevé, le mésentère devient trop court pour permettre aux intestins d'arriver jusqu'à ce niveau. C'est alors la *partie supérieure* du ventre qui, dans le décubitus dorsal, présente de la matité, tandis que *sur les côtés*, où se trouvent les anses intestinales, le son est tympanique. Par le même mécanisme, la variation de son dans le décubitus latéral est supprimée et la percussion donnera des résultats identiques, même dans la position debout.

Le diagnostic des épanchements peu abondants est encore plus difficile.

Comme le liquide, sous l'influence de la pesanteur, s'accumule d'abord dans le petit bassin, Bamberger recommanda de placer le malade dans le décubitus latéral, de telle façon que son bassin soit élevé. De cette manière le liquide coulera dans la région latérale où le son tympanique primitif se changera en matité. La position génu-brachiale peut être utilisée de la même façon.

On méconnaît très facilement l'ascite. Le *météorisme* s'en distingue aisément par l'absence de sensation de flot et la présence, partout et dans toutes les positions, de sonorité tympanique. Chez les *sujets très obèses*, le ventre a un gros volume et l'on obtient parfois une sorte de pseudo-fluctuation ; toutefois, la percussion, à condition qu'elle soit énergique, lèvera tous les doutes. Le diagnostic différentiel de l'ascite et de l'*œdème des parois abdominales* est facile également (1). Mais il peut surgir de très grosses difficultés quand il s'agit de distinguer l'ascite de *kystes ovariques;* dans ces cas, des erreurs ont été commises même par des gynécologistes très prudents et très expérimentés.

Dans le *diagnostic différentiel entre l'ascite et les kystes de l'ovaire*, il faut tenir compte des points suivants :

1. — *Forme du ventre*. Dans l'ascite, la paroi abdominale antérieure est étalée ; la distension frappe surtout les côtés ; tandis que dans les kystes de l'ovaire c'est précisément la partie médiane de l'abdomen qui proémine fortement en avant. De plus, le ventre est souvent plus distendu d'un côté que de l'autre.

2. — Dans l'ascite, l'*ombilic* est effacé ou saillant ; dans les kystes ovariques, il est refoulé vers le haut.

3. — Dans l'ascite, la *sensation de fluctuation* existe encore au-dessus du niveau du liquide, c'est-à-dire dans le domaine du son tympanique ; au contraire, dans les kystes ovariques la fluctuation est strictement limitée à la zone de matité.

4. — Dans l'ascite, la *percussion* donne en avant un son tympanique, sur les côtés et à la partie inférieure un son mat ; c'est le contraire dans les cas de kystes de l'ovaire (2).

5. — Dans l'ascite, la *limite de la percussion* forme une ligne ondulée, tandis que dans les cas de kystes de l'ovaire c'est une ligne droite.

6. — Dans l'ascite, le changement d'attitude du corps produit une *modification du son* ; ce phénomène fait défaut dans les kystes de l'ovaire, parce que le liquide y est enkysté.

7. — L'ascite n'exerce aucune influence sur l'*utérus* ; c'est tout au plus si l'on constate un peu de chute de l'organe ; dans les cas de kystes ovariques, au contraire, la matrice souffre dans sa mobilité, elle est en rétroflexion et surélevée.

(1) Rappelons que dans quelques cas on a confondu l'ascite avec la vessie distendue par l'urine, et avec l'utérus gravide.

(2) Dans le décubitus horizontal, la limite supérieure de la matité forme une parabole ouverte en haut dans l'ascite, une parabole ouverte en bas dans le kyste de l'ovaire.

8. — Le *liquide retiré par ponction* possède, dans l'ascite, un poids spécifique moins élevé (jusqu'à 1014), qu'en cas de kyste de l'ovaire (1018-1024). De plus, dans l'ascite le liquide est le plus souvent limpide et demeure liquide, tandis qu'en cas de kyste ovarique il est trouble et souvent épais. L'examen microscopique décèle dans le liquide ascitique des cellules épithéliales plates, tandis que le liquide kystique contient des cellules cylindriques (1).

Une *ponction exploratrice* est parfois nécessaire pour éclairer sur les causes d'une ascite. Dès que l'on retire de la cavité abdominale du liquide en grande quantité, les viscères abdominaux, notamment le foie et la rate, se dessinent avec une netteté frappante. Très souvent, il est vrai, le liquide s'accumule de nouveau en abondance quelques heures après la ponction, ce qui ne tarde pas à obscurcir le tableau clinique. Dans les cas douteux où le diagnostic hésite entre une ascite et une péritonite séreuse, il importe d'étudier le liquide évacué par la ponction au point de vue de sa teneur en albumine et du poids spécifique : un taux d'albumine inférieur à 2 p. 100 plaide en faveur d'une ascite, tandis qu'un taux supérieur à 4 p. 100 milite plutôt en faveur d'une péritonite. Quant au poids spécifique, dans l'ascite, il est inférieur à 1014, et supérieur à ce chiffre dans la péritonite.

Il faut encore remarquer que le liquide accumulé dans la cavité abdominale n'est pas toujours séreux ; parfois il est sanguinolent, gélatineux ou laiteux (*ascite gélatineuse, adineuse ou chyleuse*). A l'examen microscopique on trouvera donc, suivant les cas, des hématies, des cellules granulo-graisseuses et des gouttelettes graisseuses, parfois même des conglomérats de cellules néoplasiques (2).

---

(1) Dans l'ascite tuberculeuse (péritonite tuberculeuse à forme ascitique), le liquide renferme des lymphocytes, d'après Tuffier et Milian ; ces mêmes auteurs ont vu dans le liquide des kystes ovariques une multitude de cellules différentes, dont les plus caractéristiques sont de grosses cellules ovalaires ou rondes, vacuolées.

(2) DIAGNOSTIC DE LA CAUSE DE L'ASCITE. — A. *Ascite aiguë*, dite aussi ascite essentielle. — Cette ascite existe certainement ; elle est caractérisée par son apparition brusque, chez un sujet jeune, par ce fait qu'elle ne s'accompagne pas d'albuminurie, et par sa rapide curabilité. Il est probable qu'il s'agit là d'une poussée de péritonite aiguë dont la cause nous échappe encore.

B. *Ascite chronique*. — La cause est différente suivant qu'il s'agit d'une ascite isolée, d'une ascite précédée d'un œdème important des membres inférieurs, d'une ascite avec anasarque généralisée.

L'ascite *isolée* est le fait d'une gêne directe de la circulation de la veine porte. Elle s'observe surtout dans les affections du *foie*, particulièrement dans la cirrhose atrophique de Laennec et dans la pyléphlébite. Dans les affections du *péritoine*, elle est le fait d'une péritonite chronique, de la tuberculose, du cancer. Dans les affections de l'*estomac*, elle est le fait du cancer (forme ascitique du cancer de l'estomac, Chesnel). Dans les affections de la *rate*, on l'a observée surtout en cas de néoplasmes. Dans tous ces cas, il survient de l'œdème accentué des membres inférieurs, cet œdème est ordinairement postérieur à l'ascite et tient à la compression exercée sur les veines iliaques par le liquide péritonéal.

L'*ascite précédée d'œdème des membres inférieurs* indique une gêne dans la circulation de la veine cave inférieure ; elle est alors le fait d'une maladie du cœur, d'une lésion mitrale surtout, ou d'une affection chronique du poumon (emphysème, dilatation bronchique, etc.).

c) **Épanchement gazeux libre intra-péritonéal. Pneumo-péritonite.** — Lorsque la cavité péritonéale contient des gaz en liberté, le phénomène se traduit à l'*inspection* par une très forte distension de l'abdomen, *météorisme péritonéal*. Les mouvements péristaltiques de l'intestin ne sont perceptibles ni à la palpation, ni à la vue, ni à l'ouïe, car les anses intestinales sont refoulées, par les gaz épanchés en arrière, vers la colonne vertébrale (Wagner, Plenio). La plupart du temps on constate en même temps une dyspnée notable à cause du refoulement, vers les parties supérieures, du diaphgrame et des viscères thoraciques.

A la *palpation*, on perçoit une sensation analogue à celle que donne le palper d'un coussin à air fortement insufflé.

La *percussion* fournit partout un son tympanique ou métallique qui, différant en cela du météorisme intestinal, possède une tonalité égale partout et devient obscur en cas d'excessive tension des parois abdominales.

Ce qui est surtout caractéristique, c'est l'absence de matité hépatique et splénique, de telle sorte que la sonorité pulmonaire rejoint immédiatement la sonorité tympanique. Cela tient à ce que les gaz remontent vers le haut et écartent le foie et la rate de la paroi thoracique. Ce symptôme ne fera défaut que si les organes sont maintenus fixés à la paroi abdominale par des adhérences. Comme l'épanchement gazeux, en tout cas, a une tendance à occuper les parties les plus élevées, il se produit, si l'épanchement n'est pas trop abondant, des variations dans les résultats de la percussion à tout changement d'attitude du corps. Aussi trouve-t-on de la sonorité tympanique dans le dos en cas de décubitus dorsal, dans la région hépatique latérale en cas de décubitus sur le côté gauche, dans la région splénique en cas de décubitus latéral droit, etc.

A l'*auscultation*, on entend fréquemment de la respiration pulmonaire propagée, renforcée par résonance et devenue métallique. Presque tous les cas d'épanchement gazeux intrapéritonéal sont consécutifs à une *perforation de l'intestin*. Tschudnewsky a regardé le bruit respiratoire métallique perçu au niveau de l'abdomen comme pathognomonique de cette lésion. Il l'explique par l'entrée et la sortie de l'air à travers la blessure intestinale; Grosstern a démontré que cette explication était erronée. Mais Sommerbrodt a prouvé que la compression de l'intestin pouvait donner lieu à un bruit de souffle à consonance amphorique, que l'on ne peut guère expliquer autrement que par le refoulement de l'air à travers l'orifice de perforation.

d) — **Épanchements simultanés de gaz et de liquide dans la cavité péritonéale. Hydropneumopéritonite.** — Les symptômes physiques détermi-

---

L'*ascite avec anasarque* plus ou moins généralisée doit faire penser d'abord à la *néphrite*. S'il n'y a pas de néphrite, on doit penser soit à une cachexie cardiaque très avancée, soit à une cachexie marastique, dont la cachexie cancéreuse offre le type le plus complet. (Voyez sur ce point le chapitre *OEdème*, page 135).

nés par la présence simultanée de liquide et de gaz dans la cavité péritonéale sont complexes. Là où siègent les gaz, la percussion engendre un son tympanique ou métallique, tandis que la région occupée par le liquide donne un son mat. Le changement d'attitude modifie les conditions de percussion, parce que toujours les gaz gagnent les parties supérieures et le liquide les parties les plus basses.

En secouant les malades, on entend des *bruits de glouglou* qui reproduisent exactement les bruits de succussion perçus dans la cavité pleurale en cas d'hydropneumothorax. Ces sortes de bruits se développent cependant aussi en cas de kystes à échinocoques et de kystes ovariques, lorsque ces tumeurs renferment en même temps des gaz et du liquide. On constate encore leur apparition dans l'estomac et l'intestin, lorsque ceux-ci renferment du liquide et des gaz. Mais les bruits péritonéaux, nés dans une poche plus vaste, sont toujours beaucoup plus intenses et ont une tonalité et une profondeur plus basses.

Les épanchements simultanés de gaz et de liquides peuvent être enfermés dans de petits espaces enkystés ou être libres dans la cavité péritonéale ; les raisons que nous venons d'exposer expliquent pourquoi, dans le dernier cas, les matités hépatique et splénique font défaut.

Quelquefois il se produit entre la surface hépatique et le diaphragme une accumulation de gaz et de liquide (pus) ; le diaphragme, paralysé par la phlegmasie primitive, est refoulé fortement dans la cavité thoracique et l'on est exposé ainsi à confondre ce genre de lésion avec un pyopneumothorax. C'est pourquoi on a donné à cette lésion le nom de pseudo-pyopneumothorax ou pyopneumothorax sous-diaphragmatique (Leyden).

Cette affection s'observe d'ordinaire à la suite *d'une perforation de l'estomac ou de l'intestin, notamment de l'appendice vermiculaire ;* de sorte que pour le diagnostic différentiel il faut rechercher s'il n'existait pas auparavant de symptômes d'affections ulcéreuses de l'estomac ou de l'intestin.

En introduisant un trocart dans la cavité péritonéale et en le reliant à un manomètre, on verra souvent, sinon toujours, que la pression manométrique augmente à l'inspiration et diminue à l'expiration, caractères opposés à ceux que l'on observerait si le foyer morbide siégeait dans la cavité pleurale. Du reste, le trocart doit être enfoncé très profondément avant de pénétrer dans la cavité de l'abcès. Lorsque le pus, évacué par la ponction, a une odeur fécaloïde, on peut presque affirmer qu'il s'agit d'un pneumothorax sous-diaphragmatique. Dans la majorité des cas, le bruit respiratoire cesse juste à la limite entre les poumons et l'abcès.

e) — **Collections liquides intrapéritonéales enkystées.** — Dans les collections liquides intrapéritonéales enkystées, la *palpation* révèle une augmentation de la *sensation de résistance* et décèle parfois la présence d'une tumeur circonscrite, sensible à la pression, assez souvent fluctuante. L'*inspection* demeure négative ou montre une voussure de la région intéressée. La *percussion* donne un son mat ou mat tympanique, qui ne varie pas avec l'attitude du corps. Enfin, à l'*auscultation*, il peut se développer, au niveau de la tumeur, des bruits de frottement qui peuvent être assez intenses pour devenir perceptibles à la palpation.

Il nous faut dire un mot ici de l'*abcès sous-phrénique* (pyothorax sousphrénique), qui est constitué par une collection de pus enkystée entre le foie ou la rate et le diaphragme. Il est facilement confondu avec un pyothorax parce qu'à la suite de la paralysie du diaphragme il remonte très haut dans la cavité thoracique. Le diagnostic différentiel est souvent hérissé de difficultés ; il s'appuie sur les points que nous venons d'exposer en parlant du pyopneumothorax sous-diaphragmatique (1).

(1) Parmi ces *péritonites partielles*, celles qui intéressent le plus le médecin sont les péritonites périhépatiques. M. Deschamps les a bien étudiées dans sa thèse de doctorat (*De la péritonite périhépatique enkystée*, 1886, Steinheil), et il a montré que leur cause la plus commune était la lithiase biliaire.

En ce qui concerne l'*abcès sous-phrénique*, on en trouvera une bonne description dans la clinique de M. Jaccoud (Clinique de la Pitié, t. I, p. 220).

CHAPITRE XII

EXAMEN DE L'APPAREIL URO-GÉNITAL

1. — Examen des reins.

Dans la majorité des cas, c'est l'*examen des urines* qui rend possible le diagnostic des maladies rénales ; en effet, les reins même gravement touchés ne présentent souvent aucune modification perceptible directement. Les tumeurs des reins doivent atteindre des dimensions notables avant de se révéler à la palpation ou à la vue. Ce sont l'inspection et la palpation qui constituent les *procédés d'exploration* de choix ; quant à la percussion, elle est d'une application beaucoup plus rare, et l'auscultation n'est presque jamais employée.

Avant d'aborder l'étude des divers procédés d'investigation des reins, nous rapporterons les détails anatomiques les plus importants qui concernent ces organes.

Les reins ont la forme de haricots ; ils sont situés de chaque côté de la colonne vertébrale, sur une hauteur qui est comprise en moyenne entre le commencement de la douzième dorsale et la partie moyenne de la troisième lombaire, et qui correspond environ à 10-12 centimètres. En général, le rein droit est un peu plus bas que l'autre (à cause du foie), de sorte que son extrémité peut descendre jusqu'au niveau du disque articulaire qui sépare les 3e et 4e vertèbres lombaires. En tous cas, les extrémités inférieures des reins demeurent éloignées de la crête iliaque de 2 à 6 centimètres environ.

L'extrémité supérieure du rein s'élève, à droite, jusqu'au niveau du 11e espace intercostal, à gauche jusqu'au niveau du 10e. Cependant elle n'est pas en contact direct avec la paroi pectorale ; elle en est séparée, à droite par le foie, à gauche par la rate. D'où il résulte qu'en aucun cas les reins ne sont accessibles à la percussion sur toute leur longueur ; et de plus, qu'à leur partie supérieure, il est impossible de les séparer de la matité splénique et hépatique. Là où le rein gauche dépasse le bord de la rate, se trouve, au niveau du bord convexe externe de l'organe, l'angle spléno-rénal, auquel correspond à droite l'angle hépato-rénal (fig. 226).

L'axe longitudinal des reins se confond presque, il est vrai, avec celui du corps, mais ne lui est pas absolument parallèle. Cela tient à ce que les extrémités rénales sépérieures sont plus rapprochées l'une de l'autre que les inférieures ; car tandis que celles-là s'écartent de 4 à 5 centimètres de la

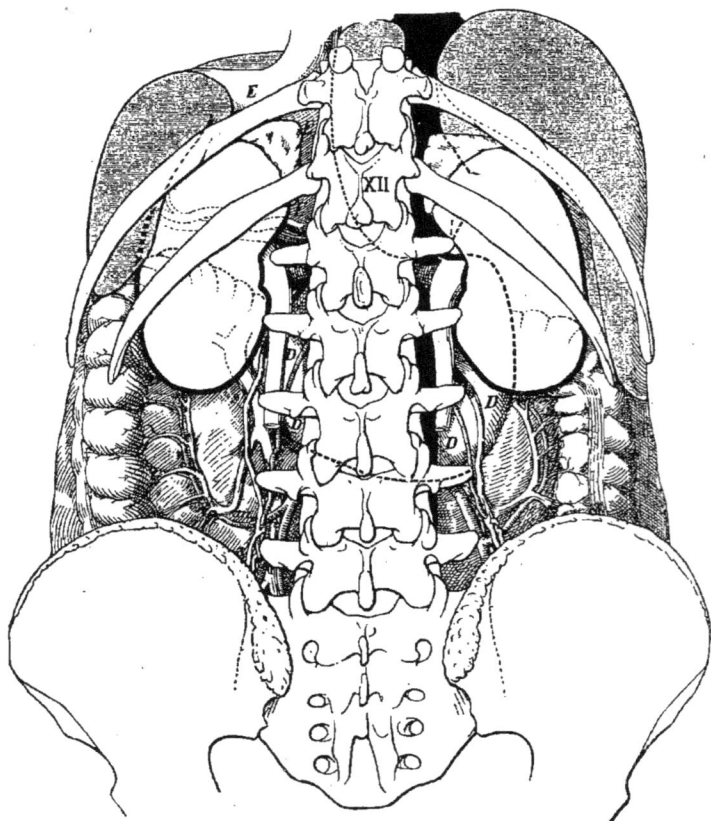

Rapports de la face antérieure du rein avec les organes environnants. D'après FARABEUF et RÉCAMIER (1).

Le foie et la rate sont converts par du pointillé. E, est l'estomac ; D, le duodénum. Cette figure est prise sur un cadavre ayant la 12e côte longue.

ligne vertébrale qui passe par les apophyses épineuses, celles-ci en sont distantes de 6-7 centimètres.

(1) Grâce à l'obligeance du docteur Récamier, nous pouvons intercaler ici l'une des figures de sa thèse, figures dessinées par le professeur Farabeuf (*Etude sur les rapports du rein et son exploration chirurgicale*, thèse de Paris, Steinheil, 1889).

La plus grande distance entre le bord externe des reins et la ligne vertébrale est en moyenne de 10 centimètres (1). Ce chiffre peut naturellement devenir important pour la délimitation de ces organes par la percussion. Pour l'intelligence de la figure de percussion des reins, il faut se
rappeler encore, chose importante, que, presque partout, le trajet de la
limite rénale externe se confond avec le bord latéral du muscle sacro-
lombaire. On a cru pouvoir délimiter en partie par la percussion le bord
externe du rein, en tenant compte de ce fait qu'à droite il est limité en
dehors par le côlon ascendant, à gauche par le côlon descendant, de telle
sorte que, si le côlon contenait du gaz, la matité rénale pourrait être
distinguée facilement de la sonorité tympanique de l'intestin. Nous verrons plus tard que les différences du son de percussion qui, le cas
échéant, pourraient se produire, sont à imputer non aux reins, mais au
bord latéral du muscle sacro-lombaire.

Pour apprécier une augmentation morbide du volume des reins, il faut
tenir compte surtout *des rapports de ces organes avec l'intestin.* La face
antérieure des reins, tournée vers la cavité abdominale, offre ordinairement une voussure un peu plus forte que la face postérieure. Celle-ci est
située immédiatemeut sur l'aponévrose du muscle carré des lombes et
sur la portion vertébrale du diaphragme, son bord médian arrivant au
niveau du bord latéral du psoas. Ces couches musculaires sont encore
épaissies notablement par l'adjonction des muscles sacro-lombaire et
long dorsal; c'est ce qui explique les difficultés inhérentes à l'exploration
des reins par la face postérieure du corps.

La face antérieure des reins est tapissée par le péritoine, par l'intermédiaire duquel elle est en grande partie recouverte, à droite par le côlon
ascendant, à gauche par le côlon descendant, qui tous deux, à l'état de
réplétion, dépassent latéralement le bord externe convexe des reins
(fig. 227). D'où il ressort que si les reins augmentent de volume, le côlon
formera toujours au-devant de la tumeur rénale un gros bourrelet à direction oblique, car au fur et à mesure de l'accroissement de la tumeur, il
sera refoulé d'arrière en avant. Dans le voisinage du bord interne concave
du rein droit, on trouve la portion descendante de l'intestin grêle; le
bord interne du rein gauche est contigu également à des anses d'intestin
grêle. L'augmentation de volume des reins aura donc encore pour conséquence le déplacement des anses de l'intestin grêle, et l'on comprend
aisément que celui-ci se fera d'abord dans la direction médiane. Il est
également possible, en cas de déviation du rein droit, que le canal cholédoque soit comprimé dans son trajet ou à son embouchure dans le duodénum et qu'il se produise ainsi de l'ictère (Litten, Stiller). D'autres
fois, la compression s'exerçant sur le pylore crée de la gastrectasie [Bar-

_____

(1) D'après Récamier, le rein est plus rapproché de la ligne médiane qu'on ne le croit généralement et le chiffre de 9 centimètres peut être pris pour une bonne moyenne, indiquant la
distance où son bord externe se trouve de la ligne des apophyses épineuses. D'après les trans-
fixions faites par MM. Guyon et Récamier, cette limite correspondrait à peu près au bord externe
du muscle droit de l'abdomen.

tels (1) et Müller-Warnek]. En cas d'abcès périnéphrétique, le pus peut se frayer une voie dans des directions fort diverses; il peut se rompre dans les voies urinaires elles-mêmes, dans le côlon, dans l'intestin grêle, et en arrière ou en haut dans le poumon.

Pour terminer, nous attirerons encore l'attention sur les rapports des reins avec l'espace pleural complémentaire postérieur. Ces rapports ressortent clairement de la figure 226. Comme le bord postéro-inférieur du poumon ne descend pas jusqu'à la limite de l'espace complémentaire, on

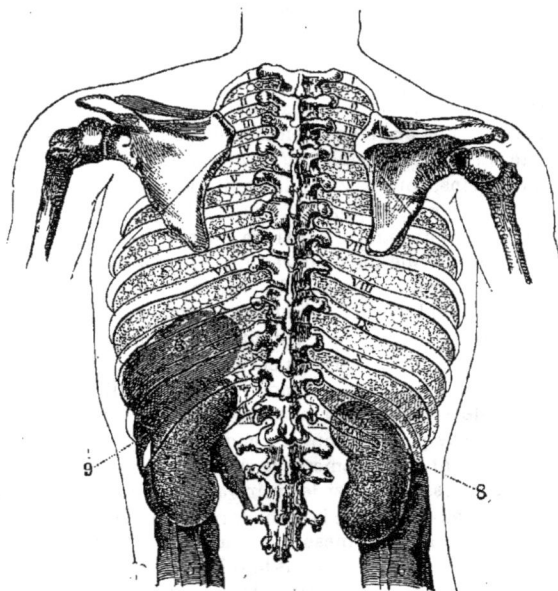

FIG. 226. — Position des reins.

1. Rein gauche. — 2. Rein droit. — 3. Rate. — 4. Foie. — 5. Côlon descendant. — Côlon ascendant. — 7. Espace pleural complémentaire. — 8. Angle hépato-rénal. — Angle spléno-rénal.

comprend la possibilité de blessures du dos, qui léseraient d'abord cet espace et puis les reins, alors que le parenchyme pulmonaire lui-même resterait intact. Cliniquement, la chose se traduirait par une plaie des reins avec pneumothorax.

(1) Cette opinion de Bartels sur l'ectopie rénale engendrant la dilatation de l'estomac est repoussée par les auteurs français. Pour M. Bouchard, c'est la dilatation de l'estomac qui est la cause première ; la dilatation de l'estomac gonfle le foie, et le foie tuméfié abaisse le rein droit. Pour M. Glénard, la néphroptose est connexe de l'ensemble des déplacements qu'il désigne sous le nom de splanchnoptose.

A. — Inspection de la région rénale

Les reins ne sont accessibles à une inspection directe que lorsqu'ils sont déplacés ou notablement augmentés de volume. La première éventualité a été signalée par Bartels à l'aide d'une observation frappante. Elle concerne une femme amaigrie multipare. Au niveau de l'os iliaque droit, on trouva une tumeur proéminente qu'on reconnut être le rein droit à sa forme caractéristique; ce rein avait subi un déplacement de haut en bas. J'ai traité une femme atteinte de rein mobile du côté droit : presque d'une manière constante, à chacune des règles, le rein droit se

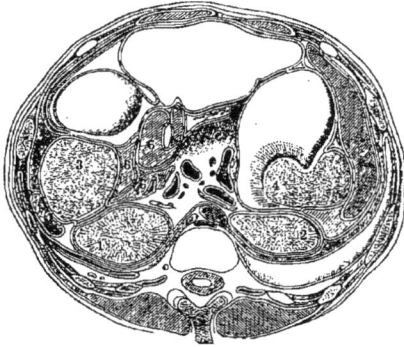

Fig. 227. — Rapports des reins avec le côlon. — Coupe transversale de l'abdomen au niveau du point de jonction de la 12ᵉ vertèbre dorsale avec la 1ʳᵉ lombaire. D'après Pirogoff.

1, Rein gauche. — 2. Rein droit. — 3. Côlon descendant. — 4, Côlon ascendant. — Portion descendante du duodénum avec l'embouchure du canal cholédoque. — 6. Anses d'intestin grêle.

dessinait nettement, à travers les parois abdominales relâchées, sur la ligne médiane de l'abdomen, à peu près au niveau de l'ombilic.

Les *tumeurs des reins* occupent d'habitude d'abord les régions lombaire et latérale de la cavité abdominale; c'est là que, le cas échéant, on remarquera, suivant la nature de la tumeur, des voussures uniformes ou des saillies circonscrites.

Elles peuvent s'étendre sur un espace qui embrasse tout le domaine compris entre la 12ᵉ côte et la crête iliaque. Au fur et à mesure de leurs progrès, elles s'étendent de là vers la région ombilicale et même au delà et refoulent les parois abdominales en dehors. Lorsqu'elles ont atteint un très gros volume, elles déplacent vers le haut les organes avoisinants, la rate ou le foie et produisent une distension des segments inférieurs de la cage thoracique.

Dans les cas où les limites des tumeurs rénales sont en partie appréciables à travers les parois abdominales, ces tumeurs se distingueront de celles de la rate, du foie et de l'estomac en ce qu'elles ne présentent point d'excursions respiratoires : ce signe différentiel est très important. Toutefois, il faut éviter de prendre pour des excursions respiratoires des pseudo-déplacements ; quand les parois abdominales, pendant l'inspiration, se distendent, s'amincissent et se déplacent, un examen superficiel ferait en effet croire que la partie déplacée est la tumeur elle-même et non pas la paroi abdominale. Le plus sûr moyen, en ce cas, est de recourir à la palpation.

En cas de grosses tumeurs rénales, il est un signe très caractéristique qui consiste dans la constatation, sur la face antérieure ou plutôt latérale de la tumeur, du côlon ascendant à droite, et du côlon descendant à gauche. Le trajet du premier monte ordinairement de droite à gauche et de bas en haut ; le côlon descendant se dirige de haut en bas et de dehors en dedans. L'intestin a la forme d'un bourrelet cylindrique dont la nature ne peut être mise en doute, lorsqu'il se produit soit des contractions péristaltiques, soit, d'une façon transitoire, de la distension et du collapsus. Il est vrai que l'intestin peut être tellement comprimé par la tumeur que ses limites visibles disparaissent ; mais en ce cas, il se révèle encore à la palpation sous forme d'un cordon arrondi, qui est suffisamment caractérisé d'ordinaire par son trajet. Pour les cas douteux, Spencer Wells a proposé d'insuffler le côlon par le rectum avec de l'air et de le rendre ainsi accessible à la vue, à la palpation et à la percussion.

Sur les parois abdominales distendues par la tumeur peuvent se développer des veines cutanées dilatées et flexueuses.

Il ne faut pas omettre de signaler la possibilité de modifications dans les rapports entre l'intestin et la tumeur rénale. Rosenstein relate une observation de cancer du rein gauche chez un jeune garçon, où le côlon descendant avait été aplati et refoulé vers la partie postérieure. Il n'y avait donc pas d'anses intestinales au-devant de la tumeur, et, à la percussion, la matité splénique se continuait directement avec la matité rénale. Hortz a observé et décrit un cas analogue.

Il y a également des exceptions pour la direction que suit une tumeur qui s'accroît. La preuve en est fournie par une observation de Bartels, où une tumeur cancéreuse du rein gauche avait soulevé les parois abdominales au-dessus de l'ombilic entre l'arcade costale gauche et la ligne médiane, sans produire aucune voussure, ni sur les côtés ni en arrière.

En dehors des productions néoplasiques vraies et des autres affections rénales, il y a encore les *phlegmasies du tissu cellulaire paranéphrétique et périnéphrétique* qui peuvent produire des voussures de la région lombaire et des parois latérales du ventre. Il s'y joint souvent une tumeur érysipélateuse des téguments sus-jacents, ou bien la peau est extrêmement lisse, tendue et brillante ; la palpation y décèle de l'œdème. Il n'est pas rare de voir le pus se frayer une voie vers l'extérieur à travers la région lombaire. En une zone circonscrite, il se développe de la rougeur et de l'œdème, une saillie fluctuante, et finalement la peau amincie se rompt et laisse échapper le pus au dehors.

On peut confondre ces abcès périnéphrétiques avec les *abcès par congestion* consécutifs aux lésions vertébrales ; et l'on fera bien, dans les cas douteux, d'examiner avec soin le rachis. J'ai vu aussi un cas où une *pleurésie purulente droite* avait donné lieu à un empyème qui, après s'être ouvert sous la peau, s'était étendu sur toute la région lombaire droite qu'il avait soulevée, dont il avait ulcéré et œdématié les téguments et qui s'était évacué au dehors, à 3 centimètres au-dessus de la crête iliaque. Le diagnostic différentiel put être édifié grâce à la palpation qui avait révélé l'intégrité de la région rénale en avant, et à la constatation de liquide dans la plèvre droite. De plus, on eut dans ce cas affaire à des commémoratifs qui admettaient à peine des doutes sur le diagnostic.

Parfois l'on observe *dans la région rénale des dépressions*. Celles-ci peuvent se produire toutes les fois que les reins ont abandonné leur position normale ; on ne les rencontre guère à la suite de la diminution de volume de ces organes. Le phénomène sera naturellement d'autant plus accentué qu'il s'agit, comme c'est habituellement le cas, du déplacement d'un seul rein. En cas de tumeurs abdominales douteuses, ce signe peut être d'un grand secours pour le diagnostic du rein flottant.

B. — PALPATION DES REINS

On ne manquera jamais de prendre, pour la palpation des reins, les *mesures de précaution* générales déjà préconisées (1).

Pour le plus grand nombre de cas, c'est le décubitus dorsal qui convient le mieux pour l'exploration ; cependant il peut y avoir quelquefois avantage à contrôler les résultats obtenus dans le décubitus latéral ou la station debout. Lorsque le lit est accessible de tous côtés, l'examen est plus commode à pratiquer en se plaçant du côté du rein à explorer. On insinue l'une des mains sous la musculature lombaire et on refoule avec elle le rein au-devant de l'autre main qui cherche, en partant de la paroi abdominale, à pénétrer dans la région rénale (*palpation bimanuelle*). On engagera le malade à exécuter pendant l'exploration des mouvements respiratoires profonds ; les reins s'abaissant un peu pendant la respiration profonde, il sera possible de se rendre compte par la palpation des modifications de la surface de ces organes qui resteraient inaccessibles en cas de respiration calme et superficielle. Guyon recommande, pour certains cas, la recherche de ce qu'il appelle le *ballottement rénal*, qui consiste à lancer le rein d'arrière en avant vers la paroi abdominale antérieure à

---

1) M. Guyon et son élève Récamier recommandent aussi le palper dans le décubitus dorsal ; ils conseillent en outre de se conformer aux deux règles suivantes : 1° ne pas faire fléchir les jambes du malade, comme on le conseille ordinairement, les laisser au contraire allongées et molles ; 2° il faut faire une *exploration en mesure*, c'est-à-dire qui suive exactement les mouvements respiratoires et ne gagne du terrain que pendant l'expiration.

l'aide d'une palpation saccadée et à l'envoyer ainsi au-devant de la main qui explore la région antérieure (1).

La palpation des reins fournit des notions que ne donnent pas les autres modes d'exploration ; en outre, elle sert à contrôler et élargir notablement les résultats de l'inspection.

La première chose à considérer, c'est la *sensibilité de la région rénale*. Celle-ci se produit dans beaucoup de maladies des reins, varie en intensité depuis la simple sensibilité à la pression jusqu'à la douleur la plus vive et s'observe, comme le remarque Frerichs, plus souvent à gauche qu'à droite, probablement parce que le rein gauche, un peu plus superficiel, est plus facile à atteindre (2).

Les reins qui sont dans leur situation normale et ne sont pas trop augmentés de volume, sont le plus souvent inaccessibles à la palpation. Si certains auteurs prétendent le contraire mes observations personnelles m'empêchent de partager leur avis. Chez des femmes émaciées, multipares ; ayant des parois abdominales très flasques, j'ai réussi souvent cependant à atteindre les reins avec la main et à les délimiter dans leur moitié inférieure.

Freund affirme que les reins chez les femmes, surtout le rein droit, sont accessibles à la palpation dans toute leur étendue ; Litten aussi a pu atteindre chez les femmes le rein droit dans 75 p. 100 et le rein gauche dans 36 p. 100 de tous les cas examinés par lui.

Lorsqu'il y a *abaissement des reins*, ceux-ci deviennent souvent accessibles à la palpation. L'abaissement peut être congénital (*dystopie rénale congénitale* ou acquis (*rein mobile*).

La palpation décide du diagnostic différentiel avec d'autres tumeurs abdominales en ce qu'elle permet de reconnaître sans difficulté la forme en haricot de la tumeur. Parfois on arrive, comme l'a montré Frerichs, à sentir les battements de l'artère qui pénètre dans le hile du rein. Lorsque le rein déplacé est atteint de dégénérescence cancéreuse, sa surface, au lieu d'être lisse, sera fréquemment bosselée. Un rein non dégénéré ne sera guère sensible à la pression. Les malades accusent une douleur sourde, qu'un malade de Gerhardt, médecin lui-même, a comparée à la sensation éprouvée lorsqu'on comprime le testicule entre les doigts. Cette douleur est due probablement moins à la lésion des nerfs sensitifs de la glande qu'à celle des nerfs sensitifs de la capsule rénale.

L'organe déplacé peut être mobile ou adhérent. Dans le premier cas, la mobilité sera extrapéritonéale, *rein mobile* dans le sens restreint du mot, ou bien l'organe est capable, par l'intermédiaire d'un mésonéphron plus ou moins long, de se mouvoir plus ou moins facilement et sur une

---

(1) La perception du ballottement rénal indique que le rein est augmenté de volume ou légèrement abaissé (Guyon).

(2) C'est la pression postérieure qui donnera les renseignements sur la sensibilité du rein ; il faudra faire cette pression aussi localisée que possible, dans cet angle costo-vertébral où l'on est sûr d'être en contact avec le rein, au moins avec sa partie inférieure, s'il n'est pas abaissé.

étendue plus ou moins vaste dans la cavité abdominale, *rein flottant*. Mais le rein, d'abord mobile, peut se fixer à la suite de processus inflammatoires de voisinage. Le rein mobile et le rein flottant peuvent changer de place avec chaque altitude nouvelle du corps ; ils sont situés plus bas dans la station verticale que dans le décubitus dorsal. Dans certains cas aussi, on réussit à replacer le rein en ectopie ; alors la dépression rénale, peut être visible auparavant, s'efface et les phénomènes de percussion se modifient. Pour les cas douteux et difficiles de rein flottant, on a recommandé pour l'exploration manuelle la position genu-brachiale, qui rapproche l'organe mobile de la paroi abdominale et le rend plus facile à atteindre. A l'inspiration, il peut se produire un léger abaissement du viscère ; dans ces conditions aussi, la palpation est moins nette, parce qu'entre les reins et la paroi abdominale viennent s'insinuer des anses intestinales. Le degré de l'ectopie varie dans de très grandes limites ; ils peuvent émigrer jusque dans le petit bassin. Le rein mobile et le rein flottant sont plus fréquents chez la femme que chez l'homme, l'ectopie rénale se rencontre plus souvent à droite qu'à gauche, l'ectopie double s'observe rarement (1).

(1) M. Glénard distingue quatre degrés de *néphroptose*. Pour bien comprendre ces quatre degrés, il est nécessaire de dire ici comment M. Glénard palpe le rein. Tandis que la majorité des auteurs palpe le rein par la méthode bimanuelle, M. Glénard fait une exploration unimanuelle. De plus, M. Glénard admet dans une certaine mesure les déplacements respiratoires du rein, niés par beaucoup d'auteurs ; il admet que sous l'influence de la respiration, le rein subit un mouvement de va-et-vient et base sur ce fait un mode d'exploration qu'il appelle *palpation néphroleptique*. D'après M. Glénard, la recherche du rein mobile comprend trois temps :

Premier temps. Affût. — On étreint solidement de la main gauche (nous supposons qu'on explore le côté droit), le pouce étant placé en avant, les parties molles sous-jacentes au rebord des côtes droites. Les doigts forment ainsi un anneau qui est complété en arrière par le rachis, en avant par la main droite déprimant la paroi antérieure dans le prolongement du pouce gauche qui se trouve au-dessous de l'extrémité de la 9ᵉ côte gauche. Ceci étant fait, on ordonne au malade de respirer profondément ; si l'on ne sent rien entre les doigts, c'est qu'il n'y a pas de déplacement d'organe ; si l'on sent quelque chose, on cherche à s'assurer de ce que c'est à l'aide du deuxième temps de la palpation.

Deuxième temps. Capture. — Ce temps consiste à saisir entre le médius et le pouce gauches l'organe déplacé. Pour cela, après s'être bien mis en tâtonnant sur le trajet de l'organe on porte le pouce le plus haut possible ; puis, quand la « ptose » paraît avoir atteint la limite inférieure de son excursion inspiratoire, on serre brusquement en cherchant à rapprocher l'index et le médius gauches, la main droite s'opposant au déplacement de l'organe vers la ligne médiane, et l'organe est pris. Comment connaîtra-t-on alors sa forme, ses dimensions ? Par le troisième temps de la palpation.

Troisième temps. Echappement. — On écarte légèrement l'une de l'autre les extrémités du pouce et du médius et on abaisse légèrement la ligne de compression ; alors la ptose remonte, et en exerçant un serrement un peu brusque où elle va s'échapper, on apprécie son degré de mobilité.

Le rein déplacé peut l'être plus ou moins. Aussi M. Glénard a-t-il décrit quatre degrés au rein flottant. Dans le *premier degré, pointe de néphroptose*, correspondant à la pointe de hernie, on ne sent que le pôle inférieur du rein. A la fin du temps d'affût, on palpe profondément un corps lisse, dur, gros comme une noix, qui, lorsqu'on le presse entre le médius et l'index, s'échappe comme une bille en fuyant en haut ; en même temps, le malade éprouve une sensation de ressaut. La *néphroptose du deuxième degré* est celle dans laquelle l'organe peut

Signalons ici une anomalie rénale appelée *rein en fer à cheval*, qui est due à la fusion des deux reins en un organe unique. Le plus souvent la jonction se produit entre les extrémités inférieures de ces viscères ; d'où le développement d'une sorte de fer à cheval à convexité inférieure et à concavité supérieure, situé transversalement au-devant de la colonne vertébrale et pouvant descendre jusqu'au niveau de la concavité du sacrum. Cette disposition est accessible à la palpation ; j'ai vu Frerichs, alors que j'étais assistant à sa clinique, poser ce diagnostic avec certitude. Il est vrai qu'on risque de se tromper. Ainsi, Sandwith rapporte une observation où la tumeur palpable fut prise pour un anévrisme, à cause des pulsations que lui communiquait l'aorte abdominale. Le diagnostic doit être basé sur l'existence dans les deux régions lombaires d'une dépression, sur les modifications fournies par la percussion et sur l'absence de symptômes propres à d'autres affections abdominales, On a toujours affaire dans ces cas à un état congénital.

Parfois un seul rein, dans la plupart des cas le rein gauche, est, par suite de malformations congénitales, considérablement abaissé ; il occupe quelquefois le petit bassin et est immobilisé dans son siège anormal (*dystopie rénale congénitale*). C'est le plus souvent une trouvaille d'autopsie.

C'est dans le diagnostic des *tumeurs rénales* que la palpation joue un rôle important à bien des points de vue. On réussit parfois à déceler de petites saillies à la surface des reins ; pour cela, on se servira de la palpation bimanuelle et, sur le conseil d'Israel, on mettra le malade dans le décubitus latéral ; quant au médecin, il se placera du côté opposé au rein à examiner. La palpation permet d'étudier d'une façon spéciale la forme de la tumeur, son volume, ses limites eu égard aux organes voisins, sa mobilité, l'état de sa surface, sa sensibilité et sa consistance.

Les tumeurs du rein ont généralement une forme ovalaire allongée. Leur volume est assez variable ; en tous cas, elles peuvent s'accroître de façon à remplir plus de la moitié de la cavité abdominale. On ne réussit pas toujours à la délimiter d'avec les organes voisins ; on constate même

être saisi entre les doigts sans que cependant on puisse comprimer les tissus au-dessus de lui. Dans ce dernier cas, on aura la *néphroptose du troisième degré*. Enfin celle du *quatrième degré* est le *rein flottant* que l'on sent par la palpation la plus grossière à travers la paroi abdominale antérieure.

Pour l'hypochondre gauche, on se sert de la main droite pour relever la région lombaire et pour procéder à l'affût dans la palpation néphroleptique. Du reste, la splénoptose est très rare, et la néphroptose gauche, quand elle est combinée à celle du côté droit, est beaucoup moins prononcée qu'elle.

M. Glénard a posé encore minutieusement les règles de la palpation du foie, par ce qu'il appelle le « procédé du pouce » (Thèse de A. Françon, Lyon, 1888).

M. Guyon et son élève Récamier ont critiqué le procédé de M. Glénard ; ils lui opposent d'abord ce fait que le rein est beaucoup plus près de la ligne médiane qu'on ne le croit ; et en second lieu, son caractère de méthode unimanuelle, la palpation bimanuelle étant bien supérieure. Cependant notre expérience personnelle nous permet d'affirmer que, *limitée à la recherche du rein déplacé*, cette méthode peut rendre de grands services.

assez souvent ces adhérences du rein avec le foie ou la rate. Le plus souvent, ces tumeurs sont fort peu mobiles. Le déplacement relativement le plus facile est celui d'avant en arrière. La mobilité latérale fait d'ordinaire complètement défaut. Contrairement aux tumeurs du foie et de la rate, celles des reins n'offrent jamais d'excursions respiratoires. La surface de ces dernières tumeurs peut être entièrement unie ou bosselée et inégale par places. Les tumeurs à surface lisse sont principalement celles qui contiennent du *liquide*, l'*hydronéphrose*, les *kystes*, les *tumeurs à échinocoques* ; la surface bosselée, au contraire, est caractéristique des tumeurs *solides*, notamment du *cancer* et du *sarcome*. Dans la dégénérescence kystique des reins, on sent quelquefois à la surface de ces organes plusieurs saillies lisses et sphériques. Il faut tenir compte aussi de la présence du côlon, qui se manifeste parfois à la palpation sous forme d'un cordon cylindrique, alors que l'excès de compression rend cet organe inaccessible à l'inspection. Rien de plus facile évidemment que de s'assurer du degré de sensibilité de la tumeur. Il faudra donner des soins particuliers à l'examen de la consistance, car c'est ce caractère qui éclairera le mieux sur la nature de la tumeur rénale.

Lorsqu'il s'agit de cavités remplies de liquide, on perçoit à la palpation une sensation de fluctuation. Cette fluctuation est naturellement d'autant plus prononcée que la membrane d'enveloppe est plus mince et que la cavité est plus proche des parois abdominales. L'exagération de la quantité de liquide et de la tension des parois est donc de nature à diminuer la netteté de la fluctuation. Le point où celle-ci est le plus nette varie avec l'attitude du malade et le développement de la tumeur. La fluctuation peut parcourir toute l'échelle des nuances, depuis le gros flot de l'hydronéphrose jusqu'au frémissement hydatique d'un kyste à échinocoques. Toutefois, c'est précisément dans cette dernière affection que l'on a constaté l'absence assez ordinaire du frémissement, même dans les conditions les plus favorables à son apparition. Ce frémissement se perçoit le plus nettement possible lorsqu'on embrasse la tumeur avec le pouce et le médius de la main gauche et qu'on la percute avec la main droite, ou encore lorsqu'après percussion, on laisse reposer quelque temps sur le plessimètre le doigt qui percute. On obtient, en ce cas, une sensation analogue à celle que donne la percussion d'un ressort.

Pour se garer des erreurs, il faut savoir que certaines tumeurs solides, notamment les cancers, peuvent présenter par places une sorte de pseudo-fluctuation, sans qu'il ait pourtant de portions kystiques.

Dans l'*anévrisme de l'artère rénale*, affection très rare, on a perçu parfois une *tumeur animée de battements* dans tous les sens.

On ne confondra guère, à la palpation, les tumeurs rénales avec des phlegmasies du tissu cellulaire paranéphritique ou périnéphritique. Dans ces dernières il existe une infiltration plutôt diffuse, d'une dureté ligneuse; la peau sus-jacente est infiltrée, rouge et œdémateuse ; d'ailleurs le début et la marche clinique de la phlegmasie sont pathognomoniques. Lorsque le pus se fraye une voie au dehors, il survient des phénomènes que nous avons déjà signalés à propos de l'inspection ; la fluctuation dans la profondeur indiquera l'existence de foyers purulents circonscrits dans la zone enflammée. Quand le pus se rompt dans l'intestin, il peut en résulter, comme l'a observé Trousseau, un emphysème de la peau du dos qui sera facilement reconnaissable au gonflement des téguments et à la crépitation spéciale à cette lésion.

La *ponction exploratrice des tumeurs rénales* fournit dans certains cas des résultats importants pour le diagnostic. Le liquide retiré d'un kyste hydatique non suppuré est limpide, pauvre en albumine; il contient de l'acide succinique et parfois aussi des têtes et des crochets d'échinocoque. Il ne faut pas oublier que, en cas de kyste du rein le liquide évacué est assez souvent dépourvu d'urée. D'ailleurs, les ponctions exploratrices sont loin de constituer des interventions tout à fait inoffensives, quelquefois elles ont été suivies de péritonite.

C. — PERCUSSION DES REINS

La valeur de la percussion des reins normaux a été appréciée de diverses façons. Il est entièrement impossible de délimiter par la percussion la totalité de ces organes, cela ressort directement de leurs rapports anatomiques. Toujours le segment supérieur échappe à la percussion, parce qu'à droite il est masqué par le foie et à gauche par la rate ; les matités hépatique et splénique se continuent sans transition avec la matité rénale. La percussion est impuissante également à délimiter leur bord interne concave, car, sans tenir compte de la musculature très épaisse du dos, ce bord est souvent situé dans le voisinage immédiat des apophyses transverses des vertèbres et même au-devant d'elles.

Le bord externe des reins et leur extrémité inférieure restent donc seuls accessibles à la percussion. Comme ces parties sont débordées de toutes parts par l'intestin, on peut établir la limite entre la zone de matité du rein et la sonorité tympanique de l'intestin. Ceci n'est évidemment possible que si l'intestin juxtaposé est libre de toute accumulation fécale et renferme des gaz. C'est dans ce sens que doit être compris le conseil donné par Piorry, de faire jeûner les malades pendant la journée qui précède la percussion. Théoriquement, il est incontestable que l'administration des évacuants ou la distension artificielle de l'intestin par l'acide carbonique ou l'air injecté par la voie rectale augmente la certitude de la percussion rénale.

Les auteurs sont à peu près d'accord sur la *méthode à employer pour la percussion des reins*. Depuis Piorry, on recommande le décubitus abdominal ; on soutient en même temps le ventre par un coussin, afin de relâcher autant que possible les muscles lombaires. On a recours à la percussion plessimétrique, parce qu'avec la percussion digitale, la couche musculaire déjà considérable se trouverait épaissie encore ; le choc doit être aussi énergique que possible.

En percutant de cette façon la région des reins de haut en bas et de la ligne médiane vers les côtés, on obtient dans la région lombaire, des deux côtés, une zone de matité rectangulaire (fig. 228), qui se continue en haut avec la matité splénique et hépatique, qui s'étend en bas d'ordinaire jusqu'à la crête iliaque et dont la limite externe est distante de la ligne médiane d'environ 5 à 9 centimètres. On est frappé d'abord de ce fait qu'il est très rare de pouvoir délimiter l'extrémité inférieure du rein, ce qu'on expliquait jadis à tort par le fait de l'extension de l'organe jusqu'à la crête iliaque.

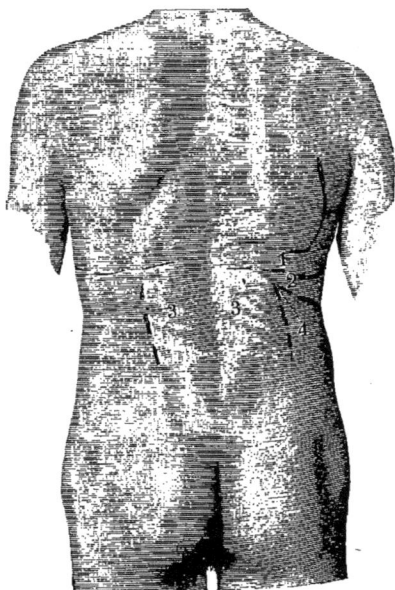

Fig. 228. — Limites des reins.

1. Grande. — 2. Petite matité hépatique. — 3. Matité soi-disant rénale. — 4. Angle hépato-rénal. (D'après une photographie. Obs. personnelle.)

Quoi qu'il en soit, un pareil résultat laisse un peu défiant en ce qui concerne l'appréciation par la percussion du bord externe du rein. Weil a d'ailleurs prouvé que ce bord externe se confond exactement avec le bord tangible du muscle sacro-lombaire. Tout cela crée des raisons suffisantes pour admettre que la soi-disant matité rénale n'a aucune relation directe avec les reins normaux. Le rein sain ne peut être déterminé par la percussion.

En présence de l'incertitude de la percussion du rein normal, il ne faut pas conclure que la percussion n'a aucune valeur pour le diagnostic des maladies rénales ; seulement il faut bien savoir qu'elle n'acquiert une réelle importance qu'en cas de déplacements ou de tumeurs des reins.

En cas d'*ectopie rénale*, la matité de la région rénale est remplacée souvent par de la sonorité tympanique, ce qui tient à ce que la place du rein en ectopie est occupée par l'intestin. Ce phénomène est d'autant plus frappant que la lésion est unilatérale. Ce n'est que quand l'intestin est rempli de masses stercorales que le son tympanique fait défaut ; d'où la nécessité, pour assurer le diagnostic, de renouveler plusieurs fois l'investigation. Le rein est-il suffisamment mobile pour pouvoir être réduit, la sonorité tympanique disparaît aussitôt la réduction opérée et est remplacée par de la matité. Au niveau de l'organe déplacé lui-même on obtient de la matité ou de la matité tympanique, à condition toutefois d'enfoncer énergiquement le plessimètre.

Dans le diagnostic des *tumeurs du rein*, la percussion est un moyen précieux. En cas de tumeurs volumineuses, le côlon situé au-devant d'elles fournit un son tympanique qui ne fait défaut que quand cette portion d'intestin est remplie de masses fécales ou se trouve fortement comprimée (1).

Le danger de confondre des tumeurs rénales avec des tumeurs d'organes voisins est très grand ; aussi mentionnerons-nous les cas de confusion les plus fréquents.

Les tumeurs du rein droit se distinguent des *néoplasmes hépatiques* d'abord par la présence entre la matité rénale et la matité hépatique d'une zone tympanique distincte qui correspond au segment supérieur du côlon ascendant, dont la direction est partiellement oblique. Ce signe, très important, ne fait généralement défaut que s'il existe des tumeurs rénales et hépatiques concomitantes et adhérentes entre elles. Déjà Bright a insisté en outre sur ce fait qu'on peut, en cas de tumeurs du rein, insinuer la main entre la tumeur et la paroi thoracique, chose impossible en cas de tumeurs du foie. Dans ces dernières, la limite supérieure de la matité hépatique est située plus haut qu'en cas de tumeurs rénales, parce que jamais les tumeurs rénales ne produisent un refoulement aussi considérable du foie. En outre, les tumeurs de ce dernier viscère offrent la plupart du temps des déplacements respiratoires que ne possèdent point les tumeurs du rein. Enfin, outre les symptômes fonctionnels, les tumeurs rénales sont encore caractérisées par la présence au-devant d'elles du côlon.

Le rein mobile, lorsqu'il siège dans la région ombilicale, peut être confondu avec l'*hydropisie de la vésicule biliaire*. Cela est possible, surtout quand celle-ci est étranglée à la réunion du tiers moyen avec le tiers

---

(1) La percussion du rein n'est utile en somme que pour le diagnostic des tumeurs de cet organe. Dans ce cas, la percussion postérieure ne sert à rien ; la percussion antérieure est tout. Celle-ci permet de reconnaître la présence des anses intestinales en avant de la tumeur ; constatation qui a une importance très grande, car, à elle seule, elle permet presque de conclure que le rein est en cause.

postérieur par des faisceaux circulaires, et imite ainsi à s'y tromper la forme en haricot du rein. La perception manuelle de pulsations dans la concavité de la tumeur permettrait immédiatement de poser le diagnostic du rein mobile. Il faut y joindre la dépression visible et le tympanisme dans la région rénale, tympanisme qui, après réduction de l'organe, se change en matité. La vésicule biliaire, de son côté, n'offre pas un degré de mobilité aussi considérable que le rein et n'est pas aussi facile à délimiter en tous sens par la palpation.

Les tumeurs du rein gauche peuvent être confondues avec des *tumeurs de la rate*. En ce cas aussi, il faut tenir compte de l'absence d'excursions respiratoires. De plus, les tumeurs spléniques sont situées plus haut dans la région sous-costale que les tumeurs rénales. Il faut rechercher avec soin si le bord antérieur de la tumeur présente les échancrures caractéristiques de la rate. La constatation du côlon au-devant de la tumeur, phénomène qui fait quelquefois défaut, il est vrai, plaide en faveur d'une tumeur du rein. Pour épuiser les moyens de diagnostic différentiel, il faut tenir compte évidemment du tableau clinique de l'affection.

On peut encore prendre des tumeurs du rein pour des *tumeurs de l'ovaire*. Toutefois, les tumeurs du rein se développent de haut en bas, celles de l'ovaire, au contraire, de bas en haut. Celles-là occupent de préférence les régions postérieure et latérale du ventre et refoulent les intestins vers la ligne médiane ; tandis que celles-ci se développent dans la portion médiane de l'abdomen et refoulent les intestins sur les côtés. Les tumeurs du rein se rencontrent ordinairement derrière les intestins et présentent au-devant d'elles notamment le côlon, tandis que les tumeurs ovariques siègent au-devant de l'intestin. Les premières s'accompagnent souvent d'altérations de l'urine et de troubles de la sécrétion urinaire ; les dernières occasionnent des désordres de la menstruation, et des déviations utérines. Il ne faut pas toujours s'attendre à ce que la ponction de la tumeur fournisse des renseignements sur sa nature ; car dans les tumeurs du rein, même lorsqu'il s'agit d'hydronéphrose, l'élément caractéristique de l'urine, c'est-à-dire l'urée, peut manquer.

Dans certains cas, on prend un rein déplacé et mobile pour une petite tumeur ovarique ; toutefois la forme de la tumeur et la possibilité de la réduire éclairent le diagnostic, de concert avec la dépression et la sonorité tympanique de la région rénale.

On ne confondra pas les tumeurs rénales avec des *néoplasmes utérins* si l'on a eu soin de recourir à l'examen bimanuel de la matrice.

On a pris des reins déplacés pour des *anévrismes de l'aorte*, lorsqu'ils présentaient des soulèvements isochrones aux pulsations aortiques. Il suffit de se rappeler que, dans ce cas, il s'agit de simples soulèvements suivis d'affaissements et qu'il n'existe point d'expansions pulsatiles en tous sens, telles que les offre un anévrisme. D'ailleurs, on constatera la dépression de la région rénale qui donne, à la percussion, un son tympanique.

On a confondu parfois les reins déplacés et cancéreux avec des *tumeurs lymphatiques ganglionnaires abdominales*. Le diagnostic différentiel est basé sur l'absence, dans la région rénale, des organes en question. Les tumeurs des ganglions lymphatiques s'accompagnent, du reste, généralement de troubles des fonctions intestinales.

On évitera toute confusion avec la *coprostase* par l'emploi prolongé des purgatifs.

D. — Auscultation du rein

Le domaine de l'auscultation rénale est pauvre en faits et en signification.

Bristone et Ballard ont parlé de cas de *cancer rénal*, où l'on percevait des bruits vasculaires tellement intenses, qu'on pensait à la possibilité d'un anévrisme de l'aorte.

APPENDICE

Examen des capsules surrénales.

Les lésions des capsules surrénales sont demeurées jusqu'à présent inaccessibles au diagnostic physique. On les déduit avec quelque certitude des phénomènes cliniques, dans le cas où l'on se trouve en présence du tableau symptomatique de la *maladie d'Addison*. Il est vrai que parfois, à la suite de processus de dégénérescence, ces capsules augmentent tellement de volume qu'elles deviennent accessibles à l'inspection, au palper et à la percussion. Seulement, si l'on songe que normalement elles coiffent en quelque sorte l'extrémité supérieure des reins, on comprendra qu'il est impossible de distinguer les tumeurs de ces organes des tumeurs du rein lui-même. On peut encore les confondre avec des tumeurs du foie. Heitler relate une observation où l'on trouva au niveau du bord inférieur du foie, en dedans de la ligne mammaire, une tumeur sphérique fluctuante, que l'on prit, pendant la vie, pour un kyste à échinocoques et qui, à l'autopsie, se révéla comme une poche de la grosseur d'une tête d'adulte, provenant de la dégénérescence de la capsule surrénale droite et renfermant un liquide sanguinolent et une masse néoplasique ressemblant à de la substance cérébrale.

2. — **Examen des voies urinaires**.

A. — Bassinets du rein

Les affections des bassinets, accessibles aux méthodes physiques d'investigation, se confondent par leurs symptômes avec les maladies du rein. Il s'agit, en ce qui les concerne, d'une augmentation de volume qui obéit, en tout, à ce qui a été dit précédemment à propos des tumeurs rénales. Un autre groupe de ces affections échappe à une exploration directe et devra être diagnostiqué d'après les altérations du liquide urinaire. Israel, en suivant ponctuellement les règles préconisées par lui pour la palpation des reins, affirme avoir perçu, sur le vivant, un *calcul rénal logé dans le bassinet* dans un cas, et, dans un autre cas, le *frottement de plusieurs calculs néphrétiques* les uns contre les autres.

B. — Uretères.

Parfois on arrive à pratiquer la palpation de l'uretère, soit par le vagin, soit par le rectum, et cela d'autant plus facilement que leurs parois se sont épaissies et ont augmenté de résistance sous l'influence de la tuberculose, de productions néoplasiques, ou de calculs incarcérés, Grünfeld a cherché, à l'aide d'appareils d'éclairage (endoscope) introduits dans la vessie, à rendre visible l'embouchure vésicale des uretères et à y introduire des sondes. On a réussi aussi à reconnaître avec certitude, à l'aide de l'endoscope, l'état des urines s'écoulant de l'embouchure des deux uretères dans la vessie et, par conséquent, à déterminer d'une manière sûre et certaine le siège d'une hématurie ou d'une pyurie dans l'un ou l'autre rein.

Tuchman a exploré et obturé passagèrement son propre uretère à l'aide d'un instrument spécial, construit sur le modèle du lithotriteur de Heurteloup.

Quant à Simon, à la suite de la dilatation rapide de l'urèthre chez la femme, il pénétra dans la vessie avec le doigt et chercha, en prenant ce dernier pour guide, à introduire dans l'orifice des uretères des sondes qu'il introduisit jusque dans le calice du rein. Il donne comme longueur de l'uretère normal le chiffre de 18-20 centimètres, mais toutes ces tentatives sont plutôt du domaine de la chirurgie que de la pathologie interne.

Les maladies des uretères ont une marche le plus souvent insidieuse et latente. Dans certains cas, il s'agit de productions néoplasiques de ces organes, productions difficiles à distinguer des tumeurs rénales. Nous donnerons comme exemple une observation de Wising et Blie. Une femme de 41 ans portait dans le ventre une tumeur qui commençait dans la région lombaire, s'étendait en avant et en bas vers la ligne médiane, était facile à séparer du foie et avait au-devant d'elle le côlon. A l'autopsie, on trouva un cancer médullaire de l'uretère droit complètement oblitéré. Le rein droit était atteint d'hydronéphrose. Le cathétérisme de l'uretère aurait, dans ce cas, révélé l'obstruction de l'organe. D'ailleurs, dans l'oblitération de l'uretère par un calcul ou un cancer d'organes voisins, de l'utérus par exemple, la sonde décèlerait facilement l'imperméabilité du conduit.

C. — Vessie

L'exploration de la vessie du dehors, c'est-à-dire à travers la paroi abdominale, n'est généralement possible que quand cet organe est fortement distendu par l'urine. Il remonte alors au-dessus de la symphyse du pubis sous forme d'une tumeur ovale ou piriforme, dont le sommet arrive quelquefois jusqu'au niveau de l'appendice xiphoïde. Souvent ses contours sont nettement visibles sous les parois abdominales. Dans le décubitus latéral, la tumeur se déplace parfois légèrement du côté correspondant; seulement ce déplacement n'atteint jamais un degré notable. A l'aide de la palpation, on arrive à délimiter plus exactement la tumeur. La surface en est uniformément lisse et tendue. Un fait caractéristique, c'est que la pression, si légère qu'elle soit, provoque le besoin d'uriner. La percussion permet également de séparer la vessie des anses intestinales avoisinantes. Lorsque des anses intestinales se sont insinuées entre la vessie et la paroi abdominale antérieure, on obtient en ce point, non de la matité simple, mais un son tympanique obscur.

Dans les annales des erreurs de diagnostic, on peut réunir nombre de cas où la vessie surdistendue a été confondue avec des tumeurs, notamment avec des tumeurs des organes pelviens (utérus, ovaires). L'emploi de la sonde préviendra ordinairement l'erreur ; car, l'urine une fois évacuée, la vessie disparaît derrière la symphyse pubienne. Mais si, pour une cause ou une autre, le cathétérisme est impossible, il faudra tenir compte des anamnestiques, si depuis quelque temps l'excrétion de l'urine a été insuffisante, ou même supprimée totalement. Dans bien des cas aussi, les touchers vaginal et rectal renseigneront sur la nature de la tumeur.

Les causes de la surdistension de la vessie par l'urine résident tantôt dans des désordres d'innervation, tantôt dans des obstacles mécaniques des voies d'écoulement. L'examen consécutif en décidera.

Des tumeurs vésicales palpables plus rares sont les tumeurs dues à la

dégénérescence cancéreuse de l'organe. Ces dernières toutefois sont inégales à la surface, bosselées et dures. Le toucher rectal et notamment
l'*exploration bimanuelle*, c'est-à-dire la palpation des parois abdominales
combinée au toucher rectal, ne devront jamais être négligés.

A côté de l'examen externe, l'examen interne de la vessie est de grande
importance pour le diagnostic des affections de cet organe. Le moyen le
plus sûr et le plus riche en succès est le cathétérisme, dont la description
est toutefois du domaine de la chirurgie.

Dans l'exploration par le cathéter, l'auscultation peut devenir précieuse.
C'est ainsi que souvent le contact de l'instrument avec un calcul se révèle
par un phénomène acoustique. Dans certains cas aussi, on perçoit après
l'évacuation de l'urine par la sonde, un bruit de gargouillement spécial,
qui est dû à la pénétration d'air dans la sonde. Higguet le signala dans
l'hypertrophie des parois vésicales et voulut le regarder comme pathognomonique de cette lésion. Fabini l'observa dans la paralysie de la
vessie ; mais on l'a vu se produire également dans des cas où le sommet
de la vessie était immobilisé par des adhérences péritonitiques. Le mécanisme du phénomène est, en tous cas, le suivant : au moment de l'évacuation des dernières gouttes d'urine, la contraction des muscles abdominaux rapproche les parois vésicales jusqu'au contact ; aussitôt que
cette force cesse d'agir, ces parois se déplissent et aspirent de l'air à
travers le cathéter.

Simon a tenté avec succès la palpation directe de la paroi interne de la
vessie, en dilatant rapidement l'urèthre chez la femme et en introduisant
le doigt dans la vessie.

L'exploration de la vessie à l'aide du *cystoscope*, qui permet d'étudier
de visu l'intérieur de cet organe, acquiert de plus en plus de l'importance.
Malheureusement les appareils sont encore d'un prix très élevé, et leur
manipulation exige de l'expérience et de l'habileté(1).

(1) Dans ces derniers temps, de nouvelles méthodes d'exploration physique du rein ont été
proposées, dont l'école de Necker surtout a montré les heureux résultats : 1° la *phonendoscopie* a permis, entre les mains de MM. Guyon et Albarran, de préciser les limites des reins,
d'en indiquer l'augmentation de volume, d'en distinguer les organes voisins ; 2° *l'usage des
rayons X*, à l'aide de la radiographie, a également rendu quelquefois des services pour le
diagnostic des calculs du rein ou du bassinet ; 3° enfin le *cathétérisme des uretères*, grâce
aux perfectionnements apportés par M. Albarran à la construction et à l'emploi de l'instrument,
est devenu une méthode relativement facile, et riche d'applications. Au point de vue diagnostic
elle permet de préciser l'existence de calculs et de tumeurs, l'origine d'hématuries et de pyu-
ries ; et surtout en permettant de recueillir séparément l'urine sécrétée dans chaque rein, elle
seule permet de reconnaître l'état anatomique et fonctionnel du rein supposé malade, et du
rein supposé sain. Les résultats fournis par les analyses de l'urine normale peuvent être interprétés, grâce à leur comparaison avec ceux de l'urine de l'autre côté, qui sert de témoin ; et
cette dernière indique si le rein opposé fonctionne suffisamment. Ainsi peut-on non seulement
préciser le diagnostic des lésions unilatérales ou bilatérales de l'appareil urinaire (tuberculose
par exemple), mais encore poser des indications opératoires fidèles, basées sur exploration complète des fonctions de chaque rein et l'appréciation exacte de leur valeur.

D. — CANAL DE L'URÈTHRE

Le canal de l'urèthre n'est accessible à une inspection directe qu'au niveau de son orifice externe. On y constate, le cas échéant, des tuméfactions, des inflammations, des soudures, des ulcères, des papillomes et des sécrétions anormales. On a cherché à éclairer et à explorer le canal de l'urèthre proprement dit à l'aide d'appareils endoscopiques (uréthroscopes).

La palpation a pour tâche de renseigner sur la sensibilité, l'induration, l'évacuation de sécrétions anormales, dans certaines circonstances aussi, sur la fluctuation. Le palper externe se trouve complété par l'exploration, par les sondes et les bougies, qui révèle principalement les rétrécissements, les obstructions et les ulcérations du canal.

3. — Examen de l'appareil génital de l'homme.

a) L'*examen de la prostate* doit se faire par le toucher rectal. Il faut, en ce cas, tenir compte du volume, de la sensibilité, de la consistance et de l'état de la surface de cette glande. Souvent il faut recourir encore à l'exploration à l'aide du cathéter uréthral.

b) Les *glandes de Cowper*, lorsqu'elles sont enflammées, sont accessibles à la palpation sous forme de petites tumeurs atteignant la grosseur d'un haricot et situées derrière le bulbe uréthral, dans l'espace compris entre le scrotum et l'anus. Si l'inflammation est aiguë, la palpation est douloureuse, et la peau qui recouvre la région est rouge et tuméfiée. S'il y a développement d'abcès, il faut naturellement s'attendre à la sensation de fluctuation.

c) Le diagnostic du gonflement et de l'hypertrophie des *vésicules séminales* est extrêmement difficile. On ne réussira que rarement, à l'aide du toucher rectal, à sentir ces organes derrière la paroi postérieure de la vessie, immédiatement au-dessus de la prostate, sous forme de petites tumeurs ovales.

d) Le *testicule*, l'*épididyme*, le *cordon* et le *scrotum* sont directement accessibles à la palpation et en partie aussi à l'inspection.

e) Il est souvent très important pour le diagnostic d'examiner au microscope les *écoulements du canal de l'urèthre*, ou, chez la femme, du vagin et du canal cervical. C'est ainsi que la présence dans le pus de *gonocoques* indique la nature blennorrhagique des sécrétions. La recherche de ces schizomycètes se pratique en portant une petite gouttelette de pus uréthral sur une lamelle de verre et en la recouvrant d'une autre lamelle, de telle sorte que le liquide se répartisse entre elles d'une façon uniforme et en couche très mince. Puis on sépare les deux lamelles de verre et on les flambe, la surface recouverte en haut, jusqu'à dessiccation complète. Alors on verse sur la préparation une solution aqueuse de fuchsine, de bleu de méthylène ou de violet de gentiane ; au bout d'une trentaine de secondes, on la passe à l'eau ; on la sèche à nouveau comme il vient d'être dit, et on place la lamelle sur une goutte de baume de Canada xylolé ou chloroformé, préalablement versé sur une plaque de verre. S'il existe des gonocoques, on aperçoit des microbes de teinte foncée, le plus souvent en forme de biscuit ou réunis en groupes, notamment dans l'intérieur des corpuscules de pus (fig. 229) (1)

(1) Il est important de pratiquer la réaction de Gram ; certains microbes uréthraux, qui res-

L'examen microscopique n'est pas moins précieux pour localiser avec certitude les sécrétions anormales de certaines glandes génitales. La présence du spermatozoïde indique toujours un mélange de sécrétion testiculaire. Ils feront défaut dans le liquide éjaculé, soit parce que les testicules n'en produisent plus, soit parce qu'il existe des obstacles à l'écoulement des sécrétions testiculaires par les voies séminifères. C'est là qu'il faut chercher très souvent les causes des mariages stériles, car la faute en est plus fréquemment à l'homme qu'à la femme. Il s'agit, en règle générale, de suites d'une blennorrhagie antérieure.

Quant aux produits prostatiques, ils renferment, outre des cellules

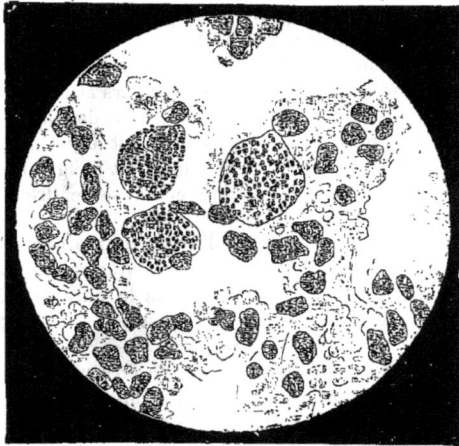

Fig. 229. — Gonocoques.
Préparation colorée par la fuchsine phéniquée. Grosseur : 1.000 diamètres. Immersion.

rondes, des cellules cylindriques, des corpuscules amyloïdes, du pigment jaune en amas ou en grains, et avant tout des cristaux spermatiques.

Ces derniers se développent quand on évapore la sécrétion ou que l'on additionne la préparation d'une solution à 1 p. 100 de phosphate d'ammoniaque, et ressemblent à ce que l'on appelle des cristaux asthmatiques (voyez : *Crachats*). Enfin dans la sécrétion des vésicules séminales, on observe des corpuscules gélatiniformes dont le volume atteint la grosseur d'une lentille ; ces corpuscules, dits corpuscules de *Lallemand-Trousseau*, rappellent l'aspect de grains de sagou cuit.

Quant aux sécrétions des *glandes de Cowper* et des *glandes uréthrales de Litten*, elles se présentent sous forme d'un liquide limpide, visqueux,

semblent au gonocoque, s'en distinguent par ce fait qu'ils gardent la coloration obtenue par cette méthode. Dans les cas douteux, on fera bien de recourir aux cultures.

inodore, où le microscope décèle la présence de cellules épithéliales et de cellules rondes.

APPENDICE

L'*examen de l'appareil génital de la femme* appartient au domaine de la gynécologie. Il va sans dire que tout praticien doit être à même de le pratiquer régulièrement si besoin est.

4. — Examen des urines.

L'examen des urines rend en premier lieu des services extrêmement importants pour le diagnostic des *maladies des reins et des voies urinifères*. C'est ainsi que beaucoup d'affections rénales importantes ne peuvent être reconnues qu'à la suite d'un examen des urines. Il ne faut pas perdre non plus de vue que les produits de désassimilation sont en grande partie éliminés par l'urine : on comprendra donc aisément que les *troubles des échanges nutritifs* provoquent des altérations dans la constitution de l'urine. Dans plusieurs cas, par exemple, dans le diabète sucré, nous avons affaire à l'apparition dans l'urine d'un produit de désassimilation anormal. Aussi l'importance diagnostique capitale de l'examen des urines fut-elle admise dès l'antiquité et acceptée aujourd'hui par tout le monde.

L'étude de l'urine comprend l'*examen physique* et l'*examen chimique* de l'urine. Il est absolument indispensable de procéder à l'un comme à l'autre ; c'est seulement à ce prix que l'on obtiendra des résultats incontestables.

Examen physique de l'urine.

Pour étudier les propriétés et les altérations physiques de l'urine, il faut considérer successivement : la couleur, la quantité, la réaction, la densité, la consistance, l'odeur, la saveur et les sédiments.

Comme préface à cette étude, nous donnerons ici une courte esquisse de la constitution normale de l'urine.

A. — Urine normale

L'urine normale est un liquide limpide, couleur vin du Rhin, dont la quantité émise en vingt-quatre heures varie entre 1,400 et 2,000 centimètres cubes et est en moyenne de 1.500 centimètres cubes (1). Elle colore en rouge le papier de tournesol, possède donc une réaction acide et a une densité qui va de 1,015 à 1,020. Sa consistance est à peu près celle de l'eau. La plupart des auteurs qualifient son odeur d'aromatique et sa saveur

(1) En France, on admet que la moyenne du débit urinaire est un peu moindre : 1,250 centimètres cubes en 24 heures (A. Gautier).

d'amère et salée. Lorsqu'on laisse séjourner l'urine plusieurs heures dans un vase en verre, on remarque par transparence la formation graduelle d'un nuage léger peu dense, qui cherche à se déposer au fond. Ce nuage à été désigné sous le nom de *nubécule ;* il consiste essentiellement en mucus, qui se mélange à l'urine en plus ou moins grande quantité dans le trajet des voies urinaires, même chez l'homme bien portant. Si l'on examine les éléments de ce nubécule au microscope, on ne découvre, dans bien 'des cas, aucun élément morphologique, tandis qu'on y trouve d'autres fois, dans les masses transparentes de mucine, des globules de pus et des cellules de l'épithélium des voies urinaires en quantité minime.

On peut regarder l'urine comme de l'eau tenant en solution une série de sels organiques et inorganiques et des combinaisons salines. La quantité des matières solides en dissolution qu'élimine un homme bien portant dans les vingt-quatre heures varie entre 6o et 70 grammes. Parmi les substances organiques, c'est l'urée qui tient le premier rang, tant au point de vue de la quantité que de l'importance séméiologique. Le chiffre d'urée, pour un adulte sain, dans les vingt-quatre heures, est de 25 à 40 grammes, en sorte que la moitié environ des substances solides de l'urine est constituée par de l'urée. Les autres éléments organiques de l'urine dont nous ne citerons ici que les plus importants pour la pratique : l'acide urique, l'acide hippurique, la créatine, la créatinine, les acides oxalurique et oxalique, la xanthine, les matières colorantes de l'urine et quelques acides gras volatils, dépassent à peine 3 grammes dans les vingt-quatre heures.

Parmi les sels inorganiques que contient toute urine normale, le premier rang appartient aux chlorures (chrorure de sodium et de potassium), principalement au chlorure de sodium, dont le chiffre quotidien varie entre 10 et 16 grammes, on peut donc compter ce sel pour un quart dans les éléments solides constitutifs de l'urine. En dehors des chlorures, on trouve en dissolution dans l'urine normale : des phosphates (phosphate acide de sodium, phosphate calcique, phosphate de magnésie), des sulfates (sulfates neutres de sodium et de potassium\, des azotates. On y rencontre également des traces de fer et d'acide silicique, d'ammoniaque, d'oxygène, d'azote et d'acide carbonique.

Parmi les altérations pathologiques des caractères physiques de l'urine, nous étudierons d'abord les modifications de la coloration.

B. — CHANGEMENTS DE COLORATION DE L'URINE

Parmi les matières colorantes qui donnent à l'urine sa teinte caractéristique, nous n'avons de données certaines que sur une seule, l'*urobiline*, découverte et étudiée par Jaffé. Tous les autres pigments urinaires ont été caractérisés d'une façon si peu complète au point de vue chimique, qu'on ne connaît guère que leur nom ; telles sont l'urohé-

matine (Harley), lurorhodine (Heller), l'urochrome (Tudichum), l'uroéry-
thrine, etc. (1).

En dehors de l'urobiline, on rencontre dans toute urine normale l'*indican* qui, à l'état normal, ne peut être reconnu qu'après transformation
préalable, par le procédé de Jaffé, en bleu d'indigo; à l'état pathologique,
cette transformation peut avoir lieu d'une manière spontanée; l'urine
prend alors une teinte bleuâtre, et il se forme à sa surface une pellicule
de la même couleur (*indicanurie* ou *glaucosurie*). C'est ce qui s'observe
dans les urines riches en indican en voie de décomposition et de putréfaction; par exemple, dans le cortège symptomatique du choléra, des
catarrhes et des obstructions intestinales et de la péritonite.

Pour la *qualification de la couleur de l'urine*, le mieux est de recourir
à l'échelle de Vogel. C'est simple question d'habitude que de se graver
dans la mémoire les diverses teintes, afin de ne plus avoir besoin de consulter un tableau. L'appréciation de l'intensité de la coloration s'établit
par transparence, il convient donc de recueillir l'urine dans des vases en
verre que l'on élève à hauteur de l'œil. Il faut naturellement que le
liquide à examiner soit limpide, c'est-à-dire filtré préalablement le cas
échéant, et que les vases employés soient d'égal diamètre, le trouble et
l'épaisseur d'un liquide exerçant une certaine influence sur l'intensité de
sa coloration.

D'après Vogel, les diverses teintes de l'urine se divisent en trois groupes
principaux : I. Les urines jaunâtres. II. Les urines rougeâtres; III. Les
urines brunes ou foncées.

Chacun de ces groupes offre trois subdivisions.

I. Urines *jaunâtres* : *a*) jaune pâle ; *b*) jaune clair; *c*) jaunes.

II. Urines *rougeâtres* : *d*) rouge jaunâtre ; *e*) jaune rougeâtre ; *f*)
rouges.

III. Urines *brunes* (foncées) : *g*) brun rougeâtre; *h*) rouge brunâtre;
i) brun noirâtre.

Les urines rougeâtres (2e groupe principal) portent également le nom
d'urines *saturées*.

L'intensité de la teinte de l'urine dépend de deux facteurs : la quantité
de liquide et la quantité d'urobiline éliminée. C'est pourquoi les urines
abondantes et peu denses possèdent d'ordinaire une coloration jaunâtre;
les urines concentrées et rares une coloration rougeâtre ou même brune.
C'est ce qui explique aussi que l'urine excrétée après ingestion abondante
de liquides, *urina potus*, ait une teinte pâle, alors que celle qui est émise
pendant les chaleurs de l'été et qui se trouve concentrée par suite de l'exagération de la respiration cutanée, est plus foncée que l'urine, toujours
plus abondante, émise en hiver. De même, l'urine concentrée du matin
est d'habitude plus foncée que l'urine de la journée.

Même au chevet du malade, la subordination de la coloration de l'urine

(1) Voyez plus haut, pour l'urobiline, les notes sur l'ictère et sur l'exploration fonctionnelle
du foie.

à la quantité d'urine émise se constate sans difficulté. De grandes quantités d'urines, telles qu'on les rencontre dans le *diabète insipide*, le *diabète sucré* et l'*atrophie rénale*, présentent toujours une teinte pâle. Il en est de même pour celles qui sont émises si abondamment dans certaines névroses et qui sont connues sous le nom d'*urines nerveuses*.

Au contraire, la teinte est foncée dans les urines rares de la rétention et dans celles qu'excrètent en petite quantité les personnes atteintes d'affections chroniques de l'estomac et du foie. Dans ce dernier cas, cependant, il semble qu'il y ait aussi production très abondante de matières colorantes de l'urine, même de matières colorantes anormales.

L'influence exercée sur l'intensité de coloration de l'urine par le second facteur, l'urobiline, se reconnaît à la teinte pâle de l'urine émise dans la convalescence des maladies graves et dans la chlorose, et à la couleur foncée qui est propre aux urines fébriles. Pour l'urine fébrile, il faut encore ajouter que son intensité de teinte s'accroît encore à cause de sa rareté.

Jaffé a insisté sur le dichroïsme propre à l'urobiline. Pour les urines fébriles, la constatation de ce fait est facile en raison de leur richesse en urobiline; un œil exercé aperçoit sans peine la teinte rougeâtre de l'urine vue par transparence de la teinte verdâtre qu'elle présente notamment sur les bords du vase, à la lumière directe. La netteté de cette dernière est augmentée par un fond sombre; de cette façon, on l'observe également avec les urines jaunâtres.

L'urobiline provenant d'une métamorphose de la matière colorante du sang (Jaffé, Hoppe, Seyler), on comprend que dans les états fébriles, par suite de l'exagération des mutations intra-organiques, la production de l'urobiline augmente, alors qu'elle diminue toutes les fois que le sang devient pauvre en hémoglobine (chlorose, convalescence).

Les colorations que prend l'urine par son mélange avec des matières colorantes anormales ou d'autres corps étrangers se divisent en deux groupes : les unes sont dues à des lésions pathologiques réelles de l'organisme, les autres sont purement fortuites, transitoires et consécutives à l'ingestion de certaines substances.

Parmi les *colorations anormales que prend l'urine, il faut ranger* :

I. — a) **La coloration sanguine.** — Cette coloration provient soit de ce que du sang s'est mêlé à l'urine (hématurie, cytohématurie), soit de ce que l'urine tient en solution de la matière colorante du sang (hémoglobinurie). Le microscope nous permet de nous prononcer sans difficulté aucune sur l'existence de l'hématurie ou de l'hémoglobinurie : dans le dernier cas, les hématies font défaut dans l'urine.

Le sang peut se mélanger à l'urine sur tout le parcours des voies urinaires; et dans chaque cas particulier, il faut rechercher si le sang provient des reins ou des voies urinaires.

Le diagnostic de l'hématurie est ordinairement assez aisé, l'urine présentant une coloration allant de celle de l'eau de lavage des viandes jusqu'au brun noirâtre.

L'intensité de la teinte sanguinolente dépend naturellement du nombre de globules sanguins et de la quantité d'hémoglobine mêlés à l'urine.

Dans les hématuries légères, on peut commettre une confusion avec les urines simplement concentrées ; il n'est cependant pas difficile de déceler avec certitude la présence du sang. Ordinairement l'examen microscopique y suffit, car dans la cytohématurie, on constate parfaitement l'existence des hématies. On peut également avoir recours, là comme dans l'hémoglobinurie, à la réaction de Heller. On verse un peu d'urine dans un tube à essai ; on y ajoute quelques gouttes de potasse et on chauffe. La chaleur y développe bientôt des flocons de phosphate terreux qui, si l'urine contient du sang, auront une teinte non pas blanche ou grisâtre, mais rouge sang ou brune, parce qu'ils entraînent avec eux l'hémoglobine. La coloration devient de beaucoup plus nette si, au lieu d'examiner des flocons isolés, on laisse reposer le tube pendant quelque temps, afin de permettre aux flocons de se précipiter.

Le spectroscope enfin permet de déceler dans l'urine même des traces d'hémoglobine, cette dernière étant caractérisée par deux bandes spéciales d'absorption, sises entre les lignes D et F de Frauenhofer, dans le jaune et dans le vert (fig. 174, a).

Lorsque l'urine renferme beaucoup de sang, sa coloration peut passer au brun ou au noirâtre, notamment lorsque l'hémoglobine s'est altérée et transformée partiellement en méthémoglobine.

L'observateur inexpérimenté pourra être exposé à confondre une hématurie avec une urine ictérique ; mais les réactions précédentes le préserveront de l'erreur. Ajoutons que la réaction de la matière colorante de la bile demeure négative et qu'en secouant l'urine on n'obtient pas d'écume jaunâtre comme dans l'ictère, mais des bulles spumeuses blanches. Le diagnostic différentiel offre souvent de grosses et même d'insurmontables difficultés. Dans une hémorragie rénale, le sang est mêlé uniformément et très intimement avec l'urine, de sorte que pendant la miction celle-ci a la même intensité de teinte aussi bien au commencement qu'à la fin. Dans une hémorragie vésicale, au contraire, l'urine initiale est moins sanguinolente que celle de la fin. Cela tient à ce que dans la vessie le sang se dépose surtout dans les couches inférieures. Un fait digne encore d'attention, c'est que les hémorragies vésicales peuvent être très abondantes et forment souvent des coagulums fibrineux volumineux dans le fond du vase, contrairement aux hémorragies rénales.

Comme caractère distinctif des hémorragies du bassinet et des uretères, on a indiqué la présence de coagulums fibrineux, décolorés par suite du long séjour du sang dans les voies urinaires et qui ont une forme étirée, cylindrique, imposée par l'étroitesse des uretères. Cependant ce caractère n'est pas constant, et l'on est souvent réduit à chercher à établir le diagnostic par les signes cliniques concomitants ; et encore ne réussit-on pas toujours. Nous signalerons encore les erreurs de diagnostic dues à la confusion de coagulums urétéraux, cylindriques, de la longueur du doigt, avec des entozoaires des voies urinaires.

Les hémorragies uréthrales sont naturellement peu abondantes. Elles ont cela de pathognomonique que l'urine n'est pas émise teintée de rouge, mais que les dernières gouttes seules sont constituées par du sang presque pur (1).

L'*hémoglobinurie* s'observe parfois comme une maladie autochtone (*hémoglobinurie paroxystique*). Le plus souvent elle apparaît à la suite des *empoisonnements*, par exemple, par le chlorure de potassium, l'acide pyrogallique, la quinine, l'acide phénique, les champignons, consécutivement à des *maladies infectieuses graves*, dans les *états de dissolution du sang* (par exemple, scorbut, purpura, variole), à la suite des *brûlures de la peau*, du *coup de soleil* et de la *transfusion du sang de mouton*.

Une variété rare d'urine d'aspect sanglant consiste dans l'*hématoporphyrinurie* observée après l'administration du sulfonal ou du trional, à la suite de la fièvre typhoïde, chez les neurasthéniques et les sujets, atteints de maladies mentales. Il s'agit dans ces cas de la présence dans l'urine d'une hématine ne contenant point de fer. L'urine possède une coloration rouge particulière; soumise à l'analyse spectroscopique, l'urine dont la réaction est acide présente deux bandes d'absorption sises à

(1) *Diagnostic des hématuries.* — Les hématuries offrent des caractères différents suivant les cas, mais qui ne peuvent pas toujours suffire à en faire reconnaître l'origine, car des hématuries de causes diverses peuvent affecter la même allure, et inversement une même cause peut provoquer des hématuries de caractères différents. Au point de vue clinique, on peut distinguer plusieurs groupes de faits : 1° les *hématuries dyscrasiques* (scorbut, hémophilie, leucémie, fièvres éruptives à forme hémorragique), facilement reconnaissables, car elles ne constituent qu'un accident au cours d'une maladie générale, qui se signale par bien d'autres manifestations ; 2° les *hématuries traumatiques*, d'un diagnostic également facile, grâce aux commémoratifs qui permettent de retrouver la cause ; il faut en rapprocher les *hématuries parasitaires* (filaire ; bilharzia) ; 3° les *hématuries congestives et inflammatoires*, — qu'on observe : au cours des néphrites médicales ou chirurgicales ; des cystites et des pyélites ; des stases rénales d'origine cardiaque ; à la suite de la déplétion brusque d'un segment de l'appareil urinaire (évacuation vésicale consécutive à une rétention), — sont aussi facilement diagnostiquées ; 4° en dehors de ces circonstances, le diagnostic doit rechercher la *lithiase*, *le cancer* ou *la tuberculose* des voies urinaires. Les caractères distinctifs des hématuries liées à ces trois causes peuvent être schématiquement rangés ainsi : les hématuries lithiasiques sont en général peu abondantes et provoquées par le mouvement ; les hématuries cancéreuses sont au contraire spontanées, très abondantes et tenaces, durant de longs jours pour disparaître ensuite pendant une période de temps souvent fort longue ; les hématuries tuberculeuses surviennent spontanément chez des sujets généralement jeunes, se répètent fréquemment et s'accompagnent le plus souvent de pyurie. Lorsque le diagnostic d'une de ces trois causes est posé, il faut déterminer le siège de l'hémorragie ; on s'appuiera pour cela sur les caractères de l'hématurie et sur les autres symptômes, que révèle l'exploration complète de l'appareil urinaire ; 5° enfin, on voit survenir spontanément chez des sujets en pleine santé des hématuries apparaissant comme symptôme isolé ; certains auteurs en ont parlé comme d'*hématuries essentielles*. L'étude approfondie des faits a montré que la plupart des cas devaient rentrer dans le cadre de la tuberculose ou du cancer, évoluant d'une manière latente ; certains faits ressortissent à des néphrites chroniques, qui ne se manifestent que par cet unique symptôme. Mais, d'après quelques auteurs, d'autres cas ne seraient liés à aucune altération organique de l'appareil, et relèveraient de congestions purement nerveuses (Lancereaux), ou de troubles généraux (hémophilie). Rapprochons de ces faits encore mal connus les *hématuries de la grossesse*, étudiées par Guyon et Albarran, et dont le mécanisme est encore mal élucidé.

droite et à gauche de la ligne D, et quatre bandes d'absorption lorsqu'elle est de réaction alcaline. Pavlovsky a observé de l'*hématinurie* consécutive à la diphtérie.

b) **Urine ictérique.** — La présence dans l'urine de matière colorante de la bile, signe constant de l'ictère, se constate habituellement très facilement rien que par les propriétés physiques de l'urine. Si la prépondérance est acquise aux matières colorantes brunes, notamment la bilirubine ou cholépyrrhine, l'urine a une teinte rouge brun (de bière brune) et même noirâtre. Si à côté de cela, il existe également en quantité notable les matières colorantes verdâtres, à savoir la biliverdine et la biliprasine, la teinte de l'urine prend un ton verdâtre. Dans les deux cas, détail caractéristique, du papier buvard blanc, de la toile ou de la soie blanche plongés dans l'urine se colorent nettement en jaune ; de même l'écume de l'urine battue offre une teinte jaunâtre ou jaune verdâtre. Un autre signe important encore, c'est que l'écume se conserve très longtemps à la surface de l'urine (1).

c) **Chylurie ou galacturie.** — Elle est caractérisée par la teinte blanche, laiteuse ou chyleuse de l'urine. Si on laisse reposer quelque temps une urine de ce genre, on constate à sa surface une couche graisseuse, une sorte de crème. Cette affection, dont les causes sont encore presque inexpliquées, s'observe presque exclusivement sous les tropiques (Brésil, Indo-Chine, Australie) et dans nos pays chez les individus qui ont séjourné quelque temps dans les pays chauds. La chylurie est rare chez les habitants de nos latitudes n'ayant jamais émigré. Tandis que, dans la forme tropicale, on rencontre dans le sang et dans l'urine des parasites (filaires, fig. 173), les entozoaires font défaut dans la forme inhérente à nos contrées (2). En examinant une urine de ce genre au microscope, on y voit une quantité plus ou moins abondante de globules graisseux de grosseurs diverses ; en l'agitant dans un tube à essai avec un peu d'éther auquel on a ajouté préalablement un peu de soude, l'éther dissout la graisse plus ou moins complètement et l'urine sous-jacente devient limpide, claire et transparente.

d) **Lipurie.** — La lipurie est constituée par l'émission d'une urine où la graisse n'est plus à l'état d'émulsion comme dans la chylurie, mais sous forme de gouttes assez volumineuses, faciles à distinguer à l'œil nu. S'il s'agit de grandes quantités de cette graisse, l'urine ressemble à du bouillon gras.

Cl. Bernard a vu survenir la lipurie chez les chiens qu'il avait gavés

---

(1) Voyez sur les urines ictériques, plus loin le chapitre : *Recherches dans l'urine des matières colorantes de la bile.* V. aussi le chapitre : *Ictère* et la note de la fin du chapitre concernant l'examen du foie.

(2) Voyez sur la filaire le chapitre : *Examen du sang.*

pour ainsi dire avec des graisses ; toutefois l'urine normale du chien contient souvent une certaine quantité de graisse. Les anciens médecins considéraient la lipurie comme un symptôme pathognomonique des maladies du pancréas ; cette opinion ne s'est pas confirmée. On la rencontre parfois dans la dégénérescence graisseuse des reins et dans la néphrite parenchymateuse chronique. Ebstein a publié une observation de lipurie où il s'agissait probablement de pyonéphrose. Moi-même j'ai constaté la lipurie à divers degrés dans la spermatorrhée ; chez un de mes malades, les globules graisseux étaient tellement nombreux et finement disséminés dans l'urine, qu'on aurait plutôt pu parler en ce cas de galacturie. On a encore observé la lipurie dans les cachexies graves, dans la tuberculose pulmonaire par exemple, la fièvre jaune, les suppurations prolongées et la pyohémie, les lésions osseuses et les intoxications par le phosphore et l'oxyde de carbone. Chez les animaux, on peut créer une lipurie très prononcée par l'empoisonnement chronique avec l'acide chromique ou les sels de chrome.

e) **Mélanurie.** — En cas de tumeurs mélaniques, l'urine prend parfois un aspect caractéristique, qui peut mettre sur la voie du diagnostic, lorsque les tumeurs ne sont pas directement accessibles à l'exploration. L'urine, claire au moment de l'émission, prend une teinte foncée allant jusqu'au noir lorsqu'elle séjourne à l'air libre. En la traitant par les corps oxydants (acide chromique, acide nitrique), elle se colore également en noir très intense. On ne sait rien de certain sur la nature de la matière colorante.

f) **Acétocatéchinurie.** — Dans ce cas, l'urine séjournant à l'air libre acquiert une coloration foncée, rougeâtre, ressemblant à celle du vin de Bourgogne. En l'additionnant de potasse, cette coloration devient brun noir ; et il se produit en même temps une forte absorption d'oxygène. Il est remarquable encore que cette urine réduise une solution cuprique ou argentique alcaline. Il ressort des recherches de Baumann que si l'acétocatéchine n'est pas un élément régulier, c'est cependant un élément fréquent de l'urine humaine et que l'urine du cheval, si riche en cette substance, se fonce toujours sous l'action de l'air.

Dans les deux observations de Bœdeker et Fürbringer publiées sous le titre d'*alkaptonurie*, il s'agissait, me semble-t-il, d'acétocatéchinurie ; cependant, d'après les observations de Baumann, de Wolkow et de Store, l'alkaptonurie vraie se rencontrerait également chez l'homme.

g) **Indicanurie ou glaucosurie.** — Voir plus haut, page 704.

II. — Parmi les colorations anormales de l'urine dues à l'usage de certains médicaments, la plus connue est celle de l'*urine phéniquée*. Sous l'influence de l'usage immodéré, externe ou interne, d'acide phénique, l'urine acquiert une teinte noirâtre ou noir verdâtre, qui est regardée comme le symptôme initial de l'intoxication carbolique. Dans ces cas, toutefois, c'est non seulement l'exagération des doses qui joue un rôle, mais encore la prédisposition individuelle. Il en est de même pour l'*urine salolée*. L'urine présente encore une coloration analogue dans les cas d'emploi immodéré d'autres préparations de *goudron*. L'urine est colorée en noir foncé après l'usage d'*acide pyrogallique* d'*arbutine* ou de *feuilles d'uva ursi* contenant de l'arbutine. A la suite de l'usage interne de la *thalline*, l'urine prend souvent une teinte brun foncé; tandis qu'après administration de kaïrine, elle se colore en noir verdâtre. En cas d'ingestion de préparations de *bois de campêche*, la matière colorante de ce dernier, l'hématoxyline, passe dans l'urine qui, additionnée de potasse ou d'ammoniaque, prend une teinte bleu violacé. Si pour une raison ou une autre l'urine est déjà alcaline, cette teinte se produit sans autre addition. Les *follicules de séné et la racine de rhubarbe* possèdent un principe colorant qui, après usage interne, s'élimine par l'urine et lui donne directement, si elle est alcaline (et si elle est acide après addition d'ammoniaque ou de potasse), une teinte carmin. La *santonine* et l'*acide picrique* donnent à l'urine une coloration jaune intense, la première même souvent une teinte brune ictérique; comme dans l'ictère, du reste, deux substances donnent à l'urine ce caractère, que l'agitation couronne l'urine d'une écume jaune et que le papier buvard blanc plongé dans cette dernière se teinte en jaune. De plus, l'urine santoninée prend une coloration rougeâtre lorsqu'elle est additionnée de lessive sodique. Enfin, l'ingestion de *baies de genièvre* donne à l'urine une coloration jaune verdâtre.

C. — MODIFICATIONS DE LA QUANTITÉ DES URINES

La quantité d'urine émise dans les vingt-quatre heures par un adulte bien portant varie entre 1,400 et 2,000 centimètres cubes. On admet comme moyenne 1,500 centimètres cubes (1). On pourrait donc évaluer de 60 à 80 centimètres cubes la quantité d'urine émise par heure. Il faut cependant se rappeler que l'excrétion de l'urine n'est pas un processus uniforme, mais qu'elle présente certaines variations quotidiennes. Dans la vie ordinaire, le maximum d'émission correspond aux premières heures qui suivent le déjeuner de midi, le minimum à la nuit et la moyenne aux heures matinales.

Les changements dans la quantité des urines consistent tantôt en augmentation (*polyurie*), tantôt en diminution (*oligurie*), tantôt enfin en suppression totale de l'urine (*anurie*).

Parmi les influences qui régissent, tant à l'état normal qu'à l'état pathologique, le travail d'excrétion de l'urine, les plus importantes sont créées

(1) Nous avons déjà dit qu'en France le chiffre de 1,250 centimètres est considéré comme normal.

par le système nerveux, la pression sanguine, la vitesse du courant sanguin (Heidenhain) et la structure de la substance rénale.

L'influence du *système nerveux* sur la quantité des urines découle des expériences de Cl. Bernard qui nous ont appris que la lésion d'un point situé dans le 4ᵉ ventricule au-dessous du point diabétogène, réalise la polyurie. Les observations cliniques ont corroboré un grand nombre de fois l'assertion de ce physiologiste. Moi-même j'ai soigné un individu atteint de diabète insipide, chez lequel on trouva à l'autopsie un ramollissement du plancher du 4ᵉ ventricule (1). Il est vrai que les rapports intimes de ces processus sont à peu près inconnus, et la question de savoir s'il s'agit là d'une action directe des nerfs sur le travail de la sécrétion rénale ou d'une influence indirecte exercée par l'intermédiaire des vaisseaux sanguins, est encore en suspens.

L'influence de la *pression sanguine* et de la *vitesse du courant sanguin* sur l'excrétion urinaire se comprend aisément si l'on se rappelle que le travail de sécrétion, en ce qui concerne le liquide urinaire, obéit directement aux lois physiques de la filtration. D'où il résulte naturellement que toute élévation de pression intra-artérielle augmentera la quantité d'urine et que tout abaissement la diminuera. On peut en tout temps s'assurer de ces faits par des expériences très simples. Si l'on boit abondamment, l'urine augmente de quantité, parce que le liquide ingéré élève la pression sanguine. Quant à la diurèse consécutive à l'usage des préparations de digitale, elle est également due à une augmentation de la pression sanguine et de la vitesse du courant sanguin qui, dans la majorité des cas, va de pair avec elle. De même, la polyurie qui accompagne presque régulièrement l'atrophie rénale est rapportée par beaucoup d'auteurs à ce que par suite de l'hypertrophie presque constante du ventricule gauche la pression dans le système aortique a subi une élévation considérable (2).

S'il est vrai que la sécrétion urinaire est en partie un processus de filtration, on comprend aisément que la quantité de l'urine dépendra aussi de *l'état du parenchyme rénal*. La rapidité et la facilité de la filtration sont surbordonnées à la nature de la membrane filtrante. Aussi trouve-t-on des modifications de la quantité des urines, sans que ni le système nerveux ni la pression sanguine entrent en jeu, dans beaucoup d'affections du parenchyme rénal ; c'est ainsi que la *néphrite aiguë et la néphrite parenchymateuse chronique* sont caractérisées par des urines rares.

En dehors des trois facteurs énumérés, il est des *causes fortuites* qui peuvent influencer la quantité des urines émises. Dans tous les états où, par une autre voie, l'organisme fait des pertes d'eau, notamment à la suite de vomissements opiniâtres et de diarrhée profuse, on observe la

---

(1) La polyurie nerveuse est liée souvent à l'hystérie ou à la dégénérescence simple sans hystérie (V. Clin. de Brissaud).

(2) Certains auteurs supposent, avec plus de vraisemblance, que l'hypertrophie ventriculaire est consécutive à l'hypertension artérielle. Quant à l'origine de celle-ci dans les cas d'atrophie rénale, certains faits permettent de la rapporter à l'imperméabilité rénale (V. LÉON BERNARD, *les Fonctions du rein dans les néphrites chroniques*, th. de Paris, Steinheil, 1900).

rareté des urines. Même la perspiration cutanée (perspiratio insensibilis) exerce déjà une influence indiscutable, car chez les individus bien portants les urines sont plus rares en été qu'en hiver, en raison précisément de cette perspiration cutanée.

Les méthodes qui servent à déterminer la quantité de l'urine n'ont pas besoin d'explication. On recueille l'urine soit directement dans des vases en verre gradués sur leur paroi en centimètres cubes, qui permettent l'appréciation instantanée, ou bien on les transvase de l'urinoir vulgaire dans des vases gradués cylindriques plus vastes.

Les variations de quantité des urines, nous le répétons, se manifestent au lit du malade soit sous forme d'augmentation, soit sous forme de diminution.

L'augmentation de quantité des urines (*polyurie*) s'observe dans les circonstances suivantes :

a) *Après une lésion de certaines parties déterminées du système nerveux central*. Nous avons déjà dit que les lésions du 4ᵉ ventricule peuvent s'accompagner de polyurie. Ollivier a fait remarquer que, peu de temps après des hémorragies survenues en des zones encéphaliques fort diverses, les urines deviennent très abondantes, présentent assez souvent une densité très basse et contiennent transitoirement de l'albumine et du sucre. De simples états neurasthéniques et hystériques peuvent déterminer de la polyurie. Chez certaines personnes, tout surmenage mental est suivi de polyurie. J'y ajouterai la forme de polyurie qui se produit chez certaines personnes après chaque coït et qui inspire aux intéressés des préoccupations mal fondées.

La *polyurie réflexe* s'observe dans les maladies des voies urinaires, *pyélite, gonorrhée, cystite*, etc.

b) Le *diabète insipide et le diabète sucré* sont caractérisés par l'excrétion de très fortes quantités d'urine ; j'ai soigné bien des malades dont l'urine quotidienne atteignait le chiffre de 10,000 centimètres cubes ; et l'on connaît des chiffres plus élevés encore.

c) Tous les états qui s'accompagnent d'une *augmentation de la pression artérielle* et d'une *accélération du courant sanguin* provoquent de la polyurie, *atrophie rénale, ingestion de préparations de digitale*. Chez un certain nombre de personnes, il se produit à la suite de l'emploi de la digitale, même le plus circonspect et le plus transitoire, un diabète insipide très accentué, qui exige des soins très complets et peut résister très longtemps même à un traitement des plus appropriés.

Les effets des diurétiques proprement dits sont encore trop peu éclaircis, pour que nous puissions tenter dès à présent de les classer suivant leur action physiologique.

d) Dans la *convalescence* des maladies fébriles, on observe souvent une polyurie passagère, alors même que le traitement de l'affection a été indifférent sous ce rapport. J'ai constaté ce fait avec une fréquence spéciale dans la fièvre typhoïde. La quantité quotidienne des urines était triplée, parfois pendant plus de trois septénaires sans qu'on pût incriminer l'alimentation. Ce phénomène cessa après un certain temps, sans traitement aucun (1).

e) Dans la *résorption énergique de collections hydropiques*, on voit souvent la quantité d'urine non seulement augmenter, mais atteindre des chiffres tout à fait extraordinaires.

La diminution de la quantité des urines (*oligurie*) se rencontre dans les conditions suivantes :

a) Dans toutes les *diminutions de la pression artérielle*, urines rares de la congestion passive du rein.

b) Dans les *grosses pertes d'humeurs* éprouvées par l'organisme par d'autres voies. Dans toutes les maladies fébriles, l'urine est rare, parce que la fièvre accroît la perspiration cutanée. Ajoutons à cela que dans bien des cas, la formation d'exsudats doit être considérée comme une perte d'eau. Une très grande diminution de la quantité d'urine, en rapport avec d'abondantes sueurs, s'observe dans le rhumatisme articulaire aigu, alors même que la température n'est pas très élevée. L'urine diminue encore de quantité en cas de vomissements incoercibles. L'oligurie et l'anurie du choléra asiatique sont très connues; il ne faut pas oublier cependant qu'en ce cas il faut tenir compte, au point de vue étiologique, en dehors des pertes d'eau par l'intestin, de la diminution de la pression sanguine et des altérations du parenchyme rénal.

c) Dans la *néphrite parenchymateuse aiguë et chronique*, la diminution de la quantité quotidienne des urines ne fera défaut que rarement.

d) L'*obstruction des voies urinaires* peut déterminer une diminution ou une suppression complète de l'excrétion urinaire d'une façon purement mécanique. Ces sortes d'accidents exposent souvent à de graves dangers, car ils provoquent une surcharge de l'économie en urée; une intoxication consécutive et assez souvent la mort par urémie. Le temps nécessaire pour le développement des symptômes urémiques présente des variations individuelles. Dans une observation de source anglaise, les deux uretères avaient été obturés entièrement par des calculs, et cependant la guérison fut obtenue, malgré une anurie complète de dix jours; dans un autre cas en apparence tout à fait analogue, les premiers symptômes d'urémie se manifestèrent seulement le quatorzième jour (coma) (2).

Il faut attirer l'attention sur ce fait que l'irritation intense exercée sur un rein peut, par voie réflexe, amener l'arrêt de sécrétion de l'autre rein. C'est ainsi que l'on a observé de l'anurie, de l'urémie et l'issue fatale survenant après extirpation d'un seul rein (néphrectomie); ces mêmes accidents sont apparus lorsqu'un seul uretère était obstrué par un calcul.

(1) Dans ce groupe, il faut placer la *polyurie critique*, c'est-à-dire celle qui accompagne la crise des maladies aiguës en général. Dans la thèse d'agrégation de M. Chauffard (*Des crises dans la maladie*. Paris, 1886), on trouvera un résumé des modifications urinaires qui accompagnent les crises (syndrome urologique de la crise).

(2) Sur l'*anurie*, V. thèse de MERKLEN, Paris, 1881.

D. — Modifications de la réaction des urines

La réaction de l'urine normale est presque toujours acide et colore donc en rouge le papier de tournesol. D'après Liebig, il faut imputer cette acidité à la présence dans l'urine du phosphate acide de sodium, quoique, le cas échéant, elle puisse être accrue par des acides lactique et hippurique libres. Comme le sérum sanguin possède notoirement une réaction alcaline, il faut que les reins aient la propriété spécifique de rechercher dans le sang les sels acides pour les transférer dans l'urine. La réaction de l'urine peut, chez l'homme, être également *alcaline, neutre* ou *amphotère (amphigène)*.

La *réaction alcaline*, facilement reconnaissable à ce que le papier de tournesol rouge prend une coloration bleue, dépend en premier lieu de l'*alimentation*. C'est ce qui arrive lorsqu'on a incorporé à l'organisme en grande quantité des carbonates ou des sels alcalins, par exemple, après l'ingestion d'eau de Seltz ou de champagne. L'ingestion immodérée de sels végétaux (légumes, fruits, vins) donne encore à l'urine une réaction alcaline parce que ces sels sont transformés dans l'organisme en carbonates. C'est ce qui fait que l'urine des herbivores est toujours alcaline et celle des carnivores toujours acide.

D'observations de Bence Jones, il résulte qu'immédiatement après le principal repas, chez l'homme, l'urine émise présente une réaction alcaline passagère. L'auteur anglais a expliqué ce fait par la perte considérable en acides subie par le sang, en raison du suc gastrique nécessaire à la digestion, et par l'impossibilité pour les reins d'y trouver en quelque sorte assez de sels acides pour l'excrétion. Plus tard, la réaction acide de l'urine reparaît, d'abord parce que la production du suc gastrique s'arrête ou du moins est notablement diminuée, et puis aussi parce que le suc gastrique employé pour la digestion retourne en partie dans le sang. Chez les gastrectasiques, on a observé d'une façon durable l'émission d'urines alcalines, lorsque le contenu stomacal fortement acide avait été évacué au dehors soit spontanément par le vomissement, soit artificiellement à l'aide de la sonde œsophagienne, de telle sorte que le sang subissait des pertes durables et irréparables en acide.

Parfois l'usage des bains chauds et même froids diminue l'acidité de l'urine ou la transforme en alcalinité. Le même fait se produit en cas de résorption rapide d'épanchements séreux ou d'extravasats sanguins volumineux (Quincke).

Les alcalis fixes auxquels l'on a affaire en cas de réaction alcaline de l'urine, sont le phosphate bisodique (Na^2HPO^4), le phosphate trisodique (Na^3PO^4) et le bicarbonate de soude (Na^2CO^3).

La réaction neutre de l'urine constitue parfois le point de transittion de la réaction acide à la réaction alcaline.

La *réaction* de l'urine est-elle *amphotère* ou *amphigène*, le papier bleu de tournesol se colore en rouge aussi bien que le papier rouge de tournesol se colore en bleu ; en d'autres termes, sa réaction est en même temps acide et alcaline. C'est ce qui arrive lorsque, en outre du phosphate acide de soude et du monophosphate de soude (NaH^2PO^4), l'urine contient encore une solution du biphosphate de soude (Na^2HPO^4); car les premiers sels lui donnent une réaction acide, tandis que le dernier sel est cause de sa réaction alcaline.

Au point de vue pathologique, la réaction acide de l'urine ne présente que peu d'intérêt (1). Dans l'empoisonnement par *l'acide sulfurique*, la réaction de l'urine fut trouvée extrêmement acide; cela tient probablement à ce qu'une partie de l'acide sulfurique ingéré est éliminée par l'urine. La réaction acide est aussi très accusée à la suite du *surmenage physique*, de *l'ingestion exagérée de viande*, dans les *états fébriles* et les *urines concentrées*.

Quelques auteurs admettent encore l'existence d'une *fermentation acide de l'urine* qui aurait pour effet l'exagération de la réaction acide de l'urine.

Elle a lieu dans l'urine ayant séjourné pendant quelque temps à l'air libre; cette fermentation acide de l'urine précéderait même dans beaucoup de cas la fermentation alcaline consécutive.

Une urine normale abandonnée à l'air libre laisse bientôt déposer au fond du vase ce que nous avons appelé précédemment le nubécule. Puis elle prend une teinte plus foncée et le fond et les parois du vase se garnissent de cristaux d'acide urique. Si l'on a fixé préalablement le degré d'acidité de l'urine, on constate à ce moment que cette acidité a augmenté. L'urine peut rester acide pendant plusieurs semaines avant d'entrer dans la deuxième période, celle de la fermentation alcaline.

D'après Scherer, les causes de la fermentation acide résideraient dans la présence de certains ferments qui s'introduisent dans l'urine et s'y développent; beaucoup d'entre les auteurs plus récents considèrent cependant cette hypothèse comme inexacte. Dans bon nombre de cas, il a été impossible de s'assurer d'une augmentation d'acidité de l'urine, quoique les signes de la soi-disant fermentation acide eussent été au grand complet. Aussi beaucoup d'observateurs considèrent-ils le processus non comme une fermentation, mais comme une simple modification chimique : le phosphate acide de sodium contenu dans l'urine enlève

---

(1) L'origine de l'acidité urinaire et les moyens de la déterminer exactement sont encore assez mal connus. Récemment, M. Joulie a préconisé une nouvelle méthode de dosage, basée sur l'emploi du sucrate de chaux, dont l'application l'a conduit à des données très intéressantes. Joulie divise les urines qu'il a étudiées en grand nombre, en urines hypoacides et en urines hyperacides ; le défaut ou l'excès d'acidité urinaire sont l'effet et la manifestation clinique d'états morbides qui tiennent sous leur dépendance de nombreuses conséquences pathologiques ; ainsi classe-t-il les individus atteints d'affections chroniques, diathésiques, en hyperacides, et hypoacides. Les arthritiques, dont on croyait jusqu'alors les humeurs caractérisées par hyperacidités, lui ont presque tous paru être au contraire des hypoacides, ce qui n'est pas sans entraîner des déductions thérapeutiques importantes et nouvelles. Toutes ces recherches, très intéressantes, appellent une confirmation, d'autant qu'elles ont vivement été combattues dans leur base technique par un urologiste distingué, M. Gautrelet.

graduellement à l'urate de sodium qui y est également dissous, une quantité de plus en plus forte de base, de sorte que finalement l'acide urique peu soluble se dépose en cristaux.

La *fermentation alcaline de l'urine* présente un intérêt pratique énorme. Elle se produit avec d'autant plus de facilité que la température extérieure est plus élevée et l'urine moins concentrée. Les urines qui renferment du pus, du sang, ou d'autres éléments anormaux se décomposent aussi plus facilement. Il en est de même pour celles qui ont été recueillies dans des vases malpropres, ayant contenu antérieurement des urines alcalines. Comme la soi-disant fermentation acide, la fermentation alcaline donne lieu à des altérations frappantes. L'urine, auparavant foncée, prend une teinte claire; les cristaux rouges d'acide urique se dissolvent et sont remplacés, sur le fond du vase, par un sédiment granuleux blanc ou grisâtre, où l'on constate souvent par transparence, en agitant l'urine, de fines aiguilles cristallines brillantes. La surface de l'urine se couvre très fréquemment d'une pellicule miroitante; et bientôt la réalisation de la fermentation alcaline se traduit par l'odeur repoussante, dite urineuse, que connaissent tous ceux qui sont entrés dans des cabinets publics mal entretenus. Le papier rouge de tournesol plongé dans le liquide tourne au bleu plus ou moins intense; il bleuit même rien qu'en le tenant pendant quelque temps au-dessus du vase qui contient l'urine. En séchant, il recouvre sa coloration rouge, parce que le carbonate d'ammoniaque, qui crée la réaction alcaline, s'évapore à l'air. C'est là un signe qui distingue la réaction alcaline due à la fermentation de celle qui suit l'ingestion des caustiques, des carbonates alcalins et des sels organiques; car, en ce dernier cas, où l'alcalinité est due au mélange à l'urine d'alcalis fixes, le papier rouge de tournesol conserve sa coloration bleue. On observe également, dans l'urine en voie de fermentation alcaline, le développement de nuages blancs de sel ammoniac, lorsqu'on en approche un bâton de verre trempé dans de l'acide chlorhydrique, chose qui ne se produit jamais avec une urine dont la réaction alcaline est créée par des alcalis fixes.

Si l'on examine au microscope le sédiment ci-dessus mentionné, on voit qu'il est constitué par des sels qui ne se dissolvent que dans les liquides acides, le phosphate ammoniaco-magnésien ou phosphate triple reconnaissable à sa forme rhomboïdale caractéristique, l'urate acide d'ammonium à forme de pomme épineuse, le phosphate acide de calcium et d'autres combinaisons encore. On y trouve également de grandes quantités de microcoques et de bactéries.

On admet que les causes de la fermentation alcaline de l'urine sont des microbes dont les germes contenus dans l'air tombent dans l'urine et développent le processus fermentatif. Ayant soumis à un examen attentif les schizomycètes de la fermentation alcaline de l'urine, v. Leube est arrivé à la conclusion que si la décomposition de l'urine est causée par plusieurs espèces de bactéries de la putréfaction, on se tromperait cependant si l'on jugeait toutes ces bactéries sans exception capables de donner naissance à cette fermentation. En effet, l'on a affaire alors, en premier lieu, à un *bacille* (*bacterium ureæ*) long de o,o62 millimètres et épais de o,oo1 millimètre, ensuite à des *coques* (*micrococcus ureæ*), enfin à des bâtonnets ovales très petits, assez épais (o,7 à o,8 μ d'épaisseur d'une longueur de 1,2 à 1,5) et de bâtonnets extrêmement exigus (2,2 de long et épais de o,6); ces derniers sont très peu actifs. Ces schizomycètes fabriquent à n'en pas douter un *ferment* qui, mélangé à l'urine intacte ou à des solutions d'urée artificielle, y développe la fermentation alcaline (musculus).

Sous l'action du ferment, l'urée se transforme, par addition d'une molécule d'eau, en carbonate d'ammoniaque d'après la formule :

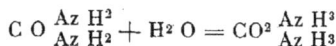

$$C O \begin{array}{c} Az\ H^2 \\ Az\ H^2 \end{array} + H^2 O = CO^2 \begin{array}{c} Az\ H^3 \\ Az\ H^3 \end{array}$$

Et c'est précisément ce dernier sel qui provoque la réaction alcaline et l'odeur repoussante de l'urine.

Souvent la fermentation alcaline de l'urine ne se développe qu'après que l'urine a été recueillie dans un vase.

La vie peut être sérieusement menacée, lorsque par suite d'introduction d'instruments malpropres, la fermentation alcaline se développe dans la vessie. La fermentation alcaline peut cependant se produire dans la vessie, sans qu'il y ait eu intromission d'instruments sous l'influence de la paralysie vésicale, probablement parce qu'alors des germes pénètrent plus facilement par le sphincter uréthral béant.

E. — Modification de la densité des urines

La densité des urines se mesure avec une exactitude suffisante pour la pratique médicale à l'aide d'un aéromètre qui, en raison de son usage spécial, porte le nom d'uromètre. L'instrument consiste en un réservoir à mercure, piriforme, en verre, surmonté d'un tube également en verre, qui, large à son origine, se rétrécit plus haut en devenant cylindrique. Sur ce dernier segment est appliquée une bande de papier graduée qui permet la lecture directe de la densité. La graduation débute en haut par le chiffre 1,000 et se continue de haut en bas jusqu'à 1,040, sur certains uromètres même jusqu'à 1,060. Comme les subdivisions de l'échelle sont très rapprochées les unes des autres et qu'à un moment donné la lecture en peut devenir assez difficile, il sera bon de se munir de deux uromètres dont l'un donne les densités de 1,000 à 1,020 et l'autre celle de 1,020 à 1,040. De cette façon, on obtient une échelle dont les degrés sont assez distants les uns des autres pour permettre l'appréciation des demi et des quarts de degré (fig. 230).

Il n'est pas rare de rencontrer dans le commerce des uromètres absolument défectueux. Aussi ne faut-il jamais se servir d'un instrument de ce genre, sans l'avoir plongé dans l'eau distillée et constaté qu'il y marque bien 1,000. En effet, les divisions de l'échelle de l'uromètre ont pour base l'expression par le chiffre 1,000 du poids spécifique de l'eau distillée.

Le volume de l'urine change, comme celui de tous les corps, avec la température; il est donc évident que la densité se trouve influencée également par la température; la densité est d'autant moindre que la température du liquide est plus élevée. Aussi le chiffre de la densité ne sera-t-il juste que si l'urine examinée possède la température en vue de laquelle l'instrument a été construit (le plus souvent 14° R. ou 15° C.). Pour déterminer commodément la température de l'urine, Neubauer a fait construire un uromètre spécial, qui donne à la fois la densité et la température de l'urine. Le réservoir à mercure y est utilisé pour l'établissement d'un thermomètre dont la graduation est marquée sur le segment élargi du tube en verre (fig. 230). La réduction de la densité à une température donnée est facile, en se rappelant que, d'après les recherches de Siemon, la densité de l'urine diminue de une division avec chaque augmentation de température de 3°.

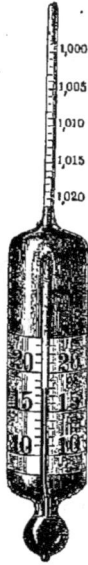

Pour la détermination pratique de la densité, on se sert d'un petit vase cylindrique que l'on remplit au 4/5 avec l'urine à examiner. L'uromètre ne doit y être plongé qu'après qu'on a enlevé toute l'écume qui surnage à l'aide d'un bâton de verre, garni de buvard; sinon les bulles s'accumuleraient autour de l'instrument et masqueraient la graduation. Il faut aussi que l'uromètre soit très propre, car une légère couche de graisse adhérente à l'instrument pourrait faire croire à une augmentation de la densité de l'urine. Enfin le vase cylindrique qui renferme l'urine doit avoir des dimensions suffisantes pour permettre au densimètre de se mouvoir en toute liberté dans le liquide. Si le densimètre touchait les parois du vase, il pourrait facilement se fixer par adhérence et fournir des résultats erronés. Comme dans ce vase un peu étroit, le niveau de l'urine forme un ménisque concave, on fait bien de toujours lire le degré qui correspond à la limite inférieure du ménisque. Le contrôle de la densité est facile. On enfonce légèrement l'uromètre en pressant sur son extrémité supérieure, on attend que l'instrument soit revenu au repos et on lit à nouveau.

Fig. 230.
Uromètre de
Neubauer,
1/2 grandeur
naturelle.

Si l'on dispose d'une quantité d'urine insuffisante pour la détermination du poids spécifique, l'urine sera diluée de son volume d'eau et après avoir déterminé le poids spécifique du mélange, les deux dernières décimales du chiffre obtenu seront multipliées par 2.

A l'état normal, le poids spécifique de l'urine varie entre 1,015 et 1,020. Son degré dépendra naturellement de la quantité d'urine émise en vingt-quatre heures et sera d'autant moins élevé que cette quantité est plus forte, les substances solides, les mutations intra-organiques étant normales, se trouvant ainsi réparties dans un volume de liquide plus considérable. Or, comme la couleur de l'urine dépend également de sa quantité, il existe une relation indirecte entre la densité et la teinte de l'urine; il faudra s'attendre ainsi avec toutes les urines claires à une densité faible et à une densité élevée avec toutes les urines foncées. Citons comme exemples la densité peu élevée de l'*urina potûs* et des urines nerveuses.

Les lois précédentes trouvent également leur confirmation au lit du malade. La densité élevée est propre aux urines fébriles, aux urines rares et à celles de la néphrite parenchymateuse aiguë et chronique ; on rencontre dans ces cas des chiffres atteignant 1,040. Au contraire, les urines abondantes de l'atrophie rénale et du diabète insipide possèdent un poids spécifique très faible (1,002 à 1,005 parfois).

L'urine des individus intoxiqués par l'acide sulfurique possède une *densité très élevée ;* ce fait peut servir au besoin au diagnostic différentiel. La densité des urines augmente également à la suite de l'usage interne de certains sels diurétiques (nitrate de potasse, liqueur d'acétate de potasse, tartrates).

Le poids spécifique de l'urine est d'une importance majeure pour le diagnostic du diabète sucré. Dans cette affection, il atteint des proportions très élevées (jusque 1,074), malgré la teinte claire de l'urine et l'augmentation de sa quantité quotidienne. Cela est dû au mélange en abondance avec l'urine d'une substance anormale, la glycose.

La densité de l'urine acquiert une grande valeur pour apprécier les états physiologiques et même beaucoup d'états pathologiques, parce qu'elle permet de poser certaines conclusions au sujet des mutations intra-organiques. Il résulte des expériences de Trapp qu'à l'aide de la densité on peut évaluer à peu près le chiffre de matières solides excrétées avec l'urine. En multipliant par 2 les deux dernières décimales de la densité, le produit donne en grammes la quantité de matières solides contenues dans 1,000 centimètres cubes de l'urine en question. Soit donc une urine dont le volume quotidien atteint 1,500 centimètres cubes et la densité 1,017, nous obtiendrons :

$2 \times 17 = 34$ grammes de matières solides dans 1.000 centimètres cubes d'urine.

Dans 500 centimètres cubes d'urine, il y aura 17 grammes de matières solides.

Dans 1,500 centimètres cubes d'urine, il y aura $34 + 17 = 51$ grammes de matières solides.

Or, nous avons dit précédemment que, des éléments solides en solution dans l'urine, la moitié environ était constituée par de l'urée et le quart par du chlorure de sodium ; nous aurions donc, dans le cas particulier, environ 25 grammes d'urée et 6 à 7 grammes de chlorure sodique.

On comprend sans peine que ces appréciations ne sont exactes que si les mutations intra-organiques obéissent aux lois physiologiques. Si celles-ci sont troublées, le calcul n'est plus utilisable et cela est vrai surtout pour les urines albumineuses et sucrées. Dans les cas ordinaires, du reste, l'écart peut atteindre en moyenne 6 o/o du chiffre obtenu ; il faut en tenir compte pour le diagnostic.

Vogel a utilisé avec succès la densité pour le diagnostic différentiel du diabète insipide et de l'hydrurie. Dans le diabète insipide, la densité est faible, il est vrai ; mais si, avec elle, on calcule la quantité des principes solides, la quantité normale est obtenue en raison de l'abondance énorme des urines ; dans l'hydrurie au contraire, la somme des principes solides demeure au-dessous de la normale malgré l'abondance énorme de l'urine.

F. — Modifications de la consistance des urines

La consistance de l'urine normale rappelle celle de l'eau. Mais à l'état pathologique, cette consistance est parfois modifiée.

Les urines, *riches en globules de pus*, qui ont subi la fermentation alcaline, soit dans l'intérieur des voies urinaires, soit après l'émission, prennent une consistance spéciale ; car les masses purulentes se gonflent sous l'influence du carbonate d'ammoniaque et forment une substance filante, à aspect gélatineux, rappelant le mucus. Si la production de pus est très abondante, l'urine en totalité peut offrir une consistance visqueuse.

Dans l'*hématurie* très prononcée, notamment quand le sang provient de la vessie, l'urine laisse déposer des caillots récents, mous, conglomérés, parfois en très grande quantité.

Il ne faut pas confondre l'hématurie avec la *fibrinurie*. Cette affection ne serait pas rare dans l'Ile-de-France. Elle a été également observée plusieurs fois chez des individus atteints de tumeurs papillaires de la vessie par Ultzmann. L'urine, fraîchement émise, paraît très liquide, mais quelques minutes après déjà elle se coagule en une sorte de gelée tremblotante, que l'on peut à peine verser hors du vase. La couleur de l'urine, dans ces cas, est à peine sanguinolente. En secouant l'urine pendant quelque temps, elle reprend sa consistance liquide. Il faut ranger ici le fait rapporté par Bartels, à savoir, qu'après emploi de larges emplâtres cantharidiens, l'urine contient quelquefois une telle quantité de fibrine, qu'elle se coagule déjà dans la vessie et provoque des troubles de la miction (*cystite cantharidienne pseudo-membraneuse*) ; d'autres fois, l'urine laisse déposer, après émission, des caillots volumineux qui nagent dans le liquide.

Enfin, dans les cas de *galacturie*, la consistance de l'urine peut se modifier de telle façon qu'il se produit à sa surface, après séjour à l'air libre, une couche crémeuse assez épaisse.

G. — Modifications de l'odeur des urines

L'odeur de l'urine normale est qualifiée par les auteurs d'aromatique. Depuis que Staedeler a démontré la présence dans l'urine de certains acides volatils (acides phénylique, taurylique, damalurique et damolique), on admet que l'odeur spéciale de l'urine tient à ces substances. Lorsqu'une urine a subi la fermentation alcaline, elle acquiert une odeur repoussante, désignée sous le nom d'*urineuse* ou *ammoniacale*.

Les modifications de l'odeur des urines normales peuvent être le résultat du passage dans les urines de certaines substances odorantes, provenant des aliments ou de certains médicaments. L'ingestion d'oignons crus donne à l'urine une odeur alliacée; il en est de même pour certaines espèces de choux et de raves. Les asperges donnent à l'urine une odeur ressemblant à celle que dégage l'asparagine sous l'influence des alcalis caustiques. D'après V. Nencki, cette odeur est due à la présence dans l'urine du métylmercaptane.

Parmi les odeurs que donnent à l'urine certains médicaments, la plus connue est l'odeur de violette qu'elle acquiert à la suite de l'usage interne ou externe de l'*essence de térébenthine*. Une odeur analogue se dégage des urines à la suite de l'emploi de certaines préparations de *goudron*. L'urine laisse passer également l'odeur de la *valériane*, du *castoréum*, du *musc*, de l'*asa fœtida*, du *safran*, du *cubèbe*, et du *baume de copahu*.

Dans le *diabète sucré*, l'urine répand parfois une odeur aromatique particulière qui rappelle celle des pommes, de l'éther ou du chloroforme. On l'observe notamment chez les diabétiques en état de *coma diabétique*.

Parfois l'urine exhale une odeur d'*hydrogène sulfuré* : c'est ce qu'on appelle l'*hydrothionurie*. Le fait s'observe dans certains cas d'albuminurie et de cystinurie, lorsque l'urine est dans un état de décomposition avancé. On possède cependant des observations où l'hydrogène sulfuré provenait du voisinage, notamment de l'intestin, et s'était diffusé dans l'urine à travers la paroi vésicale intacte.

Rosenheim et Gutzmann, Müller et Salkowski ont montré qu'il y a des schizomycètes qui sont aptes à créer avec le soufre neutre de l'urine de l'hydrogène sulfuré, amenant ainsi une fermentation hydrosulfurée. Ce fait concorde avec ce que signalait jadis Ranke, de l'urine contenant du sulfure d'hydrogène mêlée à une autre urine y provoquait également le développement de ce corps. Mais tandis que Rosenheim et Gutzmann reconnurent pour agents producteurs de l'hydrogène sulfuré des éléments bacillaires, Müller n'observa que deux formes différentes de coccus, une grande et une petite. Il est facile de *démontrer dans l'urine la présence de l'hydrogène sulfuré* (H_2S). L'urine sera chauffée dans un petit gobelet et un papier buvard imbibé d'acétate de plomb sera maintenu au-dessus de ce gobelet. L'urine contient-elle de l'hydrogène sulfuré, ce papier prend une teinte brunâtre ou noirâtre (formation de sulfure de plomb, PbS).

L'*odeur fécaloïde de l'urine* indique l'existence de communications anormales entre l'intestin et les voies urinaires.

H. — MODIFICATIONS DE LA SAVEUR DES URINES

On n'est que peu renseigné sur les modifications de la saveur des urines, ce qui n'est pas étonnant vu la répulsion qu'inspire la pratique de cette méthode d'investigation. La saveur de l'urine normale est amère et salée. Dans la glycosurie, elle est sucrée. Pour la pratique, il est utile de savoir que beaucoup de diabétiques goûtent leurs urines et arrivent à exercer leurs papilles de telle façon qu'ils diagnostiquent facilement des variations un peu considérables de la quantité de glycose. Ils acquièrent ainsi le moyen de contrôler jusqu'à un certain point l'efficacité du traitement; le médecin doit éviter, si bonne que soit son intention, de chercher à tromper ces sortes de malades sur l'importance de leur glycosurie.

J. — SÉDIMENTS URINAIRES

Sous le nom de sédiments urinaires, on désigne les précipités que dépose l'urine après un certain temps de repos. On ne constatera que rarement l'absence, dans quelque urine que ce soit, de ce trouble nuageux dont nous avons parlé à plusieurs reprises déjà, en le désignant du nom de nubécule. Lorsqu'un sédiment urinaire apparaît, à l'œil nu, sous forme de granulations ou de sable, on le qualifie de sable ou de gravelle urinaire ; s'il est coloré en rouge par l'adjonction de matière colorante entraînée avec lui, de façon à ressembler à de la poudre de briques rouges, on l'appelle sédiment briqueté, *sedimentum lateritium* (*later*, brique). Disons dès maintenant que le sedimemtum lateritium est constitué presque exclusivement par des cristaux d'acide urique ou d'urates acides.

Pour l'utilisation diagnostique du sédiment, il faut tenir compte en premier lieu des données fournies par l'examen microscopique de ce sédiment.

Pour pratiquer convenablement l'examen microscopique, il faut opérer de la façon suivante :

On verse l'urine à examiner, après l'avoir agitée préalablement, dans un verre à expérience et on la laisse reposer quelque temps, jusqu'à ce que tout le sédiment se soit précipité. Le temps nécessaire à la précipitation varie avec les diverses sortes de sédiments et est évidemment en connexion avec la pesanteur physique des éléments constituants. En général, cependant, il faut, avant de procéder à l'examen, laisser reposer l'urine une ou deux heures, même pour les sédiments les plus lourds.

A l'aide d'une pipette plus longue que le verre, on recueille un peu du sédiment précipité, et l'on a bien soin de fermer hermétiquement avec le doigt l'orifice supérieur de la pipette, avant de la plonger dans l'urine. Mais dès que la pointe de la pipette est en contact avec le sédiment urinaire, l'index sera un peu soulevé, ce qui permettra à une quantité plus ou moins grande de sédiment, suivant les besoins, de remonter dans la partie inférieure de la pipette. L'orifice sera de nouveau bouché hermétiquement avec l'index, dès que l'on s'apprête à retirer la pipette du liquide, afin que, pendant ce temps, soit empêchée la pénétration dans le tube de liquide provenant des couches supérieures non sédimenteuses de l'urine. Avant de porter sur une lame de verre le sédiment à soumettre à l'examen microscopique, on essuiera soigneusement l'extérieur de la pipette avec un chiffon de drap pour la débarrasser des couches d'urine adhérentes à sa surface externe. En soulevant avec précaution l'index, on peut porter sur la lame autant de sédiment que l'on veut ; mais il est préférable de ne pas en prendre trop, surtout si le sédiment est fort épais. On recouvre avec une lamelle de verre, l'on examine tout d'abord sans addition de réactif avec un grossissement d'environ 300 diamètres.

Dans certaines cliniques, on filtre l'urine ; puis on recueille du sédiment avec une baguette de verre (ou même avec le doigt) pour le porter sous le microscope. Il est inutile d'insister sur la malpropreté de ce procédé et sur le danger auquel il expose le débutant en lui faisant prendre pour des éléments de sédiment des substances étrangères provenant du filtre lui-même. Grâce à l'emploi des *centrifuges*, on réussit à obtenir maintenant les sédiments urinaires d'une manière beaucoup plus propre, plus simple, et plus sûre. Nous nous servons, à la clinique, presque exclusivement de la *centrifuge à main* de Blix et Stenbeck (fig. 231) ; quant à la *centrifuge à toupie* de Gärtner, elle n'a pas répondu à notre attente. Ce qui d'après nous, constitue un avantage considérable de la centrifuge à main, c'est qu'en manœuvrant l'appareil plus ou moins longtemps, avec plus ou moins d'énergie, on est à même d'obtenir, le cas échéant, un sédiment tantôt plus épais, tantôt plus lâche. Les sédiments par trop épais peuvent présenter des inconvénients pour l'examen microscopique. On a construit tout récemment des *centrifuges actionnées par l'eau ;* mais autant que l'on peut en juger d'après notre expérience personnelle, elles le cèdent aux centrifuges à main. La centrifugation doit être continuée pendant 3 à 10 minutes. Pour se mettre sûrement à l'abri des accidents, on fera bien de l'entourer d'une corbeille protectrice.

On fera attention à ce que l'examen microscopique porte sur des *urines fraîches ;* en effet, l'urine est-elle abandonnée pendant quelque temps, certaines de ses parties constituantes, par exemple, les cylindres urinaires, peuvent être digérées et se dissoudre. On sait que l'urine contient de la pepsine. Un sédiment urinaire ne contient-il que peu d'éléments figurés, on fait bien de chercher le point avec le bord de la lamelle obturatrice ; ou a ainsi un point de repère pour la distance à établir entre l'objectif et cette lamelle. D'ailleurs, c'est précisément vers les bords que s'accumulent les éléments figurés. Il faut évidemment ne pas se contenter d'une préparation unique, mais répéter plusieurs fois l'examen microscopique.

Parmi les éléments d'un sédiment urinaire, on distingue les éléments organisés et les éléments non organisés. Ceux-là sont des cellules ou des productions cellulaires, ceux-ci des sels ou des combinaisons salines. Les sédiments non organisés se divisent eux-mêmes en formes cristal-

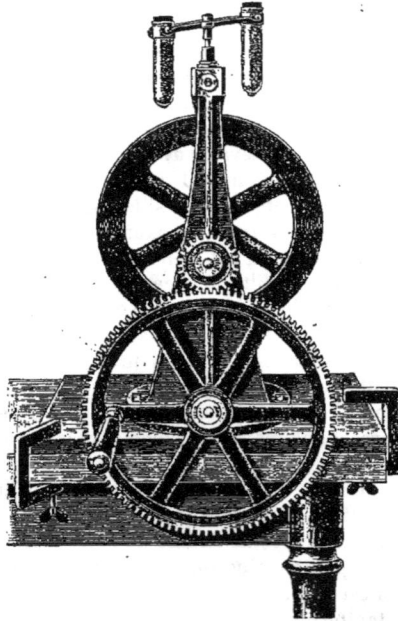

FIG. 231. — Centrifuge à main de BLIX et STENBECK.

lines et non cristallines. Que les sédiments soient de nature organisée ou non, on y trouve tantôt des principes qui existent aussi dans l'urine normale et qui, contrairement à la règle, se précipitent, c'est-à-dire subissent l'excrétion corpusculaire sous l'influence de causes qui nous restent encore à étudier ; tantôt aussi on n'y rencontre que des substances (leucine, tyrosine) qui ne peuvent être le résultat que de troubles des mutations intra-organiques, ou de processus morbides dans la sécrétion urinaire (cylindres urinaires).

Les sédiments organisés sont tous, presque sans exception, un signe certain de l'existence de troubles morbides soit dans les reins, soit du côté des voies urinaires. L'apparition d'éléments constitutifs de ces organes dans les urines s'explique d'elle-même, car ils sont entraînés mécaniquement par l'urine excrétée.

Les sédiments non organisés, au contraire, se rencontrent également chez des sujets bien portants. Dans bon nombre de cas, leur formation dépend simplement d'altérations physiques de l'urine, intéressant tantôt la quantité, tantôt la température, tantôt la réaction de ce liquide ; ces altérations sont d'une importance secondaire pour le cas particulier, si une partie d'entre elles ne se développent qu'après l'émission. A-t-on affaire, par exemple, à des urines très concentrées, la quantité d'urine évacuée peut être insuffisante, après refroidissement, pour maintenir en solution tout l'acide urique et ses sels ; le surplus se précipite alors sous forme de sédiment. On voit, par cet exemple, combien on serait dans l'erreur, si l'on voulait déduire de la présence d'un pareil sédiment une exagération de la production d'acide urique et des urates; car en ces cas, il s'agit plus souvent d'une augmentation relative et non pas absolue des quantités d'acide urique et d'urates, par rapport au volume d'urine émis.

Une origine très fréquente de sédiments, créés par des altérations chimiques ou physiques simples des urines, réside dans les *fermentations acide et alcaline de ce liquide*. Nous avons déjà dit comment et pourquoi, dans la soi-disant fermentation acide, il se précipite des cristaux d'acide urique pur. S'il se développe une fermentation alcaline, les sels qui ne sont solubles que dans un liquide acide se précipitent ; tels sont en première ligne les phosphates de calcium et de magnésium. Ce dernier, absorbant une partie de l'ammoniaque créé par la fermentation alcaline, forme le phosphate ammoniaco-magnésien (phosphate triple) dont l'apparition sous forme de cristaux rhomboïdaux est un signe certain de la fermentation alcaline. Lorsque cette dernière se produit dans la vessie, elle acquiert une grande importance et une certaine gravité, car les sédiments précipités peuvent déterminer le développement de calculs vésicaux.

Un second groupe étiologique de sédiments non organisés trouve sa source dans l'*hyperproduction par l'organisme de certains sels*, évacués par les urines avec une abondance telle que ces dernières, malgré leur quantité, sont impuissantes à les conserver tous en dissolution. L'essai chimique constatera facilement dans chaque cas particulier si ce mode de formation est admissible ou non. Lorsque les précipités de cette nature se forment en abondance dans l'intérieur des voies urinaires, il faut toujours craindre qu'il ne se forme des calculs. Lorsqu'il existe un calcul dans la vessie, l'examen microscopique des sédiments peut être utilisé pour le diagnostic de sa constitution chimique ; car il est à supposer que le calcul est formé aux dépens des mêmes substances produites en excès dont se compose le sédiment excrété.

Il reste enfin un troisième groupe de sédiments non organisés : ce sont ceux qui représentent les produits de mutations intra-organiques viciées et qu'on ne rencontre pas à l'état normal dans l'urine, pas plus en solution qu'en nature.

Sédiments non organisés.

a) **Acide urique.** — Un sédiment contenant des cristaux d'acide urique ne peut se produire que dans une urine à réaction acide. Généralement les cristaux entraînent de la matière colorante, et ont une teinte brunâtre, rougeâtre ou jaunâtre. On ne rencontrera que rarement des cristaux colorés en bleu ou en violet par des principes colorants appartenant au groupe indigo. Il est très rare aussi qu'ils soient incolores ; cependant, dans certains cas de leucémie, ils sont si gros et d'une blancheur de neige

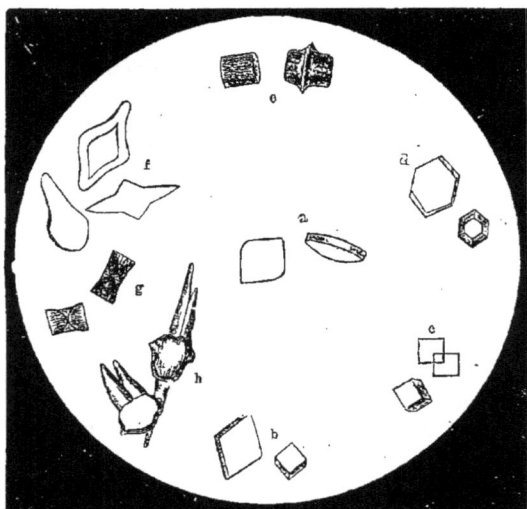

Fig. 232. — Différentes formes de cristaux d'acide urique, provenant de divers sédiments. Gross. 275 diamètres (Obs. personnelle.)

telle qu'on les aperçoit facilement à l'œil nu par transparence sous forme d'aiguilles cristallines brillantes.

La forme des cristaux d'acide urique est tellement variable, qu'il est impossible de les décrire toutes ; nous ne mentionnerons ici que les plus fréquentes. La forme typique, fondamentale, est celle d'un prisme rhombique à coins mousses et arrondis, qui lorsque les cristaux présentent une certaine épaisseur, peut être comparée à celle d'une pierre à aiguiser (fig. 232, a). Souvent les cristaux apparaissent sous forme de tablettes quadrangulaires du type rhombique (fig. 228, b). Lorsque le sédiment est un peu ancien ou qu'il s'accompagne de formation de calculs, les tablettes rhombiques prennent parfois, d'après Golding-Bird, une forme carrée très accentuée (fig. 232, c). En coupant par une ligne droite tous les angles du carré, on obtient la tablette hexagonale qu'on rencontre fréquemment, d'après Hassal, dans l'urine des enfants (fig. 232, d). Si l'on ne coupe que deux angles opposés et que l'on arrondisse les deux autres,

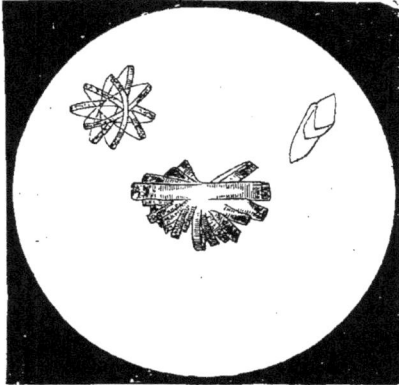

Fig. 233. — Cristaux d'acide urique en forme de rosette, provenant de l'urine d'une sexagénaire. Gross. 275 diamètres. (Obs. personnelle.)

on obtient la forme en fût ou en tonneau (fig. 232, e); cette dernière présente quelquefois en son milieu un talon saillant sur toute sa circonférence.

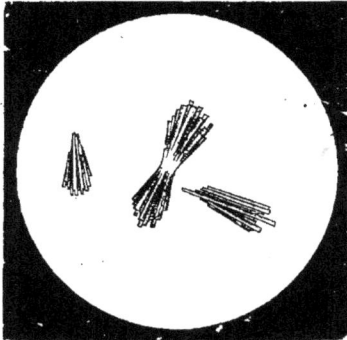

Fig. 234. — Cristaux d'acide urique en forme de gerbe, provenant de l'urine d'un homme de 57 ans atteint de néphrite. Gross. 275 diamètres. (Obs. personnelle.)

En arrondissant deux angles opposés et en laissant les autres tels quels, la lame rhomboïdale quadrangulaire prend une configuration fusiforme (fig. 232, f). Parmi les formes plus rares, il faut ranger celle en sablier (fig. 232, g). Enfin citons la forme lancéolée, qu'Ultzmann a utilisée pour le diagnostic de la pierre (fig. 232 h).

Quelquefois les cristaux d'acide urique présentent des groupements dont la connaissance n'est pas sans valeur pour le diagnostic du sédiment. C'est ainsi qu'on en trouve réunis en amas et formant une rosette les uns se présentant de champ, les autres de face (fig. 233). D'autres fois, ils sont rassemblés en gerbe à rayonnements périphériques (fig. 234).

Si l'on hésite sur la nature des cristaux, il est deux moyens d'éclaircir facilement la question. S'il s'agit de cristaux d'acide urique, ils se dissolvent sous le microscope par l'addition de potasse. Si l'on ajoute alors à la préparation de l'acide chlorhydrique ou acétique, les cristaux reparaissent et avec une forme si nettement caractéristique cette fois, que le diagnostic n'a pas besoin d'autres éléments pour être établi.

Le second moyen, c'est l'emploi de la réaction de la *murexide*. On recueille les cristaux à examiner dans une cupule de porcelaine et on y ajoute quelques gouttes d'acide azotique pur. Puis on chauffe jusqu'à siccité. En ajoutant alors une gouttelette d'ammoniaque, on donne naissance à une coloration rouge pourpre magnifique ; si, au lieu d'ammoniaque, on se sert de potasse, la coloration est bleu violacé.

Les causes qui donnent lieu à la formation d'un sédiment composé de cristaux d'acide urique, ont été étudiées plus haut. Dans certains cas, il s'agit d'urines pauvres en eau, concentrées, qui ne peuvent conserver l'acide urique en dissolution que tant qu'elles sont à la température du corps. C'est pourquoi on trouve des sédiments d'acide urique même chez les individus bien portants, pendant l'été, à la suite de transpirations abondantes. Il en est ainsi dans le rhumatisme articulaire aigu, même avec une fièvre modérée, toutes les fois qu'il existe des sueurs abondantes. En partant de ce point de vue, on s'explique également la formation d'un pareil sédiment dans l'urine émise à la suite d'une crise. Enfin, l'on rencontre encore souvent de ces sédiments dans les urines de la stase rénale.

D'autres fois, il s'agit d'une augmentation dans la production et l'excrétion de l'acide urique. Ce fait se produit dans les maladies fébriles et dans tous les états d'insuffisance respiratoire; mais ici aussi, la formation du sédiment est encore favorisée par la rareté des urines. Dans la leucémie, la quantité d'acide urique est accrue ; aussi observe-t-on souvent, dans cette affection, des sédiments d'acide urique. Enfin, le sédiment d'acide urique peut se produire, lorsque l'urine est en état de fermentation acide.

L'apparition de cristaux abondants d'acide urique est de grande importance, lorsqu'il existe des calculs urinaires, parce qu'en ce cas ils renseignent sur la nature chimique de ces derniers.

b) **Urates.** — Assez fréquemment, on trouve dans le sédiment urinaire des sels à base d'acide urique, réunis sous le nom collectif d'*urates*. Ces

sels présentent certains caractères communs : solubilité sous l'influence
de la chaleur, formation de cristaux d'acide urique très nets après dissolution préalable, sous l'action des acides chlorhydrique ou acétique,
réaction de la murexide. Nous parlerons ici successivement de l'urate
acide de sodium, de l'urate acide de potassium, de l'urate acide de cal_
cium et de l'urate acide d'ammonium.

Urate acide de sodium. — L'urate acide de sodium constitue, dans
l'urine acide, la masse principale du sedimentum lateritium.

Au microscope, il est représenté presque sans exception par des petites
granulations amorphes, groupées comme de la mousse (fig. 235). Si

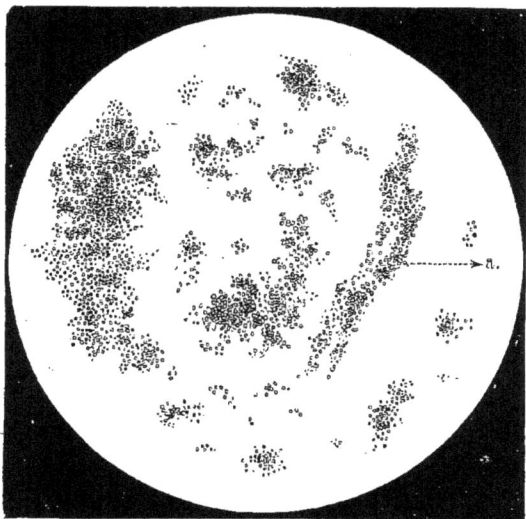

FIG. 235. — Urates acides de sodium provenant du *sedimentum lateritium* d'une femme de 28 ans,
épileptique. Gross. 275 diamètres. (Obs. personnelle.)

l'urine contient en même temps du mucus, les granulations se déposent à
la surface et sur les bords des caillots muqueux étroits et transparents, ce
qui expose le débutant à les confondre avec les cylindres hyalins ou granuleux des reins (fig. 235, a). La largeur variable de ces productions, leur
contour irrégulier et peu net et l'impression qu'il ne s'agit pas là d'éléments corpusculaires solides, préserveront de l'erreur.

Dans quelques cas rares, l'urate acide de sodium cristallise en lamelles
et aiguilles prismatiques, réunies parfois en gerbes (fig. 236).

Un sédiment d'urate acide de sodium est facile à reconnaître. En
chauffant l'urine, tout le précipité se dissout pour reparaître et troubler
le liquide à nouveau après refroidissement. C'est là un moyen certain de

séparer dans un sédiment l'urate acide de sodium des cristaux d'acide

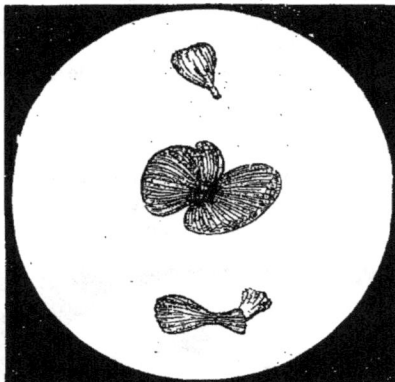

FIG. 236. — Urate acide de sodium en formes de gerbes, d'après ULTZMANN et HOFFMANN,
Atlas des sédiments urinaires, pl. IX, fig. 1.

urique. Car comme ceux-ci ne se dissolvent pas sous l'action de la chaleur, il suffit de chauffer l'urine et de la filtrer en cet état ; le filtre retien-

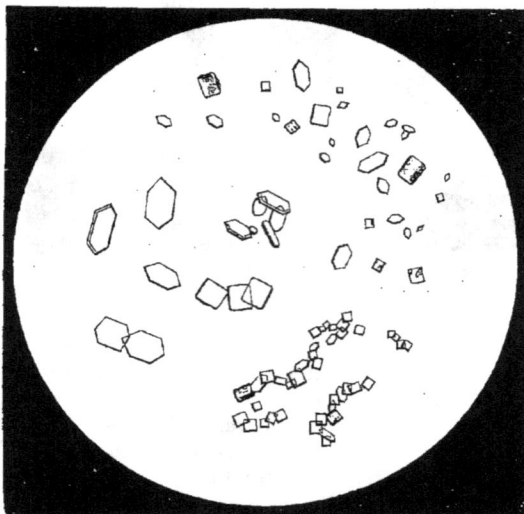

FIG. 237. — Cristaux d'acide urique, formés dans le sédiment de la fig. 227, après addition
d'acide acétique, Gross. 275 diamètres. (Obs. personnelle.)

dra les cristaux d'acide urique et laissera passer l'urate acide de sodium.

qui, aussitôt le liquide refroidi, se précipitera. Si, sous le microscope, on ajoute à un sédiment d'urate de soude une goutte d'acide chlorhydrique ou acétique, toutes les granulations se dissolvent là où elles sont en contact avec l'acide et donnent lieu, très peu de temps après, au développement de cristaux très nets d'acide urique pur (fig. 237). Si le même sédiment est soumis à la réaction de la murexide, celle-ci réussit comme pour toute combinaison d'acide urique.

Comme l'urate acide de sodium ne se dissout dans l'eau que difficilement (plus facilement cependant dans l'eau bouillante que dans l'eau froide), on comprend que dans toutes les urines concentrées, surtout après refroidissement, il se dépose partiellement au fond du vase. On trouve donc ce genre de sédiment (ordinairement en compagnie de l'acide urique) à la suite de sueurs profuses, dans le rhumatisme articulaire, dans les urines de la stase rénale et après les crises. Dans ce dernier cas, les vieux médecins considéraient l'apparition d'un sedimentum lateritium comme un phénomène très salutaire, car ils y voyaient l'expulsion de la *materia peccans* par l'intermédiaire des urines.

Les causes de la production d'un sédiment d'urate acide de sodium sont les mêmes que celles qui produisent le sédiment d'acide urique. Cela n'est pas étonnant, vu la parenté des deux principes chimiques ; aussi rencontre-t-on l'urate acide de sodium dans les urines fébriles, dans l'insuffisance respiratoire, dans la leucémie, dans l'urine en fermentation acide et dans la lithiase urique.

Urates acides de potassium et de calcium. — Ces sels peuvent exister dans le sedimentum lateritium à côté de l'urate acide de sodium. Leur quantité toutefois est tellement petite, qu'on peut sans inconvénient la négliger. Ajoutons à cela qu'ils se comportent absolument de la même façon que l'urate acide de sodium. Ils sont constitués par des granulations amorphes, solubles par la chaleur et par les acides acétique ou chlorhydrique ; avec ces acides, ils donnent lieu après quelque temps à la production de cristaux très nets d'acide urique. La réaction de la murexide les caractérise sûrement comme des combinaisons d'acide urique.

Urate acide d'ammonium. — L'urate acide d'ammonium existe presque sans exception dans l'urine alcaline ; on ne le rencontre dans l'urine acide que si celle-ci est en voie de fermentation alcaline. Avec les cristaux de phosphate ammoniaco-magnésien, il constitue pour ainsi dire le caractère microscopique pathognomonique de l'urine alcaline. Il est représenté par des globules foncés ou bleuâtres, dont la surface est garnie de prolongements aigus plus ou moins longs, plus ou moins nombreux. La variété dans la disposition, la quantité et les dimensions de ces prolongements crée des éléments à aspects multiples que l'on a comparés au hérisson, à l'étoile du matin, à la pomme épineuse (stramoine), à la rave, à l'araignée et même à une dent à plusieurs racines (fig. 238). Parfois ces petites sphères sont groupées par deux ou plusieurs. Les formes en massue ou en biscuit sont plus rares ; elles résultent de l'agglomération des petits corpuscules que nous avons décrits.

La chaleur dissout ces éléments, qui se précipitent à nouveau après refroidissement. Par l'acide acétique, ils se dissolvent également et sont remplacés par des cristaux d'acide urique. Par la potasse, on voit se

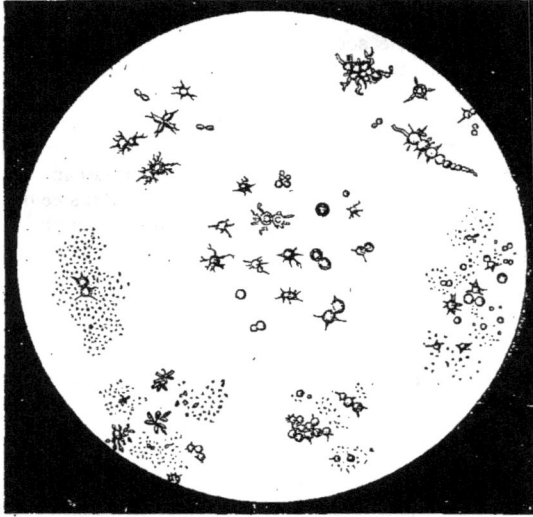

FIG. 238. — Urate acide d'ammonium, sous différentes formes. Gross. 275 diamètres.
(Obs. personnelle.)

développer des bulles de gaz ammoniac. Ils présentent naturellement d'une façon très nette la réaction de la murexide.

c) **Phosphate ammoniaco-magnésien.** — Le phosphate ammoniaco-magnésien, appelé encore phosphate triple, ne se trouve que dans les urines alcalines, où on le rencontre dans le sédiment en compagnie de l'urate acide d'ammoniaque que nous venons de décrire et du phosphate de calcium dont il sera encore question. Dans l'urine faiblement acide, le phosphate ammoniaco-magnésien ne se trouve que lorsque la fermentation alcaline commence à se développer.

Le sédiment gris ou gris blanchâtre, si abondant en général dans l'urine en voie de fermentation alcaline, est souvent presque exclusivement formé par les deux composés phosphatiques que nous venons de décrire. La chaleur n'a pas d'action dissolvante sur les phosphates ; on peut donc, en filtrant l'urine chauffée, séparer ces derniers de l'urate acide d'ammonium soluble à chaud.

Dans un liquide fortement acide, le phosphate ammoniaco-magnésien (de même que le phosphate calcique) ne peut rester précipité; aussi, sous le microscope, on voit, par l'addition d'acide acétique, les formes cristallines de ce sel se fondre et disparaître. C'est là un moyen excellent pour distinguer ces dernières de l'oxalate de calcium, dont les cristaux ressemblent à s'y méprendre à de petits cristaux de phosphate triple, mais qui sont insolubles dans l'acide acétique.

Les cristaux de phosphate triple atteignent fréquemment une longueur très notable ; avec un grossissement de 300 diamètres, un cristal peut s'étendre sur la plus grande partie du champ visuel. Ils figurent les combinaisons les plus variées du prisme rhombique ; la plus connue est la

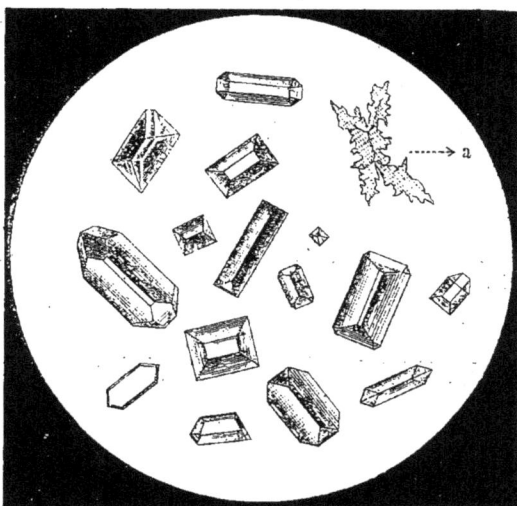

Fig. 239. — Phosphate ammoniaco-magnésien (phosphate triple), sous les formes typiques les plus fréquentes, provenant d'une urine humaine alcaline. Gross. 275 diamètres. (Obs. personnelle).

forme rhomboïdale (fig. 239). Parfois l'on rencontre des cristaux incomplets, où l'on peut cependant reconnaître la tendance à la forme rhomboïdale (fig. 239, a).

d) **Phosphate calcique.** — Le phosphate calcique est ordinairement représenté par de petites granulations amorphes, disséminées irrégulièrement dans l'urine. Quoique solubles dans l'acide acétique comme les urates, elles s'en différencient par leur insolubilité sous l'influence d'une goutte d'eau bouillante, alors que celle-ci dissout les urates. On ne trouve le phosphate calcique dans les sédiments, que dans les cas où l'urine est alcaline ou en voie de fermentation alcaline.

Dans quelques cas rares, on rencontre le phosphate de calcium sous

forme de cristaux parfaits, en forme de lance ou de coin, réunis en amas
ou en rosettes, de telle façon que leur pointe regarde le centre de la

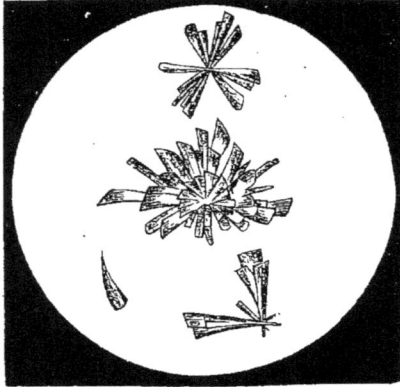

Fig. 240. — Cristaux de phosphate de chaux neutre. D'après Ultzmann et Hoffmann.
Atlas des sédiments urinaires, pl. XX, fig. 1.

rosette (fig. 240). On trouve ce sédiment cristallin dans les urines particulièrement riches en phosphates de chaux. Ces sortes d'urines sont ordinairement abondantes, pâles, à réaction faiblement acide; mais présentent par

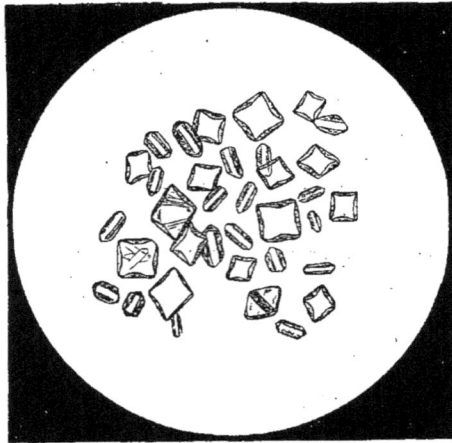

Fig. 241. — Cristaux de phosphate de magnésie basique. D'après V Jacksch.

suite de leur richesse en mucus une grande tendance à la fermentation alcaline. On les rencontre quelquefois chez des individus en très bonne santé.

e) **Phosphate de magnésium.** — Le phosphate de magnésium basique a été découvert dans le sédiment d'une urine alcaline (Stein et Scherf). Il s'agissait d'individus atteints de dilatation stomacale, qui avaient subi de telles pertes d'acide par suite de vomissements très abondants, que leurs urines offraient une réaction alcaline. Les cristaux se présentent sous forme de lamelles oblongues à arête terminale oblique. Sur un grand nombre d'entre eux, l'angle aigu est émoussé par une ligne nouvelle ; on observe parfois encore des cristaux jumeaux (fig. 241). L'acide acétique dissout ces cristaux. Le carbonate d'ammonium fournit un moyen facile et sûr de distinguer ces cristaux de ceux du phosphate triple et du phosphate de chaux : car en ajoutant à un sédiment qui renferme les trois formes cristallines, une solution de carbonate d'ammonium à 20 p. 100, le phosphate ammoniaco-magnésien demeure intact, le phosphate de magnésie basique voit les bords de ses cristaux se ronger immédiatement et leur surface prendre un aspect rugueux, chagriné. Enfin le phosphate de chaux ne se décompose que tout à fait graduellement.

f) **Carbonate de calcium.** — Le carbonate de calcium n'existe que rarement dans le sédiment des urines humaines ; en revanche, il est excrété

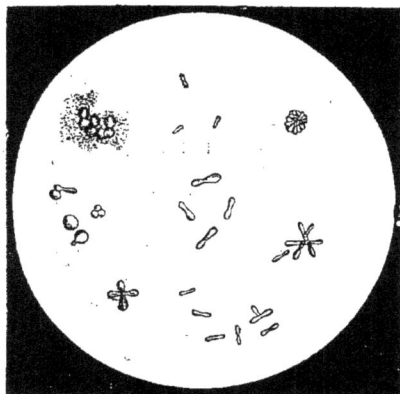

Fig. 242. — Carbonate de calcium. Gross. 275 diamètres.

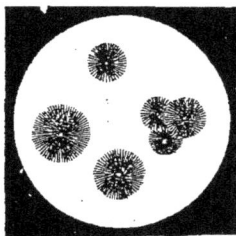

Fig. 243. — Cristaux de carbonate de chaux. Sédiment très rare. D'après GOLDING-BIRD, *Urinary deposits*. Londres, 1851, p. 303.

en grande abondance par les herbivores. Il ne faut s'attendre à le rencontrer que dans les urines à réaction alcaline. Il forme soit des granulations plus ou moins grossières, soit des agrégats sphériques, qui le plus souvent sont fusionnés deux à deux ou à plusieurs (en forme d'haltère) (fig. 242). Ce sel est facile à reconnaître, grâce à sa solubilité dans les acides minéraux avec développement de bulles de gaz carbonique.

Une forme très rare que peut prendre le carbonate de chaux dans l'urine humaine, est celle qui a été décrite par Golding-Bird. Il s'agit de la forme étoilée, constituée par de minces aiguilles prismatiques (fig. 243).

g) **Sulfate de calcium.** — Le sulfate de calcium n'a jusqu'à présent été trouvé que deux fois (par Valentiner et Fürbringer) dans le sédiment urinaire. Il est constitué par des prismes longs en formes de gerbes et de rosettes (fig. 244), qui sont solubles partiellement dans l'acide nitrique, insolubles dans l'acide acétique et l'acide sulfurique.

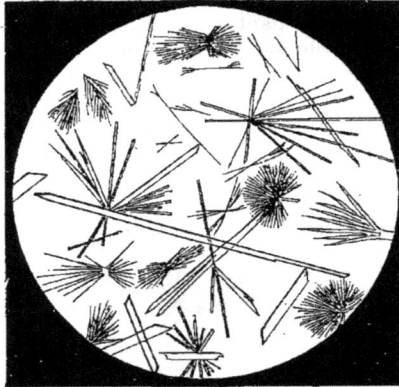

FIG. 244. — Cristaux de sulfate de chaux dans un sédiment urinaire. D'après FÜRBRINGER.

h) **Oxalate de calcium.** — Les cristaux d'oxalate de chaux ont une forme très caractéristique et facile à reconnaître. Dans la plupart des cas, ils se présentent comme des quadratoctaèdres à arêtes aiguës, complètement transparents et fortement réfringents, qu'on a comparés à des enveloppes de lettres (fig. 245). Beaucoup plus rarement on trouve des cristaux figurant des colonnes carrées avec pyramides terminales (fig. 245, a). On observe également des cristaux en forme d'haltère ; d'autres qu'on a comparés à deux reins se regardant par leur bord concave. Ordinairement la surface de ces cristaux paraît légèrement striée (fig. 245, b). La forme la plus rare est celle en biscuit ; dans ce cas on trouve parfois un corpuscule nucléiforme au centre (fig. 245, c).

Il est à peine possible de confondre ces diverses formes avec d'autres cristaux des sédiments urinaires. C'est tout au plus si l'on pourrait prendre la forme en enveloppe de lettre pour de petits cristaux de phosphate ammoniaco-magnésien. Toute erreur est cependant évitée avec une simple réaction microchimique. L'addition d'acide acétique lève tous les doutes ; si les cristaux se dissolvent, il s'agit de phosphate triple ; sinon, il s'agit d'oxalate de chaux.

L'oxalate de calcium ne se constate généralement que dans le sédi-

ment des urines 'acides. Très souvent, il se précipite de concert avec
l'acide urique, au moment de la fermentation acide. On doit naturellement s'attendre à un sédiment d'oxalate de calcium toutes les fois qu'il y
a superproduction et excrétion exagérées d'acide oxalique. Ce fait se
produit dans les circonstances suivantes :

1. — Après l'ingestion de végétaux contenant de l'acide oxalique
(Oxalis acetosella, oseille, racine de rhubarbe, racine de gentiane, etc).

2. — Après l'usage de boissons contenant de l'acide carbonique (eau de
Seltz, eaux minérales carbonatées et champagne).

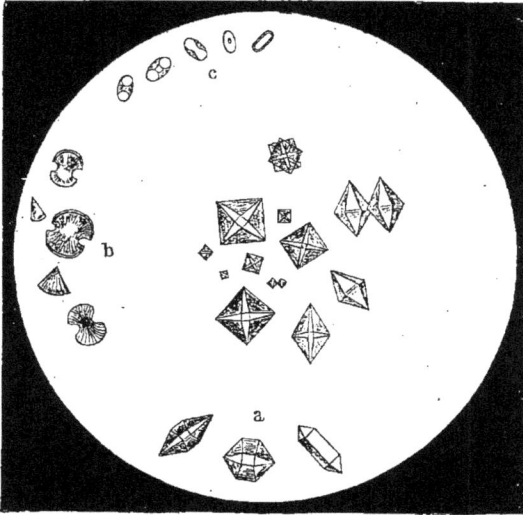

Fig. 245. — Cristaux d'oxalate de chaux provenant d'urines humaines. Gross. 275 diamètres.
(Obs. personnelle.)

3. — Après l'ingestion de bicarbonates et des sels végétaux (bicarbonate de soude, bitartrate de potasse, etc.)

4. — Après abus de sucre.

5. — Dans l'ictère catarrhal (Schultzen) et le diabète sucré.

6. — Dans les états d'insuffisance respiratoire.

7. — Dans la convalescence des maladies graves, surtout à la suite de
la fièvre typhoïde.

8. — Sous le nom d'*oxalurie*, les médecins anglais ont décrit une affection qui peut devenir très grave. Elle est caractérisée principalement par
une exagération dans la production et l'excrétion d'acide oxalique, soit
d'oxalate de calcium.

Elle atteint surtout les hommes qui s'adonnent aux excès de table, ne
prennent pas assez d'exercice et sont prédisposés à la diathèse urique.

Nous ne pouvons évidemment donner ici le tableau symptomatique de cette affection. Qu'il nous suffise de dire qu'on a pu écarter quelquefois le danger en soumettant les patients à un régime diététique raisonnable et en les obligeant à un exercice fréquent. Toute excrétion exagérée et prolongée d'oxalate de chaux implique, cela va de soi, le danger d'une lithiase urinaire.

i) **Acide hippurique**. — Quoique toute urine humaine renferme en solution de l'acide hippurique, il est exceptionnel de rencontrer des cristaux de cette substance dans les sédiments urinaires. Au microscope, ces cristaux, représentés par des prismes rhombiques, ne sont quelquefois pas plus larges qu'une aiguille et sont réunis en amas ou en étoiles (fig. 246.)

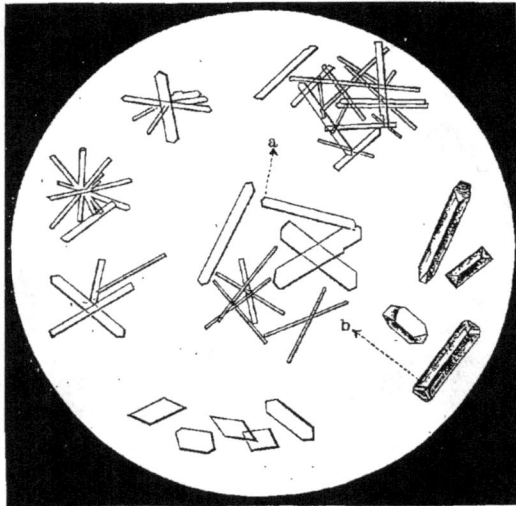

Fig. 246.— Acide hippurique. Gross. 275 diamètres. (Obs. personnelle.)

Il n'est pas rare de voir ces prismes se terminer par deux ou quatre pans (fig. 246, a). On pourrait quelquefois confondre ce genre de cristaux avec ceux d'acide urique ; mais on les distinguera par l'absence de la réaction de la murexide. Dans certains cas, on observe également des colonnes quadrangulaires, à forme exactement pareille à celle du phosphate ammoniaco-magnésien (fig. 246, b). Une goutte d'acide chlorhydrique ajoutée à la préparation établit immédiatement le diagnostic différentiel, car la dissolution des cristaux montre qu'il s'agit non des cristaux d'acide hippurique, mais de phosphate ammoniaco-magnésien.

Les conditions qui engendrent l'exagération dans la production et l'excrétion de l'acide hippurique, et dans lesquelles il faut s'attendre à trouver un sédiment de cet acide, sont les suivantes :

1. — L'ingestion de la plupart des *acides aromatiques*, acides benzoïque, quinique, salicylique, cinnamique, etc.

2. — L'usage de certains *fruits* et *végétaux*, riches en ce genre d'acides, prunes, airelles, mûres, etc.

3. — Dans les *urines fébriles et glycosuriques*, la quantité d'acide hippurique serait augmentée.

k) **Cystine.** — On ne trouve point de cystine dans l'urine normale. A l'état pathologique, elle fait partie du sédiment urinaire toutes les fois

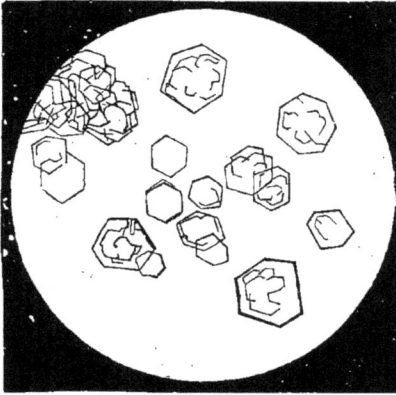

Fig. 247. — Cristaux de cystine. Gross. 275 diamètres. (Obs. personnelle.)

qu'il existe des calculs composés de cystine dans les voies urinaires. Toutefois la cystinurie peut exister indépendamment de toute lithiase. On a cru qu'en ce cas la cause du phénomène résidait dans des troubles de l'excrétion biliaire ; mais les observations faites à ce sujet sont encore trop rares et présentent encore trop de lacunes pour que l'on puisse considérer cette opinion autrement que comme une hypothèse (1).

La cystine faisant partie du sédiment urinaire, cristallise presque exclusivement en lamelles hexagonales régulières, faciles à reconnaître au microscope (fig. 247). Assez souvent, plusieurs de ces lamelles sont superposées, un gros cristal servant de base et les autres diminuant successivement de dimensions et se recouvrant en partie comme des tuiles (fig. 247). Les urines qui contiennent beaucoup de cystine sont ordinairement remarquables par leur teinte pâle et leur tendance à la fermentation

(1) La cystinurie est une affection très rare ; la production de la cystine a été expliquée par diverses hypothèses, dont la plus vraisemblable, défendue par Chabrié et par Moreigne, la rattache à des troubles de nutrition ralentie.

alcaline. En se putréfiant, elles dégagent quelquefois une odeur d'hydrogène sulfuré, parce que la cystine est très riche en soufre.

On peut confondre la cystine avec les lamelles hexagonales de l'acide
urique ; seulement les cristaux de cystine, contrairement aux cristaux
d'acide urique, sont solubles dans l'acide chlorhydrique. L'addition d'ammoniaque les fait disparaître aussi, alors que l'acide urique ne se modifie
pas. Quant à la réaction de la murexide, elle ne se produit pas avec les
cristaux de cystine ; car, bien qu'en chauffant la cystine avec de l'acide
nitrique il se développe une masse rouge-brun, on a beau ajouter de
l'ammoniaque, la coloration pourpre de la murexide ne se montre pas.
Il n'est guère possible de confondre la cystine avec les urates ; les formes
cristallines sont différentes, et de plus, les urates sont solubles à chaud,
tandis que la cystine demeure insoluble dans l'eau bouillante. Le diagnostic différentiel n'est pas plus difficile à poser entre les cristaux de
cystine et les cristaux de phosphate, l'acide acétique dissolvant les
seconds et non les premiers.

l) **Leucine et tyrosine.** — De même que la cystine, la leucine et la tyrosine sont des substances qui n'existent pas dans l'urine normale. On les
rencontre avec leur maximum d'abondance dans l'urine de *l'atrophie*

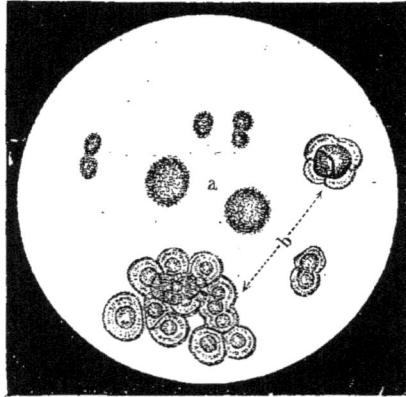

Fig. 248. Leucine et tyrosine provenant de l'urine d'une femme atteinte d'atrophie jaune aiguë
du foie. Gross. 275 diamètres. (Obs. personnelle.)

jaune aiguë du foie (ictère grave primitif) ; on les a encore trouvées en
cas d'intoxication par le phosphore, dans la fièvre typhoïde et la variole,
et, à ce que l'on prétend, également dans la leucémie (Prus). La plupart
du temps, elles sont toutes deux en dissolution ; elles ne se précipitent
spontanément sous forme de sédiment que si elles existent très abondamment dans l'urine, comme dans l'atrophie jaune aiguë du foie. Il faut
faire remarquer toutefois que souvent on ne trouve que de la tyrosine

dans le sédiment jaune verdâtre de l'urine ictérique et qu'il faut une évaporation préalable de l'urine ou un traitement chimique spécial pour faire apparaître la leucine.

La *tyrosine*, précipitée spontanément, est représentée par de fines aiguilles, pelotonnées très souvent en amas sphériques et colorées en jaune, en brun ou en vert par du pigment entraîné avec elles (fig. 248, a). La *leucine* se dépose sous forme de sphères à couches concentriques, et l'on observe assez fréquemment des stries rayonnées (fig. 248, b).

m) **Xanthine.** — La xanthine n'a été observée qu'une seule fois jusqu'à présent dans le sédiment urinaire par Bence Jones.

L'urine provenait d'un malade qui souffrait depuis plusieurs années de coliques néphrétiques. Les cristaux de cette substance présentaient la

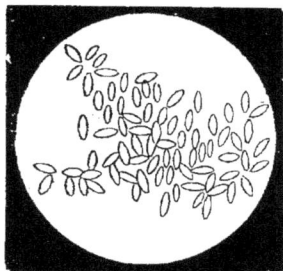

Fig. 249. — Sédiment urinaire avec cristaux de xanthine. D'après une figure de Bence Jones *Journal of the chemical Society of London*, vol. XV, 1862, p. 79.

forme d'une pierre à aiguiser, ce qui pouvait facilement les faire confondre avec des cristaux d'acide urique (fig. 249). Mais comme le sédiment se dissolvait entièrement sous l'action de la chaleur, la confusion était évitée. Par des réactions multiples successives, Bence Jones arriva à démontrer la nature véritable de ces cristaux.

n) **Indigo urinaire.** — Dans les états morbides où il se produit une exagération de la sécrétion d'indican urinaire, on peut rencontrer ce dernier sous forme de poudre bleue précipitée spontanément dans le sédiment de l'urine, notamment quand celle-ci est entrée en décomposition et que par suite l'indican s'est transformé en bleu d'indigo. Les cristaux, en général lancéolés, sont impossibles à confondre avec d'autres, rien qu'à cause de leur couleur; ils n'ont donc pas besoin d'une description spéciale.

o) **Cristaux d'hématoïdine.** — Quoique les hémorragies des reins et des voies urinaires soient chose fréquente, on a considéré jusqu'ici l'apparition de cristaux sanguins dans les sédiments urinaires comme une exception. Il semble que le sang disparaisse avec trop de rapidité pour permettre la cristallisation de la matière colorante du sang. En ce qui concerne le cancer vésical, Ultzmann prétend que la présence de cristaux d'hématoïdine dans les lambeaux nécrosés du tissu papillaire cancéreux évacués par l'urine, a quelque valeur diagnostique. Bien entendu, personne ne songera à édifier le diagnostic sur ce seul symptôme. On commettrait en effet une grosse erreur, ainsi que le montre une observation d'Ebstein, où il s'agissait d'un abcès du rein s'étant ouvert dans les voies urinaires et où on trouva dans le sédiment de l'urine une foule de cristaux d'hématoïdine sous forme de plaques et d'aiguilles (fig. 250). Mais

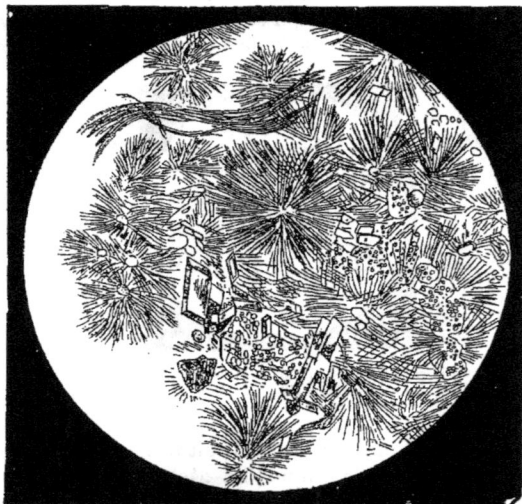

Fig. 250. — Cristaux d'hématoïdine et de graisse dans le sédiment urinaire. D'après Ebstein.

Fritz a signalé l'apparition assez fréquente de fines aiguilles d'hématoïdine dans la néphrite aiguë, notamment dans la néphrite aiguë consécutive à des maladies infectieuses. Le plus souvent, elles sont attachées aux éléments cellulaires du sédiment, sous forme de gerbes ou de bouquets. La forme et surtout la couleur de ces cristaux empêchent toute confusion.

p) **Cristaux de bilirubine**. — Dans l'ictère des nouveau-nés et parfois aussi dans l'ictère très prononcé des adultes, on a rencontré dans le sédiment urinaire des *cristaux de bilirubine*.

q) **Cristaux gras**. — Dans les cas de lipurie, lorsque l'urine a séjourné quelque temps, il peut arriver que les gouttelettes graisseuses, limpides au début, se figent et présentent à l'œil nu un aspect opaque et sébacé. Au microscope, on aperçoit les aiguilles de graisse graciles et parfois légèrement ondulées, qui sont habituellement très nombreuses et groupées en étoiles (fig. 250).

r) **Cholestérine.** — Dans la lipurie, l'urine renfermerait parfois, dans son sédiment, des tablettes de cholestérine, dont la forme caractéristique (grosses tables rhombiques transparentes) est facile à reconnaître. En les additionnant d'iode et d'acide sulfurique, elles prennent successivement une teinte carmin, violette, verte et bleue.

s) **Mélanine.** — Dans la mélanémie, on a, à diverses reprises, trouvé dans le sédiment urinaire des masses de pigment noir ou brunâtre. Il y a quelque temps, Basch a relaté une observation de ce genre, où l'urine contenait des amas celluliformes recouverts de pigment finement granuleux et brunâtre.

Sédiments organiques.

a) **Mucus, mucine (nucléo-albumine).** — Toute urine normale renferme du mucus, qui se mélange à la sécrétion rénale pendant son passage à travers les voies urinaires. Ce mucus n'est pas visible immédiatement après l'émission des urines; ce n'est qu'après un certain temps de repos qu'il se dépose au fond du vase sous forme de *nubécule* dont il a été déjà question à plusieurs reprises. Celui-ci est généralement plus volumineux chez la femme que chez l'homme, parce que chez elle l'urine s'additionne encore pendant la miction de mucus vaginal. La quantité de mucine contenue dans l'urine est exagéré dans tous les états phlegmasiques de la muqueuse des voies urinaires; pareille chose est encore signalée pour les affections fébriles qui augmenteraient la sécrétion muqueuse des voies urinaires.

La mucine ne se trouve pas dans l'urine à l'état de dissolution, on peut donc l'en séparer à l'aide de la filtration. Quand on laisse sécher le mucus retenu sur le filtre, celui-ci se recouvre d'un enduit lisse, brillant, d'une espèce de vernis. Si les masses muqueuses sont fort abondantes, la filtration de l'urine peut exiger un temps très long, parce que la mucine bouche et oblitère en partie les pores du papier.

En examinant des portions du nubécule au microscope, il arrive souvent qu'on n'y observe point d'éléments morphologiques. Ce n'est que quand le petit nuage a une épaisseur notable, que l'on voit avec un grossissement suffisant et avec un éclairage faible des granulations et des filaments fins disposés assez lâchement et qui sont évidemment des éléments muqueux. Dans les urines fortement acides, principalement dans les urines fébriles et celles qui sont en voie de fermentation acide, la mucine se précipite assez souvent sous forme de coagulums rubanés ou en bandes. S'il y a eu dépôt simultané d'urates, ceux-ci occupent, sous forme de fines granulations brillantes, les bords ou la surface de ces coagulums Il peut se constituer ainsi des éléments qui rappellent les cylindres rénaux hyalins envahis par des gouttelettes graisseuses ou grossièrement granuleux et sont une source importante d'erreurs pour l'observateur inexpérimenté (fig. 247, a). Toutefois les caillots muqueux ont en général des contours irréguliers, peu nets, et ne donnent guère l'impression de productions solides. D'ailleurs l'addition d'acide acétique ou chlorhydrique dissout les pseudo-granulations et les remplace par des cristaux d'acide urique.

b) Cellules épithéliales — Dans presque toutes les urines, on rencontre en petite quantité des *cellules épithéliales provenant des voies urinaires*, notamment de la vessie et de l'urèthre et encore, chez les femmes, du vagin. L'examen microscopique du nubécule les montre réparties en petit nombre dans la masse muqueuse. Il semble que, de même que du côté de la peau et de la muqueuse buccale, il se produise du côté des voies urinaires, une élimination constante et progressive des couches cellulaires les plus anciennes et une genèse corrélative d'éléments nouveaux remplaçant les anciens aux dépens des couches sous-jacentes. Aussi rencontre-t-on dans l'urine normale, presque sans exception, des cellules pavimenteuses grosses, rondes ou polygonales, munies d'un noyau, cellules caractéristiques des couches supérieures de l'épithélium des voies urinaires (fig. 251, a).

On sait que les couches moyennes et inférieures de cet épithélium se distinguent notablement des couches superficielles. Il s'agit là de cette forme d'épithélium, appelée épithélium de transition ou épithélium polymorphe. Les cellules de la couche moyenne offrent de très longs prolongements qui se dirigent soit vers la surface, soit entre les cellules épithéliales de la couche inférieure (fig. 251, b). On les a désignés sous le nom de cellules caudales ou en massues. Enfin la couche inférieure consiste en cellules arrondies ou ovales, sans prolongements, ou avec un, quelquefois deux prolongements courts et aigus (fig. 251, b).

Lorsque dans un sédiment urinaire on trouve des cellules des couches moyenne et inférieure, il s'agit le plus souvent d'une desquamation épithéliale anormale, et dans ce cas on rencontre en même temps en énorme abondance des cellules de la couche superficielle. Toutes les phlegmasies des voies urinaires s'accompagnent d'habitude d'une élimination extrêmement abondante de cellules épithéliales.

En général, il ne sera pas difficile d'établir à quelle couche appartiennent les cellules épithéliales observées. Les obstacles ne surgiront que lorsque l'urine sera en voie de décomposition et que les cellules gonflées seront modifiées dans leur configuration. En revanche, il est presque toujours impossible de préciser le point où se fait l'élimination ; car les cellules épithéliales des divers segments de l'appareil urinaire se ressemblent tellement, que l'histologiste le plus habile se trouve parfois embarrassé pour en préciser le lieu d'origine. On est donc obligé de s'adresser surtout aux phénomènes cliniques, pour décider si les épithéliums découverts proviennent des bassinets, des uretères de la vessie ou des portions plus profondes des voies urinaires.

L'*épithélium des reins*, particulièrement celui des canalicules urinifères, ne se rencontre guère dans l'urine normale. L'apparition de cet épithélium dans les urines indique presque sans exception des lésions inflammatoires du parenchyme rénal. Cet épithélium est figuré par de petites cellules arrondies ou globo-anguleuses, dont le corps est plus ou moins finement granuleux et possède un noyau avec double contour brillant (fig. 251 c). Plus les segments des canalicules urinifères où il y a

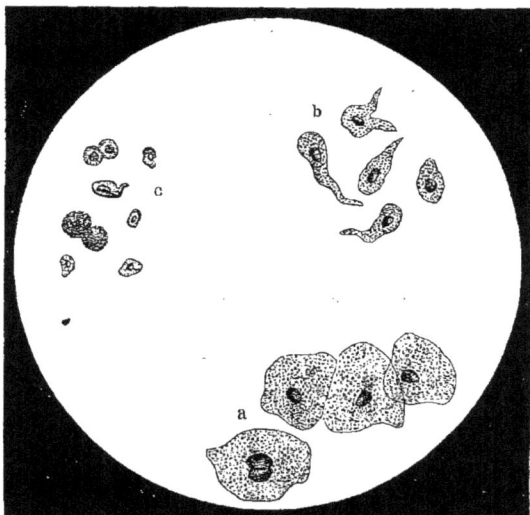

Fig. 251. — Cellules épithéliales d'un sédiment urinaire : *a*. Cellules épithéliales de la vessie des couches superficielles ; *b*. Cellules épithéliales de la vessie provenant des couches moyennes et profondes; *c*. Cellules épithéliales des canalicules urinifères. Gross. 275 diamètres.

élimination épithéliale sont haut placés, plus le noyau empiète sur le volume de la cellule.

On ne peut tenter d'établir le siège exact de la lésion dans les canalicules, d'après les cellules épithéliales des sédiments. L'urine altère trop facilement ces cellules si délicates, pour qu'avec elles on puisse songer à édifier un diagnostic certain. Il faut ajouter qu'un pareil diagnostic, alors même qu'il serait possible, ne possède qu'une valeur relative, car les phlegmasies rénales sont rarement limitées à des segments bien déterminés des canalicules urinifères.

Si le parenchyme rénal est en état de dégénérescence graisseuse, on voit aussi dans les cellules éliminées, des granulations graisseuses fines et brillantes ; ces dernières sont-elles abondantes, les cellules épithéliales prennent l'aspect de cellules granulo-graisseuses.

Dans la dégénérescence amyloïde des reins, il arrive que l'épithélium des canalicules urinifères participe également au processus dégénératif; lorsque des cellules sont éliminées par l'urine, il devient possible de diagnostiquer l'altération morbide, même sur le vivant, car ces cellules se colorent en brun acajou sous l'influence de l'iode et en bleu violet sous l'action de l'iode et de l'acide sulfurique (1).

c) **Cellules rondes.** — Dans toute urine normale on trouve quelques globules muqueux et purulents isolés. En examinant au microscope le nubécule, on les voit souvent disséminés au milieu de cellules épithéliales peu nombreuses. Leur nombre augmente dès qu'il survient des phlegmasies dans l'appareil uropoïétique, ou si des abcès du voisinage se rompent dans les voies urinaires. Et cette augmentation peut être telle qu'on observe au fond du vase un sédiment très abondant, le plus souvent floconneux et de teinte grise. L'exagération de leur nombre prédispose l'urine à la fermentation alcaline. En tous cas, le gonflement des globules de pus contenus dans le sédiment donne à celui-ci une consistance visqueuse et filante.

D'après les recherches récentes de Malerba et Sauna-Solaris, il y aurait, dans la transformation muqueuse de l'urine, participation de bactéries spéciales, que les auteurs ont baptisées *gliscrobacterium* ou *bacterium gliscrogenum*.

On a cherché jadis à établir une différence entre les globules muqueux et les corpuscules de pus. Or cette différence n'existe ni morphologiquement ni en principe; l'une et l'autre forme d'éléments doivent incontestablement être regardées essentiellement comme des leucocytes émigrés. On sait qu'à l'état de repos, ces cellules sont rondes et granuleuses, et l'on ne peut y reconnaître de noyau sans artifice spécial. Dans les urines très liquides et dans celles qui ont séjourné quelque temps à la chaleur, les leucocytes se gonflent et il se forme dans leur intérieur des vacuoles, entre lesquelles on aperçoit la substance cellulaire homogène et légèrement brillante. Dans l'urine en fermentation alcaline, les globules de pus s'imbibent également et perdent en partie leur aspect fortement granuleux et opaque. En les additionnant d'acide acétique, ils deviennent tellement transparents qu'on reconnaît sans peine leurs noyaux multiples.

(1) La dégénérescence amyloïde ne frappe que très rarement les cellules épithéliales du rein ; elle ne s'observe qu'au niveau de l'épithélium des papilles (Jurgens et Kyber). Ce qui est plus commun, d'après MM. Cornil et Brault, c'est la dégénérescence granuleuse ou graisseuse et le fusionnement des cellules des tubes urinifères. Quant aux sédiments urinaires de l'amylose rénale, on y voit ordinairement des cylindres hyalins, plus rarement granuleux, plus rarement encore des cylindres à réaction amyloïde, bien que Jurgens, Grainger-Stewart, Bartels, Wagner, Kyber, en aient cité des exemples. Dans tous les cas, il n'est nullement prouvé, comme l'avaient avancé Braun (de Vienne), qu'on y trouve des cellules rénales sous forme de blocs amyloïdes.

Dans le catarrhe vésical, les globules de pus offrent parfois des mouvements amiboïdes très actifs, qui persistent encore trois jours après la miction et se produisent aussi bien dans l'urine acide que dans l'urine neutre ou alcaline (Munk, Michelson). La chaleur augmente encore un peu la vivacité de ces mouvements. Il faut donc admettre que dans le catarrhe vésical l'urine possède la propriété de susciter les mouvements amiboïdes des corpuscules du pus et de conserver très longtemps la vitalité de ces éléments (1).

d) **Hématies**. — La présence de globules rouges du sang dans le sédiment urinaire indique toujours une lésion de l'appareil uropoiétique. Ces éléments sont faciles à reconnaître à leur forme ronde biconcave caractéristique. Leur coloration jaunâtre est un peu plus pâle que celle des globules normaux retirés du sang. Presque toujours les hématies sont disséminées dans le sédiment ; on ne les trouve en piles que s'il s'agit d'hémorrhagies vésicales récentes qui peuvent alors, on le sait, former également des coagulums sanguins.

Dans une urine à composition normale, la forme des globules sanguins se conserve souvent très longtemps; mais si l'urine présente des anomalies de réaction ou de concentration, cette forme se modifie. Lorsqu'une urine sanguinolente est restée trop longtemps exposée à l'air, les hématies perdent leur matière colorante; il ne reste que le stroma non coloré, qui dans les premiers temps est encore facile à reconnaître sous forme de disque incolore et à double contour. Peu à peu, ce stroma devient tellement transparent qu'il n'est plus visible que si on colore préalablement, avec une solution étendue d'iode, par exemple. Enfin, il disparaît complètement par dissolution dans le liquide urinaire. Cette dissociation progressive des globules rouges est plus rapide et s'observe même dans des urines récentes, lorsque celles-ci sont très peu concentrées et riches en eau. Toutefois le peu de concentration de l'urine exerce souvent encore une autre action sur la forme des hématies. Celles-ci censervent leur matière colorante, mais perdent leur dépression centrale, deviennent sphériques en diminuant naturellement de diamètre. De cette façon, on obtient des globules rouges du sang que l'on a appelés dans ces derniers temps des microcytes.

Il y a bien des années que Kölliker a démontré que les globules rouges sous l'action de solutions concentrées d'urée, se hérissent de petits prolongements qui peu à peu se séparent de la cellule mère, laquelle se dissocie ainsi en un plus ou moins grand nombre de corpuscules rouges et sphériques. Dans les néphrorrhagies récentes, on réussit quelquefois à observer directement ce genre d'altérations sur les globules rouges de

---

(1) Nous avons cherché si l'on pouvait trouver des différences constantes dans les variétés leucocytaires des pus engendrés par les différentes affections des voies urinaires ; ces différences existent ; mais jusqu'à présent il ne nous a pas paru possible d'établir de formules leucocytaires correspondant aux diverses origines de suppuration urinaire.

l'urine sanguinolente; ces globules peuvent s'être transformés en partie en des granulations de substance colorée tellement fines, que c'est à peine si elles sont visibles. C'est donc là un second mode de formation des éléments microcytiques dans l'urine sanguinolente; ces éléments, qui ne préexistent pas, mais qui sont des produits artificiels, nous les appellerons *pseudo microcytes de l'urine*.

C'est un spectacle très intéressant que celui des hématies subissant l'étranglement, après l'évacuation de l'urine, sous les yeux de l'observateur. Friedreich est le premier qui ait attiré l'attention sur ce phénomène. On voit les corpuscules rouges biconcaves, ici envoyer de petits prolongements, là rétracter d'autres de ces prolongements déjà formés; on voit les extrémités de ces mêmes prolongements se boutonner et ces boutons se séparer et se détacher du globule. Ces mouvements amiboïdes et cette segmentation des hématies peuvent se prolonger au delà d'une journée après l'émission de l'urine. Pour les constater, il faut un œil attentif; mais si on les a observés, on est tout étonné de la rapidité avec laquelle se produisent ces changements de forme. Friedreich à émis l'hypothèse que les phénomènes que nous venons de décrire ne se produisent que dans les néphrorrhagies et peuvent être utilisés pour le diagnostic différentiel. Personnellement j'ai constaté ces faits cinq fois, dans cinq cas d'hémorrhagies rénales, et, ce qui est remarquable, exclusivement pendant l'été.

On reconnaît parfois aux hématies que l'urine est très concentrée quand celles-ci s'atrophient, se garnissent à la surface de nombreux prolongements et dentelures et adoptent la forme déjà si souvent décrite et si connue de la stramoine (pomme épineuse).

Lorsque l'urine entre en fermentation alcaline, les globules rouges sont détruits en peu de temps.

e) **Cylindres urinaires ou rénaux.** — Sous le nom de cylindres urinaires ou rénaux, on désigne des éléments solides, allongés, à forme cylindrique spéciale, qui comme l'indique leur nom, ont pour origine les canalicules urinifères du parenchyme rénal; seuls, les cylindres dits épithéliaux constituent des productions creuses tubaires, les autres cylindres sont pleins; mais les cylindres épithéliaux et les cylindres pleins ont la même signification et la même origine.

Généralement on ne rencontre de cylindres urinaires dans l'urine que s'il existe en même temps de l'*albuminurie*. Quoi qu'il en soit, ces cylindres constituent un accident pathologique et démontrent avec certitude l'existence de processus morbides dans le parenchyme rénal; ils sont en outre un signe infaillible d'albuminurie d'origine rénale.

Les cas où il se produit une excrétion de ces cylindres par les urines pendant un temps assez long, sans qu'il se développe de l'albuminurie, doivent être considérés comme des raretés; cependant j'ai traité pour un épanchement péricardique considérable compliquant un rhumatisme articulaire aigu, un jeune homme qui élimina pendant plus de huit jours un grand nombre de cylindres hyalins et granuleux, sans que l'urine renfermât trace d'albumine. La diurèse était d'ailleurs abondante et la teinte de l'urine jaune clair. La présence dans l'urine de cylindres hyalins fait partie intégrante du cortège symptomatique de l'ictère sans qu'il soit nécessaire pour cela qu'il y ait de l'albuminurie(1).

Il est du reste assez fréquent, dans la néphrite confirmée, de constater que la production et l'excrétion des cylindres urinaires se prolonge au delà de la durée de l'albuminurie (plus de 2 ans dans un cas observé par moi).

Glacer a démontré tout récemment que l'abus de l'alcool amène l'excrétion par l'urine de cellules rondes et de cylindres urinaires.

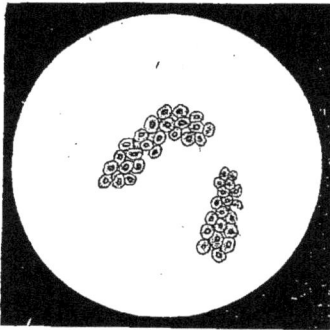

Fig. 252. — Tubes épithéliaux.

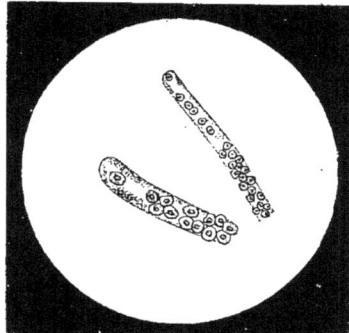

Fig. 253. — Cylindres épithéliaux, provenant de l'urine d'un homme de 42 ans, atteint de néphrite aiguë. Gross. 275 diamètres. (Obs. personnelle.)

On a créé différents groupes de cylindres urinaires suivant leur aspect extérieur et leur constitution. Les classifications des divers auteurs sont loin de concorder. Nous décrirons successivement les tubes épithéliaux, les cylindres hématiques, les cylindres leucocytaires, épithéliaux, les cylindres hyalins, granuleux, cireux ou colloïdes et amiloïdes.

1. — Les *tubes épithéliaux* sont des productions cylindriques constituées par des cellules épithéliales des canalicules urinifères, ayant conservé en leur centre le calibre de ces derniers et serrés les uns à côté des autres suivant une disposition à peine altérée. Les épithéliums proviennent ordinairement des extrémités terminales des canalicules urinifères (tube de Bellini) et sont faciles à reconnaître à leur forme arrondie ou globo-anguleuse, à leur ventre cellulaire granulé et à leur noyau relativement gros (fig. 252). Ils sont assez souvent d'aspect presque normal ; d'autres fois ils sont remplis en partie de granulations graisseuses ou pré-

(1) Les cylindres de l'urine non albumineuse de l'ictérique rentreraient, d'après Lécorché et Talamon, dans la catégorie des cylindroïdes muqueux de Rovida, et n'auraient aucune importance (Voyez plus loin).

sentent des traces d'imbibition. Il s'agit là évidemment d'une élimination
de l'épithélium des canalicules urinifères *in continuo;* aussi est-ce précisément à ce processus morbide intraparenchymateux que l'on peut donner le nom de néphrite desquamative. C'est dans la néphrite scarlatineuse
que les tubes épithéliaux sont observés le plus souvent.

2.—Les *cylindres épithéliaux* ont des rapports intimes avec les tubes épithéliaux. Les deux formes coïncident ordinairement. Il s'agit ici de cylindres solides à aspect hyalin ou granuleux, garnis abondamment à leur
surface de cellules épithéliales des canalicules urinifères. Généralement
le cylindre central dépasse l'une ou les deux extrémités libres de l'élément (fig. 253), ce qui prévient toute confusion avec les tubes épithéliaux.

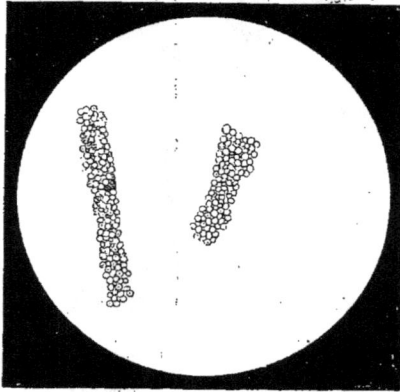

Fig. 254. — Cylindres hématiques provenant de l'urine d'un homme de 42 ans, atteint de néphrite aiguë. Gross. 275 diamètres. (Obs. personnelle.)

3. — Les *cylindres hématiques* se produisent quand, dans le cours de
phlegmasies aiguës du parenchyme rénal, il survient des hémorragies un
peu notables dans la cavité des glomérules de Malpighi. En ce cas, les
globules sanguins sont réunis dans l'intérieur des canalicules urinifères,
par une sorte de tissu interstitiel délicat, en éléments cylindriques solides,
balayés après coup par l'urine qui est excrétée ultérieurement (fig. 254).
Lorsque ces cylindres restent un certain temps dans les voies urinaires, les hématies perdent leur matière colorante et l'on obtient alors
des cylindres urinaires constitués par des globules rouges décolorés, lessi-
vés. Il ne faut pas confondre les cylindres hématiques avec les cylindres
granuleux ou hyalins présentant à leur surface un nombre plus ou moins
considérable de globules rouges adhérents, d'importance secondaire et
d'origine accidentelle.

On doit rapprocher des cylindres hématiques, les *cylindres d'hémoglobine*, qui sont formés par des amas d'hémoglobine et se rencontrent
dans le sédiment urinaire dans l'hémoglobinurie, souvent à côté

de petites gouttelettes ou de petits amas de la même substance.

4. — Les *cylindres à cellules rondes* (cylindres leucocytiques) sont d'une rareté extrême; ils sont constitués par des cellules rondes groupées pour former des cylindres.

5. — Les *cylindres hyalins* sont figurés par des éléments cylindriques homogènes, transparents, de longueur, largeur et configuration variables. Quelquefois leur transparence est telle qu'on ne les aperçoit pas sous le microscope avec éclairage central; ils apparaissent dès qu'on ombre un peu le champ visuel. On peut encore éviter toute erreur, en ajoutant à la préparation une solution étendue d'iode ou de violet d'aniline; les

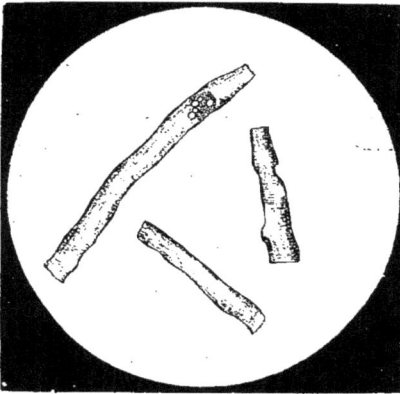

Fig. 255. — Cylindres urinaires hyalins. Gross. 275 diamètres. (Obs. personnelle.)

cylindres s'assimilent la matière colorante et deviennent ainsi plus visibles. Dans certains cas, ils présentent des divisions en fourchette, où l'on reconnaît aisément les ramifications des canalicules urinifères. Leurs flexuosités multiples rappellent également le trajet onduleux de ces canalicules, sans toutefois en présenter le moule. Parfois leur bord est légèrement strié, comme s'il s'agissait de dépôts successifs. Leur contour latéral n'est pas toujours rectiligne, mais présente par places des dilatations plus ou moins étendues (fig. 255). On observe également des segmentations transversales plus ou moins complètes de leur substance. Leur longueur peut atteindre des dimensions extraordinaires; dans un cas d'atrophie rénale, j'ai constaté une longueur de 5 millimètres. Quant à leur largeur, elles varie évidemment avec le lieu d'origine; elle peut osciller entre 0,01 et 0,05 millimètres.

6. — Les *cylindres granuleux* se distinguent des cylindres hyalins en ce que leur substance n'est pas homogène, mais granuleuse. Les granulations peuvent être d'un diamètre bien variable; aussi parle-t-on de cylindres finement (fig. 256) et de cylindres grossièrement granuleux

(fig 257). Les cylindres sont évidemment d'autant plus foncés et opaques

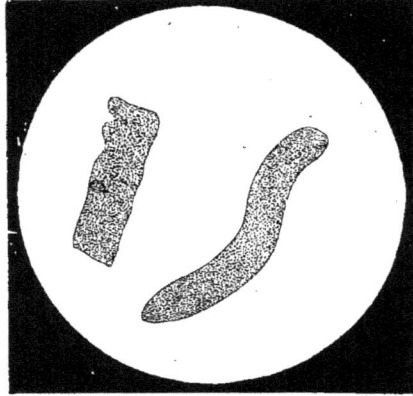

Fig. 256. — Cylindres finement granuleux. Gross. 275 diamètres. (Obs. personnelle.)

que leurs granulations sont plus grossières. Ils n'existe pas entre les deux sortes de cylindres de différence originelle; la diversité de

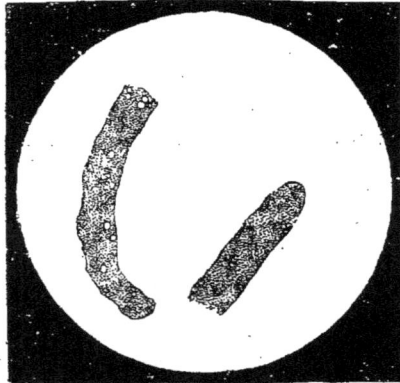

Fig. 257. — Cylindres grossièrement granuleux provenant du même sédiment urinaire que les précédents. Le cylindre de gauche renferme des gouttelettes graisseuses. Gross. 275 diamètres.

structure dépend plutôt de conditions extérieures fortuites. Même par rapport aux cylindres hyalins, les cylindres granuleux n'offrent point de différence originelle, car si l'on examine une grande quantité de sédiments urinaires, on s'assure bientôt de la fréquence avec laquelle un même cylindre urinaire présente alternativement des points hyalins, des points finement granuleux et des points grossièrement granuleux.

Tout ce que nous avons dit des cylindres hyalins peut s'appliquer, somme toute, aux cylindres granuleux.

7. — Sous le nom de *cylindre cireux* ou *colloïdes*, on désigne des cylindres à propriétés réfringentes spéciales et par conséquent d'un éclat mat qui est tout à fait celui de la cire (fig. 258). Parfois ces éléments ont une teinte légèrement jaunâtre. Les cylindres cireux sont d'habitude remarquables par leur largeur considérable et leur peu de longueur. La largeur peut dépasser le diamètre transverse normal des canalicules urinaires ouverts dans les pyramides. En ce qui concerne leur longueur on les voit sous forme de segments très courts, divisés et brisés eux-mêmes en plusieurs morceaux.

On trouve les cylindres cireux ou colloïdes surtout dans la dégénérescence amyloïde des reins; cependant leur présence n'est pas toujours un

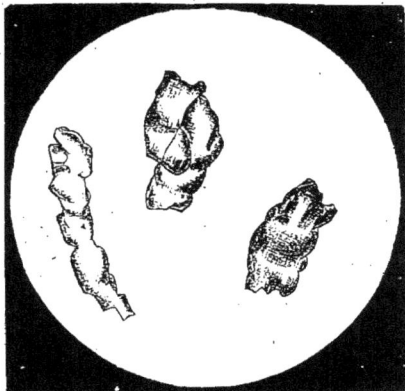

FIG. 258. — Cylindres urinaires cireux dans la dégénérescence amyloïde des reins.

signe certain de l'existence de cette lésion. Bartels, entre autres a publié une observation où l'urine contenait pendant la vie de nombreux cylindres cireux, où Colberg trouva également en quantité, après la mort dans les canalicules urinaires, et où cependant le parenchyme rénal ne présentait pas trace de dégénérescence amyloïde.

Il faut encore éviter de confondre les cylindres cireux avec les cylindres amyloïdes qui nous restent encore à étudier. Il est vrai qu'eux aussi offrent la réaction amyloïde, mais non pas d'une façon constante.

8. — Les *cylindres urinaires amyloïdes* sont ceux qui se colorent en brun acajou sous l'influence d'une solution iodurée d'iode, teinte qui devient violette lorsqu'on ajoute de l'acide sulfurique. Une réaction plus commode encore pour déceler la dégénérescence amyloïde est celle qui a été recommandée pour la première fois pour les cylindres urinaires par Jürgens : une solution de violet de méthyle à 1 p. 100 colore les cylindres

amyloïdes non pas en bleu, mais en rouge vif. Quoique les cylindres cireux offrent souvent la dégénérescence amyloïde, il faut se rappeler que tous ces cylindres ne sont pas amyloïdes et que d'un autre côté la dégénérescence amyloïde frappe des cylindres urinaires qui n'appartiennent pas le moins du monde au groupe des cylindres cireux. On ne peut donc se rendre compte de l'état amyloïde d'un cylindre urinaire par le simple aspect ; il faut nécessairement, pour cela, avoir recours à la microchimie. Et en effet, il ressort des recherches de Jürgens, dont nous venons de dire un mot, que les cylindres hyalins eux-mêmes peuvent subir la dégénérescence amyloïde.

Il faut encore faire remarquer que, d'après les observations publiées, la présence dans le sédiment urinaire de cylindres rénaux amyloïdes ne démontre pas toujours la dégénérescence amyloïde du parenchyme rénal (1). Certaines observations prouvent que des cylindres urinaires offrent cette altération, indépendamment de toute dégénérescence de la substance du rein ; cela s'observerait particulièrement quand les cylindres séjournent plus ou moins longtemps dans les canicules urinaires ; ce processus représenterait donc une sorte d'involution sénile des cylindres. Cette hypothèse semble très acceptable depuis les recherches de Friedreich, qui a signalé, en effet, la dégénérescence amyloïde de caillots fibrineux longtemps contenus dans une hématocèle.

Par opposition aux cylindres urinaires, on a décrit sous le nom de *cylindroïdes,* des éléments très longs, rubanés et souvent effilochés à leurs extrémités ; il n'y a cependant aucune raison pour les considérer comme des productions spéciales et les séparer du groupe des cylindres rénaux.

Dans la plupart des cas, les cylindres urinaires ne se présentent pas avec la netteté qu'offrent ceux qui sont représentés par nos préparations, choisies à dessein. D'habitude, leur surface est le siège de *dépôts* qui sont formés tantôt de granulations graisseuses (fig. 259, a), tantôt de cellules épithéliales isolées des canalicules urinifères (fig. 259, b), tantôt de globules blancs et rouges, disséminés (fig. 259, c), tantôt de cristaux, d'oxalate de chaux par exemple (fig. 259, d). Parfois il semble que la masse des cellules épithéliales déposées se confonde graduellement avec la substance du cylindre ; ce sont précisément des figures de ce genre qu'on a invoquées pour démontrer que les cylindres urinaires naissent d'une transformation directe de l'épithélium rénal.

Les cylindres urinaires se reconnaissent aisément au microscope et ne prêtent guère à confusion. Nous avons déjà rappelé à plusieurs reprises qu'il ne fallait pas confondre les cylindres urinaires avec des caillots muqueux qui, s'ils sont revêtus d'urates, peuvent en imposer à un observateur inexpérimenté pour des cylindres granuleux ou adipo-hyalins. En outre, Bence Jones et Nepveu ont décrit, dans des cas de spermatorrhée et d'aspermatisme, des éléments cylindriques hyalins dont ils placent

(1) Voyez plus haut (cellules épithéliales des sédiments urinaires) la note sur les sédiments urinaires dans la dégénérescence amyloïde.

l'origine dans le conduit efférent de l'épididyme, le vas deferens et les vésicules séminales. Toutefois ces cylindres sont aisés à distinguer des cy-

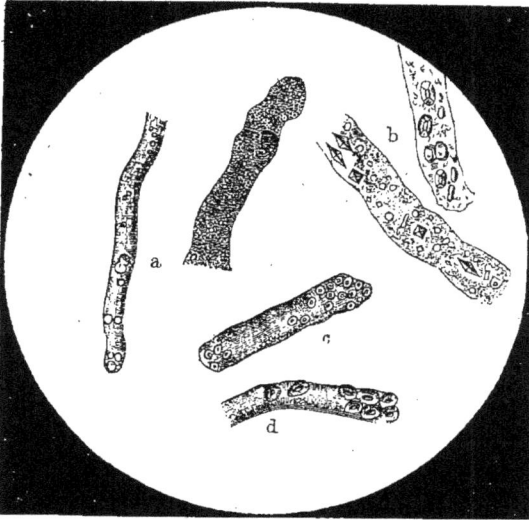

Fig. 259.— Cylindres urinaires avec dépôts. Consistant en : *a*. gouttelettes graisseuses ; *b*. cristaux d'oxalate de chaux ; *c*. globules rouges du sang ; *d*. cellules épithéliales des canalicules
urinifères.

lindres urinaires par leur longueur et leur largeur : tandis que les cylindres urinaires ont une largeur variant entre 0,01 et 0,066 millimètres, celle
des cylindres génitaux atteint 0,13 à 3,0 millimètres.

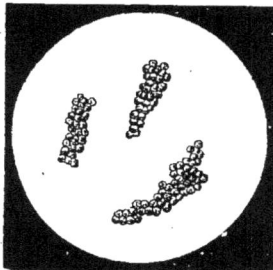

Fig. 260. — Cylindres d'urate d'ammoniaque provenant de l'urine d'un nouveau-né.
Gross. 275 diamètres.

L'absence d'albuminurie et d'autres symptômes propres à une affection rénale permettra d'ailleurs sans cela, dans les cas d'aspermatisme ou

de spermatorrhée, d'édifier le diagnostic différentiel. Chez les nouveau-nés enfin, on rencontre, à côté des cylindres rénaux vrais, des éléments cylindriques composés de petites sphères d'urate d'ammoniaque, unies entre elles par une matière amorphe (fig. 260). Si l'on additionne ces éléments d'une gouttelette d'acide chlorhydrique ou acétique, ils se dissolvent et sont remplacés par des cristaux parfaits d'acide urique.

Valeur diagnostique des cylindres urinaires. — On a essayé à diverses reprises d'utiliser l'aspect et la structure des cylindres urinaires pour le diagnostic anatomique spécial des maladies du rein : les résultats obtenus sont loin de conduire à des résultats certains. Assurément, l'apparition de cylindres hématiques ou de dépôts de globules sanguins sur d'autres cylindres indique l'existence dans le parenchyme rénal d'états phlegmasiques aigus; de même les cylindres tapissés de granulations graisseuses indiquent la stéatose de la substance du rein et des processus morbides le plus souvent chroniques. L'opinion qui rapporte les cylindres étroits à une atrophie du parenchyme rénal nous semble un peu risquée, car la largeur des cylindres est extrêmement variable et il n'existe aucun point de repère qui permette de dire en quelle partie des canalicules urinifères le cylindre a pris naissance. La signification diagnostique des tubes épithéliaux est toute claire et a été exposée déjà plus haut.

Mode de formation des cylindres urinaires. — Depuis qu'en 1842, Henle a fourni la preuve anatomique que les cylindres urinaires se formaient dans l'intérieur des canalicules urinifères, et de là étaient entraînés mécaniquement dans les conduits excréteurs par l'urine, il ne s'est guère produit de divergences sur le lieu d'origine de ces éléments. Il en est tout autrement pour le *mode de leur production*. Théoriquement, on peut admettre quatre modes de formation. Ou bien le cylindre rénal est une substance coagulée à l'intérieur des canalicules urinifères, substance transsudée directement des vaisseaux sanguins dans ces canalicules ; ou bien il provient d'une transformation des épithéliums, ceux-ci tombant en déliquium et se trouvant remplacés rapidement par des cellules plus jeunes ; ou bien l'épithélium reste intact, mais excrète la substance du cylindre ; ou enfin ces trois différents modes de production se combinent en proportions diverses, suivant les cas.

Aujourd'hui, on tend à admettre que les cylindres se forment par l'un ou l'autre des procédés indiqués, sans qu'il soit possible de déterminer à quel mode appartient la prépondérance dans chaque cas particulier. On a tenté de résoudre le problème avec l'analyse chimique ; mais là encore, les résultats n'ont rien donné de décisif. Les recherches si minutieuses de Rovida nous ont appris simplement que les cylindres urinaires étaient constitués par une substance albuminoïde qui ne ressemble ni à la fibrine, ni à la gélatine, ni à la chondrine, ni à la mucine, ni aux substances colloïdes. Ayant appliqué aux cylindres le problème de coloration de la fibrine proposé par Weigert, Ernst s'est assuré que, au début, ils présentent la réaction de la fibrine, mais que petit à petit ils se transforment en une masse hyaline ; cette transformation a lieu en premier lieu dans les couches périphériques des cylindres (1).

(1) La présence des *cylindres dans l'urine albumineuse* a été signalée pour la première fois par Vigla et Rayer. Ces cylindres furent ensuite bien étudiés par Henle. Celui-ci démontra qu'ils provenaient des tubes urinifères (exsudats tubulaires). De nos jours, les travaux de M. Cornil, le *Traité de l'albuminurie* de MM. Lecorché et Talamon ont apporté des documents nouveaux sur la question.

On décrit actuellement des cylindres épithéliaux, des cylindroïdes muqueux (Rovida), des cylindres hématiques, des cylindres granuleux, des cylindres graisseux, des cylindres hyalins et des cylindres colloïdes.

a) *Les cylindres épithéliaux* proviennent des *tubes droits ou collecteurs ;* ils sont composés de petites cellules d'épithélium cubique, disposées en mosaïque. Ils indiquent une irritation catarrhale du revêtement des canaux droits sécréteurs.

b) *Les cylindroïdes de Rovida* sont très minces, très longs, pâles, transparents ; ils sont formés de mucus concrété dans les *tubes collecteurs*, car ils sont longs, grêles et bifurqués à leur extrémité. Ces cylindres n'ont aucune importance ; on peut les rencontrer dans l'urine non albumineuse.

Tous les autres cylindres ont pour origine un exsudat des *tubes sécréteurs.* Non que ces cylindres représentent le moulage des tubes sécréteurs ; ils ne peuvent se mouler en se solidifiant que dans la branche grêle et dans la branche montant de l'anse de Henle ; car si la coagulation se fait dans le tube contourné, l'exsudat ne peut passer, reste en place et s'est désagrégé plus tard. Quoi qu'il en soit, on peut admettre que la constitution des cylindres donne une idée des altérations subies par les parties profondes.

c) *Les cylindres hémorragiques* formés de globules rouges et aussi de globules blancs, unis par de la fibrine (cylindres fibrino-hémorragiques), indiquent une néphrite aiguë. Constatés dans une urine hématurique, ils fournissent un renseignement utile sur l'origine intrarénale de l'hémorragie.

d) *Les cylindres granuleux, graisseux, granulo-graisseux* sont des cylindres sombres, formés de débris de globules rouges, des leucocytes, de cellules épithéliales, ayant subi la désintégration granuleuse ou graisseuse.

e) *Les cylindres colloïdes* ou *cireux* sont des cylindres réfringents, brunâtres ou un peu jaunâtres, ne se dissolvant pas dans l'eau pure ; ils sont brunis par l'acide osmique et colorés en rose par le picro-carmin ; ils sont formés d'une substance qui n'est ni la fibrine, ni la gélatine, ni la chondrine, ni la mucine. M. Cornil a démontré formellement qu'ils sont produits par une sécrétion de cellules des tubes sécréteurs. Ils se forment aux dépens des boules protéiques qu'excrètent les cellules sous l'influence de l'inflammation.

Les cylindres granuleux, graisseux et colloïdes (cylindres protoplasmiques de Lecorché et Talamon) indiquent qu'il y a néphrite avec lésion du revêtement des tubes contournés. Ce sont les cylindres granuleux qui présentent la plus grande valeur diagnostique. Comme Péhu, qui a repris récemment l'étude de cette question sous l'inspiration de Bard, nous avons vu que la présence de ces cylindres est quasi constante dans les néphrites épithéliales, alors qu'au contraire, dans les néphrites interstitielles on ne constate généralement pas de cylindrurie.

f) *Les cylindres hyalins* sont pâles, transparents, incolores, à peine brunis par l'acide osmique, nullement colorés par le picro-carmin ; ils sont formés d'une substance protéique qui n'est ni la fibrine, ni la gélatine, ni la chondrine, ni la mucine. Leur origine paraît absolument spéciale ; ils sont dus à une transsudation à travers l'épithélium du plasma sanguin qui se coagule dans les tubes urinifères sous forme de blocs homogènes et incolores. Ribbert, Lecorché et Talamon admettent que cette matière hyaline n'est que de l'albumine transformée par un acide. On peut penser, avec Lecorché et Talamon, que les cylindres hyalins ne sont autre chose que de l'albumine exsudée au niveau du glomérule et devenant partiellement acide au contact des cellules des tubuli. Il s'ensuit que les cylindres hyalins n'ont d'autre valeur que l'albuminurie elle-même et sont en connexion étroite avec les lésions du glomérule.

f) **Spermatozoïdes**. — Les spermatozoïdes sont faciles à reconnaître grâce à leur forme caractéristique. Ce sont des filaments allongés à extrémité antérieure renflée (fig. 257). S'ils ont conservé leurs mouvements, on les reconnaîtra sûrement. Or ces mouvements peuvent se conserver pendant plus de vingt-quatre heures, si l'urine n'est ni trop acide, ni trop concentrée. L'urine alcaline supprime de très bonne heure leurs mouvements, mais leur conserve pendant fort longtemps leur aspect caractéristique ; dans l'urine putréfiée elle-même, Donné les retrouva encore au bout de trois mois. A l'état de repos, les spermatozoïdes ont souvent la forme d'un fouet enroulé, leur extrémité caudale entourant l'extrémité céphalique en spirale.

Parfois l'on observe des filaments séminaux non développés dont les enveloppes sont plus ou moins intactes (fig. 261). Dans ces sortes de

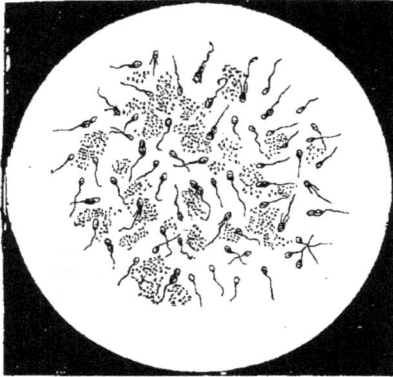

Fig. 261. — Sédiment urinaire de la spermatorrhée. Gross. 275 diamètres. (Obs. personnelle.)

cas, on prétend avoir observé également dans l'urine ce que l'on a appelé des cellules séminales ou kystes séminaux, c'est-à-dire de grosses cellules à noyaux multiples (5 à 12).

Nous avons déjà mentionné précédemment (voyez *Cylindres urinaires*) l'apparition d'éléments cylindriques hyalins dans certains cas de spermatorrhée.

La présence des spermatozoïdes dans l'urine peut résulter d'un coït antérieur, de pollution ou d'onanisme. D'autres fois, elle représente une affection indépendante, la spermatorrhée. Un fait digne de remarque, c'est que les urines renferment parfois des spermatozoïdes à la suite d'attaques épileptiques ou apoplectiques et chez les typhiques.

g) **Éléments histologiques**. — Dans les dégénérescences tuberculeuses et cancéreuses de l'appareil uropoiétique, le sédiment urinaire renferme quelquefois des éléments histologiques qui sont très importants au point de vue du diagnostic. Il faut cependant éviter d'exagérer la valeur diagnostique du microscope. C'est ainsi que les cellules *caséeuses* ou réellement *tuberculeuses* présentent trop peu de particularités pour être reconnues sûrement comme telles par l'examen microscopique, alors même qu'elles sont réunies en groupes ou en amas. Si, au contraire, à ces cellules viennent se mélanger des fibres, conjonctives ou élastiques, le diagnostic de processus ulcéreux des voies urinaires dû à une dégénérescence tuberculo-caséeuse, présente de grandes probabilités.

Les *cellules cancéreuses* isolées ne sont d'aucun secours pour le diagnostic ; celui-ci ne devient possible que s'il se détache du foyer primitif pour se mêler à l'urine des masses cancéreuses assez volumineuses et cohérentes.

Dans certains cas, on a constaté dans l'urine de gros lambeaux de parenchyme rénal *(séquestres rénaux)*, notamment dans la pyélonéphrite, la dégénérescence amyloïde et la tuberculose des reins.

Dans la cystite gangreneuse, il peut arriver que la muqueuse vésicale desquame en majeure partie et s'élimine en grands lambeaux avec l'urine.

Rayer avait déjà signalé la présence de *poils dans les urines, pilimiction*. En dehors de mélanges fortuits, il peut s'agir alors soit de trichiase de la muqueuse vésicale, soit de la rupture d'un kyste fœtal renfermant des poils. A. Broca a publié un exemple de ce dernier genre, et son observation mérite d'être d'autant plus signalée que le sujet était du sexe masculin et avait éliminé en même temps par les urines des lamelles cartilagineuses.

Nous citerons aussi une observation de Wyss, très intéressante et très importante au point de vue diagnostique : l'urine renfermait des *fibres musculaires striées*, colorées partout par la bile. L'autopsie confirma le diagnostic porté pendant la vie. Il existait, en effet, au niveau de l'S iliaque, des adhérences vésico-intestinales déterminées par un carcinome ulcéré, de telle sorte que le contenu de l'intestin pouvait pénétrer directement dans la vessie.

h) **Entozoaires.** — Parmi les entozoaires qui se rencontrent dans les reins ou dans les voies urinaires et dont l'urine peut entraîner des éléments constitutifs utilisables pour le diagnostic, on ne connaît bien que l'échinocoque et le distoma hæmatobium.

En cas d'*échinocoques*, l'urine peut contenir des vésicules, qui atteignent le volume d'un œuf de pigeon. L'expulsion s'accompagne la plupart du temps des symptômes de coliques néphrétiques et peut se prolonger fort longtemps. Dans la Prusse orientale, où la maladie est assez rare, j'ai connu un juriste qui, pendant des années, élimina de temps en temps par l'urine des vésicules hydatiques et offrit aux médecins, ses amis, ces vésicules collectionnées par lui. On ne peut guère se tromper à l'aspect d'une de ces poches blanches et transparentes renfermant un liquide limpide comme de l'eau de roche. Tout le monde connaît la tendance de leurs parois à s'enrouler sur elles-mêmes. Leur structure stratifiée spéciale et la présence de têtes d'échinocoques avec un crochet fort distinct préservent de toute erreur (fig. 89, 90 et 91).

Le *distoma hæmatobium* ne s'observe que dans les pays chauds, notamment en Égypte. Chez nous, on ne peut s'attendre à le trouver que chez

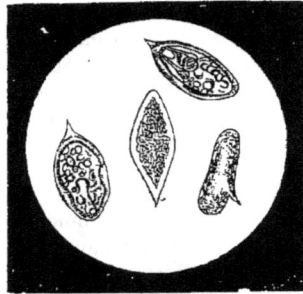

FIG. 262. — Œufs de distoma hæmatobium, d'après les figures de BILLHARZ, LEUCKART et MANTEY.

des individus qui ont habité pendant un temps assez long dans les zones torrides. Les œufs de ce parasite se rencontrent le plus souvent dans la vessie, plus rarement dans les uretères ou les bassinets ; ils y causent des processus ulcéreux et amènent de l'hématurie. Les œufs sont tantôt libres dans le sédiment urinaire, tantôt enveloppés dans de petits nubécules. Ils ont une forme ovalaire, sont longs de 0,12 à 0,13 mil-

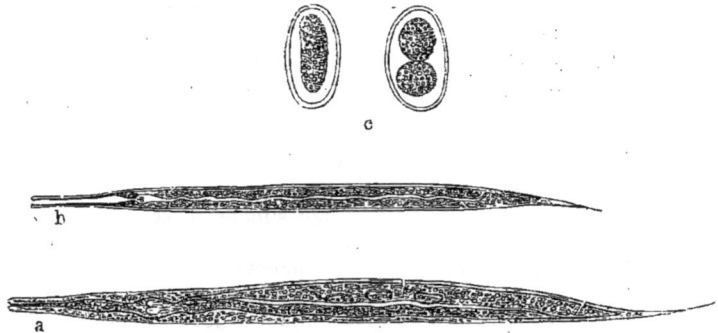

FIG. 263. — Rhabditis genitalis. — *a*. femelle grossie 60 fois ; *b*. individu asexué grossi 120 fois; *c*. œufs grossis 250 fois, d'après SCHEIBERT.

limètres, larges de 0,04 à 0,05 millimètres et s'amincissent en pointe à l'une de leurs extrémités ou portent sur le côté un aiguillon aigu (fig. 258).

Lewis a trouvé dans les urines de la forme parasitaire de la chylurie (forme des tropiques) un nématode qu'il a appelé *filaire du sang humain* (voyez *Examen du sang*).

On a observé à diverses reprises dans l'urine des *rhabditiques*. Dans un cas de Scheiber, elles provenaient du canal génital d'une femme et n'étaient que mélangées à l'urine ; en revanche, il est probable que dans les observations de Baginsky et de Peiper et Westphal, elles existaient déjà dans les voies urinaires ; car elles avaient amené de l'hémoglobinurie et de l'hématurie. Nous reproduisons ci-contre, une figure due à Scheiber (fig. 263).

Signalons en terminant l'évacuation par les urines de *lombrics*, qui avaient pénétré à travers des ulcérations du canal intestinal dans les voies urinaires.

i) **Infusoires**. — Dans l'urine alcaline on trouve parfois en abondance

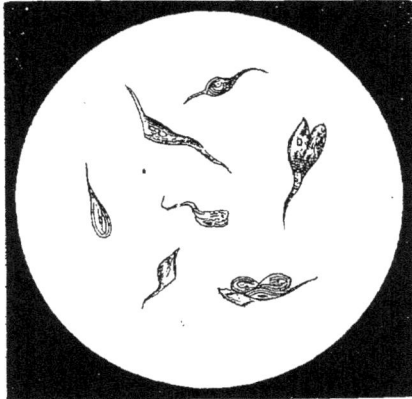

Fig. 264. — Bodo ou cercomonas urinaris, d'après Hassal.

un infusoire, que Hassal a décrit le premier sous le nom de *bodo urinarius* et que les zoologistes désignent sous le nom de *cercomonas urinarius*. Cet infusoire consiste en un corps granuleux, ovale ou arrondi, de 0,0012 millimètres de longueur et de 0,0007 millimètres de largeur, portant à son extrémité antérieure, un, le plus souvent deux et quelquefois trois flagellums (fig. 264). Par de vives ondulations de ces derniers, l'infusoire peut se mouvoir avec une vitesse extraordinaire. Sa multiplication se fait par segmentation.

Dans le mucus vaginal, on trouve un infusoire appelé *trichomonas vaginalis*, qui ressemble en bien des points au bodo urinarius. Comme ce dernier, il est de forme ovale et possède, à son extrémité céphalique, un, deux ou trois prolongements flagelliformes, qui servent à sa locomotion. Mais il s'en distingue essentiellement par l'existence à la base de ces prolongements de cils vibratiles constamment en mouvement (fig. 265). Si le mucus vaginal se mélange à l'urine, on trouvera évidemment cet infusoire dans le sédiment urinaire. Miura l'a trouvé même dans l'urine d'un homme ; il fut sans doute aspiré dans l'urèthre pendant le coït et ensuite éliminé au dehors avec l'urine.

k) **Amibes**. — La présence d'amibes dans l'urine (*amiburie*) fut notée

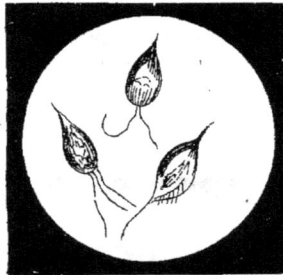

FIG. 265. — Trichomonas vaginalis, d'après KŒLLIKER, LEUKART.

dans quelques observations isolées (Posner, Wynhoff). Les malades étaient atteints d'hématurie, de pyurie et de dysurie.

l) **Champignons**. — Dans le sédiment des urines humaines, on peut rencontrer des formes de champignons fort variées. Tantôt on a affaire à des schizomycètes, tantôt à des mucédinées.

Souvent les schizomycètes ne pénètrent dans l'urine qu'après son émission et proviennent de l'air ambiant ; mais ils peuvent également être importés dans l'urine par l'introduction dans la vessie de sondes malpropres ou encore ils émigrent de l'urèthre dans la vessie, par suite de la paralysie du sphincter vésical. Dans l'urine récente et normale, on n'observe point de schizomycètes (v. *Leube*). Pour ce qui est des rapports que présentent les schizomycètes avec les phénomènes de la fermentation urinaire, v. l'article : *Réaction des urines*.

Parmi les *schizomycètes pathogènes*, ce sont les *bacilles tuberculeux* (fig. 266) qui présentent la plus grande importance au point de vue diagnostic : leur présence dans les urines permet de conclure à l'existence d'une tuberculose ulcéreuse de l'appareil uro-génital.

L'examen du sédiment se fait d'après le procédé décrit précédemment ; il importe cependant de le soumettre pendant longtemps à la centrifugation et de le laisser s'épaissir le plus possible. Tantôt on tombe du premier coup sur des bacilles groupés en amas, tantôt on est obligé de répéter à plusieurs reprises l'examen le plus minutieux avant de découvrir un seul bacille. Il y a encore plus : les recherches peuvent donner un résultat négatif, même dans des cas où la tuberculose existe indubitablement. On injectera alors 10 centimètres cubes de sédiment urinaire dans la cavité péritonéale des cobayes bien portants que l'on sacrifiera après quatre à six semaines : l'autopsie nous révèlera si les animaux ont été atteints de tuberculose viscérale.

De Toma a rapporté l'observation d'une femme de 25 ans, dont l'urine contenait des bacilles tuberculeux ; mais ces bacilles provenaient d'un

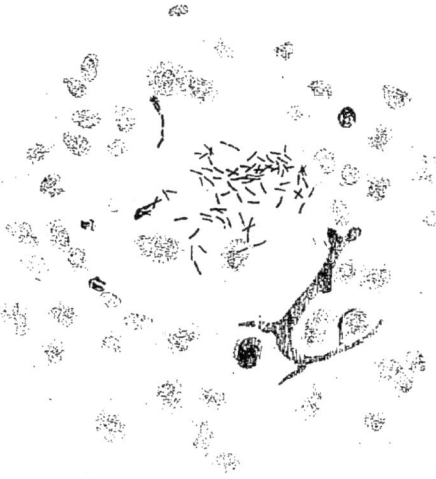

Fic. 266 — Bacilles de la tuberculose provenant du sédiment urinaire d'une femme de 30 ans Préparation colorée avec le bleu de méthyl-fuchsine. Gross, 750 diamètres. (Obs. personnelle.)

ulcère tuberculeux du museau de tanche ; quant à l'urine évacuée par le cathéter, jamais on n'y trouva de ces éléments (1).

Dans les inflammations des voies urinaires, on trouve dans les urines

(1) La recherche du bacille de Koch est plus délicate dans les urines que dans les crachats. Ce microbe ne pouvant être décelé dans les urines alcalines, il est indispensable de pratiquer l'examen dès l'émission de l'urine, avant que la fermentation intervienne. On centrifuge cette urine fraîche et acide, et on prépare avec le dépôt des lamelles selon le procédé indiqué pour les crachats (V. p. 350). Les bacilles ne se présentent que très rarement avec l'abondance qu'ils revêtent souvent dans les crachats ; il faut faire plusieurs lamelles, les explorer minutieusement, pour arriver, dans les cas ordinaires, à découvrir quelques bacilles qui, le plus souvent, se trouvent réunis par deux ou trois. Enfin souvent les recherches sont infructueuses ; dans ces cas, on peut se guider approximativement sur cette règle qu'une urine purulente ne contenant pas de microbes à l'examen sur lamelles a toutes les chances d'être une urine tuberculeuse. Quand il existe des microbes, on ne doit rien conclure, ceux-ci pouvant être les seuls habitants de l'urine, ou bien pouvant représenter une infection secondaire greffée sur une tuberculose urinaire.

diverses espèces pyogènes. Outre les *coques pyogènes ordinaires (staphy-locoques, streptocoques)*, les recherches récentes assignent un rôle impor-tant au *bacterium coli commune*.

Dans l'actinomycose des voies urinaires, Braatz a décelé dans le sédi-ment urinaire la présence de l'*actinomyces* (fig. 98).

Dans une observation de *fièvre récurrente* compliquée d'hématurie, Kannenberg a découvert dans l'urine des *spirilles récurrentes*.

Dans le *farcin*, Philippowicz a démontré la présence dans l'urine des bacilles spécifiques ; dans la *tuberculose* miliaire généralisée, on y a trouvé des bacilles tuberculeux. Dans la *fièvre typhoïde*, on a observé à diverses reprises dans les urines des bacilles typhiques ; dans l'*érysipèle*, des streptocoques ; dans l'*endocardite aiguë* et l'*ostéomyélite*, le staphylo-

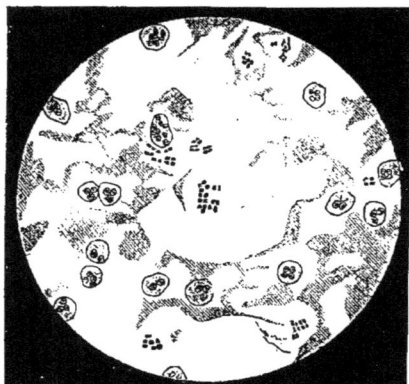

Fig. 267. — Sarcina urinæ. Gross. 500 diamètres. (Obs. personnelle.)

coccus pyogènes aureus (R. Neumann). Les reins sains, d'après Flügge et Wyssokowitsch, empêchent les bactéries de traverser les parois vas-culaires ; de sorte que l'apparition de ces éléments dans les urines per-met de conclure à une lésion rénale.

Kannenberg a trouvé, à la clinique de Leyden, dans les urines récentes de beaucoup de sujets atteints de *maladies infectieuses*, des microcoques, et cela surtout quand ces maladies étaient compliquées de néphrite. Il peut même arriver que s'agglomérant, ils forment des éléments cylin-droïdes (*cylindres schizomycotiques*).

On n'a pu encore donner d'explication satisfaisante des quelques rares observations de *bactériurie idiopathique* relatées par Roberts, Schotte-lius, Reinhold. Il s'agit ici d'urines qui renferment, aussitôt émises, d'in-nombrables schizomycètes, sans qu'on puisse trouver d'autre signe d'in-fection. Ces urines sont la plupart du temps blanchâtres, louches et répandent une odeur fade ressemblant presque à celle du bouillon.

La maladie dure assez longtemps sans occasionner de désordres sérieux.

Les *sarcines* ont été observées à différentes reprises dans les urines. Ces sarcines urinaires se distinguent de la *sarcina ventriculi* par leur petitesse. Elles sont représentées par de petits cubes légèrement arrondis et divisés en quatre par deux lignes qui se croisent à angle droit. Les dimensions de ces dés varient entre 0,0008 et 0,0016 millimètres (fig. 267) ; tantôt elles sont isolées et peu nombreuses ; tantôt, et c'est le cas le plus fréquent, elles forment de larges plaques ou des paquets cubiques et rangés avec symétrie par 4, 8, 16, 32, etc.; en ce dernier cas, l'addition de potasse les dissocie en lames isolées, juxtaposées ou superposées, dont les éléments s'unissent entre eux. Leur nombre est parfois extraordinairement élevé ; dans un cas relaté par Ph. Munk, le sédiment

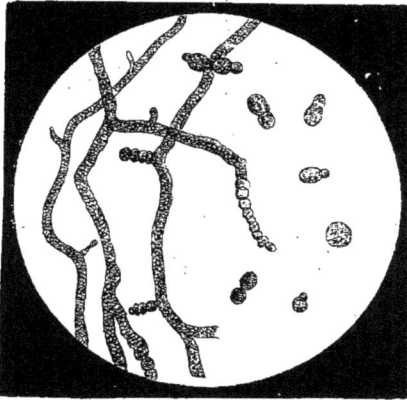

Fig. 268. — Champignon de la levure, provenant d'une urine sucrée humaine en voie de fermentation. Gross. 275 diamètres. (Obs. personnelle.)

formé par les sarcines occupait 1/15 jusqu'à 1/20 de la hauteur totale des urines. Les sarcines se rencontrent dans l'urine alcaline ou neutre aussi bien que dans l'urine acide ; elles paraissent toutefois favoriser la décomposition alcaline de ce liquide. On a quelquefois observé de l'albuminurie concomitante. Ferrier, ayant réussi à développer de nombreuses sarcines dans le sang alcalin renfermé dans de petits tubes en verre, a émis l'avis que la *sarcina urinæ* provenait du sang, d'où elle passait dans l'urine. Cet élément n'a d'ailleurs point de signification diagnostique spéciale.

Dans un cas de diabète sucré, Küssner a trouvé dans l'urine les filaments délicats du *leptothrix* et démontré par le cathétérisme que ce champignon s'était développé dans la vessie. Hubert a relaté une observation analogue ; seulement les filaments s'étaient développés, en ce cas, dans le sillon préputial et ne s'étaient mélangés à l'urine qu'au moment de la miction.

II. — On observe parfois des *cellules isolées de levure* dans les urines qui ont séjourné quelque temps à l'air et sont entrées en fermentation acide. Ces cellules ont une forme ovalaire, atteignent à peine la grosseur d'un globule rouge et sont tantôt isolées, tantôt réunies par petits groupes tantôt enfin rangées en chapelet. Elles sont nombreuses, surtout dans de l'urine sucrée en voie de fermentation ; dans ce cas, leur volume augmente, en sorte qu'elles ne se distinguent plus guère des champignons ordinaires de la levure, ni par leur forme, ni par leur développement (fig. 268).

III. — Parmi les *mucédinées*, celle que l'on rencontre le plus souvent est le *penicillium glaucum*, dont les spores arrondies sont volumineuses et colorées parfois en rouge-brun par des urates adhérents. Leur mycélium forme un lacis à ramifications nombreuses et compliquées.

Examen chimique des urines. — Ce qui importe au point de vue diagnostique, c'est presque exclusivement la présence dans l'urine d'éléments constitutifs anormaux. Il va sans dire que, dans bon nombre d'affections, les éléments normaux de l'urine subissent, eux aussi, des changements dans leur quantité et souvent aussi dans leurs rapports mutuels ; mais ces modifications sont à peu près inutilisables pour le diagnostic. C'est ainsi, par exemple, que, au point de vue théorique, il est du plus haut intérêt de savoir que le taux de l'urée dans l'urine s'élève dans la fièvre, s'abaisse immédiatement avant la crise pour atteindre après la crise des chiffres extraordinairement élevés (élimination d'urée post-critique), que ce taux est considérablement augmenté dans le cours du diabète et, en revanche, dans l'atrophie jaune aiguë du foie va en diminuant jusqu'à ce que l'on ne trouve dans l'urine que des traces d'urée ; mais le diagnostic n'en est pas plus avancé. Il en est de même des observations que voici : l'acide urique est éliminé en abondance dans la leucémie et, en cas d'insuffisance respiratoire, le taux du sel marin dans l'urine est abaissé dans la fièvre, ainsi qu'en cas d'œdème, tandis qu'il s'élève très notablement toutes les fois que l'œdème est en voie de résorption, etc.

Parmi les éléments constitutifs anormaux de l'urine, ce sont l'albumine, les matières colorantes de la bile et le glucose qui, de par la fréquence de leur apparition, sont les plus importants pour la pratique ; aussi décrirons-nous sans tarder les procédés employés pour la recherche de ces substances dans l'urine.

A. — PRÉSENCE DE L'ALBUMINE DANS L'URINE ET COMMENT ON PEUT L'Y DÉCELER.

L'apparition de l'albumine dans l'urine est désignée sous la dénomination d'albuminurie. En règle générale, il s'agit dans ces cas de séroalbu-

mine et de séroglobuline (paraglobuline). Quant aux autres albuminoïdes, tels que les albumoses (propeptones, hémialbumoses), les peptones
et surtout la paralbumine et la métalbumine, vu leur rareté, ils n'offrent
qu'un intérêt médiocre au point de vue pratique.

Aussi tous les réactifs usités pour la recherche de l'albumine se rap-
portent-ils en première place à la séroalbumine et à la séroglobuline.
Pour déceler ces albumines dans l'urine, il faut que celle-ci soit absolument limpide, car alors seulement il sera possible de reconnaître avec
certitude des troubles même légers et par suite la présence dans l'urine
même de petites quantités d'albumine. Il en résulte que, avant de rechercher l'albumine dans des urines troubles, celles-ci seront filtrées soigneusement. Elles seront même filtrées à plusieurs reprises, si besoin en
est. Mais du moment que le trouble est causé par des schizomycètes, la
filtration répétée est elle-même souvent impuissante, et l'on est alors
obligé, avant de filtrer l'urine, de l'agiter énergiquement avec de la magnésie calcinée : la magnésie bouchant les pores fins du papier à filtrer,
les microbes sont retenus et l'urine filtrée devient limpide.

Parmi les nombreux réactifs de l'albumine, le procédé dont on peut se
contenter presque constamment dans la pratique courante, consiste à
*porter l'urine à l'ébullition et à l'additionner ensuite d'acide azotique
en excès ou d'acide acétique dilué* (une partie d'acide acétique pour neuf
parties d'eau) que l'on ajoutera avec précaution. Dans bon nombre
d'urines, un trouble apparaît à l'ébullition ; c'est seulement après addition
d'acide azotique ou d'acide acétique que l'on pourra se prononcer sur la
nature de ce trouble, c'est-à-dire, si l'on a affaire à un précipité composé
de phosphates terreux et de carbonates ou d'albumine. Si l'acide fait disparaître le trouble, c'est qu'il s'agit, à n'en pas douter, de phosphates terreux et de carbonates ; le trouble, au contraire, persiste-t-il après addition de l'acide et surtout s'il devient alors plus accusé encore, on se trouve
certainement en présence d'albumine. Si l'acide additionné est de l'acide
acétique, il faut faire attention de ne l'ajouter point en excès à l'urine,
car il se forme alors facilement de l'*acidalbuminate* soluble dans l'urine.
Autre source d'erreur si l'on se sert de l'acide acétique : l'urine contient-
elle de la mucine (nucléoalbumine), celle-ci précipite aussi par l'acide
acétique. Voici ce qui permet de faire le diagnostic différentiel : le trouble
causé par la mucine, contrairement à ce qui a lieu avec l'albumine, persiste même quand l'acide acétique est ajouté en excès (1).

Chez les personnes ayant absorbé des *balsamiques* (par exemple, essence
de térébenthine, baume de copahu, etc.), il peut arriver que, soumise à
l'ébullition et additionnée d'acide azotique, l'urine devienne trouble par
suite de la précipitation d'acides résineux ; mais, contrairement à ce qui
a lieu avec l'albumine, ce trouble disparaît après addition d'alcool.

C'est à dessein que nous nous abstenons de dresser une liste complète

---

(1) Enfin on a rencontré des albumines acéto-solubles, dont la signification pathologique n'a
pas d'intérêt pratique.

de tous les réactifs proposés pour la recherche de l'albumine ; nous nous bornerons simplement à en décrire quelques-uns auxquels il faudra recourir dans les cas douteux d'albuminurie. Il n'existe point de classification rationnelle de ces réactifs ; aussi les grouperons-nous suivant qu'ils nécessitent ou non le chauffage de l'urine jusqu'à ébullition.

De tous les réactifs proposés jusqu'à présent, celui de *Panum* est un des plus exacts. L'urine limpide sera mélangée dans un verre à réactif avec le sixième de son volume d'une solution concentrée de sulfate de soude ou de sulfate de magnésie ou de chlorure de sodium. On laissera ensuite couler de l'acide acétique concentré jusqu'à obtenir une réaction fortement acide, après quoi le mélange sera porté à l'ébullition. S'il s'agit d'albumine en très petite quantité, le verre sera laissé en repos pendant vingt-quatre heures : on examinera alors s'il ne se trouve pas de précipité composé de petits flocons d'albumine isolés.

Le *réactif de Bödeker* (acide acétique et ferrocyanure de potassium) fournit aussi des résultats précis. Dans un verre à demi rempli d'urine limpide, on versera quelques gouttes d'une solution concentrée de ferrocyanure de potassium. Si on laisse alors tomber dans le verre, goutte à goutte, de l'acide acétique concentré, la présence de l'albumine se reconnaîtra à ce que la chute de chaque goutte d'acide dans le liquide sera suivie de l'apparition d'un trouble nuageux.

Attirons l'attention sur le *réactif de Heller* (acide azotique versé, à froid, sur de l'urine; formation de l'anneau de Heller). Un verre à réactif est rempli au tiers d'urine limpide et un autre, d'acide azotique pur. Les verres seront alors tenus leurs orifices inclinés obliquement l'un vers l'autre, et l'urine sera versée lentement et avec circonspection dans le verre rempli d'acide azotique, de sorte que l'urine surnage l'acide azotique. La présence de l'albumine dans l'urine se reconnaît très nettement à ce que, à l'endroit où l'urine et l'acide sont en contact, il apparaît un anneau d'albumine de couleur gris blanchâtre. Les urines riches en *matières colorantes d'indigo*, donnent naissance au même endroit à un anneau transparent coloré en brun-rouge. L'urine contient-elle des *urates* en abondance, il peut apparaître au même endroit un anneau trouble composé d'urates. Mais, d'une part, cet anneau est situé plus haut que l'anneau d'albumine ; de plus, il se dissout quand l'urine est chauffée et, enfin, on peut en prévenir la formation en additionnant préalablement l'urine de deux à trois fois son volume d'eau. L'urine des personnes ayant absorbé des *balsamiques*, peut donner naissance à un anneau d'acides résineux, mais celui-ci se dissout dans l'alcool.

Le *réactif de Galippe* (acide picrique) est sans contredit un des plus commodes et des plus exacts. Si des urines contenant de l'albumine sont additionnées d'une solution concentrée d'acide picrique, il se forme un précipité blanc jaunâtre. Le précipité formé après addition de la première goutte d'acide, ne tarde pas à se dissoudre si l'on agite l'éprouvette ; mais il persiste toutes les fois que la solution d'acide picrique est ajoutée en excès. Un autre avantage que présente l'emploi de l'acide picrique, c'est qu'il précipite aussi les *hémialbumoses* ; il en est de même quant à la *nucléoalbumine (mucine)* . Seul le précipité apparaissant immédiatement après addition de l'acide picrique, témoigne de la présence de l'albumine ; en effet, les urines sont-elles laissées longtemps en repos, on voit se former dans la majorité des cas des précipités composés de créatinine (Jaffé). On s'abstiendra de l'emploi de l'acide picrique quand on a affaire à l'urine de sujets auxquels on a administré de la *quinine*, de la *thalline*, de l'*antipyrine* ou des *sels de potasse :* les précipités épais, nuageux, qui apparaissent souvent, n'ont rien à faire avec l'albumine. Il en est de même chez les personnes ayant absorbé des balsamiques, l'acide picrique précipitant aussi les acides résineux.

On peut aussi remplacer avec avantage la solution aqueuse concentrée d'acide picrique par le *réactif d'Essbach* (acide picrique 10 gr., acide citrique 20 gr. et eau distillée 1,000 gr.) qui, comme nous le verrons bientôt, fournit en même temps l'analyse quantitative de l'albumine.

Hindelang recommande l'*acide métaphosphorique vitreux* pour rechercher l'albumine dans l'urine. Un petit morceau d'acide est agité avec de l'eau et une partie de cette eau est ajoutée à l'urine suspecte : si elle contient de l'albumine, il se forme un trouble plus ou moins accusé.

Raabe se sert de l'*acide trichloracétique* comme réactif de l'albumine. On laissera tomber dans l'urine suspecte un petit cristal d'acide acétique, d'ailleurs très hygroscopique. La présence de l'albumine dans l'urine se reconnaîtra à l'apparition, autour du cristal, d'un nuage blanc d'albumine. L'acide métaphosphorique aussi bien que l'acide trichloracétique précipitent non seulement l'albumine, mais encore les hémialbumoses et la mucine ; ils ne le cèdent donc pas, sous ce rapport, à l'acide picrique.

Quant aux *réactifs de Fürbringer et Stutz* (capsules gélatinées remplies de chlorure double de mercure et de sodium, de chlorure de sodium et d'acide citrique) et *de Spiegler* (sublimé 8 gr., acide tartrique 4 gr., eau distillée 200 gr. et glycérine 20 gr.), *et au papier réactif de Geissler*, à en juger d'après notre expérience personnelle, ils ne présentent aucun avantage.

En règle générale, il n'y a aucune utilité pour le diagnostic à différencier la séralbumine d'avec la séroglobuline. Du reste, actuellement on n'est pas encore sûr qu'il existe une *globulinurie* pure.

Pour ce qui est de l'*analyse quantitative de l'albumine dans l'urine*, le seul procédé précis consiste à porter l'urine à l'ébullition, à l'additionner avec précaution d'acide acétique dilué et à peser l'albumine en observant les règles usitées en chimie. Mais ce procédé de recherche exige par trop de temps et des appareils d'un prix trop élevé (entre autres, une balance chimique), pour que tous les praticiens puissent s'en servir. Tous les procédés proposés pour remplacer celui que nous venons d'indiquer, fournissent des chiffres inexacts. Néanmoins nous recommandons vivement au praticien de se servir de l'*albuminomètre d'Essbach*.

L'*albuminomètre d'Essbach* comprend une éprouvette de verre épais

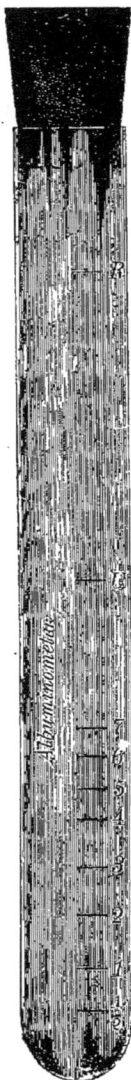

Fig. 269. — Albuminomètre d'Essbach. Grandeur naturelle.

portant des divisions allant de demi à 7 et deux raies avec les lettres U et R (fig. 269). L'urine est versée dans l'éprouvette jusqu'à la raie U (urine), et l'on y ajoute ensuite jusqu'à la raie R (réactif), le réactif d'Essbach (pour sa composition, v. p. 769). L'éprouvette fermée avec un bouchon de caoutchouc, sera renversée à plusieurs reprises (jusqu'à douze fois). L'urine est ensuite laissée au repos pendant vingt-quatre heures; c'est alors que l'on fait la lecture de la ligne de division jusqu'à laquelle s'élève le précipité d'albumine. Supposons que ce soit la raie avec le chiffre 2 ; cela veut dire que l'urine examinée contient 2 grammes d'albumine pour 1,000 grammes d'urine, en d'autres termes, 2 p. 1.000 ou 0,2 p. 100 d'albumine. Si le taux de l'albumine dépasse 7 p. 1.000, l'urine en question sera préalablement diluée avec son volume ou un multiple de son volume d'eau ; le taux de la dilution sera naturellement pris en considération dans les calculs que l'on aura à faire. Pour que l'albumine tombe au fond de l'albuminomètre, celui-ci sera conservé dans une chambre dont la température n'est pas inférieure à 14° C. D'ailleurs, par-ci par-là l'on tombe sur des cas où l'albumine ne précipite pas, quoi que l'on fasse. Nous avons déjà dit plus haut que ce procédé n'est pas applicable chez les personnes auxquelles on avait administré de la quinine, de la thalline, de l'antipyrine, des sels potassiques ou des balsamiques. Si l'on se sert d'albuminomètres soigneusement fabriqués, on sera souvent frappé de la concordance étroite des chiffres fournis par eux avec ceux que donne la pesée ; aussi ne puis-je me rallier à l'opinion intransigeante d'après laquelle l'albuminomètre ne constituerait qu'un jouet chimique dénué de toute valeur. Il va sans dire que pour évaluer la quantité d'albumine excrétée par vingt-quatre heures, il faut prendre en considération non seulement le taux de l'albumine, mais aussi le chiffre quotidien d'urine émise (1).

On parle d'une *albuminurie légère* toutes les fois que la quantité d'albumine excrétée par vingt-quatre heures ne dépasse pas 2 grammes ; l'*albuminurie* est dite *de moyenne intensité* quand l'on a affaire jusqu'à

(1) Pour résumer la longue énumération des procédés de recherche de l'albumine, nous dirons que dans la pratique on se contente ordinairement de l'ébullition en présence d'acide acétique, et de l'acide nitrique nitreux à froid ; le dosage, à l'aide de l'albuminomètre d'Essbach, suffit le plus souvent.

8 grammes par vingt-quatre heures, et *intense* quand elle atteint des chiffres plus élevés.

Suivant le lieu d'origine de l'albumine contenue dans l'urine, les médecins français divisent les albuminuries en *vraie*, *fausse* ou *mixte*. En cas d'albuminurie vraie, c'est dans les reins eux-mêmes qu'a lieu l'excrétion de l'albumine de l'urine; au contraire, dans l'albuminurie fausse ou accidentelle, c'est dans les voies urinaires que se mélangent à l'urine des substances contenant de l'albumine (pus, sang, sperme, sécrétion prostatique, etc.). Ce qui permet de différencier ces deux formes, c'est que dans la pseudo-albuminurie, l'urine contient une quantité d'albumine correspondant exactement à la quantité de pus, de sang, etc., mélangé à l'urine. Quant à l'albuminurie mixte, il s'agit naturellement dans ce cas, d'une combinaison des deux formes d'albuminurie dont nous venons de parler.

L'albuminurie vraie se divise, à son tour, en *albuminurie hématogène* et en *albuminurie néphrogène*. La première est redevable de son origine à des altérations du sang (par exemple, anémies, cachexies), tandis que l'albuminurie néphrogène est causée par des affections des reins. Ce qui différencie ces deux formes, c'est que dans l'albuminurie hématogène l'urine ne contient que peu d'albumine et des cylindres rénaux isolés; au contraire, dans l'albuminurie néphrogène, le taux de l'albumine est élevé et l'urine est ordinairement très riche en cylindres rénaux, en cellules rondes et en cellules de l'épithélium rénal.

Ajoutons en terminant que, suivant la durée de l'albuminurie, elle est dite *persistante* ou *transitoire;* si, dans ce dernier cas, l'albumine apparaît constamment à des heures fixes, l'*albuminurie* est dite *cyclique* (1).

(1) L'albuminurie se rencontre dans une foule d'états morbides, et sa valeur séméiologique est toujours complexe et délicate à établir devant un cas déterminé. On divise les albuminuries en *albuminuries dites physiologiques* et en *albuminuries pathologiques*.

Les premières ont été l'objet de multiples discussions, et leur existence a été niée par de nombreux auteurs : Senator a établi qu'en clinique on peut admettre qu'une *albuminurie est physiologique* lorsqu'elle est minime (moins de 0,40 centigr.), transitoire et non permanente, qu'elle ne s'accompagne d'aucune autre altération urinaire, ni d'aucun trouble de la santé, enfin qu'elle n'a pas été précédée d'un état morbide pouvant en expliquer l'apparition ultérieure. Parmi ces albuminuries, certaines affectent une marche un peu spéciale : telle l'albuminurie cyclique ou maladie de Pavy, qui rentre sans doute dans les albuminuries d'origine hépatique (Tessier), l'albuminurie intermittente des jeunes sujets et l'albuminurie orthostatique. Il est vraisemblable que ces albuminuries ne constituent que des groupements provisoires de faits, qui relèvent sans doute d'origines diverses ; à coup sûr, si certaines d'entre elles semblent bien naître sous l'influence de circonstances physiologiques (travail, bains, marches), la plupart relèvent de conditions pathologiques plus ou moins cachées, quelquefois disparues (albuminuries résiduales ; néphrites cicatricielles), et toutes doivent être considérées comme la marque d'un état anormal.

Les *albuminuries à proprement parler pathologiques* peuvent s'observer dans la plupart des maladies générales et des affections organopathiques locales. On peut établir les catégories cliniques suivantes : 1° le groupe des albuminuries des maladies infectieuses aiguës (albuminuries fébriles de Gubler), dont l'origine est facilement reconnue par les symptômes concomitants, en particulier la fièvre ; 2° le groupe des albuminuries liées aux fonctions génitales de la femme, dont la nature est également éclairée par l'état de grossesse ; 3° les albuminuries

Appendice. — Les *albumoses* (*hémialbumoses, propeptones*) ne se rencontrent que rarement dans l'urine. L'*albumoserie* se reconnaît à ce que portée à l'ébullition et additionnée d'acide azotique ou d'acide acétique, l'urine demeure limpide ; mais dès que l'urine se refroidit, le trouble apparaît, car c'est alors que les albumoses précipitent. L'urine est-elle réchauffée, les albumoses se redissolvent et l'urine redevient limpide, etc.

Si l'urine contient en même temps des albumoses, de la séralbumine et de la séroglobuline et que, pour une cause ou une autre, il y a quelque intérêt à séparer ces deux variétés d'albumine, voici comment l'on procédera : ayant ajouté à l'urine un quart de son volume d'une solution salée concentrée, on la portera à l'ébullition en additionnant d'acide acétique, et on la filtrera toute chaude. La séralbumine et la séroglobuline précipitées d'ans l'urine chaude, seront retenues par le filtre de papier, tandis que les hémialbumoses dissoutes dans l'urine chaude, traverseront le filtre avec l'urine et ne précipiteront qu'au refroidissement.

En se tenant à la définition chimique des peptones donnée par Kühne, il faut avouer que jusqu'à présent on ne possède point de données sûres et certaines sur l'apparition des peptones dans l'urine (*peptonurie*, Stadelmann). La soi-disant peptonurie décrite par les auteurs, n'est autre chose que de l'albumosurie.

B. — Recherche dans l'urine des matières colorantes de la bile.

Nous avons déjà décrit plus haut (p. 708) l'aspect de l'urine ictérique. Dans bon nombre de cas, cet aspect à lui seul suffit amplement pour que l'on se prononce avec certitude sur la présence dans l'urine des matières colorantes de la bile. Si l'on veut en démontrer chimiquement la présence dans l'urine, on se servira des *procédés de Maréchal* ou *de Gmelin*.

Le réactif de Maréchal pour les matières colorantes de la bile consiste en ce que additionnée de teinture d'iode ou d'une solution d'iodure de potassium iodo-iodurée (iode pur o gr. 1, iodure de potassium o g. 2, eau

des intoxications aiguës ou chroniques, pour le diagnostic desquelles on s'aidera des commémoratifs ; 4° en dehors de ces circonstances, on recherchera l'existence d'une affection rénale ou cardiaque.

Dans les néphrites, l'albuminurie s'observe presque toujours, en petite quantité, dans les néphrites interstitielles, où elle s'accompagne de polyurie, de bruit de galop, de symptômes toxiques et des signes résultant de l'hypertension artérielle ; dans la néphrite dite parenchymateuse chronique, l'albuminurie est abondante, au moins pendant la première période de la maladie ; elle s'accompagne d'œdèmes et d'oligurie ; 5° l'*albuminurie* des cardiopathies, qui traduit l'asystolie rénale, est facilement rattachée à sa cause par l'examen du cœur. En outre, au cours des néphrites, le cœur peut également faiblir après s'être hypertrophié, et entraîner de la stase rénale qui vient compliquer les lésions de néphrite : on se trouve alors en présence d'une albuminurie d'origine complexe ; 6° lorsqu'aucune de ces circonstances ne se trouve réalisée, il faut rechercher la source de l'albuminurie dans une intoxication d'origine digestive (dyspepsies, affections du foie), d'origine diathésique ou dyscrasique (goutte, diabète, obésité), ou enfin dans une affection du système nerveux, de la peau, etc.

200 grammes, *liqueur de Lugol*), l'urine qui renferme des matières colorantes de la bile prend une coloration vert émeraude.

La réaction de Gmelin consiste à verser dans un tube à essai un peu d'acide nitrique nitreux et on y ajoute goutte à goutte le long du verre l'urine à essayer. Si celle-ci contient de la matière colorante biliaire, il se forme au contact des deux liquides une série d'anneaux colorés superposés qui sont de haut en bas de teinte verte, bleue, violette, jaune orangé et jaune. Cependant la réaction n'est probante que si l'anneau vert existe (biliverdine). Un anneau brun apparaît dans beaucoup d'urines qui ne contiennent point de matières colorantes de la bile ; il est redevable de son origine à la présence dans l'urine des matières colorantes d'indigo.

L'urine est-elle pauvre en matières colorantes de la bile, il est à recommander d'avoir recours à la *modification du procédé de Gmelin* proposée par O. Rosenbach. L'urine à essayer est filtrée une ou plusieurs fois à travers un filtre de papier, pour que celui-ci s'imbibe le plus possible de matières colorantes ; on étend sur une assiette de porcelaine blanche le filtre imbibé de matière colorante de la bile et à l'aide d'une baguette de verre on y laisse tomber une goutte d'acide azotique. Autour de la goutte, on verra en très peu de temps une série d'anneaux concentriques : au centre un anneau jaune, puis un anneau brun, violet, bleu et tout à fait à la périphérie un anneau vert.

Dans la pratique courante, nous estimons le procédé de Maréchal (teinture d'iode ou liqueur de Lugol) plus commode et peut-être même plus exact que celui de Gmelin ; car, à plusieurs reprises, nous avons eu des résultats positifs avec celui-là même dans des cas où celui-ci avait fourni des résultats négatifs. Du reste, il arrive aussi que ces deux procédés diffèrent parfois de par la netteté des résultats donnés par eux.

Le procédé de Gmelin échoue parfois en cas d'ictère fébrile. Quelques urines ictériques ne fournissent de réactions colorantes qu'après exposition à l'air libre pendant quelque temps ; mais une exposition trop prolongée peut faire échouer la réaction des matières colorantes de la bile, évidemment parce que, en s'oxydant, la bilirubine subit des métamorphoses ultérieures (1).

Parfois il est impossible de déceler dans l'urine la présence des matières colorantes de la bile, malgré l'existence d'un ictère de la peau et des muqueuses ; c'est que dans ces cas la bilirubine s'est réduite, dans l'intérieur même des reins, en *urobiline* (*ictère urobilinique*). Pour la *recherche de l'urobiline* (2), on aura recours au spectroscope : l'urobiline donne au spectroscope une ligne caractéristique sise, à la limite du bleu et du vert,

(1) Récemment on a préconisé, pour la recherche des pigments biliaires dans l'urine, des procédés plus sensibles, la réaction de Salkowsky et la réaction de Haycraft. Cette dernière consiste à projeter de la fleur de soufre dans un tube à essai contenant l'urine : le soufre tombe au fond, si l'urine contient de la bile. Ces réactifs ont permis à Chauffard de reconnaître l'existence de choluries sans ictère, qu'il croit plus fréquentes que les ictères acholuriques, décrits par Gilbert et Lereboullet, et dont nous avons parlé au chapitre *Ictère*.

(2) Pour la signification de l'urobilinurie, voir plus haut, page 116.

entre les lignes b. et F. On peut aussi se servir de la réaction proposée par Gerhardt. L'extrait chloroformique de l'urine additionné d'une solution d'iode, sera agité avec de la lessive potassique diluée : en cas de présence de l'urobiline, la lessive prend une coloration jaune allant jusqu'au brun jaunâtre et présente une fluorescence d'un vert superbe.

Outre les matières colorantes de la bile, l'urine ictérique contient souvent, quoique non régulièrement, des acides biliaires. Leur recherche se fait à l'aide du *réactif de Pettenkofer*. En effet, que l'on additionne de sucre de canne une solution aqueuse d'acides biliaires, que l'on y ajoute de l'acide sulfurique concentré et que l'on prenne garde que la température ne dépasse pas 70° C., et l'on verra apparaître une coloration d'un violet pourpre superbe. Comme il est malaisé d'obtenir des acides biliaires de l'urine, Strassburger a proposé une modification du procédé de Pettenkofer pour la recherche des acides biliaires. Ayant dissous dans l'urine suspecte un morceau de sucre, on y plongera du papier buvard que l'on laissera sécher ensuite. Si on laisse alors tomber, à l'aide d'une baguette en verre, sur le papier buvard une goutte d'acide sulfurique concentré, la présence des acides biliaires se reconnaîtra à ce que, à l'endroit où l'acide rencontre le papier, apparaît une coloration rouge carmin qu'il est facile de ne pas confondre avec l'aspect brun d'un papier tout bonnement carbonisé par l'acide sulfurique.

C. — Recherche du sucre dans l'urine.

Toutes les fois que, à l'aide des procédés usités dans la pratique médicale, l'on arrive à déceler dans l'urine la présence du sucre, il s'agit, à n'en pas douter, d'un état morbide. Bon nombre d'auteurs, il est vrai, admettent que l'urine des personnes saines contient, elle aussi, de petites quantités de sucre ; mais les réactifs ordinairement employés pour la recherche du sucre, ne permettent point de le déceler dans l'urine n'ayant pas subi de manipulations préalables.

La présence transitoire du sucre dans l'urine est appelée *glucosurie* ou *mellilurie* ; au contraire, quand on a affaire à une sécrétion persistante du sucre par l'urine, cette maladie idiopathique porte le nom de *diabète sucré*.

De toutes les diverses espèces de sucre, l'urine en contient presque toujours une seule et même espèce, appelée pour cette raison *sucre urinaire*. Ce sucre est aussi dit *sucre de raisin*, *glucose* ou *dextrose*. Cette dernière dénomination lui revient parce qu'il dévie à droite le plan de polarisation.

Quant aux autres espèces de sucre, elles n'ont été rencontrées dans l'urine que rarement, et cela en même temps que la glucose. Rappelons seulement le *sucre de lait (lactose)*, le *sucre de fruits (lévulose, fructose)* et le *sucre de muscles* (inosite).

Dans un cas de diabète sucré, Reichardt a trouvé dans l'urine de la *dextrine*, et Leube y a décelé du *glycogène*.

Salkowski et Blumenthal ont découvert dans l'urine des *pentoses*, soit à côté de la glucose, soit sous forme de pentosurie isolée.

L'urine des diabétiques se distingue habituellement par quelques caractères extérieurs frappants ; qu'il suffise de rappeler pour mémoire la diurèse augmentée, la couleur jaune clair de l'urine, le poids spécifique néanmoins élevé et la persistance des bulles d'écume. Cependant la présence dans l'urine du sucre ne peut être affirmée avec certitude qu'après avoir obtenu un résultat positif avec les réactifs du sucre.

Remarque très importante : avant de soumettre l'urine aux réactifs proposés pour la recherche du sucre, il faut s'assurer que l'urine ne contient point d'albumine, car la présence de l'albumine peut entraver la recherche du sucre. Se trouve-t-on en présence d'une albuminurie, l'urine sera soumise à l'ébullition, l'albumine sera précipitée en l'additionnant avec précaution d'acide acétique dilué, et l'urine ainsi traitée sera filtrée : c'est dans cette urine filtrée que le sucre sera recherché.

Parmi les divers réactifs proposés pour la recherche du sucre dans l'urine, les plus simples et les plus recommandables pour le praticien sont, à notre avis, le *procédé de Moore* (ou *de Heller*) et *celui de Nylander*.

Le *procédé de Moore* (ou *de Heller*) consiste en ce que l'urine versée dans une éprouvette est additionnée du tiers ou du quart de son volume de lessive potassique ou sodique, après quoi le mélange est porté à l'ébullition. L'urine prend-elle une coloration en brun acajou, la présence du sucre de raisin est hors de tout conteste. La coloration brune est due à la décomposition du sucre. L'addition d'acide azotique fait jaillir l'urine, on aperçoit un brouillard blanc ascendant et l'on perçoit l'odeur de sucre brûlé (odeur de caramel, de mélasse).

Quant à la *coloration jaune serin de l'urine*, elle se rencontre avec bon nombre d'urines dépourvues de sucre et est dénuée de toute signification.

On se sert, pour l'application du *procédé de Nylander*, de la solution que voici : azotate basique de bismuth, 2 grammes ; sel de Seignette, 4 grammes ; lessive sodique à 8 p. 100, 100 grammes. Si l'urine contenant du sucre est portée à l'ébullition après addition de cette solution couleur d'eau (pour la conserver plus longtemps intacte, on la gardera dans un flacon sombre), elle prendra une coloration d'abord gris noirâtre, noire ensuite. On maintiendra l'urine en ébullition pendant une à deux minutes. Souvent la coloration noire devient encore plus foncée au refroidissement. La quantité de liqueur de Nylander additionnée sera égale au dixième environ du volume de l'urine.

La même réaction, mais très peu accusée, est fournie par des urines contenant de la rhubarbe, du séné, de l'antipyrine, de l'acide salicylique ou de la térébenthine. Les urines contenant du mélanogène ou de la mélanine, peuvent aussi induire en erreur.

Le procédé de Nylander n'est, à proprement parler, que le *procédé de Bottger* modifié. Voici comment il faut agir. L'urine alcalinisée avec une solution de carbonate de soude (1 : 3) fraîchement préparée sera additionnée d'un peu d'azotate de bismuth basique. L'urine est-elle portée à l'ébullition, la présence du sucre se reconnaîtra à ce que l'oxyde de bismuth blanc sera réduit en protoxyde de bismuth noir et, si l'urine est longtemps maintenue en ébullition, le bismuth pur peut se déposer sur les parois de l'éprouvette sous forme d'un miroir métallique brillant. Si l'urine ne contient pas de sucre, la poudre conserve sa couleur blanche. La seule cause d'erreur, c'est que l'urine albumineuse peut aussi provoquer le noircissement de la poudre, par suite de la formation du sulfure de bismuth.

Le *procédé de Trommer* (sulfate cuivrique et lessive potassique) est de pratique courante. L'urine sera additionnée de cinq gouttes d'une solution de sulfate cuivrique à 10 p. 100, et on y laissera tomber de la lessive potassique jusqu'à ce que se redissolve le précipité bleu clair d'oxyde de cuivre hydraté qui s'est formé tout d'abord. Un œil exercé reconnaîtra la présence du sucre dans l'urine à la coloration bleu foncé azuré ou couleur de bluet, que prend ce liquide. Le mélange est-il chauffé, il se forme tout d'abord un précipité jaune de protoxyde de cuivre hydraté, ensuite un précipité orangé de protoxyde de cuivre et, si l'on continue à chauffer, le cuivre métallique peut se déposer sur les parois de l'éprouvette sous forme d'un miroir brun-luisant. La présence du sucre n'est démontrée que si la réduction du sulfate cuivrique s'opère déjà en chauffant l'urine et non après que celle-ci a été maintenue longtemps en ébullition. Phénomène très caractéristique : si l'on ne chauffe à dessein que les couches supérieures d'urine, la réduction s'opérera aussi dans les couches inférieures à la seule condition que l'éprouvette aura été laissée en repos à la température de la chambre. La présence du sucre n'est démontrée que si, à la réduction, il se forme un précipité granuleux. Quant à la coloration jaune ou jaune verdâtre apparaissant, dans nombre de cas, brusquement au refroidissement de l'urine, elle ne plaide nullement en faveur de la glucosurie, car d'autres substances réductrices (acide urique, créatinine, hypoxanthine, mucine) peuvent aussi lui donner naissance. La réaction est beaucoup plus nette si l'on y procède avec de l'urine préalablement filtrée sur du charbon et diluée ensuite du quintuple de son volume d'eau.

Le *procédé de Mulder* ne présente aucun avantage spécial. L'urine, alcalinisée avec une solution de carbonate de soude, sera additionnée de 2 à 3 gouttes d'indigocarmine. Si l'on a affaire à de l'urine contenant du sucre, l'indigocarmine sera réduite à la chauffe en blanc d'indigo : aussi le mélange de bleu qu'il était, commencera par rougir et finira par jaunir. Le mélange est-il agité à l'air libre ou versé dans une autre éprouvette, il absorbera l'oxygène de l'air et se colorera de nouveau en rouge et ensuite en bleu. Le chauffage le décolorera de nouveau et ainsi de suite.

V. Jacksch recommande énergiquement le *procédé de Fischer* (phénylhydrazine) ; mais ce procédé, tout en ne présentant pas d'avantage, est par trop compliqué pour le praticien. L'urine versée dans une éprouvette sera additionnée de deux pincées de chlorhydrate de phénylhydrazine et de trois pincées d'acétate de soude, après quoi l'éprouvette sera laissée pendant une demi-heure dans de l'eau bouillante. Les sels ne se dissolvent-ils pas à la chauffe, l'urine sera étendue d'eau. Si, après être restée une demi-heure dans l'eau bouillante, l'éprouvette est refroidie dans de l'eau froide, l'urine contenant du sucre fournit un précipité jaune cristallin qui, examiné au microscope, est constitué par des aiguilles jaunes de phénylglucosazone en partie à l'état isolé, en partie réunies en amas. Leur point de fusion est à 205° C. Quant à l'apparition de plaquettes et de petites boules brunes, elle a lieu aussi dans des urines ne contenant point de sucre, et, par suite, elle est dépourvue de toute signification. Il ne faut pas perdre de vue que, outre le sucre de raisin, l'acide glucurique réagit aussi sur la phénylhydrazine (Geyer) ; or, celui-ci se rencontre même dans l'urine des sujets bien portants.

Parmi les procédés les plus sûrs proposés pour la recherche du sucre, il faut ranger le *procédé par la fermentation ;* on y aura recours notamment toutes les fois que l'urine ne contient que de petites quantités de sucre. En effet, les autres procédés échouent avec une fréquence frappante dès que les diabétiques n'excrètent plus avec l'urine que des traces de sucre. Le mieux est de se servir de *tubes à fermentation* spéciale (fig. 270). Pour remplir un tube semblable avec de l'urine, on commence par y verser un peu d'urine, après quoi ayant bouché avec le doigt l'orifice antérieur, on renverse le tube ; on verse de nouveau un peu d'urine, et l'on répète les mêmes manipulations jusqu'à ce que tout le tube en soit rempli. Que l'on ajoute alors de la levure sèche active et que le tube à fermentation soit laissé à la température de la chambre (14° C.), il se dégagera bientôt dans les urines contenant du sucre des bulles d'acide carbonique qui en s'accumulant sous la voûte de la longue branche du tube, abais-

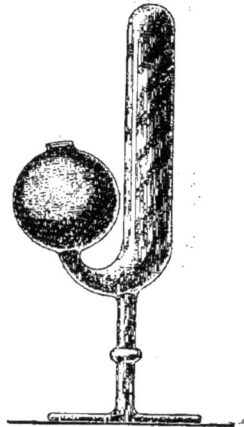

Fig. 270. — Tube à fermentation. Demi-grandeur naturelle.

seront le niveau de l'urine. La levure, comme l'on sait, est douée de la propriété de dédoubler le sucre de raisin en acide carbonique, alcool et des traces de glycérine et d'acide succinique. Mais, il va sans dire, il faut s'assurer que la levure ne contient pas elle-même de sucre et qu'elle est active. Dans ce but, deux autres tubes à fermentation seront remplis, l'un avec une solution de sucre de raisin et de la levure de bière, et l'autre avec de l'eau et de la levure. Des bulles d'acide carbonique se dégageront dans le premier tube, si la levure est active, et l'on n'en apercevra point traces dans le second, si elle ne contient pas de sucre. Pour s'assurer de la nature chimique du gaz accumulé dans la longue branche du tube à fermentation, on y fera monter un petit morceau de potasse caustique : l'acide carbonique sera absorbé par la potasse, et le niveau de l'urine s'élèvera.

Pour ce qui est de *l'analyse quantitative du sucre contenu dans l'urine*, le *titrage par la liqueur de Fehling* constitue le procédé le plus sûr; mais il exige de l'expérience et de la circonspection, et dans la majorité des cas il est trop compliqué pour être employé dans la pratique courante. La liqueur de Fehling est composée de sulfate cuivrique, de sel de Seignette (tartrate double de soude et de potasse), de lessive sodique et d'eau; elle est préparée en sorte que 1 centimètre cube corresponde à o gr. oo5 de sucre de raisin. La liqueur laissée en repos se décomposant facilement, il faut, avant de s'en servir, s'assurer que l'ébullition de la liqueur seule ne suffit pas déjà pour réduire le sulfate cuivrique et précipiter une poudre rouge brunâtre.

Quant à *l'analyse quantitative du sucre à l'aide du polarimètre*, elle présente moins de difficulté, mais en revanche elle fournit des résultats moins exacts. On se sert dans ce but du saccharimètre de Soleil-Ventzke et du saccharimètre à demi-ombre. Mais vu leurs prix élevés, ces appareils sont plutôt employés dans les laboratoires et les cliniques, et les praticiens n'y ont recours que fort rarement.

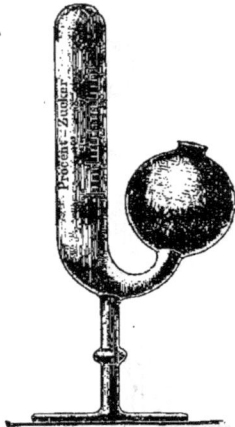

Fig. 271. — Saccharimètre à fermentation d'Einhorn. Demi-grandeur naturelle.

Einhorn recommande pour la pratique courante un tube à fermentation qui porte des divisions. Le tube est rempli avec de l'urine, on y ajoute de la levure sèche, et le tout est laissé en repos, à la température de 14° C., pendant quinze à vingt heures. La lecture simple des divisions nous fournit le niveau de l'acide carbonique formé aux dépens du sucre de raisin et le taux correspondant du sucre. Les divisions évaluant au minimum 1 p. 100 de sucre, les urines plus riches en sucre seront préalablement diluées. Quant au degré de dilution, on le poussera plus ou moins loin suivant le poids spécifique de l'urine : le poids spécifique est-il de 1.018 à 1.022, l'urine sera diluée avec le double de son volume d'eau, avec le quintuple en cas d'urine à 1.022 à 1.028, et avec le décuple en cas de poids spécifique plus élevé encore. Le degré de dilution sera naturellement pris en considération quand on procédera aux calculs.

Le *procédé proposé par Roberts pour l'analyse quantitative du sucre* fournit des résultats plus exacts qui suffisent amplement dans la pratique courante. Voici comment l'on procède : ayant déterminé le poids spécifique de l'urine, on y ajoute de la levure sèche pour faire fermenter le sucre, après quoi on détermine de nouveau le poids spécifique du liquide; ce poids spécifique est naturellement moins élevé que le premier. En multipliant par 0,23 la différence entre les décimales des deux poids spécifiques, nous aurons le taux du sucre dans l'urine. Pour faire la lecture exacte du poids spécifique, le mieux est de se servir de deux aréomètres à divisions espacées, dont l'un va de 1.000 à 1.025 et l'autre de 1.025 à 1.050.

Les déterminations quantitatives du sucre dans l'urine n'ont de valeur que si la *totalité des urines émises en vingt-quatre heures* est recueillie dans un vase, car les différentes portions présentent des différences notables. Il serait aussi faux de tirer des conclusions du taux seul du sucre. Le seul procédé exact consiste à calculer le sucre total excrété en se basant sur la richesse de l'urine en sucre et sur la quantité totale d'urine.

On pensera à la présence dans l'urine du sucre de fruits (lévulose, fructose) toutes les fois que l'analyse quantitative du sucre par le titrage (liqueur de Fehling) ou la fermentation indique des chiffres plus élevés que le saccharimètre; en effet, tout en réduisant la liqueur de Fehling et tout en fermentant sous l'influence de la levure, le sucre de fruits tourne le plan de polarisation à gauche et non à droite, comme le fait la glucose. La détermination quantitative du sucre par la fermentation est d'autant plus nécessaire dans ces cas que, outre la fructose, on peut encore rencontrer dans l'urine de l'acide-oxybutyrique, lui aussi lévogyre (1).

D. — Réaction de Gerhardt (perchlorure de fer).

Pour procéder à la réaction de Gerhardt, on se servira d'une solution de perchlorure de fer si diluée que sa coloration rappelle celle du vin du Rhin. Gerhardt trouva que certaines urines contenant du sucre, additionnées de cette solution en excès, prennent une coloration rouge cerise ou rouge de Bourgogne foncé. Souvent cette urine répand en même temps une odeur aromatique spéciale ressemblant à celle des fruits, du chloroforme ou de l'éther. La même odeur est, dans bon nombre de cas, répandue aussi par l'air expiré par les malades. L'observation clinique apprend que ces malades se trouvent sous la menace d'une intoxication diabétique grave, appelée par les auteurs *coma diabétique*.

Reichardt et Gerhardt ont démontré que la réaction par le perchlorure de fer est due à la présence dans ces urines de l'acide diacétique (acide acétacétique); c'est l'acétone, produit de dédoublement de cet acide, qui dégage l'odeur aromatique dont il vient d'être question. Cette réaction par le perchlorure de fer, redoutée à juste titre, a lieu avec une extrême fré-

_____

(1) Dans la pratique, la recherche de la glycosurie se fait surtout à l'aide de deux procédés, dont on peut contrôler les résultats l'un par l'autre : on cherche d'abord le sucre par la liqueur de Fehling, bien vérifiée ; et ensuite, on le recherche en faisant bouillir dans un tube à essai un peu d'urine en présence de potasse caustique et de nitrate de bismuth ; la liqueur devient noire, s'il y existe du sucre. On pratique ensuite le dosage soit avec la liqueur de Fehling titrée, soit avec le saccharimètre.

quence chez les diabétiques soumis à un régime animal par trop rigoureux.

L'urine contient parfois, outre l'acide diacétique, d'autres substances (acide formique, acétique) qui fournissent aussi la réaction de Gerhardt. Le diagnostic différentiel se fait en ajoutant du perchlorure de fer seulement après avoir porté l'urine à l'ébullition : l'acide diacétique se décomposant à l'ébullition, la réaction n'aura plus lieu s'il s'agissait de cet acide. On peut encore procéder de la manière suivante : l'urine additionnée d'un peu d'acide sulfurique, sera agitée avec de l'éther, et l'éther décanté sera agité avec une solution de perchlorure de fer. Si la réaction de Gerhardt a lieu, on se trouve sans conteste en présence de l'acide diacétique. La coloration pâlit peu à peu après vingt-quatre à quarante-huit heures.

A-t-on affaire à des diabétiques ayant absorbé des préparations salicyliques, il faut prendre garde de ne pas confondre la réaction de Gerhardt avec celle fournie par l'acide salicylique. Du reste, dans ce dernier cas, l'urine additionnée de perchlorure de fer prend plutôt une coloration bleu violette.

On croyait jadis que, absorbée par le sang, l'acétone donne naissance à de l'acétonémie et à l'intoxication diabétique. Cette opinion est erronée, et dans ces derniers temps on a supposé non sans raison que l'intoxication diabétique constitue un empoisonnement par un acide, à savoir l'acide β-oxybutyrique qui se trouve dans l'urine à côté de l'acide diacétique. En s'oxydant, l'acide β-oxybutyrique donne naissance à l'acide diacétique, qui, en s'hydratant se dédouble facilement, comme nous l'avons déjà vu, en acétone.

Les acide β-oxybutyrique et diacétique ainsi que l'acétone sont loin de ne se rencontrer que dans l'urine des diabétiques.

L'acide β-oxybutyrique a été trouvé aussi dans l'urine des rubéoleux, des scarlatineux, des typhiques, des scorbutiques, ainsi que des cancéreux plongés dans le coma et des dyspeptiques.

On a constaté assez souvent la présence de l'acide diacétique dans l'urine des enfants atteints de pyrexies ; quant à l'acétonémie, on l'a rencontrée chez les sujets fébricitants et en état d'inanition, par exemple, chez les cancéreux.

La présence dans l'urine de l'acide β-oxybutyrique devient probable au plus haut degré si, après avoir été soumise à la fermentation sous l'influence de la levure sèche, l'urine tourne à gauche le plan de polarisation.

On se servira, pour la recherche de l'acétone dans l'urine, du *procédé de Gunning*. L'urine ou, mieux encore, le distillat de l'urine sera additionné de quelques gouttes de teinture d'iode, après quoi l'on y ajoutera de l'ammoniaque jusqu'à ce qu'il se forme un précipité noir d'iodure d'azote. L'urine contient-elle de l'acétone, le précipité noir disparaît de l'urine laissée quelque temps en repos pour être remplacé par un précipité jaune constitué par de l'iodoforme (1).

---

(1) Marfan a décrit, chez l'enfant, sous le nom de *Vomissements avec acétonémie*, une

E. — RÉACTION DE JAFFÉ (INDICAN).

On se sert pour la réaction de Jaffé, de l'*acide chlorhydrique concentré* et d'une *solution concentrée de chlorure de chaux fraîchement préparée.* Une éprouvette sera remplie, à parties égales, d'urine et d'acide chlorhydrique. On laissera alors tomber dans le mélange trois à six gouttes d'une solution de chlorure de chaux, en fermant, après la chute de chaque goutte, avec l'index l'ouverture de l'éprouvette et en la renversant une fois pour que l'urine entre en contact avec une quantité suffisante d'air et surtout d'oxygène atmosphérique. On voit alors apparaître, suivant la richesse de l'urine en indican, une coloration rose clair, rouge-violet, bleu ou bleu-noirâtre. La teneur de l'urine en indican est-elle très accusée, elle prend alors une coloration bleue et devient en même temps opaque. Le chlorure de chaux ne sera pas ajouté en excès, sous peine de voir pâlir la coloration bleue, par suite de la réduction en isatine jaune du bleu d'indigo formé aux dépens de l'indican (acide indoxysulfurique).

L'urine des sujets bien portants ne change en général guère de coloration, ou l'on voit tout au plus l'urine prendre une coloration rouge-violet clair.

La *richesse plus grande de l'indican dans l'urine* indique une exagération des processus de putréfaction auxquels l'albumine est soumise dans l'intestin grêle ; on la rencontre notamment dans la péritonite, l'anémie et l'inanition, le cancer, le catarrhe de l'intestin grêle et l'occlusion intes-

---

affection aiguë, qu'il caractérise ainsi : Il s'agit de sujets, entre 1 an et 11 ans, qui, soit en pleine santé, soit à l'occasion d'une maladie (rougeole, colite dysentériforme), sont pris brusquement de vomissements incoercibles : l'intolérance gastrique est absolue, même pour l'eau pure, et ne s'accompagne d'aucun autre trouble digestif objectif : pas de modifications de l'abdomen, de l'estomac, ou du foie ; pas de douleurs, pas de diarrhée.

L'enfant exhale, dès le début et même avant le début de ces vomissements, une odeur caractéristique d'acétone ; quelquefois les urines présentent également cette odeur spéciale ; l'analyse chimique permet toujours d'y reconnaître ce corps en quantité plus grande qu'à l'état normal. La crise dure 2 à 6 jours, sans fièvre, mais avec des phénomènes généraux de dépression et d'inanition, qui peuvent devenir inquiétants ; puis elle cesse aussi brusquement qu'elle était apparue, et la santé se rétablit telle qu'elle était avant ; l'acétonémie persiste seule quelquefois pendant peu de temps. Cette affection, le plus souvent bénigne, s'est quelquefois terminée par la mort. Elle peut ne présenter qu'une crise ; elle peut aussi se répéter plusieurs fois, à intervalles variables, de sorte qu'il convient peut-être de la confondre avec ce que les auteurs américains ont décrit sous le nom de *vomissements périodiques ou cycliques.* Mais, pour Marfan, la périodicité n'est qu'un phénomène contingent de cette affection ; son caractère essentiel est l'acétonémie. Ce trouble est primitif, vraisemblablement dû à une intoxication, sur la nature et l'origine de laquelle on ne peut faire d'hypothèses satisfaisantes ; les vomissements sont liés à cette intoxication, sans doute par le même processus que reconnaissent les vomissements de l'intoxication chloroformique.

En dehors de l'âge des sujets, de l'arthritisme de leurs parents, du caractère familial de l'affection, l'étiologie n'apprend rien qui puisse éclairer la pathogénie obscure de cette affection, dont la description repose entièrement sur des faits d'observation.

tinale occupant l'intestin grêle (1). La réaction de Jaffé rend des services
signalés pour le diagnostic différentiel du siège d'une occlusion intestinale : augmentée dans l'occlusion de l'intestin grêle, l'excrétion de l'indican par l'urine reste telle quelle lorsque l'occlusion siège sur le gros
intestin. Il va sans dire que l'occlusion intestinale ne sera pas d'origine
cancéreuse, ni accompagnée de péritonite, ces deux affections provoquant
toutes deux une excrétion exagérée d'indican.

Dans un cas d'occlusion de l'intestin grêle causée par le pancréas par-
semé d'infarctus hémorragiques et augmenté de volume, j'ai trouvé l'indican non augmenté de quantité ; cela tient à ce que, dans la digestion
pancréatique, il se forme de l'indol.

Quant à la *réaction de Rosenbach*, elle a absolument la même signification que celle de Jaffé. Elle consiste en ce qu'en ajoutant, goutte à goutte,
de l'acide azotique à de l'urine que l'on maintient en ébullition dans une
éprouvette, l'urine prend une coloration rouge de plus en plus foncée
jusqu'à devenir d'un rouge de Bourgogne. L'écume qui se montre le cas
échéant, est colorée en bleu.

F. — DIAZORÉACTION D'EHRLICH

On se servira toujours, pour la diazoréaction d'Ehrlich, de deux solutions qui ne seront mélangées qu'immédiatement avant d'être employées.
L'une de ces solutions est composée d'acide sulfanilique (5 grammes),
d'acide chlorhydrique (5o grammes) et d'eau distillée (1.000 grammes),
tandis que l'autre contient o gramme 5 d'azotite de soude et 100 grammes
d'eau distillée. On mélangera ces deux solutions dans la proportion de
250 centimètres cubes de la première pour 5 centimètres cubes de la
seconde. On versera dans une éprouvette, à parties égales, de l'urine et
ce mélange, et l'on y ajoutera encore 1/8 de leur volume d'ammoniaque
(cette dernière sera versée rapidement et non goutte à goutte). L'urine
est-elle agitée, elle prend, chez les sujets bien portants, une coloration
brun jaunâtre. Dans les cas où a lieu la diazoréaction, l'urine (surtout
l'écume de l'urine) prend une coloration rose clair allant jusqu'au rouge
foncé. On ignore complètement quel élément de l'urine donne naissance
à cette réaction ; tout ce que l'on sait, c'est qu'il s'agit d'un corps aromatique.

La diazoréaction d'Ehrlich ne présente qu'une valeur diagnostique
médiocre. On la rencontre dans la fièvre typhoïde (du moins dans les
formes graves), la pneumonie fibrineuse, la tuberculose miliaire, la phtisie
pulmonaire grave, l'actinomycose pulmonaire, la rougeole, le typhus
exanthématique, l'érysipèle, la diphtérie, la méningite et les états cachec-

(1) On l'observe encore dans l'insuffisance hépatique (V. plus haut, p. 653), et au cours des
gastro-entérites des nourrissons (Zamfiresco, Lesné et Prosper Merklen).

tiques (cancer, leucémie, lésions valvulaires du cœur, malaria, abcès froids, marasme sénile).

La disparition de la diazoréaction serait de bon augure dans la fièvre typhoïde, et son apparition aggraverait le pronostic de la phtisie pulmonaire (1).

G. — RECHERCHE DES MÉDICAMENTS DANS L'URINE

Il peut arriver que le médecin ait grand intérêt à savoir si le malade a absorbé tel ou tel médicament et s'il est éliminé avec l'urine. Nous avons déjà indiqué plus haut, que bon nombre de médicaments font prendre à l'urine une coloration spéciale, et que leur présence est décelée soit grâce à cette coloration toute seule, soit (avec plus de sûreté) après avoir ajouté à l'urine certains réactifs. Nous allons compléter ce qui était énoncé plus haut par quelques remarques importantes pour la pratique.

L'*acide salicylique* et ses préparations, comme le salol, passent facilement dans l'urine ; la présence de l'acide salicylique ou de l'acide salicylurique se reconnaît à ce que additionnée de perchlorure de fer en solution, l'urine prend une coloration bleu violette. Contient-elle de l'acide salicylique, en petite quantité, l'urine, préalablement additionnée d'un peu d'acide sulfurique, sera agitée avec de l'éther, l'éther sera décanté et c'est à l'extrait éthéré que sera ajouté le perchlorure de fer.

La présence dans l'urine de l'*antipyrine*, de la *phénacétine* et de la *thalline* se reconnaît à ce que additionnée d'une solution de perchlorure de fer, l'urine prend une coloration rouge brunâtre.

Nous l'avons déjà vu plus haut, l'urine contenant de l'*acide phénique* présente une coloration noir verdâtre ; additionnée d'*eau bromée*, elle donne un précipité blanc jaunâtre (tribromophénol). Le mieux est d'essayer la réaction sur le distillat de l'urine qui sera, avant la distillation, additionnée d'un peu d'acide sulfurique.

Pour déceler dans l'urine la présence des *préparations iodées* (iodure de potassium, iodure de sodium, iodoforme), on l'additionnera d'un peu d'*empois d'amidon*, après quoi l'on ajoutera de l'*acide azotique fumant*. L'iode mis en liberté par l'acide azotique, colorera en rouge bleu les couches supérieures de l'empois d'amidon.

Voici un autre procédé pour rechercher l'iodure de potassium : après avoir laissé tomber dans l'urine quelques gouttes d'acide azotique fumant, on l'additionnera d'un quart environ de son volume de chloroforme. La présence dans l'urine de l'iodure de potassium se reconnaîtra à la coloration rouge violette que prendra l'urine.

Pour rechercher dans l'urine la présence des *préparations bromées*,

---

(1) V. le travail de Loeper et Oppenheim (*Gaz. hôp.*, 25 mai 1901), dont les conclusions sont, dans leur ensemble, conformes à celles d'Eichhorst.

l'urine sera additionnée de son volume *d'acide chlorhydrique* et de *quelques gouttes d'une solution de chlorure de chaux*, après quoi l'on y ajoutera du *chloroforme*. Le brome mis en liberté colorera le chloroforme en jaune brunâtre.

Quant à la présence du *tanin* (sous forme d'acide gallique) dans l'urine, on la reconnaîtra à ce que le *perchlorure de fer* colore l'urine en bleu noirâtre.

APPENDICE

Modes d'exploration de la perméabilité rénale.

Dans ces dernières années, les cliniciens se sont vivement préoccupés des moyens d'explorer l'état des fonctions du rein. Plusieurs méthodes ont été proposées, dont la valeur ne peut être encore estimée d'une manière précise, l'étude n'en ayant pas été poursuivie depuis assez long-temps. Cependant elles sont entrées déjà dans la pratique, et il nous paraît utile de résumer ici ce qu'on en sait actuellement.

De la physiologie du rein, une partie est aujourd'hui assez bien connue : c'est la fonction d'excrétion de cet organe. Elle se traduit par une sécrétion externe, l'urine. Par cette sécrétion, d'une part le rein débarrasse l'économie des substances excrémentitielles, dont la rétention dans l'organisme serait nuisible ; et d'autre part, appendu aux voies de la circulation sanguine, il y tient le rôle d'un barrage régulateur, dont le jeu assure dans ces voies les conditions de pression et d'écoulement, qui caractérisent l'état normal ; par la sécrétion urinaire, le rein est donc à la fois un organe d'émonction et un organe de régulation circulatoire.

Les travaux de Brown-Séquard, de Meyer et d'autres auteurs ont tenté de mettre en lumière l'existence d'une autre fonction rénale que celle de l'excrétion urinaire : ils ont attribué au rein une fonction de sécrétion interne, à laquelle ils ont assigné un rôle important dans la pathologie de l'organe. En effet, certains faits d'ordre pathologique semblent bien accuser l'existence de quelque chose d'autre que la sécrétion de l'urine dans le fonctionnement du rein ; et quoi qu'on en ait dit, les diverses perversions de l'émonction urinaire ne suffisent pas à expliquer la genèse de tous les symptômes consécutifs aux altérations du rein. Toutefois, nous ne savons que très peu de chose, à l'heure actuelle, sur la nature de cette fonction obscure de l'organe ; et s'il est permis, peut-être nécessaire, d'en supposer l'existence, il est certain que tout nous est inconnu de son mécanisme. C'est dire que cette fonction échappe entièrement à l'exploration clinique ; celle-ci doit donc se limiter à la fonction de sécrétion externe.

Comme cette fonction se traduit par l'issue d'un liquide, l'urine, dont les éléments semblent puisés dans le sang par le rein, on exprime la façon plus ou moins normale dont se fait cette évacuation en disant que le rein est plus ou moins perméable ; ce terme implique l'idée d'une filtration de liquide au niveau d'une paroi, représentée ici par les tubes urinifères.

Cependant cette idée ne répond pas entièrement à la réalité, car des actes vitaux prennent certainement une part aux phénomènes de la sécrétion urinaire, qui ne sont pas exclusivement physiques ; en outre, la notion de filtration n'est pas une notion claire : comme on l'a fait remarquer, en effet, il existe trois catégories de parois de filtration, selon qu'elles laissent passer : avec le dissolvant, toutes les substances dissoutes ; ou seulement le dissolvant et les substances cristalloïdes (dialyse) ; ou seulement les liquides dissolvants, arrêtant les matières en dissolution (hémi-perméabilité). De sorte qu'il convient de ne pas encombrer la notion de la *perméabilité rénale* de toutes ces considérations théoriques, et qu'il est préférable de lui assigner une définition purement clinique : nous entendrons sous ce terme l'état de la fonction de sécrétion externe du rein, envisagé comme organe excréteur. *La perméabilité du rein représente donc sa valeur excrétrice.*

Deux sortes de procédés peuvent être employés pour mesurer cette valeur du rein : les uns s'adressent au liquide, dont la production résulte directement de cette valeur et lui est, en quelque sorte, proportionnelle : l'*urine* ; les autres interrogent en quelque sorte le rein sur une question déterminée, en étudiant l'élimination par cet organe d'une substance qui a été expérimentalement introduite dans l'économie ; aussi distinguerons-nous ces procédés en procédés d'exploration de la *perméabilité vraie* et procédés d'exploration de la *perméabilité expérimentale.*

Les procédés d'exploration de la perméabilité vraie comprennent donc les procédés d'étude appliqués à l'urine. On a vu dans le texte, à diverses occasions, l'ensemble des renseignements que fournit l'urine sur l'état de la nutrition, sur la valeur des fonctions hépatiques, sur la nature de certaines altérations anatomiques frappant le rein ou d'autres organes ; nous n'y reviendrons pas, et nous n'avons à voir ici que ce que l'urine peut indiquer au sujet de la perméabilité rénale. A ce point de vue, l'urine peut être étudiée par les procédés physiques, chimiques ou physiologiques. Les premiers comprennent l'étude de la densité et la cryoscopie ; le second est constitué par l'analyse chimique ; le troisième, par la détermination de la toxicité urinaire.

L'analyse chimique de l'urine est, avec la détermination de la densité, le plus anciennement connu et le plus usuellement pratiqué de tous les procédés.

Comme on connaît le taux normal de l'élimination de chacun des éléments constituants de l'urine, l'analyse chimique, en dosant chacun de ces éléments dans chaque cas déterminé, permet de savoir s'ils y sont éliminés en quantité normale, supérieure ou inférieure à la normale. Et on conclut de cette mesuration des éléments constituants de l'urine à la valeur de la perméabilité du rein. Mais plusieurs objections importantes se présentent. La première est que le nombre des éléments constituants de l'urine est très grand : pour les doser tous, on serait obligé d'avoir recours à des manipulations longues, quelquefois très délicates ; il y a là quelque chose de peu compatible avec les nécessités de la clinique, qui se contente en général de pratiquer le dosage de quelques-uns d'entre eux seulement. Mais alors on se trouve en présence d'une mesure partielle, entachée par conséquent de causes d'erreur ; car la perméabilité du rein n'est pas la même pour toutes les substances de l'urine. C'est ainsi que très souvent, dans les cas pathologiques, il y a une disproportion très marquée entre l'élimination des chlorures d'une part, celle de l'urée et des phosphates (ordinairement parallèle) d'autre part. Dans ces cas, auxquels de ces corps devra-t-on rapporter la capacité d'indiquer l'état de la perméabilité rénale ? D'autant que ces différences individuelles relèvent de facteurs variables, dépendant soit des propriétés mêmes des corps (diffusibilité plus ou moins grande), soit du pouvoir de sélection de l'épithélium rénal (certains faits démontrent que ces cellules laissent plus ou moins passer certaines substances, et en arrêtent d'autres, par exemple l'albumine), soit enfin de la quantité de ces substances en circulation dans le sang avant leur passage au travers du rein, quantité qui varie pour des raisons d'ordre pathologique ou même physiologique (régime).

Nous touchons là à la seconde objection, qui attend l'analyse chimique de l'urine, en tant que procédé d'exploration de la perméabilité rénale. La composition chimique de l'urine ne dépend pas en effet seulement de l'état du fonctionnement du rein ; elle dépend encore de la composition du sang, influencée elle-même par une nombreuse série de conditions, toutes étrangères à la fonction du rein. C'est ainsi que, par l'intermédiaire du sang, la composition de l'urine traduit l'état de la nutrition, des fonctions du foie, du système nerveux ; et, au surplus, les activités de tous les organes vient se refléter dans l'urine, qui emporte presque tous les déchets qui résultent de cette activité. Aussi l'augmentation ou la diminution dans l'urine d'une substance déterminée exprimera-t-elle souvent, non pas un trouble fonctionnel du rein, mais bien une altération indépendante de cet organe. Il y a là une cause d'erreur de la plus grande importance. Pour que l'analyse chimique de l'urine pût donner des indications valables sur la perméabilité rénale, il faudrait qu'elle pût être envisagée indépendamment de tous les facteurs étrangers au rein, qui en viennent fausser les résultats à ce point de vue. Certaines circonstances réalisent cette condition ; ce sont celles où un seul rein est malade. Dans ces cas, le cathétérisme urétéral, manœuvre d'une pratique inoffensive et relativement facile grâce aux perfectionnements techniques qui lui ont été apportés par le docteur Albarran, permet de recueillir séparément l'urine de chaque rein. L'urine du rein sain sert de témoin à l'urine du rein malade, et leur comparaison permet d'apprécier exactement les viciations fonctionnelles de l'organe malade ; c'est ce qui se fait en chirurgie urinaire, où l'analyse chimique de l'urine, associée au cathétérisme urétéral, suffit à évaluer la capacité excrétrice du rein malade.

Mais dans les affections médicales, toujours bilatérales, des reins, on est privé de cette ressource.

Dans ces cas, seule l'analyse chimique du sang permettrait d'apprécier à sa juste valeur l'analyse chimique de l'urine. En confrontant les données de l'analyse du sang et de l'urine à l'état normal et à l'état pathologique, on serait en mesure de reconnaître ce qui, dans les variations de composition de l'urine, revient au rein de ce qui n'en dépend pas. Mais l'analyse chimique du sang comporte des manipulations difficiles, impraticables en clinique.

Enfin, la quantité des substances dissoutes dans l'urine, déjà influencée par leur diffusibilité propre, par leur taux dans le sang, par les propriétés sélectives de l'épithélium rénal, l'est encore par la quantité de dissolvant qui les entraîne. Une urine très abondante est souvent pauvre en substances dissoutes, par rapport au litre ; plus riche que normalement, si on l'envisage dans un cycle périodique (nyctémère) ; comment appréciera-t-on dans ces cas la perméabilité rénale (1) ?

Réciproquement, une urine rare, du fait d'une affection cardio-vasculaire, par exemple, induirait facilement en erreur par l'analyse chimique à l'égard de la fonction rénale. Il y a entre la quantité du dissolvant et celle des substances dissoutes un rapport de dépendance, qui ne laisse pas de charger l'analyse de l'urine de grands inconvénients au point de vue de l'exploration de la perméabilité rénale ; et ces inconvénients viennent s'ajouter à tous ceux que nous avons déjà exposés.

La densimétrie n'est pas passible d'autant d'objections ; son principal avantage, en outre de sa facilité et sa rapidité d'exécution, est qu'elle représente une mesure globale et, en quelque sorte, anonyme. Elle est donc moins influencée que les analyses chimiques, toujours partielles, par les modifications personnelles de l'élimination de tel ou tel corps pris en particulier ; en raison de ce fait, elle paraît bien préférable à l'analyse chimique comme mode d'exploration de la perméabilité rénale.

On a dit que, la densité (ou poids spécifique) dépendant des poids moléculaires des substances dissoutes, cette mesure était influencée non pas seulement par la quantité des molécules dissoutes dans l'urine, mais encore par leur poids ; or, cette notion de poids n'ayant rien à voir (au moins dans l'état actuel de nos connaissances) avec la perméabilité rénale, il y aurait là une cause d'erreur importante. En particulier, la présence d'albumine, dont la molécule est très lourde, élèverait le chiffre de la densité urinaire de manière à faire croire à une urine très chargée de sels, alors qu'elle n'est qu'albumineuse, ce qui n'indique rien sur la perméabilité rénale. A la vérité, cette cause d'erreur, théoriquement très importante, est négligeable dans la pratique ; et l'albumine ne modifie pas en général le taux de la densité des urines albumineuses au point d'en fausser l'interprétation. En réalité, les critiques les plus importantes que l'on peut adresser à la densité urinaire comme mode d'exploration de la perméabilité rénale viennent, à notre sens, de deux faits, que nous avons déjà énoncés à propos de l'analyse chimique. Le premier est que la quantité des substances dissoutes, et par conséquent le taux de la densité, ne dépend pas seulement de la perméabilité du rein à ces substances, mais encore de la quantité du dissolvant qui les entraîne ; le rapport presque constant et inverse entre le chiffre de la densité et l'abondance de l'urine est gênant pour apprécier avec la densité la perméabilité rénale, celle-ci n'étant nullement mesurée par la quantité de la solution urinaire, mais bien par sa richesse. Voilà une première objection à la méthode.

La seconde, peut-être encore plus importante, consiste dans l'existence des conditions extra-rénales, qui influencent la composition de l'urine. Le taux des substances dissoutes, la densité peuvent être élevés ou abaissés, sans que cette fluctuation soit imputable à des troubles fonctionnels du rein ; elle peut être due à l'un des nombreux mécanismes qui président à la production des substances excrémentitielles. Aussi serait-il indispensable de comparer la densité de l'urine à la densité du sang, pour s'assurer de la part qui revient au rein dans les variations de la densité urinaire. Or, la détermination de la densité du sang nécessite une technique compliquée, difficile à introduire dans la pratique courante (V. LYONNET, th. de Lyon, 1899).

Recherche de la toxicité urinaire. — Pour toutes ces raisons, qui entachent

_____

(1) Aussi l'on comprend que la *quantité* des urines, envisagée isolément, n'a aucun rapport avec ce qu'on doit appeler la perméabilité rénale.

d'erreur les procédés d'analyse directe de l'urine, on a essayé de tourner la difficulté. Puisque l'intérêt qui s'attache à la connaissance de la perméabilité rénale résulte de ce fait que le rein doit livrer passage à des poisons, dont la rétention dans l'organisme serait suivie des plus graves désordres, M. le professeur Bouchard pensa que le mieux était de mesurer l'élimination de ces substances toxiques, en étudiant les effets physiologiques de l'urine injectée à l'animal. Ayant prouvé, après Feltz et Ritter, que l'urine normale est toxique, ce savant montra que cette toxicité était notablement diminuée au cours des altérations du rein. Dans la suite, l'ingénieuse méthode de Bouchard fut perfectionnée et précisée dans tous ses détails techniques, et actuellement elle doit être pratiquée ainsi :

1° *Prise et conservation de l'urine.* — L'urine est recueillie de midi à midi dans un bocal stérilisé, au fond duquel on dépose quelques centigrammes de naphtol. M. Roger a démontré que l'addition de ce sel insoluble empêche la fermentation ammoniacale sans modifier en rien la toxicité. L'épreuve de la toxicité doit être faite dès la fin du nyctémère, car M. Bouchard a montré expérimentalement l'exagération de la toxicité due au vieillissement des urines.

2° *Injection.* — a) *Le liquide* est injecté en nature après filtration sur papier Joseph. M. Bouchard et ses élèves ont montré que, ni le chauffage à la température du lapin, ni la neutralisation du liquide ne modifient sa toxicité ; nous avons vérifié l'exactitude de cette assertion. Et l'on peut éviter ces complications opératoires.

b) *L'appareil* a donné lieu à de multiples recherches. A l'origine, on s'est servi d'une seringue ; M. Roger lui substitua un appareil où la chasse du liquide se fait sous l'influence de l'air comprimé. Joffroy et Serveaux (1) ont proposé l'emploi du vase de Mariotte ; il présente certains inconvénients pour la mesure de la quantité du liquide employé. Leur but était d'obtenir une pression constante. C'est encore à cet effet qu'ont été imaginés divers appareils par Guinard (2), par Hallion (3), par Lesné (4), pour la description desquels nous renvoyons aux mémoires de ces auteurs. Nous avons employé dans nos recherches et nous croyons suffisant l'appareil, moins compliqué que les précédents, qui est en usage à la clinique du professeur Guyon : il se compose d'une sorte d'éprouvette en verre, graduée, parcourue dans son axe par un tube de verre qui vient déboucher latéralement à l'extrémité supérieure de cette éprouvette ; celle-ci se termine en haut par une extrémité de petit calibre, où vient s'adapter le tube de caoutchouc d'une poire de Richardson. Au tube latéral, on adapte un tube de caoutchouc qui se termine par l'aiguille de la seringue de Pravaz ; ainsi ajusté et rempli d'urine, l'appareil est prêt à fonctionner. C'est en somme l'appareil de Roger, mais disposé de telle façon que l'on puisse plus facilement lire les petites quantités de liquide, suivre le cours de celui-ci, enfin évaluer approximativement sa vitesse et la pression qui le chasse. Or ce sont là deux conditions de haute importance.

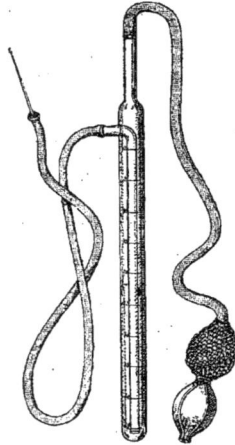

c) L'injection est commencée dès que le lapin a été pesé, attaché sur une planchette, et que l'aiguille, après qu'on a chassé l'air de l'appareil, a été introduite dans la veine marginale d'une oreille de l'animal, où elle est maintenue par une pince à forcipressure. Tous les expérimentateurs ont reconnu l'importance de la *vitesse* dans les injections de substances toxiques ; là se trouve l'origine d'un bon nombre de contestations en matière d'expériences de toxicité ; la plupart des auteurs, qui se sont heurtés à des résultats contradictoires, le doivent à ce qu'ils ne se sont pas assez préoccupés de la vitesse qu'ils employaient ; et les différences numériques,

(1) Joffroy et Serveaux, *Arch. méd. expérim.*, 1895.
(2) Guinard, *Soc. biol.*, 13 mai 1893.
(3) Hallion, *Arch. phys.*, 1896.
(4) Lesné, th. Paris, 1899.

obtenues dans leurs déterminations par les différents auteurs, sont causées souvent par la différence des vitesses employées ; le taux de toxicité, non seulement de l'urine, mais de toutes les substances toxiques, varie avec la vitesse de l'injection. D'autre part, il convient de respecter les ralentissements et les accélérations dus aux modifications vaso-motrices, qui dépendent de l'injection ; aussi certains auteurs (Joffroy et Serveaux et d'autres) ont-ils préféré observer une pression constante qu'une vitesse constante ; et c'est dans ce but, nous l'avons vu, que l'on a proposé l'emploi d'appareils spéciaux, tels que le vase de Mariotte. Après avoir lu les travaux faits sur cette question [Dastre (1), Guinard (2), Masoin (3), Bosc et Vedel (4)] et fait plusieurs essais personnels, nous pensons qu'il convient de se placer entre les deux règles extrêmes ; il faut fixer une vitesse moyenne, plus lente que celle qu'avaient adoptée les premiers expérimentateurs, de manière à permettre à l'organisme de réagir à l'injection par une série d'actes fonctionnels ; il ne faut pas non plus dépasser les limites de cette régulation proportionnée entre l'attaque toxique et la défense, et laisser à l'organisme le temps d'éliminer les substances injectées au fur et à mesure de leur injection ; nous pensons que la vitesse moyenne doit être de 5 centimètres cubes à la minute. La pression doit être celle qui détermine cette vitesse, qu'on doit laisser obéir aux réactions vaso-motrices du lapin ; et notre appareil nous a permis dans tous les cas d'obtenir un jeu oscillant entre la constance de la vitesse et celle de la pression et subordonné aux phénomènes présentés par le lapin.

d) La détermination de la toxicité est faite en partie par l'observation des symptômes présentés par le lapin ; il convient de noter spécialement la quantité d'urine qu'il émet, non seulement parce que la constatation même de cette diurèse intervient dans l'évaluation qualitative de la toxicité, mais aussi parce que la quantité de liquide éliminé modifie la constitution de l'animal réactif dans des limites qu'il est important de connaître pour interpréter sagement les conditions et les résultats de l'expérience.

Enfin il ne faut pas oublier, dès l'arrêt des mouvements respiratoires, de pratiquer l'autopsie de l'animal : on note la présence ou l'absence des coagulations. On constate les lésions dues à l'injection ; on recherche celles qui pouvaient exister auparavant, auquel cas l'expérience doit être considérée comme nulle.

On détermine ensuite la toxicité quantitative de l'urine par les calculs suivants : soit P, le poids de l'animal ; N, la quantité de liquide, dont l'injection a été nécessaire pour amener sa mort. La formule $\dfrac{N \times 1000}{P}$ donnera la quantité de liquide capable de tuer 1 kilogramme de cet animal. L'unité de toxicité ou « toxie » étant précisément la quantité de toxicité qui tue 1 kilogramme d'animal, la valeur précédemment établie sera celle des toxies représentées par le liquide essayé : urotoxies, s'il s'agit d'urine.

Pour l'urine cette valeur ne suffit pas ; de même que l'on détermine la quantité éliminée des matières excrémentitielles non seulement par leur taux par litre, mais encore par leur taux d'élimination en 24 heures, de même ici il faudra introduire ce nouveau facteur d'évaluation de la toxicité urinaire par la formule suivante (Q représentant la quantité des urines rendues en 24 heures ; T le nombre de toxicité précédemment obtenu) :

$$\frac{Q}{T}$$

dont le quotient donne les urotoxies éliminées en 24 heures par l'individu étudié.

Enfin, M. Bouchard détermine, sous le nom de *coefficient urotoxique*, la quantité d'urotoxies que 1 kilogramme d'homme peut fabriquer en 24 heures. Si l'on désigne par U le quotient précédemment obtenu, par PP le poids de l'individu étudié, son coefficient urotoxique sera donné par l'opération :

(1) Dastre, A propos de la vitesse toxique des injections. *Soc. biol.*, 28 octobre 1893.
(2) Guinard, *loc. cit.*
(3) Masoin, *Arch. de phys.*, 1895.
(4) Bosc et Vedel, Recherches expérim. sur les effets des injections intra-veineuses massives. *Arch. phys.*, 1896, p. 937.

$$\frac{PP}{U}$$

Telle est la méthode, qui, au premier abord, présente l'inconvénient de nécessiter une installation et un animal de laboratoire, d'être d'une application relativement longue et délicate, bref de sortir quelque peu du cadre des procédés d'exploration clinique. Cependant cet inconvénient paraîtra léger si la méthode est à l'abri de toute autre objection et si elle peut réellement fournir une mesure globale, adéquate, puisqu'elle s'adresse directement aux substances dont il importe au médecin de connaître l'élimination, rigoureusement exacte, puisqu'elle aboutit à des formules numériques.

Au point de vue de l'exploration de la perméabilité rénale, deux ordres de critiques ont été adressés à cette méthode : les unes, en quelque sorte intrinsèques, visent des défauts de la méthode elle-même ; les autres, extrinsèques, résultent de son application à cet objet spécial. Voyons d'abord les premières : elles peuvent être résumées dans cette assertion, qui a été diversement présentée, que la mort de l'animal, dans les expériences de détermination de la toxicité, est le fait non des propriétés toxiques de l'urine, mais d'autres processus, mécaniques ou physiques. Certains auteurs ont prétendu, en effet, que l'injection d'urine dans les voies circulatoires engendrait des accidents dus à l'hypertension, pouvant aller jusqu'à la mort : aussi a-t-on proposé d'autres voies d'introduction de l'urine. Dastre et Loye (1) ont montré que le jeu normal des émonctoires empêche l'hypertension vasculaire de se produire et que, dans de bonnes conditions expérimentales, la part des désordres mécaniques était tout à fait minime. Léon Bernard (2) a montré que les voies intra-cérébrale et sous-arachnoïdienne, qui ont été préconisées, présentent moins d'avantages et plus d'inconvénients que la voie intra-veineuse.

D'autres auteurs ont avancé que l'urine, introduite dans les voies circulatoires de l'animal, y détermine des coagulations sanguines, qui amènent la mort.

Nous n'avons, au contraire, rencontré que très rarement ces caillots ; en raison de ce fait, nous pensons qu'il ne convient pas d'ajouter à l'urine, ainsi que cela a été proposé, des substances anticoagulantes. Celles-ci altèrent les données de l'expérience et introduisent une cause d'erreur bien plus certaine que celle qu'elles cherchent à combattre (voir le travail déjà cité).

On a dit encore que la toxicité de l'urine dépend de sa densité, de sa réaction ; ces assertions sont inexactes ; de même l'objection tirée des variations individuelles des lapins mis en expérience n'est pas très solide, car ces variations ne sont pas si considérables qu'on a bien voulu le dire ; tout au plus enlèvent-elles à la méthode un peu de la rigueur mathématique qu'on lui prêtait d'abord ; mais elles ne la dépouillent nullement de sa valeur générale.

Une objection a été surtout soulevée dans ces derniers temps : elle est tirée des phénomènes physiques d'osmose qui doivent se passer entre l'urine injectée d'une part, les hématies et les autres cellules de l'animal d'autre part. On sait en effet que, lorsqu'on met en présence, séparés simplement par une membrane de nature spéciale, dite *membrane semi-perméable*, deux solutions de concentration différente, il s'établit un mouvement du corps dissolvant de la solution la moins concentrée vers la solution la plus concentrée, jusqu'à ce que le même nombre de molécules dissoutes se trouve réuni dans un même poids de chaque solution (Van t'Hoff ; Pfeiffer). Ces mouvements s'effectuent à la faveur d'une force, dite *tension osmotique*, qui répond à la pression exercée par les molécules du corps dissous sur les parois du récipient qui contient le dissolvant. En effet, selon la loi d'Avogadro, la pression osmotique est la même quand le nombre des molécules-grammes dissoutes est le même dans un même espace, quelle que soit la matière. Donc, lorsque la concentration moléculaire est identique pour les deux solutions mises en présence, les effets de cette tension osmotique sont annihilés, et l'on dit qu'il y a *isotonie* entre les deux solutions.

Or la concentration moléculaire de l'urine est en général très différente de celle du sérum

(1) Dastre et Loye, Recherches sur l'injection d'eau salée dans les vaisseaux. *Arch. de physiologie*, 1888 et 1889.

(2) Léon Bernard, Étude critique des méthodes de détermination de la toxicité du sérum sanguin et de l'urine. *Rev. de méd.*, 1900.

sanguin de l'animal ; aussi a-t-on pensé que les phénomènes d'osmose jouaient un rôle important dans les expériences de toxicité. Certains auteurs ont soutenu que la mort de l'animal n'était pas due aux poisons contenus dans l'urine, mais bien à la plasmolyse et à l'hématolyse, résultant de l'anisotonie de l'urine et du sang de l'animal (Hymans v. den Bergh) ; d'autres ont simplement pensé que des phénomènes physiques venaient s'ajouter aux phénomènes toxiques dans le déterminisme de la mort, et ils ont cherché à faire la part des uns et des autres. Claude et Balthazard distinguent la toxicité vraie de l'osmotoxicité, et proposent de supprimer les effets de celle-ci par un procédé de correction qu'ils ont étayé sur des formules mathématiques compliquées et peu justifiées par leurs résultats. En effet, Lesné, Hallion et Carrion ont montré les causes d'erreur dont elles sont entachées.

On a aussi proposé de corriger l'osmotoxicité ou osmonocivité (Lesné) en ramenant par dilution l'urine à l'isotonie avec le sang du lapin. Mais Lesné, puis Léon Bernard ont montré que ces dilutions entraînent plus de causes d'erreur que les phénomènes d'osmose. En réalité, l'influence exercée par ceux-ci est assez minime dans les expériences de toxicité (Léon Bernard). Ce fait a pu être expliqué par la constance de la force hydrophile des hématies (Hamburger), par l'indifférence de l'urée, qui échappe aux lois osmotiques (Grijins, Quinton). Quoi qu'il en soit, dans un travail récent très consciencieux, Bosc et Vedel se sont ralliés à ces conclusions et ont définitivement établi que les phénomènes d'osmose doivent être négligés, et que la toxicité de l'urine doit être recherchée sans que l'on s'en préoccupe, comme nous l'avons déjà affirmé.

En somme, toutes les objections qui ont été adressées à la méthode de Bouchard, n'empêchent pas qu'elle ne soit très précieuse pour des recherches théoriques. On n'en doit retenir qu'une chose, c'est qu'il ne convient pas d'attribuer aux termes numériques donnés par elle une valeur absolument rigoureuse, mathématique, mais bien une valeur approximative, relative, suffisante d'ailleurs à l'estimation comparative des cas différents.

Mais si la méthode de Bouchard a pu résister aux critiques qu'elle a suscitées, elle nous paraît pourtant passible d'une objection grave au point de vue spécial de son application à l'exploration rénale. C'est que, là encore, la quantité de poisons urinaires peut être influencée par des conditions indépendantes de la fonction du rein, et qu'il faudrait, pour apprécier exactement celle-ci, savoir la quantité de poisons apportée au rein par le sang, confronter la toxicité de l'urine avec la toxicité du sang. Or la méthode des injections intraveineuses appliquée au sérum sanguin n'a pas donné de bons résultats et, pour des raisons qui nous échappent, nous a paru aussi inutilisable pour le sang qu'elle est appropriée à l'étude de l'urine. L'impossibilité, qui en résulte, de comparer l'urine et le sang enlève, à notre sens, beaucoup de sa valeur à la recherche de la toxicité urinaire, comme mode d'exploration de la perméabilité rénale.

Cryoscopie. — Dans ces dernières années, une nouvelle méthode s'est introduite dans la clinique urologique, méthode basée sur des phénomènes physiques, dont nous avons déjà eu l'occasion de parler : c'est la méthode cryoscopique.

Nous avons dit que les phénomènes d'osmose qui s'effectuent au travers de certaines parois spéciales, dites membranes semi-perméables (caractérisées par ce fait qu'elles arrêtent tous les corps d'une solution sauf le dissolvant), étaient régis par une force spéciale, appelée la *tension osmotique*.

La tension osmotique, n'étant que la force d'expansion des molécules solides tenues en dissolution dans la solution, est évidemment proportionnelle au nombre de ces molécules (quels qu'en soient le poids et la nature), à ce qu'on appelle la *concentration moléculaire*.

Or, Raoult a montré que la meilleure méthode de mesure de la concentration moléculaire des solutions était l'étude de leur point de congélation.

Ce savant a établi que l'abaissement du point de congélation des solutions est proportionnel à leur concentration moléculaire. Ces déterminations se font au moyen d'un appareil et d'une technique très simples et constituent la méthode d'investigation qu'on nomme la *cryoscopie* (χρυος, froid).

Or l'intérêt de ces recherches, à notre point de vue, est double : d'une part, en effet, les membranes cellulaires de l'économie ont été quelquefois assimilées à des parois semi-perméables, et on a tenté d'introduire les lois de la tension osmotique dans l'explication de certains phénomènes physiologiques ; en particulier Koranyi a proposé une théorie de la sécrétion rénale, édifiée en partie sur ces bases physiques, et d'où est sortie la conception d'une méthode d'exploration clinique, celle de Claude et Balthazard.

D'autre part, et en dehors de toute théorie physiologique, la détermination de la concentration moléculaire des solutions se présente comme une mesure, dont l'énorme avantage sur toutes celles que nous avons déjà passées en revue est d'être à la fois exacte, globale et indépendante du poids spécifique. En déterminant, par exemple, la concentration moléculaire de l'urine par la cryoscopie, nous avons un moyen de mesurer d'une manière rigoureuse, au moins en apparence, la quantité totale des substances dissoutes, sans avoir à tenir compte de leur nature, ni de leur densité. Ce mode de mesure a également donné naissance à des procédés cliniques, procédant donc d'un ordre d'idées bien différent de la méthode de Claude et Balthazard.

Nous allons successivement décrire la technique cryoscopique et les méthodes cliniques qui l'utilisent, puis discuter leur valeur au point de vue qui nous occupe.

Pour les déterminations cryoscopiques, on peut employer un instrument qui se compose d'un large récipient de verre, auquel on adapte, à l'aide d'un collier métallique, un tube de verre de large calibre. Dans ce tube s'enfonce un autre tube un peu moins large, et qui tient au précédent par un anneau de caoutchouc à son extrémité supérieure.

Dans le récipient extérieur on introduit le mélange réfrigérant, glace et sel marin ; dans l'intervalle des deux tubes de verre, un milieu de transmission thermique incongelable, eau et glycérine à parties égales ; enfin dans le tube intérieur, la solution dont on recherche le point de congélation, ou point Δ. On y plonge, à cet effet, un thermomètre spécial, divisé au 1/50 de degré, et un agitateur de platine, qui s'enroule en spirale autour de la cuvette du thermomètre.

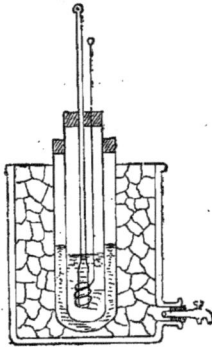

L'opération est ainsi conduite : on verse du liquide à étudier une quantité suffisante pour submerger complètement la cuvette du thermomètre. La masse de ce liquide est agitée presque constamment, et la réfrigération est conduite lentement. On voit la colonne de mercure descendre ; à partir du 0, on agite d'une manière continue ; ordinairement, la descente dépasse le point de congélation, à cause de la surfusion : on peut faire cesser celle-ci en jetant dans le liquide un petit cristal de glace ; aussitôt la congélation commence ; la colonne de mercure remonte rapidement jusqu'à un point auquel elle reste fixée pendant quelques secondes, après quoi elle redescend progressivement. Mais l'opération est terminée. Ce point fixe, réserve faite des corrections à apporter au 0 du thermomètre, est le point de congélation, le point Δ.

Appareil de Beckmann, modifié par Bousquet.

MÉTHODE DE CLAUDE ET BALTHAZARD. — Cette méthode étant basée sur la théorie de la sécrétion de l'urine, due à Koranyi, il est nécessaire d'exposer d'abord cette théorie. D'après Koranyi, au niveau du glomérule de Malpighi filtrent l'eau et le chlorure de sodium ; Claude et Balthazard pensent, d'après certains faits cliniques, que cette solution de chlorure de sodium est hypotonique par rapport au sérum sanguin, et cette anisotonie serait maintenue permanente grâce à l'activité vitale de l'épithélium glomérulaire. Puis cette solution chemine dans les tubes urinifères, et là, un double phénomène se produit : 1° une résorption d'eau, qui retourne dans le sang, d'où résulte que la concentration du liquide devient de plus en plus élevée ; en effet, la concentration moléculaire de l'urine dépasse en général, mais non toujours, celle du sang ; 2° un phénomène, constitué par ce que Koranyi appelle « l'échange moléculaire ». Toutes les substances non chlorurées de l'urine sont en effet excrétées à ce moment de la formation de l'urine, c'est-à-dire au niveau de l'épithélium de Heidenhain ; Claude et Balthazard, à la suite du professeur Bouchard, les désignent sous le terme global de substances élaborées. Mais pour chaque molécule de substance élaborée qui quitte le sang pour passer dans l'urine, il part de ce liquide pour retourner dans le sang une molécule de chlorure de sodium. Il y a donc échange, molécule à molécule, entre les substances élaborées d'une part et le chlorure de sodium d'autre part ; il en résulte, qu'en définitive, le nombre des molécules dissoutes dans l'urine n'a pas changé depuis le glomérule jusqu'à la papille du rein ; n'ont changé que la nature de ces molécules dissoutes et la quantité du dissolvant, en vertu des deux phénomènes qui se sont effectués le long du trajet caniculaire, l'échange moléculaire et la résorption d'eau.

Sur cette théorie est basée la méthode suivante : Claude et Balthazard déterminent le point de congélation de l'urine, Δ. Conventionnellement, ils disent que ce nombre représente le nombre des molécules solides dissoutes dans l'unité de volume de l'urine. En multipliant ce terme par V, volume de l'urine émise en 24 heures, ils connaissent le nombre de molécules éliminées par l'urine dans ce temps, et en divisant par P, poids de l'individu étudié, ils obtiennent la valeur $\dfrac{\Delta V}{P}$, qu'ils appellent la *diurèse moléculaire totale*, et qui représente la quantité de molécules urinaires éliminées en 24 heures par l'unité de poids du sujet étudié. Or, selon ce que nous avons dit, le nombre Δ ne varie pas depuis le glomérule jusqu'à la terminaison du tube urinifère ; il représente aussi bien le nombre des molécules filtrées au niveau du glomérule : *il en résulte que la valeur* $\dfrac{\Delta V}{P}$ *mesure l'activité fonctionnelle du glomérule.* Ses variations sont en rapport avec celles de cette activité, c'est-à-dire soit avec les troubles de la circulation rénale, soit avec les troubles fonctionnels dus à des lésions du glomérule.

Mais elle ne nous apprend rien sur l'excrétion des substances élaborées, dont la connaissance est bien plus utile à différents points de vue. On y atteint par les calculs suivants : l'abaissement du point de congélation de l'urine est dû à la somme des molécules élaborées et des molécules chlorurées dissoutes dans l'urine. En déterminant la part qui revient à ces molécules chlorurées dans l'abaissement du point de congélation de l'urine, on obtiendra, par différence, la part qui revient aux molécules élaborées. Or rien n'est plus simple que de faire cette détermination : on sait, en effet, qu'une solution aqueuse à 1 p. 100 de NaCl congèle à — 0°,60 ; il suffira de doser chimiquement le taux des chlorures de l'urine ; soit m ce taux p. 100. Une solution chlorurée de ce taux congèle à m — 0°,60 ; et suivant la convention déjà adoptée pour le Δ global, on peut dire que cette solution contient $m \times 60$ molécules chlorurées, dans l'unité de volume. Si l'urine contient Δ molécules, dont $m \times 60$ molécules chlorurées, $\Delta - m \times 60$ représentera la différence, c'est-à-dire les molécules élaborées. Cette valeur est désignée par le signe δ.

Possédant la valeur δ, on lui applique le même raisonnement qu'à la valeur Δ ; on obtient ainsi le terme $\delta \dfrac{V}{P}$, qui représente la diurèse des molécules élaborées en vingt-quatre heures par l'unité de poids de l'individu.

Mais la valeur de la diurèse des molécules élaborées ne mesure pas proprement l'activité de l'épithélium de Heidenhain, car elle est susceptible de varier, nous le savons, sous d'autres influences que celle des variations de cette activité ; elle dépend encore en effet de la quantité de ces substances en circulation dans le sang, par conséquent de l'état de la nutrition et du fonctionnement d'autres organes que le rein. *Ce qui représente en propre le travail de l'épithélium rénal, c'est l'échange moléculaire.*

Or, d'après la théorie, les effets utiles de ce travail aboutissent à l'augmentation des molécules élaborées par rapport aux molécules chlorurées de l'urine. L'étude du rapport de Δ, nombre global des molécules solides, et de δ, nombre des molécules élaborées, nous montrera ces effets utiles, car il est facile de comprendre que, s'il y a diminution des échanges moléculaires au niveau des épithéliums rénaux, δ diminuera par rapport à Δ ; s'il y a, au contraire, augmentation de ces échanges, δ augmentera par rapport à Δ.

Aussi Claude et Balthazard ont-ils fixé, par l'étude d'un grand nombre de cas, la valeur de Δ/δ correspondant, pour l'état normal de l'épithélium rénal, aux différentes valeurs de $\dfrac{\Delta V}{P}$. Dans un cas déterminé, on se reporte à ce tableau (1) ; si Δ/δ est plus élevé que ne

(1) Voir la note à la page suivante.

l'indique le chiffre de ces auteurs pour la valeur déterminée de $\dfrac{\Delta V}{P}$, c'est qu'il a un certain degré d'insuffisance fonctionnelle de l'épithélium rénal.

Ainsi l'on voit combien cette méthode fouille profondément la fonction excrétrice du rein : elle permet d'analyser la fonction glomérulaire et la fonction épithéliale, et de les dissocier des influences extrarénales qui peuvent modifier la composition de l'urine, et cela, sans intervention d'un autre élément d'étude que celle de l'urine même, dont il a suffi de noter le volume en vingt-quatre heures, de déterminer le point Δ, de doser le pourcentage des chlorures, toutes ces données étant complétées par le poids du sujet.

On voit que les avantages de cette méthode paraissent considérables; elle n'est pourtant pas à l'abri de toute critique. Dans son application aux malades, elle rencontre quelquefois un obstacle dans le fait qu'il est difficile de recueillir toutes ses urines, ou de peser le malade; ce poids peut encore être vicié du fait d'infiltrations séreuses, par exemple. Mais ce sont là des cas exceptionnels en vérité.

Les objections d'une portée réellement moins spéciale sont de deux ordres : les unes s'adressent, d'une manière générale, à l'application de la cryoscopie aux phénomènes biologiques ; les autres à l'application particulière, due à Claude et Balthazard. Les premières objections sont d'une très grande importance, car les auteurs les plus autorisés se sont refusé le droit d'étendre à des solutions aussi complexes et mal connues dans leur constitution que les humeurs organiques, ces lois, que Raoult a formulées à propos de solutions de constitution simple et définie. D'ailleurs, ces lois mêmes souffrent des exceptions, dans le détail desquelles nous ne pouvons entrer ici (1) : disons seulement que les solutions très diluées sont le siège de phénomènes physiques consistant dans la fragmentation des molécules composées en leurs parties fondamentales, en *ions* ; et ces phénomènes viennent introduire des causes d'erreur dans l'appréciation des déterminations cryoscopiques. Toutefois, ces erreurs ne sont pas numériquement considérables ; les différences du degré cryoscopique, dues à ces causes d'inexactitude, ne sont pas telles qu'elles entraînent, pour les biologistes, des erreurs d'interprétation à l'égard des phénomènes qu'ils étudient ; l'appréciation en est toujours en effet plus ou moins approximative et, pour prendre un exemple, le point Δ d'une urine qui congèle à — 1°,20 ne comportera pas une signification bien différente de celui d'une urine qui congèle à — 1°,25 ; or les erreurs introduites dans les déterminations cryoscopiques par les exceptions aux lois de cette méthode, ne dépassent guère ces limites, relativement étroites au point de vue biologique.

En résumé, il ne nous paraît pas que l'on doive systématiquement se priver de la cryoscopie et en rejeter a priori les résultats, avant toute étude des faits, sous le prétexte insuffisamment fondé qu'elle est inapplicable aux phénomènes biologiques.

Quant à la méthode de Claude et Balthazard, nous avons déjà dit qu'elle rencontre quelquefois des obstacles dans la pratique; mais elle est surtout passible de critiques plus générales.

Tout d'abord elle repose sur une hypothèse physiologique ; à cela on a répondu d'une manière

---

(1) Tableau de Claude et de Balthazard :

Si $\dfrac{\Delta V}{P} = 6.000$, $\dfrac{\Delta}{3}$ ne dépasse pas la valeur 2,10

—	5.500, —	—	— 2,00
—	5.000, —	—	— 1,90
—	4.500, —	—	— 1,80
—	4.000, —	—	— 1,70
—	3.500, —	—	— 1,60
—	3.000, —	—	— 1,50
—	2.500, —	—	— 1,40
—	2.000, —	—	— 1,30
—	1.500, —	—	— 1,20
—	1.000, —	—	— 1,10
—	500, —	—	— 1,50

(1) V.-L. Bernard, Les applications cliniques de la cryoscopie. Revue critique, in *Revue de Médecine*, 1902.

peut-être un peu spécieuse qu'elle était indépendante de cette hypothèse, laquelle ne servait qu'à interpréter les résultats de la méthode. Il nous paraît cependant nécessaire, — pour comprendre que le chiffre des molécules filtrées au niveau du glomérule soit donné par Δ et que ce nombre mesure l'activité du glomérule, pour comprendre la signification du rapport Δ/δ et son parallélisme avec $\dfrac{\Delta V}{P}$ dans les conditions d'un épithélium rénal sain, — de connaître et d'admettre avec Koranyi le phénomène de l'échange moléculaire ; il faut admettre que les molécules chlorées filtrent au niveau du glomérule, et les molécules non chlorées au niveau de l'épithélium rénal; bref, il faut se ranger à l'hypothèse de la sécrétion rénale, due à cet auteur. Or, cette hypothèse n'est pas démontrée, n'est même pas très claire dans toutes ses parties.

Toutefois, quel que soit le sort de cette hypothèse, la méthode garderait un mérite suffisant si elle fournissait des explications et des appréciations qui soient conformes à la réalité des faits cliniques.

Or, d'après ce que j'ai vu, les résultats de la méthode de Claude et Balthazard ne répondent pas toujours à ces desiderata.

Peut-être en peut-on donner quelques explications :

En effet, en dépit de la multiplicité apparente des données de cette méthode, ses diverses formules reposent toutes sur l'interprétation par le calcul de trois valeurs, Δ, V et P, qui, toutes trois, sont, dans nombre de cas, sujettes à caution ?

Quelquefois Δ est vicié du fait de la concentration élevée de l'urine, d'où résulte que pendant l'opération, souvent même avant l'opération de la congélation, une partie des substances dissoutes se précipite, et que la concentration moléculaire, indiquée par Δ, est beaucoup plus faible que ne l'est en réalité celle de l'urine examinée. De même, il est possible que le chiffre de la concentration moléculaire des urines très diluées soit rendu plus élevé par suite de l'ionisation des molécules dissoutes, qui multiplie le nombre des éléments agissant sur l'abaissement du point de congélation. Donc, le terme Δ peut être quelquefois erroné, et comme la détermination de δ en est déduite par le calcul, ces deux estimations sont alors faussées, et faussées dans le même sens; il en résulte que, sans contradiction apparente qui avertisse, les formules sont toutes inexactes.

La valeur V varie de même sous l'influence d'un grand nombre de modifications physiologiques, ce dont il n'a peut-être pas été tenu un compte suffisant dans l'appréciation des formules qui en dérivent.

Enfin la valeur P est également d'une interprétation malaisée ; tous les éléments qui contribuent à sa constitution n'ont pas une valeur égale; on peut difficilement réduire à des unités équivalentes et comparables les poids d'individus gros ou maigres, infiltrés de sérosité ou cachectiques; les différents tissus ne fournissent pas un travail égal dans l'élaboration des matériaux de la nutrition ; et il peut se glisser là encore des causes d'erreur, peut-être plus importantes que celles qui dériveraient de l'abandon de la notion de poids, dont on ne voit pas très bien la raison d'être en matière de fonction rénale.

Malgré ces diverses objections, la méthode de Claude et Balthazard doit être étudiée ; et le temps seul avec l'expérience pourront donner la mesure de la confiance qui lui doit être accordée.

AUTRES MÉTHODES CRYOSCOPIQUES. — I. — V. Koranyi, s'appuyant sur sa théorie, étudie le rapport de Δ à NaCl; les variations de $\dfrac{\Delta}{NaCl}$ indiquent assez bien l'activité de la circulation rénale, lorsque l'épithélium de Heidenhain est normal ; mais, lorsqu'il est altéré, ce rapport est dénué de toute signification. En outre, la valeur de NaCl est dépendante de trop d'influences étrangères à la fonction rénale ; aussi le rôle prépondérant qu'elle joue dans ce rapport contribue à lui enlever toute valeur. Il a d'ailleurs été peu utilisé en France.

II. — Certains auteurs allemands, en particulier Kummel, se sont bornés à étudier le point Δ du sérum sanguin, concluant de son élévation à l'insuffisance de la dépuration urinaire. C'est là une méthode tout à fait incertaine. Le Δ du sérum sanguin peut, en effet, être peu élevé, lorsque le rein est malade ; soit parce que cette altération n'entraîne pas d'imperméabilité, auquel cas le Δ du sang peut même être moins élevé que normalement (Léon Bernard) ; soit parce que la rétention des produits non éliminés ne s'effectue pas dans le sang, mais dans les tissus (Balthazard). D'un autre côté, le Δ du sérum sanguin peut s'accroître anormalement sans que le rein soit en cause ; l'asphyxie (Korànyi), la glycémie (L. Bernard) peuvent amener cet état, indépendamment de toute altération rénale.

III. — Il en résulte donc que le Δ de l'urine, comme le Δ du sang, ne peuvent être envisagés isolément, chacun d'eux étant susceptible de varier sous l'influence de facteurs étrangers à la fonction rénale. Aussi Vaquez et Bousquet ont-ils conseillé de les comparer ; ainsi est née la méthode proposée par Léon Bernard. On détermine Δ du sérum sanguin, Δ de l'urine dans le même temps, donc dans les mêmes conditions de la fonction rénale (ordinairement nous procédons à cette prise le matin à jeûn), et le volume de l'urine émise en vingt-quatre heures. Le rapport de ces deux Δ renseigne sur l'activité de la sécrétion rénale, sur l'état de la perméabilité rénale. Mais, comme la valeur de l'excrétion urinaire dépend non seulement de l'activité de l'épithélium, mais aussi de la quantité d'eau éliminée, il faut tenir compte de ce facteur dans une autre formule $\dfrac{\Delta U}{\Delta S} \times V$ (volume de l'urine en vingt-quatre heures), qui indique la valeur de l'émonction rénale ; la première formule a donc plutôt une valeur diagnostique, la seconde une valeur pronostique. Toutefois, étant donnés les liens qui unissent l'excrétion de l'eau et des matières solides, il y a en général une solidarité relative entre les deux formules. Balthazard a fait remarquer que ces rapports ne représentaient aucune entité physiologique; ils n'en ont pas, en effet, la prétention et veulent seulement traduire aisément une confrontation de mesures par des expressions numériques, qui n'ont qu'une valeur conventionnelle. Toutefois, il ne nous paraîtrait pas mauvais de substituer à cette opération celle que propose cet auteur, et qui consiste dans la différence au lieu du rapport de Δ-urine et de Δ-sang ; cette substitution ne dérive et n'est l'origine d'aucune modification dans le principe même de la méthode.

Les avantages de cette méthode sont multiples : la cryoscopie ne lui apporte qu'un moyen de mesure ; celui-ci est applicable à l'urine et au sang, ce qui réalise une des conditions que ne présentent ni l'analyse chimique, ni la densité, ni la toxicité. Cette mesure est suffisamment exacte, globale, non influencée par d'autres facteurs que la quantité des substances dissoutes dans l'urine. Mais cette méthode n'est pas dénuée d'inconvénients : elle nécessite une prise de sang. En outre, le champ des variations du Δ du sang est très étroit, tandis que l'étendue de celles du Δ de l'urine est très large; il y a là, dans les agents, les modes et les limites de variation des deux facteurs du rapport une disproportion, qui explique probablement l'incertitude ou l'inexactitude évidente des résultats dans quelques cas.

De ce long chapitre, il résulte que la cryoscopie ne semble pas, quant à présent, fournir une méthode qui s'impose, par les avantages qu'elle présente sur les autres procédés d'exploration de la perméabilité rénale. Ce sont là d'ailleurs des méthodes nouvelles, dont il convient de continuer l'étude avant de porter sur elles un jugement définitif.

Nous en avons fini avec les procédés d'exploration de la perméabilité vraie. Ceux qui s'adressent à la perméabilité expérimentale sont principalement au nombre de deux : le procédé de la glycosurie phloridzique, d'Achard et Delamare, et le procédé du bleu de méthylène, d'Achard et Castaigne.

Épreuve de la glycosurie phloridzique. — On sait que, lorsqu'on injecte à un animal de la phloridzine, on détermine une élimination de glycose par ses urines. Achard et Delamare ont proposé d'utiliser ce phénomène pour l'exploration de la perméabilité rénale. Le procédé est le suivant :

On injecte sous la peau 5 milligrammes de phloridzine, soit 1 centimètre cube d'une solution stérilisée à 1 p. 200. On recueille les urines du malade d'heure en heure, et on y recherche la glycose.

Normalement le sucre apparaît après une demi-heure, disparaît au bout de deux à quatre heures, et atteint un taux de 0 gr. 50 à 2 gr. 50.

La glycosurie peut, anormalement, présenter une exagération dans sa durée et dans sa quantité ; mais c'est le plus souvent la diminution ou l'absence que l'on observe.

Ce procédé a été moins expérimenté que les autres, et il convient de réserver particulièrement le jugement à son égard. En effet, s'il apparaît être assez médiocre pour apprécier l'état de la perméabilité rénale, il est possible qu'il soit en mesure de rendre de grands services dans un autre ordre d'idées.

Il paraît peu apte à fournir des indications sur la fonction excrétrice du rein en général, car il est tiré d'un phénomène extrêmement particulier et, en outre, mal connu; on ne sait exactement en quel lieu et sous quelles influences la glycosurie phloridzique se produit; son mécanisme est encore obscur par bien des points. L'activité du parenchyme rénal paraît bien y entrer pour une part; mais cette participation semble relever plutôt d'actes chimiques; aussi cette méthode pourrait-elle peut-être donner des renseignements précieux sur l'activité chimique du rein, si d'une part elle procédait d'un phénomène mieux connu, si d'autre part cette activité chimique du rein était mieux déterminée. A coup sûr, si le procédé mérite d'être étudié, il ne nous semble pas pouvoir actuellement entrer dans la pratique.

Dans ce sens, d'autres recherches ont été effectuées pour tâcher de déterminer l'état du chimisme rénal, mais aucune n'a encore donné de résultats utilisables.

Épreuve du bleu de méthylène. — Au contraire, au point de vue strict de la perméabilité rénale, un procédé a actuellement fait ses preuves, c'est le procédé du bleu de méthylène, innové par Achard et Castaigne. Il est issu du principe suivant : si on fait absorber à un individu une substance colorante, celle-ci s'élimine par les urines, qu'elle colore, ce qui donne un moyen simple d'étudier les modalités de cette élimination.

Pour éviter les modifications imputables à la digestion et à l'absorption, on introduit la substance par la voie hypodermique. Sur ce même principe, diverses substances ont été utilisées; le bleu de méthylène, proposé par Achard et Castaigne, a été le plus employé. La technique est ainsi réglée :

On prépare une solution aqueuse stérilisée de bleu de méthylène à 1 p. 20. On en injecte 1 centimètre cube dans la fesse du sujet observé.

Préalablement on lui a fait vider sa vessie, et à partir de l'injection on recueille ses urines, d'abord de demi-heure en demi-heure jusqu'à ce que l'urine passe bleue, ensuite toutes les deux ou trois heures.

On note : 1° le début de l'élimination ; 2° sa durée ; 3° sa marche ; 4° son intensité ou son taux ; 5° sa forme.

1° *Début.* — Normalement le bleu commence à colorer l'urine trois quarts d'heure à une heure après l'injection. Ce début peut être avancé ou retardé. Le retard de l'élimination avait d'abord paru aux initiateurs de la méthode être le signe le meilleur de la diminution de la perméabilité rénale. En effet, ce signe est excellent ; toutefois, le début peut être normal avec des reins très altérés et peu perméables ; aussi ne faudrait-il pas baser sur lui seul un diagnostic fonctionnel précis.

Nous avons observé la précocité du début dans deux ordres de faits différents : d'une part dans cette catégorie de néphrites chroniques, dites parenchymateuses ou épithéliales, où Bard a le premier signalé ce phénomène ; d'autre part, dans des cas que j'ai étudiés avec Albarran, où le rein se trouve en hypertrophie compensatrice : il s'agit de sujets atteints de rétentions rénales septique ou aseptique ou de tuberculose rénale unilatérale, dont le rein malade fonctionne très peu, et dont le rein opposé présente un fonctionnement vicariant et des modifications anatomiques, reconnaissables à l'œil nu et au microscope et répondant au type de l'hypertrophie : hypertrophie de l'organe ; hypertrophie des cellules (Albarran).

Dans ces cas, le bleu s'élimine avec des particularités intéressantes, que nous préciserons à leur place ; en particulier, le début est avancé.

2° *Durée.* — Normalement l'élimination dure de trente-six à quarante-huit heures. Elle peut être raccourcie ou prolongée.

La prolongation de l'élimination s'observe le plus souvent en cas de perméabilité diminuée ; c'est ce qu'on voit surtout dans les néphrites interstitielles. Cependant on observe aussi le fait lorsque le rein est en hypertrophie compensatrice ; mais, en ce cas, l'intensité de l'élimination est forte, tandis qu'elle est faible dans le premier (Albarran et Léon Bernard).

Le raccourcissement de l'élimination s'observe dans deux ordres de faits opposés : on le voit au cours des néphrites chroniques épithéliales, coïncidant avec une intensité très forte, témoignant d'une perméabilité au bleu exagérée ; on le voit encore lorsque la perméabilité rénale est extrêmement diminuée ; alors il ne passe de bleu que pendant très peu de temps, quelques heures parfois, et en très petite quantité. On voit donc qu'envisagée isolément, la durée de l'élimination fournirait des indications fallacieuses.

3° *Marche.* — Normalement, le bleu s'élimine d'une manière régulièrement progressive, croissante, d'abord ; puis régulièrement décroissante ; le maximum est atteint après quelques heures ; l'élimination est donc cyclique.

Chauffard a montré avec ses élèves Cavasse et Castaigne que l'élimination pouvait offrir des types différents de celui-là ; et qu'elle pouvait se faire en plusieurs cycles. Dans l'élimination polycyclique, les urines sont tantôt plus, tantôt moins colorées. Et même parfois l'élimination peut être véritablement intermittente : on constate des interruptions dans l'élimination du bleu. Chauffard avait signalé ces deux types en cas d'insuffisance hépatique, et il a montré le rôle du foie dans la régulation de la fonction rénale. On observe en effet l'élimination polycyclique ou intermittente lorsqu'il existe de l'insuffisance hépatique. Mais elle a été rencontrée dans d'autres circonstances, en dehors de toute altération fonctionnelle du foie. C'est ainsi que Dufour et Roques de Fursac l'ont vue dans diverses affections nerveuses ; nous-même l'avons vue dans la polyurie nerveuse. Divers auteurs l'ont notée dans des affections de la peau. Albarran et Léon Bernard l'ont observée en cas d'hypertrophie compensatrice du rein.

Par conséquent on ne peut pas attacher à ce signe une signification étroite et absolue, et il doit être tenu compte d'autres facteurs pour l'interpréter correctement.

4° *Intensité ou taux.* — D'après tout ce que nous venons de dire, on voit qu'une des données les moins trompeuses de l'épreuve est la quantité de bleu éliminé. On peut se contenter d'apprécier l'intensité de la coloration de l'urine et de la rapporter à quelques degrés conventionnellement désignés ainsi : élimination minime, faible, moyenne, forte. Si l'appréciation en était toujours facile, elle serait peut-être suffisante ; mais elle est parfois rendue fort malaisée du fait des différences non plus quantitatives, mais qualitatives, que peut présenter la coloration de l'urine, laquelle varie du bleu au vert, selon sa couleur propre, indépendant de la substance qu'elle contient.

Aussi Achard attache-t-il une grande importance au dosage du bleu. Avec Clerc il a proposé le procédé suivant : l'urine du sujet est recueillie vingt-quatre heures avant l'épreuve, puis, l'épreuve faite, toutes les vingt-quatre heures. Chaque échantillon soumis au dosage est acidifié et bouilli.

On prend alors deux bocaux identiques ; on verse dans l'un une quantité déterminée de l'urine colorée destinée au dosage, et dans l'autre la même quantité de l'urine non colorée, recueillie avant l'épreuve. On dilue ces deux urines avec la même quantité d'eau (2 à 3 litres en général pour 25 à 30 centimètres cubes d'urine), de manière à obtenir une teinte assez claire, qui aidera à en apprécier le degré. Puis on ajoute à l'urine non colorée, goutte à goutte, avec une burette graduée, une solution titrée de bleu (à 1 p. 1000 par exemple) jusqu'à ce que les deux teintes soient devenues pareilles dans les deux bocaux. Il est très simple de mesurer la quantité de matière colorante nécessaire pour égaliser les deux teintes, et de la rapporter au volume d'urine émise par le malade.

Normalement il s'élimine 25 à 30 milligrammes dans les vingt-quatre premières heures, 35 à 40 milligrammes pendant la durée totale.

Ce procédé de mesure est simple, mais n'est pas parfait : il est basé sur l'identité de coloration propre à l'urine d'un jour à l'autre, ce qui n'est pas constant. Il nécessite l'intervention du sens visuel, comme moyen de mesure, ce qui peut être trompeur. Cependant il convient d'en recommander l'emploi et, en tous cas, de noter avec soin l'intensité approximative, car c'est là à notre sens la donnée la plus importante de l'épreuve.

5° *Forme.* — Le bleu de méthylène peut s'éliminer non seulement à l'état de bleu, mais encore sous forme d'un dérivé, qui régénère le bleu par l'ébullition après addition d'acide acétique. Voisin et Hauser, qui ont reconnu l'existence de ce corps, l'ont appelé le *chromogène*.

Actuellement, il convient de distinguer au moins deux chromogènes du bleu : le premier est un corps très instable, qui prend naissance dans les urines fermentées, alcalines : le bleu s'élimine sous forme de bleu, puis après un certain temps l'urine se décolore ; il suffit alors, pour régénérer le bleu, d'agiter le bocal d'urine en présence de l'air. C'est le *chromogène de fermentation.*

Le second est, au contraire, un corps plus stable ; il s'élimine d'emblée par le rein, soit seul, soit en compagnie de bleu ; pour régénérer le bleu avec ce dérivé, il est nécessaire d'acidifier et de faire bouillir l'urine ; c'est le *chromogène d'élimination.*

La production du chromogène de fermentation ne signifie rien par rapport à la perméabilité rénale. Quant au chromogène d'élimination, à l'état normal, il s'en élimine presque constamment une petite quantité. A l'état pathologique, il peut être plus abondant, surtout au début et à la fin de l'épreuve ; il peut même être seul à être éliminé, le bleu étant constamment absent des urines. Il paraît certain que le chromogène est plus diffusible que le bleu ; mais si ce caractère peut expliquer certaines particularités de son élimination, il ne peut rendre compte de sa production. La transformation du bleu en chromogène se produit sans doute dans le sang et divers tissus ; et la transformation du chromogène en bleu est probablement l'œuvre du parenchyme rénal. Les conditions d'apparition du chromogène dans l'urine, dans des proportions variées, relèvent donc de facteurs trop multiples et complexes, pour qu'elle puisse être utilisée dans le diagnostic de la perméabilité rénale. Elle est d'ailleurs la résultante de phénomènes chimiques, plutôt qu'excrétoires, et de phénomènes qui n'ont pas tous leur siège dans le rein. Aussi, jusqu'à présent, la signification du chromogène est-elle absolument obscure.

Tel est le procédé du bleu de méthylène. Quelle en est la valeur ?

Tout d'abord il convient de faire remarquer que, pour interpréter ses résultats, il faut noter toutes les données de l'épreuve et non se contenter de l'une ou de l'autre, comme on a eu quelquefois le tort de le faire. En effet, ces données s'éclairent les unes par les autres ; chacune, envisagée isolément, peut induire en erreur, car elle est susceptible d'interprétations différentes, entre lesquelles le choix s'impose par la confrontation avec les autres données de l'expérience : des modalités différentes et même opposées de la fonction rénale peuvent engendrer une même anomalie particulière de l'élimination du bleu, nous l'avons vu. Réciproquement cette élimination peut n'être anormale que par une seule de ses données, par la modification légère d'un seul de ses éléments, sans qu'on puisse rapporter celle-ci à un trouble bien défini de la perméabilité rénale. Donc, il est indispensable de noter tous les détails de la courbe d'élimination du bleu ; on peut le faire sur des graphiques appropriés.

Mais, même dans des conditions excellentes d'observation, il arrive parfois que l'on ne puisse interpréter la courbe et que l'épreuve reste inintelligible. C'est là un reproche sérieux à la méthode, encore qu'il ne s'applique qu'à un petit nombre de cas.

En outre, cette manière de faire nécessite de recueillir et d'étudier l'urine du sujet pendant plusieurs jours, ce qui n'est pas sans inconvénients théoriques et pratiques ; la perméabilité rénale peut, en effet, varier dans sa valeur durant le laps de temps nécessaire à l'observation.

D'autres causes d'erreurs proviennent de la quantité d'urine émise, de l'activité circulatoire du rein, qui peuvent influencer l'intensité et la durée de l'élimination (élimination faible, prolongée et polycyclique des polyuries nerveuses, sans qu'il s'agisse là, à proprement parler, de troubles de la perméabilité rénale. Là encore, la dépendance où se trouvent réciproquement les substances dissoutes et l'eau dissolvante de l'urine, vient gêner la signification du taux de chacune d'elles.

Mais la principale critique qu'on a faite à ce procédé s'adresse à son principe même, à celui de l'exploration de la perméabilité expérimentale. On a prétendu que l'on ne pouvait conclure de l'élimination du bleu à celle des autres substances ; que chaque corps possédait un coefficient d'élimination propre (Lépine). Cette objection a été soulevée théoriquement plus qu'elle n'est tirée de l'observation des faits. En effet, elle paraît inattaquable rationnellement. En pratique, il semble que, lorsqu'on emploie simultanément sur un même sujet les divers modes d'exploration de la perméabilité rénale, le bleu montre des résultats conformes aux autres (Léon Bernard). Toutefois, il existe des discordants, et il paraît assez difficile, dans l'état actuel des choses, de savoir dans ce cas quel a été le bon et le mauvais procédé.

En somme, malgré ses imperfections, l'épreuve du bleu peut rendre de grands services ; elle constitue un procédé sensible, dont les défauts proviennent surtout de ce qu'on ne sait pas encore comprendre la signification de toutes ses données.

AUTRES MODES D'EXPLORATION DE LA PERMÉABILITÉ EXPÉRIMENTALE. — On a proposé de substituer l'emploi de diverses substances colorantes à celui du bleu de méthylène ; nous ne voyons à cela aucun avantage.

On a aussi proposé d'étudier l'élimination provoquée de l'iodure de potassium. Ce procédé n'est pas entré dans la pratique, car il est long, nécessite un dosage difficile ; en outre il est, encore plus que l'épreuve du bleu, passible de l'objection générale à la recherche de la perméabilité expérimentale : car l'iodure possède une diffusibilité très grande, qui lui confère une élimination rapide, spéciale, se prêtant difficilement à des généralisations. Il s'élimine sans doute par le glomérule, tandis qu'il est presque certain que le bleu s'élimine par l'épithélium de Heidenhain, comme sans doute la plupart, sinon toutes, des substances dissoutes de l'urine.

En résumé, aucun procédé n'apparaît actuellement parfait pour explorer l'état de la perméabilité rénale. Aucun n'est à l'abri de critiques ; il nous semble que les moins sûrs et les moins commodes sont l'analyse chimique et la détermination de la toxicité. Dans la pratique courante, le plus rapide est la recherche de la densité ; mais il est insuffisant. Il est préférable d'employer la cryoscopie (par la méthode de Claude et Balthazard ou celle de Léon Bernard, selon les circonstances) et l'épreuve du bleu. Quand on le pourra, on ne manquera pas d'associer tous ces procédés, afin de pouvoir comparer leurs résultats.

Mais, au sujet de l'exploration de la perméabilité rénale, il faut bien retenir deux faits, qui en délimitent la portée : le premier, c'est que ces divers procédés n'indiquent que des états fonctionnels et non des altérations anatomiques ; le second, c'est que l'état de la perméabilité rénale n'est pas tout dans le diagnostic et le pronostic des affections rénales ; que toutes les altérations de cet organe n'entraînent pas nécessairement la diminution de la perméabilité ; qu'il n'existe pas un rapport constant et nécessaire de dépendance entre l'existence clinique de phénomènes urémiques et la diminution de la perméabilité rénale constatée par les moyens que nous venons d'énumérer.

LÉON BERNARD.

CHAPITRE XIII

EXAMEN DU SYSTÈME NERVEUX ET DES MUSCLES

De par leur siège, les affections du système nerveux se répartissent en des groupes naturels bien déterminés, à savoir : les maladies du cerveau, de la moelle épinière, du sympathique et des nerfs périphériques. Toutefois il ne faut pas perdre de vue que, assez souvent, les affections d'un des groupes sus-nommés entraînent des lésions d'un groupe avoisinant. C'est ainsi que, très souvent, les maladies cérébrales s'accompagnent de lésions médullaires, ou que les maladies médullaires sont suivies d'altérations des nerfs périphériques et des muscles.

Toutes les affections du système nerveux ne provoquent point d'*altérations anatomiques*. On appelle *maladies nerveuses fonctionnelles* ou *névroses* toutes les affections où, jusqu'à présent, on n'a pas encore réussi à déceler la présence de lésions anatomiques. On décrit des névroses du cerveau, de la moelle épinière, du sympathique et des nerfs périphériques.

Les désordres qui révèlent les affections du système nerveux se rapportent tantôt à l'appareil moteur, tantôt à l'appareil sensitivo-sensoriel, tantôt à l'appareil nervo-trophique, tantôt à l'appareil vaso-moteur. Disons immédiatement que, dans la pratique, ces désordres sont très souvent associés entre eux.

A. — TROUBLES MOTEURS.

Parmi les troubles moteurs, ce sont les *paralysies* qui, en raison de leur fréquence, attirent en premier lieu l'attention; aussi commencerons-nous par les décrire en quelques mots.

Paralysies des nerfs moteurs. — Suivant que l'impuissance motrice est plus ou moins accusée, les akinésies se divisent en *paralysie* (suppression complète de la motilité) et en *parésie* (suppression partielle de la motilité).

Le diagnostic d'une *paralysie* est plus facile ; les muscles paralysés

sont absolument impuissants à remplir leurs fonctions. Voici un individu dont les muscles innervés par le radial sont paralysés : sa main, le
bras étant horizontal, pendra fléchie et demeurera telle, alors même
qu'on engage le malade à l'étendre. Un autre, dont le biceps brachial sera
paralysé, se déclarera incapable de plier le coude. Un troisième, atteint
de paralysie faciale, ne pourra rire du côté malade, ni modifier les traits
de ce côté, etc. En d'autres termes, la suppression totale des fonctions de
certains muscles indique une paralysie de ces muscles, en supposant,
bien entendu, qu'il n'existe point d'obstacles mécaniques, tels que raideur articulaire, ou que le malade ne recule pas devant certains mouvements en raison d'affections douloureuses de l'appareil moteur.

Dans la *parésie musculaire*, on n'observe point de suppression complète des fonctions musculaires, mais simplement un degré plus ou moins
élevé de faiblesse musculaire. Celle-ci se reconnaît au peu de résistance
qu'opposent les muscles ou les groupes musculaires à un obstacle créé,
ou au peu d'énergie qu'ils développent pour accomplir le mouvement

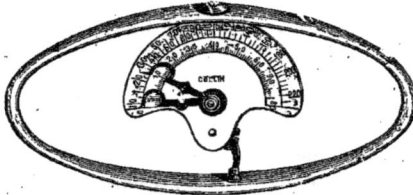

FIG. 272. — Dynamomètre. Demi-grandeur naturelle.

exigé. S'agit-il, par exemple, d'une parésie du triceps brachial et engage-
t-on le malade à étendre l'avant-bras, alors que l'observateur le maintient
en flexion, le mouvement réclamé est rendu impossible dès que le médecin y oppose une résistance tant soit peu prononcée.

Pour déterminer le degré de la parésie, on recommande l'usage du dynamomètre. Cet instrument consiste en un ressort muni d'une échelle
graduée avec aiguille, qui donne (en kilogrammes) le degré de la force
avec laquelle on a pratiqué une pression sur le ressort de l'appareil
(fig. 272). Il ne faut pas se laisser tromper par l'exactitude apparente des
chiffres. Alors même qu'il s'agit de parésie unilatérale et qu'on dispose
de points de comparaison, ces chiffres ne méritent confiance que jusqu'à
un certain point. Il faut d'abord savoir se servir de l'instrument ; puis,
chez la plupart des individus, les muscles du côté droit ont plus d'énergie que ceux du côté gauche ; enfin les chiffres sont soumis à des variations individuelles. Or, il n'arrivera que rarement qu'on ait déterminé la
force dynamométrique individuelle avant la maladie et qu'on dispose ainsi
d'un véritable point de comparaison.

Suivant l'*étendue des paralysies*, on parle de *monoplégie*, de *paraplégie*
et d'*hémiplégie*.

En cas de *monoplégie*, il s'agit de la paralysie d'une seule extrémité, et suivant que c'est le membre supérieur ou le membre inférieur qui est atteint, la *monoplégie* est dite *supérieure* (*monoplégie brachiale* ou *cervicale*), ou *inférieure* (*monoplégie lombaire*). Il ne faut pas oublier que la paralysie ne s'étend pas toujours au membre tout entier, mais n'occupe parfois que certaines régions nerveuses ou musculaires isolées (*monoplégie partielle*).

En cas de *paraplégie*, l'on a affaire à la paralysie des deux membres supérieurs ou de deux membres inférieurs ; dans le premier cas, la *paraplégie* est dite *supérieure* (*paraplégie brachiale* ou *cervicale*) ; dans le second cas, elle est dite *inférieure* (*paraplégie lombaire*). Les quatre membres sont-ils paralysés en même temps, la *paraplégie* est dite *totale*.

Dans l'*hémiplégie*, il s'agit ordinairement de la paralysie du membre supérieur et du membre inférieur du même côté. Si, au contraire, ce sont le membre supérieur d'un côté et le membre inférieur du côté opposé qui sont atteints, l'*hémiplégie* est dite *cruciale*. Dans la majorité des cas, outre les membres supérieur et inférieur, certains nerfs cérébraux, à savoir le facial et le grand hypoglosse, sont aussi paralysés. Dans la grande majorité des cas, la paralysie du facial siège du même côté que celle des membres. Si la paralysie du facial (parfois aussi celle des oculo-moteurs et même d'autres nerfs cérébraux) siège du côté opposé, l'*hémiplégie* est dite *alterne*.

L'*étendue d'une paralysie permet de poser des conclusions diagnostiques importantes.*

Si la paralysie frappe un *domaine musculaire innervé par un nerf unique*, cela signifie en général que la cause pathologique doit être cherchée du côté du tronc nerveux périphérique.

En cas de paralysie d'une extrémité, *monoplégie*, il faudra attribuer à la lésion un siège plus central, du côté du plexus ou en un point où les troncs nerveux ne se trouvent pas encore séparés par de grandes distances.

La *paraplégie* dépend presque toujours d'affections de la moelle épinière car, vu le peu de surface de la coupe transversale de cette dernière, il suffit de foyers relativement petits pour donner lieu à des paralysies bilatérales.

Enfin, les *hémiplégies* indiquent que le siège de la lésion se trouve dans l'encéphale. Dans les cas typiques, on se trouve en présence d'une paralysie des deux membres et des nerfs grand hypoglosse et facial d'un seul et même côté. Seulement, ce n'est que le facial inférieur (branche innervant les lèvres et les joues) qui est intéressé, tandis que le facial supérieur (innervant les muscles frontal, sourcilier et orbiculaire des paupières) demeure intact.

Ce serait toutefois une grosse erreur de croire qu'il n'y ait point d'exceptions aux règles que nous venons de poser. Il y a tout d'abord des paralysies musculaires qui ne dépendent pas le moins du monde d'une lésion nerveuse ni d'une névrose, mais qui sont dues à une affection de la substance musculaire elle-même — *paralysies myopathiques*. Il n'est pas extrêmement rare non plus que des hémorragies ou des phlegma- ·sies médullaires circonscrites, au lieu de paralyser les nerfs des deux ex- trémités homologues, n'entravent les fonctions que de certains de ces nerfs ou même de quelques-uns seulement d'un même membre. Les maladies de l'écorce cérébrale peuvent également donner naissance à une monoplégie, lorsque le foyer morbide n'intéresse qu'un seul centre moteur cortical. Il arrive également, en cas de *lésion unilatérale de la moelle* sise assez haut, que le bras et la jambe sont paralysés du côté lésé ; seulement, contrairement à ce qui se passe dans l'hémiplégie cérébrale, le nerf facial demeure intact, et il survient, en outre, des troubles spéciaux de la sensibilité, à savoir de l'hyperesthésie du côté paralysé et de l'anesthésie du côté sain.

Les paralysies neuropathiques sont toujours dues à des *lésions des voies motrices pyramidales et cortico-musculaires*. Ces voies prennent naissance de chaque côté sur l'écorce cérébrale de la frontale et de la pariétale ascendantes, se rendent ensuite à travers la couronne radiée vers le tiers postérieur du segment postérieur de la capsule interne et atteignent les parties moyennes du pied du pédoncule cérébral. Elles traversent alors la protubérance et, arrivées au bulbe, elles se croisent en partie (décussation des pyramides) : la majeure partie des voies pyramidales motrices, après s'être entrecroisées sur la ligne médiane, constituent le faisceau pyramidal latéral du côté opposé de la moelle (faisceau pyramidal croisé), tandis que le restant de ces voies continue son chemin sur le même côté de la moelle épinière pour constituer le faisceau pyramidal antérieur (faisceau pyramidal direct).

Les fibres motrices pénètrent dans les faisceaux latéraux dans la substance grise des cornes antérieures de la moelle ; c'est là qu'elles se résolvent en un lacis de fibrilles nerveuses fines, qui, tout en se mettant en contact avec les ramifications des prolongements des cellules ganglionnaires des cornes antérieures, ne s'anastomose pas avec elles (rapports de contiguïté et non de continuité). Depuis son origine dans les cellules pyramidales des centres corticaux moteurs jusqu'à sa terminaison dans la substance grise des cornes antérieures de la moelle où elle se résout en fibrilles fines, chaque fibre nerveuse motrice prise à part forme un tout indivis appelé *neurone* ou, plus exactement, *neurone cérébro-spinal*, ou *neurone du premier ordre*.

Comme les cellules pyramidales de l'écorce cérébrale, les grandes cellules multipolaires des cornes antérieures de la moelle émettent des fibres nerveuses motrices qui, sorties de la moelle avec les racine santé- ·rieures, atteignent avec les nerfs périphériques les muscles, où elles se résolvent en fines ramifications terminales. Ces fibres aussi ne se divisent point ; depuis son origine médullaire jusqu'à ses ramifications périphériques, dans tout ce trajet, la fibre nerveuse périphérique forme un tout indivis. Cet élément est également désigné sous le nom de *neurone*, à savoir, *neurone médullo-périphérique* ou *neurone du second ordre*. De tout

ce qui précède il résulte que toute la voie motrice, depuis l'écorce cérébrale jusqu'à la périphérie du corps, est constituée par deux neurones, et
la transmission de la volonté s'accomplit en deux étapes, qui, tout en
entrant en contiguïté intime dans l'intérieur de la substance grise des
cornes antérieures de la moelle, ne s'unissent pas organiquement. .

Il est facile de trouver sur l'*écorce cérébrale* l'origine de la voie pyramidale motrice : les zones motrices sont situées sur les *circonvolutions
frontales et pariétales ascendantes*. On n'aura pas de peine à déceler sur
les parties inférieures du cerveau la vallée sylvienne avec sa branche
antérieure verticale et sa branche postérieure horizontale. Le sillon de
Rolando se dirige du sillon interhémisphérique vers le point d'union des
deux branches de la vallée sylvienne. La frontale ascendante est située
en avant du sillon rolandique, et la circonvolution pariétale ascendante
en arrière du même sillon (fig. 273).

Les expériences célèbres de Hitzig ont démontré que l'on peut délimiter sur les deux circonvolutions ascendantes certaines régions innervant les muscles du membre inférieur, du membre supérieur, de la face
et de la langue. Ces zones sont appelées *centres moteurs corticaux* ou
psychomoteurs pour ces parties du corps.

Le *centre moteur cortical du membre inférieur* (fig. 273) est situé
tout à fait en haut ; il occupe à peu près le tiers supérieur de la circonvolution frontale ascendante et les deux tiers supérieurs de la pariétale
ascendante. Sur la face interne du cerveau, il occupe tout le lobe paracentral (fig. 274).

Le *centre moteur cortical du membre supérieur* occupe le tiers moyen
de la circonvolution frontale ascendante (fig. 273) et s'étend vraisemblablement encore sur les parties avoisinantes de la pariétale ascendante.

Le *centre moteur cortical du facial* est intimement contigu au centre
du membre supérieur, il occupe le tiers inférieur de la frontale ascendante et probablement aussi le tiers inférieur de la pariétale ascendante
(fig. 273).

Enfin le *centre moteur cortical du grand hypoglosse* occupe la partie
la plus inférieure de la frontale ascendante (et de la pariétale ascendante)
(fig. 273).

Les lésions destructives de ces centres moteurs corticaux donneront
naturellement naissance à des paralysies occupant le côté du corps
opposé à la lésion; en raison du siège du foyer morbide, ces *paralysies*
sont dites *corticales*. La lésion destructive n'intéresse-t-elle qu'un seul
centre moteur cortical, on aura alors affaire à une *monoplégie corticale* ;
si, au contraire, la lésion s'étend simultanément aux centres des membres
supérieur et inférieur, et surtout si elle intéresse encore les centres du
facial et du grand hypoglosse, nous nous trouverons alors en présence
d'une *hémiplégie corticale*.

Les *signes* que voici permettront de différencier les *paralysies corticales*
avec d'autres paralysies :

1. — *Assez souvent les membres paralysés sont agités par accès de*

convulsions. La raison en est que, certaines cellules pyramidales des centres moteurs étant demeurées intactes, le foyer morbide peut de temps en temps irriter ces cellules non détruites. On peut aussi songer à l'irritation des fibres de la couronne rayonnante qui prennent naissance dans les centres corticaux.

2. — *L'hémiplégie ne se développe que petit à petit.* Cette évolution frag-

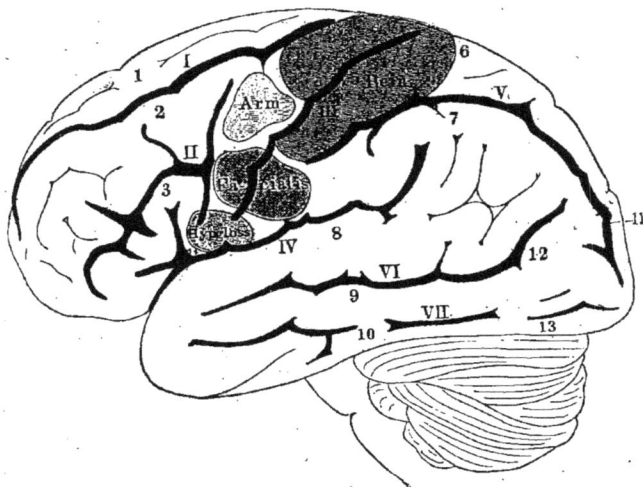

FIG. 278. — Centres moteurs de la convexité cérébrale.

1, première ; 2, deuxième ; 3, troisième circonvolutions frontales ; 4, circonvolution frontale ascendante ; 5, circonvolution pariétale ascendante ; 6, circonvolution pariétale supérieure ; 7, circonvolution pariétale inférieure (du pli courbé) ; 8, première ; 9, deuxième ; 10, troisième circonvolutions temporales ; 11, première ; 12, deuxième ; 13, troisième circonvolutions occipitales ; I, sillon frontal supérieur ; II, sillon frontal inférieur ; III, sillon de Rolando ; IV, fissure de Sylvius ; V, sillon interpariétal ; VI, sillon temporal supérieur ; VII, sillon temporal inférieur. (Arm signifie *bras* ; Bein signifie *jambe*.)

mentaire s'observe toutes les fois qu'un foyer morbide, ayant occupé tout d'abord un seul centre cortical, s'étend ensuite graduellement à d'autres centres corticaux avoisinants. Détail à remarquer : l'extension des paralysies se fait en conformité avec le siège anatomique des centres moteurs. C'est ainsi que, en cas de début par le centre du membre inférieur, c'est le centre du membre supérieur qui est atteint en second lieu, et non celui du facial ou du grand hypoglosse ; car dans cette dernière éventualité la lésion aurait dû passer par-dessus le centre non atteint du membre supérieur.

3. — *Les hémiplégies corticales s'accompagnent fréquemment de paralysie de l'oculo-moteur commun* reconnaissable à la chute de la paupière supérieure (ptosis).

4. — Outre les convulsions occupant les muscles des membres para-

lysés, on peut voir survenir également des convulsions épileptiques généralisées. Ces *convulsions corticales* se distinguent en ce qu'elles débutent
toujours par la même extrémité, qu'elles s'étendent aux autres parties du
corps suivant le siège des centres corticaux et que les malades ne perdent
pas ordinairement connaissance. Cette sorte d'*épilepsie* est dite *corticale*
ou encore *jacksonnienne*.

Les paralysies motrices peuvent être causées non seulement par des
lésions occupant l'écorce cérébrale, mais aussi la *couronne rayonnante* ;
en effet, comme nous l'avons déjà dit, il s'agit de voies motrices prenant

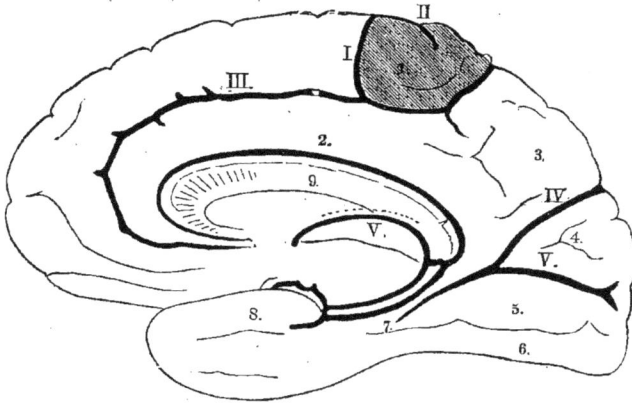

Fig. 274. — Centre moteur du membre inférieur sur le lobule paracentral.

1, lobule paracentral (centre du membre inférieur) ; 2, circonvolution du corps calleux ; 3, pré-
cunéus ; 4, cunéus ; 5, lobule lingual ; 6, lobule fusiforme ; 8, circonvolution crochue ; 9, corps
calleux ; I, sillon paracentral ; II, sillon central ; III, sillon calloso-marginal ; IV, scissure
pariéto-occipitale ; V, scissure calcarine.

naissance dans les centres moteurs corticaux et traversant l'épaisseur du
cerveau pour se rendre à la capsule interne. Les paralysies d'origine sous-
corticale sont rares, et pendant la vie il est impossible de les différencier
avec celles d'origine corticale.

Pour bien voir la *capsule interne*, une coupe du cerveau sera pratiquée
obliquement de haut en bas en partant du corps calleux (fig. 275). Elle se
présente sous forme d'une masse médullaire blanche limitée en dedans
par le noyau caudé et les couches optiques et en dehors par le noyau lenticulaire. Elle se divise en *segments antérieur et postérieur*; le *genou de
la capsule interne* est l'endroit où ces deux segments se réunissent. La
voie pyramidale motrice traverse le *tiers moyen du segment postérieur* de
la capsule interne; c'est la voie du facial qui est situé le plus en avant,
viennent ensuite la voie du membre supérieur et, tout à fait en arrière,
celle du membre inférieur. Aussi la destruction de ce segment de la capsule interne est-elle suivie nécessairement de la paralysie des membres

supérieur et inférieur, ainsi que du facial (aussi de l'hypoglosse, du côté opposé à la lésion). Détail caractéristique : le facial supérieur (branche frontale du facial) demeure intact. Les paralysies motrices consécutives à une lésion de la capsule interne se rencontrent avec une fréquence telle que cette *hémiplégie cérébrale* est dite aussi *vulgaire*. Dans la plupart des cas il s'agit d'une *hémorragie cérébrale* (*encéphalorragie*), ayant le plus

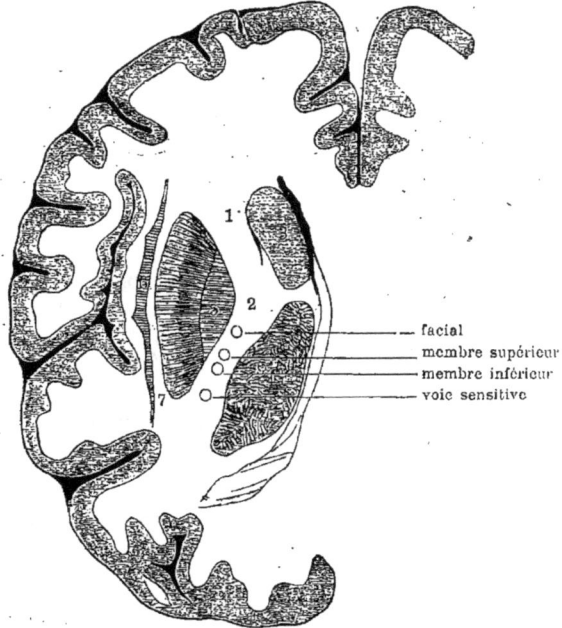

Fɪɢ. 275. — Capsule interne et régions cérébrales avoisinantes.

1, segment antérieur de la capsule interne ; 2, genou de la capsule interne ; 3, noyau caudé 4, couche optique ; 5, noyau lenticulaire ; 6, avant-mur ; 7, capsule externe.

souvent un siège lenticulaire ou optique et ayant fait irruption dans la capsule interne.

Sorties de la capsule interne, les fibres motrices s'engagent dans le *pédoncule cérébral*. Sur une coupe transversale et verticale du pédoncule on voit qu'il est constitué de chaque côté de la ligne médiane par deux portions, une inférieure (*pied du pédoncule cérébral*) et une *supérieure* (*calotte* ou *tegmentum*), séparées l'une de l'autre par une *substance foncée* (*substance niger*). Les fibres motrices occupent le tiers moyen du pied du pédoncule cérébral : c'est la voie du facial qui passe le plus en dedans, viennent ensuite et plus en dehors celles du grand hypoglosse, du membre supérieur et enfin, tout à fait en dehors, celle du membre inférieur (fig. 276).

Ce qui caractérise les lésions des voies motrices des pédoncules cérébraux, c'est l'*hémiplégie avec paralysie alterne de l'oculo-moteur*. On se trouve alors en présence d'une paralysie des membres supérieur et inférieur du facial et du grand hypoglosse siégeant du côté opposé à la lésion,

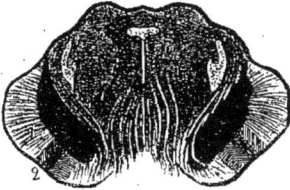

Fig. 276.— Coupe transversale et verticale passant par le pédoncule cérébral.(Grandeur naturelle.)

1, pied du pédoncule cérébral ; 2, voie pyramidale motrice ; 3, substance niger; 4, fibres de l'oculo-moteur commun ; 5, calotte du pédoncule cérébral.

tandis que c'est l'oculo-moteur qui côté homonyme qui est intéressé. La raison de ce phénomène frappant est en ce que l'oculo-moteur traverse le pédoncule cérébral pour arriver à son noyau d'origine situé sur le plancher du 4ᵉ ventricule (fig. 276).

Son entrecroisement avec l'oculo-moteur du côté opposé n'a lieu qu'après sa sortie du noyau d'origine, plus près du cerveau. Il en résulte qu'un foyer morbide siégeant dans le pédoncule cérébral intéressera nécessairement les fibres motrices pyramidales en deçà de leur entrecroisement et celles de l'oculo-moteur au delà.

Ce serait commettre une erreur que de supposer que tous les foyers morbides du pédoncule cérébral donnent lieu à la paralysie de l'oculomoteur. Celle-ci ne se rencontre que si le processus morbide intéresse la partie médiane du pédoncule cérébral où passent les fibres de l'oculomoteur. De plus, le foyer doit occuper le segment postérieur (protubérantiel) du pédoncule cérébral, le segment antérieur (cérébral) ne venant point en contact avec les fibres de l'oculo-moteur.

Les voies motrices pyramidales se présentent dans la protubérance sous forme de faisceaux bien délimités, facilement reconnaissables sur une coupe transversale et verticale (fig. 277). Ce qui caractérise une paralysie causée par une lésion protubérantielle, c'est une *hémiplégie avec paralysie alterne du facial*. On a alors affaire à la paralysie des membres supérieur et inférieur du côté opposé à la lésion, et à celle du facial du côté homonyme à la lésion. Les conditions pour le facial sont ici identiques à celles pour l'oculo-moteur dans le pédoncule cérébral. En effet, le facial traverse la protu-

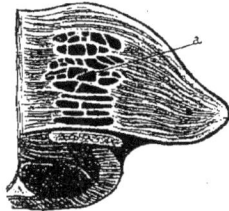

Fig. 277.— Coupe transversale et verticale passant par la protubérance. (Grandeur naturelle.)

Les fibres paramidales motrices sont teintées en noir (a).

bérance pour arriver à son noyau d'origine situé près du plancher du 4ᵉ ventricule. Ce n'est qu'au delà du noyau (plus près du cerveau) que ses fibres se rendent dans le pédoncule cérébral, pour de là se diriger vers l'hémisphère correspondant. Quant à l'entrecroisement des deux faciaux, il a lieu dans le segment antérieur de la protubérance. Si donc le foyer morbide siège dans le segment postérieur de la protubérance, le facial sera intéressé au delà de son entrecroisement, tandis que les voies pyramidales le seront en deçà de la décussation : il en résulte que la paralysie du facial se montre nécessairement du côté homonyme à la lésion, et celle des membres supérieur et inférieur du côté opposé à celle-ci.

Les lésions destructives siègent-elles, au contraire, dans le segment antérieur de la protubérance, la paralysie des membres supérieur et inférieur, ainsi que celle du facial seront toutes du côté opposé à la lésion, car toutes ces voies seront intéressées en deçà de l'entrecroisement. L'hémiplégie dans ce cas ne se distingue en rien de celle causée par des maladies de la capsule interne ou du segment antérieur du pédoncule cérébral. Cependant on notera souvent l'existence d'autres *symptômes protubérantiels*, à savoir, dysphagie, dysarthrie, myosis, élévation de la température, convulsions épileptoïdes et paralysies des nerfs cérébraux ; ces dernières siègent soit du côté opposé à la lésion, soit du côté homonyme, suivant que les nerfs cérébraux sont intéressés au delà ou en deçà de leur entrecroisement.

Les paralysies consécutives à des lésions de la *moelle épinière* sont dues à des lésions destructives intéressant les faisceaux pyramidaux latéraux ou les grandes cellules ganglionnaires des cornes antérieures. Quant aux lésions des racines antérieures, comme celles-ci sont constituées exclusivement par les prolongements de ces grandes cellules, on comprendra aisément que des symptômes morbides ne diffèrent en rien de ceux consécutifs à une lésion des grandes cellules ganglionnaires.

Les paralysies dépendant d'une *lésion des faisceaux pyramidaux latéraux* se distinguent, d'une part, par leur *caractère spastique* et, d'autre part, par l'*exagération des réflexes*. Ces deux phénomènes seront traités plus loin en détail.

Aux *cellules ganglionnaires des cornes antérieures de la moelle* sont dévolues non seulement des fonctions motrices, mais encore des fonctions trophiques. Ces cellules sont-elles détruites, les nerfs périphériques qui y prennent naissance subissent une atrophie dégénérative caractérisée par la désagrégation de la myéline, la destruction du cylindre axile et la prolifération des noyaux de la gaine de Schwann. L'atrophie dégénérative gagne aussi les muscles correspondants : les faisceaux musculaires s'amincissent, la striation transversale devient très accusée, les noyaux du sarcolemme se multiplient et le tissu conjonctif interstitiel prolifère. Il arrive assez souvent, il est vrai, que les muscles paralysés, n'ayant pas fonctionné pendant un temps prolongé, finissent à la longue par s'émacier graduellement (*atrophie par inactivité*). Mais l'atrophie musculaire consécutive à une lésion des cellules motrices ganglionnaires n'a rien à faire avec cette atrophie par inactivité. En effet, elle exige peu de temps pour se manifester ; cette *atrophie musculaire* est dite *dégénérative*. Outre l'atrophie musculaire dégénérative, les paralysies motrices consécutives à des lésions des cellules ganglionnaires des cornes antérieures de la moelle provoquent encore l'*abolition des réflexes* dans les régions atteintes et la *réaction de dégénérescence* des muscles et des nerfs correspondants, phénomènes que nous étudierons bientôt en détail.

Les *lésions des nerfs moteurs périphériques* sont, elles aussi, suivies dans bon nombre de cas d'atrophie dégénérative des muscles et des nerfs correspondants : aussi est-il compréhensible que ces paralysies sont également caractérisées par l'*atrophie dégénérative des muscles*, la *réaction de dégénérescence* et l'*abolition des réflexes* (1). Mais, en règle générale, les fibres sensitives sont en même temps intéressées, de sorte que les troubles moteurs sont, dans la majorité des cas, accompagnés aussi de troubles sensitifs (2).

(1) Les lésions des nerfs moteurs périphériques peuvent atteindre ceux-ci à des étapes différentes de leur trajet, et déterminent des symptômes différents suivant leur siège. Les nerfs des membres, comme on le sait, ne correspondent pas à des racines rachidiennes déterminées. Celles-ci se résolvent d'abord en un plexus (pl. cervical, brachial ; pl. lombaire; pl. sacré), d'où partent ensuite les nerfs constitués. D'une manière générale, on a démontré aujourd'hui que les nerfs périphériques sont constitués aux dépens de plusieurs racines rachidiennes, et que chaque muscle est innervé par plusieurs racines : il n'y a d'exceptions à cette loi que pour les muscles des gouttières vertébrales et les muscles intercostaux. Il en résulte que la topographie des paralysies dues aux lésions nerveuses est différente suivant que cette lésion atteint les nerfs périphériques, leur plexus originel, ou les racines de ce plexus.

Actuellement on oppose donc la description de *paralysies radiculaires* à celle de *paralysies périphériques*. Ces dernières sont dues aux lésions des nerfs constitués ; elles atteignent un ou plusieurs territoires des nerfs des membres : au membre supérieur, par exemple, il s'agit de paralysies radiale, cubitale, du médian, etc.

Les paralysies radiculaires atteignent des groupements musculaires, commandés par la répartition périphérique des fibres des racines motrices atteintes. La séméiologie des paralysies radiculaires est surtout importante à connaître pour le membre supérieur, où on les observe le plus souvent. Ces paralysies radiculaires se présentent en clinique sous les formes suivantes : 1° type supérieur (type Duchenne-Erb) : paralysie du deltoïde, du biceps, du brachial antérieur, du long supinateur ; quelquefois, d'autres muscles, scapulaires, sont également atteints ; cette paralysie répond à la lésion des 5e et 6e paires cervicales ; 2° type inférieur (type Dejerine-Klumpke) : muscles innervés par le cubital et le médian ; en outre, il existe un syndrome sympathique, qui témoigne de la lésion du rameau communiquant du premier nerf dorsal, et qui tire de ce fait une grande valeur au point de vue du diagnostic du siège de la lésion : myosis, rétrécissement de la fente palpébrale, aplatissement de la joue ; ce type répond à la lésion des paires inférieures (7e, 8e C., 1re D.) ; 3° type de paralysie radiculaire totale : il s'agit d'une monoplégie brachiale, semblable à celle qui résulte de lésions du plexus, sauf qu'elle s'accompagne du syndrome sympathique, si la lésion siège en amont de l'émergence du ramus communicans ; 4° type complexe, très fréquemment observé en clinique, où divers muscles sont paralysés, sans réaliser un des types bien définis précédemment ; 5° type uniradiculaire, très rare.

Quoi qu'il en soit, ces lésions radiculaires provoquent l'atrophie musculaire des troubles des réactions électriques, l'abolition des réflexes, comme toutes les paralysies périphériques.

En outre, elles s'accompagnent de troubles de la sensibilité à topographie radiculaire (V. plus loin) ; ceux-ci disparaissent souvent par la suite et ne sont constatables qu'au début de l'affection.

(2) A côté de ces différentes paralysies organiques des centres nerveux ou des nerfs périphériques, il faut connaître les paralysies *sine materia*, que l'on rencontre au cours de l'hystérie.

Ces *paralysies hystériques* possèdent des caractères qu'il est très important d'opposer à ceux des paralysies organiques. Pour les phénomènes moteurs comme pour les autres, l'hystérie

On distingue, d'après leur aspect extérieur, deux formes de paralysie, la *paralysie flaccide* et la *paralysie spasmodique*. Dans la paralysie flaccide, on peut imprimer, sans rencontrer aucune résistance, aux membres paralysés des mouvements passifs, tandis que, en cas de paralysie spas-

peut simuler les différentes variétés morbides des affections névropathiques ; elle peut déterminer par ordre de fréquence des paraplégies, des monoplégies, enfin de l'hémiplégie. Il est de la plus haute importance, dans chaque cas déterminé, de faire le diagnostic de la nature hystérique d'une paralysie. Celui-ci s'appuie : 1° sur des signes extrinsèques à cette paralysie ; ils constituent une série de moyens propres à reconnaître l'hystérie dans ses différentes manifestations paralytiques et autres ; 2° sur des signes intrinsèques à la paralysie ; nous les étudierons à propos de l'hémiplégie hystérique, qui est le cas le plus fréquent.

Signes extrinsèques. — Ceux-ci se rapportent aux circonstances au milieu desquelles est apparue la paralysie, et à la nature du terrain sur lequel elle se développe. Les paralysies hystériques débutent souvent chez des sujets jeunes, d'une manière brusque, sous l'influence d'une émotion, d'un choc moral, d'un traumatisme, disparaissent de même soudainement, parfois à la suite des mêmes influences, ou alternent avec d'autres manifestations de la névrose. Enfin les stigmates de cette névrose viennent appuyer les présomptions. Au contraire, les paralysies organiques sont plus communes chez les gens âgés, chez les artérioscléreux, ou bien dans la jeunesse chez des individus atteints de cardiopathie ou de syphilis. En outre, le début et l'évolution affectent des types différents.

Mais Babinski fait observer à juste titre qu'aucun de ces caractères extrinsèques n'a une valeur absolue : les paralysies hystériques peuvent se développer lentement ou après un ictus apoplectique, elles peuvent être permanentes, comme les autres ; celles-ci peuvent parfois être influencées par les mêmes agents que les précédentes.

Enfin la présence des stigmates hystériques n'emporte pas nécessairement le diagnostic, car on connaît des associations hystéro-organiques, la paralysie organique atteignant un sujet hystérique. Aussi cet auteur s'est-il efforcé de trouver des signes distinctifs dans les caractères intrinsèques. Ceux-ci ont surtout été précisés à propos des hémiplégies.

Signes intrinsèques :

1° La *paralysie faciale* est plus fréquente dans l'hémiplégie organique ; autrefois niée, son existence dans l'hémiplégie hystérique n'est cependant plus contestée aujourd'hui. Mais dans celle-ci, l'abolition de la tonicité musculaire n'existe pas, ce qu'on reconnaît à l'absence de l'abaissement du sourcil et de l'effacement des plis du front ; en outre, la paralysie est systématique, localisée à certains groupements fonctionnels de muscles, et rarement limitée rigoureusement à un côté de la face.

2° Le *signe du peaucier*. — Lorsqu'on commande au malade de fléchir la tête sur le cou en avant et de s'opposer au mouvement contraire d'extension, la peau du cou du côté sain est soulevée par des plis, qui dessinent les fibres du peaucier du cou, dans l'hémiplégie organique ; ce phénomène ne se produit pas ordinairement dans l'hémiplégie hystérique.

3° La *flexion exagérée de l'avant-bras.* — « Lorsqu'on imprime à l'avant-bras placé en supination un mouvement passif de flexion sur le bras, et qu'on cherche à appliquer ainsi les deux segments du membre supérieur aussi fortement qu'il est possible sans provoquer de la douleur, on constate, en comparant les deux côtés l'un à l'autre, que le degré de flexion est plus grand du côté paralysé. » Ce fait ne s'observe que dans l'hémiplégie organique, à condition qu'il n'existe pas d'amyotrophie.

4° Le *mouvement associé de flexion de la cuisse*. — Lorsque, le malade étendu sur un plan horizontal, on lui commande de s'asseoir, le pied du membre paralysé se détache du plan et la cuisse de ce côté se fléchit sur le bassin. Ce signe indique une paralysie organique ; il fait défaut dans l'hémiplégie hystérique.

5° Les *réflexes tendineux* sont peu ou pas influencés par l'hystérie ; elle ne provoque pas d'épilepsie spinale. L'abolition ou l'exagération des réflexes est un signe d'hémiplégie organique.

6° Le *phénomène des orteils* constitue un dernier signe de la plus haute importance, car il a été vérifié par un grand nombre d'auteurs (V. plus loin, p. 815).

modique, on rencontre des obstacles, soit par suite de la rigidité ou des contractures permanentes des muscles paralysés eux-mêmes, soit en raison des contractures de leurs antagonistes non lésés. On aura soin de ne pas confondre les paralysies flaccides avec les affections dans lesquelles ce sont les raideurs articulaires qui s'opposent aux mouvements passifs des membres. Les paralysies spasmodiques dépendent surtout des lésions des faisceaux pyramidaux latéraux de la moelle, qu'elles soient idiopathiques (sclérose latérale spasmodique, sclérose latérale amyotrophique) ou secondaires (dégénérescence secondaire à la suite des lésions de l'encéphale) (1).

Nous passerons maintenant à l'étude de la

Valeur diagnostique de la paralysie de la vessie et du rectum. — La musculature de la vessie et du rectum dépendant en premier lieu de la volonté, on est obligé d'admettre dans le cerveau l'existence de centres spéciaux pour ces mouvements. Aussi est-il tout naturel que les maladies de l'encéphale s'accompagnent parfois de troubles du côté de la vessie et du rectum ; mais ils sont presque dépourvus de toute signification diagnostique. En cas de perte de connaissance, par exemple, dans la méningite, l'hémorragie cérébrale ou la fièvre typhoïde, il arrive assez souvent que les malades ne sentent guère le besoin de vider la vessie : l'urine s'accumule alors en abondance dans la vessie dont le sommet dépasse l'ombilic. Aussi est-il de règle de surveiller attentivement l'état de la vessie chez des malades semblables et de vider, le cas échéant, la vessie à l'aide de la sonde ; c'est à ce prix seulement que l'on se mettra sûrement à l'abri de l'urémie.

Parfois, c'est le contraire qui a lieu. La vessie et le rectum se vident involontairement, et les vêtements du malade ou la literie sont souillés par l'urine ou les selles (*incontinence d'urine et de matières*).

Autre éventualité assez fréquente au cours des maladies cérébrales chroniques (hémorragie cérébrale, ramollissement cérébral) : il survient de la parésie des sphincters vésical et anal, et les malades sont obligés de satisfaire sur le champ le besoin de miction et défécation, sous peine de souiller les vêtements.

Les troubles dans le fonctionnement des muscles de la vessie et du rectum ont plus de valeur pour le diagnostic des maladies de la moelle. La raison en est dans l'existence de *centres médullaires pour la vessie et le rectum* qui sont jusqu'à un certain degré indépendants des centres cérébraux homonymes. Ce *centre ano-vésical* siège, chez l'homme, dans le cône médullaire, au niveau du point d'émergence des troisième et quatrième nerfs sacrés (Kirchhoff).

De tout ce qui précède il résulte que les lésions médullaires occupant les segments inférieurs de la moelle lombaire s'accompagnent de troubles

(1) V. plus loin la note sur les contractures.

dans le fonctionnement des muscles de la vessie et du rectum. Mais ces mêmes troubles coexistent souvent avec d'autres affections médullaires, par exemple interruptions transversales, myélites, tabes, sclérose en plaques et ainsi de suite ; à ce qu'il paraît, les centres médullaires sont inaptes à fonctionner longtemps sans le concours du cerveau. Seules les lésions des cellules ganglionnaires des cornes antérieures de la moelle (poliomyélite antérieure) ne donnent pas naissance à des troubles vésico-anaux. On peut même dire qu'*une affection typique de la moelle est caractérisée par de la paraplégie et des troubles ano-vésicaux.*

Voici la marche habituelle des troubles vésicaux : c'est le muscle vésical qui est paralysé le premier, de sorte que les malades sont hors d'état de vider la vessie et sont atteints de *rétention d'urine*. Il s'y associe plus tard la paralysie du sphincter vésical, l'urine s'écoule involontairement et goutte à goutte (*incontinence d'urine*). Mais, malgré cet écoulement de l'urine, une certaine portion d'urine est toujours retenue dans la vessie, l'écoulement cessant dès que le niveau de l'urine dans la vessie n'atteint plus l'embouchure de l'urèthre. Cette *ischurie* est dite *paradoxale*.

L'incontinence d'urine aussi bien que la rétention d'urine présentent un danger extrême pour les sujets atteints de maladies de la moelle. En cas de rétention, on est souvent obligé d'avoir recours au cathétérisme : les schizomycètes introduits dans la vessie avec le cathéter peuvent provoquer la décomposition de l'urine et la cystite. De même aussi, en cas de paralysie du col vésical, les schizomycètes de l'air atmosphérique peuvent facilement envahir la vessie. Dans les deux cas, la mort par infection urinaire peut s'ensuivre. Autre cause possible de mort par septicémie en cas d'incontinence d'urine : la peau des fosses, mouillée par l'urine en voie de décomposition, peut s'enflammer et se gangréner. De plus, ce qui augmente encore le danger de gangrène cutanée, c'est que la peau est souillée souvent par les matières fécales évacuées involontairement.

Modifications des réflexes dans les paralysies (1). — Pour se rendre compte du siège des causes de la paralysie, *l'état des mouvements réflexes* est, dans bien des cas, d'une importance majeure. Il faut distinguer ici avec soin les réflexes cutanés, muqueux, périostiques, aponévrotiques et tendineux, sans compter le réflexe pupillaire, important pour le diagnostic. Les *réflexes* cutanés et muqueux sont aussi dits *superficiels,* tandis que les réflexes périostiques et tendineux sont désignés comme *réflexes profonds.*

(1) L'étude des réflexes n'est pas seulement importante à faire au cours des paralysies : l'état des réflexes renseigne sur l'intégrité des voies de conduction nerveuse et sur la capacité dynamique des centres nerveux. Aussi tous les états morbides peuvent-ils déterminer des modifications des réflexes, et y a-t-il intérêt à les interroger toujours : c'est ainsi que dans les pyrexies, les dyscrasies aiguës et chroniques, l'état des réflexes renseigne sur le dynamisme des organes nerveux et le degré de leur imprégnation (diminution ou abolition dans les pyrexies très graves, dans le diabète, l'urémie) ; il y a là une source de renseignements très intéressants, tant au point de vue diagnostique que surtout au point de vue pronostique.

Dans certaines paralysies, les mouvements réflexes sont intacts ; dans d'autres, ils sont tantôt exagérés, tantôt affaiblis ou abolis.

L'exagération de l'excitabilité réflexe se reconnaît à ce qu'il suffit d'irritations légères pour engendrer les mouvements réflexes, qui sont dans ce cas extrêmement vifs et s'irradient souvent sur un territoire voisin, ou même sur le territoire symétrique. On observe le contraire quand l'excitabilité réflexe est diminuée.

Parmi les *réflexes cutanés*, nous signalerons en premier lieu le *réflexe plantaire*. Tout le monde a pu constater sur soi-même qu'en touchant, en chatouillant, en piquant la plante du pied, ou en y appliquant un corps chaud ou froid, en un mot en l'irritant, il se produit un mouvement réflexe, consistant, suivant le degré d'irritation ou d'irritabilité, en flexions et extensions des orteils ou de tout le pied, ou encore en mouvements de flexion et d'extension de la jambe et même de la jambe et de la cuisse en même temps. Si le sujet s'attend à l'excitation, il peut jusqu'à un certain point supprimer le réflexe par la volonté. Tel est le réflexe plantaire (1).

Dans le groupe des réflexes cutanés, il faut ranger également le *réflexe testiculaire*. En passant sur la face interne de la cuisse un corps à arête vive (ongle, manche de marteau) et en irritant ainsi les téguments, on voit tout d'abord le testicule du côté correspondant, puis, si l'irritation est augmentée, celui du côté opposé, se rétracter vivement et remonter vers l'anneau. La même chose se produit si, à un travers de main au-dessus du condyle interne du fémur, on comprime le grand nerf saphène, entre le couturier et le vaste interne. Parfois le grand oblique de l'abdomen se contracte en même temps, d'où rétraction du segment inférieur de la paroi abdominale.

Les *réflexes abdominal*, *fessier* et *lombaire* consistent en une violente contraction des muscles de ces régions, se traduisant par une rétraction visible de ces dernières, sous l'influence de frictions de haut en bas sur la peau du ventre, des fesses ou des lombes. Les réflexes abdominaux peuvent se diviser en réflexes abdominaux supérieur, moyen ou inférieur, suivant que l'irritation est appliquée au-dessus, au niveau ou au-dessous de l'ombilic.

L'irritation de la peau de l'espace interscapulaire provoque également un mouvement de l'omoplate — *réflexe scapulaire*.

Le *réflexe mammaire*, provoqué par le frottement de la peau du mamelon, détermine une contraction des muscles lisses cutanés et, par suite,

---

(1) Normalement, l'irritation de la plante du pied détermine un réflexe de flexion du pied sur la jambe, de la jambe sur la cuisse, de la cuisse sur le bassin. Babinski a montré en outre qu'en titillant le gros orteil, celui-ci se fléchit sur le pied (sa face antérieure se dirigeant vers la plante du pied) ; au contraire, lorsqu'il existe une lésion dans le système pyramidal, la contraction du gros orteil se fait en extension (dans le sens inverse). Pour cet auteur, le *phénomène des orteils* est un signe important pour la différenciation des paralysies organiques et des paralysies hystériques : ici la contraction se fait en flexion ; dans les paralysies organiques, elle a lieu en extension. La majorité des auteurs a confirmé la réalité de ce signe.

une corrugation plus forte de l'aréole et une saillie plus considérable du mamelon.

A côté des réflexes cutanés, nous trouvons, en relation intime avec eux, les *réflexes muqueux*, qui sont également de grande importance pour le diagnostic. Parmi eux, nous citerons les réflexes conjonctival et sclérotical, qui se traduisent par une occlusion pathologique des paupières, si l'on touche les organes en question. La muqueuse nasale est le siège du réflexe sternutatoire, qui se produit en cas d'irritation chimique ou mécanique de la pituitaire. Quant au réflexe pharyngien, il se produit à la suite de l'irritation de la base de la langue, de la muqueuse du pharynx ou de l'œsophage. Les quintes de toux doivent être comptées au nombre des réflexes muqueux dus à l'irritation de la muqueuse du larynx, de la trachée, des bronches, souvent aussi du conduit auditif externe, des plèvres, de l'estomac, du foie et de la rate.

Parmi les *réflexes périostiques*, nous citerons en premier lieu les *réflexes radial* et *cubital*, que l'on provoque sans peine en frappant avec le marteau à percussion un coup sec sur la tête du radius ou du cubitus. Le réflexe radial consiste en flexion et supination légère de l'avant-bras, tandis que le réflexe cubital donne lieu à une légère élévation du bras et à l'extension de l'avant-bras.

Parmi les *réflexes tendineux*, le réflexe rotulien mérite une étude spéciale. Pour le provoquer, on place le malade dans le décubitus dorsal et on lui dit de mettre une de ses jambes sur l'autre; à l'aide d'un marteau à percussion, on donne un coup sec et énergique sur le tendon rotulien au-dessous de la rotule. On peut encore élever un peu la jambe du sujet en plaçant la main gauche dans le creux poplité, le genou étant mi-fléchi; ou bien le malade s'asseoit sur le bord du lit, en laissant pendre les jambes. Au lieu du choc avec le marteau de percussion, on peut se servir, pour irriter le tendon rotulien, du déplacement brusque de haut en bas de la rotule. Dans tous les cas, il faut que les extenseurs de la cuisse soient dans le relâchement, pour que le réflexe rotulien puisse se produire. Quand la réalisation de cette condition rencontre des difficultés, Jendrassik recommande au malade de joindre et de serrer les mains fortement l'une contre l'autre, ou encore de saisir et de serrer la main du médecin. Alors, il y a relâchement instinctif du quadriceps femoris et production plus facile du réflexe rotulien. Ce réflexe se manifeste par des contractions des extenseurs de la cuisse et des soulèvements consécutifs (un ou plusieurs) de la jambe du côté irrité. Lorsqu'il y a exagération du réflexe rotulien, de légères irritations suffisent pour déterminer des contractions musculaires réflexes, qui, en outre, sont plus nombreuses et plus énergiques.

Ce sont les 2e, 3e et 4e *nerfs lombaires* qui constituent la voie du réflexe rotulien.

Le réflexe du tendon d'Achille s'observe quand on percute ce tendon, la jambe élevée et dans l'extension, le pied en demi-extension. Si ce réflexe existe, on verra la musculature correspondante entrer en contraction à chaque choc et produire une ou plusieurs flexions dorsales du pied. C'est surtout quand il y a exagération de ce réflexe que l'on constate le phénomène appelé *clonus du pied* : d'une main on saisit le pied du sujet sous le talon, et de l'autre main on embrasse le talon antérieur ; on fait exécuter alors au pied une flexion dorsale brusque ; celle-ci provoque, grâce à la tension mécanique du tendon d'Achille, une série de secousses musculaires réflexes qui s'exagèrent de plus en plus, parce qu'il y a renouvellement incessant de l'excitation.

Si pendant l'état de clonus, on provoque rapidement une flexion plantaire du gros orteil, on réussit souvent à supprimer le clonus (1).

Un réflexe tendineux moins important au point de vue du diagnostic que ceux signalés jusqu'ici, est le *réflexe tricipital*. En plaçant le bras plié à angle droit sur la poitrine et en percutant la partie inférieure du tendon tricipital, chaque coup, chez l'individu bien portant, sera suivi de légers mouvements d'extension de l'avant-bras. Il en est de même pour les tendons du biceps brachial, des fléchisseurs et des extenseurs de l'avant-bras.

Bevor et de Watteville ont attiré l'attention sur le *clonus du maxillaire inférieur* que l'on peut engendrer par la traction sur cet os opérée par la pression des doigts sur l'arcade dentaire inférieure.

Sous le nom de *contraction paradoxale*, Westpha la décrit un phénomène consistant en une contraction du tibial antérieur avec saillie de son tendon sous la peau, consécutive à la flexion dorsale du pied, de telle sorte que ce dernier demeure quelque temps dans la position donnée, alors même qu'on a retiré la main. On observe quelquefois des faits analogues sur d'autres muscles.

L'état des réflexes cutanés présente un intérêt très grand surtout pour le diagnostic d'une *hémorragie cérébrale (encéphalorragie) récente*. Les malades tombent ordinairement sans connaissance, dès que le sang fait irruption dans la masse cérébrale (*coup apoplectique*) ; souvent il devient très difficile de dépister l'hémiplégie consécutive à l'hémorragie cérébrale ; en effet, par suite de la perte de connaissance, les membres ne réagissent point à des irritations (pincements, piqûres), et soulevés ils retombent comme des masses inertes. La recherche de l'état des réflexes peut aider au diagnostic : ces réflexes sont abolis du côté de l'hémiplégie. Le retour des réflexes a lieu, il est vrai, après un certain temps, mais ils demeurent affaiblis du côté paralysé.

Pour bien apprécier la *valeur diagnostique des réflexes tendineux*, il faut se rendre un compte très exact de leur genèse. Ils sont dus à ce

---

(1) Un phénomène identique peut être observé, bien plus rarement en vérité, au membre supérieur ; tout en maintenant le poignet du malade de la main gauche, on relève brusquement la main en extension à angle droit sur le poignet, la main du médecin étant appliquée paume à paume sur celle du malade : elle perçoit alors une série d'oscillations rythmées (*clonus de la main*). Enfin il faut rappeler, dans le même ordre de faits, le *phénomène de la rotule* : on abaisse brusquement la rotule, le malade étant dans le décubitus horizontal ; cet os est alors le siège d'une série de secousses, déterminées par les contractions du triceps crural.

que l'irritation mécanique est transmise à la substance grise de la moelle par des filets nerveux centripètes et par l'intermédiaire des racines mé dullaires postérieures ; de là, elle se propage aux cellules motrices des cornes antérieures et arrive, par les voies motrices périphériques, aux muscles dont elle produit la contraction. La voie réflexe forme, pour ainsi dire, un tout fermé ; c'est pourquoi on l'appelle aussi *arc réflexe* (fig. 278). D'où il résulte que les réflexes tendineux seront abolis dès que l'arc réflexe est interrompu sur une partie quelconque de son trajet. C'est ce qui peut arriver lorsqu'il existe des affections des voies périphé riques centrifuges (motrices) ou centripètes (sensitives), des racines an térieures ou postérieures de la moelle, ou encore des altérations destructives de la substance grise médullaire, pourvu que ces lésions provoquent des obstacles à la trans mission ou interrompent le circuit.

C'est pourquoi l'*abolition du réflexe rotu lien* (*signe de Westphal*) se rencontre sur tout en cas de *névrites périphériques,* dans les *poliomyélites antérieures* aiguës et chro niques (lésions des cellules motrices des cornes antérieures de la moelle) et le *tabes dorsal.* Il faut remarquer que le défaut de réflexe rotulien est un des signes les plus précoces du tabes ; en effet, cette affection débute ordinairement par la région lom baire de la moelle, et, par suite de la dégé nération des racines postérieures, la por tion centripète de l'arc réflexe est interrompue.

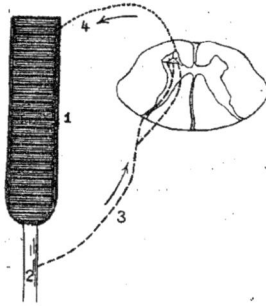

Fig. 278. — Schéma de l'arc réflexe.
1, muscle ; 2, tendon ; 3, voie sen sitive ; 4, voie motrice.

Cependant les mouvements réflexes ne dépendent pas seulement de l'état de l'arc réflexe spinal, mais sont encore en rapport avec l'encé phale. Cela est démontré surtout par certains réflexes cutanés, que l'on peut supprimer jusqu'à un certain degré par l'influence de la volonté, comme le réflexe plantaire. Il faut donc qu'il y ait des voies nerveuses dont les fonctions consistent à modérer les réflexes. Lorsque la moelle échappe au pouvoir de ces nerfs, il se produit de l'exagération des ré flexes. Rien de plus facile à constater que ce fait, surtout pour les ré flexes cutanés, dans le cas où, en un point quelconque, la moelle épinière a subi une interruption transversale, que ce soit par compression, plaie, inflammation ou autrement. Mais lorsque l'affection médullaire, d'abord circonscrite, descend graduellement, l'exagération des réflexes dispa raîtra, dès que le circuit réflexe spinal sera interrompu dans la subs tance médullaire elle-même. L'exagération des réflexes tendineux se produit dans maintes affections de la moelle, *surtout dans celles qui lèsent le faisceau pyramidal* (sclérose latérale amyotrophique et dégéné rescence secondaire du faisceau pyramidal), peut-être parce que les fibres réflexo-inhibitoires passent par là.

Quelques auteurs (Bastian, Bruns) viennent d'affirmer tout récemment que, en cas d'interruption transversale de la moelle, les réflexes ne sont exagérés que si l'interruption n'est pas complète et que la moelle est encore en communication avec le cerveau ; au contraire, dans l'interruption transversale complète, les réflexes sont abolis (1).

L'*état des pupilles* joue un rôle important dans le diagnostic des maladies nerveuses. Très souvent, les *pupilles* sont inégales ; ou bien, elles présentent un rétrécissement ou une dilatation extraordinaires. Ces phénomènes peuvent se produire dans les maladies de l'encéphale, de la partie supérieure de la moelle cervicale, ou du sympathique, car toutes ces parties sont en relation étroite avec l'innervation pupillaire. Il faut se rappeler aussi que l'oculo-moteur commun et le sympathique sont des antagonistes fonctionnels ; car l'irritation du premier engendre ce qui fait naître la paralysie du second, c'est-à-dire le rétrécissement des pupilles ou myosis ; tandis que la paralysie de l'oculo-moteur et l'excitation du sympathique s'accompagnent de mydriase. Une très forte contraction pupillaire fait partie du cortège symptomatique de certaines maladies chroniques de la moelle (myosis spinal) et des maladies de la protubérance.

Il faut accorder une attention spéciale aux modifications pupillaires réflexes. On sait qu'à l'état normal la pupille se rétrécit à la lumière, ce dont on s'assure le mieux en plaçant le malade devant une fenêtre et en l'engageant à regarder au loin, pendant que de la main on recouvre les deux yeux pour l'enlever brusquement à un moment donné. Il est nécessaire, en ce cas, que le malade évite, au moment où on lui démasque la vue, de regarder le médecin, car les modifications de perspective ou, en d'autres termes, l'activité accommodatrice de l'œil, influent également sur l'état des pupilles, celles-ci se rétrécissant lorsque le sujet fixe des objets rapprochés. De cette manière, on constate que dans certaines maladies des centres nerveux, et surtout dans le tabes dorsal où ce signe est constant et précoce, il existe de la rigidité pupillaire réflexe, qui se ma-

(1) Les voies secondaires qui unissent l'arc réflexe spinal aux centres supérieurs encéphaliques sont trop complexes pour qu'on puisse formuler des lois aussi simples que celle qui régit les lésions de l'arc réflexe spinal, lorsqu'il s'agit de déterminer l'état des réflexes au cas de lésions de ces voies secondaires communicantes. Au cours des affections cérébrales, cérébelleuses et bulbo-protubérantielles, on peut observer des modalités différentes des réflexes suivant le siège et la date des lésions ; ce qu'il faut retenir, c'est qu'on n'admet plus aujourd'hui la constance de la règle classique d'après laquelle la dégénérescence du faisceau pyramidal par lésion centrale ou spinale entraîne toujours la contracture avec exagération des réflexes tendineux. Dans les lésions cérébrales on a observé l'indépendance de l'état des réflexes et du tonus musculaire (v. plus loin la note sur les contractures) ; dans les lésions spinales, l'état des réflexes dépend de l'étendue et du degré d'altération de la moelle (loi de Bastian, v. le texte). Enfin dans les névroses, l'état des réflexes est également variable ; on n'est pas d'accord sur leur modalité en cas de paralysie hystérique ; pour certains auteurs (Babinski, Mills), on n'y observe jamais l'exagération des réflexes, ni le phénomène du pied. Dejerine pense qu'exceptionnellement ces phénomènes peuvent exister dans les paralysies hystériques, et attribue une plus grande valeur au phénomène des orteils (v. plus haut la note). Enfin on se trouve parfois en présence d'associations hystéro-organiques.

nifeste par l'absence de modifications des pupilles à la lumière ; mais les pupilles ont conservé leurs mouvements pour l'accommodation (signe d'Argyll-Robertson). La dilatation pupillaire fait également défaut sous l'influence de vives irritations sensitives (1).

On désigne sous le nom de *rigidité pupillaire hémianoptique* tous les cas où, chez les hémianoptiques, l'éclairage, à l'aide d'un verre convexe, bien circonscrit de la moitié aveugle de la rétine, n'est pas suivi de dilatation de la pupille. La rigidité pupillaire hémianoptique ne s'observe point lorsque l'hémiopsie est causée par une affection de l'écorce cérébrale (lobe occipital), mais seulement en cas de lésion de l'arc réflexe pupillaire, à la constitution duquel concourent le nerf optique, le chiasma, la bandelette optique, les tubercules quadrijumeaux antérieurs et l'oculomoteur commun. On voit donc que la rigidité pupillaire hémianoptique se rencontre au cours des affections du nerf optique, du chiasma et de la bandelette optique.

L'étude de l'excitabilité des muscles paralysés possède une grande valeur diagnostique ; nous étudierons à part l'excitabilité électrique et l'excitabilité mécanique.

Excitabilité électrique des nerfs et des muscles paralysés.

La recherche de cette excitabilité est importante pour le diagnostic aussi bien que pour le pronostic ; aussi y procédera-t-on avec soin dans tous les cas sans exception.

Pour l'utilisation diagnostique de *l'excitabilité électrique*, il faut se servir à la fois du courant faradique et du courant galvanique et explorer séparément les muscles et les nerfs correspondants.

L'*examen des nerfs et des muscles à l'aide de l'électricité statique* (*courants de tension, franklinisation*) n'a pas encore fourni de résultats pratiques importants.

Lorsque, pour faire contracter le muscle, l'électrode est appliqué sur le ventre musculaire, l'*excitation* est dite *directe* ou *idio-musculaire* ; si, au contraire, la contraction musculaire est provoquée par l'excitation du nerf correspondant, l'*excitation* est dite *indirecte* ou *neuro-musculaire*. On se sert ordinairement de l'*excitation unipolaire*, c'est-à-dire un des électrodes est placé sur un point indifférent quelconque (sternum, nuque, rotule), tandis que l'autre est appliqué sur le nerf ou le muscle que l'on veut exciter. Le premier électrode est dit aussi *indifférent*, et le second, *différent* ou *électrode servant pour l'examen, pour l'excitation*. On se servira comme électrode indifférent d'un électrode volumineux, que l'on

(1) Les deux maladies où l'on observe le plus fréquemment l'inégalité pupillaire et le signe d'Argyll-Robertson sont : la paralysie générale, pour la première ; le tabes dorsal, pour le second. La précocité de ces symptômes leur donne une très grande valeur séméiologique.

appliquera énergiquement sur la peau après l'avoir bien mouillé, pour vaincre facilement la résistance de l'épiderme. Quant à l'électrode différent, on se servira d'un *électrode* dit *normal*, dont la section transversale est de 10 centimètres cubes (Erb), ou mieux encore de 3 centimètres cubes (Stinzing). En effet, comme la densité du courant électrique pénétrant dans les nerfs et les muscles dépend de la section transversale de l'électrode, on comprend aisément que les résultats des examens électriques obtenus par divers médecins ne sont comparables entre eux que si les électrodes employés possèdent la même section transversale.

Duchenne de Boulogne a montré le premier qu'il est des points déterminés des muscles où leur contraction est plus facile et plus complète ; ces points ont été appelés *points moteurs*. Pour le siège des plus importants d'entre eux, voir les figures 279-284. Ziemssen a montré qu'ils correspondent aux points où les nerfs pénètrent de la surface dans le muscle, ou du moins sont situés très superficiellement. Tout nerf a aussi ses points moteurs, en ce sens qu'il est plus facile à irriter aux points où il est très superficiel et accessible à l'action des électrodes. Il est naturellement très important de tomber juste sur ces points et de les utiliser pour l'exploration électrique.

Dans tous les cas où l'on entreprend l'examen électrique des nerfs et des muscles, il faut considérer, d'une part, les *modifications de l'excitabilité quantitative, augmentation, diminution* de l'excitabilité) et, d'autre part, qualitatives (*réaction de dégénérescence*).

La *diminution de l'excitabilité électrique* par rapport au *courant faradique* se traduit, aussi bien pour les muscles que pour les nerfs, par ce fait qu'il faut des courants plus forts pour produire des secousses musculaires ou, ce qui revient au même, des bobines (primaire et secondaire) plus rapprochées, ou encore, qu'étant donnée une certaine énergie du courant, ces secousses sont extraordinairement faibles. Les conditions sont les mêmes pour l'essai avec le *courant galvanique*. Il faut en ce cas une somme d'éléments plus considérable pour provoquer la contraction musculaire, ou bien celle-ci est très faible avec un nombre d'éléments déterminé. L'intensité d'un courant galvanique est mesurée en milliampères (M. A.) à l'aide d'un *galvanomètre absolu*.

Dans l'exploration électrique, la recherche est fort simple, lorsque les lésions sont unilatérales et qu'on trouve dans les parties homologues demeurées saines un point de repère pour la comparaison. Il en est autrement lorsque la lésion est double. En effet, il faut savoir que la résistance électrique de la peau varie avec les divers individus dans les zones symétriques du corps, de telle sorte qu'il faut toujours tenir compte de cette résistance.

Pour se rendre compte des conditions de résistance des téguments, on se servira d'un courant galvanique de 10 éléments ; les électrodes seront laissés en place sur les téguments pendant 30 secondes (électrodes stabiles), après quoi on fera au galvanomètre normal la lecture de l'énergie du courant. Plus est élevée la résistance de la peau à l'endroit examiné, moins accusée sera l'énergie du courant. Autre procédé : D'après Erb, chez les sujets bien portants, on obtient des chiffres à peu près identiques pour l'excitabilité électrique du rameau frontal du nerf facial pour les muscles sourcillier et frontal, du rameau du nerf accessoire pour le trapèze, du cubital au-dessus du pli du coude et du péronier au-dessus de l'extrémité supérieure de la tête du péroné, au niveau du creux poplité ; c'est ainsi que, en ce qui concerne le courant faradique, les chiffres pour ces différents nerfs ne diffèrent tout au plus que de 17 milliampères. On voit aisément que ce fait peut être utilisé pour l'étude de l'excitabilité

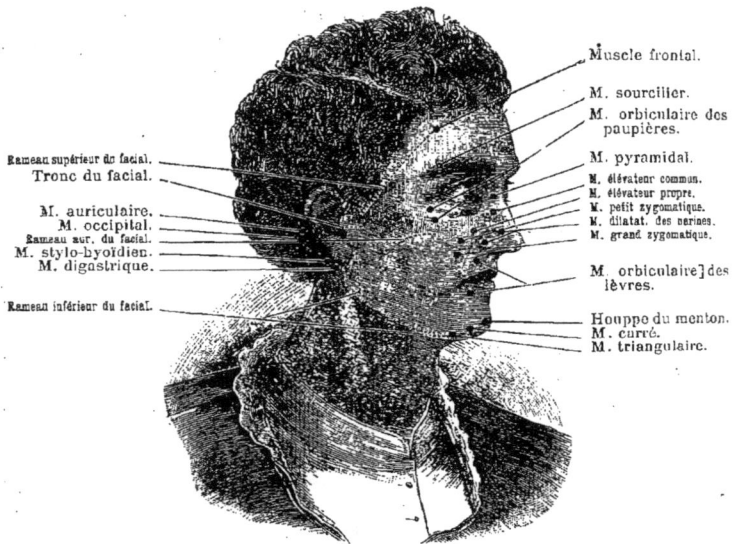

Fig. 279. — Points moteurs du facial et des muscles innervés par lui.

électrique. Enfin Stinzing a construit un tableau qui fournit, pour les personnes bien portantes, les chiffres maxima, minima et moyens pour l'excitabilité des nerfs et des muscles les plus importants.

Une diminution de l'excitabilité électrique s'observe, en cas de paralysies cérébrales et spinales de longue durée, lorsque les muscles paralysés ont subi l'*atrophie par inactivité*. Dans la *paralysie* dite *périodique*, l'excitabilité électrique est transitoirement diminuée et même complètement abolie. L'excitabilité électrique est aussi diminuée dans *l'atrophie musculaire progressive d'origine myopathique* et *l'atrophie musculaire d'origine articulaire.*

On reconnaît l'*augmentation de l'excitabilité électrique* d'un muscle ou d'un nerf, par rapport au *courant faradique*, à ce que, toutes précautions gardées, on obtient des contractions avec des courants faibles, ou à ce que, avec des courants relativement faibles, ces contractions ont une intensité extraordinaire. On la rencontre en cas de *paralysies cérébrales et spinales de date récente*, parfois aussi dans la *névrite.*

Dans les *altérations qualitatives de l'excitabilité électrique*, appelées aussi *réactions de dégénérescence*, il faut tenir compte de deux facteurs, les modifications de forme de la contraction musculaire et les modifica-

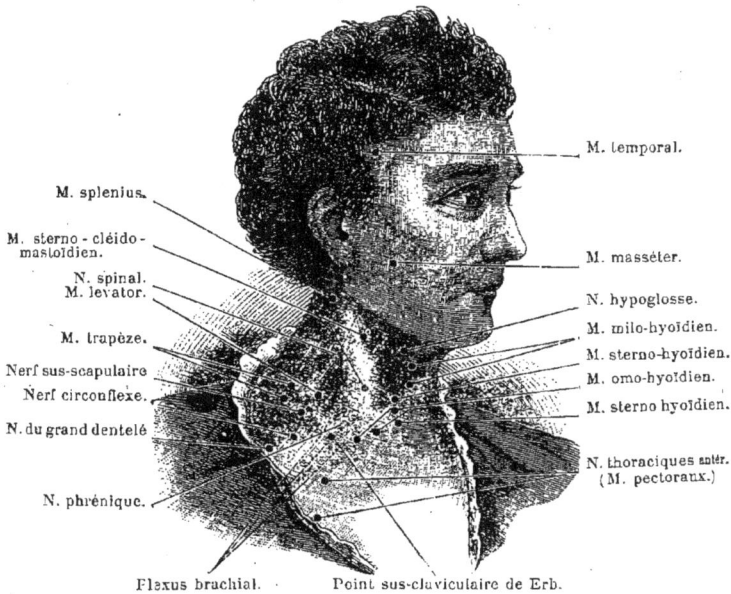

M. temporal.
M. splenius.
M. sterno - cléido - mastoïdien.
N. spinal.
M. levator.
M. trapèze.
Nerf sus-scapulaire
Nerf circonflexe.
N. du grand dentelé
N. phrénique.
M. masséter.
N. hypoglosse.
M. milo-hyoïdien.
M. sterno-hyoïdien.
M. omo-hyoïdien.
M. sterno hyoïdien.
N. thoraciques antér. (M. pectoraux.)

Flexus brachial. Point sus-claviculaire de Erb.

Fig. 280. — Points moteurs du trijumeau, des nerfs et des muscles de la région cervicale.

tions de la loi qui régit cette contraction musculaire. Celles-ci ne regardent que le courant galvanique.

La forme de la contraction musculaire change en effet, dans les cas bien prononcés, d'une façon très caractéristique : la contraction perd son caractère rapide et foudroyant ordinaire, devient paresseuse, indolente et analogue à un mouvement péristaltique. Pour le diagnostic de la réaction dégénérative, ce signe est au moins aussi important que les modifications de la loi de contraction.

Lorsqu'on excite un nerf moteur d'une façon unipolaire, on constate qu'à l'état normal les contractions se succèdent d'une façon régulière et déterminée, suivant la nature de l'électrode (anode ou cathode) excitante et l'énergie du courant.

Avec les *courants les plus faibles* qui provoquent encore des contractions, celles-ci ne se produisent que si le nerf est placé sous l'action immé-

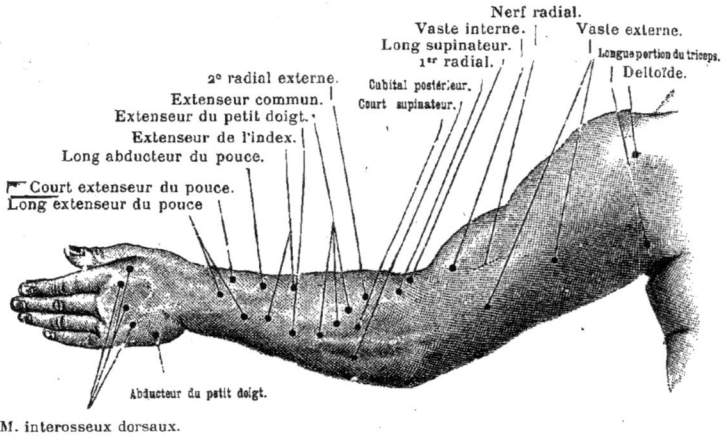

Nerf radial.
Vaste interne.
Long supinateur.
1er radial.
Vaste externe.
Longue portion du triceps.
Deltoïde.
2° radial externe.
Extenseur commun.
Extenseur du petit doigt.
Extenseur de l'index.
Long abducteur du pouce.
Cubital postérieur.
Court supinateur.
Court extenseur du pouce.
Long extenseur du pouce

Abducteur du petit doigt.
M. interosseux dorsaux.

Fig. 281. — Points moteurs de la face dorsale du bras.

diate du pôle négatif, *catode*, et seulement en cas de fermeture et non pas

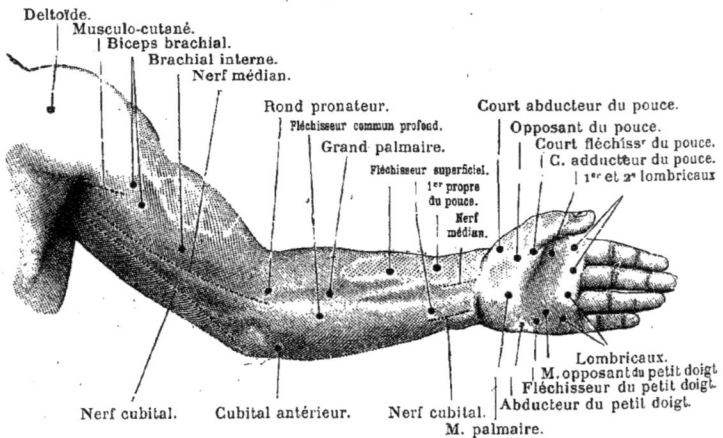

Deltoïde.
Musculo-cutané.
Biceps brachial.
Brachial interne.
Nerf médian.
Rond pronateur.
Fléchisseur commun profond.
Grand palmaire.
Fléchisseur superficiel.
1er propre du pouce.
Nerf médian.
Court abducteur du pouce.
Opposant du pouce.
Court fléchissr du pouce.
C. adducteur du pouce.
1er et 2e lombricaux

Lombricaux.
M. opposant du petit doigt
Fléchisseur du petit doigt
Abducteur du petit doigt.
Nerf cubital.   Cubital antérieur.   Nerf cubital.
M. palmaire.

Fig. 282. — Points moteurs de la face palmaire du bras.

d'ouverture du courant. En d'autres termes, avec un courant faible, on ne provoque une secousse qu'à la fermeture et que lorsque le pôle actif

est le pôle négatif ou cathode, Ca SZ (1). En augmentant progressivement l'énergie du courant galvanique, les contractions, au moment de la
fermeture négative, croissent en intensité (Ca SZ) ; mais il arrive alors
un moment, où il survient également une contraction lorsque le nerf est
soumis à l'influence du pôle positif, anode.

Généralement, il se produit d'abord une secousse musculaire à la fermeture du courant (An SZ) ; très peu de temps après, plus rarement

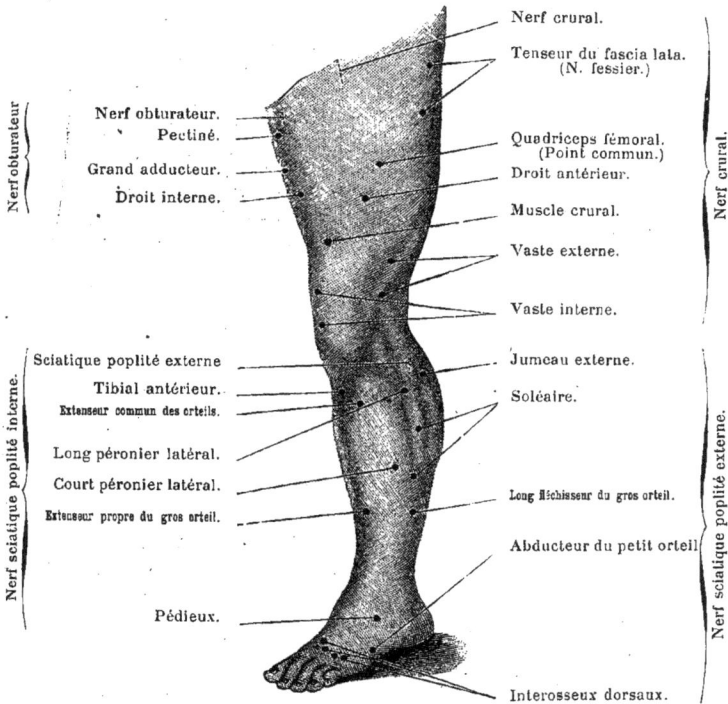

Nerf crural.
Tenseur du fascia lata.
(N. fessier.)
Quadriceps fémoral.
(Point commun.)
Droit antérieur.
Muscle crural.
Vaste externe.
Vaste interne.
Jumeau externe.
Soléaire.
Long fléchisseur du gros orteil.
Abducteur du petit orteil.
Interosseux dorsaux.
Nerf crural.

Nerf obturateur.
Pectiné.
Grand adducteur.
Droit interne.
Nerf obturateur

Sciatique poplité externe
Tibial antérieur.
Extenseur commun des orteils.
Long péronier latéral.
Court péronier latéral.
Extenseur propre du gros orteil.
Pédieux.
Nerf sciatique poplité interne

Nerf sciatique poplité externe

Fig. 283. — Points moteurs de la face antérieure de la jambe.

avant, on observe également des contractions à l'ouverture du courant
(An OZ). Si l'on passe à des courants de puissance très considérable, on
obtient, difficilement il est vrai, chez l'individu bien portant, une contrac-

(1) Voici le tableau des signes employés pour les phénomènes électro-diagnostiques : Pôle
positif ou anode : An. — Pôle négatif ou cathode : Ca. — Fermeture (Schliessung) : S. —
Ouverture (Oeffnung) : O. — Secousse moyenne (Zuckung) : Z. — Forte secousse : Z'. —
Faible secousse : z. — Tétanos : Te.

tion d'ouverture négative (Ca OZ); mais en attendant, il s'est déjà réalisé préalablement, au moment de la fermeture négative, des secousses musculaires non pas simples, mais tétaniques, il s'est développé du tétanos de fermeture négative (Ca STe). Par conséquent la loi de contraction normale se manifeste par les quatre degrés suivants, d'après l'intensité du courant :

I	II	III	IV
Ca SZ	Ca SZ'	Ca SZ''	Ca STe
An S—	An SZ	An SZ'	An SZ''
An O—	An O—	An OZ	An OZ'
Ca O—	Ca O—	Ca O—	Ca OZ (1).

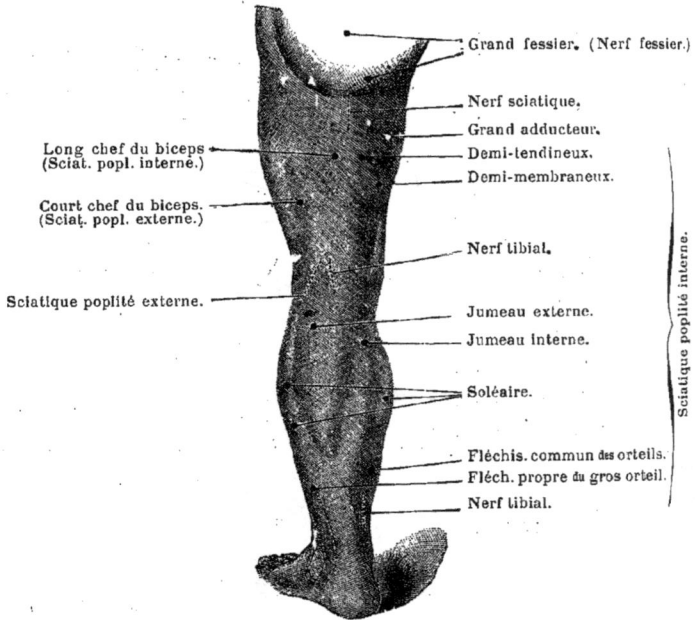

FIG. 284. — Points moteurs du nerf sciatique et de ses branches, les péronier et tibial.

En cas d'*excitation unipolaire des muscles* on n'observe ordinairement que des secousses de fermeture négative (Ca SZ) et des secousses de fermeture positive (An SZ).

Comme chiffres moyens, Erb trouva ce qui suit, chez l'homme sain : Ca SZ se produit avec 0,25-2 milliampères ; An OZ et An SZ avec 1,5-4 m. a. ; Ca STe avec 4-10 m. a.

(1) Voir note de la page précédente.

Les phénomènes de la réaction de dégénérescence, en tant qu'il est question de la loi des secousses, sont accusés d'une manière variable suivant les cas; aussi la réaction de dégénérescence se divise-t-elle en complète et en partielle.

La *réaction de dégénérescence complète* se manifeste par l'abolition de l'excitabilité des nerfs vis-à-vis du courant galvanique aussi bien que vis-à-vis du courant faradique. Si, au contraire, on pratique l'électrisation directe des muscles, on trouve l'excitabilité vis-à-vis du courant faradique abolie, comme c'est le cas avec les nerfs; mais, en revanche, l'on reconnaît que l'excitabilité galvanique est exagérée, de sorte qu'il suffit déjà de courants très faibles pour produire des contractions musculaires. De plus, la formule normale des contractions est changée, en ce sens que, avant tout, la secousse de fermeture du pôle positif devient très précoce : elle survient non seulement quand le courant est assez énergique pour produire une secousse de fermeture négative (An SZ = Ca SZ), mais encore en cas de courant plus faible; en d'autres termes, l'on finit par avoir An SZ > Ca SZ.

Sous le nom de *réaction dégénérative partielle*, on comprend les cas où l'excitabilité faradique et galvanique des nerfs diminue, il est vrai, mais reste conservée, où celle des muscles vis-à-vis du courant faradique est amoindrie et non supprimée, et où la loi de contraction par le courant galvanique subit des changements dans le sens ci-dessus indiqué.

Or, qu'il s'agisse de phénomènes de réaction complète ou partielle, cette réaction indique toujours des processus d'atrophie dégénérative du côté des nerfs périphériques et des muscles, qu'ils dépendent de lésions directes des nerfs périphériques eux-mêmes (*névrite*), ou qu'ils proviennent d'altérations des racines motrices de la moelle ou des grosses cellules motrices des cornes antérieures de la moelle (*poliomyélite antérieure*). *La réaction de dégénérescence est un signe de dégénération du neurone spino-périphérique (neurone de second ordre)*. Dans la réaction dégénérative complète, les lésions anatomiques sont surtout prononcées au niveau du nerf et fournissent par conséquent un pronostic plus défavorable. L'observation clinique nous apprend que les affections du neurone spino-périphérique sans réaction de dégénérescence guérissent en 2 à 4 semaines, celles avec réaction dégénérative partielle ne guérissent qu'après 4 à 10 semaines, et enfin la guérison de celles avec réaction dégénérative complète ne survient qu'après 4 à 6 mois et même plus tard, parfois ne survient jamais.

Le meilleur procédé pour étudier l'évolution de la réaction de dégénérescence des nerfs périphériques, c'est d'observer ce qui se passe dans un nerf brusquement lésé (compression, piqûre). Assez souvent l'excitabilité électrique est exagérée le premier et même le deuxième jour, mais à mesure que la dégénération du nerf s'accuse, l'excitabilité va graduellement en diminuant, et elle disparaît complètement dans le nerf vers la fin de la première ou au cours de la deuxième semaine. Pour ce qui est du muscle, dans le courant du premier septénaire l'excitabilité électrique vis-à-vis des deux espèces de courants ne fait, il est vrai, que s'affaiblir; mais vers la deuxième semaine se manifeste une exagération incontestable de l'excitabilité galvanique, tandis que l'excitabilité faradique continue à s'affaiblir petit à petit. Mais les phénomènes de l'excitabilité électrique sont loin de présenter toujours des modifications si claires et si nettement prononcées, comme on pourrait le supposer d'après la description que nous venons de donner. Aussi n'est-il pas rare de rencontrer des *formes mixtes ou de transition de la réaction de dégénérescence*; quelques auteurs sont allés jusqu'à en compter dix-sept. Quant à la *réaction dégénérative latente*, on la rencontre dans les cas où quelques faisceaux musculaires complètement dégénérés ne réagissent pas du tout à l'électricité, tandis que les faisceaux restant tout à fait normaux répondent normalement à l'excitation électrique.

Erb et en même temps Weiss et Ziemssen ont donné à la théorie de la réaction de dégénérescence une base expérimentale certaine, en étudiant sur les animaux les altérations anatomiques et électriques consécutives à la section des nerfs. Quant à E. Neumann, il fut le premier à professer l'opinion, aujourd'hui adoptée, qu'un muscle en état d'atrophie dégénérative perdait la propriété de réagir sous l'influence de courants de peu de durée, tels que les courants faradiques.

Entre autres phénomènes électro-diagnostiques, nous signalerons encore ceux qui surviennent dans la *tétanie*, la *maladie de Thomsen*, la *myasténie* et les *névroses traumatiques*.

Dans la *tétanie*, ainsi qu'Erb l'a montré le premier, l'excitabilité électrique des nerfs moteurs est exagérée vis-à-vis des deux espèces de courant, mais il n'en est rien pour ce qui est de l'excitabilité électrique des muscles.

Dans la *maladie de Thomsen*, tandis que les nerfs réagissent normalement aussi bien qualitativement que quantitativement, l'excitabilité directe des muscles par rapport aux deux courants est exagérée; en même temps les contractions musculaires sont paresseuses et se prolongent; enfin, sous l'action du courant constant, il se produit des contractions ondulatoires, qui se dirigent du pôle négatif au pôle positif (*réaction myotonique*).

La *réaction myasthénique*, décrite par Jolly, consiste en ce que les muscles soumis à des courants tétanisants ne tardent pas à cesser de se contracter, par suite de la fatigue qui survient avec une facilité anormale.

Rumpf s'est assuré que, dans les *névroses traumatiques*, les courants tétanisants provoquent des *secousses fibrillaires* dans les muscles paralysés. C'est ce que Rumpf appelle *réaction traumatique*.

Examen de l'excitabilité mécanique des nerfs et des muscles paralysés.

En frappant énergiquement avec le marteau un ventre musculaire, il se produit à l'endroit choqué une contraction locale, qui se manifeste à l'œil sous forme d'une petite saillie musculaire (myxœdème). Cette saillie disparaît très vite. Dans certaines circonstances pathologiques, par exemple dans certaines paralysies qui s'accompagnent d'atrophie dégénérative et où l'on trouve la réaction de dégénérescence, l'excitabilité mécanique est exagérée et se traduit par ce fait que, d'une part, des irritations très faibles suffisent déjà pour provoquer une contraction musculaire et que, d'autre part, la contraction est lente et persiste très longtemps. Ce phénomène est aussi dit *réaction dégénérative mécanique*. L'examen de l'excitabilité mécanique présente donc un moyen très simple de se renseigner sur l'existence ou l'absence de la réaction dégénérative électrique. L'exagération de l'excitabilité mécanique s'observe aussi dans la *maladie de Thomsen* (myotonie). Ce qui est surtout frappant dans ce cas, c'est que les contractions sont indolentes et que parfois elles persistent plus d'une demi-minute après la suppression de l'excitation.

L'expérience journalière nous apprend que des excitations mécaniques, telles qu'un coup sur un nerf périphérique, sont suivies de contractions musculaires. L'exagération de l'excitabilité mécanique des nerfs périphériques a été observée dans la *tétanie*. La friction de la patte d'oie du facial, exécutée avec le manche du marteau à percussion, provoque la contraction des muscles de la face (*signe facial de Chvostek*). Du reste, le même phénomène s'observe chez les neurasthéniques et parfois même chez les personnes bien portantes.

Mouvements convulsifs des muscles. — Les convulsions (hyperkinésies) sont, jusqu'à un certain degré, tout l'opposé des paralysies : tandis que celles-ci sont dues à un fonctionnement moins énergique des voies nerveuses motrices, celles-là témoignent de l'exagération de leur énergie.

On divise ordinairement les *mouvements convulsifs* des muscles en *toniques*, *cloniques* et *douloureux* ; ces derniers sont aussi appelés crampes. Ce sont les muscles du mollet qui sont le plus souvent atteints. Il n'est pas rare de rencontrer des *convulsions mixtes*, dans lesquelles les mouvements convulsifs toniques coexistent avec des mouvements convulsifs cloniques.

En cas de *mouvements convulsifs cloniques*, l'observateur est à même de séparer, soit par l'œil, soit en appliquant la main sur le muscle, les contractions musculaires isolées et de les compter, pour ainsi dire ; au contraire, en cas de *convulsions toniques*, on peut croire à une contracture persistante du muscle, les secousses isolées se succédant à des intervalles si rapprochés qu'il en résulte une contraction persistante. On pourrait donc confondre les convulsions toniques avec des contractures ; le diagnostic différentiel se base sur ce que celles-ci persistent longtemps, tandis que celles-là surviennent par accès.

Suivant le *siège de la cause*, les *convulsions* peuvent se diviser en *périphériques*, *réflexes* et *centrales* ; ces dernières se divisent à leur tour en cérébrales, spinales et cérébro-spinales. Il n'est point toujours facile de déceler le siège de la cause des convulsions; on y échoue même parfois.

Suivant *l'extension des convulsions*, elles se divisent en circonscrites, monoplégiques, paraplégiques, hémiplégiques et généralisées.

Citons comme exemple de mouvements convulsifs locaux des muscles, le *tic douloureux de la face*, où l'on a affaire le plus souvent à des secousses cloniques, plus rarement à des secousses toniques; les convulsions intéressent toute une moitié de la face ou seulement quelques muscles isolés. Quant aux convulsions toniques locales, elles surviennent dans les muscles masticateurs *(trismus)*, les muscles de la nuque (méningite) et ceux des membres (tétanie).

Les convulsions cloniques généralisées s'observent dans le *mal caduc* *(épilepsie)*, l'*éclampsie* et l'*hystérie* *(attaques hystériques)*. Quant aux convulsions toniques généralisées, c'est dans le *tétanos* qu'on les rencontre.

Les convulsions et les paralysies sont loin de s'exclure mutuellement d'une façon absolue; nous avons déjà indiqué plus haut (p. 806) que cette association est caractéristique pour un foyer morbide siégeant dans les zones motrices de l'écorce cérébrale. On songera encore à une lésion corticale toutes les fois que les convulsions débutent invariablement par la même partie du corps, qu'elles se propagent aux autres extrémités conformément au siège des centres moteurs corticaux et qu'il ne survient pas de perte de connaissance. Ces convulsions, comme nous l'avons déjà vu (id.), sont désignées sous le nom d'*épilepsie corticale* ou *jacksonnienne* (1).

_____

(1) On doit séparer du groupe « Convulsions » celui des *contractures*. — La contracture est une contraction musculaire, tonique, involontaire, et *permanente*, d'un ou plusieurs muscles de la vie de relation. — On observe la contracture au cours de certaines maladies de l'axe cérébro-spinal, dans lesquelles il existe des altérations du faisceau pyramidal : le type en est fourni par la contracture secondaire des hémiplégiques et des paraplégiques ; mais dans d'autres affections du cerveau, de la moelle, ou de leurs enveloppes on voit de la contracture : les méningites aiguës ou tuberculeuses, l'hémorragie méningée, les tumeurs cérébrales, la paralysie générale, la sclérose latérale amyotrophique, la compression de la moelle, la sclérose en plaques, la syringomyélie et l'hématomyélie. Il n'existe pas d'explication physio-pathologique de la contracture, qui embrasse tous les faits connus : ce qu'on peut dire actuellement, c'est que la théorie classique est insuffisante. On a cru longtemps que la dégénérescence du faisceau pyramidal entraînait la contracture et l'exagération des réflexes, soit par suite de l'irritation spinale due à la sclérose de ces faisceaux (Charcot), soit par suite de l'arrêt de l'action frénatrice du faisceau pyramidal (Marie). On a reconnu aujourd'hui l'indépendance du tonus musculaire et de l'état des réflexes ; en outre, Van Gehuchten a attiré l'attention sur les voies cortico-ponto-cérébello-spinales, qui unissent le cerveau et la moelle à côté de la voie directe cortico-spinale (pyramidale), et leur a attribué un rôle important dans la pathogénie de la contracture : la voie pyramidale aurait une action inhibitrice sur les cellules motrices spinales ; la voie indirecte, une action stimulante ; de sorte que, selon que l'une ou l'autre, ou les deux voies seraient atteintes par la lésion, il existerait ou non de la contracture ; jusqu'à présent les faits anatomiques n'ont pas fourni une justification suffisante de cette théorie.

Quoi qu'il en soit de son mécanisme, la contracture se rencontre encore en dehors des lésions anatomiques du névraxe : dans certaines névroses, et principalement l'hystérie, on rencontre ce

Autres troubles moteurs. — 1. — Les *secousses fibrillaires* ou, pour parler plus exactement, *fasciculaires* se rencontrent dans l'*atrophie musculaire progressive d'origine spinale* (elles sont souvent très énergiques), tandis qu'elles font d'habitude défaut dans l'atrophie musculaire progressive d'origine myopathique. Elles se présentent sous forme de soubresauts et de vibrations brusques n'intéressant que des faisceaux musculaires isolés. On les observe d'ailleurs même chez des sujets bien portants, quand ils sont impressionnés par le froid, par exemple, quand ils ôtent les vêtements. On peut les provoquer artificiellement, en soufflant sur la peau, en l'aspergeant d'eau froide, ou en l'irritant mécaniquement ou par le courant faradique.

2. — On désigne sous le nom d'*ondes musculaires* (*myovrymie*) des contractions musculaires lentes et répétées, pouvant s'accompagner de douleurs et de sueurs ; c'est chez les neurasthéniques qu'on les observe principalement.

3. — Les *tremblements* sont constitués par des contractions musculaires se succédant à intervalles rapprochés. Ces contractions, à oscillations plus ou moins accusées, sont plus ou moins rapides, persistantes ou ne surviennent que par accès ; elles sont égales ou inégales. Parmi les causes multiples des tremblements, nous citerons les suivantes : surmenage, âge avancé (tremblement sénile), intoxications (tremblement alcoolique, tremblement mercuriel, tremblement saturnin) et névroses centrales (hystérie, neurasthénie, névroses traumatiques).

4. — Les *agitations* ne sont plutôt que des tremblements à grosses oscillations. Ils occupent une place importante dans la symptomatologie de la *paralysie agitante*.

5. — Le *tremblement intentionnel* consiste en mouvements tremblotants ou agités qui surviennent seulement lorsque le malade s'apprête à exécuter un mouvement. Il caractérise la *sclérose en plaques*, mais on l'observe aussi, quoique rarement, dans l'hystérie et l'empoisonnement mercuriel (1).

phénomène. Il est également reproduit par certaines intoxications (strychnine) et certaines infections (rage, tétanos, scorbut) ; la contracture de la tétanie rentre probablement dans le même groupe pathogénique.

(1) Les *tremblements* ont des caractères très variables : ils sont à oscillations rapides ou lentes, mais toujours rythmiques ; survenant à l'occasion de mouvements (tremblement intentionnel) ou permanents ; influencés en plus ou en moins par la volonté ou non influencés par elle. Il est impossible d'en faire une classification rationnelle (Dejerine). On les rencontre dans un grand nombre de circonstances :

1° *Physiologiques* : froid, émotion.

2° *Pathologiques* : parmi les tares propres à la dégénérescence nerveuse (tremblement héréditaire) ; au cours de névroses (hystérie, épilepsie, neurasthénie, maladie de Parkinson, maladie de Basedow) ; dans les affections organiques du système nerveux (paralysie générale, sclérose en plaques, hémiplégie et d'autres) ; dans les intoxications (alcool, plomb, mercure) : l'intérêt de ce groupe pathogénique réside dans ce fait que les poisons peuvent engendrer le tremblement directement par imprégnation des éléments nerveux ; ou plus souvent ils entraînent le tremblement indirectement, en réveillant une hystérie latente (hystérie toxique) ; dans les maladies infectieuses (il faut faire une part au frisson fébrile, qui est un tremblement).

6. — L'*athétose* est caractérisée par des mouvements de reptation ; le malade exécute des mouvements d'extension et de flexion, les mains et les doigts exécutent, pour ainsi dire, des mouvements exagérés de préhension. Des mouvements analogues s'observent aussi aux orteils. Le malade est incapable d'arrêter ces mouvements pour un temps prolongé ; ils persistent parfois même dans le sommeil. Rarement idiopathique, ce trouble moteur accompagne souvent des affections cérébrales ; on le rencontre notamment dans la *paralysie infantile d'origine cérébrale*.

7. — Ce qui distingue les *mouvements choréiques*, c'est qu'ils surviennent sans rime ni raison et que, par suite de mouvements accessoires qui se jettent en travers, ils prennent un aspect désordonné, malhabile. En effet, nous avons ici affaire à des troubles de coordination. On rencontre ces mouvements, en premier lieu, dans la *danse de Saint-Guy* (*chorée*), maladie infantile très répandue. Ils s'observent également dans la *chorée héréditaire des adultes*, dans bon nombre d'hémiplégies (hémichorée pré- ou post-hémiplégique) et l'hystérie.

8. — Le *vertige* est causé par une orientation défectueuse dans l'espace. Le malade éprouve tantôt la sensation que tous les objets tournent autour de lui, ou que c'est lui-même qui exécute des mouvements dans l'espace. Ces mouvements sont tantôt des mouvements de rotation, tantôt des mouvements de déplacement de gauche à droite ou de haut en bas. *Le vertige accompagne souvent bon nombre d'affections cérébrales organiques ou fonctionnelles.* Il devient plus fréquent chez les sujets âgés (*vertige sénile*), peut-être par suite d'altérations morbides des vaisseaux cérébraux. Le *vertige réflexe* se rencontre très souvent dans les maladies des divers organes, par exemple, celles de l'estomac et de l'intestin (vertige stomacal), ainsi que celles des organes des sens (maladies du labyrinthe, paralysies des muscles oculaires). Quelques *intoxications* (alcool) et *infections* (maladies infectieuses) s'accompagnent parfois de vertige.

9. — L'*ataxie* constitue un symptôme important et fréquent du *tabes dorsal* (*ataxie locomotrice progressive* des auteurs français). C'est aussi un symptôme régulier de l'*ataxie héréditaire* (*maladie de Friedreich*). Ce qui frappe dans la démarche des malades, c'est qu'ils lèvent trop haut les jambes, les écartent considérablement l'une de l'autre, les projettent fortement et que, par suite des troubles de coordination, les mouvements exécutés sont malhabiles. Si les malades en décubitus dorsal relèvent les jambes, celles-ci se mettent à osciller fortement et se portent en dedans. L'ataxie peut s'exagérer jusqu'à rendre impossible la marche, quoique les muscles aient conservé leur force. L'ataxie devient plus accusée quand le malade a les yeux fermés.

Quant à l'ataxie du membre supérieur, on la reconnaîtra en faisant exécuter au malade des mouvements compliqués, par exemple, enfiler une aiguille, boutonner les vêtements, écrire, etc. On observe alors des mouvements maladroits et malhabiles, de sorte que le mouvement commandé n'est exécuté qu'avec difficulté, ou devient complètement impossible. C'est ainsi que, si l'on dit au malade de placer, les yeux fermés, l'index sur le nez, la main commence à osciller et le doigt rencontre tout d'abord la bouche, l'oreille, etc.

Les auteurs ne s'accordent point sur les *causes de l'ataxie*. Certains (Friedreich, par exemple) admettent l'existence dans la moelle de voies de coordination spéciales; d'autres (Cyon, par exemple) considèrent l'ataxie comme résultant d'un trouble dans les fonctions réflexes de la moelle ; d'autres enfin (Leyden, par exemple) l'attribuent à l'hypoesthésie de la peau, des muscles, des aponévroses, des articulations.

Quoi qu'il en soit, les troubles de la sensibilité exercent sûrement une certaine influence sur l'apparition de l'ataxie; en voici la preuve : on la rencontre parfois en cas de névrite, telle que névrite alcoolique, arsenicale, diabétique, diphtérique (*pseudo-tabes périphérique*).

Les maladies du cervelet (*vermis*) s'accompagnent parfois d'ataxie (*ataxie cérébelleuse*). Les malades ont l'air d'être en état d'ébriété et décrivent des zigzags en marchant. L'ataxie peut encore accompagner des maladies cérébrales (*ataxie corticale*).

10. — On désigne sous le nom de *mouvements associés* des contractions musculaires qui s'associent inconsciemment aux mouvements intentionnels. On les observe même chez des sujets bien portants en train d'accomplir un effort (contraction des traits, quand on soulève un fardeau lourd). En cas de paralysie, on les rencontre assez souvent. Une poignée de main vigoureuse du côté sain provoque des mouvements semblables dans les doigts de la main paralysée, ou encore les doigts de la main saine s'infléchissent dès que le malade essaie de donner une poignée de main du côté malade et ainsi de suite.

B. — TROUBLES SENSITIFS.

Les troubles de la sensibilité s'observent le plus souvent du côté de la peau et des muqueuses. Mais ce serait une erreur de croire qu'ils sont bornés à ce domaine ; ils peuvent atteindre également d'autres organes, comme les muscles, les tendons, les aponévroses, le périoste, etc. ; et même les troubles sensitifs de ces derniers organes jouent dans certaines maladies, dans le tabes dorsal par exemple, un rôle prépondérant.

Dans l'examen de la sensibilité de la peau et des muqueuses, il faut considérer deux groupes principaux de sensations : les sensations tactiles et les perceptions générales. La sensibilité tactile comporte les impressions tactiles pures, le sens de la compression, du temps, du lieu et de la température. La perception générale comprend la sensibilité à la douleur, la sensibilité électrique, la sensibilité aux chatouillements, les démangeaisons et autres sensations agréables ou désagréables.

Les troubles de la sensibilité cutanée se manifestent de façons fort diverses; la sensibilité peut être exagérée (*hyperesthésie*), diminuée (*hypoesthésie*), abôlie (*anesthésie*) ou pervertie. Et ces troubles peuvent être intégraux ou partiels, suivant qu'ils intéressent toutes les formes de la sensibilité soit seulement certaines d'entre elles. Sous le nom de *paresthésies* (1), on désigne des sensations subjectives anormales, telles que fourmillements, sensations de brûlure, de piqûre, de picotement, d'engourdissement, de chaud, de froid, qui sont inaccessibles à une exploration objective.

I. Sensibilité tactile pure.

— On étudie la *sensibilité tactile pure* par le contact d'objets mousses avec la peau. Ceux-ci ne doivent ni occasionner de la douleur, ni altérer le sens de la température par des différences de température. Tandis que le malade tient les yeux fermés pour concentrer

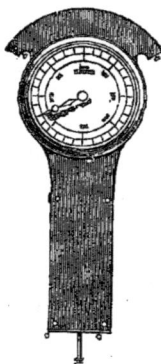

Fig. 285. — Baraesthésiomètre (d'après Eu-LENBURG).

toute son attention, on passe légèrement le doigt sur les poils des extrémités ou du tronc, et l'on interroge le malade pour savoir s'il a senti quelque chose et, dans l'affirmative, si la sensation éprouvée a été égale dans les zones symétriques. On peut encore, en procédant de la même manière, toucher les téguments avec le doigt, un pinceau, un tampon d'ouate ou avec un bâtonnet de bois. On peut aussi toucher doucement la peau avec la tête d'une épingle ; ou bien on y pose des objets rugueux, ou laineux, ou bien encore des pièces de monnaie, des clefs, des bagues, en demandant au malade d'indiquer la forme et la qualité de la surface des objets mis en contact avec ses téguments.

Dans le dernier cas, la sensibilité tactile n'est pas seule mise en jeu. A plus forte raison en est-il ainsi en cas de *recherches stéréognostiques*, quand on place dans la main des malades des corps de forme simple (cubes, pyramide, cylindre, sphère, etc.), et qu'on leur demande de déterminer cette forme, les yeux fermés.

La *polyesthésie* appartient à la catégorie des sensations perverties. Elle est caractérisée par ce fait que les malades sentent double ou multiple un contact unique. On a observé la polyesthésie dans le tabes dorsal.

Par *allochirie*, on désigne un phénomène assez rare, qui consiste en ce fait que le malade localise dans le côté gauche l'irritation exercée sur le côté droit, et réciproquement. Ce phénomène a été rencontré dans la myélite, la sclérose multiple cérébro-spinale, etc.

II. Sensibilité à la pression.

— Dans l'examen du *sens de la pression*, il

---

(1) En France, ce terme est réservé à tous les troubles de la sensibilité objective qui ne sont pas l'anesthésie ou l'hyperesthésie. Les phénomènes, rangés sous ce nom en Allemagne, et qui appartiennent à la sensibilité subjective, sont désignés par le terme de *dysesthésies* (Dejerine).

faut que la partie du corps soumise à l'exploration repose toujours sur un substratum solide ; car autrement le sens musculaire, par l'appréciation de la résistance à opposer à la pression, amènerait facilement des erreurs. Le plus simple est d'appliquer sur la région choisie une petite tablette en bois, sur laquelle on échafaude peu à peu des pièces de monnaie de grosseur croissante : on demande au malade d'accuser les différences de pression.

Eulenburg a fait construire dans ce but un instrument spécial, qu'il a appelé baraesthésiomètre (fig. 285). Il consiste en une sorte de ressort à pression muni d'une aiguille, qui donne le degré de pression. Landois recommandait une balance de pression à mercure ; Goltz employait des tubes de caoutchouc, dans lesquels il faisait circuler des ondes, dont on modifiait à volonté la pression.

Auber et Kammler ont trouvé, comme chiffres minima du sens de la pression :

Peau du front.			Nez.		
Tempe.			Ventre.		0,04-0,05 gr.
Dos de la main.	}	0,002 gr.	Menton.	}	
Avant-bras.			Ongle du doigt.	1 gr.	
Doigt.					

Dohrn a recherché, pour les diverses régions cutanées, la valeur minima du poids additionnel que le sujet arrive à distinguer, 1 gramme de poids étant déjà appliqué :

Troisième phalange digitale.	0,499 gr.	
Dos du pied.	0,5	»
Deuxième phalange digitale.	0,771	»
Première d° d°.	0,82	»
Jambe.	1	»
Paume de la main.	1,018	»
Dos de la main.	1,156	»
Rotule.	1,5	»
Avant-bras	1,99	»
Sternum.	3	»
Région ombilicale.	3,5	»
Dos.	3,8	»

Enfin Eulenburg a observé, à l'aide de son baraesthésiomètre, qu'aux différents endroits de la surface cutanée les individus ressentent les différences de pression suivantes :

Front.			Phalanges digitales.		
Lèvres.			Avant-bras.		
Dos de la langue.	}	1/40-1/30	Main.	}	1/20-1/10
Joues.			Bras.		
Tempe.					

III. Limites de la sensibilité dans le temps et dans l'espace. — L'examen du sens de la pression est en relation très intime avec celui du *sens du temps* propre à la peau, et qui consiste dans la faculté de différenciation d'irritations se succédant rapidement. Grünhagen et Wittich ont trouvé, à l'aide de cordes vibrantes, que la discontinuité est perçue encore pour un chiffre de 1.506-1.552 vibrations à la seconde.

Dans l'exploration du *sens du lieu*, il faut tenir compte essentiellement de deux choses : 1° si, les yeux fermés, le malade peut dire et montrer du doigt le point où la peau a été touchée — sens du lieu dans la conception stricte du mot ; 2° de l'étendue des cercles tactiles, sens de l'espace. Cette dernière se mesure à l'aide d'un compas d'épaisseur (fig. 286) ou de l'esthésiomètre de Sieveking (fig. 287). On sait que la grandeur d'un *cercle*

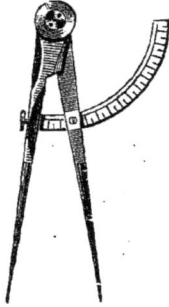

FIG. 286. — Compas d'épaisseur.   FIG. 287. — Esthésiomètre de SIEVEKING.

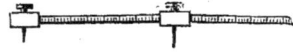

tactile est déterminée par la plus petite distance qu'il faut entre deux pointes de même nature et placées de la même façon sur la peau, pour être senties comme deux corps distincts. Quoique, à la longue, cette forme de la sensibilité puisse s'éduquer, se raffiner, on peut quand même, d'après Landois, établir l'échelle suivante, dont la première colonne est pour l'adulte, la seconde pour un garçon de 12 ans.

	ADULTE	GARÇON DE 12 ANS
Pointe de la langue.	1,1	1,1 mm.
Face palmaire de la 3ᵉ phalange du doigt.	2,3	1,7
Lèvres (muqueuse).	4,5	3,9
Face palmaire de la 2ᵉ phalange digitale.	4,5	3,9
Face dorsale de la 3ᵉ — · —	6,8	4,5
Lobule nasal.	6,8	4,5
Tête du métacarpien (face palmaire). . .	6,8	4,5
Dos de la langue. . . . . }		
Lèvres (peau) . . . . {	9,»	6,8
Métacarpien du pouce. . . . . }		

	ADULTE	GARÇON DE 12 ANS
Gros orteil (face plantaire).	11,3	6,8
Deuxième phalange digitale (dos). . . .	11,3	9 »
Joue.	11,3	9 »
Paupière.	11,3	9 »
Palais (milieu).	13,5	11,3
Peau de l'arcade zygomatique (en avant).	15,8	11,3
Métatarsien du gros orteil (face plantaire).	15,8	9 »
1re phalange digitale (dos).	15,8	9 »
Tête des métacarpiens (dos).	18 »	13,5
Face interne des lèvres.	20,3	13,5
Peau de l'arcade zygomatique en arrière.	22,6	15,8
Partie inférieure du front.	22,6	18 »
Partie postérieure du talon.	22,6	20,3
Partie inférieure de l'occiput. . . .	27,1	22,6
Dos de la main.	31,6	22,6
Face inférieure du menton.	33,8	22,6
Vertex.	33,8	22,6
Rotule.	36,1	31,6
Sacrum.	40,6	33,8
Fesses.	40,6	33,8
Avant-bras.	40,6	36,1
Jambe.	40,6	36,1
Dos du pied (près des orteils). . . .	40,6	36,1
Sternum.	45,1	33,8
Nuque.	45,1	36,1
Rachis (5e dorsale, régions dorsale et lombaire).	54,1	—
Milieu de la nuque.	67,6	—
Bras.	67,7	31,6
Cuisse.	67,7	31,6
Milieu du dos.	—	40,6

IV. **Sensibilité à la température.** — L'intégrité ou la suppression du *sens de la température* se constate en faisant fermer les yeux au sujet, en soufflant ou en envoyant l'haleine sur certaines régions de la peau et en demandant au patient s'il ressent des différences de température. On peut encore toucher la peau avec des objets de température différente, mais de même nature, des pièces de monnaie par exemple, que l'on chauffe diversement, ou encore avec le fond de tubes à essai contenant de l'eau, de l'huile ou du pétrole à des températures variables.

Pour les expériences délicates, Nothnagel, Eulenburg et Goldscheider ont créé des appareils plus compliqués qui n'ont pas encore acquis droit de cité dans la pratique.

D'après Nothnagel, la sensibilité de la peau est d'autant plus délicate que la température se rapproche de celle du corps (27°-33° C.), à tel point que dans ces conditions, les différences de 0°,05 C. sont perçues nettement. Nothnagel a trouvé pour les diverses zones cutanées les chiffres suivants :

Avant-bras. . . . . Bras	0°,2 C.
Dos de la main.	0°,3 —
Joue	0°,4 — 0°,2
Tempe.	0°,4 — 0°,3
Poitrine (en haut, en dehors). . . . . . Parties latérales et supérieures du ventre. .	0°,5
Paume de la main. . . . . Dos du pied.	0°,5 — 0°,4
Partie moyenne de l'épigastre. . . . . Cuisse.	0°,5
Jambe (côté de l'extension). . . . . . . Sternum.	0°,6
Jambe (côté de l'extension).	0°,7
Dos (parties latérales).	0°,9
Dos (milieu).	1°,2

Il existe des cas de *perversion du sens de la température* : le froid est pris pour du chaud et réciproquement.

V. Sensibilité à la douleur. — La recherche de la *sensibilité de la peau à la douleur* se fait de diverses manières. Le tiraillement des poils, les piqûres d'aiguilles, etc., sont autant de méthodes d'examen simples et utilisables. Parfois l'on constate des *sensations doubles*, de telle sorte qu'une irritation unique est perçue immédiatement, puis une deuxième fois, affaiblie ou exagérée, quelques secondes plus tard. Seulement il s'agit de savoir si l'irritation a d'abord été perçue comme sensation tactile et puis comme douleur, ou comme douleur les deux fois. Il faut également éviter la confusion avec une *perception prolongée d'une manière anormale*, comme on l'observe très souvent dans le tabes dorsal. On rencontre aussi dans cette affection un *retard de la transmission* tel qu'il se passe parfois plusieurs secondes entre l'irritation et la sensation.

L'*analgésie* est un état où la sensation tactile existe, mais où la sensibilité à la douleur est supprimée (1).

(1) L'étude des diverses formes de la sensibilité dans certaines affections chroniques de la moelle a conduit à isoler une espèce morbide : la *syringomyélie*. Confondue naguère avec l'atrophie musculaire progressive (type Aran-Duchenne), la syringomyélie est une affection chronique de la moelle, caractérisée essentiellement, en anatomie pathologique : par des cavités pathologiques formées dans cet organe ; et en clinique : par des troubles trophiques et des altérations particulières de la sensibilité. On y observe en effet ce syndrome spécial : la sensibilité tactile est parfaitement conservée ; mais la sensibilité à la douleur et la sensibilité à la température sont abolies.

Dans l'*anesthésie douloureuse*, la sensibilité à la douleur et les sensations tactiles paraissent supprimées, et cependant les malades sont souvent en proie aux plus vives souffrances dans la zone anesthésiée. Ces phénomènes s'observent en cas de foyers morbides des voies sensitives, foyers qui, il est vrai, ont interrompu la communication avec le cerveau, mais irritent quand même le tronçon central, laquelle irritation est rapportée à la périphérie d'après la loi de la transmission excentrique.

VI. Sensibilité électro-cutanée. — La *sensibilité électro-cutanée* fut examinée méthodiquement pour la première fois par Leyden et Munk. On distingue tout d'abord une première impression de tiraillements, puis une sensation douloureuse prononcée. Malheureusement les méthodes d'exploration sont demeurées longtemps très incomplètes par elles-mêmes ; de plus, dans les méthodes anciennes, on négligeait la résistance de conduction des diverses zones cutanées (1). De nos jours, Erb, Tschiriew et de Watteville se sont occupés avec succès de l'amélioration des procédés d'investigation. Les résultats les plus certains s'obtiennent par la comparaison des régions cutanées symétriques.

VII. Valeur diagnostique des troubles sensitifs de la peau. — Dans l'utilisation diagnostique des troubles sensitifs de la peau, ce qu'il faut tout d'abord considérer, c'est, comme pour les troubles moteurs, l'étendue des lésions. Des troubles moteurs coexistent parfois avec des troubles sensitifs. S'agit-il, par exemple, d'une interruption de conduction au niveau d'un nerf mixte périphérique, il se produit naturellement une paralysie à la fois motrice et sensitive exactement dans le domaine qu'il innerve. Ou bien, lorsqu'il y a interruption transversale de la moelle, il se développe au-dessous de la lésion des phénomènes de paraplégie, qui se rapportent aussi bien à la sphère motrice qu'à la sphère sensitive. Une délimitation exacte de la zone sensible peut souvent servir, dans ces cas, à déterminer le niveau du foyer morbide médullaire. Ou bien, dans les processus à tendance progressive, on reconnaît les progrès de l'affection par l'extension graduelle des troubles sensitifs à des zones de plus en plus considérables. Lorsque la moelle présente une solution de continuité seulement dans la moitié de son diamètre transversal, il se produit des phénomènes d'un caractère tout à fait spécial, syndrome de Brown-Séquard, la motilité est supprimée du côté correspondant à la lésion ; du

---

Cette *dissociation dite syringomyélique de la sensibilité* a d'ailleurs été rencontrée ensuite dans d'autres états morbides (hématomyélie, myélomalacie, compression de la moelle, tabes, hystérie).

(1) Les différences de conductibilité qui existent entre l'organisme sain et l'organisme malade sont à peine connues aujourd'hui. Mais on peut prévoir que l'étude de ces différences pourra un jour intéresser hautement le diagnostic.

MM. CHARCOT et VIGOUROUX ont montré qu'on doit considérer comme un *signe cardinal du goitre exophtalmique la faible résistance du sujet au passage du courant électrique.*

côté opposé c'est la sensibilité qui fait défaut ; en même temps, le côté paralysé présente de l'hyperesthésie. Cela s'explique parce que les voies motrices s'entrecroisent très haut, au niveau du bulbe, et ne subissent plus de décussation intra-médullaire, tandis que les cordons sensitifs s'entrecroisent sur toute la hauteur de la moelle, les fibres du côté droit passant dans la moitié gauche de la moelle, et réciproquement.

En suivant le trajet ascendant des voies sensitives vers le cerveau, on les voit situées dans la calotte du pédoncule cérébral (fig. 276) et dans le tiers postérieur du segment postérieur de la capsule interne (fig. 275, voies sensitives). S'il se produit des lésions à ce niveau, il se développe de l'hémianesthésie cérébrale, c'est-à-dire, du côté opposé du corps, la sensibilité se trouve anéantie sous toutes ses formes jusqu'au niveau de la ligne médiane. Les organes des sens participent à l'hémianesthésie qui est ainsi sensitivo-sensorielle. On observe souvent ce fait, en tant que simple désordre fonctionnel, dans l'*hystérie* (1). Dans les paralysies cérébrales, qui doivent leur origine à une interruption de conduction dans les deux tiers antérieurs de la partie postérieure de la capsule interne, ou à des foyers situés plus haut encore dans la couronne rayonnante ou l'écorce encéphalique, au niveau du domaine moteur des circonvolutions frontale et pariétale ascendantes, les troubles sensitifs manquent la plupart du temps, à moins que les voies sensitives n'aient subi des lésions concomitantes, soit directement, soit indirectement par pression, œdème, etc. (2).

(1) Dans l'hystérie, les troubles les plus variés de la sensibilité peuvent être rencontrés ; le plus constant est l'hémianesthésie. Celle-ci offre des caractères particuliers, qui la distinguent de l'hémianesthésie des lésions organiques. L'hémianesthésie hystérique est totale, absolue, à un point qu'elle n'atteint jamais dans les lésions centrales. Elle ne présente pas le parallélisme de distribution (non d'intensité) avec les troubles moteurs, qui, d'après Dejerine, est caractéristique de l'hémianesthésie organique : celle-ci est en effet toujours accompagnée d'hémiplégie, et tant pour les troubles moteurs que pour les troubles sensitifs, le désordre va en s'exagérant de la racine des membres vers leurs extrémités, et est toujours plus accentué aux membres supérieurs qu'aux membres inférieurs. En outre, l'hémianesthésie hystérique s'accompagne presque toujours de troubles correspondants des sens spéciaux : elle est sensitivo-sensorielle ; ce caractère, au contraire, ne s'observe jamais dans l'hémianesthésie organique. Enfin, dans l'hystérie, l'hémianesthésie est modifiée par la suggestion ; elle est en partie créée artificiellement : elle s'atténue lorsqu'on distrait ailleurs l'attention du malade pendant un examen furtif.

(2) On attache aujourd'hui une importance de plus en plus grande à la distribution topographique des troubles de la sensibilité pour le diagnostic de leur cause. A ce point de vue on distingue :

1° *La topographie nerveuse périphérique.* — Ici la distribution des troubles sensitifs est subordonnée au trajet des troncs nerveux. On l'observe à l'état de pureté dans les névrites traumatiques, où la lésion est ordinairement localisée à un seul nerf. Dans les névrites infectieuses et toxiques, les troubles de la sensibilité sont d'autant plus accentués que l'on va de la racine des membres vers leur extrémité, de la partie supérieure du tronc vers la partie inférieure. La névrite lépreuse peut offrir cette distribution des troubles sensitifs, mais on peut observer l'une des deux suivantes :

2° *Topographie radiculaire.* — Quand la lésion frappe non plus un tronc nerveux, mais une racine rachidienne dans son trajet extra ou intra-médullaire, les troubles sensitifs sont répartis dans tout le territoire dépendant de cette racine et innervé par des nerfs différents :

VIII. **Sensibilité des parties profondes.** — On sait peu de chose sur les fonctions sensitives des aponévroses, des tendons et du périoste. Il en est de même pour les propriétés sensitives des muscles. Ce qu'on a observé le plus souvent, ce sont, dans le tabes dorsal, des *troubles du sens musculaire.* En faisant fermer les yeux à un ataxique, en lui soulevant une jambe et en l'engageant à élever l'autre à la même hauteur, on constate des erreurs grossières. Lorsqu'on introduit chacune des jambes dans un nœud coulant formé avec une serviette, lorsqu'on soulève à des hauteurs différentes, ou qu'on les fléchit inégalement, ou encore lorsqu'on place avec précaution l'une d'elles sur l'autre, le plus souvent le malade ne sait rien sur l'orientation de ses membres. Si on lui ordonne de rapprocher, les yeux fermés, les doigts des deux mains jusqu'au contact, il hésite, tâtonne, absolument comme le ferait un aveugle dans un lieu inconnu, etc.

Sous le nom de *sens de la tonicité musculaire,* on entend la propriété d'apprécier avec justesse les différences de poids que soulève un muscle. Pour l'examen de ce sens, on étend le membre et on y attache une serviette à laquelle on fixe successivement des poids différents ; ou encore on additionne le poids initial d'autres poids plus petits. Il s'agit de fixer le

on observe alors la topographie dite radiculaire. Elle se reconnaît, en clinique, à sa distribution en bandes longitudinales, qui ne correspondent pas au trajet anatomique d'un nerf déterminé. Ces faits ont été observés dans les fractures et les luxations de la colonne vertébrale, dans les lésions des plexus brachial, lombaire et sacré, dans le tabes, où, d'après Dejerine, ces phénomènes sont constants, précoces et caractéristiques, ne se rencontrant pas dans les pseudo-tabes par névrite périphérique ; enfin dans la syringomyélie : pour certains auteurs (Marie, Guillain, Dejerine), les troubles sensitifs ont une disposition radiculaire ; pour d'autres (Brissaud), une disposition segmentaire.

3° *Topographie spinale.* — Dans les lésions de la moelle, on rencontre, selon leur siège, leur étendue, des troubles différents : le syndrome de Brown-Séquard répond à l'hémisection de la moelle (v. le texte). Aux lésions étendues dans toute la largeur de la moelle correspond l'anesthésie paraplégique (myélites transverses). Enfin Brissaud a invoqué sa théorie de la métamérie spinale pour expliquer la *topographie segmentaire* ; dans celle-ci les troubles sensitifs occupent des segments des membres ou du tronc, y dessinant des régions à limites nettes et perpendiculaires à l'axe des membres (anesthésie en manchette, en gant, en caleçon, en gigot). Attribuée d'abord à la syringomyélie et à l'hystérie, cette topographie n'est plus guère admise actuellement que dans l'hystérie : nous avons vu que la majorité des auteurs pensent que dans la syringomyélie les troubles sensitifs sont à topographie radiculaire.

4° *Topographie cérébrale.* — Dans les lésions du cerveau, l'anesthésie, lorsqu'elle existe, revêt la forme d'hémianesthésie. Nous avons déjà dit que celle-ci peut être due soit à l'hystérie, soit à des lésions organiques, et que des différences l'en distinguent dans chacun de ces cas. Quant à ces lésions organiques, leur siège a été mieux précisé aujourd'hui : corticales, elles sont localisées à la zone périrolandique, qui est sensitivo-motrice (Tripier). Des lésions capsulaires peuvent également la produire ; mais la notion classique du faisceau sensitif et du carrefour sensitif a été reconnue fausse, et si l'hémianesthésie capsulaire, décrite par Charcot et Türck, est encore admise, bien que la plupart de leurs observations aient trait à des hémianesthésies hystériques, l'interprétation anatomique de ces auteurs n'est plus suffisante ; pour Dejerine, dans les hémianesthésies d'origine capsulaire, la lésion atteint toujours la couche optique ou les connexions thalamo-corticales, et c'est à elle qu'est due l'hémianesthésie. Enfin des hémianesthésies de même ordre peuvent encore être réalisées par des lésions pédonculaires ou protubérantielles.

plus petit poids perçu, puis la valeur minima du poids additionnel dont la différence est perçue par le malade. Cette valeur est, chez l'individu sain, d'environ 1/40 du poids fondamental.

Nous nous bornons à signaler, en terminant, la *sensibilité électro-musculaire*, qui est représentée par la sensation spéciale produite par la contraction des muscles faradisés. Cette sensibilité peut, elle aussi, par suite de processus morbides, s'exagérer ou s'affaiblir.

C. — TROUBLES SENSORIELS.

I. **Examen du sens de la vue.** — L'examen de l'œil est d'importance capitale pour le diagnostic des maladies nerveuses, surtout celles du cerveau, car bon nombre d'altérations de la cavité cranienne ne peuvent être reconnues qu'après *examen du fond de l'œil à l'aide de l'ophtalmoscope*. Nous citerons en premier lieu l'*œdème de la papille*, si important pour le diagnostic des *tumeurs cérébrales*. Cette lésion de la papille, il est vrai, est aussi causée par d'autres affections du cerveau et des méninges amenant l'exagération de la pression intra-cranienne (par exemple, abcès du cerveau, hydrocéphalie, méningite), mais c'est en cas de tumeurs cérébrales qu'on l'observe avec une constance particulière. Quiconque veut diagnostiquer avec certitude les tumeurs cérébrales, doit être familiarisé avec le maniement de l'ophtalmoscope, d'autant plus que, malgré l'œdème très accusé de la papille, les troubles visuels peuvent faire complètement défaut. Le tableau ophtalmoscopique de l'œdème de la papille est facile à reconnaître ; ce qui le caractérise, ce sont la coloration rouge grisâtre de la papille qui proémine vers le corps vitreux, les veines rétiniennes dilatées décrivant des sinuosités et les artères rétiniennes rétrécies.

Il n'est pas rare de rencontrer l'*atrophie du nerf optique* dans le cours des maladies nerveuses. L'atrophie grise du nerf optique est un symptôme fréquent du tabes et de la paralysie générale progressive, l'atrophie du nerf optique s'observe encore assez souvent dans la sclérose en plaques.

Se trouve-t-on en présence de phénomènes méningés, la constatation, à l'aide de l'ophtalmoscope, de *tubercules choroïdiens* sous forme de taches jaunes arrondies, permet d'affirmer avec certitude que l'on a affaire à une méningite tuberculeuse et non à une méningite purulente.

Les constatations ophtalmoscopiques permettent parfois de poser le diagnostic étiologique exact et d'instituer un traitement approprié. C'est ainsi qu'une choroïdite disséminée témoigne en faveur de la syphilis ; or, on sait la fréquence extrême des affections cérébro-spinales d'origine syphilitique et la nécessité de prescrire dans ces cas l'emploi du mercure et des préparations iodées.

Les *modifications dans l'état du champ visuel* sont de grande valeur pour le diagnostic des affections nerveuses. Il faut faire attention notamment à l'hémianopsie et au rétrécissement du champ visuel.

Pour comprendre la genèse de l'*hémianopsie*, il faut se rendre un compte exact du trajet des fibres optiques. Les centres corticaux des fibres optiques sont situés sur les circonvolutions du lobe occipital. Ces centres corticaux sont reliés avec les centres primaires de l'optique, auxquels appartiennent le pulvinar, le corps genouillé externe et les tubercules quadrijumeaux antérieurs. Les fibres optiques, réunies dans la bandelette optique, subissent dans le chiasma une semi-décussation telle que les fibres optiques en communication avec le lobe occipital gauche se répandent dans la moitié externe de la rétine gauche et la moitié interne de la

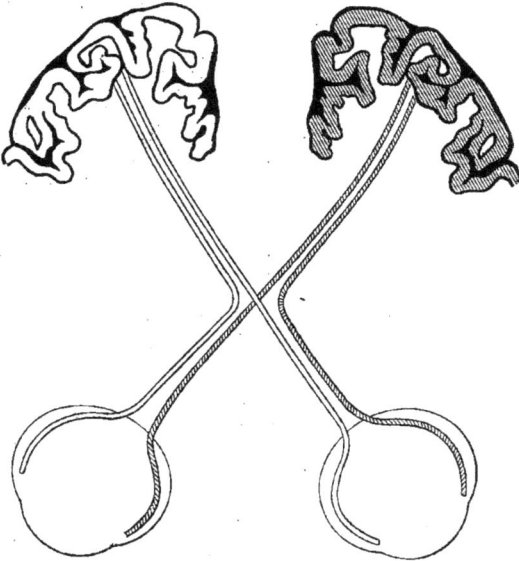

Fig. 288. — Figure schématique du trajet des nerfs optiques.

rétine droite, et réciproquement (fig. 288). En d'autres termes, les moitiés externes des rétines communiquent avec les lobes occipitaux homonymes, tandis que les moitiés internes le sont avec les lobes occipitaux du côté opposé. Il en résulte que les lésions destructives unilatérales du lobe occipital, des centres optiques primaires et de la bandelette optique amèneront la cécité de la moitié externe du côté opposé à la lésion. Le foyer morbide siège-t-il à gauche, le malade est dans l'impossibilité d'apercevoir les objets venant du dehors et de la droite, c'est-à-dire qu'il est atteint d'hémianopsie droite homonyme.

Le diagnostic différentiel entre les affections des centres optiques corticaux et celles occupant les centres optiques primaires et la bandelette optique se fera en recherchant la *rigidité pupillaire hémianoptique* : son existence exclut une lésion corticale.

Le foyer occupe-t-il l'angle antérieur ou postérieur du chiasma, la perte de la vision peut atteindre les moitiés internes des deux rétines (*hémianopsie bitemporale*).

L'étude du champ visuel se fait à l'aide d'un périmètre ; on examinera séparément l'étendue du champ visuel pour les diverses couleurs. Cet examen est surtout important pour le diagnostic de certaines névroses centrales (hystérie, névroses traumatiques) ; mais des changements notables surviennent aussi dans le cours d'affections nerveuses avec lésions anatomiques, par exemple, dans le tabes dorsal.

Nous avons déjà décrit plus haut la valeur diagnostique importante des modifications pupillaires. Ajoutons seulement que l'on a noté la paralysie accommodative à la suite de la diphtérie.

La *paralysie des muscles de l'œil* s'observe souvent dans le cours des affections de la base du crâne et du cerveau ; cependant on la rencontre aussi en cas de lésions des noyaux bulbaires (paralysie des muscles oculaires d'origine bulbaire). Nous avons signalé plus haut (v. p. 809) la signification diagnostique de la paralysie alterne de l'oculo-moteur commun.

En terminant, rappelons que le *nystagmus* constitue un symptôme important et fréquent de la sclérose en plaques.

II. Examen du sens de l'ouïe.

— Les maladies de l'organe de l'ouïe affectent assez souvent le système nerveux. C'est ainsi, par exemple, que les inflammations du rocher s'accompagnent souvent de paralysie faciale, de trombo-phlébite des sinus de la dure-mère, de méningite et d'abcès du cerveau. Les affections labyrinthiques donnent fréquemment naissance à du vertige (*vertige de Ménière*).

En revanche, les affections du système nerveux peuvent à leur tour provoquer des lésions auditives. Si la paralysie faciale atteint aussi le nerf de l'étrier, les malades présentent une acuité extrême de l'ouïe, surtout par rapport aux sons graves (hyperacousie ou oxyocoia Willisiana). La surdité unilatérale consécutive à l'atrophie des fibres acoustiques fut notée dans le tabes et parfois aussi dans la sclérose en plaques ; dans l'hystérie, la surdité unilatérale s'accompagne quelquefois d'une hémianesthésie du même côté. Les troubles auditifs se rencontrent parfois aussi dans le cours d'affections cérébrales amenant l'augmentation de la pression intra-cranienne (tumeurs cérébrales, hydrocéphalie, méningite).

Il faut prêter grande attention aux troubles subjectifs de l'ouïe, qui peuvent provoquer l'explosion des maladies mentales.

III. Examen du sens du goût.

— Le sens du goût est altéré très souvent dans les maladies du nerf facial, lorsque la corde du tympan participe au processus morbide. Il s'agit là de lésions atteignant les deux tiers antérieurs de la langue, innervés par le lingual et la corde du tympan, le tiers postérieur appartenant au domaine du glosso-pharyngien.

Pour éprouver le goût, on plonge un pinceau, un bâton de verre ou un petit rouleau de papier dans des liquides divers, acides, doux, amers, salés, et on les promène sur la langue. Il faut éviter les gouttes trop grosses afin de localiser le plus possible l'irritation ; il faut aussi demander l'avis du malade avant qu'il n'ait retiré la langue et mouillé avec le liquide d'autres régions de la cavité buccale. Le procédé le plus simple consiste à placer devant le malade quatre tablettes portant les inscriptions : acide, sucré, amer, salé, et à prier le malade d'indiquer du doigt la tablette correspondant à la saveur ressentie par lui. Ce n'est qu'en dernier lieu que l'on procédera à l'épreuve de l'amer, les substances amères laissant après elles un arrière-goût gênant.

Pour l'examen de la saveur amère, on recommande l'aloès, la quinine, la coloquinte, la strychnine ou l'acide picrique ; pour la saveur acide, du vinaigre étendu ; pour la saveur sucrée, des solutions de sucre, et pour la saveur salée des dissolutions de sel de cuisine, de bicarbonate de soude ou d'iodure de potassium. Il faut que les solutions employées ne soient jamais irritantes. D'ailleurs on sait que, chez les personnes bien portantes, les différentes parties de la langue ne perçoivent pas avec une netteté égale les diverses saveurs. La base de la langue perçoit le plus nettement les saveurs amères, la pointe de la langue perçoit la saveur sucrée, et les bords perçoivent les saveurs acides.

E. Neumann a trouvé une élégante méthode d'exploration du sens du goût dans l'emploi du courant galvanique. On place l'électrode indifférente sur le sternum ; à l'autre on donne la forme d'un stylet boutonné avec lequel on touche la langue. Seulement il faut avoir soin de différencier la sensation de picotement engendrée par le courant de la sensation gustative vraie, de la saveur acide quand il s'agit de l'anode et de la saveur salée quand il s'agit du pôle négatif.

En comparant les zones symétriques des deux moitiés de la langue, on constatera facilement des différences. Le plus souvent il s'agit de diminution du goût (ageustie, hypogeustie), plus rarement d'exagération (hypergeustie), quelquefois aussi de perversion du goût (parageustie).

IV. Examen du sens de l'odorat.

— Le sens de l'odorat peut présenter des altérations analogues, qui portent le nom d'anosmie, hyposmie, hyperosmie et parosmie. On sait que la muqueuse nasale est innervée par l'olfactif et le trijumeau ; ce dernier est le nerf de la sensibilité générale et perçoit les irritations caustiques, comme celles de l'ammoniaque, de l'acide acétique, etc. Le nerf olfactif seul perçoit les odeurs ; comme odeur agréable, on choisira, pour l'examen, les essences de girofle, de rose ou de bergamotte ; comme odeurs désagréables, l'asa fœtida, la valériane, l'acide sulfhydrique. Il se produit en effet parfois une anesthésie partielle de l'olfaction, qui fait que les odeurs agréables ne sont pas perçues, alors que les désagréables le sont, ou inversement. Il faut évidemment que la narine, du côté que l'on n'explore pas, soit bouchée avec soin. Les troubles olfactifs ne seront considérés d'origine nerveuse que si, par l'examen rhinoscopique, on s'est assuré de l'intégrité complète de la muqueuse pituitaire.

D. — TROUBLES TROPHIQUES.

Les troubles trophiques sont généralement associés aux troubles moteurs et sensitifs; ils sont très rarement isolés. Ils intéressent des organes très divers, tantôt les muscles et les nerfs, tantôt la peau et les éléments cutanés, tantôt le pannicule adipeux, tantôt les os, etc.

I. **Atrophies musculaires.** — Lorsque les muscles ont été inactifs quelque temps par suite d'une paralysie, d'une affection articulaire, d'appareils inamovibles, etc., ils diminuent graduellement de volume et sont frappés de ce qu'on nomme l'*atrophie par inactivité*. Ces faits n'ont qu'un intérêt médiocre (1).

Il n'en est plus de même lorsque la paralysie est la conséquence d'affections des *nerfs périphériques*, des *racines antérieures de la moelle*, ou des *grosses cellules ganglionnaires des cornes médullaires antérieures*.

Dans ces cas, l'atrophie musculaire se développe avec une telle rapidité qu'on ne peut pas songer à une atrophie par inactivité. Et d'ailleurs, les lésions anatomiques des muscles sont ici tout autres. Ces lésions consistent en une *atrophie dégénérative*, qui se manifeste (non plus comme dans l'atrophie par inactivité, par une simple diminution de volume du muscle), mais par une active multiplication nucléaire. Ces phénomènes sont caractérisés par la réaction électrique de dégénérescence et l'exagération de l'excitabilité mécanique qui les différencie également des lésions musculaires consécutives à des myopathies primitives ou résultant secondairement d'affections des jointures.

Le degré d'amaigrissement se mesure à l'aide d'un ruban centimétrique avec lequel on entoure les régions symétriques du corps. Les altérations sont, du reste, souvent assez grossières pour sauter aux yeux de prime-abord; la diminution de volume des muscles et la saillie plus considérable des os attirent immédiatement l'attention (2).

---

(1) Il suffit de relire les leçons de Charcot sur l'atrophie musculaire, qui succède à certaines lésions articulaires (T. III, p. 23, 51, 61), pour juger que ces faits sont au contraire pleins d'intérêt. — Charcot admettait que l'atrophie musculaire qui survient dans ces cas est sous la dépendance d'une affection spinale deutéropathique. Suivant lui, l'hypothèse de l'atrophie par repos prolongé est inadmissible. Dans son récent article, Dejerine fait également intervenir la diminution du pouvoir trophique des cellules motrices dans la pathogénie de cette amyotrophie.

(2) Ces caractères ne s'appliquent pas également à toutes les atrophies musculaires de cet ordre. Il est aujourd'hui classique de distinguer les groupes suivants, séparés par des caractères anatomiques, cliniques et pathogéniques, que nous résumons d'après l'art de Dejerine.

I. — *Atrophies d'origine myopathique* : Lésion primitive et exclusive du muscle. Topographie : atrophie débutant par la ceinture des membres; symétrique; commence dans l'enfance; évolution lente; maladie familiale et héréditaire.

II. **Lésions trophiques des os.** — Si l'atrophie dégénérative frappe des individus assez jeunes, les os eux-mêmes demeurent retardés dans leur développement, ce qu'on peut établir également à l'aide d'un ruban centimétrique.

III. **Lésions trophiques de la peau.** — Tandis que du côté des muscles, des nerfs et des os, l'atrophie dégénérative se manifeste par une émaciation rapide, on trouve souvent au niveau de la peau un pannicule adipeux richement développé qui masque en partie l'atrophie musculaire. En cas de lésions des nerfs périphériques, on a fréquemment observé des épaississements de l'épiderme, une desquamation anormale, un développement extraordinaire du système pileux, un éclat particulier notamment des doigts et des orteils (peau lisse) et des altérations des ongles. Quant aux escarres sacrées des affections médullaires et aux escarres fessières des affections cérébrales, escarres qui se développent indépendamment de toute pression avec une rapidité très grande, il est incontestable qu'elles font partie du domaine des troubles trophiques. On suppose que ce décubitus trophique aigu dépend des lésions des cornes médullaires postérieures.

On rencontre assez souvent des troubles trophiques dans le cours du

---

Pas de contractions fibrillaires ; quelquefois pseudo-hypertrophie ; pas de réaction de dégé nérescence.

Principaux types cliniques : type facio-scapulo–huméral (Landouzy-Dejerine) ; type pseudo-hypertrophique de Duchenne ; type Leyden-Mœbius.

II. — *Atrophies d'origine myélopathique* : Lésions des cellules motrices de la moelle, avec suppression de leur action trophique.

Topographie : atrophie débute par la périphérie, plus souvent aux membres inférieurs ; symétrique.

Age et évolution : débute dans l'enfance ou chez l'adulte, marche rapide ou lente, contractions fibrillaires ; réaction de dégénérescence.

Principaux types cliniques :

1° Amyotrophie à marche lente : type Aran-Duchenne. C'est un syndrome (atrophie progres sive à début par l'extrémité des membres supérieurs) qui s'observe dans la syringomyélie : avec troubles spéciaux de la sensibilité, atrophie des membres supérieurs surtout, évolution très lonte ; la sclérose latérale amyotrophique : évolution moins lente ; exagération des réflexes ; troubles bulbaires ; la poliomyélite chronique : réflexes abolis.

2° Amyotrophies à marche rapide :

Ce sont celles de la paralysie spinale aiguë de l'enfance et de l'adulte, dont les caractères sont bien connus dans le premier cas, moins bien fixés pour le second.

Début aigu avec paralysie généralisée ; fixation de la paralysie à certains groupes musculaires ; atrophie de ces derniers.

III. — *Atrophies d'origine névritique* : Lésion du neurone périphérique avec interruption de l'influx trophique, parti de la cellule motrice.

Topographie : extrémité des membres, plus souvent les supérieurs ; symétrique, sauf en cas de névrite (traumatique unilatérale) ; évolution : aiguë, subaiguë ou chronique, le plus souvent favorable ; contractions fibrillaires très rares ; réaction de dégénérescence existe ; troubles de sensibilité, vaso–moteurs et sécrétoires.

IV. — Enfin un groupe de faits moins bien connus dans leur pathogénie comprend l'atrophie musculaire des hémiplégiques, celle de l'hystérie et l'amyotrophie par irritation périphérique, dont il a été parlé dans le texte

tabes dorsal. Nous citerons comme tels la fragilité anormale des os, la friabilité extrême des tendons, les altérations des extrémités osseuses, articulaires, le mal perforant, la chute des dents et l'hémiatrophie linguale. Il en est de même dans la *syringomyélie.* On observe surtout, dans bon nombrè de cas, des panaris indolores suivis de l'élimination des phalangettes (*maladie de Morvan,* de quelques auteurs).

Il faut encore ranger parmi les troubles trophiques l'*hémiatrophie* et l'*hémihypertrophie de la face,* ainsi que les troubles survenant dans la *sclérodermie.*

E. — Troubles vaso-moteurs.

Les troubles vaso-moteurs n'ont qu'une valeur médiocre au point de vue du diagnostic proprement dit. Les états de spasme des vaso-moteurs se manifestent par de la pâleur ou de la cyanose de la peau avec refroidissement; les états de paralysie, par de la rougeur et de l'augmentation de chaleur. L'œil, la main et le thermomètre sont les moyens de diagnostic qui permettent de reconnaître ces états (1). Ces troubles vaso-moteurs donnent dans certains cas naissance à des *œdèmes cutanés* circonscrits (œdèmes intermittents angioneurotiques) et à des *tuméfactions des articulations* (névroses articulaires vaso-motrices intermittentes).

La *gangrène symétrique des extrémités (maladie de Raynaud)* est vraisemblablement due à un rétrécissement spasmodique des vaisseaux, amenant la mortification des parties anémiées.

On a, dans ces cas, affaire tantôt à des affections primitives du sympathique, tantôt à des lésions secondaires consécutives à d'autres maladies du système nerveux.

F. — Troubles sécrétoires.

Les troubles sécrétoires sont, eux aussi, d'un intérêt diagnostic médiocre.

Les *modifications de la sécrétion sudorale* consistent, soit en exagération (hyperhidrose), soit en diminution anormale (anhidrose). On a observé parfois, dans le cours des maladies nerveuses, le dégagement par

---

(1) Un assez bon moyen de reconnaître la paralysie ou la parésie des vaso-moteurs consiste à tracer un trait avec l'ongle sur la peau du tronc; lorsque l'innervation vaso-motrice est affaiblie, on observe une raie rouge qui persiste assez longtemps. Trousseau a décrit ce phénomène sous le nom de *tache cérébrale,* de *raie méningitique* ; il en faisait un signe presque spécial à la méningite tuberculeuse. Il n'en est rien. On constate la tache cérébrale dans la fièvre typhoïde, et dans beaucoup d'autres maladies. Peter montrait à sa clinique, qu'elle se produit presque toujours dans la grippe nerveuse et dans l'ictère un peu prononcé, accompagné de prurit. On la constate habituellement dans le goitre exophtalmique. Cette tache indique simplement un certain degré d'asthénie vaso-motrice.

la sueur d'une odeur anormale (osmhidrose). L'hyperhidrose et l'anhidrose peuvent être locales hémiplégiques ou généralisées.

Dans la paralysie faciale périphérique, on a observé la *diminution de la sécrétion des larmes* du côté paralysé.

La paralysie faciale (1) peut amener encore la *diminution de la sécrétion salivaire*. Quant à l'*exagération* de cette sécrétion (*sialorrhée, ptyalisme*), on l'a notée au cours des maladies cérébrales de l'hystérie et des psychopathies.

La *sécrétion du suc gastrique* est aussi à un haut degré sous l'indépendance du système nerveux, et le domaine des maladies stomacales d'origine nerveuse est très étendu.

Les maladies nerveuses s'accompagnent souvent de modifications de l'*excrétion urinaire*. C'est ainsi, par exemple, que, pendant plusieurs jours de suite, les hystériques éliminent de l'urine en petite quantité (*anurie hystérique*), mais parfois aussi la diurèse est augmentée chez eux (*polyurie hystérique*).

APPENDICE

Aphasie.

En dehors des troubles moteurs, sensitifs, sensoriels, trophiques et vaso-moteurs, la séméiologie du système nerveux comprend une série d'autres troubles et, en particulier, tous ceux que l'on réunit sous le nom de *troubles de l'intelligence*. Nous n'étudierons pas en détail quelques syndromes, qui présentent moins de difficultés que d'intérêts pour le médecin, tels que le coma, l'apoplexie, les délires. Nous voulons seulement dire quelques mots des *troubles du langage*.

Le langage conventionnel, qui se traduit par des mots, est le résultat du fonctionnement de trois ordres d'appareils organiques : un appareil supérieur, centre supérieur, constitué par les organes de l'idéation ; un appareil sous-jacent à celui-ci, où s'emmagasinent et s'élaborent les images motrices ou sensorielles des mots, qui expriment les idées ; il comprend les centres du langage ; enfin un appareil périphérique, qui exécute les mouvements ou perçoit les excitations répondant aux sons articulés, qui constituent les mots. Les troubles résultant des perturbations de ce dernier appareil sont appelés les *dysphonies* (dyslalies et dysarthries).

Leur connaissance, si importante qu'elle soit dans certains cas, ne présente pas pour le médecin un intérêt aussi grand que celle des troubles des centres du langage, que l'on appelle *aphasies*.

L'aphasie peut être définie la perte de la mémoire des mots ; et, comme l'échange des idées par les mots comprend l'expression articulée de ces idées et la compréhension de ce langage conventionnel, il existe deux variétés d'aphasie : une aphasie d'expression ou aphasie motrice et une aphasie de compréhension ou aphasie sensorielle.

Sans faire l'étude séméiologique complète de ces deux syndromes, nous indiquerons seulement les moyens de les reconnaître. Le malade atteint d'*aphasie motrice* présente les troubles du langage, connus depuis le plus longtemps (Broca, Trousseau) : spontanément il ne peut

_____

(1) L'injection sous-cutanée de pilocarpine fournit un signe distinctif des paralysies faciales d'origine centrale et d'origine périphérique. Elle est suivie d'une sécrétion sudorale exagérée du côté paralysé dans les paralysies centrales (suppression de l'action inhibitrice corticale), d'une sécrétion diminuée du côté paralysé dans les paralysies périphériques (suppression de la conduction réflexe nerveuse) (Straus, Klippel).

articuler aucun mot, ou bien il n'a à sa disposition que quelques mots ou quelques syllabes sans signification, mono ou polysyllabiques, toujours les mêmes (aphémie). La parole répétée est ordinairement dans le même état que la parole spontanée, de même que la lecture à haute voix et la lecture mentale. Après un certain temps, la lecture redevient possible. Le malade comprend, en général, assez bien son interlocuteur, mais il ne peut lui répondre que dans la mesure du vocabulaire que lui laisse son aphémie. Enfin il ne peut pas écrire, ni spontanément, ni sous dictée (*agraphie*) ; il peut copier et transcrire les caractères imprimés en écriture cursive.

L'*aphasie sensorielle* se présente différemment : normalement la perception des mots peut se faire à l'aide de deux voies sensorielles différentes, selon que les mots sont vus (lecture) ou entendus (audition) ; à ces deux modalités physiologiques répondent deux perturbations pathologiques : on appelle *cécité verbale* l'impossibilité de lire les mots du langage articulé, la faculté de la vision étant parfaitement conservée pour tous les autres objets. De même, on appelle *surdité verbale* l'impossibilité de comprendre le sens des mots entendus, l'audition étant cependant normale : les sons articulés n'éveillent aucune idée et restent tels que des sons inarticulés. Dans l'aphasie sensorielle vraie, il existe en même temps de la cécité verbale, de la surdité verbale et des troubles d'expression compris sous le nom de *paraphasie*. Le malade peut parler ; il est même, en général, verbeux, loquace ; mais il emploie un mot pour un autre et peut même s'exprimer en un jargon inintelligible (jargonaphasie) ; enfin il se joint de l'agraphie, ou au moins de la paragraphie ; et cette agraphie existe aussi bien pour la copie que pour l'écriture spontanée, ce qui constitue un signe différentiel important (Dejerine).

Ces syndromes se développent à la suite de lésions des centres préposés aux fonctions du langage, et dont le siège, encore incomplètement connu, est attribué actuellement : au pied de la 3e frontale gauche, pour l'aphémie (centre de Broca) ; au pli courbe, pour la cécité verbale (Dejerine) ; à la partie postérieure de la 1re et de la 2e temporale gauches, pour la surdité verbale ; enfin à la 2e frontale gauche en arrière, pour l'agraphie (Exner). Mais certains auteurs, en particulier Dejerine, n'admettent pas l'existence de ce dernier centre et pensent que les troubles de l'écriture sont la conséquence nécessaire de la perte des images motrices ou sensorielles des mots avec abolition du langage intérieur, telle que l'entraînent les lésions des trois autres centres.

Quoi qu'il en soit, on a observé des faits d'aphasie motrice ou sensorielle sans altérations de ces centres. Dans ces cas, les lésions avaient atteint soit les voies de conduction qui unissent les centres entre eux (aphasies transcorticales), soit les voies de conduction qui vont des centres à la périphérie ; ces lésions sont situées près de la naissance de ces voies, dans la zone sous-jacente aux centres (aphasies sous-corticales). Ce sont les *aphasies de conductibilité*. De la localisation des lésions dans ce cas, il résulte que toutes les images des mots emmagasinés dans les centres intacts sont conservées ; le langage intérieur est conservé ; seul souffre le centre, séparé de ses communications avec l'extérieur. Il s'en suit que les troubles du langage sont beaucoup moins accentués et moins généralisés à ses diverses modalités. Dans l'aphasie motrice sous-corticale, on observe l'aphémie comme dans l'aphasie nucléaire ou corticale ; mais l'écriture est conservée, ainsi que l'intonation et la perception visuelle et auditive des mots : le malade comprend les mots et a conservé l'image de leur structure : car, s'il ne peut les exprimer par le langage, ayant perdu la faculté de transmettre les mouvements nécessaires à leur articulation, il peut indiquer le nombre de leurs syllabes ou de leurs lettres par un nombre équivalent de serrements de main ou d'efforts d'expiration (épreuve de Proust-Litchteim). De même, des lésions transcorticales peuvent amener de la *cécité verbale pure* : le malade ne comprend pas le sens des mots lus (alexie), mais il parle, écrit, entend ; de la *surdité verbale pure* : le malade n'entend pas les mots articulés, toutes les autres modalités du langage étant conservées.

Enfin, Pitres a décrit, sous le nom d'*aphasie amnésique*, un trouble de l'évocation des mots, correspondant à des lésions situées entre les centres de l'idéation et les centres du langage. Le malade parle, écrit et lit les mots ; mais, au moment de les prononcer, certains mots lui échappent. D'après Dejerine, cette forme n'a pas d'existence réelle propre et rentre dans l'aphémie, dont elle constitue un premier degré.

Telles sont les variétés de l'aphasie. Pour étiqueter convenablement un cas donné, il faut interroger chez le malade la parole spontanée, l'écriture, la compréhension des mots parlés, la compréhension des mots lus, la parole répétée, l'écriture sous dictée, la copie, la lecture à haute voix ; et s'assurer de l'intégrité de l'intelligence et des organes périphériques, pour ne pas confondre l'aphasie avec les autres troubles du langage. Puis il faut rapporter l'aphasie à sa cause ; on notera sa marche, son évolution : les *aphasies transitoires* surviennent au cours d'autres maladies du système nerveux, reconnaissables alors à leurs signes propres ; au cours des intoxications exogènes ou endogènes (urémie). Les *aphasies permanentes* s'observent le plus communément à la suite de thromboses avec ramollissement cérébral ; elles débutent le plus souvent par un ictus et s'accompagnent d'hémiplégie droite ; elles se rencontrent encore à l'occasion de toutes les causes d'artérite ou d'embolies, comme les maladies infectieuses.

L. B.

APPENDICE.

Valeur diagnostique de l'étude du liquide céphalo-rachidien [1]

L'étude du liquide céphalo-rachidien est entrée depuis peu dans la clinique ; les indications importantes qu'elle fournit lui donnent droit de cité dans la séméiologie du système nerveux et imposent au praticien d'en connaître les moyens et les résultats. C'est ce que nous allons résumer rapidement.

Le liquide céphalo-rachidien s'obtient à l'aide d'une opération très simple et inoffensive, la *ponction lombaire* ou *rachicentèse* (Marfan), innovée par Quincke et reprise dans ces derniers temps dans un but thérapeutique. Elle doit être pratiquée de la manière suivante : le sujet est assis sur un lit, la tête fléchie en avant (position en gros dos). Après asepsie de la région lombaire, on prend les points de repère suivants : une ligne horizontale, unissant les parties supérieures des deux crêtes iliaques, passe par l'apophyse épineuse de la quatrième lombaire, on en détermine bien la position avec le doigt ; au-dessous de cette apophyse, par conséquent au niveau du quatrième espace intervertébral lombaire, on enfonce l'aiguille sur la ligne médiane et dans une direction perpendiculaire à l'axe du rachis.

Après avoir traversé les plans superficiels, l'aiguille atteint le ligament jaune, qui oppose une légère résistance, puis entre dans le cul-de-sac dorsal sous-arachnoïdien. L'arrivée est signalée par la sensation de liberté qu'offre l'aiguille à la main qui la dirige, et l'issue par son embout d'un liquide, le liquide céphalo-rachidien. L'aiguille n'est alors en général enfoncée que de 4 à 6 centimètres chez l'adulte, 2 centimètres chez les nourrissons. On a soin de ne prélever que quelques centimètres cubes (lorsque la ponction est faite dans un but diagnostique), puis on retire l'aiguille ; on ferme la petite plaie avec du stérésol, et, par précaution, on maintient au lit le sujet pendant quelques heures.

Le liquide céphalo-rachidien, recueilli dans un tube stérilisé, est soumis ensuite aux investigations suivantes :

Étude physique. — On note la couleur et son aspect ; à l'état normal, il est blanc, limpide comme de l'eau de roche. Il peut rester limpide, en cas de méningite tuberculeuse ou d'hydrocéphalie. Mais ordinairement il est trouble dans toutes les autres méningites et est même purulent dans les méningites suppurées. Il est sanglant dans certaines circonstances, quelquefois à la suite de la blessure d'une veine pendant l'opération ; la nature hémorragique du liquide est un bon signe de fracture du crâne (Tuffier et Milian).

L'*étude cryoscopique* de ce liquide a montré à Widal, Sicart et Ravaud, qu'il était en général hypotonique par rapport au sang dans la méningite tuberculeuse, ordinairement hypertonique au contraire dans les méningites aiguës non tuberculeuses. Ces résultats n'ont pas été confirmés par les recherches ultérieures de MM. Achard, Læper et Laubry.

Widal, Sicard et Ravaud ont également appliqué *à la perméabilité des méninges* les procédés d'exploration usités pour le rein, et ils ont vu que les méninges normales arrêtent l'iodure

(1) Consulter : MILIAN, *Le Liquide céphalo-rachidien*, Paris 1904. G. Steinheil, éditeur.

de potassium et le bleu de méthylène, introduits dans l'économie; ces deux substances passent au contraire à travers les méninges altérées et se retrouvent dans le liquide céphalo-rachidien. Il y a là un bon moyen de diagnostic entre les méningites et les faits réunis sous le nom de méningisme (Dupré), caractérisés par l'existence des symptômes méningés chez des sujets indemnes de lésions anatomiques méningées.

L'*étude chimique* du liquide céphalo-rachidien n'a pas encore d'importance clinique.

L'*étude bactériologique* au contraire est très importante. Il convient, dans chaque cas, de faire, après avoir centrifugé aseptiquement le liquide, un examen sur lamelles, des ensemencements et des inoculations. Ainsi peut-on, dans des cas difficiles, aider au diagnostic de la méningite tuberculeuse, principalement par l'ensemencement sur sérum gélosé (Bezançon et Griffon). Mais cette étude a surtout permis de préciser la bactériologie des méninges aiguës non tuberculeuses. Parmi celles-ci on distingue aujourd'hui : les méningites à microbes divers (typhiques, colib., staphylocoques, streptocoques); les méningites à pneumocoque de Talamon-Frankel, qui peuvent être secondaires à des pneumococcies localisées ailleurs, primitives, épidémiques ou non : les méningites à méningocoque de Weichselbaum qui sont souvent, mais non toujours, primitive et épidémiques ; enfin les méningites à streptocoque de Bonome. Mais il importe de retenir qu'il n'y a pas une relation constante entre les formes cliniques et les formes bactériennes.

L'*étude histologique* permet au contraire de distinguer nettement la méningite tuberculeuse des autres méningites par la connaissance des éléments cellulaires contenus dans le liquide céphalo-rachidien. Celle-ci n'est qu'une application particulière de la méthode générale du cyto-diagnostic (Widal et Ravaud). Elle se pratique ainsi : Après centrifugation du liquide, on étale une parcelle du dépôt sur une lame; on laisse sécher, on fixe par l'alcool-éther, et on colore par l'hématéine-éosine, ou par la thionine, ou par le triacide d'Ehrlich ; le mieux est de faire trois préparations, colorées avec chacun de ces réactifs. Si on observe la prépondérance d'éléments lymphocytaires, mononucléaires, c'est que la méningite est de nature tuberculeuse : dans les méningites aiguës non tuberculeuses, c'est au contraire la polynucléose qu'on observe. Il faut cependant savoir que cette différence n'existe qu'au début de la maladie ; à la période tardive de toute méningite, la lymphocytose survient, de même que dans les processus chroniques d'irritation méningée.

Mais le cyto-diagnostic du liquide céphalo-rachidien a été étendu à d'autres affections que les méningites aiguës. Dans un certain nombre d'affections nerveuses (hémiplégie, poliomyélite, tumeurs cérébrales, névrites, hystérie et autres névroses, myopathies, etc.), il s'est montré négatif. C'est, parmi les affections chroniques du système nerveux, principalement dans celles où interviennent des altérations méningées, qu'il a fourni des données positives : dans le tabes et la paralysie générale, c'est la lymphocytose qu'on observe ; de même, dans certaines méningo-myélites syphilitiques. Quelques cas de zona ont montré aussi la prépondérance des lymphocytes.

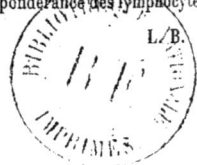

L. B.

TABLE DES MATIÈRES

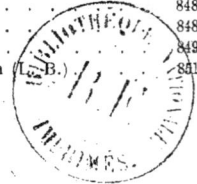

TABLE ANALYTIQUE

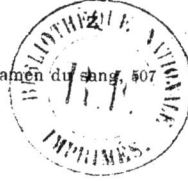

www.ingramcontent.com/pod-product-compliance
Lightning Source LLC
Chambersburg PA
CBHW060716220326
41598CB00020B/2106